老中医配方大全

——中国中草药实用指南

张俪骞 著

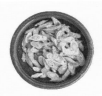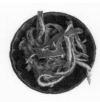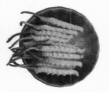

上海科学普及出版社

图书在版编目（CIP）数据

老中医配方大全：中国中草药实用指南 / 张俪骞著. ——
上海：上海科学普及出版社，2021
ISBN 978-7-5427-7914-4

Ⅰ.①老… Ⅱ.①张… Ⅲ.①中药配伍 Ⅳ.
①R289.1

中国版本图书馆CIP数据核字（2021）第008745号

责任编辑　李　蕾
特约编辑　周冠琳

老中医配方大全
——中国中草药实用指南

张俪骞　著

上海科学普及出版社出版发行
（上海中山北路832号　邮政编码200070）
http://www.pspsh.com

各地新华书店经销　廊坊市长岭印务有限公司印刷
开本：787×1092　1/16　印张：42.5　彩插：4　字数：950千字
2021年5月第1版　2021年5月第1次印刷

ISBN 978-7-5427-7914-4　定价：68.00元

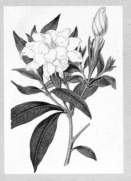
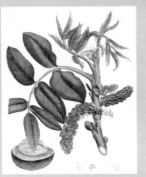
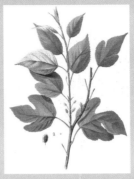
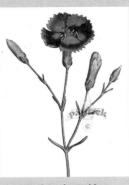

栀子花	**核桃**	**桑叶**	**丁香红色石竹**

栀子花　又名栀子、黄栀子，龙胆目茜草科。属茜草科，为常绿灌木，枝叶繁茂，叶色四季常绿，花芳香。单叶对生或三叶轮生，叶片倒卵形，革质，翠绿有光泽。浆果卵形，黄色或橙色。其花、果实、叶和根可入药，有泻火除烦，清热利尿，凉血解毒之功效。果实可消炎祛热。

桂枝　为樟科植物肉桂的干燥嫩枝。春、夏二季采收，本品呈长圆柱形。表面红棕色至棕色，有纵棱线、细皱纹及小疙瘩状的叶痕、枝痕、芽痕，皮孔点状。质硬而脆，易折断。断面皮部红棕色，木部黄白色至浅黄棕色，髓部略呈方形。有特异香气，味甜、微辛，皮部味较浓。桂枝辛温，可祛风寒，能治疗感冒风寒、发热恶寒等。有发汗解肌，温通经脉，助阳化气等功效。

桑叶　中药名，是桑科植物桑的干燥叶，是蚕的主要食物，又名家桑、荆桑、桑椹树、黄桑叶等，桑叶产量较高。它的叶片是宽卵形，叶片基部心脏形，顶端微尖，边缘有锯齿，叶脉密生白柔毛。老叶较厚暗绿色。嫩叶较薄，黄绿色。质脆易，握之扎手。气淡，味微苦涩。桑叶有疏散风热，清肺润燥，清肝明目的功效。且有治疗风热感冒，肺热燥咳，头晕头痛，目赤昏花的作用。

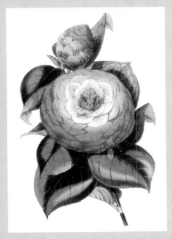
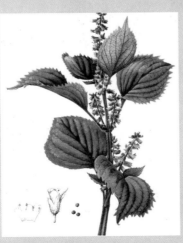
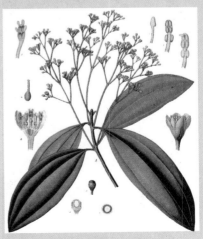

茶花	**紫苏**	**桂枝**

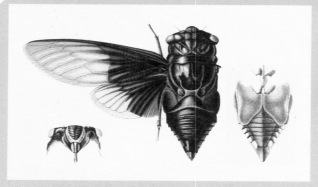

蝉蜕

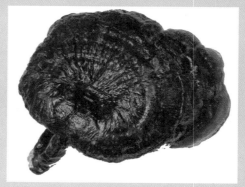

红灵芝

蝉蜕 出自《药性论》为蝉科昆虫黑蚱羽化后的蜕壳。略呈椭圆形而弯曲，表面黄棕色，半透明，有光泽。头部有丝状触角1对，多已断落，复眼突出。额部先端突出，口吻发达，上唇宽短，下唇伸长成管状。胸部背面呈十字形裂开，裂口向内卷曲，脊背两旁具小翅2对；腹面有足3对，黄棕色细毛。腹部钝圆，共9节。体轻，中空，易碎。无臭，味淡。蝉蜕是中药，治外感风热，咳嗽音哑，麻疹透发不畅，风疹瘙痒，小儿惊痫，目赤，翳障，疔疮肿毒，破伤风。

红灵芝 外形呈伞状深红色，菌盖肾形、半圆形或近圆形，为多孔菌科真菌灵芝的子实体。具有补气安神、止咳平喘的功效，用于眩晕不眠、心悸气短、虚劳咳喘。

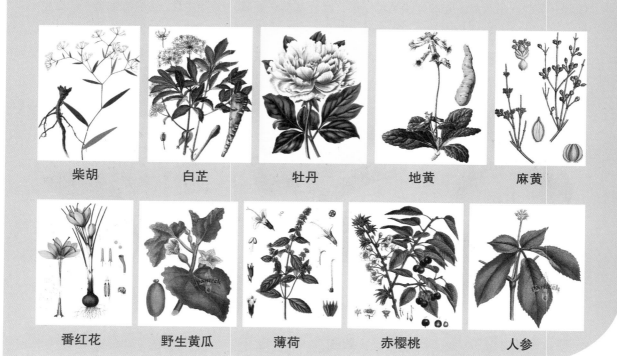

柴胡　　　　白芷　　　　牡丹　　　　地黄　　　　麻黄

番红花　　　野生黄瓜　　　薄荷　　　赤樱桃　　　人参

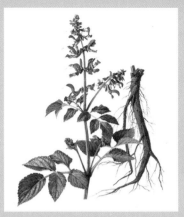

丹参

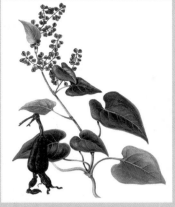

何首乌

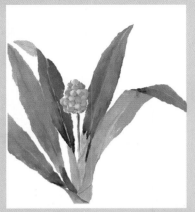

万年青

何首乌　又名多花蓼、紫乌藤、夜交藤等。是蓼科蓼族何首乌属多年生缠绕藤本植物，块根肥厚，长椭圆形，黑褐色。生山谷灌丛、山坡林下、沟边石隙。其块根入药，可安神、养血、活络，解毒（截疟）、消痈；制首乌可补益精血、乌须发、强筋骨、补肝肾，是常见贵细中药材。

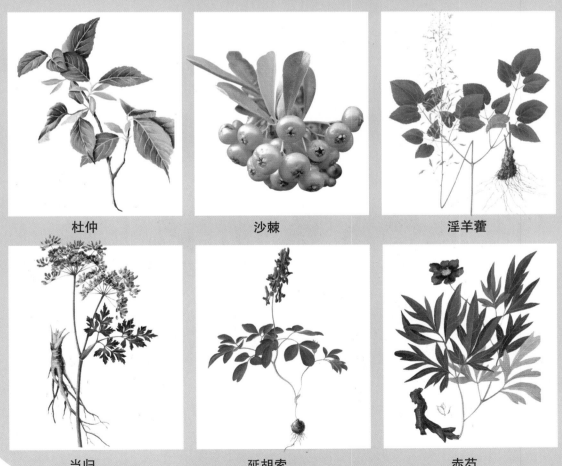

杜仲　　　　　　　沙棘　　　　　　　淫羊藿

当归　　　　　　　延胡索　　　　　　赤芍

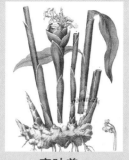
窄叶姜

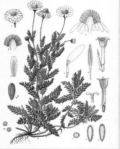
甘菊

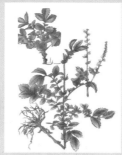
仙鹤草

仙鹤草

又名西洋龙芽草,高约五尺,多年生草本,茎、叶柄、叶轴、花序轴都有开展长柔毛和短柔毛。每年六到九月间开黄色的花,生长于美国、加拿大及欧洲的树林和草原中;含有丰富的单宁酸,具有良好的收敛效果。广泛用于各种出血之证,例如:吐血、尿血、便血、崩漏、咯血、衄血,赤白痢疾,劳伤脱力,痈肿,跌打,创伤出血等证。

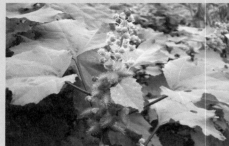
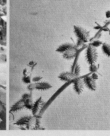
苍耳

甘草

别名:国老、甜草、乌拉尔甘草、甜根子。豆科、甘草属多年生草本,根与根状茎粗壮,是一种补益中草药。对人体很好的一种药,药用部位是根及根茎,药材性状根呈圆柱形。外皮松紧不一,表面红棕色或灰棕色。根茎呈圆柱形,表面有芽痕,断面中部有髓。气微,味甜而特殊。功能主治清热解毒、祛痰止咳、脘腹等。喜阴暗潮湿,日照长气温低的干燥气候。甘草多生长在干旱、半干旱的荒漠草原、沙漠边缘和黄土丘陵地带。根和根状茎供药用。

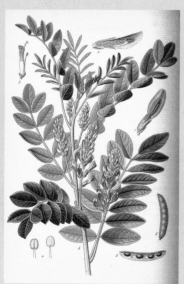
甘草

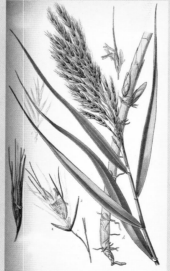
芦根

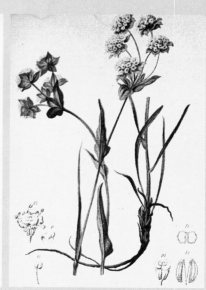
柴胡

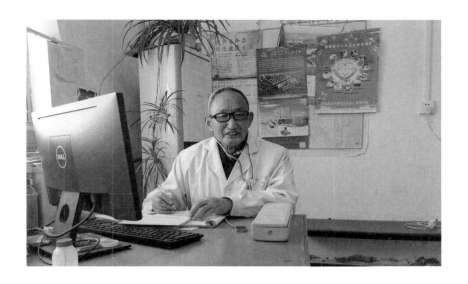

　　张俪骞，1946年出生，又名张容，男，汉族，山东省莱阳市大夼镇大夼村人。中共党员。参加山东省高等教育自学考试，1994年取得山东中医药大学毕业证书。1999年获得了国家中医医师资格证书。曾任卫生所所长、莱阳市人民医院大夼分院中医科主任。曾先后在莱阳市第一医院中医科进修一年；在莱阳市中医院实习2年；在莱阳中医药学校师资培训班学习半年有余。2009年被山东省卫生厅评为"全省优秀乡村医生"，2012年被山东省中医药管理局评为"山东省五级中医药师师承教育项目第一批指导老师"带徒第二名。

　　为了继承和弘扬祖国传统的中医药宝贵的文化遗产，造福人民，从2005年起，向中医药杂志、多种刊物投稿11篇中医药临床经验论文。有的论文被评为金奖，多数被评为优秀论文。其中"肾病治验二例""疑难性眼病治验4例""头痛治验四则"被多家刊物转载。医乃活人术，潜心下功夫，博古出新，继承发扬，转易多师，兼收并蓄，至精至诚，让饱受病痛的患者，饮橘之甘泉如蜜，摆脱困境，步入坦途。

序

家里养有观赏植物，名曰芦荟，清新可人，叶片厚实，整株造型简约大方。每至闲暇时，总不忘多怜爱几眼。与其说对视，不如说与它默默交流。芦荟不媚不艳，不造作不扭捏，锯齿状外沿多少还有点让人生畏。作为点缀，它给居家生活带来一抹嫩绿色彩，让人不知不觉中感受到生命的蓬勃与生机。我喜爱它，不单单喜爱它具有装饰价值，它还有一个神奇功效，消炎解毒、促进血液循环、增强免疫力。

芦荟具备的功效，被我们应用到治病救人中，属于中医药范畴，得益于先辈们的伟大发现。用本草植物医治疾病，是中国人对世界医学发展的伟大贡献，在世界医学发展史上独树一帜。当西医未传入中国前，数千年时间内中医药在东方这片古老而神秘的土地上创造出伟大奇迹，为我们的古老文明一路保驾护航。当然，国外一些国家或地区也有使用本草治疗病痛的经验，但没有形成体系，属于本能保护，对某种或某些本草的功效的认知仅停留在"原始"阶段。而中国的中医药则不然，系统、完善、科学地对可以入药的本草进行收集、编辑、整理，将它们的药理、功效、作用进行精细解读。明朝李时珍编撰的《本草纲目》，就是对中草药的发展，进行一次集中整理，被后世称为"中医典籍"，中华民族的瑰宝。

中医药的发展可以追溯到上古时代，"神农尝百草"开启了炎黄子孙对中医药发展的孜孜以求。当时，文字未兴，先民获取本草知识只能口口相传，文字出现后，极大地方便了人们的生产、生活，医药书籍相继出现。这些书籍起到总结前人经验和推广、流传的作用。由于记载的药物中，以植物为主，医药书籍便形成一个统一名称——本草。根据目前考证，早在秦汉时代，许多草本流行于世，很可惜基本已消失在历史的长河中。但勤劳、智慧的中华民族在不断地总结与发展中，让中医一步步发展壮大，为后人留下一笔宝贵的医学财富。

传承中医文化是每一位中国人的基本义务，发扬中医品质是每一位从业者义不容辞的责任。很高兴看到《老中医配方大全》这本书，作者张俪骞先生不计名利，数十年如一日，苦心钻研中医学，为中医学的发展做出无私贡献，其精神是每一位必须具备的。一分耕耘一分收获，正是他不懈努力，再加上临床经验，写出《老中医配方大全》。《老中医配方大全》是一本有内涵、有温度、有价值，便于理解的实用中医书籍，也是居家生活必备的日常书籍。书中所收集的200余味本草，基本上从药性、功效、药理和临床应用四个方面进行剖析。同为中医学工作者，阅读此书，受益匪浅。除基础知识外，更为作者的执着与付出而感动。可以想象，张俪骞先生为完成这本书，背后付出的努力要远远超于常人。哲学上，生命是一个概念，是我们存活在世上的一种表象，而取决于生命质量的，则是对事业的追求，把个人事业与国家、民族紧密联系在一起，则为有品质的人生。张俪骞先生做到了，做出质量、做出意义，无愧于自己与钟爱的事业。

众人拾柴火焰高，弘扬中医学任重道远，我们肩上的担子很重，要走的路还很漫长，要付出的努力还很多，更需要每一位从业者虔诚对待，甘愿忍受孤独与寂寞，在先辈的基础上潜心研究，精心挖掘和发现本草蕴藏的更多秘密，为造福人类，让患者远离病痛做出贡献。唯有这样，我们才不负重托，对得起先辈；中医药学这枝神奇的花朵，才会在世界医学领域中绽放得格外娇艳与美丽。

是为序。

前言

中医药学的发现、应用及其进展，经历了长期的实践过程。有文字的记载可追溯到公元前1000多年。自神农尝百草以来，中医药学发展迄今数千年，中医药学是广大劳动人民长期与疾病做斗争的智慧结晶，有着完整的独特理论系统，是丰富实践积累的总结，是中华民族灿烂文化的重要组成部分，其能历经数千年而不衰，显示了其存在的科学价值。中医药学是中华民族文化宝贵的传统遗产，为人类的健康、繁衍生息、民族昌盛，起到了举世瞩目的巨大作用。

一代伟人毛泽东早在20世纪50年代就提出"中国对世界有三大贡献，第一是中医"。曾强调"中医药学是一个伟大的宝库，应当努力发掘，加以提高"。近年来，以习近平总书记为首的党中央，又提出"恢复传统文化，复兴中医"的伟大指示。2016年，习近平总书记在全国卫生与健康大会上强调"要着力推动中医药振兴发展，努力实现中医药健康养生文化的创新发展"。2017年7月1日起开始正式实施《中华人民共和国中医药法》，把党和国家的中医药方针政策上升为国家意志，将各级政府发展中医药职责用法律的形式固定下来，其为未来中医药在保障人民群众健康方面发挥越来越大的作用。

1949年以后，党中央非常重视中医药文化事业，先后设立了中央卫计委、国家中医药管理局等。政府部门先后3次组织各方面人员进行全国药源普查，为药材齐全、药品质优、用药安全，打下了可靠、优良药物坚实的根基。随着现代自然科学的迅速发展、中药事业自身发展的需要、中药学现代研究的广度加深，中药的化学、鉴定、炮制、药理、药剂学均有了很大的进展。党中央先后在全国许多地方建立了中医学初级、高等院校，并制定了中医药人员临床以师带徒的措施，让中医药文化遗产后继有人、代代相传、人才辈出、源流不断，建起了以人为本长久坚实的根基。党中央及各级政府部门又提出在全国范围内征集民间秘方、验方、效方、偏方，整理国家级名老中医专家的学术经验，对一些急、慢性疾病和疑难杂症，起到了药品廉价、药到病除、为人民的健康长寿保驾护航的作用，把中医药文化事业推向了新的高峰。现在，中医药文化遗产已经惠及世界人民。中医药学不仅是中华民族的伟大遗产，也是世界科技文明中一颗灿烂夺目的明珠，是人类健康、国家兴旺、护身强国的宝藏。

中草药是祖国医学的主要组成部分，是中华文明瑰宝之一。用药贵乎明理，辨证方能施治。我们的教科书所采用的叙述方式，仍然是早期本草经典著作，那种简单的描述，对具体的理论阐述很少。知其言，而不知其所以然，导致中医药临床工作者，因药理不明而思前想后，难定方药，对疾病的治愈率没有很大的把握。理明则艺精，药到则病除。知其性，明其理，辨其证，病必愈。按照中医理论认识，一切药性、功效都不是固定不变的，药物的寒热温凉、升降浮沉，在特定条件下而可确定，在不同条件下则不确定。同一种药材生与熟炮制方法不同，可表现出寒或温的双重药性，其理论极深而广，我们必须多看书、勤思考、精研究、强记忆，将每味药物的性味归经、功效、用法用量、注意使用、不良反应、解救方法等项牢记心中，这是临床工作者避免用药马虎、药效不佳、防止用药不安全等唯一的措施，也是进一步提高辨证施治的能力，达到有病皆治、治则必愈、无病能防的途径，是健康长寿的无价法宝。

中药来源于天然药材及加工品，包括植物药、动物药、矿物药及部分化学制品。诸药以草为主，古今相沿称本草。中药、中医药、本草没有质的区别。今称中药，自古以来，人们习惯把中药称为本草。为了祖国人民的健康长寿和中华民族伟大复兴的中国梦，我们必须继承、创新、弘扬中医药传统的文化遗产，不但要治愈一些常见病、多发病，还要攻克世界十大难题[心脏器质性病变、癌症、脑血管病（包括高血压系列症状）、肺结核、糖尿病、免疫缺陷病、血液病、慢性肾衰竭、运动神经元疾病、艾滋病]。中华儿女意志坚，越是困难越向前。攻克世界十大难病，是我们中华儿女义不容辞而光荣艰巨的责任。为了使同道和中医药爱好者能深刻理解和运用本草，笔者以微薄的能力、粗浅的认识、极大的努力，引经据典，摘引先贤名著部分学术理论、继承师传、个人经验，摘载现代名老中医的药论和特效的经验方，从不同方面阐述部分常用本草的性味、归经、功效、现代药理、功效举例、药物对比、用法用量、注意事项、不良反应、解救方法，以及常用的有较好疗效的经验方。因本书重点为阐释本草功效的理论含义，故书名定为《老中医配方大全》。

中医药理不单纯是药物本身的问题，还须在药物与人体的相互作用中观察和说明药理，要懂得药物何以能治病、如何治病，必须深刻了解药物与人体的关系。中医药学理论所涉及的问题极深、极广，而这一切都必须通过阅读传统药论才能加以学习和研究。对本草功效深入细致的了解和更理性的把握，是进一步提高中医药临床疗效、充分发挥辨证论治优势的必由之路。

中医药学，源远而流长，根深则叶茂。内容浩瀚，博大精深，只有很好地继承，才能得以发扬、创新。应是以继承为基础，在继承中发扬，在发扬中更好地继承，使继承与发扬相互促进。

由于本人才疏学浅，水平有限，时间仓促，撰写每一味本草功效均难概括全貌，错字丢句，释理不清，存在许多不妥之处，祈盼专家和读者见谅、斧正！我诚挚地表示衷心的感谢！此书若能为同行们和爱好中医药的阅读者参考应用，达到无病能防、有病能治、治则必愈，或对攻治医学十大难题有点滴帮助和参考作用，我也将感到无比欣慰，会加倍学习，再立新功。

我们是中华儿女，炎黄子孙，龙的传人，对中医药传统文化遗产要继承、发扬、创新，弘扬是我们的义务，继承是手段，发扬是目的。党中央和国家各级领导部门十分重视并扶植中医药文化事业的发展，我们正逢盛世，故不忘初心、牢记使命，感谢党恩，报效祖国！为人民的健康，祖国的昌盛，中华民族伟大复兴梦，做出我们最大的贡献！让中医药文化传统遗产这颗明珠，灿烂辉煌，光芒四射，誉满全球，造福人类。

张俪骞

2020年11月

　　《老中医配方大全》主要阐述部分常用本草的药性（性味、归经）、功效、药理和临床应用4个方面内容。后附载两种食物同食、相克或相益食谱，供饮食参考。

　　1. 药性：从药物的气味、色泽、生长时间、采收季节，茎、叶、花、根的不同；草、木、石、虫、谷等生长环境的差异，以《黄帝内经》所讲本草五行的性味归经为指导原则，或以清代唐宗海在《本草问答》中提出"凡药气味有体有用，相反而实想成"的理论，作为药性归经的理论依据。

　　2. 功效：全文重点阐述每味本草功效所以然的理论含义。先分段说明或者综述为什么有此功效的理论含义。后摘引古今名贤医著、中医药文献等部分内容，从不同方面详释本草功效的理论含义。此为百花齐放、各抒己见，使我们对本草功效透彻认识、加深理解、增强记忆，对临床应用对症选药有一定的参考作用。

　　3. 药理：综述诸贤医家对现代科学技术的利用，对本草药理研究的说明以及实验结果证实的报告，用现代医理（中、西医药理）进一步说明每味本草的功效的可靠性和实用性。

　　4. 临床应用：对每味本草的用量用法、使用注意、名方举例、药物对比、中毒症状、解救方法、预防办法等方面做简单说明，以加深对本草的辨证施治、安全用药的常识。每味本草后记录师承、家传秘方、民间验方（均未注明处方来源）以及近代名老中医的特效经验方（有些毒副作用的本草，超出了药典规定的最高量，可能有以毒攻毒的作用，为了防止中毒反应，有些毒性药物宜先煎或与能解其毒性的药用同用，或间隔一定时间，或适当少用，以安全为要，慎之）。上述诸方对一些急慢性病、疑难杂症、危急重症，均有一定参考价值，此为本草功效与实践相结合的举例。此为抛砖引玉。它山之石，可以攻玉。中医药临床工作者，根据个人熟知本草功效的原理，在辨证施治的基础上，深思熟虑，胆大心细，做到有病能治、治则必愈、无病能防，达到较高的医疗水平。因为，临床实践是中医药发展的根本动力。

全书阐述常用本草203味，附属本草67味（在药物对比中功效中简述），功效举例589方，药物对比436组，临床应用经验方858例。此书既是本草功效释义，又是秘、验、偏、经验方的汇海。这些功效释义，秘验、偏、经验方等，对于浩瀚的中医药文化宝库来讲，仅是海中泛舟，愧愧有加（上述内容见本草目录的各论篇）。

食物是人类赖以生存的物质基础。健康为本，两种不同食物相克，则人患病体弱；两种食物同食相益而滋气血，人健康长寿。药品与食物配合适宜，更有利于人健康长寿。

书后附摘引：李玉林治疗糖尿病及合并症，对临床应用有参考作用。

最后附录列出参考书目录与作者。

此书适用于中医师、中药师、中医药学校或中医药学校的学生、中医药研究员、爱好中医知识研究的阅读者，对疾病治疗、预防保健等方面均有一定的帮助或参考作用。

我们有幸来相会，让我们一起感谢祖先留给我们的这份中医药文化宝贵遗产，千金难买，光耀全球的明珠！一起感谢党中央以及各级政府部门，对中医药文化宝贵遗产事业的极大关怀、扶植、继承、弘扬、广大、创新、保驾护航！

目

录

一

解表药

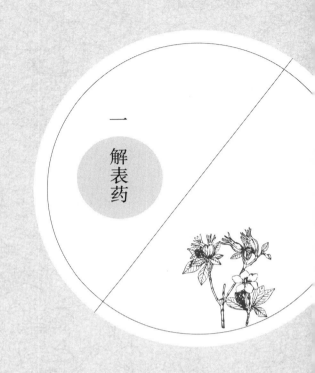

1.发散风寒药

麻 黄

性味归经：辛、微苦、温。入肺、膀胱经。

功效：发汗解表，宣肺平喘，利水消肿。

"麻黄（药材）草麻黄，木贼麻黄，中麻黄质茎均成绿黄色，不同处，草麻黄上部灰（黑与白合成）白色；木贼麻黄：基部棕（红与黄合成）红色至黑棕色；中麻黄'全草呈黄绿色'"。

麻黄味辛色白，体轻上达入肺经。色黑苦降应走肾经，肾与膀胱经脉相通（肾足少阴之脉……贯脊属肾络膀胱）故又入膀胱经。

发汗解表 凡风寒袭表引起腠理闭拒、津液不行、卫气营血运行不畅，出现恶寒发热、身痛等表实证。麻黄，气味俱薄。气薄（为阳中之阴）能发泄；味薄（为阴中之阳）而通滞。其入肺、膀胱经。肺主皮毛；膀胱经行身之表。辛散发表祛风；苦温泄结胜寒。宣肺气，达腠理，透毛窍，散风寒，泄卫中实，祛营中寒，善透发肺，膀胱经的风寒随汗自皮毛而出，常用治外感风寒、肌表束缚的风寒表实证。

《圆运动古中医临证应用》说："外感病中主要是，一表受寒而凝闭，引起玄府闭，营卫之气闭塞不通，郁而生热，故表热恶寒……麻黄能开表闭。"《素问·生气通天论》言："体若燔炭，汗出而散。"外感寒邪，正气凝闭，故用麻黄之温散开其闭，则卫气流通，与荣气交合，圆运动复合而汗出热退。《本草求真》云："仲景用此治寒入太阳无汗，其意甚深，盖缘津液为汗，汗即血也，在营则为血，在卫则为汗。寒伤营，营血内涩，不能外通于卫，卫气固密，津液不行，故无汗发热而恶寒。方用麻黄、甘草同桂枝引出营分之邪达之肌表，佐以杏仁泄肺而利气。是麻黄虽太阳发汗重剂，实散肺经火郁之邪，其十剂有曰：轻可去实，葛根麻黄之属是也。"《药品化义》曰："麻黄枝叶繁细，细主性锐，形体中空，空能腠理。性味辛温，辛能发散，温可祛寒，故能发汗解表，莫过于此。"《本草正义》认为："麻黄轻清上浮，专疏肺郁，宣泄气机，是为治感第一要药。虽曰解表，实为开肺；虽曰散寒，实为泄邪……不知麻黄发汗，必热服温复，乃始得平，不加温复，并不作汗。"

宣肺平喘　肺主气，司呼吸，外合皮毛。若风寒袭表，毛窍束闭；或寒邪伤肺而致肺气不得宣通，出现气喘、咳嗽等症。麻黄既可外散风寒，又能辛宣苦降肺气（肺喜宣散肃降下气），搜风逐寒。辛散苦泄，温通，畅气而止喘嗽。常用治风寒闭肺、恶寒发热、咳嗽声重、身痛无汗等症。若配伍相应病症药物，又可治外感风寒、咳嗽胸满、痰多稀白、气息喘促，或外感邪轻、寒痰变重，或肺热炽盛、痰黄黏稠、咳嗽喘促、痰黄黏稠、烦热口渴等症，均可应用。

《本草述钩元》言："（麻黄）以喘由寒水之阳，郁冒而不能透，至郁冒之极，遂并邪气上而为喘……然须知此味，非以耐寒邪也，特于寒水中能透真阳而上际，则寒邪自散耳。"《本草崇原》谈："治咳逆上气者，谓风寒之邪，闭塞毛窍，则里气不疏而咳逆上气。麻黄空细如毛，开发毛窍，散其风寒，则里气外出皮毛，而不咳逆上气矣。"《本草述校注》称："麻黄正太阳之剂，盖从寒水中透出真阳，暴气出于水中之义，乃为元气，但气由阴中所透之阳以能上际于天表，其主之在天者肺也，故方书诸证主治于咳嗽为最。"《本草便读》道："一切咳嗽宿哮等症，凡属肺中有风寒饮者，皆可用之，不必拘乎麻黄之但能发汗也。"

利水消肿　《金匮药略·水气病》载："诸有水者，腰以下肿，当利小便，腰以上肿，当发汗乃愈。"消除水肿的途径：发汗解表，增加水分的排泄；或是利小便，亦可使大便水泄，麻黄既可解表发汗消肿，又可肃降肺气，通调水道，下输膀胱，温行气血，通利小便而利水消肿，常用治风寒袭表、风水相搏、一身尽肿或风寒暑湿、流注膀胱、脚气水肿等症。

《本草已义》讲："后人以麻黄治水肿气喘，小便不利诸法，虽曰皆取解表，然以开发在内之闭塞，非以逐在外之感邪也。"《医学衷中参西录》谓："发汗之药，其中空者多能利小便，麻黄、柴胡之类是也……受风水肿之证《金匮》治以越婢汤，其方以麻黄为主，取其能祛风兼利小便也。愚平素临证用其方服药后果能得汗，其小便即顿能利下，而肿亦遂消。"《本草纲目》载："（麻黄）散赤目肿痛，水肿，风肿，产后血滞。"

麻黄并有通达内外、辛散苦泄温通之力，能疗风寒痹症、症坚积聚等病。

《本经疏证》按："麻黄之实，中黑外赤，其茎宛似脉络骨节，中央赤，外黄白。实者先天，茎者后天。先天者物之性，其义为由肾及心，后天者物之用，其义为由心及脾肺。由肾及心，所谓肾主五液，入心为汗也。由心及脾肺，所以分布心阳，外之骨节肌肉皮毛，使其间留滞无不倾巢出也。冬不积雪，为其能伸阳气至于阴中，不为盛寒所凝耳。夫与天之寒，声相证气相求者，于地为水，于人身精血津液，故天寒则地中之水皆凝为冰而不流。人身亦然，精被寒凝，则阳气沸腾，鼓荡于水为伤寒温疟。邪热在表而无汗，津液被寒则其质凝聚为水，而其之中气奔进上迫，为咳逆上气，血被寒则脉络不通，为症瘕积聚。麻黄气味轻清，能彻上彻下，彻内彻外，故在里则使精血流通，在表则使骨节肌肉毛窍不闭，在上则咳逆头痛皆除，在下则症瘕聚悉破也。"《本草经百种录》指出："麻黄，轻扬上达，无气无味，乃气味之最清者，故能透出皮肤毛孔之外，又能深入积痰凝血之中，凡药力所不到之处，此能无微不至，较之气雄力厚着，其力更大。盖出入于空虚之地，则有形之气血，不得而御之也。"

麻黄挥发油有发汗作用，麻黄碱能使高温环境中的人汗腺分泌，增多增快。麻黄挥发油乳剂有解热作用，麻黄碱和伪麻黄碱均有缓解支气管平滑肌痉挛的作用。伪麻黄碱有明显的利尿作用。麻黄碱能兴奋心脏、收缩血管、升高血压；对中枢神经有明显的兴奋作用，可引起兴奋、失眠、不安。挥发油对流感病毒有抑制作用，其甲醇提取物有抗炎作用，其煎剂有抗病原微生物作用（高学敏主编《中药学》）。麻黄能提高纤溶功能、降低血液黏度、改善血液循环（王再谟等主编《现代中药临床应用》）。麻黄挥发油有显著的镇静作用。有镇咳、平喘作用，麻黄可激动 β 受体，增加心率，使心肌收缩力增加，心排血量增加，在整体环境下由于血压升高反射性地兴奋迷走神经，抵消了它直接加速心率的作用，故心率变化不大。如果迷走神经反射被阻断，则心率加快（高等敏、钟赣生主编《中药学》）。麻黄碱能使膀胱括约肌的张力增加，排尿次数减少，足够量甚至引起尿潴留，用于儿童遗尿症有效（王浴生主编《中药学》）。

治少阴肾脏与荣卫同病，与甘草、附子同用微发汗，如麻黄附子甘草汤（《伤寒论》）。治热邪壅肺的喘咳症，与杏仁、石膏、甘草同用，如麻黄杏仁甘草石膏汤（《伤寒论》）。治风水症的发热或无大热、一身悉肿等症，与生姜、炙甘草、石膏、大枣同用，如越婢汤（《金匮要略》）。

用法用量：煎服3～10g，发汗解表宜生用，止咳平喘宜炙用。

使用注意：表虚自汗、阴虚盗汗、脾肾虚喘、高血压、心脏功能不全及青光眼患者均忌用或慎用。"元气虚及劳力感寒或表虚者断不可用，若误用之，自汗不止，筋惕肉瞤，为亡阳证，难以救治"（《药品化义》）。麻黄去节，是去除其对开泄作用的节制；麻黄先煮去上沫是除去其过分轻狂之气。

药物对比

麻黄	同一植物	地上草质茎。辛苦温，质轻升清，辛散而发汗。
麻黄根		地下根质茎。甘涩平，质重降下，涩收而敛汗。

临床应用

【不良反应】口服麻黄碱治疗量的5～10倍时即可中毒，中毒症状为头痛、头晕、耳鸣、颜面潮红、出汗、恶心、呕吐、烦躁不安、震颤、心悸、心动过速、血压升高、心前区痛、瞳孔散大而视物不清、排尿困难及尿潴留。1%麻黄碱15mL中毒除一般症状外，可观大汗、体温升高（38～39℃）和明显的消化道症状……上腹疼痛、恶心呕吐、吞咽不畅等。麻黄中毒的主要原因是用量过大，故预防中毒的措施是把药量控制在安全范围内，尤其应用麻黄碱制剂，更不宜过量（高学敏、钟赣生主编《中药学》）。麻黄毒性较小，其所含麻黄碱较伪麻黄碱大，能引起小鼠眼光突出、举尾反应和紫绀眼眼眶出血（沈映君编《中药药理学》）。

【中毒救治】一般疗法为洗胃、导泄，若出现烦躁血压升高等症状时，可用氯丙嗪镇惊降压，对症治疗。有高血压、青光眼、失眠等疾病的患者，均不宜使用含麻黄的制剂（高等敏、钟赣生主编《中药学》）。

配伍应用

（1）治风湿热邪所致的荨麻疹（瘾疹）。七味汤：麻黄6g，桑白皮12g，白鲜皮12g，牡丹皮12g，连翘10g，苦参10g，地肤子15g，水煎服。日1剂，早晚2次饭后温服。

（2）治急性肾炎。属于风热袭表者，症见发热恶寒、咽干、头痛、面目水肿，甚则全身水肿，按之如泥，咳嗽气喘，小便不利，色黄，皮肤疮疡，舌红苔薄白，脉浮数。麻黄6g，杏仁10g，连翘15g，茯苓12g，猪苓15g，泽泻12g，赤小豆30g，生益母草30g，白茅根30g，石韦12g，炙甘草3g，水煎服，每日1剂。若肺热较著，酌加鱼腥草、金银花，大便不畅者加蒲公英（《国家级名老中医用药特辑：肾病诊治》）。

（3）治急、慢性支气管炎，支气管哮喘或轻度肺气肿。尤对风寒咳喘痰多者有较好疗效。止咳定喘汤（愈慎初）：密麻黄6g，苦杏仁5g，炙甘草3g，紫苏子10g，白芥子6g，葶苈子6g（布包煎），蜜橘红5g，云茯苓10g，清半夏6g，水煎服，每日1剂。加减：恶寒发热、鼻塞流涕、表症明显者，酌加荆芥、防风、紫苏叶等；痰黏稠、咳吐不爽者，加桑白皮、浙贝母；胸闷不舒者，加瓜蒌、郁金；痰黄之咳喘者，可加黄芩、桑白皮、浙贝母（《首批国家级名老中医效验秘方精选》）。

（4）治肺炎、急性支气管炎，辨证属肺热喘咳者。肺炎合剂（郑惠伯）：麻黄6g，杏仁1g，石膏40g，虎杖15g，金银花20g，大青叶15g，柴胡15g，黄芩15g，鱼腥草20g，青蒿15g，贯众15g，草河车12g，地龙10g，僵蚕10g，野菊花15g，甘草6g，水煎服或制成合剂备用，以上为成人1日量，小儿酌减（《首批国家级名老中医效验秘方精选》）。

桂 枝

性味归经：辛、甘、温。入肺、心、膀胱经。

功效：发汗解肌，温通经脉，助阳化气，平冲降逆。

"桂枝（药材）'外表棕（红与黄合成）红色或紫（蓝和红合成）褐（黑与黄合成）色''粗枝断面呈黄白色，气清香'。"桂枝色白、味辛，入肺经。"凡药气味有体有用，相反而实相成""凡金之味者，皆得火之气"，能入心经（色红亦入心经）。色黄味甘气香可走脾经，得土之味者，皆得水之气，可达肾经（色黑亦入肾经）。其得肺经降下之性，尤善入膀胱经（壬水）（《本草问答》）。

发汗解肌 桂枝味辛入肺宣散，体轻达表，味甘补脾（脾欲缓，急食甘以缓之，用苦泄之，甘补立），助气血而益肺。温祛寒，香外窜，散寒通窍行气血（味辛入气分，色红入血分）。肺主卫气，脾主营血。《素论·阴阳应象大论篇》说，"味辛甘发散为阳""味厚则泄"。桂枝辛甘，味厚入肺、脾经，散中有补，补中能行，宣散发泄旋转于表里之间，调和营卫，托肌肉（脾主肌肉）皮毛（肺主皮毛）中的风寒之邪外出。风寒袭肌表，寒邪偏重，伤营血，损阳气，性凝滞。心主血，属火，在上焦正邪相争，火灼伤肺，营卫内涩，卫气闭固，津液不畅而发热无汗憎汗。此为，心肺郁火，津液不行。桂枝入心肺，入肺发表，入心行血，与麻黄同用，发汗解表散郁，是"火郁发之，谓令其疏泄也"；风寒伤卫，风邪偏重，其性开泄，伤肺耗津，肺气郁滞；风气通肝，肝旺侮肺，肺失宣发，而致卫气外泄，而不能内护其营，营气内虚，津液不固，症见有汗发热恶风。桂枝辛散表邪，内补脾肺，能入足太阳膀胱经温阳行水，驱邪外泄（膀胱经行身之表）；若肝疏泄失调，肺失宣发，气机不畅，疏泄过亢，金不制木，用芍药滋阴平肝，养津热，寒胜热，小便自利，使邪热有出路，与芍药、甘草同用，是宣肺、补脾、平肝，"金郁泄之，谓解表利小便也"。

《纲目》曰："《本草》言'桂辛甘大热，能宣导百药，通血脉，止烦出汗，是调其血而汗自出也。仲景云：太阳中风，阴弱者汗自出。卫实营虚，故发热汗出。又云太阳病发热汗出者。此为营弱卫强，阴虚必阳凑之，故皆用桂枝发其汗。此乃调其营气，则卫气自和，风邪无所容，遂自汗而解。非桂枝能开腠理，发出其汗也。汗多用桂枝者，以之调和营卫，则邪从汗出而汗自止，非桂枝能闭汗孔也。"《本草新编》云："桂枝乃太阳经之药，邪入太阳，则头痛发热矣。凡遇头痛身热之症，桂枝当速用以发汗，汗出肌表和矣……且桂枝乃发汗之药也，有汗宜止，无汗宜发，此必然之理也。"《本品汇言》道："桂枝散风寒，逐表邪，发邪汗，止咳嗽、去肢节间风痛之药也……气味虽不离乎辛热，但体属枝条，仅可发散皮毛肌腠之间，游行臂膝肢节之外，故能散风寒，逐表邪自内而出。"《圆运动的伤寒论》称："彭子曰：荣气本病方，桂枝汤。……荣卫为表……荣中木火之气与卫中木火之气合起来即是表阳，虽如此，木火之气多在荣中。故表阳仍以荣气为主，发热汗出，荣中木火之气随汗泄出体外，故表阳必虚。桂枝性温，能温荣血。"黄元御言："'桂枝入肝家而行血分，走经络而达营郁'（《长沙药解》）。可见其能引肝木之阳行于血中，能达荣郁以止木热散于血外，因而能消除荣气疏泄发热汗出之害。其能于温荣血，又能于中止荣气之伤，从而充实在表之荣气，故彭子谓之'实表阳'。桂枝之皮尝之，甘辛香而稍窜，其稍有发散之力能致木气疏泄可知也，用于实表阳则不宜，故仲景在调荣卫药中用桂枝必去皮。"《本草蒙筌》谈："仲景言，汗多用桂枝，非桂枝能闭腠理而止汗也，以之调和营卫，则邪从汗出，邪去而汗自止矣。"《本草求真》言："（桂枝）治痛风胁风，止烦出汗，驱风散邪，为解肌第一要药。……其汗之能收，此因卫受风伤，不能内护于营，营气虚弱，津液不固，故有汗发热而恶风，其用桂枝汤为治，取其内有芍药入营以收阴，外有桂枝入卫以除邪，则汗自克见止，非云桂枝能闭其汗孔。"《本经逢原》认为："桂枝上行而散表，透达营卫，故能解肌，世俗伤寒无汗不得用桂枝者，非也。桂枝辛甘发散为阳，寒伤营血，亦不可缺少之药，麻黄汤、葛根汤未尝缺此。但不可用桂枝汤，以中有芍药酸寒，收敛表腠为禁耳。"

温通经脉　《素问·举痛论篇》曰："寒气温通经脉入经而稽迟，泣而不行，客于脉外而血少，客于脉中则气不通，故卒然而痛。"寒伤经脉而血滞则肢节疼痛，伤于腹中致脘腹冷痛或妇人经闭。桂枝内补脾、肝（色紫入肝经。肝欲散，急食辛以散之，用辛补之），益气血，司疏泄。辛散温通，透达营卫，外行肌表，横走四肢，振奋气血、发汗解肌，温阳祛湿，补虚缓中，温通经脉则寒除，行气活血而痛止。

《长沙药解》说："桂枝入肝家而行血分，走经络而达营郁，舒经脉之痉挛，利关节之壅阻，入肝胆而散遏抑，极止痛楚，通经络而开脾涩，甚去湿寒。"《本草疏证》讲："凡药须究其体用，桂枝色赤，条理纵横，宛如经脉系络。色赤属心，纵横通经络，故能利关节，温经通脉，此其体也。"《素问·阴阳应象大论》曰："味厚则泄，气厚则发热。辛以攻结，甘可补虚，故能调和腠理，下气散逆，止痛除烦，此其用也。"《本草便读》载："桂枝即桂树之枝，……药之为枝者达四肢，故能走四肢，通经络，解散营分风寒，由寒而出表。"《药品化义》强调："桂枝，专行上部肩臂，能领药至痛处，以除肢节间痰凝血滞。""桂枝亦治手足痛风、胁风，为手臂之引经，故列于温肝"（《本草利害》）。"桂枝所优为，在温经通脉，内外证咸宜，不得认桂枝为汗药也"（《本草思辨录》）。

助阳化气，平冲降逆　"阳"和"气"是代表人体功能的，助阳化气实际上是促进血液循环功能，加强行气活血、利尿等作用，从而减少局部的寒湿、痰、血的郁积。"气味辛甘发散为阳。"桂枝辛甘为阳，温祛寒，除湿（湿为阴邪，得阳始化），助心阳（心居上焦，属火，心阳旺盛，如丽日中天，云雾自散），辛散宣降肺气下行，经三焦下输膀胱，温阳化气，行水利尿。辛甘能补肝缓急，温畅肝气，可疏泄，能逐水湿之外达，又益胆汁的分泌，脾胃的纳运，留饮可除，食积自化，皆其助阳化气之功，奔豚气病，指气之上冲症状如豚之奔窜。其病因惊恐引起，病机与肺、心、肝、肾有关，上冲之理又与冲脉有联系，冲脉起于胞中，与少阴经脉挟脐上行，至胸中而散，如心肾之阳不足，下焦含水随冲脉上冲则发为奔豚，如因情志受到惊恐的刺激，以致肝气郁结，肝气循冲脉上逆，亦可发奔豚。桂枝入肺、心、肝、肾、膀胱经，辛甘发散为阳，性温祛寒助阳气，辛入肺经，宣散降肺气下行；制肝气上逆（金克木），逐寒水下行膀胱从小便而出；甘入心，甘缓发散为阳，增阳助火；其入肝经，辛补肝散郁，甘缓肝之苦急；辛入肾经，润肾燥，致津液，益冲脉（冲脉分支与足少阴经大络，同起于肾，肾脏得补，冲脉受益）。桂枝补益肺、心、肝、肾、脾，温阳，祛下焦寒水，平肝解郁，调气机的升降，故能平冲降逆。

《医学衷中参西录》讲："（桂枝）味辛微甘、性温。力善宣通，能升大气（即胸之宗气），降逆气（如冲气肝气上冲之类），散邪气（如外感风寒之类）。仲景苓桂术甘汤用之治短气，是取其能升也；桂枝加桂汤用之治奔豚，是取其能降也。麻黄、桂枝、大小青龙汤用之治外感，是取其能散。而《神农本草经》论牡桂（即桂枝），开端先言其主咳逆上气，似又以降逆气为桂枝之特长。……桂枝善抑肝木之盛使不横恣，又善理肝木之郁使之条达也。为其味甘，故又善和脾胃，能使脾气之陷者上升，胃气之逆者下降，脾胃调和则留饮自除，积食自化。其宣通之力，又能导引三焦下通膀胱以利小便。"《中药大辞典》指出："张寿颐：（桂枝）立中州之阳气，疗脾胃虚馁而腹痛，宣通经络，上达肩臂，温辛胜水，则抑降肾气，下定奔豚，开肾家之痹者，若为阳微溲短，斯为通溺良材。""曹家达：寒湿凝泆于肌内，阳气不达于外，仲师因立桂枝汤方，以扶脾阳而达营分之郁。""盖孙络满布腠理，寒郁于肌，孙络为之不通，非得阳气以通之，营分中余液必不能蒸发而成汗，桂枝之发脾阳其本能也。但失此不治，湿邪内窜关节，则病历节，或窜入孙络而为痛，按之不知其处，俗名寒湿流筋。其郁塞牵涉肝脏，二者皆宜桂枝。"《本草述》谓："肉桂治奔豚，而桂枝亦用之者，以奔豚属肾气，肾气出之膀胱，桂枝入足太阳故也。"《长沙药解》曰："（桂枝）能止奔豚，更安惊悸"。

常用治外感风寒（表实无汗、表虚自汗、阳虚受寒）、阳虚阴盛，经脉不通的心悸胸痹、脘腹冷痛、经闭症瘕。风湿痹痛、寒痰停饮、咳喘水肿、气机上逆的心悸呕恶、奔豚气逆等症。

桂枝水煎剂及桂皮醛有降温、解热作用。桂枝煎剂及乙醇浸液对金黄色葡萄球菌、白色葡萄球菌、伤寒杆菌、常见致病皮肤真菌、痢疾杆菌、肠炎沙门菌、霍乱弧菌、流感病毒等均有抑制作用。桂皮醛对结核杆菌有抑制作用，桂皮油有健胃、缓解胃肠道痉挛及利尿、强心等作用。桂皮醛有镇痛、镇静、抗惊厥作用。挥发油有止咳、祛痰作用（高学敏主编《中药学》）。桂枝有兴奋汗腺、促进发汗而解热的作用，有抗炎作用。桂皮醛刺激神经使皮肤血管扩张，改善外周循环。桂皮醛体外能够明显抑制胶原蛋白和凝血酶有道的大鼠血浆中血小板的聚焦；体外能够显著延长小鼠断尾后的出血、凝血时间，减轻大鼠动静旁路丝线上血栓的质量。桂皮醛对麻醉大鼠具有显著的降血压作用。其降血压作用可能与桂皮醛对心肌的负性变时、变力效应和舒张血管作用有关。有促成骨及抗肿瘤作用（高学敏、钟赣生主编《中药学》）。

治外感风寒，表虚有汗，与白芍药、甘草等同用，如桂枝汤（《伤寒论》）。治风湿入侵，身体痛烦，肩臂疼痛，与附子、甘草、生姜、大枣同用，如桂枝附子汤（《金匮要略》）。治外有表征，内有水湿的水肿、小便不利等症，与猪苓、泽泻、白术、茯苓同用，如五苓散（《伤寒论》）。治阳虚阴寒盛，寒邪引动冲气，从少腹上凌心胸，发为奔豚之病，与芍药、甘草、生姜、大枣同用，如桂枝加桂汤（《金匮要略》）。

用法用量：煎服，3~12g。

使用注意：湿热病、阴虚阳盛、出血证及月经过多者及孕妇均不宜用。《中药材食疗全集》曰："不可与赤石脂、白石脂一同使用。不宜浸水太久，也不宜久煎，以免挥发油散失。"

药物对比

麻黄	发汗解表	辛开苦之泄，重在宣发卫气，开腠理，发汗而散寒邪。肺壅实症，毛窍闭塞，表实无汗者宜用。	平喘	宣肺平喘	合用发汗解表力增强。
桂枝		辛甘和煦，重在透达营气，解肌肤，发汗而散风邪，营卫不和，腠理疏泄，表虚自汗者宜用。		降逆平喘	

临床应用

【不良反应】桂皮醛对小鼠的LD50静脉注射为132mg/kg，口服为225mg/kg。

桂枝对实验小鼠的毒性作用有明显的昼夜差异，白天的毒性和致死作用较夜间明显增强（高学敏、钟赣生主编《中药学》）。

配伍应用

（1）治寒性呃逆不止（膈肌痉挛）。桂枝30g，水煎服。

（2）治手足心多汗症。桂枝30g，黑芝麻30g，浮小麦30g，大枣12枚（去核），水煎服。偏足心多汗加生地黄、地骨皮、山药；偏手心多汗的，加麦冬、牡丹皮；偏阳虚加制附子、黄芪、人参；自汗、盗汗加生牡蛎、麻黄根、黄芪、白芍。

（3）治中阳不振、肝气升达无力、胃阳不足的慢性萎缩性胃炎。益气健中汤（姚奇蔚）：桂枝10g，白芍10g，甘草3g，大枣3枚，黄芪50g，太子参30g，怀山药30g，黄精20g。将药置入砂钵内加冷水浸过药面，浸泡10分钟即可煎煮。沸后改用微火再煎15分钟。滤取药液约400ml服用（《首批国家级名老中医效验秘方精选》）。

（4）治小便遗精白浊，因受风寒者，其脉弦而长，左脉尤甚。舒和汤：桂枝尖12g，生黄芪9g，续断9g，桑寄生9g，知母9g。服此汤后病未痊愈者，去桂枝，加龙骨、牡蛎（皆不用煅）各18g（《医学衷中参西录》）。

（5）治癫痫。柴胡桂枝汤重用白芍（沈映君《中药药理学》）。

荆 芥

性味归经：辛、微温。入肺，肝经。

功效：解表祛风，透疹，止血，消疮肿毒。

荆芥（药材）"表面淡紫（蓝和红合成）红色"。断面"黄白色，中心有白色疏松的髓"。"气芳香"。荆芥白色辛入肺经。"凡药气味有体有用，相反而实相成"，得金之味者，皆得木之气；性微温，春之气，色紫（蓝中含青色），故入肝经。

解表祛风　荆芥味辛祛风达表，质复轻扬，力善升浮，气香外窜，功能疏散，温祛寒邪，能宣散肌肤间的风寒由表发汗而解，气甚清、性微温而不热燥，为发散风寒之邪最为和平之品。《本草问答》曰："茎身居中，能升能降，故性和。"荆芥药用为茎身，入肺经，温身之中有凉降（肺主宣发肃降），能泄肺中风寒、风热之邪达于皮毛。凡是外感表证，无论风寒、风热、寒热不明显及风热咳嗽者皆能治之。对于风邪化热郁滞于上部的头痛、目赤、咽喉肿痛，与清热凉血药配伍也有明显的疗效。

《本草经疏》曰："（桂枝）得春之气善走散，其味辛，其性无毒，升也，阳也。春气升，风性亦升，故能上行头目。肝主风木，故能通肝气。行血分，能入血分之风药也，故能发汗。其主寒热者，寒热必由邪盛而作。散邪解肌出汗，则寒热自愈。"《本草述校注》云："荆芥，尝之先辛后苦，辛胜而苦微，辛苦中俱带凉味，是又兼苦之性以成凉降之气……兹味全得金气，其能温升者，归其所始也（有温升而后有凉降，天地之气固如是）。由于味之辛者，更禀乎性之凉者，合秋爽金气得之凉降，视为能和阳气，俾阴得先阳以畅也，而后风藏之血不病。"《本草备要》言："荆芥，功本治风，又兼治血者，以其入风木之脏，即是藏血之地。李士材曰：风在皮里膜外，荆芥主之，非若防风能入骨也。"《本草经解要》道："荆芥辛以风木主之，温以发相火之郁，郁火散而风宁，诸症平矣。"《本草经疏》谈："荆芥为物，妙在味辛而转凉，气温而不甚，芳香疏达……以气味全似挹天气以接地气，能升达在地之郁阴，即能降而化在天之亢阳。故虽不专主于温升，然佐升散得宜，不特外因风寒而阳郁，即内之七情致血分郁滞以涸阳者，皆得仗此纾以达之。虽亦不专主于凉降，然佐清降得宜，不特因肝热而阳僭，即外之六淫至血分有热以迫阳者，皆得仗此裕阴以和之。"

透疹，止血　荆芥辛温透散，解表祛风，可散表邪，透达里邪。凡风邪外郁，寒滞脉络，里邪不透的痘疹斑疹发而不畅的病症，皆能治之。荆芥味辛入肝补肝（肝欲散，急食辛以散之，用辛补之）行气血，温入血分祛寒，助肝疏泄之职。肝主藏血，能入血中散风，即系血中行气，血随气行，血活风自灭，辛香达表散邪，随症配伍清热解表，凉血解毒等药又不能治痘、斑（有斑必有瘀，无瘀不成斑）、麻疹欲出、壮热、目赤、痧疹不畅、咳喘烦乱及小儿疮疹透发不匀、壮热狂躁等症。荆芥行气活血，温寒祛湿，通则不痛。性较平和，可用治产后瘀积腹痛。炒炭存性，辛味大减，苦涩加重又能收敛止血（且血见黑则止）。

《本草汇言》载："荆芥，轻扬之剂，散风清血之药也……凡一切风毒之症，已出未出，欲散不散之际，以荆芥为生之用，可以清之……凡一切失血之证，已止未止，欲行不行之势，以荆芥之炒黑，可以止之。大抵辛香可以散风，若温可以清血，为血中风药也。"《本经续疏》说："（荆芥）风藏不离乎血，原相因以为病，唯此则能相因以为功，所以不可与他风剂例视，而欲达阳必思所以纾阴，欲和阳必思所以裕阴，则庶几善用此而获成效矣。"《本草述校注》讲："（荆芥）风药多燥以竭阴，而此味于产后及失血大汗后风证殊有奇功。唯其于温升之中便有凉降，正所谓由阴达阳，即由阴归阳，故能治前证有奇功。此所谓有阴阳合化之妙，而后治气乃神也。""血乃阴阳二气所生化，荆芥穗能升阳于阴中，还能降阴于阳中，故于调血为要药。"《本草新编》认为："荆芥……但入血分之药中，使血各归经，而不致有妄行之虞；若入之于气分药中，仅致散气之失。荆芥性升，与柴胡、升麻同用，而柴胡、升麻入之补气之中，能提气以升阳，而荆芥独不能者，以荆芥虽升而性浮动，补阳之药，尤恶动也。血过凝滞，荆芥之浮动则易流，所以可引之以归经。气易散乱，荆芥之不更助其动乎。气过动必散，此所以不可用之于补气之药耳。"《本草思辨录》曰："荆芥散血中之风，为产后血运第一要药，其芳温之性，又足以疗瘰疬疮疥，然无非利血脉去风毒而已。"《本草纲目》曰："散风热……治项强……吐血、衄血、下血、血痢、崩中、痔漏。"

消疮肿毒　《灵枢·痈疽篇》曰："寒邪客于经络之中则血泣，血泣则不通，不通则卫气归之，不得复返，故痈肿。"荆芥辛温散寒行气血，温之中有凉降，彻上彻下，辛散香窜，破结散瘀，轻杨达表以通卫气。味辛透达肝气之郁，温香畅行肝血之滞。气行血活，达表透邪，消疮肿毒。

《本草崇原》称："荆芥味辛，性温嗅香，禀阳明金土之气，而肃清经脉之药也。寒热鼠瘘，乃水脏之毒，上出于脉，为寒为热也。本为水脏，故曰鼠；经脉空虚，故曰瘘也。瘰疬生疮，乃寒邪客于脉中，血气留滞，结核生疮，无有寒热，此外因之瘘也。荆芥味辛性温，肃清经脉，故内因之寒热鼠瘘，外因之瘰疬生疮，皆可治也。"《本草经疏》谓："鼠瘘由热结于足少阳、阳明二经，火热郁结而成。瘰疬为病，亦属二经故也。生疮者，血热有湿也，凉血燥湿，疮自脱矣。"《本草纲目》指出："荆芥入足厥阴经气分，其功长于祛风邪、散瘀血、破结气、消疮毒。盖厥阴乃风木也，主血，而相火寄之，故风病、血病、疮病为要药。"《药性论》曰："主辟邪毒气，除劳，消疮肿。"

荆芥水煎剂可增强皮肤血液循环，增加汗腺分泌，有微弱解热作用；对金黄色葡萄球菌、白喉杆菌有较强的抑菌作用，对伤寒杆菌、痢疾杆菌、绿脓杆菌和人型结核杆菌均有一定的抑制作用。生品荆芥不能明显缩短出血时间，而荆芥炭则使出血时间缩短。荆芥甲醇及醋酸乙酯提取物均有一定的镇痛作用。荆芥对醋酸引起的炎症有明显的抗炎作用，荆芥穗有明显的抗补体作用（高学敏主编《中药学》）。荆芥内酯对大鼠腹腔注射给药后1小时，表明其有显著的发汗作用。荆芥内酯类提出物对大鼠腹腔注射，能显著降低全血黏度和红细胞的聚集性。荆芥油有祛痰平喘作用（高学敏、钟赣生主编《中药学》）。荆芥穗发汗之力大于荆芥（王再谟等主编《现代中药临床应用》）。

治外感风寒，恶寒发热，头痛无汗及疮疡具风寒表证的，与防风、羌活、柴胡、川芎等同用，如荆防败毒散（《摄生众妙方》）。治风疹瘙痒、麻疹不透，与蝉蜕、防风、薄荷等同用，如消风散（《外科正宗》）。治小便尿血，与缩砂仁等分为末，糯米饮下三钱，日三服（《濒湖集简方》）。治痔疮肿痛，荆芥煮汤，日日洗之（《简便单方》）。[后二方均摘自《中药大辞典》荆芥（选方）中]

用法用量：煎服5～10g，生用发表、消疮；炒用止血。

使用注意：不宜久煎。表虚有汗、肝风内动、麻疹已透、疮疡已溃者均不宜用。

药物对比

| 荆芥 | 茎叶 | 解表 | 表散力强 | 祛风 | 适于散全身的风邪。 |
| | 花穗 | | 升散力大 | | 适于散头部的风邪。 |

| 麻黄 | 发表祛寒 | 性较勇猛，偏祛寒太阳背寒。 |
| 荆芥 | | 性较和缓，偏祛周身之寒。 |

临床应用

【不良反应】口服荆芥后食鱼、虾也可致过敏（沈映君编《中药药理学》）。本品煎剂给小鼠腹腔注射观察7天内的死亡情况为LD50为（39.8±1161.2）mg/kg（高学敏、钟赣生主编《中药学》）。

配伍应用

（1）治阴部湿疹。荆芥10g，防风10g，苦参15g，薏米30g，滑石30g，白鲜皮15g，赤芍10g，龙胆草10g，柴胡5g，甘草6g，水煎服。偏热重加金银花、连翘；偏湿重加苍术、黄柏；肝经风火加青蒿、生地黄；痒重加地肤子、蝉蜕。

（2）治风湿痒疹：①荆芥、防风、蛇床子、白鲜皮、百部、白矾各30g，苍耳子15g，烧水外洗。②金银花15g，蛇床子15g，连翘15g，牡丹皮12g，荆芥10g，防风10g，白鲜皮12g，桃仁12g，金银花6g，蒲公英30g，百部12g，水煎服，日1剂，早晚两次分服。

（3）治过敏性紫癜。抗敏消癜汤：蝉蜕50g，白鲜皮、丹参各20g，生地黄30g，茜草、地龙、牛膝各15g，防风、荆芥各10g，甘草6g，大枣5枚。每日1剂，水煎取汁分次温服，20天为1个疗程（《中国血液病秘方全书》）。

（4）治疗下肢溃疡。荆芥20g，防风12g，白芷12g，柴胡6g，薄荷12g，连翘15g，黄芩15g，黄连15g，黄柏20g，栀子15g，生地黄15g，川芎12g，枳壳12g，黄芪25g，甘草3g，当归15g，白芍15g，桔梗15g。水煎浸泡（高学敏、钟赣生主编《中药学》荆芥临床报道）。

羌 活

性味归经：辛、苦、温。入膀胱、肾经。

功效：解表散寒，祛风除湿，宣通止痛。

"羌活药材因药用部分和形态不同而有蚕羌、竹节羌、大头羌、条羌等数种。""一般认为蚕羌的品质最优。"蚕羌"表面棕（红与黄合成）褐（黑与黄合成）色"断面"木质部淡黄色，中央有黄白色髓，均有朱砂点（油管），具特殊香气"。条羌"表面棕褐色"，断面"木部黄白色"。竹节羌、大头羌除根茎的环节形状不同，"余者与蚕羌相同"。

羌活色墨属水，味苦达下能入肾经，肾与膀胱经脉相连（肾足少阴之脉……贯脊属肾络膀胱），又入膀胱经。

解表散寒 卫气出于下焦，膀胱行经身之体表。羌活入膀胱、肾经。辛散风邪，轻清达表，气薄发泄，温能胜寒，气香外窜，偏治在表之风寒。羌活又能入督脉经（督脉下抵腰部，入络肾脏）以理游风。辛升苦降，能升能降。善治风寒袭入足太阳经、督脉经所致的头痛（尤其是后头痛属于足太阳膀胱经所经过部位）。苦温燥湿，对风寒夹有湿邪的感冒之症亦有良效。常用治外感风寒、风热或寒热不明显的表证，对症配伍多应用。

《本草述校注》曰："羌活气清属阳，善行气分，舒而不敛，升而能沉，雄而善散，可发表邪。"《本草备要》云："（羌活）辛苦性温，气雄而散，味薄上升。入足太阳（膀胱）以理游风，兼入足少阴、厥阴（肾、肝）气分。泻肝气，搜肝风，小无不入，大无不通。"《本经逢原》言："羌活乃却乱反正之主帅……风能胜湿，故羌活能治水湿。与川芎同用，治太阳厥阴头痛，发汗散表，透关利节，非时感冒之仙药也。昔人治劳力感寒，于补中益气汤中用之，深得补中寓泻之意。"

祛风除湿，宣通止痛 羌活色白味辛归肺经。"凡药气味，有体有用，相反而实相成"，得金之味者，皆得木之气，故又入乙木肝经。味辛祛风宣散行气滞，苦温燥湿祛寒泄血结。芳香通窍，气雄善行，祛风寒，散湿邪，搜肝风，舒筋脉，补肝（肝欲散，急食辛以散之，用辛补之）肾（急食苦以坚之，用苦补之）益精血，助疏泄，行气活血（味辛入气分，苦入血分），除风寒湿，气行血活，通则不痛。故能治风寒湿邪侵入人体引起的关节疼痛、肩背酸痛、腰痛沉重，风湿毒邪攻注的历节风痛、痛及骨髓、风袭寒凝、膝肿疼痛，风寒挟湿的头项强痛，跌打损伤的肢体青肿疼痛，及热毒壅盛、疮疡肿毒等症（善升能散发越阳毒），凡上半身风寒湿痹、肩背头项肢体疼痛者尤为多用。

《本草汇言》谈："羌活，此苦辛之剂，功能条达肢体，通畅血脉，攻彻邪气，发散风寒风湿。故疡证以之能排脓托毒，发溃生肌；目证以之治羞明隐涩，肿痛难开；风证以之治痿、痉、癫痫、麻痹厥逆。盖其体轻而不重，气清而不浊，味辛而能散，性行而不止，故上行于头，下行于足，遍达肢体，以清气分之邪之神药也。"《本草述钩元》说："羌活，其治督脉为病脊强而厥者，以督为人身之真阳，此足能达真阳以散寒郁也。又治风湿（肾之真阳不畅，水郁即化湿）羌活以风化以畅水中之阳，正所以除湿，即举外受之湿皆能治之。而通经络者，以营行脉中，每患于湿，以为血病，血病则邪气恶血住留而经络伤，伤则不能血气而营阴阳，故患为诸痹，甚且不得濡筋骨，利关节，致骨节酸痛，屈伸不利而拘挛矣。羌活本风升之阳，以寒水中达阳以化湿，亦即畅阳以和风，而藏血之肝，实司风化以主经络者，遂达太阳而效其用焉。""凡便秘属风者，方药中类用羌活，即此可悟风血相关之义，盖便秘患于燥，燥者血不足，用羌活举阴以升而裕血之用，原为以燥湿为功。要知风和则血裕，风淫则血燥。羌活不徒达阳以化湿，亦且畅阴以和风，可漫以风剂例视乎哉？"《本草正义》称："羌活，本含辛温之质，其治疗宜于风寒风湿，而独不宜于湿热，以湿邪化热，即为温病，似无再用辛温之理，然此唯内科证治为然，若外疡之属于湿热者，苟肿势延蔓，引及骨节筋肉伸缩不利，非以羌、独之善走宣通为治，则效力必缓，故虽热病，亦不避用。"《本草便读》讲："羌活，辛温雄壮，散肌表八风之邪；独走太阳. 利周身百节之痛。湿留于表，由汗能宣，病在于巅，唯风可到，……其形较独活为雄，其气较独活为猛，其主治虽与防风相似，而尤过之。以防风之散风，甘而润，羌活之散风，辛而燥为异耳。"黄兆胜编《中药学》谓："羌活，入少阴，启肾水，通督脉蒸动督脉清阳之气，以统诸阳经气血运行，助补肾填精之品，直趋病所，使其发挥效力。"《汤液本草》认为："羌活，君药也，非无为之主，乃却乱反正之主。太阳经头痛，肢节痛，一身尽前，非此不治。"

羌活：抗炎、抗过敏。水溶部分能抗急性心肌缺血，增加心肌营养性血流量，抗心律失常，抗癫痫。抑制皮肤真菌，抑制子宫颈癌细胞。其煎剂小剂量能有明显的抗休克作用；川羌活的甲醇提取物，可抑制骨吸收，抗脂质过气化（王再谟等主编《现代中药临床应用》）。羌活注射液有镇痛及解热作用，并对布氏杆菌有抑制作用。对小鼠迟发型过敏反应有抑制作用（高学敏主编《中药学》）。其挥发油能兴奋汗腺而解热（高学敏、钟赣生主编《中药学》）。

治外感风寒湿邪、恶寒发热、肌表无汗、头痛项强、肢体疼痛，与防风、白芷、苍术、川芎等同用，如九味羌活汤（《此事难知》）。治风寒湿痹、肢体疼痛、得热疼减、遇冷加重等症，与秦艽、独活、当归、海风藤等同用，如蠲痹汤（《医学心悟》）。

用法用量：煎服3~10g

使用注意：阴虚血亏、脾虚身弱、月经过多者等均慎用，用量过多，宜致呕吐。

药物对比

桂枝	祛风散寒	偏于祛散肩臂、手指处的风寒。
羌活		偏于祛散头颈、脊背部的风寒。

临床应用

【不良反应】羌活注射液10mL/kg给兔一次静脉注射未见异常反应，羌活不良反应少见（高学敏、钟赣生主编《中药学》）。

配伍应用

（1）治外感发热微恶寒、头咽疼痛。羌活15g，板蓝根30g，水煎服。

（2）祛风散寒，用于流行性感冒。马鞭草30g，羌活15g，青蒿15g，每日1剂，水煎服（《中医祖传秘籍》）。

（3）感冒发热头痛、骨节酸痛、流鼻水、咳嗽时，用下列各药煎汤饮用：桔梗钱半，白茯苓一钱二分，甘草八分，柴胡钱半，前胡一钱二分，枳壳钱半，羌活一钱，川芎一钱，独活一钱，薄荷八分，生姜三分，玄参一钱，紫苏八分，石柱参一钱（周洪范著《中国秘方全书》）。

（4）①治中耳炎所致的耳内出脓水：白附子配伍羌活，共奏燥湿化痰，祛风之功。②治风湿痹痛，四肢麻木：马钱子配羌活，祛风除湿，通络消瘀，止痛作用增强（《毒性中药的配伍与应用》）。

紫 苏

性味归经：辛，温。入肺、脾经。

功效：解表散寒，行气和中，安胎。

"紫苏（药材）叶两面均棕（红与黄合成）紫（蓝与红合成）色，或上面灰（黑与白合成）绿（蓝与黄合成）色，下面棕紫色。"茎"外皮黄紫色""木质部黄白色，中央有白色疏松的髓气芳香，味微辛"。紫苏色白味辛入肺经，色黄气香入脾经。

解表散寒 紫苏入肺经，辛散达表，性温祛寒，气香通窍。外开皮毛，通达腠理，宣肺气，逐风寒清头目，通鼻窍。为治外感风寒、寒热无汗、头痛鼻塞等症的常用药。《本草问答》讲："茎身居中，能升能降，故性和；枝叶在旁，主宣发，故性散。"紫苏茎叶并用，能升能降，宣畅气机，解表散寒，温助阳气，燥湿消痰，其入脾经，芳香醒脾，温助脾胃（脾与胃经络相通，入脾即入胃经）之阳以助中焦饮食的摄纳和运化，湿除则痰消，肺健（土生金）而咳止，对外感风寒而兼有胃肠（肺与大肠相表里）症状者尤为适宜。《本草正义》曰："紫苏，芳香气烈，茎干中空，故能彻上彻下，外开皮毛，泄肺气而通腠理；上则通鼻塞，清头目，为风寒外感灵药；中则开胸膈，醒脾胃，宣化痰饮，解郁结而利气滞。……叶本轻扬，则风寒外感用之，疏散肺闭，宣通肌表，泄风化邪，最为敏捷。茎则质坚，虽亦中空，而近根处伟大丰厚，巨者径寸，则开泄里气用之，解结止痛，降逆定喘，开胃醒脾，固与开泄外感之旨不同。"《本草征要》云："紫苏其性和融，温中达表，散风解凝，发表而不优于峻，性阳而无损于阴。通鼻塞、行气滞。虚人需发汗，而弱不能投者，当以人参为伍。暑期受寒凉，用辛热而于时有侮者，可与藿香同行。"《药品化义》称："紫苏叶属阳，为发生之物。辛温能散，气薄能通，味薄发泄，专解肌发表，疗伤风伤寒及疟疾初起、外感霍乱、湿热脚气、凡属表证、放邪气出路之要药也。丹溪治春分后湿热病，头痛身热，脊强目痛，鼻干口渴，每以此同葛根、白芷，入六神通解散，助其威风，发汗解肌，其病如扫。……参苏饮治虚人感冒风寒，方中一补一散，良有深意。"《本草述校注》按："（紫苏）其色赤入心，心火固气之灵也；其味入肺，肺金固气之主也，金火合德，其气故和以温，是心肺和而营诸阳也。……金为火之用，则宣中有摄，摄者亦所以成宣，此之颐统谓之宣剂也。但就治风寒一证，诸药多以各经所受自表而驱之，若苏叶则不徒散表而兼和中……叶则和而散，茎则和而通。"《长沙药解》指出："苏叶辛散之性，善破凝寒而下冲逆，扩胸腹而消胀满，故能治胸中瘀结之证而通经达脉，发散风寒，双解中外之药也。"《本草要略》曰："紫苏性热，能散上隔及在表寒邪，以其性轻浮也。"

行气和中，安胎　紫苏，能升能降，辛行气滞，宣降肺气下行，温香温中醒脾，助脾气上达。脾健胃强，饮食消化中焦无食积。紫苏能调气机之升降，如脾升则胃自降，肺降则大肠自升等，清升浊降，中枢运转，十二经升降复常，脏腑各同其职。其色绿、紫均含青色能入肝经，味辛补肝（肝欲散，急食辛以散之，用辛补之），解郁结，施疏泄，行气滞，化痰饮，消食积，开胸气，调升降，故能行气和中。紫苏行气滞，活血脉，健脾胃，消饮食，补肝血，调疏泄，降胃逆，止呕吐，温胜寒，益冲任，故能治妊娠气滞恶心呕吐、饮食不下、气虚胎漏、血虚失养及胎寒、胎虚等所致的胎动不安等症。

《药品化义》言："（紫苏叶）取其辛香，以治抑郁之气，停滞胸膈，如分心气饮，开心胸郁热神妙，如寒滞腹痛，火滞腹痛，湿热泄泻，少佐二、三分，从内略为疏表解肌最为妥当。"《侣山堂类辨》谈："紫苏枝茎能通血脉，故易思兰先生常用苏茎通十二经之关窍，治咽膈饱闷，通大小便，止下痢赤白。予亦常用香苏细茎，不切断，治反胃膈食、吐血下血、多奏奇功，益食气入胃，散精于肝，浊气归心，肝主血而心主脉，血脉疏通，则食饮自化。"《萃金裘本草述录》讲："气上者能宣摄，气下者能宣发。紫苏主治，在脚气为多。凡病于气之壅胀者，所因不一，然无不由于气之不能归元也。人身之阴本于下，其升也阴中之阳引之；人身之阳畅于上，其降也阳中之阴引之。紫苏味辛入肺，色紫入心，心肺合而气化，则气自得归元矣。"《本草崇原》认为："紫苏气味辛温，臭香色紫，其叶昼挺暮垂，禀太阳天日晦明之气。天气下降，故主下气。下气则能杀谷，杀谷则能除饮食。"《本经逢原》指出："苏叶味辛入气分，色紫入血分，升中有降，同橘皮、砂仁则行气安胎，同藿香、乌药则快气止痛……同桔梗、枳壳则利隔宽中，同杏仁、莱菔子则消痰定喘。然不宜久服，泄人真气。单用煮汁服解毒。若脾胃虚寒人过服，多致滑泄，往往不觉也。其梗能行气安胎，但力浅薄，难于奏效。"《本草汇言》强调："紫苏，散寒气，清肺气，宽中气，安胎气，下结气，化痰气，乃治气之神药也；……气郁结而中满痞满，胸膈不利，或胎气上逼，腹胁胀痛者，苏梗可以顺气而宽中。"

紫苏叶煎剂有缓和的解热作用。紫苏能促进消化液分泌，增进肠胃蠕动；减少支气管分泌；缓解支气管痉挛；有较强的防腐作用；能缩短血凝时间、出血时间和凝血酶原时间；紫苏油可使血糖上升（王再谟等编《现代中药临床应用》）。本品对葡萄球菌、大肠埃希菌、痢疾杆菌、链球菌、白喉杆菌、脑膜炎双球菌、卡他球菌、流感病毒及白色念珠菌均有不同程度的抑制作用。对致病性真菌有明显的抑制作用（紫苏油）。紫苏梗对胃肠动力障碍模型鼠结肠环形肌条收缩运动具有明显的兴奋作用。有抗炎、抗氧化和安胎作用，其用于治疗先兆流产及安胎的机制同于黄体酮。苏叶、苏梗水提物能显著降低红细胞变形指数（高学敏、钟赣生主编《中药学》）。紫苏油对结肠癌有拮抗作用（沈映君编《中药药理学》）。

治外感风寒、身热无汗、内有气滞、脘胀呕吐，与香附、陈皮、炙甘草同用，如香苏散（《和剂局方》）。治痰气郁结、喉中有物的梅核气，与半夏、厚朴、茯苓、生姜同用，如半夏厚朴汤（《金匮要略》）。治胎气上冲心腹、胸膈胀痛的子悬，与当归、人参、甘草、生姜同用，如紫苏饮（《济生方》）。

用法用量：3～10g，内服煎汤用；外用适量，捣敷或煎水洗。

使用注意：本品辛散香窜，有耗气伤阴之弊。气虚、表虚自汗及湿热者慎用。不宜久煎。"久服泄人真气"(《本草通玄》)。

药物对比

紫苏	叶:偏于宣散,发表散寒力强。外感风寒、身热无汗者宜用。
	茎:偏于宣通,理气安胎为优,胸闷腹痛、胎动不安者多用。

麻黄	发汗解表	发汗力较猛,高血压忌用。兼能利水、定喘及治荨麻疹。
紫苏		发汗力次之,高血压宜用。兼能行气、安胎及解鱼蟹毒。

荆芥	解表	表散力较弱,善于散风,寒热皆治。	应用	兼入血分,散瘀止血较好。
紫苏		表散力较强,偏于散寒,且兼理气。		主入气分,理气安胎较好。

临床应用

【不良反应】对小鼠一次灌胃紫苏叶挥发油4.0、3.4、2.9、2.46、2.0g/kg,给药后均出现毒性反应。小鼠出现精神委靡、毛发蓬松、活动减少、体重减轻等现象,剂量越高出现得越早,症状越明显;第一天除最小剂量外均开始出现死亡,未见性别差异。LD50为3.10g/kg(可信限为2.83~3.39g/kg)(高学敏、钟赣生主编《中药学》)。

配伍应用

(1)治外感风寒表实证。紫苏叶30g,水煎服,红糖水送下,微出汗。

(2)治感冒引起关节疼痛。紫苏叶二钱,山楂三钱,冰糖三两,共煮五六碗汤,尽量多饮,饭后入睡,隔天即愈(周洪范著《中国秘方全书》)。

(3)治湿热呕吐及热病烦渴、小便赤涩,并解鱼蟹毒。绿豆100g,芦根100g,生姜10g,紫苏叶15g。先煎芦根、姜、苏叶,去渣取汁,入绿豆煮作粥,任意食用(《中医祖传秘籍》)。

(4)治一例先兆流产,怀孕2个月,晨起突然出血不止,量多色淡,气喘肢凉,少腹隐痛坠胀,腰困不能转侧,食少泛酸,面色萎黄欠华,舌淡有齿痕,脉数目涩。询知禀赋素弱,无故牙龈出血。此属先天不足,肾失封藏;脾阳虚衰,不能摄血载胎:生黄芪45g,酒洗归身,酒炒白芍各25g,红参30g(另炖),三仙炭、姜炭、醋艾炭、柴胡、苏梗、砂仁、芥穗炭各10g,阿胶20g(化八),煅龙牡20g,寄生、炒续断、菟丝子(酒泡)、青蛾丸各30g,灸草(艾叶)10g,白术30g(黄土炒焦),三七3g(研末冲服)。煎取浓汁600mL,分6次服,3小时1次,日夜连服2剂。山萸肉100g煎浓汁代茶饮(《李可老中医急危重症疑难病经验专辑》)。

防　风

性味归经：辛、甘、微温。入膀胱、肝、脾经。

功效：祛风解表，胜湿止痛，止痉。

防风（药材）"表面灰（黑与白合成）黄色或灰棕（红与黄合成）色"。断面"木部淡黄色，皮部黄棕色有裂隙""气微香"。防风色黄味甘气香入脾经。"凡药气味有体有用，相反而实相成"。得土之味者，皆得水之气。故能入足太阳壬水膀胱经。其色白味辛属金，得金之味者，皆得木之气，气微温，春之气，又入肝经。（乙木）

祛风解表　防风味辛祛风，升浮达表，辛散温通，香窜外行，微温祛寒而不燥，味甘和缓而不峻，祛邪不伤正，固表不留邪。其入膀胱经，膀胱经行身之体表，善行人体周身以祛风解表。发汗之力不如麻黄、桂枝，辛燥之性不及羌活，升发而散，润泽不燥，能发汗从毛窍出，为祛风解表的平和药、辛温透发，行气活血（温入血分，气能行血），血行风自灭，风去而痒止。为治风通用之药，常配伍应用治风邪夹寒、夹热、夹湿的感冒，或风热壅盛的疮疡瘾疹及疹出不畅、皮肤瘙痒等症。

《本草崇原》曰："防风茎、叶、花、实，兼备五色，其味甘，其质黄，其臭香，禀土运之专精，治周身之风证。"《本草经百种录》云："凡药之质轻而气盛者，皆属风药，以风即天地之气也。但风之中人，各有经络，而药之受气于天地，亦各有专能，故所治各不同。于形质气味细察而详分之，必有一定之理也。防风治周身之风，乃风药之统领也。"《本经疏证》言："防风先辛后甘，辛胜于甘，故其为义本于辛以上升，乃合甘而还中土，以畅其散发之用。……惟防风具升之体，得降之用……防风能畅气于火中，而散阳之结，上行极而下，下行极而上，斯阴阳得交，愈后无余患也。"《本草汇言》谈："防风……又伤寒初病太阳经，头痛发热，身痛无汗，或伤风咳嗽，鼻塞咽干，或痘疹将出，根点未透，用防风辛温轻散，润泽不燥，能发邪从毛窍出，故外科痈疮肿毒、疮痹风癞诸证，亦必需也。为卒伍之职，随引而效，如无引经之药，亦不能独奏其功。故与芎、芷上行，治头目之风；与羌、独下行，治腰膝之风；与当归治血风；与白术治脾风；与苏、麻治寒风；与芥、连治热风；与荆、柏治肠风；与乳、桂治痛风，及大人中风、小儿惊风，防风尽能去之。若入大风厉风药中，须加杀虫活血药乃可。"《本草新编》曰："防风宜于无风之时，同黄芪用之，可以杜邪风之不入于皮毛，非风邪已入而可用之物也。"

胜湿止痛、止痉　防风味辛宣散风邪而祛湿（凡风药皆能胜湿），味甘入脾补脾（脾欲缓，急食甘以缓之，用苦泄之，甘补之）益气血，助水湿之运化。味辛入肝补肝（肝欲散，急食辛以散之，用辛补之）司疏泄，助气血之运行，气行活血，通则不痛，"气味辛甘发散为阳"（《素问·阴阳应象大论》）。防风气味辛甘，能引清阳上达，发散脾之郁火，搜除脾之湿邪，肝旺能助脾胃之运纳（土得木而达）。脾健能止肝郁脾虚的腹痛即泄，泄后痛止及肝郁胁痛等症，诸颈项强，皆属于湿（《素问·至真要大论》）。"湿热不攘，大筋软短，小筋弛长，软短为拘，弛长为萎"（《素问·生气通天论》）。湿为阴邪，侵袭人体则阳气被遏，寒气凝滞，四肢失温痉症发作。防风能散风祛湿，温祛寒助阳气，辛散温通行气血，逐水湿自皮毛汗孔或膀胱及小便排出。湿除则热退（热附于湿），湿热祛则筋脉舒，寒湿消而痉证止。常用治风寒湿痹、跌打损伤、肝风内动、眩晕抽搐及风毒内侵、贯经络、达肌肉而致的肌肉痉挛、四肢抽搐、项背强急、角弓反张的破伤风症。

《本草经解》说："骨节疼痛，在关节而兼湿也，盖有湿则阳气滞而痛也。皆主之者，风气通于肝，防风入肝，甘温风散也。"《本草经疏》按："防风治风通用，升发而能散，故主大风，头眩痛，恶风风邪，周身骨节疼痹，胁痛胁风，头面去来，四肢挛急，下乳，金疮因伤于风内痉。其云主目无所见者，因中风邪，故不见也。烦满者，亦风邪客于胸中，故烦满也。风、寒、湿三者，合而成痹，祛风燥湿，故主痹也。"《本草正义》道："防风为风病之主药。《本经》所主，皆风门重证，故首以大风一句表扬其功用，则驱除外风，兼能通痹起废，其效最弘……而肝阳之动风，血虚之风痉，又必柔润熄风，方为正治，散风诸剂，非徒无益，而又害之。"《本草正义》讲："气味俱轻，故散风邪，治一身之痛，疗风眼，止冷泪。风能胜湿，故亦去湿，除遍体湿疮。若随实表补气诸药，亦能收汗，升举阳气，止胸风下血崩漏。然此风药中之润剂，亦能走散上焦元气。误服久服，反能伤人。"《长沙药解》谓："防风辛燥发扬，最泻湿土而达木郁，木达而风自息，非防风之发散风邪也。风木疏泄，则窍开而汗出，风静而汗自收，非防风之收敛肌表也。其诸主治，行经络，逐湿淫，通关节，止疼痛，舒筋脉，伸急挛，活肢节，起瘫痪，清赤眼，收冷泪，敛自汗盗汗，断漏下崩中。"《本草汇言》曰："防风，散风寒湿痹之药也，故主诸风周身不遂，骨节酸痛，四肢挛急，痿躄痫痉等证。"

本品有解热、抗炎、镇静、镇痛、抗惊厥、抗过敏作用。防风新鲜汁对绿脓杆菌和金黄色葡萄球菌有一定抗菌作用，煎剂对痢疾杆菌、溶血性链球菌等有不同程度的抑制作用。并有增强小鼠腹腔巨噬细胞吞噬功能的作用（高学敏主编《中药学》）。防风有抑制小鼠小肠推进作用，能抑制离体大鼠结肠平滑肌收缩。有抗氧化、抗变态反应作用。防风多糖对体外培养人白血病K562细胞具有增殖抑制及凋亡作用（高学敏、钟赣生主编《中药学》）。防风抗凝血，多糖提取物能抑制实体肿瘤（王再谟等编《现代中药临床应用》）。

治外感风寒的发热恶风、头身疼痛，与荆芥、羌活、独活、川芎等同用，如荆防败毒散（《摄生众妙方》）。治风寒湿痹的肢节疼痛、筋脉挛急，与独活、秦艽、桑枝、当归等同用，如蠲痹汤（《医学新悟》）。治风毒内侵、引动内风所致的角弓反张、四肢抽搐、项背强直（破伤风）等症，与天麻、天南星、白附子、白芷、羌活同用，如玉真散（《外科正宗》）。

用法用量：煎服5～10g；外用水煎洗加倍。

使用注意：血虚发痉，阴虚火旺及无风寒湿邪头痛者不宜用。

药物对比

桂枝	治恶风	主治背部畏风寒。
防风		善治畏风无定处。

羌活	祛风	性气雄。善治风寒湿痹证，主治上身之风。
防风		性缓和。偏于治风寒湿痹证，主祛全身之风。

荆芥	祛风解表	发汗力较强，善治全身上下疼痛。入血分，消瘀止血。散结消肿。	治疮癣	取其解表消瘀之力。	合用治外感风邪之病。
防风		祛风力较大，偏治肌肉骨节疼痛。入气分，祛风胜湿。疗痹止痛。		用其祛风润燥之功。	

配伍应用

（1）治小儿硬皮症。防风30g，钩藤30g，鸡血藤30g，柴胡15g，荆芥5g，甘草15g，水煎熏洗。

（2）治偏正头风。茶叶15g，黑豆15g，金银花15g，防风3g，灯芯草3g，玄参3g，蔓荆子3g，川芎3g，天麻3g，辛夷3g，外用土茯苓120g，煎汤4碗，每次2碗煎前药温服，一日2次，饭后温服。

（3）治各种顽固风湿关节症。当归三钱，大熟地黄二钱，川芎二钱，白芍二钱，防风二钱，羌活一钱，乳香一钱，没药一钱，附子一钱，陈皮二钱，桂枝三钱，鸡血藤三钱，红丹参三钱，明天麻一钱，炮甲一钱。将以上药材用上等高粱酒泡7天后服用，一日3次（周洪范著《中国秘方全书》）。

（4）治破伤后预防卒中，或已卒中而瘛疭，或因伤后房事不戒以致卒中。加味玉屏风散：生黄芪一两，白术八钱，当归六钱，桂枝尖钱半，防风钱半，黄蜡三钱，生白矾一钱，做汤服（《医学衷中参西录》）。

白 芷

性味归经：辛、温。入肺、胃、大肠经。

功效：解表散寒，祛风止痛，宣通鼻窍，燥湿止带，消肿排脓。

白芷（药材）：①川白芷"表面黄色"或"淡棕（红与黄合成）色"。断面"全部淡棕色""气微苦，味苦辛"。②杭白芷"表面灰（黑与黄合成）黄色或淡棕色"。断面"白色"或"类白色"，木质部淡棕灰色。气味同上。③滇白芷，"外表棕黄色""断面皮部类白色，散有棕色油点"，木质部淡黄色，"气芳香，味辣而苦"。（《中药大辞典》）白芷色白味辛入肺经，肺与大肠经络相连（肺手太阴之脉，起于中焦，下络大肠）。又入大肠经。色黄气香应走脾经，气厚纯阳，尤善入足阳明胃经（脾与胃经络相连，又因脾喜刚燥，胃喜柔润。白芷气香而辛，辛主润，性柔润，故善入胃经）。

解表散寒，祛风止痛，宣通鼻窍　白芷入肺经，味辛宣肺祛风，气香外窜，性温胜寒，故能解表散寒，风能胜湿，祛风则湿消，寒性凝滞，寒除而痛止（《素问·痹论篇》讲："痛者，寒气多也，有寒故痛也。"）。辛散温通，行气活血，通则不痛。为治风寒、寒湿感冒的常用药。在清热、泻火、利湿药中加入或引经药用本品，亦有较好疗效。《灵枢·经脉》说："胃足阳明之脉，起于鼻之交頞中，旁纳太阳之脉，下循鼻外，入上齿中……循发际，至额颅（前额骨部，发下眉上之处）""大肠手阳明之脉……其支者，从缺盆上颈贯颊，入下齿中"。白芷入肺、胃、大肠经，辛温上达，循经上行，能治风寒，风湿所致的头风头痛（前额头痛）、眉棱骨痛、牙痛（牙上龈属胃经，下龈属大肠经）及鼻塞流清涕（肺开窍于鼻，白芷芳香特甚，温祛寒湿，芳香通窍）等症。与清热、泻火、燥湿药物配伍，又治风热（火）牙痛、风热（火）与痰饮相搏引发的眉棱骨痛，及风热乘肺上烁于上导致的鼻塞流浊涕之鼻渊及痰气交阻，上蒙神窍的神志昏迷；风寒湿痹、骨肉疼痛等症。

《本草经疏》曰："白芷，味辛气温无毒，其香气烈，亦芳草也。入手足阳明、足太阴，走气分，亦走血分，升多于降，阳也。性善祛风，……芬芳而辛，故能润泽。辛香温散，故疗风邪久泻，风能胜湿也。香入脾，所以止呕吐。疗两胁风痛，头眩目痒，祛风之效也。"《本草汇言》云："白芷，上行头目，下抵肠胃，中达肢体，遍通肌肤以至毛窍，而利泄邪气。如头风头痛，目眩目昏；如四肢麻痛，脚弱痿痹……但色白味辛，其气芳香，能通九窍，入手足阳明、手太阴三经，专发阳明表邪为汗，不可缺此。"《本草求真》言："白芷，气温力厚，通窍行表，为足阳明经祛风散湿主药。故能治阳明一切头面诸疾，如头目昏痛，眉棱骨痛，暨牙龈骨痛，面黑瘢疵者是也……诚祛风上达，散湿火要剂也。然其性升散，血热有虚火者禁用。"《本草述校注》道："白芷为阳明经解利之要药。经曰，阳明者两阳合明也；又曰，两阳合明故曰明。白芷本是芳香，具春生发陈之气，应于夏气而藩秀，其结于伏后，是告成于阳将阴生之时，正和于两阳合明，而一切阴蚀之气不能干也。"《本草正义》谈："白芷辛温，芳香燥烈，疏风散寒，上行头目清窍，亦能燥湿升阳，外达肌肤，内提清气，功用正与川芎、藁本近似……治风痛头眩，亦惟阳和之气，不司布护，而外风袭之者，始为合辙。"《本草经百种录》称："凡驱风之药，未有不枯耗精液者，白芷极香，能驱风燥湿，其质又极滑润，能和利血脉，而不枯耗，用之则有利无害者也。"《本草问答》曰："白芷辛香色白，入肺与阳明经，根性又主升，故能升散肺与阳明之风寒。"《滇南本草》曰："（白芷）祛皮肤游走之风，止胃冷腹痛寒痛，周身寒湿疼痛。"《本草正义》指出："（白芷）濒湖谓治鼻渊，盖鼻渊一症，本有风寒、风热及肺热郁蒸三者之别。风寒郁其肺气，而鼻塞多涕，则白芷升阳可也，若风热鼻渊浊涕，及肺热而黄脓腥臭之鼻渊，胡可一概而论。"

燥湿止带，消肿排脓　寒为阴邪，易伤阳气。寒邪入中焦、胃阳受损则脘腹冷痛，脾虚寒积而泄泻。"伤于湿者，下先受之"，寒湿趋下，易袭阴位，而致淋浊、白带等病发作。白芷温助阳气，祛寒行滞，辛散祛风，风能胜湿，气香醒脾，温助脾阳以利水湿之运化。辛温健脾（辛润益津，温补胃阳）益饮食之消化。胃纳脾运健旺，气血生化有源。脾胃健旺，中焦枢机升降复常，五脏六腑皆司其职。白芷除风寒、驱湿邪，故能治上述诸症，"营气不从，逆于肉理，乃生痈肿"（《素问·生气通天论》）。白芷入肺、脾经，肺主气，外合皮毛，脾主血，主肌肉。辛散达表，托毒外出，芳香止极，辟秽化浊。脾胃健，气血生，正气盛，邪自退。辛散温行，透达营卫，气行活血，痈消疮除。若气血亏损，脓成难溃，不能透脓生肌。白芷益气血，除湿浊（温能燥湿），行营卫，通经气。痈消痛止，香窜外透，托毒排脓。常用治湿阻中焦、呕吐泄泻、湿浊带下、湿疮痛痒及气虚不摄、淤阻经络的吐衄崩漏、痔疮出血、肠风下血等症。

《本草便读》说："白芷辛温香窜，色白，入手足阳明手太阴三经。祛风胜湿，是其所长，故为三经表药。以其上至肺而下至肠，故能上清头目，下至崩带肠风。至若排脓散肿乳痛等症，皆肌肉病，阳明主肌肉，故白芷又为阳明主药也。"《本草求真》载："（白芷）且其风热乘肺……移于大肠，变为血崩、血闭、肠风、痔瘘、痈疽。风与湿发于皮肤，变为疮痒燥痒，皆能温散解托，而使腠理之风悉去，留结之痈肿潜消，诚祛风上达，散湿火要剂也。"《本草述钩元》讲："白芷具春生发陈之气，应于夏气而蕃秀，其子结于伏秋后，其花枯于立秋，恰于两阳合明而秉其盛也，故一切阴浊之邪干于阳明者，皆能除之。"《本草汇言》认为："（白芷）如疮溃糜烂，排脓长肉；如两目作障，痛痒赤涩；如女人血闭，阴肿漏带；如小儿痘疮，行浆作痒，白芷皆能治之。第性味辛散，如头痛、麻痹、眼目、漏带、痈疡诸症，不因于风湿寒邪，而因于阴虚气弱及阳虚火炽者，俱禁用之。"《纲目》讲："（白芷）所主之病不离三经，如头目眉齿诸病，三经之风热也；如漏带痈疽，三经之湿热也。凡风热者辛以散之，湿热者湿以除之，为阳明主药，故又能治血病胎病，而排脓生肌止痛。"《本草正义》强调："（白芷）《本经》治女人漏下赤白，血闭阴肿，皆其请阳下陷、寒湿伤中下之症，故宜温升火燥湿。头风目泪，亦惟阳气素虚，而风寒风热乘之者，庶能合辙。……燥湿升清，振动阳明之气，固治久泻之良剂，必非渴症所宜。"《日华子本草》曰："（白芷）治目赤胬肉，及补胎漏滑落，破宿血，补新血，乳痈、发背、瘰疬、肠风、痔瘘、排脓、疮痍、疥癣，止痛生肌，去面𪨗疵瘢。"

白芷可兴奋中枢，大剂量能引起强直性痉挛，继以全身麻痹。小量白芷毒素有兴奋中枢神经、升高血压的作用，并能引起流涎呕吐。白芷中含有的白芷素有扩张冠状血管的作用。白芷水煎剂对痢疾杆菌、铜绿假单胞菌及某些致病性杆菌有一定的抑制作用。有解热、抗炎、镇痛、解痉、抗癌作用。白芷中异欧前胡素等成分有降血压作用。呋喃香豆素化合物为"光活性物质"，可用于治疗白癜风及银屑病（《一味中药治顽疾》）。白芷有抗氧化及止血作用。异欧前胡素、水谷氧化前胡素具有显著的抗肿瘤作用（高学敏、钟赣生主编《中药学》）。水浸剂对奥杜盎小芽孢癣菌等致病真菌有一定的抑制作用（高学敏主编《中药学》）。白芷能扩张冠状动脉血管及耳血管，缩短凝血时间。促进脂肪分解，抑制脂肪合成；增强子宫收缩力（王再谟等主编《现代中药临床应用》）。保肝、清除自由基、抑制黑色素生成等作用（《中药材食疗全集》）。

治外感风寒湿邪的恶寒发热、头身疼痛、鼻塞流涕，与羌活、防风、细辛、川芎等同用，如九味羌活汤（《此事难知》）。治妇人赤白带下，与血余炭、海螵蛸同用，如白芷散（《妇人良方》）。治疮痈肿毒，与金银花、赤芍、甘草、穿山甲等同用，如仙方活命饮（《校注妇人良方》）。

用法用量：煎服3~10g，外用为末适量。

使用注意：血虚身热、阴虚火升的头痛及痈疽已溃，脓出通畅者不宜用。

药物对比

羌活	发散风寒	散太阳经之风寒，治后头痛较好。
白芷		散阳明经之风寒，治前头痛较好。

临床应用

【不良反应】

（1）毒性。白芷挥发油对小鼠灌胃，LD50为5.86kg生药/kg；白芷水煎液毒性较小，测不出半数致死量，测得最大耐受量为临床常用剂量的1600倍。

（2）中毒机制及症状。患者日服白芷总量达75kg后，出现恶心、频繁涎式呕吐、呼吸深长、脉缓，继而四肢阵发性抽搐，面色潮红，但神志尚清。研究表明白芷所含白芷毒能兴奋血管运动中枢、呼吸中枢、迷走神经和脊髓，使血压升高、呼吸增强、脉搏迟缓和反射亢进，并见唾液分泌增加、流涎呕吐；大量能致强直性间歇性痉挛，亦使横纹肌痉挛，继而发生全身麻痹。

（3）中毒原因及预防。白芷内服中毒的主要原因是剂量过大，尤其是煎剂中用量过大。由于白芷品种较多，采收炮制不一，因此很难确定中毒剂量，临床使用时应遵药典用量，已确保用药安全。

（4）中毒救治。对症采取吸氧、催吐、洗胃、抗惊厥等处理方法。中药予以绿豆解毒汤（绿豆、甘草、丹参、大黄）煎剂频服（高学敏、钟赣生主编《中药学》）。

配伍应用

（1）治蛇咬伤。杭白芷120g，水煎服。药渣敷患处，服药后吐绿水为好治阴疽疼痛：白芷、赤芍、南星、肉桂、草乌炒、干姜炒，各1份，共为细末，黄酒或葱白调敷患处，重者每服6g，食后茶叶薄荷汤送下。

（2）治头痛方。白芷45g，川芎30g，甘草30g，制川乌30g，天麻30g，共为细末，轻者多服3g，重者每服6g，食后茶叶薄荷汤送下。

（3）治痔疮。白芷60g，紫草15g，苦参30g，滑石30g，黄柏30g。水煎熏洗，每日2次，每次40分钟左右（《一味中药治顽疾》）。

（4）治阴疽疼痛。白芷、赤芍、南星、肉桂、草乌炒、干姜炒，各1份，共为细末，黄酒或葱白调敷患处。

（5）治久泄。白芷、生黄芪、石榴皮、木香、白术、乌梅、干姜、苦参、陈皮、甘草（王浴生等编《中药药理与应用》）（按：此方可作汤剂或丸散，据病症病性用法和用量）。

细 辛

性味归经：辛、温、有小毒。入肺、心、肾经。

功效：解表散寒，祛风止痛，通窍，温肺化饮。

细辛（药材）：①辽细辛，叶片"灰（黑色与白色合成）绿（蓝和黄合成）色，有时带黄""根茎灰棕（红与黄合成）色""根细长，密生节上灰棕色"，断面"黄白色""气甚芳香"。②华细辛"外形与辽细辛相似，但根茎较长""香气及辛辣味较弱，而麻木的烧灼感较强"。细辛色白味辛入肺经"凡药气味有体有用，相反而实相成"，得金之味者，皆得火之气，能入心经（色红亦入心经）。色黄气香应走脾经，得土之味者，皆得水之气，故又入肾经（其具肺金降下之性，且色黑亦能入肾经）。

细辛味辛而厚，味厚发泄，解表散寒，气温而烈，除寒行滞，气香而窜，辛温入肺经达表散寒邪。体轻升浮能上疏头风。本乎地者亲下，味厚为纯阴，阴主下行通肾气，故能宣散解表，疏逐一身上下在表的风寒之邪。常用治外感风寒的发热恶寒、头身疼痛、无汗脉浮和肾阳不足、寒邪入里的无汗恶寒、发热脉沉的阳虚外感。

《本草经百种录》曰："此以气为治也。""凡药香者，皆能疏散风邪。细辛气盛而味烈。其疏散之力更大。且风必挟寒以来，而又本热而标寒。细辛性温，又能驱逐寒气，其疏散上下之风邪，能无微不至，无处不到也。"《本草便读》云："细辛其根极细""其味极辛，故名香窜温热之性，气味俱浓，专入肺肾二经，解散风寒，宣利上焦诸窍浮热，蠲除心下停饮，伤寒入足少阴证，并用此发之"。《中药大辞典》言：李杲"细辛，治写在里之表，故仲景少阴证，用麻黄附子细辛汤也"。

祛风止痛，通窍　细辛辛散发表祛风、温祛寒邪行滞。风胜湿，助阳气。气行血活，风去湿除，寒消痛止，为风寒湿痹的关节之常用药，细辛入肾及膀胱经（肾足少阴之脉……贯脊属肾络膀胱）。"膀胱足太阳之脉起于且内眦，上额交巅；……从巅络脑。"膀胱经主人身之表。肾主骨，齿为骨之余。细辛入肾、膀胱经祛风寒之邪入侵肾、膀胱经所致的头痛、牙痛齿动等症。其入肺、心、肾经，肺开窍于鼻，心通于脑，肾气通于耳。气甚芳香，通窍除浊，辛散温行，祛风寒湿，通鼻、耳窍、醒脑益神，常用治风寒湿邪侵肺及头部的鼻塞流涕、鼻渊、耳鸣耳聋、癫痫昏厥等症。

《本草新编》谈："细辛，味大辛，气温，升也，阳也，升而不沉，虽下而温肾中之火，而非温肾中之水也，火之性炎上，细辛温火，而即引火上升，此所以不可多用耳……头为太阳之首，清气升而浊气降，则头目清爽，唯浊气升而清气降，则头目沉沉欲痛矣。细辛气清而不浊，故善降浊气而升清气，所以治头痛如神也。"《萃金裘本草述录》称："少阴脉不至头，然有痛者，为阳寒盛气所逆也。太阳经气为少阴寒气所郁，则病及于督。细辛散内寒而通真阳，故治督病。"《本草正义》载："细辛味辛气温，禀阳升之性，辟除风寒湿邪，而芳香最烈，其气直升，故善开结气，宣泄郁滞，而能上达巅顶，通利耳目。又根荄盈百，极细且长，则旁达百骸，无微不至，内之宣络脉而疏通百节，外之行孔窍而直达肌肤……石顽谓辛温能散，风寒风湿，头痛口疮，喉痹、齿诸病用之，取其能散浮热，亦火郁发之之义。"《药品化义》指出："细辛，若寒邪入里，而在阳经者，以此从内托出。佐九味羌活汤，发散寒邪快捷，因其气味辛香，故能上升，入穹辛汤，疗目痛后，羞明畏日，隐涩难开。合通窍汤，散肺气而通鼻窍。佐清胃汤。祛胃热而止牙痛。此热药，入寒剂，盖取仅以佐之义也""（细辛）主风寒湿头痛，痰厥气壅（《本草通玄》）""除……风痛癫疾（《名医别录》）"。

肺主皮毛，风寒袭表温肺化饮或冷饮伤肺，肺寒闭塞、肺失肃降、气机上逆所致的咳嗽多痰，细辛辛散温行，入肺外散风寒，内化寒湿，祛风胜湿而涤痰，宣肺气降下，气下而痰消，故能温肺化饮，降气机上逆而愈咳嗽痰多等症。常用治风寒客表、水饮内停的恶寒发热、无汗、痰多清稀、咳喘，或寒痰停饮、咳嗽胸满、气逆喘急、痰清稀等症。

《本草纲目》说："（细辛）味辛而热，温少阴之经，散水气以去内寒。成无己曰：水停心不下行，则肾气燥，宜辛以润之。细辛之辛，以行水气而润燥……时珍曰：气之后者能发热，阳中之阳也。辛温能散，故诸风寒，风湿头痛，痰饮，胸中滞气，惊痫者，宜用之……辛能泄肺，故风寒咳嗽上气者宜用之。"《注解伤寒论》讲："水停心下而不行，则肾气燥。"《内经》云："肾苦燥，急食辛以润之。干姜、细辛、半夏之辛，以行水分而润肾。"《本草崇原》谓："细辛气味温辛温，一茎直上，其色赤黑，禀少阴泉下之水阴，而上交于太阳之药也。少阴为水脏，太阳为水腑，水气相通，行于皮毛，皮毛之气，内合于肺。若循行失职，则病咳逆上气，而细辛能治之。"《本草正义》认为："（细辛）利水道者，阳气无权，而肾与膀胱不司宣泄，温肾通阳则水道自利，非湿热蕴结及津液枯涸之癃闭可知。开胸中滞结者，中阳不宣，则胸腔痹窒；凡当心结痛，胁肋支撑、心痛彻背、背痛彻心等症，属于饮邪凝聚，大气不司旋运者，非温和煦煦不为功。细辛禀阳和之气助其乾运，譬如旭日当天，而群阴退舍，滞结安有不开之理？"《长沙药解》强调："（细辛）降冲逆而止咳，驱寒湿而降浊，最清气道，兼通水源……《金匮》治痰饮，咳逆倚息，饮去咳止，气从少腹上冲胸咽，用桂苓五味甘草，治其气冲。冲气既低而反更咳胸满者，用桂苓五味甘草去桂加干姜细辛，方在干姜……防己黄芪汤，方在防己。治风湿脉浮身重、气冲者，加桂枝三分，下有陈寒者，加细辛三分。风木冲逆，则用桂枝，寒水冲逆，则用细辛，此治冲逆之良法也。"《是岳全书》曰："（细辛）开关通窍，散风泪目痛……过服亦散真气……阳证忌热，用则慎之。"细辛挥发油，水及醇提取物分别具有解热、抗炎、镇静、抗惊厥及局麻作用。其在体外实验中，对溶血性链球菌痢疾杆菌及黄曲霉毒素的产生均有抑制作用。华细辛醇浸剂可对抗吗啡所致的呼吸抑制。细辛所含消旋去甲乌药碱有强心扩张血管、松弛平滑肌、增强酯代谢及升高血糖等作用。细辛大剂量挥发油可使中枢神经系统先兴奋后抑制，显示出一定的不良反应（《一味中药治顽疾》）。细辛挥发油中黄樟醚有抗真菌作用，对离体动物心脏有明显的兴奋作用。细辛挥发油对免离体子官，肠管张力先增加后下降，振幅增加，高浓度则呈抑制作用，甲基丁香油酚等有抗组胺作用（《毒性中药的配伍与应用》）。细辛有镇咳祛痰作用。对心肌细胞有一定的保护作用，水溶性物质可使麻醉家兔血压升高，所含的挥发清睾酮含量下降。对人乳头瘤病毒有破坏作用（高学敏、钟赣生主编《中药学》）。所含黄樟醚毒性较强，系致癌物质，高温易破坏（高学敏主编《中药学》）。

治外感风寒湿邪的头身疼痛、恶寒发热、口苦微渴、无汗脉浮等症，与羌活、防风、苍术、白芷等同用，如九味羌活汤（《此事难知》）。治风寒湿痹日久、肝肾亏虚、精血不足的腰膝冷痛、肢体痿软、屈伸不利、畏寒喜温或麻木不仁，与独活、桑寄生、干地黄、人参等同用，如独活寄生汤（《千金方》）。治鼻塞不通，细辛末少许，吹入鼻中（《世医得效方》）。治外感风寒、水饮内停、恶寒发热、咳喘痰多等症，与麻黄、桂枝、五味子、干姜等同用，如小青龙汤（《伤寒论》）。

用法用量：煎服，1.5～3g散剂，每次0.5～1g。外用适量。

使用注意：血虚热盛的头痛、咳嗽、阴虚阳抗的咯血、鼻出血均忌用。《本草别说》指出："细辛若单用末，不可过半钱，多则气闷塞不通者死。"《本草经疏》曰："凡病内热及火生炎上，上虚下盛，气虚有汗，血虚头痛，阴虚咳嗽，法皆禁用。"

药物对比

麻黄	发散风寒	发汗力较强。主要散太阳经的风寒。风寒袭入皮肤肌肉间（偏表者）较好。下行须他药引子。	合用	协同宣散内外之阳气以加强解表散寒之力。
细辛		发汗力次之。主要散少阴经的风寒。风寒附入骨节九窍间（偏里者）较好。下行有陈寒者多用。		

白芷	治牙痛	偏治齿龈连面颊部肿痛。
细辛		偏治齿髓痛或夜间牙痛。

临床应用

【中毒症状】服生品细辛过量或煎煮时间过短中毒，出现头痛，呕吐，烦躁，出汗，颈部强直，毛发竖立，口渴，脉数、体温及血压升高，瞳孔轻度散大，面色潮红，肌肉震颤，全身紧张，如不及时治疗，可迅速转入痉挛状态，牙关紧闭、角弓反张、意识不清。四肢抽搐、眼球突出、神志昏迷、尿闭，最后死于呼吸麻痹。

【解救方法】①早期催吐，洗胃。内服乳汁，鸡蛋清或者活性炭末。②有惊厥、痉挛、狂躁症状者，可肌内注射安定或者巴比妥钠。③尿闭时，可口服氢氯噻嗪，或肌肉注射呋塞米，必要时可导尿。④其他处理：酌情补液，并给予维生素（静脉点滴）。⑤中草药治疗：a.西洋参（先煎）、五味子、羚羊角粉（冲服）各3g，麦冬9g，生石膏24g，生甘草30g，加绿豆共煎30mL，口服或鼻饲。b.壮热、神昏、烦躁不安者，可内服安宫牛黄丸。

c.牙关紧闭、不省人事、胸腹胀满者可内服苏合香丸。⑥针灸治疗：头痛者取印堂、百会、风池、列缺、合谷等穴；烦躁不安者取合谷、内关、太冲、安眠等穴（《毒性中药的配伍与应用》）。细辛对肾脏有一定的毒性，肾功能不全者慎用（沈映君编《中药药理学》）。中毒救治：中药予以绿豆解毒汤（绿豆、甘草、丹参、大黄）煎汁频服（高学敏、钟赣生主编《中药学》）。

配伍应用

（1）治偏坠（睾丸炎）。大黄10g，附子3g，细辛3g，大蜈蚣1条，水煎服，出汗。

（2）治寒性经闭。人参、白术、干姜、附子、肉桂、当归、大黄、细辛、桃仁、红花、川牛膝、甘草、根据病情用量，水煎服，每日1剂。

（3）治冻疮。①当归芍药汤：当归、赤芍各12g，细辛、红花各9g，防风、荆芥、桂枝、艾叶、甘草各10g，乳香15g，白矾、生姜各30g。加水煮沸，取液乘温外洗。头面部，以毛巾蘸药液洗；手足部用药液浸泡患处。每天一剂分两次洗，每次20分钟，下次用前将药液加热后再用。②治肺胃热邪所致的鼻窦炎。银花公英汤：金银花30g，蒲公英30g，黄芩12g，大青叶12g，鱼腥草30g，苍耳子15g，细辛4g，生石膏30g，白芷12g，辛夷5g，每日1剂，水煎服（《中医祖传秘籍》）。

（4）治疗肺心病咳喘。党参、白术、干姜、陈皮各10g，细辛、五味子各6g，茯苓25g，黄芪30g，紫菀、款冬花各12g，甘草5g。喘盛加麻黄；心悸喘促加人参；水肿加防己；四肢逆冷加附子、肉桂，水煎服，每日1剂（《毒性中药的配伍与应用》）。

藁 本

性味归经：辛、温。入膀胱经。

功效：祛风，散寒，除湿，止痛。

藁本（药材）：①藁本（又名西芎藁本）"外表棕（红与黄合成）褐（黑与黄合成）色或棕褐色"。中基中空有洞。上断面淡黄色或者黄白色。气氛香，味苦而辛。②北藁本"表面灰（黑与白合成）棕色至暗棕色"。断面"黄白色至浅棕色"。"气特异而芳香，味苦辛"。

藁本色黄气香应归脾经。"凡药气味有体有用，相反而实相成"，得土之味者，皆得水之气。茎基中空有洞，中空着皆能利水，膀胱为水腑，同气相求，故善入膀胱经（其色黑走肾经，肾与膀胱经络想通，亦能入膀胱经）。藁本辛温，升散达表，膀胱经主人身之表，能入膀胱经行其职能，是必然之理。

藁本入膀胱经，行人身之体表，辛能祛风，温能胜寒。气香达表，辛香气雄，兼入督脉（膀胱经与督脉皆起目内眦，共贯脊部）以及肝经（督脉与厥阴肝经会于巅顶）祛风散寒，辛散温行，行气活血，通则不痛。常用治外感风寒、虚人感冒及风寒袭表侵上所致的巅顶（足太阳膀胱经从巅络脑）、脑后（膀胱经与督脉经通行的部位）疼痛等症。

《本草纲目》云："元素曰：藁本乃太阳经风药，其气雄壮，寒气郁于本经头痛必用之药。巅顶痛非此不能除。与木香同用；治雾露之清邪中于上焦；与白芷同位面脂。既治风，又治湿，各从其类也。"《本草述校注》称"（藁本）好古曰：治督脉为病，脊强而厥。洁古曰：藁本太阳经风药，寒气郁于本经头痛必用之药，巅顶痛非此不能除……此皆治阳虚而风邪乘之，或阳虚而化风，所谓风虚之病，盖能于阳中而宣其气化，故治阳虚之风邪，若阴虚而风实者，未可投也。然须知非能补阳也，能使阳之虚者不致其抑郁而不达以为风也。大抵阳虚则阴实，非阴之正气实，乃阳中不化之浊，气归于阴也，若感寒自下受之，郁久而化热，郁热上行归此经，以致巅顶痛者，则不可情此。宜以辛凉清气分之火主为主，佐以风药，入兹味为引经，并借温散以责其本，是为不可无耳……藁本先辛后苦，且辛多而苦不敌，是辛多而先者先至天，苦少者更合于气之温即降，是其乎在手，所以能治最上之病。经云阳者上行极而下，若上焦阳气得化，则自导阴气而下矣，况藁本先极其辛，辛极而徐散，乃见苦味。苦味亦重，是则自上达下之证也。"《本草正义》曰："藁本味辛气温，上行升散，专主太阳，太阴之寒风寒湿，而能疏达厥阴郁滞。治督脉为病，脊疆而厥，亦阴虚无阳之真寒厥逆也。"《本草便读》言："藁本根似川芎，色紫形虚，辛温雄壮，气香味烈，入足太阳经，兼通督脉，为发散风寒祛除寒湿之药，功同于羌活，而香性独专，升性过之。至于治妇人寒湿疝瘕等症，亦督脉为病耳。"

除湿止痛　藁本辛香能祛风胜湿，苦能燥湿，茎中空有洞，能利水除湿（凡茎中有空的药物皆能利水），温助阳气，益膀胱、肾、脾的气化而消阴浊湿邪。"痛，寒气多也，有寒故痛也"（《素问·痹论篇》）。"湿胜则阳微"（《湿热论·外感湿热篇》）。本品辛行温通行气血，祛风解寒，除湿而止痛，常用治风寒湿痹、肠胃失调、脾胃不和的腹痛泄泻（本品升阳而发散，下达于胃肠）、寒湿中阻、脘腹硬痛、大便泄泻及妇人下焦湿浊寒邪所致的阴中作痛、疝瘕淋带等症。

《本草汇言》谈："藁本，升阳而发散风湿，上通巅顶，下达肠胃之药也，其气辛香雄烈，能请上焦之邪，辟雾露之气，故能治风邪头痛，寒气犯脑以连齿痛。又能利下焦之湿，消阴瘴之气，故兼治妇人阴中作痛，腹中急疾，疝瘕淋带，及老人风客于胃，欠利不止。大抵辛温升散，祛风寒湿气于巨阳之经为专功，苦利下焦寒湿之症，必兼下行之药为善。"
《本草经解》说："肝气滞而症瘕之症生矣。藁本温辛，温行辛润，气不滞，而血不少，症瘕自平也。厥阴之脉络阴器，其主阴中寒肿痛者，入肝而辛温散寒也。"《本草乘雅半本偈》讲："藁本，芳草也。为藁悴之本，故悦颜色，长肌肤，与白芷功用相符。宣发藏阴，精明形色，洁齐生物者也。如一阳之上，气浊及血浊而致风头痛；一阴之下，血浊及气浊而致疝瘕，阴中寒肿痛，腹中急者，咸可齐之以洁也。"《本草正义》谓："（藁本）主妇人疝瘕，阴中寒、肿痛、腹中急，皆清阳不振，厥阴之气郁窒不伸为病，温以和之，升以举之，解结除寒，斯急痛可已，疝瘕可除，而阴虚内热、肝络结滞之症瘕急痛，非其治也。"
《本草再新》曰："治风湿痛痒，头风目肿，泄泻症痢。"《本经逢原》曰："用藁本祛风除湿，则中外之疾皆痊，岂特除风头疼而已哉。"

藁本中性油有镇静、阵痛、解热及抗类作用，并能抑制肠和子宫平滑肌，还能明显慢耗氧速度，延长小鼠的存活时间，增加组织耐缺氧能力，对抗由垂体后叶素所致的大鼠心肌缺血。醇提取物有降压作用，对常见致病性皮肤癣菌有抗菌作用。藁本内酯、苯酞及其衍生物能使实验动物气管平滑肌松弛，有明显的平喘作用（高学敏主编《中药学》）。藁本中性油对心、脑缺氧均有明显的保护作用，并抑制蓖麻油所致的小鼠腹泻。此外，藁本有抗血栓、利胆抗溃疡等作用（高学敏、钟赣生主编《中药学》）。藁本煎液对多种常见的致病性皮肤真菌有抑制作用（《中药大辞典》）。

治太阳经风寒的恶寒发热、头身疼痛，与苍术、白芷、川芎、细辛等同用，如神术散（《和剂局方》）。治风湿在表的头痛沉着、一身尽痛、关节活动不利，与羌活独活、川芎等同用，如羌活胜湿汤（《内外伤辨惑论》）。

用法用量：3～10g，煎服。

使用注意：血亏阴虚、肝阳上亢、火热内盛的头痛及阳证挟内热无风寒实邪者忌用。

药物对比

羌活	上行治风寒	善治风寒外袭的后头痛，于水中达阳（火）治寒湿，是于水中以达之。
藁本		善治风寒袭上的巅顶痛，于火中化阴（水）治寒湿，是于火中以化之。

（待续）

（续表）

白芷	治风寒湿头痛	主入阳明胃经，偏治头额痛。	
藁本		注入太阳膀胱经，偏治巅顶痛。	

细辛	辛温升散	善于通窍，能祛较深之风寒（筋骨内间）及肺中的痰饮。	合用治头痛、头顶痛、项强或齿连颊部疼痛等症。
藁本		善达巅顶，能祛外侵之风寒（肌肤肉间）及内阻的寒湿。	

配伍应用

（1）治外感风寒或风寒湿头痛等症。藁本10g，羌活10g，白芷10g，川芎10g，防风4g，升麻（后下）3g，水煎服。

（2）治头痛方。藁本30g，白糖30g，水煎服后，先饮一杯，余者盛坩内熏洗头部至出身汗更好（注：坩，古代指瓦锅或陶器）。

（3）治过敏性鼻炎。藁本、羌活、苍术、桂枝、苍耳子、半夏、白芍各二钱，细辛、紫苏各一钱五分，川芎、白芷、甘草各一钱，煎汤饮（周洪范著《中国秘方全书》）。

辛 夷

性味归经：辛、温。入肺、胃经。

功效：散风寒，通鼻窍。

辛夷（药材）干燥的花蕾"苞片表面密被黄绿（蓝和黄合成）色柔软长毛""内表面平滑，棕（红与黄合成）紫（蓝和红合成）色""其内有多数棕黄色雄蕊与1枚褐（黑与黄合成）色雌蕊""有特殊香气，味辛凉而稍苦"。《本草纲目》谈："辛夷花……亦有白色者，人呼为玉兰。"

辛夷味辛性温走气而入肺经（体轻升浮，而色白味辛亦入肺经）。色黄气香应走脾经，而辛温之性尤善入胃经（胃喜温润，辛夷性温祛寒，辛主润津，同气相求，且脾与胃经络相连，故能入胃经）。

散风寒，通鼻窍　辛夷辛温体轻，入肺经达表祛风，温散寒邪。肺开窍于鼻，气香走窜而通鼻窍。其入胃经，温助阳气，辛散温通行气血，助胃中清阳之气，上升通脑（胃脉环鼻上行头巅）。既能治风寒侵上的鼻塞不通，又治风寒所致的胃中清阳不升的头痛、鼻塞等症。本品配伍寒凉药应用，又治胆（色绿，紫含青色。早春花蕾未放时采摘，禀春木之气故能入胆经）移热于肺的鼻多浊涕（胆液不澄而为浊涕，脑渗为涕）的鼻渊，及风热郁于颜面的面䵟和风热入眼的目昏等症，为治鼻渊专药，外感少用之。

《本草经疏》曰："辛夷，主五脏身体寒热、风头脑痛、面䵟、解肌、通鼻塞涕出。面肿引齿痛者，皆二经受风邪所致。是阳明主肌肉，手太阴主皮毛，风邪之中，必自皮毛肌肉，以达五脏而变为寒热；又鼻为肺之窍，头为诸阳之首，三阳之脉会于头面，风客阳分则头痛、面䵟、鼻塞、涕出、面肿引齿痛，辛温能解肌散表，芳香能上窜头目，逐阳分之风邪，则诸证自愈矣，眩晕及身几几如在车船之上者，风主动摇之象故也，风邪散，中气温，则九窍通矣。大风之中人，则毛发脱落，风之浸淫，则肠胃生虫，散风行湿，则须发生而虫自去矣。"《纲目》云："肺开窍于鼻，而阳明胃脉环鼻而上行。脑为六神之府，而鼻为命门之窍。人之中气不足，清阳不升，则头为之倾，九窍为之不利。辛夷之辛温走气分而入肺，其体轻浮，能助胃中清阳上行通于天，所以能温中，治头面目鼻九窍之病。"《本草经百种录》言："辛夷与众木同植，必高于众木而后己，其性专于向上，故能升达清气。又得春气之最先，故能疏达肝气。又芳香清烈，能驱逐邪风，头目之病药不能尽达者，此为之引也。"《本草问答》谈："辛夷生在树梢，而花朵尖锐向上，味辛气扬，故专主上达，能散脑与鼻孔之风寒。"《本草便读》说："辛夷，禀春初生发之气，轻浮上升，辛温香散，入肺胃二经，肺气通于鼻。胃脉行于面，故主头风鼻塞，开窍解肌，纯乎解散上部风寒之物，虚而无邪者不可用之。"《本草述校注》讲："辛夷，足阳明循眼系入络脑，然足太阳直者入络脑，是在足阳明之先者也。"《内经》云："诸髓皆属脑，又曰脑者阴也，经曰至阴虚，天气绝，不有至阴，何以育阳而达于上？不有阳之上达，何以髓能充于脑，而阴亦达于上也？"《本草汇言》谓："辛夷，温肺气，通鼻窍之药也。故善走三阳，除风寒风湿于头面、耳鼻、齿牙诸分。若头眩昏冒，兀兀如欲吐；若面肿面痒，隐隐如虫行；若耳闲耳鸣，或痒或痛；若鼻渊鼻塞、或胀或疮；若齿痛齿肿，或牙龈浮烂，咸宜用之。"《本经逢原》载："（辛夷）辛温能解肌表，芳香上窜头目，逐阳分之风邪，则诸证自愈……凡鼻衄、鼻渊、鼻塞及痘后鼻疮，并研末，入麝香少许，以葱白蘸入甚良，脑鼻中有湿气久窒不通者宜之。"《本草经疏》指出："无五脏身体寒热，而风头脑痛者，是阳淫极上而不得阴交而化风，非辛夷所可治也。五脏身体寒热，而不风头脑痛者，是邪连中处，不随阳气而透达，亦非辛夷可治也。唯风头脑痛之属于五脏身体寒热者，乃可以辛夷治。"《玉楸药解》曰："（辛夷）泻肺降逆，利气破壅……治头痛、口齿疼、鼻塞，收涕去鼻干，散寒止痒，涂面润肤，吹鼻疗疮。"

辛夷：能扩张鼻黏膜，促进鼻黏膜分泌物的吸收，减轻炎症，促进鼻腔通畅；扩张血管，降血压；抗凝血；抗子宫颈癌细胞；能兴奋子宫平滑肌，亢奋肠运动（王再谟等主编《现代中药临床应用》）。辛夷浸剂或煎剂对动物有局部麻醉作用。水煎剂对横纹肌有乙酰胆碱样作用。对多种致病菌有抑制作用，挥发油有镇静、镇痛、抗过敏作用（高学敏主编《中药学》）。辛夷精油有防治过敏性哮喘作用。辛夷挥发油还对肾缺血再灌注损伤有保护作用（高学敏、钟赣生主编《中药学》）。

治头风头痛、鼻塞、鼻渊，与白芷、升麻、藁本、防风等同用，如辛夷散（《济生方》）。细辛配辛夷，适用于风寒感冒、头痛而胀、鼻塞不通；急、慢性鼻炎、鼻窦炎、过敏或肥大性鼻炎（《毒性中药的配伍与应用》）。

用法用量：煎服3～10g，宜包煎（内服）或入丸、散剂，外用适量。

使用注意：脾胃虚弱、血虚火炽、阴虚火旺忌服。"（辛夷）辛散之物多用，则真气有伤，亦可暂用而不可久服"（《本草新编》）。

药物对比

白芷	散风寒	主要散头面风寒。	治鼻塞	辛香通窍而治鼻塞。
辛夷		主要散上焦风寒。		辛温宣窍以治鼻塞。

细辛	辛散温行	善通周身之气。
辛夷		善通鼻窍之气。

临床应用

【不良反应】

（1）毒性。辛夷挥发油单次灌胃给药的LD50为7.11mL/kg，对死亡小鼠剖解后肉眼观察心、肝、肾、肺、脾、胸腺等重要器官，无明显异常发现。

（2）中毒机制及症状：在辛夷挥发油达到5.84mL/kg及以上时，受试小鼠精神萎靡、饮食欲下降、步态不灵活、自发活动逐渐减少，死亡一般发生在用药后12～24小时内，对幸存的小鼠连续观察14日，一般情况良好，未见其他毒性反应情况出现。

（3）中毒原因及预防，临床辛夷中毒较少见，要严格掌握药量，以求稳妥（高学敏、钟赣生主编《中药学》）。

配伍应用

（1）治慢性湿热鼻渊。辛夷10g，苍耳子10g，荆芥6g，制半夏6g，胆南星10g，黄柏10g，苍术10g，升麻（后下）3g，水煎服，热重加金银花、薄荷，湿盛加薏苡仁、白芷。

（2）治鼻窦炎、鼻炎。以粉葛根四钱、辛夷一钱、桂枝一钱、桔梗二钱、白芷二钱，共以水煎服（周洪范著《中国秘方全书》）。

苍耳子（菜耳实）

性味归经：辛、苦、温，有毒，入肺经。

功效：散风寒，通鼻窍，祛风湿，止痛除痒。

苍耳子（药材）果实"表面黄绿（蓝和黄合成）色，棕（红和黄合成）绿色或暗棕色""果皮灰（黑与白合成）黑色""种子浅灰色"。（性味）"甘、温、有毒。"（按：本药口含果皮辛苦，种仁辛微甘，久尝味辛、苦、甘，均不明显、苍耳子色白味辛入肺经）。

苍耳子入肺经，辛宣肺祛风达表，温能胜寒行滞，辛散苦泄行气血，辛升苦降调脏腑气机升降，故能散风寒，通算窍（肺开窍开鼻）。其祛风之力又能除湿（风能胜湿），苦温燥湿，祛风寒消湿邪，气行血活，故能祛风寒湿止痛（通则不痛）、除痒（风邪侵表，皮肤瘙痒，风去则痒止）。本品能升能降（辛升苦降），上行巅顶，下达足膝，外达皮肤，内通骨髓、发汗解表力弱，散风祛寒除湿功著，性温而质润，无燥烈之性，体虚之人亦可应用。常用治外感风寒、恶寒发热、头身疼痛、鼻塞流涕、风邪上犯的头痛眩晕、耳鸣耳聋、目视昏暗、鼻渊、齿痛；风寒湿痹、跌打损伤肿痛。及配伍应用，又治风瘙瘾疹、热毒壅滞所致的气血瘀滞不通的疮毒肿痛等症。

《本草正义》曰："苍耳子，温和疏达，流利关节，宣通脉络，遍及孔窍肌肤而不偏于燥烈，乃主治风寒湿三气痹著之最有力而驯良者。又独能上达巅顶，疏通脑户之风寒，为头风病之要药，而无辛香走窜，升'世过渡耗散正气之虑'。"

《本草便读》云："苍耳子，此物能升能降，善发汗，辛苦温润，专入肺脾，治风湿痹痛、死肌、疥疮等疾，洗服皆良。鼻渊初起属于上佳湿热者。用此辛散苦泄，故可治之。"《本草述校注》言："苍耳所疗者固阳虚而风虚，在此独能上通天气，故上极于巅顶者，自下达于腰膝，内渗于骨髓者，自外彻于皮肤。"《本经续疏》谈："苍耳枝节繁茂，离奇屈曲，末盛于本，纵横四布，似蔓非蔓，实结于巅，剖而出之，宛如人肾。肾所主者液也，液之所至，上出于脑为髓，旁行于肢体为骨节屈伸，泄泽外行于肌腠为汗出溱溱，无非肾气所届。乃苍耳之像肾形者，偏在其末，故能随液之所致，布气以驱风寒湿。在发生中，仍不碍其荣茂，故谓行精液中气以资发生则可，谓竟补益精液则不可。矧青者应用，黑者应寒是其茎，白者应燥是其花。举青黑之精英，尽宣布于色白之花而成实，故曰能驱风寒湿，目之以补精益液，乌乎可！是故风头塞痛者，脑间固有风复因寒激也。风湿周痹、四肢拘挛痛者，风寒湿著其液，窒碍其滑泽也。恶肉死肌者，风湿著其津，膝理遂不通也，使脑髓津液中气行而不滞，去而不留，则诸患又何能不除耶？"《本草汇言》说："菜耳实，通巅顶，去风湿之药也，甘能益血，苦能燥湿，温能通畅，故上中下一身风湿众病不可缺也。"《本草述钩元》讲："苍耳子以当补风虚之味并论，而不同者在于能通天气耳……凡阴中之阳，郁而成湿，为周痹拘挛腰膝痛。郁而成热，为痈肿、恶疮，悉能疗之。"《本草求真》谓："（苍耳子）凡人风湿内淫，气血阻滞，则上而脑顶，下而足膝，内而骨髓，外而皮肤，靡不病证悉形，而致症见疥癣，通身周痹，四肢拘挛，骨节痛肿，顶巅风痛，疳虫湿，恶肉死肌，疔肿痔漏，腰重膝屈。按此苦能燥湿，温能通络，为祛风疗湿之圣药。"药理作用：苍耳子煎剂有镇咳作用。小剂量有呼吸兴奋作用，大剂量则抑制。其对心脏有抑制作用，使心率减慢，收缩力减弱。静脉注射有短暂降压作用。有抗真菌作用，对金黄色葡萄球菌、乙型链球菌、肺炎双球菌有一定的抑制作用。苍耳子所含苷类物质有降血糖作用（《一味中药治顽疾》）。有镇痛、消炎、抗病毒、改善糖耐量作用（高学敏、钟赣生主编《中药学》）。对兔耳血管有扩张作用（高学敏主编《中药学》）。

治风邪上攻的头痛鼻渊、时流浊涕等症，与辛夷、白芷、薄荷叶等同用，如苍耳散（《济生方》）。治风湿痹、四肢拘挛：苍耳子三两，捣末，以水一升半，煎服七合，去滓呷（《食医心镜》）。

治妇人风瘙瘾疹、身痒不止：苍耳花、叶、子等分，捣细罗为末，每服以豆淋酒调下二钱（《圣惠方》）〔后二方均摘引自《中药大辞典》中苍耳子（选方）中〕。

用法用量：煎服3～10g或入丸、散用。

使用注意：血虚头痛、阴虚火旺、阳证挟风热无寒实者均不宜用，过量久服易致中毒。《唐本草》载："忌猪肉、马肉、米泔。"

药物对比

辛夷	治鼻渊、头痛	偏于散上焦风寒，开宣肺窍。
苍耳子		偏于散头部风湿，治头风痛。

白芷	治头痛	偏风寒者多用。前额及眉目齿痛者多用。
苍耳子		偏风热者多用。前额及鼻内胀痛者多用。

临床应用

【不良反应（中毒症状）】在口服苍耳子治疗量（5～15g）时偶感有短暂口干、喉燥，服用过量（30g以上）或误食苍耳子10枚以上，可致中毒，中毒多在2～3天内发病。吃生苍耳子则发病较快，4～8小时。轻者乏力，精神委靡、头痛、头昏、食欲缺乏、恶心呕吐、便秘、腹泻等，重者于发病1～3天出现烦躁不安或嗜睡、昏迷、惊厥、心率快、心律失常、黄疸、肝大、出血倾向。部分患者出现尿少、蛋白尿、转氨酶升高，甚至昏迷抽搐。危重者烦躁不安，腹胀便血、鼻血、呕吐、尿闭、心音微弱、血压下降、呼吸浅表或深呈叹息样，可因肝肾衰竭和呼吸麻痹而死亡。

【解救方法】①早期宜催吐、洗胃，吐后用牛奶或豆浆温服，服药超过4小时者宜用芒硝口服以泻下，前应大量喝糖水或内服金银花甘草绿豆汤。②严重者除催吐、导泻外应配合高渗糖静脉注射，并静注维生素K以预防出血。有出血倾向者可服金银花、生地黄、牡丹皮、甘草、白茅根、小蓟等中药。③有肝脏损害者可服枸橼酸胆碱，肌内注射甲硫氨基酸，并给予低脂饮食。④有休克、循环衰竭者，可对症应用吸氧，补液及维生素C、多巴胺、激素等药。⑤将紫金锭磨成稀糊，每次服半锭或1锭，每日2次，儿童减量，有解毒、利尿、通窍作用。⑥严重肝肾衰竭者，可考虑血液透析。⑦神志不清、昏迷不醒者，可鼻饲至宝丹或安宫牛黄丸，也可用针灸治疗（《毒性中药的配伍与应用》）。

配伍应用

（1）治湿热偏重的鼻渊。苍耳子10g，辛夷10g，薄荷6g，黄芩10g，金银花15g，白芷10g，瓜蒌皮12g，赤芍10g，白茅根15g，细辛3g，水煎服。

（2）鼻流浊涕不止者（即鼻渊）。苍耳子炒钱半，辛夷五钱、薄荷五钱、白芷一两，共研末和匀，每服二钱，水杯煎服，葱白三寸作引（周洪范著《中国秘方全书》）。

（3）治鼻窦炎。半夏天麻汤：半夏、天麻、苍耳子、白芷、元胡、生甘草各10g，生白术、黄芪各15～30g，细辛4g，黄芩12g，鱼腥草30g，川参、连翘、丹参、牛膝、生白芍各15g，辛夷、藿香各6g，每日1剂，水煎服，儿童酌减（《中医祖传秘籍》）。

生 姜

性味归经：辛、温。入肺、脾、胃经。

功效：解表散寒，温中止呕，温肺止咳。

生姜，表面黄白色或灰（黑和白合成）白色，断面浅黄色，气味芳香，色白味辛入肺经；色黄气香入脾经；脾与胃经络相连，故又入胃经。

解表散寒 伤风伤寒皆能使营卫之气不和，局部营卫之气不合谓太阳经证。人身阴阳混合而成园运动的气体，内含一开一合的作用。荣卫为脏腑以外整个躯体园运动的气之称。开则疏泄，合则收敛。疏泄则发热，收敛而恶寒。荣主疏泄，为木火之气，由内向外；卫主收敛，为金水之气，由外向内。外感表证，荣郁发热，偏于疏泄，卫郁恶寒，偏于收敛。荣卫表证，寒伤荣而卫郁，卫郁闭敛则恶寒无汗；荣卫不和、中虚不运、胆经不降、相火外泄，而致发热；荣卫不和、经气运行不畅、寒邪阻遏致头痛、身痛等症。荣卫病乃人身荣卫为风寒所伤，而荣卫自病，并非风寒入荣卫之病。生姜性温热与荣同气，伤荣而病卫，卫郁收敛不亢则恶寒消，荣不郁疏泄有力，辛散温行，气薄发泄，司疏散之功而退热。温祛寒邪，荣卫和调，经脉通畅，头、身疼愈。荣卫调和，能逐风寒之邪由表发汗而解。辛温入肺经，达表散风寒，温香入脾胃，补中助阳气，芳香外窜，故能解表散寒。常用治外感风寒、恶寒无汗、身热头痛、腹胀纳呆、表邪入于半表半里的往来寒热、口苦咽干、胸胁苦满、不欲饮食之少阳证等病。

《本草求真》曰："生姜气味辛窜，走而不守。据书开载主治甚多，然总发表除寒、开郁散气，辟恶除邪数端而已。其曰伤寒头痛、伤风鼻塞可用者，以其主有宣散通肺之力也。"《药品化义》云："（生姜）助葱白头大散表邪一切风寒湿热之症；合黑枣、柴、甘，所谓辛甘发散为阳，治寒热往来及表证发热；佐灯心通窍利肺气、宁咳嗽。"《医学衷中参西录》言："为生姜系嫩姜，其味之辛，性之温，皆亚于干姜；而所具生发之气则优于干姜，故能透表发汗。与大枣同用，善和营卫，盖借大枣之甘缓，不使透表为汗，唯旋转于营卫之间，而营卫遂因之调和也。"《本草新编》谈："生姜辛散，能散风邪。伤风小恙，何必用桂枝！用生姜三钱，捣碎，加薄荷二钱，滚水冲服，邪即时解散。真神妙方也。……然而多服则正气受伤，少服则正气无害，又不可过于避忌，坐视而不收其功也。"《中药大辞典》载："成无己：姜枣味辛甘，专行脾之津液而和营卫，药中用之，不独专于发散也。"

温中止呕 生姜入脾胃经，温助阳气祛寒以温中、辛温升脾、气薄降胃（脾升胃自降）、中焦枢机升降复常则谷消食下，脾胃健运而痰饮消（脾主运化水湿）。胃喜温，性降下。生姜温阳降胃之逆气下行，气下中温，食消变化，辛散温通，行气血，逐阴寒，消食谷、除痰浊，调脏腑，降逆气而止呕吐，为"呕家圣药"，胃寒呕吐之良药，常用治寒犯中焦或脾胃虚寒的胃脘冷痛、食少、呕吐、水饮内停、哕逆呕吐及太阳与少阳合病、下利兼呕等症。

《本草分经》称："（生姜）辛温，行阳气，宣肺气，畅胃口，散寒发表，解郁调中，开痰下食，能散逆气，为呕家经药，又能消水气，行血痹，辟瘴气，姜汁辛温而润，开痰尤良。"《本草问答》道："生姜其气升散，而又降气止呕者，因其味较胜，且系土中之根，是秉地火之味而归于根，故能降气止呕。虽能升散而与麻桂之纯升者不同，故小柴胡、二陈汤皆用之以止呕。"《本草备要》按："有声无物为呕，无声无物为哕，有物无声为吐。其证或因寒、因热、因食、因痰，气逆上冲而然。生姜能散逆气，呕家圣药。东垣曰：辛热生姜之类治呕吐，但治上焦气壅表实之病，若胃虚谷气不行，胸闭塞而呕者，唯宜益胃，推扬谷气而已，勿作表实用辛药泻之。……昂按：人特知陈皮、生姜能止呕，不知亦有发呕之时，以其性上升，如胃热者非所宜也。"《药性类朋》有话："生姜去湿，只是温中益脾胃，脾胃之气温和健运，则湿气自去矣。其消痰者，取其味辛辣，有开豁冲散之功。"《纲目》曰："孙真人云：姜为呕家圣药，盖辛以散之。呕乃气逆不散，此药行阳而散气也。"《医学衷中参西录》曰："（生姜），其辛散之力，善开痰理气，止呕吐，逐除一切外感不正之气。"

风寒外袭或寒饮伤肺，温肺止咳，肺气失宣降，气逆导致咳嗽多痰。生姜辛温入肺宣散肃降，祛风寒肺宣则气降，气降则痰消，气薄降逆气，温肺除寒邪，暖中消痰饮，辛润疗肺燥（肺喜润），故能散寒（肺为娇脏，不耐寒热），消痰止咳。性润不燥，温中益肺，常用治肺寒有痰咳嗽，无论有无外感或痰多痰少，咳嗽及老人痰多色白咳嗽，或产后气虚、喘促不安等疫皆可应用。生姜并具有逐阴行阳、除湿开导、宣散之力，能解生半夏、生南星等药物之毒或者鱼蟹等食物中毒。

《本草便读》说："（生姜）煨熟则缓而性降，治中腹痛之虚寒；蜜炙则润以兼疏，散肺部风寒之咳嗽……能解半夏、南星、诸菌等毒，祛邪辟恶，故圣人有不撤姜食之说。然辛散过盛多食耗气血、助火邪，不可不慎。用湿纸包裹，煨熟则无发散之性，但能温中降递，治寒滞腹痛。如治肺受风寒咳嗽，又欲其散，又惧其辛热伤肺，取生姜蜜炙。"《本草新编》讲："至于偶受阴寒，如手足厥逆、腹痛绕腹而不可止，不妨多用生姜，捣碎炒热，熨于心腹之外，以祛其内寒。"《药品化义》谓："（生姜）佐灯心通窍利肺气，宁咳嗽；入补脾药，开胃补脾，止泄泻。"《名医别录》曰："（生姜）主伤寒头痛鼻塞，咳递上气。"《本草求真》指出："（生姜）咳逆口哕而必用者，以其具有开提散郁之义也。……他如冻耳可擦，狐臭可疗，诸毒可解，亦何莫由宣发之力以为辟除。"

生姜所含挥发油、姜辣素，能扩张血管，使血液增加、精神兴奋、全身温暖（笔者按）。生姜能促进消化液分泌，保护胃黏膜，具有抗溃疡、保肝、利胆、抗炎、解热、抗菌、镇痛、镇吐作用，咀嚼生姜，可升高血压。生姜水浸液对伤寒杆菌、霍乱弧菌、堇色毛癣菌、阴道滴虫均有不同程度的抑杀作用，并有防止血吸虫卵孵化及杀平血吸虫作用。生姜醇提物能兴奋血管运动中枢、呼吸中枢、心脏（《一味中药治顽疾》）。生姜提出液有抗脑缺血及缺血再灌注损伤的作用，有抗氧化、降血脂、调节机体免疫功能、改善学习记忆、抗肿瘤、抗辐射损伤等作用（高学敏、赣生主编《中药学》）。

治风寒感冒的发热头痛、汗出恶风或鼻鸣干呕、舌苔薄白、脉浮缓等症，与桂枝、白芍、甘草、大枣同用，如桂枝汤（《伤寒论》）。治胃寒或寒饮所致的呕吐，与半夏同用，如小半夏汤（《金匮要略》）。治风寒束表、肺气壅遏、宣降不畅的鼻塞胸满、痰多咳嗽等症，与麻黄、杏仁、甘草同用，如三拗汤（《和剂局方》）。

用法用量：煎服3~10g，或捣汁服。

使用注意：热盛及阴虚内热者忌服。疮家多食，致生恶肉。

药物对比

紫苏	止呕	行气宽中而止呕。	应用	理气安胎较好，孕妇宜用。
生姜		温胃降逆而止呕。		温肺止咳较好，孕妇慎用。

生姜汁	辛温，散胃寒，消痰止呕较强，胃寒呕吐者多用。
生姜皮	辛凉，行皮水，和脾行水较好，皮肤水肿者多用。

临床应用

【不良反应】毒性：鲜姜注射液小鼠静注的安全系数为临床剂量（肌注每次2mL）的625倍以上。无局部刺激性，溶血试验呈阴性（高学敏、钟赣生主编《中药学》）。

配伍应用

（1）百日咳。生姜汁一二滴，蜂蜜等量，开水冲服。

（2）胃寒疼痛。生姜250g，鸡内金30g，苏子30g，砂仁10g，共捣细末，加白糖250g，花生油125g，白面500g，共熬膏，每饮3次，每次1羹匙。

（3）治面瘫（口眼㖞斜）。防风10g，红花10g，大枣（去核）7枚，生姜7片，葱根7个，胡椒7粒，血余炭少许，用水二茶盅煎至半盅，服后发汗，用两手扶住患部，向不正部位推之，汗出全身及头部，但不要汗出太多。

（4）治上消化道溃疡方。生姜250g，猪肚1只。将猪肚洗净，塞入切碎的生姜，两端扎紧，加水适量，用砂钵以文火煲至猪肚熟烂为度，使姜汁渗透到猪肚内。食肉饮汤（淡吃或拌少许酱油），不吃姜，若嫌汤味辣，可冲开水适量。每只猪肝可吃3~4天，连续服8~10只。此方冬季服为宜（《民间医师专病特治精典神医奇功秘录》）。

（5）治足跟骨刺方。取适量生姜，先将生姜切片，蘸香油（茶油也可）擦患处，然后再用火将生姜烧熟，捣烂敷于患处，每日1次，数次即效（《民间医师专病特治精典神医奇功秘方录》）。

（6）①预防晕车：鲜生姜片外贴内关穴；②老年顽固性呃逆：生姜100g，去皮捣烂取汁，加开水100mL，当冷却至35℃时，加蜂蜜20mL，顿服，每日1次（《一味中药治顽疾》）。

葱 白

性味归经：辛、温。入肺、胃经。

功效：发汗解表，散寒通阳。

葱白，茎白色味辛入肺经。花药黄色，熟甘温，故入胃经。

发汗解表　《素问集注》曰："五脏受水谷之津，淖注于外窍而化为五液。"葱白辛温入肺发散风寒，气厚为纯阳而发热，味薄为阴中之阳则通气，禀天之阳气，得地之金味。辛香达表，宣通上下，透达表里，温中消食而益气血（脾胃为气血生化之源），脾胃气盈则谷精化汗（血汗同源），其入肺经，肺主皮毛，辛散温行香窜之力，能使风寒之邪由肌肉、经络、皮肤发汗而解，辛润而不燥烈，发汗则不峻猛，药性和缓。内含稠液，味甘益阴。常用治风寒感冒、恶寒发热的轻症；妊娠感受风寒、头痛、无汗；小儿伤寒初起，怕冷身热；血虚外感风寒，恶寒发热，风温初起及夏月伤暑，阴虚感冒、麻疹初期等症，均可配伍应用。

《本草疏证》云："葱茎中饱具从阴达阳之叶，直至根柢，其数难稽，跃跃欲透，而仍未透，乃复中含稠涩，外包紧束，是其发表也，能使阳仍不离于阴，则与他物之发散异矣。"《本草纲目》言："葱，生辛散，熟甘温，外实中空，肺之菜也。肺病宜食之。肺主气，外应皮毛，其合阳明，故所治之症多属太阴阳明，皆取其发散通气之功。"《药品化义》谈："葱头去青，止用白头，辛温通窍，专主发散。凡一切表邪之证，大能发汗逐邪，疏通关节。盖风寒湿之气，感于皮肤经络之间，未深入脏腑之内，宜速去之，开发毛窍，放邪气出路，则营卫通畅。"《本草乘雅半偈》称："白根层理，绿茎空中，上达横遍，阳气前通之象也。方之奇方、急方，剂六宣剂，通剂也，故主阳气闭塞，致寒风外侮，作汤荡涤之，前通阳气，扬液为汗也。"《本草问答》载："葱白之根亦生土内，然叶空茎直气胜于味，引土下黄泉之气以上达苗叶，故功专主升散，能通肺窍，仲景白通汤，用以通阳气于上，则取土下黄泉之气，以上达苗叶，为能通太阳水之中阳，而交于巅顶也。"《本草思辨录》按："心与肾，手足少阴相通也，汗为心之液，葱白升肾阴，即入心营，色白味辛，则又开肺卫之郁，此汗所以出也。"《医林纂要》曰："葱。但全用则行通身，根与白行肌肤，青与尖专行达肌表，上头目。又生用则外行，泡汤则表散，热之则守中"。

散寒通阳　葱白，辛能行散，温助阳气，气香走窜，温散寒而通阳，又能入心、肾经（"凡药气味有体有用，相反而实相成"，得金之味者，皆得火之气；得土之味者，皆得之水气。故又能入心经，肾经）、辛温润肾（肾恶燥，急食辛以润之），质润性滑，宣通上下阳气之痹塞，上助心阳，下温肾气。能补微阳（本品难死，栽种易活。生气旺盛即阳气强盛），使阳气上下顺接。内外畅通，辛散温通行气血，散寒通阳补脏腑。常用治阳寒内盛于下，阳气衰微而浮越于上的下利厥逆，面赤烦躁而脉微者，或寒凝气阻，阳气不得宣通的尿闭、腹痛，及产后血虚无乳，老人血虚肠燥便秘、疮痈肿痛、跌仆损伤等症。

《本草便读》说："葱白，味辛性温，开浮上达，入胃肺二经，其中空，故能外散风寒，内通阳气，又能行血散瘀，止腹痛，消肿毒，皆系行气之功，所谓三焦相通一气而已。"《本草思辨录》讲："凡仲圣方用葱无不是白，其层层紧裹之中，即含有欲出未出之青叶，是为阳涵于阴，犹少阴寓有真阳，其生气上出，含有青叶，则又似厥阴，色白又似肺，信乎其为肝肾为肺药矣？通脉四逆汤证，面色赤者，阴格阳也，阴既格之，必当使阴仍向之。姜附能扶阳驱阴而不能联阴阳之暌隔，唯葱白升阴以为之招，阳乃飘然而返，阳返而面不赤。然则白通汤证无面赤，何为亦升其阴？夫阳在上宜降，阴在下宜升，少阴下利一往不返，失地道上行之德。姜附能扶阳而不升阴以通阳，阳不通，则阴下溜而利不止，故以葱白冠首而名之曰白通，通非通脉之谓也。"《本草述钩元》谓："（葱白）太阳属寒水，气者水所化，通透阳于阴中，使气转化以行水，故水肿及小水不通亦用之。"《本草乘邪半偈》认为："仲景云：少阴面赭，卒中闷绝，多属阳气闭塞，葱力内开骨节，外达毫窍，下及跌踵，上彻巅顶，可使生阳遍周四达，若出入之神机废弛，无能为矣。"《中药大辞典》指出："张元素：葱茎白专主发散，以通上下阳气，故《活人书》治伤寒头痛如破，用连须葱白汤主之；张仲景治少阴病下利清谷，里寒外热，厥逆脉微者，白通汤主之，内有葱白。若面色赤者，四逆汤加葱白，腹中痛者，去葱白。成无己解之云，肾恶燥，即食辛以润之，葱白辛温，以通阳气也。"《本草纲目》强调："葱所治之症，多属太阳，阳明，皆取其发散通气之功。通气故能解毒及理血病，气者、血之帅也；气通则血活矣。金疮磕损，折伤血出，疼痛不止者，王璆《百一选方》用葱白、砂糖等分研封之，云痛立止，更无痕瘢也。"

葱白能兴奋汗腺发汗而解热，黏液质能保护胃黏膜，促进消化液分泌。本品对志贺痢疾杆菌、许兰毛癣菌、奥杜盎小孢子菌、皮肤真菌、金黄色葡萄球菌，均有抑制作用，研磨的滤液1:4在试管内经30分钟能杀灭阴道滴虫，煎剂（或配蒜或豆油）可驱蛲虫、驱蛔虫，能抗心肌缺血，抗血栓形成等作用（高学敏、钟赣生主编《中药学》）。葱白热水提取物能抑制子宫颈癌细胞，抑制率在90%以上（王再谟等主编《现代中药临床应用》）。此外还有利尿、健胃、祛痰作用（高学敏主编《中药学》）。

治感冒风寒初期的恶寒发热、头痛鼻塞，与豆豉同用，如葱豉汤（《时后方》）。治少阴病，下利、阴盛格阳、厥逆脉微等证，与附子、干姜同用，如白通汤（《伤寒论》）。

用法用量：3～10g，外用适量。

使用注意：表虚多汗，阳强火旺忌用，温病感冒宜慎用。不宜与熟地、蜂蜜内服。"但耗散昏目，损志伤神，虚人当审用也"（《本草便读》）。

药物对比

生姜	发表散寒	味辛辣，长于止呕。
葱白		气芳香，善于通阳。

（待续）

（续表）

桂枝	解表散寒	走营分，解肌散寒，常用治体虚感冒、汗出恶风	通阳	化气以行水。
葱白		行气分，发表散寒，常用治风寒感冒、无汗恶寒。		宣导以通窍。

临床应用

【不良反应】毒性：鲜姜注射液小鼠静注的安全系数为临床剂量（肌注每次2mL）的625倍以上，无局部刺激性，溶血试验呈阴性（高学敏、钟赣生主编《中药学》）。

配伍应用

（1）治痈疽疼痛初起，红肿热痛。葱白3棵，明矾3g，共捣一处，加蜂蜜适量，敷患处，或加露蜂房一个（烧焦存性，研末），共捣一处敷患处，兼治蜂窝织炎。

（2）治项后疮。葱白90g，白矾30g，共捣一处，以2/3药量敷患处，以1/3药用黄酒冲服发汗（适量）。

（3）①治时疾头痛发热者：连根葱白20根，和米煮粥，入醋少许，热食取汗即解。②治小便难、小肠胀：葱白3斤，细锉，炒令热，以帕子裹，分作二份，更以熨脐下。③治痈疮肿痛：葱全株适量，捣烂，醋调炒热，敷患处。④治磕打损伤，头脑破骨及手足骨折：或指头破裂，血流不止；葱白捣烂，焙热封裹损处（《食物相生相克与科学饮膳》）。

2.发散风热药

桑　叶

性味归经：苦、甘、寒。入肺、肝经。

功效：疏散风热，清肺润燥，清肝明目。

桑嫩叶含白色液汁。（药材）桑叶"上面黄绿（蓝和黄合成）色"。"气微、味淡、微苦涩（酸、辛合成）""（性味）苦、甘、寒"（《中药大辞典》）。桑叶色白体轻甘升入肺经（味辛亦入肺经）。"凡药气味有体有用，相反而实相成"，得金之味者，皆得木之气，故又入肝经（色绿、味酸、苦降能入肝经）。

疏散风热，清肺润燥　"枝叶在旁，主宣发，故性散"（《本草问答》）。桑叶为桑树的枝叶，性寒入肺经，宣散风热，其禀肾水之气（冬桑叶色多青黑色），苦寒降下走肾而入膀胱经（肾与膀胱经络相连），泄结清热，疏散在表的风热（足太阳膀胱经行人体之表），体轻甘升，尤善入肺达表，疏散风热，为外感风热在肺卫的常用药，苦寒泄热结而益阴，甘寒清润，入肺经除燥气，轻清疏散，作用缓和，常用治风热感冒，或温病初起、温邪犯肺的发热、头痛、咽痒、咳嗽或肺热、燥热伤肺的咳嗽痰少、色黄黏稠，干咳咽痒及肝火灼肺的干咳少痰、咳连胁痛，甚至咯血等症。

《重庆堂随笔》曰："（桑叶）若经霜压更妙，雪晴之日即采下，线悬户阴干，其色渐黑，风吹作铁器声，故一名铁扇子，治肠风目疾、咳嗽、盗汗。愚按虽治盗汗，而风温、暑热服之，肺气清肃，即能汗解。其叶有毛，能治皮肤风热瘾疹，色青入肝，能息内风而除头痛，止风行肠胃之泄泻，已肝热妄行之崩漏。"《本草便读》云："桑叶，经霜者佳。凡叶皆散，其纹如络，故能入络疏风、通肝达肺。"《医学衷中参西录》称："（桑叶）肺脏具有阖辟之机，治肺之药，过于散则有碍于阖，过于敛则碍于辟。桑得土之精气而生（根皮甚黄燧应夏季是其明证），故长手理肺家之病，以土生金之义也。至其叶凉而宣通，最解肺中风热，其能散可知。又善固气化，治崩带脱肛（肺气旺自无诸疾），其能敛可知，敛而且散之妙用，于肺脏阖辟之机尤投合也。"《本草经疏》认为："（桑叶）详其主治，应是味甘气寒，性无毒。甘所以益血，寒所以凉血，甘寒相合，故下气而益阴，是以能主阴虚寒热，及因内热出汗。"

清肝明目　"肝苦急，急食甘以缓之"（《素问·脏气法时论篇》）。桑叶入肝经，甘柔缓肝之急，苦泄寒降，清泻肝胆之火而抑肝阳上亢，体轻上行，疏散风热则清头目，熄内风止肝风头痛。味苦补肾（肾欲坚，急食苦以坚之，用苦补之）益肝血（水生木，肝主藏血）。肝得血养而目明（肝开窍于目，目得血而能视），桑叶上行头目，疏散风热，苦寒入肝经，苦泄肝经之血结，寒解肝经的郁热，甘寒益肝之阴液，善治肝经风热、肝火郁结、火热上攻的目赤涩痛、遇风流泪及肝阴不足、目失所养的目视昏花等症。

《本草述校注》言："桑叶性味本甘寒，而乃以苦先之，苦虽不及甘，然已致寒于火主之心以为用矣。夫气者火之灵，而火主即行血之化，以甘寒而致于火主，则气和而血畅。盖肝属风木，经所谓，一阴为独使者，谓其下通命门，以升阴中之阳，上合心包络，以降阳中之阴也。如甘寒之阴至于主火之心，则肝得其升阴中之阳，乃主火之心合甘寒之气化，则肝又得其降阳中之阴矣……阴中之阳，肝合之以升者，而阳中之阴，肝又承之以降。"《本草便读》谈："桑叶，桑乃箕星之精，箕好风，故尤为入肝搜风之要药。肝胆相连，又能疏泄少阳气分之火，凡一切目疾头风等证由于风热者皆可用之。"《本草新编》说："桑叶之功，更佳于桑皮。最善补骨之髓，添肾中之精，止身中之汗，填脑明目，活血生津。"《本草经疏》讲："桑叶，经霜则兼清肃，故又能明目而止渴。发为血之余也，益血故又能长发，凉血又能止血。"《本草撮要》谓："桑叶，得麦冬治劳热，得生地黄，阿胶、石膏、枇杷叶治肺燥咳血；得黑芝麻炼蜜为丸，除湿祛风明目。"《医林纂要》按："桑叶，甘酸辛寒，清金敛神（清金能止嗽，敛神能止盗汗），去风明目（能清肝火，故明目）。"

桑叶所含脱皮甾酮具有降血糖作用，脱皮激素能促进人体蛋白合成，排出体内蛋白质合成，排出体内胆固醇，降低血脂，能促进细胞生长，刺激真皮细胞分裂，产生新的表皮。桑叶提取物能短暂降血压；桑叶中的酚类化合物有抗肿瘤活性。其煎剂对肠肌有抑制作用。能兴奋动物情期子宫。桑叶有利尿作用（王再谟等编《现代中药临床应用》）。桑叶水提物对金黄色葡萄球菌、变形杆菌、铜绿假单胞菌、大肠埃希菌均有一定的抑菌或杀菌作用，有抗炎、抗氧化、抗衰老作用（高学敏、钟赣生主编《中药学》）。桑叶煎剂有抑制钩螺旋体的作用，所含脱皮固酮能促进葡萄糖转化为糖原，但不影响正常动物的血糖水平（高学敏主编《中药学》）。

治风温初起，身热不甚，头痛鼻塞、咳嗽、痰咳不爽等症，与菊花、连翘、杏仁、桔梗等同用，如桑菊饮（《温病条辨》）。治肺郁痰火及肺虚热作嗽，兼治肺结核，与儿茶、硼砂、苏子、粉甘草同用，如安肺宁嗽丸（《医学衷中参西录》）。治天行时眼、风热肿痛、目涩眩赤，桑叶二张，以滚水冲半盏，盖好，候汤温，其色黄绿如液茶样为出味，然后洗眼拭干；隔一、二时再以药汁碗炖热，再洗，每日洗三五次（《养素园传信方》，摘自《中药大辞典》）。

用法用量：煎服5～10g，或入丸、散。治眼外用温洗，治咳、润燥宜蜜炙用。

使用注意：风寒在表或火衰气弱，肺部虚寒者不宜用。"胃肠较寒者须慎用此药"（《中药材食疗全集》）。

药物对比

桂枝	解肌表	寒凝肌表，气化不能通达，用此以宣发之。
桑叶		热壅肌表，气化不能通达，用此以疏散之。

荆芥	治头、咽喉痛	风寒郁表宜用。
桑叶		风热阻卫多用。

配伍应用

（1）治慢性泪囊炎。桑叶、菊花、石榴皮各等分，煎水熏洗。

（2）治头发脱落。桑叶煎水洗头。

（3）治急性结膜炎。证见两目红肿疼痛，有异物感，分泌物多，视物不清。菊花、密蒙花、谷精草、桑叶、生地、赤芍各9g；金银花、连翘、茅根各15g，栀子、川黄连、桔梗各6g，每日1剂，水煎服（《中医祖传秘籍》）。

菊花（甘菊花）

性味归经：辛、甘、苦、微寒。入肺、肝经。

功效：散风清热，平肝阳，清肝明目，解热毒。

菊花（药材）"气清香"。各种菊花商品，其性状互有差异。①白菊"花序的绝大部分为白色舌状花白色""中央为极少数短小的淡黄色管状花"。②滁菊："舌状花白色""中央管状花黄色"。③贡菊"舌状花白色""中央有少数黄色管状花"。④杭菊：杭白菊"舌状花较少类白色""中央有少数深黄色管状花"；杭黄菊"形与杭菊相似，但舌状花黄色至淡棕色"。

菊花色白味辛，禀秋金之气而生，能入肺经"凡药气味有体有用，相反而实相成"，得金之味者，皆得木之气，故能入肝经（性微寒，禀春之气，亦能入肝经）。

散风清热，平肝阳 菊花气清上浮，性易疏散。味辛入肺体轻达表，宣散风邪。性寒清热，长于疏散风热。甘主升，苦寒降下，能升能降，阴中之阳。气清体清，气香外窜，善疏散肺经肌表头目的风寒因其甘缓之性，发散表邪之力不强，应配伍解表清热药同用较佳。菊花辛散苦降，入肺助宣发肃降之职，肺金健旺能平制肝木之横逆。菊花冬苗，秋花，得金水之气较多。苦辛补肾（肾欲坚，急食苦以补之）。润燥（肾苦燥，急食辛以润之）。其入肝经，甘凉益阴，柔肝缓急（肝若急，急食苦以缓之）味辛补肝（肝欲散，急食辛以散之，用辛补之）。肾得补水能滋木，肝得健，肝郁解，急躁缓，肝阳横逆上亢自平。常用治风热感冒或温病初起的发热头痛、咳嗽及肝火上攻的头痛、眩晕或肝阳上亢的壮热神昏、手足抽搐等症。

《本草便读》曰："甘菊，其花禀秋金之气而生，故能入肺，凡花皆散，故主疏风。"《纲目》云："菊春生夏茂，秋花冬实，备受四气，饱经露霜，叶枯不落，花枯不零，味兼甘苦。昔人谓其能除风热，益肝补阴，盖不知得金水之精英尤多。能益金水二脏也。补水所以制火，益金所以平本，木平则风熄，火降则热除，用治诸风头目，其旨深微。"《本草经疏》言："菊花生于春，长养于夏，秀英于秋，而资味乎土，历三时之气，得天地之清，独禀金精，专制风木，故为祛风要药。"《本草经百种录》称："凡芳香之物，皆能治头目肌表之疾。但香无不辛燥者，唯菊得天地秋金清肃之气，而不甚燥烈，故于头目风火之疾，尤宜焉。"《本草述校注》谈："（甘菊花）是秉金精而兼水化，金水相函者，可以育其将尽之阴而静其相求之阳，故不独平肝，而且能益肝之不足。夫心主脉，脉者血之府也，金水相函以致其用，则是肺阴下降入心，而合于肾脉之至肺者矣，是所谓毛脉合精也，是所谓火合于水则血生，血生则脉利矣。"《本草正义》按："凡花皆主宣扬疏散。独菊花则摄纳下降，能平肝火，熄内风，抑木气之横逆。《本经》曰："主风头眩者，以阴虚阳浮，气火升腾，肝风上扰之眩晕言之，非外来风邪，能令人眩也。肿痛，连上风头眩三字读。肝火直上巅，而为眩，为肿，为痛，阳焰直升，其势最暴。凡是头痛作痛，无非内火内风震撼不息，而菊花治之，非肃降静镇迥异寻常者，殆难有此力量。"

清肝明目，解热毒 菊花辛苦，滋补肝肾益血液，甘凉助阴，凉肝熄风制心火。水滋肝木，肝阳潜火不灼肝津血生。苦寒燥湿清热，甘补脾血（色黄味甘气香入脾经。补脾醒脾，益胃，脾胃为气血生化之源）明目（肝开窍于目，目得血而能视）。辛散苦泄，行气活血。血行风祛火息，寒清火热除，甘又解毒，能治疮肿热毒。其性微寒，理血中热毒，甘菊花不如野菊花为优。常用治肝经风热、肝火上炎的目赤肿痛，肝阳上亢的头昏目眩或肝肾精血不足的目视昏花及疮肿热毒等症。

《本草经解》说："菊花，发花于秋，禀秋金之气独全，故为制风木之上药也。诸风皆属于肝，肝脉连目系上出额，与督脉会于巅。肝风炽则火炎上攻头脑而眩，火盛则肿而痛，其主之者，味苦可以清火，气平可以制木也。肝开窍于目，风炽火炎，则目胀欲脱，其主之者，制肝清火也。手少阴之正脉，上走喉咙，出于面，合目内眦。心为火，火甚则心系急而泪出，其主之者，苔平可以降火也。"《本草备要》讲："菊花，味兼甘苦，性禀平和，备受四气（冬苗，春叶，夏蕊，秋花）饱经霜露，得金水之精居多；能益金水二脏（肺肾）以制火而平木（心、肝）；木平则风熄，火降则热除，故能养血目，去翳膜（与枸杞相对蜜丸久服，永无目疾）；治头目眩晕（风热），散湿痹游风。"《本草求真》载："甘菊，其味辛，故能祛风而明目，其味甘，故能保肺以滋水；其味苦，故能解热以除湿。凡风热内炽而致眼目失养、翳膜遮睛、恶风湿痹等症，则服此甘和轻剂，以平木制火，养肺滋肾，俾木平则风熄，火降则热除，而病无不愈者矣。"《草本正义》谓："菊花泪出，亦阴虚于下，肝火上扬，真阴无摄纳之权，而风阳以疏泄为用，则迎风而泪下，此皆肝肾阴亏而浮阳上亢为虐。唯菊花之清苦，能收摄虚阳而归于下，故为目科要药。"《玉楸药解》认为："菊花清利头目，治头目疼痛眩晕之证……不知头目眩晕，由湿盛上逆，浊气充塞，相火失根，升浮旋转而成，愚妄为头风而用发散药，此千试不灵之方也。"《药品化义》有话："（甘菊）佐黄芪治眼昏，去翳瘴；助沙参疗肠红，止下血；领石斛、扁豆，明目聪耳，调达四肢。是以肺气虚须用白甘菊。如黄色者，其味苦重，清香气散，主清肺火。凡头风眩晕，鼻塞热壅，肌肤湿痹，四肢游风，肩背疼痛，皆由肺气热，以此清顺肺金，且清金则肝木有制。又治暴赤眼肿，目肿泪出，是以清肺热须用黄甘菊"。

《本草经疏》指出："菊花，苦可泄热，甘能益血，甘可解毒，平则兼辛故亦散结……生捣最治疔疮，血丝疔尤为要药，疔者风火之毒也。"《本草正义》强调："（菊花）按疔是火毒，非大剂清解不可，外敷诸药如忍冬藤、马齿苋、蒲公英、草河车、芙蓉叶、青菊叶等，不过清热退肿，皆非专主之任，缪所称之血丝疔，盖即红丝疔，有痕红晕，自疮口上窜，直过肘膝者，治皆以内服清解为主。但知外治，断不可恃。"《纲目拾遗》曰："治诸风头眩，解酒毒疔肿"。

菊花水浸剂或煎剂，对金黄色葡萄球菌、多种致病性杆菌及皮肤真菌均有一定的抗菌作用。本品对流感病毒PR3钩端螺旋体也有抑制作用。菊花制剂有扩张冠状动脉、增加冠脉血流量、提高心肌耗氧量的作用，并具有降压、压缩凝血时间、解热、抗炎、镇静作用（高学敏主编《中药学》）。菊花对甲型流感病毒、单纯疱疹病毒、脊髓灰质炎病毒和麻疹病毒具有不同程度的抑制作用。有抗氧化、抗衰老、抗诱变、抗肿瘤等作用（高学敏、钟赣生主编《中药学》）。

治外感风热或温病初起、发热重、微恶寒、头痛、咽痛喉燥、咳嗽痰稠等症，与桑叶、连翘、薄荷等同用，如桑菊饮（《温病条辨》）。治热邪传厥阴、肝火上攻、肝阳上亢引起的眩晕、头痛或壮热神昏、手足搐搦、痉厥发作等症，与羚羊角、霜桑叶、鲜生地、生白芍等同用，如羚角钩藤汤（《通俗伤寒论》）。治风热上注的两眼昏花、羞明多泪；或病久昏涩隐痛、暴赤肿痛等症，与密蒙花、石决明、木贼草、羌活等同用，如密蒙花散（《和剂局方》）。治肝肾精血不足、视物昏花，与熟地黄、山药、山萸肉、枸杞子等同用，如杞菊地黄丸（《医极》）。治疔疮：白菊花四两，甘草四钱，水煎顿服，如菊花甘草汤〔《外科实法》，摘引自《中药大辞典》菊花（处方）〕。

用法用量：煎服5～10g，疏散风热用黄菊花，清肝明目用白菊花。

使用注意：风寒头痛及脾胃虚寒的泄泻不宜用。

药物对比

桑叶	治风温初期	长于宣散肺气而清肺燥（解表力强）。	应用	风热或秋燥客肺所致的咳嗽、干咳、咽干（凉散肺燥）多用。
菊花		长于平肝明目而息肝风（清肝力优）。		风热或肝阳上亢所致的头痛、目眩、多泪（平肝熄风）多用。

防风	祛风	祛周身骨节之风（偏于风寒）。
菊花		祛周身一切游风（偏于风热）。

临床应用

【不良反应】据有关报道，杭菊花可致接触性皮炎，表现为患者面部、手背等暴露部位出现的水肿性红斑。红斑基底上有散在的小水疱，或出现糜烂、渗液、结痂、肥厚增生等。连续5年以上接触杭白菊后，皮损逐渐表现为糜烂、渗出、结痂、肥厚增生、色素沉着；患者自觉瘙痒，烧灼感及绷紧感；无恶寒、发热、恶心、头痛及食欲不佳等全身症状，根据病史、发热季节皮疹形态，自觉症状及斑贴实验，可以诊断杭白菊叶、花引起的接触性皮炎为变态反应性接触性皮炎（高学敏、钟赣生主编《中药学》）。

配伍应用

（1）治风热感冒发热头痛、咽喉红肿。杭白菊15g，薄荷10g，水煎服。发热重加双花、连翘；头痛重加川芎、蔓荆子；咽痛重加三豆根，胖大海。

（2）治肝肾亏，目昏暗不明。巴菊枸杞丸：巴戟肉、甘菊花、枸杞子、肉苁蓉各等分，共为细末蜜丸，每丸10g，每日2～3次，淡盐汤送下。

（3）治缓进型高血压病。症见：头晕目眩，甚者头痛头胀，每因烦劳恼怒而加剧，脉象弦数有力，严重时手足麻木。调络饮（王乐善）：桑寄生、生地黄、牡丹皮、白芍、黄芪、菊花、桑枝、杜仲、牛膝、桂枝、甘草各15g，夏枯草、生决明各30g。手足麻木加黄芪30g，桂枝15g。水煎服，早晚各一次（《首批国家级名老中医效验秘方精选》）。

薄 荷

性味归经：辛、凉。入肺、肝经。

功效：疏散风热，清利头目，利咽，透疹，疏肝行气。

薄荷（药材）茎"黄褐（黑与黄合成）色带紫（蓝和红合成），或绿（蓝和黄合成）色""表面被白色绒毛""断面类白色，中空"，叶片"上面深绿色，下面浅银色，具有白色绒毛""气香，味辛凉"。薄荷色白味辛，体轻入肺经，"凡药气味有体有用，相反而实相成"，"得金之味者，皆得木之气，能入肝经（色紫、绿均含青色，性凉为微寒，禀春木之气、凉降，亦入肝经）"。

疏散风热　薄荷入肺经，辛散祛风，性凉清热，气香达表，气味俱薄，轻清升浮，善疏散上焦风热。辛行香窜，外达肌表，内透筋骨，宣通脏腑，贯串经络，透发凉汗，为温病宜汗解的要药，常用治风热感冒或温病初期，邪在卫分的发热恶风、畏寒头痛等症。

《本草正义》曰："薄荷方茎，而色紫带赤，可以子种，宿根亦能自生，气味芳烈，颇与紫苏相类，但叶不赤而无锯齿，气味虽浓，而入口清冽为异。石顽谓辛能发散，专入消散风热，凉能清利，故治咳嗽失音。"《本草述校注》云："薄荷，诘古曰：薄荷辛凉，气味俱薄，浮而升，阳也，故能去高巅及皮肤风热。"《本草经疏》言："薄荷感杪春初夏之气，而得乎于火金之味，金胜火劣，故辛多苦而无毒。……辛合肺，肺主毛皮；苦合心，而从火化，主血脉，主热，皆阳脏也。贼风伤寒，其邪在表，故发汗而解。"《医学衷中参西录》谈："薄荷，味辛，气清郁香窜，性平，少用则凉，多用则热（如以鲜薄荷汁外擦皮肤少用殊觉清凉，多用即觉灼热）。其力能内透筋骨，外达肌表，宣通脏腑，贯穿经络，服之能透发凉汗，为温病宜汗解者之……温病发汗用薄荷，犹伤寒发汗用麻黄也，麻黄服后出热汗，热汗能解寒，是以宜于伤寒；薄荷服后出凉汗，凉汗能清温，是以宜于温病。"《药品化义》曰："薄荷，味辛能散，性凉而清，通利兴阳之会首，祛除诸热之风邪。"

清利头目，利咽透疹　肺开窍于鼻，咽喉为肺之通路。肺与大肠相表里，手阳明大肠经络入下齿中。肺经郁热或下传大肠经则致鼻塞、鼻渊、咽喉肿痛、肝脏连目系，上行出额与督脉会于巅顶。肝火上攻而见头痛、目病、睑弦赤烂等症，薄荷入肺、肝经、辛散凉清，香窜通窍。"茎身居中，能升能降，故性和；枝叶在旁，主宣发，故性散"（《本草问答》）。薄荷能降肺之浊阴下行，而大肠之清阳盘升；升肝之清阳上升，胆之浊阴自降，其能调脏腑之升降，疏散肺、肝经一切风火中郁热，上述诸症自愈。"疹宜发表透为先"（《医宗金鉴》）。疹为阳毒，病为肺胃火郁所致，达于肌表为顺，麻疹初起或透而复隐等为风热束闭表分之症，本品辛凉入肺达表清热，入胃清热泻火（色黄、气香入脾经、脾与胃经络相连，亦能入胃经）。气味虽浓，入口清冽，辛行气，凉清血。其入肺、肝、胃经，行气活血（气行则血活），清血热解火郁，消散风热，透邪达表，气香辟秽外窜，故能透疹。常用治风热头痛、目赤肿痛、咽喉红肿、牙痛齿肿、麻疹不透、风疹瘙痒等症。

《本草备要》称："薄荷，辛能散，凉能清。"《本经》曰："温，盖体温而用凉也，升浮能发汗。搜肝气，而抑肺盛，散风热，清利头目。"《药品化义》载："（薄荷）取其性锐而轻清，善行头面，用治失音、疗口齿、清咽喉。同川芎达巅顶，以导壅滞之热，取其气香而利窍，善走肌表，用消浮肿，散肌热，除背痛，引表药入荣卫以疏结滞之气。"《本草问答》说："薄荷细草丛生，不只一茎，故能四散，又能升散巅顶，以其气之轻扬也……薄荷得天气之轻扬，而其味辛，是兼得地之味，故兼能入血分。"《本经逢原》讲："薄荷辛凉，上升入肝肺二经。辛能发散，专于消风散热，凉能清利，故治咳嗽失音、头痛头风、眼目口齿诸病、利咽喉、去舌苔、小儿惊热及瘰疬疮疥为要药。其性浮而上升，为药中春升之令，能开郁散气，故逍遥散用之。"《医学衷中参西录》谓："又善消毒菌（薄荷冰善消霍乱毒菌，薄荷亦善消毒菌可知）逐除恶气，一切霍乱、痧证，亦为要药。为其味辛而凉，又善表瘾疹，愈皮肤瘙痒，为儿科常用之品。"《本草乘雅半偈》曰："（薄荷）利咽喉，口齿头目，治瘰疬瘾疹疮疡，皆生于风者，取效甚捷。"

疏肝行气 薄荷味辛入肝补肝（肝欲散，急食辛以散之，用辛补之）助疏泄之职，辛行香窜导滞消食下气（土得木而达），治肝气郁结的食积气滞。辛散凉泻，芳香开郁，疏散肝胆之热，清泻肝胆之火。辛升凉降，调肝胆气机的升降，常用治肝气郁滞、胁肋胀痛、月经不调及肝风内动，忽然痫、痉、瘈、疭等症。

《本草新编》按："薄荷不特善解风邪，尤善解忧郁。用香附以解郁，不若用薄荷解郁之更神也。夫薄荷入肝胆经，善解半表半里之邪，较柴胡更为轻清。木得风乃条达，薄荷散风，性属风，乃春日之和风也，和风为木所喜，故得其气，肝中之热不知何以消，胆中之气不知其何以化。"《本草经解》道："饮食入胃，散精于肝，肝不散精，则食不消。薄荷入肝辛散，宿食自消也。薄荷味辛润肺，肺润则行下降之令所以又能下气也。"《本草求真》指出："（薄荷）是以古方逍遥，用此以为开郁散气之具；小儿惊痫，用此以为宣风向导之能；肠风血痢，用此以为疏气清利之法，然亦不敢多用，所用不过二、三分为止，恐其有泄真元耳。"

薄荷油扩张皮肤毛细血管，促进汗腺分泌，增加散热，故有发汗解热作用。薄荷油外用，能刺激神经末梢的冷感受器而产生冷感，并反射性造成深部组织血管的变化而起到消炎、镇静、止痛作用。薄荷脑能抗刺激，促气管产生新的分泌物；使稠厚的黏液易于排出，故有祛痰、镇咳作用（王再谟等主编《现代中药临床应用》）。薄荷油能抑制胃肠平滑肌收缩，能对抗乙酰、胆碱而呈现解痉作用。体外试验，薄荷煎剂对单纯性疱疹病毒、森林病毒、流行性腮腺炎病毒有抑制作用，对金黄色葡萄球菌、白色葡萄球菌、甲型链球菌、乙型链球菌、卡他球菌、肠炎球菌、福民痢疾杆菌、炭疽杆菌、白喉杆菌、伤寒杆菌、绿脓杆菌、大肠埃希菌有抑制作用，有局部麻醉作用。对癌肿放疗区域皮肤有保护作用。对小白鼠有抗着床和抗早孕作用（高学敏主编《中药学》）。薄荷油或薄荷脑局部使用，有良好的透皮，并促进其他药物透皮吸收，促进伊文思蓝透过小鼠血脑屏障，增加血脑屏障的通透性。有抗氧化、平喘作用。还有清凉、止痒、保肝、利胆、抗肿瘤等作用（高学敏、钟赣生主编《中药学》）。

治外感风热或温病初起的发热头痛、微恶风寒或兼咳嗽、咽痛等症，与金银花、连翘、桔梗、荆芥穗等同用，如银翘散（《温病条辨》）。治风热攻目、昏涩疼痛，与牛蒡子、甘菊花、甘草同用，如薄荷汤（《普济方》）。治肝郁气滞、胸胁胀痛、乳房胀痛或月经不调，与当归、白芍、柴胡、茯苓等同用，如逍遥散（《和剂局方》）。

用法用量：3～10g。发汗解表宜用其叶；行气通络宜用梗；治血痢应纱炭存性用。

使用注意：体虚多汗、阴虚发热、久病、大病产后及妇女哺乳期忌用。"多服久服令人虚冷，瘦弱人多服动消渴病，阴虚发热，咳嗽自汗者勿施"（《本经逢原》）。

药物对比

荆芥	芳香上行头面	温而不燥，治风疹瘙痒，祛风止痒，宣散毒疹。
薄荷		凉而不燥，治风疹瘙痒，疏散风热，宣毒透疹。

菊花	养肝明目	偏于清肝热、祛肝风，养肝明目作用好，可以常服。
薄荷		偏用疏肝气、解肝郁，养肝明目作用差，不能久服。

临床应用

【不良反应】

①毒性。研究表明，大鼠一次性口服薄荷油2.4mL/kg，可造成急性肝脏毒性。②中毒症状及机制。大鼠口服过量薄荷油，出现血清TNF－a、IL－6升高，肝组织NF－kB、1CAM－1蛋白表达增强，出现肝细胞脂肪变性、坏死等病理变化，并呈现毒性时效。量效关系炎症是肝毒性的主要机制之一。③中毒解救，薄荷临床不良反应在报道少见，宜控制用量，可避免毒副作用（高学敏、钟赣生主编《中药学》）。

配伍应用

（1）治阴虚火旺、风火郁热的咽喉肿痛。生地、玄参、板蓝根各30g，蒲公英15g，薄荷6g，桔梗5g，甘草10g，水煎服。

（2）感冒时邪，鼻流清涕，咽痛，咳嗽或伴有恶心，大便稀，或有发热恶寒，舌苔白薄或黄腻，脉多浮缓。特效感冒宁（宋健民）：苏叶、薄荷、藿香、防风、荆芥、苍术、黄芪各10g，金银花12g，甘草3g。上药煎两次，第一次用清水约200mL，浸药半小时，煎取100mL左右。第二次用水约120mL，煎取80mL左右；去渣。两次药汁混合后，分2次，早、晚温服各1次。加减：咽喉痛者，加桔梗10g，僵蚕6g；咳嗽痰多稠者，加浙贝母10g；清稀者加半夏6g，陈皮9g；头痛者加白芷9g、川芎9g；夏季感冒、恶寒无汗者加香薷6g；口渴汗出、小便短赤者加滑石15g、石膏20g、荷叶10g（《首批国家级名老中医效验秘方精选》）。

（3）慢性咽炎及干燥综合征。参梅含片（干祖望）：沙参100g，玄参100g，乌梅100g，生地黄100g，天花粉100g，薄荷60g，甘草30g。除乌梅、甘草之外，可用不同方法提炼，打成片剂，150片左右，此药为含化剂，每次含1片；随它化为水液，慢慢吞咽，每天6～10片（《首批国家级名老中医效验秘方精选》）。

蝉蜕（蝉衣）

性味归经：甘、寒。入肺、肝经。

功效：疏散风热，利咽，透疹，明目退翳，熄风止痉。

蝉蜕即蝉夏日从土而出，脱皮于树上。蝉饮冷风，吸清露之气，声音嘹亮，得肺金之气，体轻上行入肺经。"凡药气味有体有用，相反而实相成"，得金之味者，皆得木之气，故又入肝经（蝉得木之气所化，肝为风木之脏，同气相求，能入肝经）。

疏散风热，利咽透疹 蝉蜕入肺经、性寒清热。其为蝉所退之壳，能以皮达皮。肺主皮毛，蝉蜕质轻气清上行达表，疏散清解肌表的风热。疹为阳毒，疹前期为风热犯肺，其疏散肺经风热之力，能清解宣散疹毒达表透出。出疹期多为热郁肺胃。蝉蜕色黄味甘入胃经，甘缓和中，味甘解毒，甘寒益阴。清凉走皮以解阳热疹毒，疏散风热透发肺胃郁热。祛风止痒，逐疹外出，故能诱发疹毒。咽喉、肺、胃、气、食的通路，肺胃热盛，风热火毒上攻，而致声音嘶哑或者咽喉肿痛，蝉蜕清肺胃的风热火毒而利咽，常用治风热感冒、温病初期的发热恶寒、头痛身热、咳嗽音哑、咽喉肿痛及风热外束、麻疹不透或风湿浸淫肌肤的皮肤瘙痒等症。

《本草经百种录》曰："蚱蝉感凉风清露之气以生，身轻而声嘹亮，得金气之发扬者，又脱落皮壳，亦属人身肺经之位，故其性能清火祛风，而散肺经之郁气。因其质轻虚，尤与小儿柔弱之体为宜。"《本草述校注》云："蝉蜕，蝉本浊阴之气，姻缘蕴清阳，故秉仲夏阳盛之候以为变化，既乘清阳以化，而浊阴之质亦归于清，故吸风饮露，顿发音响而更畏日；盖由阴育阳，即由阳畅阴，体阴而阳用也。用此疗阳之淫而化风者，可使居先而清其气之出机矣（以阴化阳，即所谓阴中之少阳，非阳中之太阳也，故曰清阳）。"《纲目》言："蝉，主疗一切风热之证，古人用身，后人用蝉。大抵治脏腑经络，当用蝉身；治皮肤疮疡风热，当用蝉蜕，各从其类也。又主哑病，夜啼者，取其昼鸣而夜息也。"《本草备要》谈："蝉乃土木之余气所化，饮风露而不食，其气清虚而味甘寒，故除风热；其体轻浮，故发痘疹。"

明目退翳，熄风止痉 肝开窍于目，肝胆火热上炎则目赤、肿痛；肺经积热，胃中血燥而翳膜遮睛。蝉蜕甘寒益阴清热，入肺散风热，入胃疗血燥，性寒降下，能引肺胃之气下行，气下则熄毒解。甘寒入肝经，缓肝急（肝苦急，急食甘以缓之），清血热。甘主升能引肝之清阳上升，寒主降，能导胆之浊阴下达，气机升降复常，热退毒解，目明翳退，小儿惊风，轻则夜啼，重则抽搐。痉挛多由于肝经风热相乘所致（肝为风木之胜，风主动、肝主筋）。蝉蜕能疏散肝经风热，凉肝血、熄风热，甘缓筋之痉挛，故能熄风止痉。常用治肝经风热或肝胆火热上炎的目赤翳障及急慢惊风、小儿夜啼或破伤风等症。

《本草述钩元》称："蝉蜕，目赤肿胀，皆因气结不化，亦得此以转清阳之气化也。"《本草备要》说："（蝉蜕）其性善蜕，故退目翳，催生下胞；其蝉为壳，故治皮肤疮疡瘾疹；其声清响，故能治中风失音。"《中药大辞典》讲："张寿颐：蝉蜕，主小儿惊痫，内热为多，即《素问》之所谓血与气并，交走于上则为薄厥，治以寒凉，降其气次，使不上冲，此所以能治癫痫之真义也。甄权谓蝉蜕治小儿壮热，其意亦同。目之翳膜，儿之痘疮，实热为多，寒能胜热是以主之。"《本草便读》谓"蝉壳，退翳膜，治产难，取其善脱也。"《神农本草经读》指出："（蝉蜕）其感凉风清露之气以生，得金气最全，其主小儿惊痫者金能平木也"。《医学衷中参西录》认为："（蝉蜕）为其不饮食，而时有小便。故又着利小便；为其为蝉之蜕，故又能脱目翳也。"

蝉蜕有解热作用，其中蝉蜕头足较身部的解热作用强。蝉蜕具有抗惊厥作用，其酒剂能使实验性破伤风家兔的平均存活期延长，可减轻家兔已形成的破伤风惊厥，蝉蜕能对抗士的宁、可卡因、烟碱等中枢兴奋药引起的小鼠惊厥死亡。抗惊厥作用，蝉身较头足强。有镇静作用，延长戊巴比妥钠的睡眠时间，对抗咖啡因的兴奋作用（高学敏主编《中药学》）。蝉蜕有镇痛、镇咳、祛痰、平喘、抗过敏、降低毛细血管通透性、兴奋子宫平滑肌等作用（高学敏、钟赣生主编《中药学》）。

治感冒风热、皮肤瘙痒，与薄荷同用，如蝉蜕散（《沈氏尊生》）。治风热上攻或肝火上炎的目赤、翳障，与菊花、白蒺藜、车前子等同用，如蝉花散（《银海精微》）。治小儿慢惊风，与全蝎、天南星等同用，如蝉蝎散（《幼科释谜》）。

用法用量：煎服3～10g或为细末冲服（去足及泥土），病症量宜少用，止痉量用较大。

使用注意：表虚自汗、无风热及孕妇不宜用。"痘疹虚寒证不得服"（《本草经疏》）。

药物对比

薄荷	疏风热，辛凉。轻清凉散，发散力较强。	应用	善于透疹、辟秽、疏肝解郁。
蝉蜕	疏风热，甘寒。体气轻虚，发散力缓和。		偏于定惊解痉、明目退翳。

配伍应用

（1）治眼生云翳。净蝉蜕（去足及泥土）30g，研细末，每次用小米汤送服1.5～3g，日2次。

（2）治荨麻疹、湿疹、瘙痒。生首乌30g，苍蔚子15g，威灵仙15g，苦参15g，石菖蒲12g，蝉蜕10g，徐长卿15g，地肤子15g，甘草6g，水煎服。

（3）控制破伤风痉挛发作。主治破伤风：蝉蜕500g。蝉蜕去头、足，焙干，研细末，成人每日2次，每次45～60g，加黄酒90～120mL，加稀粥调成稀糊状，口服或经胃管注入，新生儿用蝉蜕末5～6g，黄酒10～15mL，加稀粥调成稀糊，日分1～2次喂服。儿童用量按成人剂量酌减。在治疗过程中，蝉蜕用量可随痉挛症状缓解为递减（《中医祖传秘籍》）。

葛根（干葛）

性味归经：甘、辛、凉。入脾、胃经。

功效：解肌退热，透疹，生津止渴，升阳止泻，通经络，解酒毒。

葛根（药材）"白色或淡棕（红与黄合成）色，表面有时可见残存的棕色外皮"。葛根色黄味甘，入脾、胃经。

解肌退热，透疹 葛根入土最深，禀天地清阳发生之气。葛根入脾、胃经，辛散达表发汗，性凉清热益阴，气味俱薄，气薄为阳中之阴，薄则发泄；味薄为阴中之阳，薄而通达。"甘凉补脾缓急（脾欲缓，急食甘以缓之，用苦写之，甘补之），止痉挛，解肌热（脾主肌肉），为发汗透表、解肌退热的良药。痘疹是阳热邪毒，侵犯肺胃或热毒入营血所致。葛根色白味辛能入肺经，味甘解毒，气凉胜热，清解肺胃热邪，透发痘疹外出。营血（营气与血共行月永中，并称'营血'）来源于脾胃水谷精微所化生。葛根入脾胃经，甘补脾（脾欲缓，甘补之）胃益气血生化之源，气血充则邪气不可犯。辛散凉清，发泄通滞，祛热邪，解毒结，达肌腠，逐邪出，调升降（辛甘举脾之清阳上升，质重凉降导胃之浊阴下行。中枢升降复常，余脏腑各行其职），行气血。消脾脏的郁火，清胃腑之燥热，解经气的壅遏，透营血之热毒，为透发痘疹的要药，常用治外感六淫之邪（包括风寒表实和风寒表虚）侵犯肌表引起的恶寒发热、头痛、项背拘挛、温病初期的身体壮热、头痛项强、小便黄赤及麻疹初期表邪外束、疹出不畅等症。"

《本草述校注》曰："葛根，鼓舞胃气上行。《本经》'起阴气'一语，正合于以太阴之湿土以行其化，故能解胃中之热郁，而鼓舞其阳气上行者也。脾主为胃行其津液，胃脘之阳必根于阴，所谓从乎中也，故能起阴气，即所以达之阳。能达胃之真阳，则胃之郁热热散；能使胸膈烦热解，而肌肉之属表者其热亦解矣。"《药品化义》云："葛根，根主上升，甘主散表，若多用二三钱，能理肌肉之邪，开发腠理而出汗，属于阳明胃经药。治伤寒发热，鼻干口燥……麻黄、紫苏、专能攻表，而葛根独能解肌耳。"《本草汇言》道："葛根，此药枝茎蔓延，统走太阳一身经络，根长丈余，入土最深，又得土之气，沉而且厚，故《神农经》谓起阴气，除消渴身大热，明属三阳表热无寒之邪，能散清之意也。"《本草思辨录》称："（葛根）味甘平，为阳明之正药。内色洁白，则能由胃入肺，外色紫黑，则又由肺达太阳，味甘兼辛，则擅发散之长，层递而升，复横溢而散。升则升胃津以滋肺，散则散表邪以解肌……葛根治身热，是以辛散热。"《景岳全书·本草正》言："（葛根）用此者，取其凉散，虽善达诸阳经，而阳明经为最。以其气轻，故善解表发汗，凡解散之药多辛热，此独凉而甘，故解温热时行疫疾，凡热而兼温者，此为最良，当以为君，而佐以柴、防甘、桔极妙，尤散郁火，疗头痛，治温疟往来，疮疹未透。"《本草便读》谈："（葛根）解阳明肌表之邪，甘凉无毒；鼓胃气升腾而上，津液资生，若云火郁发之，用其升散，或治疮疹不起赖以宣疏。"《药盒医学丛书》认为："葛根，斑疹为必用之药，已并非见点不可用，痧麻均以透达为主。所惧者是陷，岂有见点不可用之理？唯无论痧麻、舌绛而干者，为热入营分，非犀角，地黄不办，误用葛根，即变记百出，是不可不知也。""痘疮难出，以此发之甚捷"（药品化义）。

生津止渴，升阳止泻　津液来源于饮食水谷精微。其生成主要是胃对饮食物的"游溢精气"和小肠的"分清别浊"（胃与小肠经脉相通）、"上输于脾"而生成。脾对津液的输布，是"为胃行其津液，脾胃是通过经脉"，一方面将津液"以灌四旁"和全身；另一方面将津液"上输入肺"。葛根味甘补脾，健中而生气血（脾胃为后天之本，气血生化之源）。气能生泪如雨下，摄津，血有滋润和营养作用，甘凉益阴保津。"脾宜升则健，胃宜降而和"，葛根辛甘，入脾升脾，使脾中清阳之气上升则津液得以上承；脾升则胃降，凉降胃中浊有邪热下行，热不灼津而口不温。肺为水之上源，肺热伤津。葛根能入脾为胃行其津液上输于肺。辛润凉清肺经燥热，而口干咽燥的消渴自愈。"清气在下，则生飧泄"（《素问·阴阳应象大论篇》）。葛根辛苦发散为阳，能升脾之清阳之气上行，清气在上而飧泄止，大肠能吸收水分排泄糟粕。若湿热蕴结于大肠能致下痢赤白。本品入肺辛散凉降，清肺热，降肺气，肺气肃降，大肠清阳之气自升。清胃腑之燥热，升脾脏之清阳，清气在上，飧泄自止。脾主运化水湿，主升清，故能升阳止泻。常用治热病口渴、阴虚消渴、湿热痢疾、脾虚泄泻等症。

《本草正义》说："葛根气味俱薄，性本轻清；而当春生长迅速，故能升发脾胃清阳之气，气又偏凉，则能清热。且消渴为病，虽曰胃热炽甚，然其病机不仅在于火旺，而在燥冷太过，胃气下行，有降无升，所以饮虽多而渴不解，食虽多而人益赢，病皆用于降之太速。唯葛根既能胜热，又升清气，助胃输化而举其降气之太过，斯消可减而渴可已。……脾阳下陷，胃津不布，因而温饮，并举脾胃之气而液自和，是为葛根之针对症治。东垣谓：干葛，其气轻浮，鼓舞胃气上行以生津，治脾胃虚弱泄泻之圣药（胃有实火，必非其宜）。"《本草备要》按："辛甘性平，轻扬升发，入阳明经，能鼓胃气上行，生津止渴（风药多燥，葛根独能止渴者，以能升胃气，入肺生津耳）。"《重庆堂随笔》载："葛根，风药也，……以风药性主上行，能升举下陷之清阳。清阳上升，则阴气随之而起，津腾液达，渴自止矣，设非清阳下陷，而火炎津耗之渴，误服此药，则火借风盛，燎原莫遏。即非阴虚火炎之证，凡胃津不足而渴者，亦当忌之。"《本经疏证》讲："葛则散发阳邪而日起阴气。……且阴宜升，阳宜降，胃气之升，不能自至于肺，必因于脾乃能至也。是其由胃入脾，遂按脾阴以至肺，阴阳并至，津气兼升，故《本经》特书其功曰起阴气。"《本草思辨录》有话："葛根，其所以主消渴者，为其性濡润而味苦寒，皮黄肉白，能劫肺之热润肺胃之燥。"《本经逢原》指出："葛根轻浮，生用则升阳生津，熟用则鼓舞胃气，故治胃虚，作渴，七味白术散用之。"《本草正》强调："葛根，凡解散之药多辛热，独此凉而甘，故能解温热时行疫疾。凡热而兼渴者，此为最良，当以为君，而佐以柴、防、甘、橘。"《中药大辞典》指出："李杲：干葛，其气轻浮，鼓舞胃气上行，生津液，又解肌热。治脾胃虚弱泄泻圣药也。"《本草问答》曰："葛根气味较平，故发散之性轻而不伤血，根深能引水气上达苗叶，故兼能开津液也。""葛根以其开胃气入肺而生津"（黄兆胜编《中药学》）。

通经络，解酒毒 葛根入土最深，多肉少筋，枝茎四布蔓延很长，葛根味辛行气滞，气行则血活，味甘补中益气血。辛甘发散为阳，阳主推动、温煦、向外、上升等作用。天地、物人相感类聚之理，葛根有通经络、通痹着的作用。酒为湿热之最，葛根味辛祛风，风能胜湿，寒凉除热，味甘解毒，故能解酒毒，常用治气血不畅的颈项强痛、饮酒过多；湿热内蕴的酒疸；或热蕴成湿、湿热下论的酒痔及其他毒症。

《本草正义》谓："（葛根）又能治痹者，则葛根之蔓延甚长，而根又入土甚深，柔韧有余，故能直走经络，以通痹着之气血。解诸毒者，则根在土中，秉中土冲和之性，百毒得土 则化是其义也。"《药品化义》明示："（葛根）因其性味甘凉，能鼓舞胃气，若少用五六分，治胃虚热湿，酒者呕吐，胃中郁火，牙痛口臭。"《本草经疏》曰："（葛根）发散而升，风药之性也，故主诸痹。"《本经》曰："主消渴，身大热，呕吐，诸痹，起阳气，解诸毒。"《本草分经》曰："解酒毒药毒。"

葛根总黄酮能扩张脑及冠状血管，增加血流量，降低心肌耗氧量，增加氧供应。葛根素退热、降压、镇静、降低、血糖及血清胆固醇，抑制血小板聚集，缓解肌肉痉挛。葛根素对抗由急性心肌缺血引起的心律失常。大豆苷无可抑制白血病细胞、黑色素癌细胞的增殖，对肺癌亦有一定的抑制作用。本品通过清除氧自由基和抗酯质过氧化，而使酒精所致的血黏度异常变化恢复正常状态。并能保肝、抗缺氧、抗乙醇损害，抑制酶活性（王再谟等编《现代中药临床应用》）。葛根有广泛的 β 受体阻滞作用。对小鼠离体肠管有明显解痉作用，能对抗乙酰胆碱所致的肠管痉挛，葛根还具有明显的解热作用（高学敏主编《中药学》）。

治外感风邪、无汗恶风、项背强急，及太阳阳明合病、自下痢等症，与麻黄、芍药、桂枝、甘草等同用，如葛根汤（《伤寒论》）。治消渴，与生黄芪、知母、天花粉、生山药等同用，如玉液汤（《医学衷中参西录》）。治斑疹初发、壮热、点粒未透，与升麻、桔梗、前胡、防风、甘草同用，如（《金幼心笺》，摘自《中药大辞典》）。治酒醉不醒，葛根汁一斗二升，饮之，取醒止（《千金方》，摘自《中药大辞典》）。

用法用量：煎服10～15g。生用解肌退热，生津、透疹，煨用升阳止泻。

使用注意：热病，表虚汗多及阴虚火旺，上盛下虚者慎用。"其性凉，易于动呕，畏寒者所当慎用"（《景岳全书·本草正》）。"凡胃津不足而消渴者，亦当忌之"（《本草害利》）。

药物对比

葛根	升阳生津。
葛茎	善治下痢。
葛花	能解酒毒。
葛汁	解温病大毒。

麻黄		发热恶寒而无汗者多用。
桂枝	发汗解肌	发热恶寒而有汗者多用。
葛根		不恶寒而有汗且恶热者多用。

临床应用

【不良反应】葛根的毒性很小，但不同品种的葛根其毒性各不相同。研究表明，云南葛的毒性最大，峨眉葛和野葛次之，粉葛的毒性最小（高学敏、钟赣生主编《中药学》）。

配伍应用

（1）治落枕。葛根30g，羌活10g，水煎服

（2）治醉酒。千盅不醉方：甘葛15g，熊胆0.15g（可用猪胆代之），砂仁0.9g，甘草3g，陈皮1.5g，共为细末，以熟热蜜为丸，如黄豆大，吃酒前先服3～5丸，后饮酒不醉。

（3）治阴虚火热口渴的糖尿病。天花粉30g，葛根15g，苍术10g，山萸肉6g，五味子6g，川黄连4g，丹参10g，麦冬9g，鲜芦根30g。日服1剂，水煎服，分2次服。10天为一疗程。加减：烦渴引饮、苔黄燥、脉之火大者加石膏；多食易饥、消瘦、便秘、苔黄脉滑实者，加生地黄、牛膝、玄参；虚顺失眠、遗精、舌红、脉细数者，加龙骨、牡蛎、黄柏、知母、桑螵蛸；病久小便频数、混浊如膏、饮一溲一、腰膝酸软、阳事不举、舌淡脉细者，加附子、肉桂、鹿茸、覆盆子（《中医祖传秘籍》）。

柴 胡

性味归经：辛、苦、微寒。入肝、胆、肺经。

功效：疏散退热，疏肝解郁，升举阳气。

柴胡来源不同，现只分为北柴胡和南柴胡两种，一般认为北柴胡品质尤佳。《中药大辞典》讲：北柴胡（药材）"外皮灰（黑与白合成）褐（黑与黄合成）色或灰棕（红与黄合成）色""断面木质纤维性，黄白色，气微香，味微苦辛"。

柴胡色白味辛，能入肺经，"凡药气味有体有用，相反而实相成"，得金之味者，皆得木之气，故能入肝、胆经。又因柴胡仲春生苗（二月以生），气微寒，春之气，仲夏极茂，于仲秋成实，随阳气始生而明，至阴气既平而萎，气香质柔，合乎少阳之义，尤善入肝、胆经。

解表退热 胆为清净之府，其经在半表半里。少阳胆经受邪，入里（阴）则寒，入外（阳）而热。正邪相争出现寒热往来等症。治不应汗、吐、下，其经在半表半里，法当和解，柴胡禀初春微寒之气以生，根质柔软似阴，辛行香窜属阳：合乎体阴用阳，性喜疏达之义。味苦似胆汁（胆寄相火，苦为火味），故入少阳胆经。辛散香窜散表热，苦泄凉清，祛里热，热散结开，寒热自解，为治邪在少阳、寒热往来、胸胁苦满、口苦咽干、目眩等症的主药。对于外感表证发热，无论风寒、风热均可配伍应用。

《本草思辨录》曰："人身生发之气，全赖少阳，少阳属春，其时草木句萌以至幽茂，不少停驻。然当阴尽生阳之后，未离乎阴，易为寒气郁，则阳不得伸而与阴争，寒热始作。柴胡乃从阴出阳之药，香气彻霄，轻清疏达，以治伤寒寒热往来，正为符合。"《本草正义》云："其治外邪热之病，则必寒热往来，邪气已渐入于里，不在肌表，非仅散表诸药所能透达，则以柴胡之气味轻清芳香疏泄者，引而举之以祛邪，仍自表分而解，故柴胡亦为解表之药，而与麻、桂、荆防等专主肌表者有别。……柴胡之治寒热往来，本主外感之病也。故伤寒、湿热、湿温诸病，始则大寒大热，已而寒热间断，发作有时，胸胁不舒，舌苦浊腻者，斯为邪在半表半里，柴胡泄满透表，固是专司。若乍病之时，忽寒忽热，一日数作，则邪尚在气分，尚是表病，柴胡亦非其治。"《药品化义》道："柴胡，性轻清，主升散，味微苦，主疏肝。若多用二、三钱，能祛散肌表，属足少阳胆经药，治寒热往来，疗疟疾除潮热。"《医学衷中参西录》认为："（柴胡）又能助其枢转以透隔升出之，故《神农本草经》谓其主寒热、寒热者少阳外感之邪也。……柴胡所主之寒热，为少阳外感之邪，若伤寒疟疾是也，故宜用柴胡和解也。"《本经疏证》曰："（柴胡）此所以为半表里和解之剂，能助胆行上升生发之气，为十一脏所取决矣。"

疏肝解郁　"肝欲散，急食辛，以散之，用辛补之"（《素问·脏气法时论篇》）。柴胡入肝胆经，味辛补肝益气血（阳化气，少阳即少火，少火生气。肝主藏血）。气味轻清善升达，辛行苦泄，行气活血而治痛，气香行窜，肝气条达，疏泄自如，而郁火解（气有余便是火）。肝得补而胆受益，少阳和解则上焦得通，津液得下，胃气乃和，胃中的饮积痰聚自消（土得木而达）。常用治肝气郁滞的胸膈满闷、胁肋胀痛、月经不调、少腹、乳房胀痛等症。《本草经解》言："柴胡，其主心腹肠胃中结气者，心腹肠胃，五脏六腑也，脏腑共十二个，凡十一脏皆取决于胆。柴胡轻清，升达胆气，胆气条达，则十一脏从之宣化，故心腹肠胃，凡有结气，皆能散之也。其主饮食积聚者，盖饮食入胃，散精于肝，肝之疏散，又借少阳胆经为生发之主也，柴胡升达胆气，则肝能散精，而饮食积聚自下矣。"《本草正义》按："诸般积聚，皆由于中气无权，不能宣布使然。柴胡能振举其清阳，则大气斡旋，而积滞自化。……且柴胡证之呕逆及胸痞痛诸症，固皆肝胆木邪横逆为患……柴胡能疏泄外邪，则邪气解而肝胆之气亦疏，木既畅茂，斯诸证自已。……柴胡能疏泄外邪，则邪气解而肝胆之气亦疏，木既畅茂，斯诸证自已。……此外则有肝络不疏之症，在上为胁肋搐痛，在下为脐腹䐜胀，实皆阳气不宣，木失条达所致，于应用药中，少入柴胡，以为佐使而作向导，奏效甚捷。"《医学衷中参西录》谈："诚以五行之理，木能疏土，为柴胡善达少阳之木气，则少阳之气自能疏通胃土之郁，而其结气饮食积聚自化也。"

升举阳气　柴胡得天地春升之性，质轻升浮，辛香上达，味薄则通，能入肝胆经升提其清阳之气，由左达上，由右降浊。辛升苦降，升大于降。升不达巅顶，外散不及皮毛，专入肝胆二经和解散邪，升清降浊，主要升举肝胆脾胃清阳之气，常用治中气不足、气虚下陷的食少便溏、久泻脱肛，胃、子宫、肾下垂等脏器脱垂等病症。

《本草正义》说："约而言之，柴胡主治有二层：一为邪实，则外邪在半表半里者，引而出之；使还于表，而外邪自散；一为正虚，则为清气陷于阴分者，举而升之，使返其宅，而中气自振。……在脾虚之病用之者，乃借其升发之气，振动清阳，提其下陷，以助脾土之转输，所以必与补脾之参、芪、术并用，非即以柴胡补脾也。"《本草述校注》讲："柴胡为用，在于阳气不达，本于阴气不纾。升阳者固阴中之阳，即其有表而更有里，乃宜于此味以和解。如阴气虚者，是谓本之无也，何可辄事升阳乎？"《医学衷中参西录》谓："柴胡，且不但能通大便也，方书通小便亦有多用之者，愚试之亦颇校验。盖小便之下通，必由手少阳三焦，三焦之气化能升而后能降，柴胡不但升足少阳实兼能升手少阳也。"《本草分经》载："柴胡。能升阳气下陷，引清气上行，而平少阳厥阴之邪热。宣畅气血，解郁调经，能发表，最能和里。亦治热入血室，散十二经疮痂。"《本草利害》指出："柴胡为阴，必阴气不舒，致阳气不达者，乃为恰对。若阴已虚者，阳为无倚而欲越，更用升阳发散，是速其毙矣。故凡元气下脱，病属虚而气升者忌之。呕吐及阴虚发热、火炽炎上，不因血凝气，阻为寒热者，近此正如砒鸩之毒也。疟非少阳经者勿用。"

柴胡所含挥发油及粗皂苷均能解热。柴胡皂苷有抗炎、降低血浆胆固醇，抑制肉瘤和艾氏腹水癌细胞的作用。有抗肝损伤、利胆降低转氨酶、抗脂肪肝、兴奋胃肠平滑肌、抑制胃酸分泌和胰蛋白酶、抗溃疡、调节子宫功能等作用（王再谟等主编《现代中药临床应用》）。柴胡具有镇静、安定、镇痛、镇咳等广泛的中枢抑制作用。柴胡煎剂对结核杆菌有抑制作用。此外，柴胡还具有抗感冒病毒、增加蛋白质生物合成、抗辐射及增强免疫功能等作用。其抗炎作用与促进肾上腺皮质系统功能等有关（《一味中药治顽疾》）。

治寒邪在少阳的寒热往来、胸胁苦满、口渴咽干等症，与黄芩、半夏、人参、甘草等同用，如小柴胡汤（《伤寒论》）。治肝气郁结的胁肋疼痛，或妇女月经不调、痛经等症，与当归、白芍、茯苓、白术等同用，如柴胡疏肝散（《景岳全书》）。治胸中大气下陷、气短不足以息或寒热往来或咽干作渴等症，与生黄芪、知母、桔梗、升麻同用，如升陷汤（《医学衷中参西录》）。

用法用量：煎服3～10g。解表退热宜生用；热入血室酒炒用；升阳，生用或酒炒用；疏肝解郁，调经散结宜醋炒。

使用注意：真阴亏损、阴虚阳亢、阴虚火旺、肝火上逆、肝风内动、气不归元而阳气上脱者均忌用，感冒初期有表证者慎用。柴胡退热，特别适宜于解退弛张热及往来寒热，中等剂量能退热，但不能降至正常。"柴胡口服大剂量可出现嗜睡、工作效率低，并出现深睡等中枢抑制现象，还可出现食欲减退、腹胀等现象"（沈映君编《中药药理学》）。

药物对比

羌活	解表	性温。解表兼能祛风寒湿。	应用	治痹症，止痛较好。
柴胡		性寒。解表兼能升阳解郁。		治少阳，主证力优。

桂枝	理肝	疏肝气之郁结，并能平肝木之横恣。	应用	既升又降，善治喘咳。
柴胡		疏肝气之郁结，不能平肝木之横恣。		升多于降，可治疟疾。

细辛	解表、升阳	辛温解表，升肾中之阳而散寒止痛。
柴胡		辛凉解表，升肝经清阳而疏肝解郁。

葛根	升阳气	升脾胃之阳气。
柴胡		升肝胆之阳气。

临床应用

【不良反应】①毒性。柴胡口服的毒性很少。大剂量使用柴胡水煎服灌胃，可造成大鼠明显的肝毒性损伤。研究发现，柴胡不同组分均可导致大鼠肝毒性损伤，其途径与氧化损伤机制有关，且醇提物组分的肝毒性损伤程度高于水提组分。临床上柴胡注射液偶见不良反应报道，严重者致人过敏性休克。②中毒机制及症状。用柴胡注射液治疗感冒发热时有9例出现了以头晕、恶心、面色苍白、汗出为主的副反应，偶见晕仆倒地、不省人事的严重不良反应。③中毒解救。柴胡注射液使用中如出现毒副作用，应立即停止注射，对症治疗，严重反应者应皮下注射肾上腺素（副腺素）1/2支，肌苷0.2g，维生素C1g，加入50%葡萄糖注射液20mL中静脉推注，可使症状迅速缓解。反应较轻者，平卧休息5～10分钟后可恢复正常（高学敏、钟赣生主编《中药学》）。总而言之，柴胡不宜久服或用量过大。宜与滋补气血、温补肝肾及滋阴药同用。

配伍应用

（1）治肝气郁结的乳房胀痛、胁痛、胃脘胀满、烦热吐酸等症。柴胡12g，当归10g，白芍15g，生麦芽30g，橘核30g，川楝子10g，白术15g，茯苓10g，蒲公英15g，枳壳10g，甘草10g，生姜3片，水煎服。乳房胀痛重加全瓜蒌、橘叶、玫瑰花；胃脘胀满重加苍术、厚朴、砂仁。

（2）治耳不闻雷声。柴胡香附川芎散：柴胡30g，香附30g，川芎15g，共为细末，每服5g，白温开水冲服，早晚各服1次。

（3）耳聋方（肝气郁滞、气血不畅所致）。柴胡疗聋汤：柴胡30g，香附6g，川芎15g，路路通10g，水煎服。

（4）治胃下垂。潞党参30g，黄芪30g，当归须20g，肉桂6g，柴胡10g，升麻6g，炒白术15g，炒枳实10g，鸡内金6g，桔梗10g，旋复花（布包）10g，黄连3g，蒲公英10g，怀山药30g，陈皮10g，白云苓10g，谷芽、麦芽各15g，甘草6g，每日1剂，水煎3次，分3次饭前服，3个月为1个疗程（《中医祖传秘籍》）。

（5）急性胆囊炎证属肝胆湿热者。临床以胁痛、发热、厌油、恶心、便干、舌质红苔黄腻、脉弦滑为特征。变通大柴胡汤（刘渡舟）：柴胡18g，大黄9g，白芍9g；枳实9g，黄芩9g，半夏9g，郁金9g，生姜12g。日1剂，水煎分服（《首批国家级名老中医效验秘方精选》）。

升 麻

性味归经：辛、微甘、微寒。入肺、脾、胃、大肠经。

功效：解表透疹，清热解毒，升举阳气。

升麻（药材）：①西升麻"表面灰（黑与白合成）棕（红与黄合成）色""断面带灰绿（蓝和黄合成）色"。②北升麻"表面黑褐（黑与黄合成）色"，断面"微带绿色"。③关升麻"外形与北升麻极类似""断面黄白色"。（性味）"甘辛微苦，凉"。升麻色白味辛质轻升浮入肺经。肺与大肠经络相连，气寒苦降又能入大肠经，色黄味甘属士，故入脾胃经。

解表透疹，清热解毒 升麻入肺、脾、胃经。体质空松，轻浮升上。辛散解表，凉清热邪，气味俱薄，气薄则发泄，味簿而通滞。能诱发肌腠（脾主肌肉，肺主皮毛）的风邪达表发汗而解。辛能祛风，风能胜湿，升麻能治风热上攻的阳明经头痛（额前作痛）和外感风热夹湿的阳明经头痛、呕吐或头面巅顶痛甚等症。疹为热毒内蕴肺胃。升麻入肺胃，辛散凉清，味甘解毒，能清肺胃风热之邪，解时行疫毒之毒，逐邪达表而透疹。为治邪郁肌腠、时令疫毒在表、麻疹初起透发不畅的常备药。升麻辛凉入阳明胃经发表解肌，辛散郁火，甘凉解热毒，辛能行气，气行血活。气簿泄结，火郁发之，故能托毒外出而治疮肿。常用治阳明热毒或风热疫毒上攻的大头瘟的头面红肿、咽肿痛等症（阳明胃经循行前头面、口齿、咽喉等部位。火郁于阳明胃经则头痛，口舌生疮、齿痛，咽喉红肿）。

《本草汇言》曰："升麻，散表升阳之剂也。疗伤寒，解阳明在表（发热，头额痛，眼眶痛，鼻干，不眠）之邪，辟瘟疫，吐蛊毒恶厉之气，发豆瘄（瘄即疹）于隐秘之时，化斑毒于延绵之际。但味苦寒平，禀天地极清之体，故能效升散之用，所以风寒之邪，发热无汗，风热之邪，头风攻痛，并且疾肿赤，乳蛾喉胀，升麻皆治之。……此升麻之药，故风可散，寒可驱，热可清，疮疹可解，下陷可举，内伏可托，诸毒可拔。"《本草分经》云："升麻，甘辛微苦，性升，脾胃引经药，亦入肺、阳明大肠经而表散风邪，升散火郁，能升阳气于至阴之下，引甘温之药上行，以补卫气之散，而实其表。"《本草正义》道："升麻体质甚轻，空松透彻，气味又淡，轻清上升，盖得天地纯阳之气。……升麻能发散阳明肌腠之风邪，透表发汗，其力颇大。唯表邪之遏郁者宜之，而阴虚内热者不可妄试。又上升之性，能除巅顶风寒之头痛，然亦唯风寒外邪宜之，而肝阳上凌之头痛，又为大忌。"《本草纲目》载："升麻能解痘毒，唯初发热时，可用解毒；痕已出后，气弱或泄泻者亦可少用；其升麻葛根汤，则见斑后必不可用，为其解散也。"《本草纲目》曰："以升麻为解毒、吐蛊要药，盖以其为阳明本经药，而性又上升故也。"《本草新编》称："升麻之可多用者，发斑之症也。凡热不太甚，必不发斑，唯其内热之甚，故发出于外而皮毛坚固不能遽出，故见斑而不能骤散也。升麻原非退斑之药，欲退斑，必须解其内热，解热之药，要不能外元参、麦冬、与芩连、栀子之类。然玄参、麦冬，与芩连、栀子能下行而不能外走，必借升麻以引诸药出于皮毛，而斑尽消。倘升麻少用，不能引之出外，势必热走于内，尽趋于大小肠矣。"《本经疏证》按："升麻所以能解如许多毒者，盖以其根内白外黑，茎叶皆青，复花白黑，是为金贯水中，水从木升，仍发越金以归功于畅水也。水者何？严厉之寒者也？金者何？上肃之热气也。以严厉之寒，包收肃之热，阳欲达而被阴束，是所以为毒也。使随木升而畅发焉，是即所谓解毒矣。"《本经逢原》指出："升麻、葛根能发痘，唯初发热时可用，见点后忌服，为其气升，发动热毒于上，疮毒为害莫测，而麻疹尤为切禁，误投喘满立至。"《本草求真》认为："（升麻）与一切风热斑疹、疮毒、靡不随手辄应。以升其阳而散其热，俾邪尽从外解，而浊自克下降，故又且能以解毒，不似葛根功专入胃升津解肌，而不能引诸药以实卫气也。"

升举阳气 "气味辛甘发散为阳""清气在下，则生飧泄"（《素问·阴阳应象大论篇》）。升麻辛甘发散为阳，阳主升，体轻升浮，得极清之气，入脾胃升清阳之气下陷，浊阴之气自降，清气在上，飧泄自止，又味甘补脾（脾欲缓，急食甘以缓之，用苦泻之，甘补之），脾主运化水湿，脾健湿除泄泻愈。脾健胃强气血生，中枢气机升降复常，脏腑各行其职，升麻为气虚下陷腹泻的要药。常用治气虚下陷的脘腹重坠作胀、久泻脱肛、子宫下垂、肾下垂、月经量多、崩漏等病。

《本草述校注》言："升麻，味先苦而后甘，非从下而上者之征乎？至其气味俱薄。固已毕达其浮升之功用矣。升麻之举阳气于至阴者，固直入阳明、太阳之元而引清气上行，即并五脏六腑之气随胃气而上奉之矣。"《本草便读》谈："升麻，升至阴于下极，达胃疏风，鼓脾土以上行，入肠治利。辟邪解毒，辛甘发散为阳；治痘消癍，宣透松肌有效，带下脱肛等症。陷而举之；阴虚火动诸方，又当禁使。"《本草问答》说："升麻味甘，能升脾胃之气。其所以能升之理，则因根中有孔道。引水气上达苗，故性主升。然无四散之性，以其为根专主升，不似柴胡苗叶，故有散。"《本草汇言》讲："升麻，散表升阳之剂也。……但味苦寒平，禀天地极清之体，故能效升散之用。……又如内伤元气，脾胃衰败，下陷至阴之分，或醉饱房劳，有损阳气，致陷至阴之中，或久病泻痢，阳气下陷，后重窘迫；或久病崩中，阴络受伤；淋沥不止；或胎妇转胞下坠，小水不通或男子湿热下注，腰膝沉重；或疮毒内陷，紫黑胀痛，或大肠气虚，肛坠不收，升麻悉能疗之。"

《药品化义》谓："升麻，善提清气，少用佐参、芪升补中气。柴胡引肝气从左而上，升麻引胃气从右而上，入补中益气汤有鼓舞脾元之妙，使清阳之气上升而浊阴之气下陷。"《本草正》强调："升麻，凡痈疽痘疹阳虚不能起发及泻痢崩淋，梦遗脱肛，阳虚下陷类，用佐补剂，皆所宜也。若上实气壅，诸火炎上及太阳表证，皆不宜用。且其味苦气散，若血气太虚，及水火无根者，并不可用。"

升麻水浸剂有抗病毒、抗真菌作用。升麻能抑制心脏、减慢心率、降低血压。抑制肠管和妊娠子宫痉挛。三萜类化合物能增强淋巴细胞活性，促进淋巴细胞转化作用；甲醇提取物能抑制肝损伤；升麻提取物有抗凝血作用，升高白细胞，抑制血小板聚集（王再谟等主编

《现代中药临床应用》）。升麻对结核杆菌、金黄色葡萄球菌和其他球菌有中度抗菌作用。北升麻提取物具有解热、抗炎、镇痛、抗惊厥作用（《一味中药治顽疾》）。升麻有抗肿瘤作用。升麻皂苷还具有体外抑制艾滋病毒作用（高学敏、钟赣生主编《中药学》）。

治风寒感冒、恶寒发热、无汗头痛等症，与麻黄、紫苏、白芷、川芎等同用，如十神汤（《和剂局方》）。治小儿痘、痧、疹不明，发热头痛，伤风咳嗽，乳蛾疰腮，与前胡、甘葛、黄芩、栀子同用，如升麻汤（摘自《中药大辞典》转引自《滇南本草》方）。治胸中大气下陷、气短不足以息或满闷怔忡等症，与黄芪、知母、柴胡、桔梗同用，如升陷汤（《医学衷中参西录》）。

用量用法：煎服3～10g。发表透疹、清热解毒宜生用；升阳举陷宜炙用。

使用注意：阴虚阳浮，麻疹已透，阴虚火旺，喘满气逆，吐衄均忌用。"若劳碌伤神及肺有伏火者，恐升动阳气，助火生痰，忌之"（《药品化义》）。

药物对比

柴胡	升举阳气	引少阳清气上升（疏散肝胆抑郁之气），偏于宣发少阳之邪。
升麻		引阳明清气上升（升举脾胃清阳之气），偏于宣发阳明之邪。

葛根	透泄斑疹	轻扬升散。解肌透疹，横行而达邪，身背麻疹不透者多用之。
升麻		轻松升浮。解毒透疹，上升而透邪，颈面麻疹不明显者多用之。

临床应用

【不良反应】应用本品剂量过大可出现头痛、震颤、四肢强直性收缩、阴茎异常勃起。升麻能使皮肤充血，及至形成溃疡，内服则引起胃肠炎，严重时发生呼吸困难、谵语等（沈映君编《中药药理学》）。

配伍应用

（1）治脾气虚湿邪所致的脱肛。补气利湿升涩汤：黄芪30g，白术15g，车前子6g，升麻6g（后下），山萸肉12g，火麻仁15g，炙甘草6g。水煎服。

（2）治热毒所致的接触性皮炎。人中黄30g，石膏30g，连翘15g，升麻15g，知母15g，玄参20g，牛蒡子15g，黄连10g，淡竹叶10g，赤芍10g，甘草10g，荆芥10g，蝉蜕6g。每日1剂，水煎服（《中医祖传秘籍》）。

（3）治老年前列腺肥大。宣导通闭汤（查玉明）：黄芪15g，车前子30g，甘草20g，升麻7.5g，怀牛膝15g，淫羊藿15g，滑石25g。每剂药煎4次，头煎药用水浸泡半小时后煎煮，首煎沸后慢火煎30分钟，二煎沸后20分钟。每次煎成100mL。两次混合一起，分两次，早晚餐后1小时服用。加减：若大便秘结加肉苁蓉20g；尿道涩痛加公英25g，木通10g；咳喘加杏仁5g，细辛5g（《首批国家级名老中医效验秘方精选》）。

牛蒡子（恶实、大力子）

性味归经：辛、苦、寒。入肺、胃经。

功效：疏散风热，利咽，透疹，宣肺祛痰，解毒消肿。

牛蒡子（药材）"外皮灰（黑与白合成）褐（黑与黄合成）色""破开后种仁两瓣，灰白色，富有油性"。牛蒡子色白味辛入肺经，色黄苦降入胃经。凡药气味有体有用，相反而实相成，得金之味者，皆得火之气，故又入心经。

疏散风热，利咽透疹　牛蒡子入肺经，体轻达上，辛散走皮祛风，苦寒泄结清热。辛升苦降，升散中具有凉降之性，善疏散上佳和在表的风热。苦能燥湿，甘寒入胃经清解在里之湿热。咽为食道主于胃，喉司呼吸属于肺。若肺胃积热，湿浊聚集，外感风热凝结，导致咽喉红肿热痛或湿热咳嗽等症。牛蒡子入肺胃经，外解风热、湿邪（风能胜湿），内疗郁火（气有余则为火，味辛气行，气行而郁火解）、湿浊（苦能燥湿），辛行气，苦泄血，气行血活则痛止肿消，故能利咽止咳，疹毒多由于热邪侵犯肺胃；瘾疹则因心火灼肺，外受湿热而发作。牛蒡子辛散苦泄寒清热，既解外感风热之邪，又泄内蕴湿热之毒（湿热蕴久成毒），表里双解，风散热除，湿消毒解。又因其味苦为火之气，能入心经泻火而益明。富含油汁，质润滑肠，味辛润燥，兼通二便（肺与大肠相表里，心与小肠相表里）使湿热浊阴之毒从二便排出。邪有从内外出之路，肺胃心等得健。正气旺盛，邪气自退，疹毒、瘾疹形影皆灭。常用治风热感冒或温病初起的发热湿咳、咽喉肿痛及风热毒盛二便不畅、麻疹不透、风疹瘙痒等症。

《本草经疏》曰"恶实至秋而成，得天地清凉之气。……升多于降，阳也，入手太阴、足阳明经。为散风除热解毒之要药。辛能散结，苦能泄热，热结散则脏气清明，故明目而补中。风之所伤，卫气必壅，壅则发热。辛凉解散则表气和，风无所留矣。"《本草便读》云："牛蒡子一名大力子，三月生苗，初夏开花，至秋结子，故其子得金之气，辛胜于苦，性平，专治肺病，兼通于肝，宣散润燥，均擅其长。一切咽喉、痘疹诸病，凡属肺者，皆可用之。"《本草正义》称："牛蒡之用，能疏散风热，起发痘疹……凡肺邪之宜于透达，而不宜于抑降者，如麻疹初起，犹未发池，早投清降，则恒有遏抑气机，反致内陷之虞，唯牛蒡则清泄之中，自能透发，且温热之病，大便自通，亦可少杀其势，故牛蒡最为麻疹之专药。"《药品化义》指出："牛蒡子能升能降，力解热毒。味苦能清火，带辛能疏风，主治上部风痰、面目浮肿、咽喉不利、诸毒热壅……血热痘、时行疹子、皮肤瘾疹、凡肺经郁火，肺经风热，悉宜用此。"

宣肺祛痰，解毒消肿 牛蒡子入肺经疏散风热。风能胜湿，湿除而痰消（湿邪壅滞日久而成痰）。苦寒燥湿泄热，治湿热郁结。辛宣苦降，能宣散肃降肺气下行，气下则痰消。为子皆降，苦寒达下，能降胃气下行，胃降则脾升，脾气升则湿化（脾喜升，主运化水湿），脾健肺受益，脾胃中枢轴转灵活，四围脏腑升降复常，有助于肺气宣散肃降、痰湿的消除。牛蒡子辛散苦泄，行气活血，通达内外，寒解热毒，通利二便，毒邪外出，疏散风热，热邪不留于肌腠，气血行而肿痛消，故能宣肺消痰、解毒消肿。常用治风热感冒、肺失宣降的咳嗽痰多、咽喉肿痛及热毒痈肿疮毒。疫发颐、痄腮喉痹（缠喉风）瘰疬痰核等症。

《本草求真》说："（牛蒡子）凡人毒气之结，多缘外感风寒，营气不从，逆于肉里，故生痈毒。味辛且苦，既能降气下行，复能散风除热，是以感受风邪热毒而见面目浮肿，咳嗽痰咽间肿痛，疮疡斑疹，及一切臭毒痧闭、痘疮紫黑、便闭等症，无不借此表解里清。但性冷滑利，多服则中气有损，且更令表虚矣。至于脾虚泄泻，为尤忌焉。"《药性纂要》讲："大力子，味辛苦气寒，有通内达外之功。外而疏壅滞，去皮肤中风湿，细者斑疹，大者痈毒服久能消；内而上利咽膈、清风热，下利腰膝凝滞之气。"《本草经疏》谓："（恶实）藏器主风毒肿诸痿；元素主润肺、散结气、利咽膈、去皮肤风，通十二经络者悉此意耳。"《中药大辞典》曰："李杲：散诸肿疮疡之毒。"

牛蒡子煎剂对肺炎双球菌有显著的抗菌作用，水浸剂对多种致病性皮肤真菌有不同程度的抑制作用。牛蒡子有解热、利尿、降低血糖、抗肿瘤作用。牛蒡子苷有抗肾病变作用，对实验性肾病大鼠可抑制尿蛋白排泄增加，并改善血清生化指数（高学敏主编《中药学》）。牛蒡子提取物有抗病毒、抗氧化作用。牛蒡子尚能降血脂。牛蒡子苷元可明显抑制肝SMMC_7721细胞增殖并诱导凋亡；能诱发人白血细胞凋亡（高学敏、钟赣生主编《中药学》）。牛蒡子苷能扩张血管、降血压（王再谟等编《现代中药临床应用》）。

治外感风热，或温病初起的发热头痛、口渴、咳嗽多痰、咽喉肿痛等症，与金银花、连翘、薄荷、桔梗等同用，如银翘散（《温病条辨》）。治风热壅滞的咽喉肿痛、丹毒与大黄、薄荷、防风等同用，如牛蒡子汤（《证治准绳》）。治皮肤风热、遍身生瘾疹，牛蒡子等分，以薄荷汤调下二钱，日二服（《养生必用方》）。治头面风热或颈项痰毒、风热牙痛，与薄荷、荆芥、玄参、夏枯草等同用，如牛蒡解肌汤（《疡科心得集》）。后二方均摘自《中药大辞典》牛蒡子的选方。

用法用量：煎服6～12g，入汤剂易捣碎。炒用其苦寒和滑肠作用均减少。

使用注意：脾虚（气虚）泄泻及痈疽已溃者忌用。"痈肿水肿等症，则苷非热结，慎弗轻用。"

药物对比

薄荷	利咽喉	清热消肿。	应用	偏疏肝开郁。
牛蒡子		化痰散结。		善滑肠通便。

白芷	解疮毒	活血生肌，排脓力大。
牛蒡子		消热解毒，消肿力优。

配伍应用

（1）治风热外袭所致的咽痛、麻疹、湿疹等症。牛蒡子15g，荆芥10g，连翘10g，蝉蜕10g，薄荷6g，桔梗3g，升麻6g，甘草6g。水煎服。

（2）治肾肝阴虚火旺的咽喉肿痛。生地30g，玄参3g，山药15g，麦冬12g，山萸肉10g，茯苓10g，牡丹皮10g，牛蒡子10g。水煎服。

（3）治阴分亏损已久，浸至肺虚有痰，咳嗽劳喘，或兼肺有结核者。参麦汤：人参9g，干麦冬12g（带心），生山药18g，清半夏6g，牛蒡子10g（炒捣），苏子6g（炒捣），生白芍9g，甘草5g。水煎服。

（4）症同3，更兼肾不纳气作喘者。沃雪汤：生山药45g，牛蒡子12g（炒捣），柿霜饼18g（冲服）。水煎服（以上3和4方药均摘自《医学衷中参西录》）。

（5）扁平疣：炒牛蒡子200g，去皮研末，内服，1日3次，每次3～5g（《一味中药治顽疾》）。

蔓荆子（蔓荆实、蔓荆）

性味归经：辛、苦、微寒。入膀胱、肝、胃经。

功效：疏散风热，清利头目。

蔓荆子（药材）"表面灰（黑与白合成）黑色或黑褐（黑与黄合成）色，被灰白色粉霜""横断面果皮灰黄色，有棕（红和黄合成）褐色油点"。"气芳香"。（原植物）"花冠淡紫色"。

蔓荆子生于水滨，色黑应走肾经。其体轻升浮为阳，辛散达表，又因肾与膀胱经络相通；膀胱经络主人身之表，同气相求，苦寒降下，尤善入膀胱经。性微寒，春之气，花冠色紫（紫含青色）。其子内皮色青，能入肝经。"凡药气味有体有用，相反而实相成。"得木之味者，皆得土之气，故入胃经（色黄亦入胃经）。

疏散风热，清利头目 蔓荆子辛散香窜达表，苦寒清热泄结，体轻升浮上行，既能达表疏散风热，又善上行清利头面风热。头为诸阳之会，诸阳根源于阴血。阴受火邪则上乘阳分而阳道不通。便生头面诸病，蔓荆子以苦温而成凉降（3～4月，选细沙土地做苗床，秋季果实成熟时采收）。以升天始，以降地终。能凉诸经之血，不使火邪乘于阳分，且阳得阴以化，而阳道行，头目清。膀胱经络于肾。体表循行始于眼内眦旁的睛明穴，上行沿头顶而至枕部。膀胱主贮尿和排尿。膀胱经"是动则病冲头痛"。"是主筋所生病者，……头囟项痛，目黄泪出。"等症，肾主藏精，精能化血；肾主骨齿为骨余。胃之脉入上齿中。蔓荆子入膀胱、肾经。味辛润肾燥，"开腠理，致津液，通气也"。苦则坚肾补肾，肾健旺有利于膀胱对湿热的排泄（膀胱的贮尿和排尿，全赖于肾的气化功能）；辛禀入肝经，补肝益疏泄，清郁火，散风热；辛苦入胃经，辛润胃燥（胃喜柔润），苦降胃气下气，芬香醒脾健胃以利气血之生化。辛散苦泄，行气活血，通则不痛。常用治外感风热、头痛、脑鸣，肝阳上亢的头痛眩晕，风热上攻的目赤肿痛、目昏（且得血而能视，失血则昏）、多泪（风邪内犯，必挟肝火上侵目系则泪出不止）、齿动肿痛等症。辛能祛风胜湿，苦香能燥湿，寒解热邪，补肝肾益阴津。醒脾健胃生气血，又适用于风湿痹痛、老年体虚引起的手脚抽搐等症。

《本草便读》曰："蔓荆子，辛苦性平，虽属子而体质轻浮，入肺经上行宣散，故能清利头目、解表疏风。能搜肝风者，不特风气通于肝。即风药亦能入肝也。又能治湿者，风能胜湿也。"《本经续疏》云："柔条似蔓，就旧发新。生必对节，似经脉之周行无间，遇节不停，所谓行也；开花成簇，瓣浅红，蕊黄白，蔡青，似关节之流行屈伸泄泽筋骨，所谓散也，两者之所以然，尤在味苦而气寒，苦主发，寒主泄耳。目者精神之簇于一处者也，精神混以邪气则昏暗，形质混以邪气则动摇，行其邪，散其邪，精神形质遂复其常。故在目曰明，在齿曰坚……蔓荆实成于凉降，故能凉诸经之血，以凑夫阳之所在，使阳得阴以化而阳道行，所谓以阴达阳，由阳彻阴者也，是故气之虚者欲补，而此能清其气以达之，气之戾者欲散，而此能清其气以化之。既于气有益，谓为益气可也。"《本草思辨录》言："头痛非阳虚有风，何至脑鸣？风为阳，阳虚脑鸣为阴。蔓荆生于水滨，实色黑斑，宜其入肾，然气味辛寒，而兼苦温，又得太阳本寒标热之气化，用能由阴达阳，以阳化阴。其体轻虚上行，虽《本经》所谓筋骨寒热温痹拘挛者，亦能化湿以通痹，而搜逐之性，性终不耐，故古方用之者少，唯风头痛脑鸣，则确有专长。"《药品化义》谈："蔓荆子，能疏风、凉血、利窍，凡太阳头痛，及偏头风、脑鸣、目泪、目昏，皆血热风淫所致，以此凉之，取其气主升，佐神效黄芪汤疏消障翳，使目复光，为肝经胜药。"《中药大辞典》说："张寿颐：凡草木之子，多坚实沉重，性皆下行。蔓荆之实，虽不甚重，然其性必降。……《别录》虽加辛守，而主治风头痛、脑鸣、目泪出，仍是内风升腾之病，用以清降，断非疏散外风之品。……《千金方》以一味蔓荆子为末，浸酒服，治头风作痛。亦是内风，非祛散风热之法，其用酒者乃借酒力引之上行，使药力达于头脑之意。"《本草汇言》讲："蔓荆子清利头面诸风疾之药也。……推其通九窍利关节而言，故后世治湿痹拘挛，寒疝脚气，入汤散中，屡用奏效，又不拘于头面上部也。"《玉楸药解》谓："蔓荆子发散风湿，治麻痹拘挛、眼肿头痛之证。头目疼痛乃胆胃逆升、浊气上壅所致。庸医以为头风，而用蔓荆子发散之药，不通极矣。""（蔓荆子）治感冒发热，眼痛眩晕，风湿筋骨痛，消化不良，肠炎腹泻，跌打肿痛"（广州部队《常用中药手册》）。

蔓荆子，甲醇提取物，有抗凝血、抗炎、祛痰、平喘之功效。单叶蔓荆水提取物能降血压，抑制平滑肌。蔓荆子提取物有抗凝血、抑制子宫颈癌的作用（王再谟等主编《现代中药临床应用》）。蔓荆子有一定的镇静、止痛、退热作用。蔓荆子黄素有抗菌、抗病毒作用。蔓荆叶蒸馏提取物具有增进外周和内脏微循环的作用（高学敏主编《中药学》）。本品水煎液、醇浸液均有抑制肠平滑肌作用，尚有耐缺氧作用（高学敏、钟赣生主编《中药学》）。

治风湿在表的恶寒微热、头痛头重、一身尽痛、苔白脉浮等症，与羌活、独活、藁本、川芎等同用，如羌活胜湿汤（《内外伤辨惑论》）。治风寒侵目、肿痛出泪、涩胀羞明，与荆芥、白蒺藜、柴胡、防风、甘草同用［《本草汇言》，摘自《中药大辞典》·蔓荆子（选方）］。治中气不足、清阳不升、耳鸣耳聋或齿痛，与黄芪、人参、白芍、升麻等同用，如益气聪明汤（《东衡十书》）。

用法用量：煎服5~10g。

使用注意：头痛、目赤肿痛，由于阴虚火旺，不因风邪者及瞳孔散大者忌用（《医方集解》）。"胃虚之人不可服，恐生痰"（《医学启源》）。

药物对比

白芷	治头痛	祛风湿作用大，眉棱骨疼痛者多用。
蔓荆子		祛风热作用大，两侧太阳穴疼痛多用。

（待续）

（续表）

蔓荆子	治两侧头痛	以疼痛近于颞颥部较好。	应用	偏于散风明目。
决明子		以疼痛近于太阳穴处较好。		偏于清肝明目。

注：颞颥部，是头颅两侧靠近耳朵上方的部分。

临床应用

【不良反应】蔓荆子毒性很小。其安全限度实验BLD50，用药相当于临床口服用量的300倍和200倍，仍表现毒性很小（高学敏、钟赣生主编《中药学》）。

配伍应用

（1）治产后遇风邪头痛。蔓荆八珍汤：熟地黄15g，川芎6g，当归15g，赤芍6g，党参12g，白术12g，茯苓10g，蔓荆子10g，甘草3g。水煎服。

（2）治偏正头风方。茶叶15g，黑豆15g，金银花15g，蔓荆子3g，灯芯草2g，玄参3g，防风3g，天麻3g，辛夷3g，另外用土茯苓120g煎汤4碗，每次二碗，煎前药温服，日2次，煎服同第一次。

（3）治风热上攻之目赤肿痛、多泪、翳膜遮睛等症。白蒺藜配蔓荆子，二药伍用，有疏散风热、清肝明目之功（《毒性中药的配伍与应用》）。

二

清热药

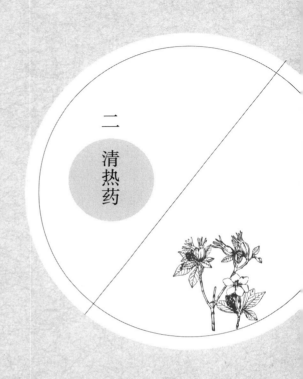

1.清热泻火药

石 膏

性味归经：甘、辛、大寒。入肺、胃经。

功效：生用清热泻火，除烦止渴。锻用敛疮生肌、收湿止血。

色白味辛入肺经。石膏烧之染火焰为淡红黄色，色黄味甘入胃经。

清热泻火，除烦止渴 风热入侵腠理则发热，传入阳明而热结（身热、目痛、鼻子不得卧），胃热止攻致头痛、牙痛、咽喉肿痛；热毒郁久随胃气外现肌表为斑疹；侵入手太阴肺经症见喘咳；犯于手少阴心经可见发惊；热邪上递心包立见谵语；下入大肠发生便秘（腹中燥结、坚硬作痛）；热入血室、阻塞气化，久而生热导致子宫发炎，甚至溃烂、脓血下注，此皆外感稽留之热，热之气分的症状，石膏辛散达表祛风，气薄发泄，性寒清热，入肺，胃清解二经的邪热，质重逐热下行，收摄浮越之元阳，甘寒益阴，清热而不伤津，泻火之中寓有透表解肌之力，故治上述诸症。常用治外感实热，热入气分之证。热邪郁于肺胃而宣降失司，健运失常，热生湿，湿蕴生痰，热邪痰涎壅盛而心烦（烦出于肺），热盛久灼耗伤肺、胃津液则口渴。石膏外解肌肤之热，内清肺、胃之火，甘寒益阴津，质重寒降肺胃之气下行，导火热之邪达下，而大肠、脾之气阴自升，阴液上奉，热退津生而渴止；气下痰消，清肺胃则烦解，故能除烦止渴。凡外感热病、高热汗出、伤气耗津、烦渴引饮，或热病后期，气津两亏的身热心烦、口渴等症，皆为要药。

《药品化义》曰："石膏色白属金，故名曰白虎，体重性凉而主降，能清内蓄之热，味淡带辛而主散，能祛肌表之热。因内外兼施，故专入阳明经，为退热祛邪之神剂。"《本草便读》云："石膏，大寒质重，味甘之物，直清肺胃，相传解肌之说，皆因表有风寒，里有郁热故已气被郁，不得透达于表，郁热解则表里通矣。"《本草新编》言："石膏降火，乃降胃火，而非降脏火也，石膏泻热，乃泻真热，而非泻假热也，辨其胃火真热，用石膏自必无差。"《本草思辨录》道："邹氏云：石膏体质最重，光明润泽，乃随去即解，纷纷星散，而丝丝纵烈，无一缕横陈，故其性主解横溢之热邪，正石膏解肌之所以然，至其气味辛甘，亦具解肌之长，质重而大寒，则不足于发汗……不知石膏治伤寒阳明之自汗，不治太阳病无汗。"《医学衷中参西录》载："石膏之质原为硫氧氢钙化合而成，其性凉而能散，有透表解肌之力，为清阳明胃腑实热之圣药，无论内伤，外感用之皆效，即他脏腑有实热者用之亦效……是以愚用生石膏以治外感实热，轻证亦必至两许，若实热炽盛，又恒重用至四五两，或七八两或单用，或与他药同用，必煎汤三四茶杯，分四五次徐徐温饮下，热退不必尽剂……石膏生用以治外感实热，断无伤人之理，且放胆用之，亦断无不退热之理……其邪实正虚者，投以白虎加人参汤，亦能奏效。"

《医学入门》谈："（石膏）以味甘，能缓脾生津止渴，以味辛能解肌热出汗，上行至头；以气寒，能清肺润肺制火，除三焦大热。凡伤风、伤寒、时行、头目昏眩、寒热、气逆喘急、腹痛，及中喝壮热烦渴，日晡潮热，小便卒数如淋。惟胃虚寒人禁服。"《本草备要》称："石膏，寒能清热降火，辛能发汗，解肌，甘能缓脾益气，生津止渴。"《本草述校注》按："阴不足而阳有余者，即谓风之淫；阳不足而阴有余者即为风之虚，大抵石膏之用，其所宜者正以救元气也，盖阳炽于肺之间，则火与元气不两立，经所谓至阳盛，则地气不足，故宜石膏以泻阳而存阴，此之谓救元气也。"《药征》指出："余也笃信而好古，于是乎为渴家而无热者，投以石膏之剂，病已而未见其害也；方炎暑之时，有患大渴引饮而渴不止者，则使其服石膏末，烦渴顿止，而不复见其害也；石膏之治渴而不足怖也，斯可以知己。"

敛疮生肌，收湿止血　石膏含天然水，若煅之则水分消散，清热力大减，收涩力增加，具有收涩生肌（味甘补脾益气血）、收湿、止血作用，本品又可用于水火烫伤及阳证。疮疡溃烂，久不收口；外伤或痔漏出血等症多用。

《神农本草经》说："石膏治金疮，是外用以止其血也。愚尝用煅石膏细末，敷金疮出血者甚效。盖多年壁上石灰，善止金疮出血，石膏经煅与石灰相似，益见煅石膏之不可内服也，石膏生用之功效，不但能治病，且善于治疮，且善于解毒。"《本草经疏》讲："石膏，足阳明主肌肉，手太阴主皮毛，故又为发斑发疹之要品，若用之渺小，则难责其功。"《医学衷中参西录》谓："石膏原质为硫氧氢钙化合，为其含硫氧氢，所以有发散之力，煅之则硫氧氢之气飞腾，所余者唯钙，夫钙之性本敛且涩，煅之则敛涩之力益甚，所以辛散者变为收敛也。"《中药大辞典》载："煅石膏、煅敷生肌敛疮，外治痈疽疮疡，溃不收口，烫火烫伤。"

生石膏对人工发热动物具有一定的解热作用，推测石膏的解热作用为其所含硫钙以外的成分所致。生石膏具有明显的促进肠蠕动的作用。结合解热实验可以推测，通过促小肠蠕动而达到泻热的功效，可能是石膏的解热途径之一。煅石膏能促进皮肤创口的愈合，而生石膏无生肌作用，生石膏有镇痛、抗炎使用。石膏浸液，对于离体蟾蜍心及兔心，小剂量石膏浸液有兴奋作用，而大剂量时则有抑制作用，换液后心脏可恢复正常。配有石膏的方剂，如大青龙汤、白虎加人参汤等的温浸液用小量时，可使大鼠和猫的血压轻度上升，而大剂量时血压下降，能提高肌肉和外周神经的兴奋性。亦有报道，服用石膏可增加钙离子血药浓度，抑制神经应激能力，减弱骨骼肌的兴奋性（高学敏、钟赣生主编《中药学》）。对家兔离体小肠和子宫，小剂量使之振幅增大，大剂量则紧张度降低，振幅减小；石膏在Hands液中能明显增强兔肺泡巨噬细胞对白色葡萄球菌死菌及胶体金的吞口噬能力，并能促进吞噬细胞的成熟；石膏有缩短血凝时间、利尿、增加胆汁排泄等作用（高学敏主编《中药学》）。

治阳明病高热、大烦大渴、大汗出、脉洪大等症，与知母、甘草、糯米同用，如白虎汤（《伤寒论》）。治温疫表里俱热、头面肿痛、其肿或连项及胸，亦治阳毒发斑疹，与荷叶、重楼、羚羊角、僵蚕等同用，如青孟汤（《医学衷中参西录》）。治疗疮溃破，能搜脓清热生肌：石膏（煅）九钱、黄灵药一钱，共研极细末，瓷瓶收贮，每用少许，撒于患处，如九一丹（摘引自《中药大辞典》，转引《医宗金鉴》）。

用法用量：煎服，生用15~60g，宜先煎、煅石膏为细末敷患处，外用适量。

使用注意：脾胃虚寒、心脏衰弱、阴虚内热及阳虚无实热者忌用。"恶巴豆，畏铁"（《药性论》）。

药物对比

葛根	解肌热	感冒风热，邪在肌衰，症见发热、无汗、口渴或项背发板、拘急者多用之。	止渴	升腾胃中清阳以止渴。	应用	煨用：止泻治痢。
石膏		外感热病，邪在气分，症见高热、有汗、烦渴或肺热喘急、便秘者多用之。		清解肺胃之热以止渴。		煅用：收湿敛疮。

升麻	入阳明胃经	善解胃火热毒。
石膏		善泄气分实热。

细辛	治牙痛	性温有小毒，镇痛力较好。
石膏		大寒、无毒、泻胃火较优。

石膏	清热除烦	大寒。重在清肺胃气分实热。
淡竹叶		性寒。偏于清心胃小肠实火。

配伍应用

（1）治乳腺炎热盛疼痛：生石膏、仙人掌各等分，共捣烂敷患处。

（2）治刀伤药：石膏、石决明、赤石脂、龙骨，各等分为细末、外擦。

（3）①治肺有劳病，薄受风寒即喘嗽，冬时益甚者；生黄芪12g，生石膏（捣细）12g，净蜂蜜30g，粉甘草（细末）6g，生怀山药（细末）9g，鲜茅根12g（锉碎如无鲜者可用干者6g代之）。上药六味，先将黄芪、石膏、茅根，煎十余沸去渣，澄取清汁二杯，调入甘草、山药末同煎，煎时以箸搅之，勿令二末沉锅底，一沸其膏即成。再调入蜂蜜，令微似沸，分3次温服下，一日服完，如此服之，久而自愈。②治中风，搜风汤：防风18g，真辽人参12g，另炖同服，或用野台参21g代之，高丽参下宜用，麝香0.3g，用药汁送服（3方中①、②均摘引自《医学衷中参西录》）。

（4）治诸金刃所伤，出血不止：石膏、槟榔、黄连（去须）各一两，黄柏半两，上为细末，随多少掺敷疮上，血定，便入水不妨［《小儿卫生总微论方》，摘引自《中药大辞典》）石膏（选方）］。

知　母

性味归经：苦、甘、寒。入肺、胃、肾经。

功效：清热泻火，滋阴润燥。

知母，断面黄白色或白色。色白属金，根主上生，故性升，能入肺经，断面色黄（外皮附金黄色细绒毛），味甘入胃经。凡药气味有体有用，相反而实相成。故得土之味者，皆得水之气，故又入肾经（种子黑色亦入肾经）。

清热泻火，滋阴润燥　知母性寒清热，味苦泻火，入肺、胃经，清热邪，泻火结。质柔性润，液浓而滑，气味俱厚，沉而下降入肾清热坚肾（肾欲坚，急食苦以坚之）滋阴润燥，甘寒益阴。凡燥热伤阴之症，无论实证和虚证，皆可应用。凡热在气分、肺热燥咳，热病烦渴，骨潮热等症多用之。

《珍珠囊补遗》曰："知母，其用有四：泻无根之肾火，疗有汗之骨蒸，止虚劳之热，滋化源之阴。仲景用此入白虎汤治不得眠者，烦躁也，烦出于肺，躁出于肾，君以石膏，佐以知母之苦寒，以清肺源，缓以甘草、粳米，使不速下也，又凡小便闭塞而渴者，热在上焦气分，肺中伏热，不能生水，膀胱绝其化源，宜用气薄味薄淡渗之药，以泻肺火、清肺金而滋水之化源。若热在下焦血分而不渴者，乃真水不足，膀胱下涸，乃无阴则阳无以化，法当用黄柏，知母大苦大寒之药，以补肾与膀胱，使阴气行而阳自化，小便自通。"《本草正义》云："知母寒润，止治实火，泻肺以泄壅热，肺痈燥咳宜之，而虚热咳嗽大忌。清胃以救津液，消中痹热宜之，而脾气不旺者亦忌，通膀胱水道，疗淋浊初起之结热，伐相火之邪，主强阳不痿之标剂。热病之在阳阴、烦热大汗，脉洪里热，佐石膏以扫炎熇；疟症之在太阴，湿浊熏蒸，汗多热甚，佐草果以泄脾热。统详主治，不外实热有余四字之范围。若气不充，或脾不振，视之当如鸩毒。"

《重庆堂随笔》言："知母，清肺胃气分之热，则津液不耗而阴自潜滋暗长矣。然仲圣云，胃气生热，其阳则绝。盖胃热太盛，则阴不足以和阳，津液渐干，而成枯燥不能杀谷之病，其阳则绝者，即津液枯竭也，清其热，俾阳不绝，则救津液之药，虽谓之补阳也可。"《本草通玄》道："知母苦寒，气味俱厚，沉而下降，为肾经本药，兼能清肺者。为其肃清龙雷，勿使僭止，则手太阴无销灼之虞也，泻有余之相火，理消渴之烦蒸，凡止咳安胎，莫非清火之用。多服令人泄泻，亦令人减食，此唯实火燔灼者，方可暂用。"《本草正》称："知母能消肺金、制肾水，化源之火，去火可以保阴，是即所谓滋阴也。故洁古、东垣皆以为滋阴降火之要药。"《药品化义》按："知母与黄柏并用，非为降火，实能助水；与贝母同行，非为清痰，专为滋阴。"《本草汇言》谈："知母，乃滋阴济水之药也。养肾水，有滋阴之功；泻肾火，有生津之效。故主阴虚不足，发热自汗，腰酸背折，百节烦疼，津液干少，咳嗽无痰，头眩昏倦，耳闭眼花，小便黄赤，是皆阴虚火动之证，唯此可以治之……又若阴火攻冲使咽痒肺嗽，游火遍行使骨蒸有汗，胃火燔灼使消渴热中，火舍知母其治乎！则滋阴降火，泻南补北，是知母之长技也。"《本草备要》说："东垣曰：热在上焦气份，结秘而渴，乃肺中伏热，不能生水，膀胱绝其化源，宜用渗湿之药，泻火清金，滋补化源。热在下焦血分，便闭而不渴，乃真水不足，膀胱干涸，无阴则阳无以化，宜黄柏，知母大苦寒之药，滋肾与膀胱之阴，而阳自化，小便自通。"《本经疏证》曰："知母所治之肢体浮肿，乃邪气肢气浮肿，非泛常体浮肿此矣，正以寒热外邪火内著，渴而引饮，火不能化水，水遂泛滥四射，治以知母，是池其火使不作渴饮，水遂无继，蓄者旋消，由此言之，仍是治渴，非治水也。"《医学衷中参西录》谓："知母原不甚寒，亦不甚苦……寒苦皆非甚大，而又多液，是以能滋阴也，有谓知母但能退热，不能滋阴者，犹浅之乎视知母也。是以愚治热实脉数之证，必用知母，若用黄芪补气之方，恐其有热不受者，亦恒辅以知母。唯有液滑能通大便，其便不实者忌之。"

知母浸膏4g/kg皮下注射，能防止和治疗大肠杆菌所致兔高热，且作用持久。知母及盐知母均具有滋阴清虚热作用，合理的剂量及盐炙可使其作用进一步增强。体外实验证明，知母浸出液对金黄色葡萄球菌、白色葡萄球菌、铜绿假单胞菌、大肠埃希菌、伤寒杆菌、甲型链球菌、乙型链球菌均有明显的抑菌作用。知母提取物乳膏对豚鼠须癣毛癣菌感染有较好的治疗作用，且对皮肤无明显的致敏作用及毒性。且抗病毒作用具有多个作用点。有明显降血糖作用，但盐制品作用明显优于生品，且随剂量增加作用增强。知母能使增多的β肾上腺素受体最大结合位点数减少，使减少的M胆碱受体最大结合点数增多，同时使它们各自向相反方向转化，从而调整它们的相互关系，使细胞功能异常得到纠正。有抗肿瘤、抗炎作用（高学敏、钟赣生主编《中药学》）。其所含知母聚糖A、B、C、D有降血糖作用，知母聚糖B的活性最强（高学敏主编《中药学》）。

治妊娠心脾壅热、口赤口渴、烦闷多惊，与麦冬、赤茯苓、桑白皮同用，如知母饮（《简易方》）。治阴虚火旺的骨蒸潮热、盗汗等症，与黄柏、熟地黄、山药、山萸肉等同用，如知柏地黄丸（《医宗金鉴》）。治元气不升的消渴证，与山药、生黄芪、葛根、五味子等同用，如玉液汤（《医学衷中参西录》）。

用法用量：煎服6～15g，鲜者加倍或捣汁用。

使用注意：脾虚便溏及表证未解的发热不宜用。"凡肺中寒嗽，肾气虚脱，无火症而尺脉微弱者禁用"（《医学入门》）。

药物对比

石膏	清胃热	走而不守	应用	重在清解而不滋阴，里热重而津未伤者及肺热实喘者多用之。	合用治阳阴气分燥热伤津之症。
知母		守而不走		主在清润且能滋阴，里热重而津已伤者及肺热燥咳者多用之。	

配伍应用

（1）治肾亏视物不清。生地黄60g，熟地黄60g，知母淡盐炒30g，黄柏酒浸20g，枸杞子30g，菟丝子酒浸15g，独活15g，牛膝酒洗15g，白蒺藜炒15g，共为细末。蜜丸，每丸10g，早晚饭后，温开水送服。

（2）治肺痈（吐脓血、胸膈隐痛、咳嗽而喘）。清肺消痈汤：金银花30g，薏米20g，玄参20g，桔梗10g，天花粉12g，皂角10g，浙贝母10g，葶苈子10g，黄芩10g，知母10g，甘草10g，水煎服，重加大黄10g。

（3）治消渴（糖尿病）。玉液汤：生山药30g，生黄芪15g，知母18g，生鸡内金6g，捣细，葛根5g，五味子10g，天花粉10g（《医学衷中参西录》）。

（4）治寒温实热已入阳明之府、燥渴嗜饮凉水、脉象细数者。生石膏捣细30g，知母30g，人参18g，生山药18g，粉甘草9g。上5味，用水5盅，煎取清汁3盅，先温服1盅，病愈者，停后服，若未痊愈者，过两点钟，再服1盅（《医学衷中参西录》）。

天花粉（栝楼根）

性味归经：甘、微苦、微寒。入肺、胃经。

功效：清热泻火，生津止渴。

天花粉表面黄白色。横断面白色，色白，性升（根主上生）入肺经。色黄味甘入胃经。

清热泻火、生津止渴　火浮于表则身热，火盛于里而大热烦满，热蕴久则阴虚生内热，火盛灼津病消渴，天花粉性寒味苦，清热泻火，甘寒益阴，体质濡润能通行津液而治燥涸。天花粉入肺经，清热泻火（火为热之极），润肺燥、降肺气，以清润水之上源。其入胃经益津清热而不伤阴，苦寒降胃气下行，以利脾之清阳上升，中焦气机升降复常，气血津液自生（胃与脾经络相通，甘补脾，苦燥脾湿）。天花粉入土最深，得土之味者，皆得水之气。其入肾经，味苦坚肾补肾，中焦枢机升降复常，脏腑各行其职，肾气清阳上升，又引地之水精之气上滋而生津止渴（肾主升，主水液）。

《本草汇言》曰："此药禀天地清阳之气以生，甘寒和平，退五脏郁热。如心火盛而舌干口燥。肺火盛而咽肿喉痹，脾火盛而口苦齿肿；痰火盛而咳嗽不宁。若肝火之胁胀走注，肾火之骨蒸烦热，或痈疽已溃未溃，而热毒不散，或五疸身目俱黄，而小水若淋赤涩，是皆火郁结所致，唯此能开郁结，降痰火，并能治之。又天花粉其性甘寒，善能治渴。从补药而治虚渴，从凉药而治火渴，从气药而治郁渴，从血药而治烦渴，乃治渴之神药也。"《本草崇原》云："栝楼根入土最深，外黄内白，气味苦寒，盖得地水之精气，而上达之药也。其实黄色，内如重楼。其仁色绿多脂，性能从上而下，主治消渴，身热者，谓启在下之水精上滋，此根之功能也。治烦满大热者，降在上之火热下泄，此实之功能也。"《本经逢原》言："栝楼根性寒，降膈上热痰，润心中烦渴，除时疾狂热，祛酒瘅湿黄，治痈疡解毒排脓。《本经》有安中补虚续绝伤之称，以其有清胃祛热之功，火去则中气安，津液复，则血气和，而绝伤续矣。"《本草求真》谈："（天花粉）味酸而甘，微苦微寒。亦同瓜蒌能降膈上热痰，兼因味酸，又能生津止渴，故凡口燥唇干、肿毒痈乳痔漏、时热狂躁便数等症，服之亦能解除。"《本草便读》称："天花粉，入肺胃血分，专清上焦邪热下降，一切黄瘅肿毒，皆从郁热水血互结而来，其能利水道，消瘀血，故主治上。"《本草纲目》按："成无己曰：津液不足则为渴。栝楼根味苦微寒，润枯燥而通行津液，是为渴所宜也。时珍曰：栝楼根，味甘微苦酸，其茎叶味酸，酸能生津，感召之理，故能止渴润枯，微苦降火，甘不伤胃。"《中药大辞典》载："成无己：栝楼根，润枯燥者也。加入则津液通行，是为渴所宜也。……津液不足而为渴，苦以坚之，栝楼根之苦，以生津液。"《药征续编》说："凡渴有二证，烦渴者石膏主之，但渴者栝楼根主之。"《医学衷中参西录》谓："天花粉，为其能生津止渴，故能润肺，化痰中燥痰，宁肺止嗽，治肺病结核。又善通行经络，解一切疮家热毒。疔痈初起者，与连翘、山甲并用即消；疮疡已溃者，与黄芪、甘草（皆须用生者）并用，更能生肌排脓，即溃烂至深，旁串他处，不能敷药者，亦可自内生长肌肉，徐徐将脓排出。"

天花粉蛋白有免疫刺激和免疫抑制两种作用。皮下或肌肉注射天花粉蛋白，有引产和终止妊娠的作用。体外实验证明，天花粉蛋白可抑制艾滋病病毒（HIV）在感染的免疫细胞内的复制繁衍，减少免疫细胞中受病毒感染的活细胞数，能抑制HIV的DNA复制和蛋白合成。天花粉水提取物的非渗透部位能降低血糖活性。其煎药溶剂对溶血性链球菌、肺炎双球菌、白喉杆菌有一定的抑制作用（《一味中药治顽疾》）。体外实验表明，TCS对流感病毒、乙脑病毒、柯萨奇病毒、麻疹病毒、单纯疱疹病毒、脊髓灰质皮炎病毒、肝炎病毒及腺病毒都有抑制作用，天花粉中分离得到3种天花粉凝集素，在体外实验中，这3种均有胰岛素样化用（高学敏、钟赣生主编《中药学》）。

治燥热伤肺、咽干口渴、与沙参、麦冬、玉竹、甘草等同用，如沙参、麦冬汤（《温病条辨》）。治热毒炽盛，疮疡红肿热痛，未成脓者与白芷、赤芍药、贝母、穿山甲等同用，如仙方活命饮（《妇人良方》）。

用法用量：煎服10~15g。

使用注意：脾胃虚寒，泄泻者忌用，不宜与乌头类药同用。

药物对比

葛根	治身热	能发表解肌。	治消渴	升达胃气而生津。
天花粉		无发表之长。		清热增液而生津。

知母	清阳明胃热	滋阴降火。
天花粉		益胃生津。

配伍应用

（1）疮痈红肿热痛、未溃脓者。金银花30g，蒲公英30g，天花粉30g，连翘15g，白芷10g，浙贝母10g，皂刺10g，甘草10g，水煎服。

（2）治脾胃阴虚的各种慢性胃炎病。沙参养胃汤（李振华）：辽沙参20g，麦冬15g，石斛15g，白芍20g，山楂15g，知母12g，鸡内金10g，天花粉12g，牡丹皮10g，乌梅10g，陈皮10g，生甘草3g日1剂，小火水煎分2次服。

（3）治气瘿（类似现代医学的甲状腺功能亢进）。甲亢平复汤（吕承全）：玄参30g，生地黄30g，天花粉20g，夏枯草30g，知母10g，黄柏10g，昆布10g，海藻10g，牡丹皮10g。发作期用甲元平复汤控制病情发展，每周服6剂。轻者一般治疗2~3周症状即可缓解，重者则需服用2~3个月（以上2、3方均摘自《首批国家级名老中医效验秘方精选》）。

栀子（山栀、山栀子）

性味归经：苦寒。入心、肺、三焦经。

功效：泻火除烦，清热利湿，凉血解毒。

栀子花白色，果实成熟呈红黄色时采收。色白，体质轻浮，故入肺经，色红味苦故入心经。心包是包在心脏外面的包膜。心包受邪所出现的诸病，即心的病症。《灵枢·经脉》曰："心主手厥阴心包之脉。"《十四经发挥》滑寿云："手厥阴代君火行事，心用而言，故曰手心主；以经而言，则曰心包络，一经而二名，实相火也。"栀子可走心经，但因三焦为"原气之别使，主持诸气"。三焦为水渎之腑，水病必由于气也。栀子苦寒入肺清热降肺，肺主气为水之上源，肺清而化行，下输膀胱，膀胱为津液之府。得此气化，则水湿自去，故尤善入三焦经（心包与三焦相表里）。

泻火除烦　清热利湿　心烦和懊侬，皆心肺郁热所致，栀子入心，肺经苦寒泻火清热，诸子皆降，苦寒达下，降心肺气血下行，热郁自解（心、肺性主降），既清心肺热邪，又解郁火而除烦，栀子色黄入中焦、清胃热、燥脾湿，又能入肺，三焦经以利水湿之下行（肺主行水，为水之上源。"三焦者，决渎之官，水道出焉"（《素问·灵兰秘典论》），常用于热郁胸脘、心烦不安、下焦湿热的血淋忍痛或热淋症及肝胆湿热郁蒸的黄疸等症。

《纲目》谈："元素曰：'栀子轻飘而象肺，色赤而象火，故能泻肺中之火。'……震亨曰：'栀子泻三焦之火，及痞块中火邪，最清胃脘之血，其性屈曲下行，能降火从小便中泄去。'……仲景治烦躁用栀子豉汤，烦者气也，躁者血也。气主肺，血主肾，故用栀子以治肺烦，香豉以治肾燥。"《本草述校注》言："栀子，火藏入之血也……心肺为阳，而阳中原有阴，阳盛以伤阴者，则气伤而血随伤，血伤则热益郁，气益结。如他味止能清气而不能凉血，或即凉血而不由清气以致之，是犹未得知心肺合而上焦营诸阳之义也。栀仁由寒气之轻清以至肺，即由苦之涌泄以至心，以固血之主也，其除热者，俾气清血亦清，则阳中之阴和而阳乃纾，是更因血和而宣其气化，此所谓解郁热，行结气者也。"《本草思辨录》曰："栀子花白蕊黄仁赤，其树喜灌溉，意在条达其性体，为心肺肝胃三脏一腑之热，能解郁热不能攻坚，亦不能平逆，故阴阳之腹满有燥屎，肺病之表热咳逆，皆非所司，独取其秉肃之气以敷条达之用，善治心烦与黄疸耳。……黄疸之瘀热在表，其本在胃。栀子入胃涤热下行，更以走表利小便之茵陈辅之，则瘀消热解而痊愈。……究栀子之治，气血皆有而以血分以多，然不能逐瘀血，与丹皮桃仁分功；其鲜血中之郁热，只在上焦而不在下焦。"《类经·藏象类》云："栀子，上焦不治，则水泛高原，中焦不治则水留中脘，下焦不治则水乱二便，三焦气治则脉络通而水道利。"《本草述钩无》称："大柢上焦之阳，易伤其阴，阴不降则阳益炽于上。此味除热，从气分入血，便阳中阴除，阴降则阳随之，故胃热散。"《本草经读》按："栀子气寒，禀水气而入肾；味苦，得火味而入心，五内邪气，五脏受热邪之气也，胃中热气，胃经热烦懊侬不眠也。心之华在面，赤则心火盛也，鼻属肺，酒渣鼻金受火克而色赤也。白癫为湿，赤癫为热，疮疡为心火，栀子下禀寒水之精，上结君火之实。能起水阴之气止滋，复导火热之气下行，故统主之。以上诸症，唯生用之。"《医学衷中参西录》认为："栀子，且其性凉，能清肺热，中空能理肺气，而味又多津，更善滋养肺。"

凉血解毒　栀子味苦入血分，性寒凉血。"诸痛痒疮，皆属于心"（《素问·至真要大论》）。"大热不止，热胜则肉腐，肉腐则为脓，故名曰痛"（《灵枢·痈疽》）。"痈疽原是火毒生"（《医宗金鉴·痈疽总论歌》）。栀子苦寒、清热泄结，入心血解火热之毒。味苦燥湿，湿去则热消（热附于湿中），苦入血分泄结行滞，血行热退而肿消毒解，常用于治火毒疮痛、红肿热痛（血行气通则不痛）、跌打损伤等症。

《本草经百种录》说："胃主肌肉，肌肉有近筋骨者，有近皮毛者，栀子形开似肺，肺主皮毛，故专治肌肉热毒之见于皮毛者也。"《神农本草经》讲："（栀子）主五内邪气，胃中热气，面赤酒疮渣鼻，白癫赤癫疮疡。"《本草思辨录》谓："（栀子）集简方之敷折伤肿痛，皆属血中郁热。"

栀子煎剂及醇提取物有降血压作用，其所含成分藏红花酸有降低动脉硬化发生率的作用，有镇静作用。栀子煎剂有利胆作用。栀子及其提取物有利胰及降胰酶作用，京尼平苷降低胰淀粉酶的作用最显著，栀子对金黄色葡萄球菌、脑膜炎双球菌、卡他球菌及皮肤真菌有抑制使用（《一味中药治顽疾》）。栀子生品对CCl4所致小鼠急性肝损伤的保护作用最强，藏红花酸对酒精性脂肪肝也有一定的治疗作用。栀子对胃和十二指肠肌条的收缩活动有明显的兴奋作用，增加胃黏膜血流及抗氧化作用。栀子提取物能降低心肌收缩力，有泻下、解热、抗炎、镇痛、抗肿瘤等作用（高学敏、钟赣生主编《中药学》）。

治阳黄身热、腹不胀满、大便自调等症，与黄柏、甘草同用，如栀子柏皮汤（《伤寒论》）。治热病心烦、躁动不安，与淡豆豉同用，如栀子豉汤（《伤寒论》）。治火毒疮疡、红肿热痛，与金银花、连翘等同用，如缩毒散（《普济方》）。

用法用量：煎服5～12g，生用入气分而泻火，炒黑入血分则止血。外用生品研细末，外敷适量。

使用注意：脾虚便溏及无湿热郁火者忌用。

药物对比

栀子	皮：能清肌肤发热。
	仁：善治下焦湿热。

栀子	除烦	热蕴胸膈，心烦懊憹。	应用	治肺烦，清利为用。
淡豆豉		热蕴肌表，胸中烦闷。		疗肾燥，透邪外达。

配伍应用

（1）治腰椎、踝、腕等关节扭伤。栀子30g，焙黄研末，分2包，每包取1/3量用黄酒（或烧酒）冲服；余者加老面（发酵的面），酒调匀敷患处，出微汗，早晚各服1次。

（2）治睑腺炎（麦粒肿）。退赤散：黄芩、黄连、白芷、当归、赤芍、栀子、桑白皮、川木通、桔梗、连翘（用量据病情而定）。共为粗末，水煎服。

（3）治肝经湿热、下扰精室的遗精。龙胆泻肝汤（程聚生）：龙肝草10g，生栀子10g，川木通6g，大生地黄15g，泽泻10g，六一散15g，生大黄9g，水煎服，日1剂（《首批国家级名老中医效验秘方精选》）。

（4）治肝癌。白芍七钱，栀子（炒脆）三钱，蒲公英、青皮各二钱，当归五钱，牡丹皮三钱，没药、枳壳各二钱，金银花、甘草各五钱，川贝母三钱，茯苓四钱，水三大碗煎八分，每天早晚各1次，一剂药可煎3次服用，忌烟、酒、怒气（周洪苑著《中国秘方全书》）。

芦　根

性味归经：甘、寒。入肺、胃经。

功效：清热泻火，生津止渴，除烦、止呕。

芦根生于水旁浅水中，表面黄白色，横切面黄白色，色白质轻入肺经，色黄味甘入胃经。

清热泻火，生津止渴　芦根入肺、胃经、性寒清热，甘升寒降，能升能降，长于清理肺、胃气分阳盛火热而泻火（火热为阳盛所生）。阳胜则热，躁动而向上，火热燔灼，焚焰升腾。肺热解，行其宣发肃降之功；胃热解，执其纳食降下之职，胃降脾升输精于肺，肺为水之上源，通调水道，下输膀胱利尿而泻火（使热邪有出路）。味甘补脾益肺，甘寒益阴润燥，富含液汁能滋阴生津，津生则渴止。清热而不伤胃（味甘），生津而不恋邪（无腻性），常用治外感风热咳嗽、口干舌燥、热邪久蕴的肺痈吐脓及热病伤津、烦热口渴等症。

《本草经疏》谈："芦根禀土之冲气，而有水之阳气，故味甘气寒而无毒。消渴者，中焦有热则脾胃干燥，津液不生而然也。甘能益胃和中，寒能除热降火，热解胃和，则津流通而渴止矣。客邪者，邪热也，甘寒除邪热，则寒热自解。肺为水之上源，脾气散精，上归于肺，始能通调水道，下输膀胱，肾为水脏而主二便，三家有热则小便频数，甚至不能少忍，火性急速故也，肺肾脾三家之热解，则小便复其常道矣。"《医学衷中参西录》言："芦根。其性凉能清肺热，中空能理肺气，而又味多液，更着滋阴养肺，则用根实胜于用茎明矣，……其善利小便者，以其体中空且生水中自能行水也，其善止吐血者，以其性凉能治血热妄行，且血亦水属，其性能引水下行，自善引血下行。""苇之根居于水底，其性凉而善升。患大头瘟者，常用之为引经要药，是其上升之力可至脑部而况于肺乎？"

除烦止呕　烦为热之轻，躁为热之甚。火入肺则烦；火入肾则躁。热盛于内则神志烦躁，火升胃热则呕吐。芦根清肺胃热邪，寒降肺胃之气下行，引火热之邪下达，大肠、脾经清气而自升达。芦根生于水中，根主上生，性浮，能引肾水阴精达上焦，清热滋阴而除烦。中气如轴，四维如轮，轴运轮转，中焦得健，脾升胃降，则四维脏腑升降复常，而烦除呕止。常用治热病烦渴、胃热气递、干哕呕吐等症。

《本草述》说："芦根之味甘气寒。故益胃而解热；甘寒更能养阴，故治胃热呕逆者为圣药也。"《本草便读》讲："芦根甘寒，入胃清热，热则胃气逆而不顺，呕吐，反胃等症作矣，至于解毒，亦甘寒入胃之功。……胃寒便溏呕吐者禁用。"《本草经疏》曰："芦根，火升胃热则反胃呕逆不下食及噎哕不止，伤寒时疾，热甚则烦闷；下多亡阴，故泻利人多渴。孕妇血不足则心热，甘寒除热安胃亦能下气，故悉主之。"《玉楸药解》曰："芦根清降肺胃，清荡郁热，生津止渴，治噎哕懊憹之证。"

本品有解热、镇静、镇痛、降血压、降血糖、抗氧化及雌性激素样作用，对β-溶血链球菌有抑制作用；所含薏苡素对骨骼肌有抑制作用；茴蓿素对肠管有松弛作用（高等敏主编《中药学》）。芦根提取物对氯化碳肝损伤具有良好的保护作用，可能与所含的西胺尖物质、丰富的多糖及某些有机酸有关，芦根多糖可通过抗氧化保护肝细胞，降低肺脂肪化程度，抑制胶原沉积等途径来抑制四氯化碳所致的实验性肝纤维化（高学敏、钟赣生主编《中药学》）。

治肺胃气实热、伤津耗液、烦热口渴，与梨汁、麦冬汁、荸荠汁、藕汁合用，如五汁饮（《温病条辨》）。治伤寒后的干呕哕、不下食，生芦根与青竹茹、生姜、粳米同用，如芦根饮（《千金方》）。

用法用量：煎服15～30g，鲜品加倍，或捣汁用。

使用注意：脾胃虚寒及津液未伤者不能用。

药物对比

天花粉	热止渴生津	生津力大，偏入胃经，清解其热而止渴。
芦根		清凉力强，偏入肺经，清解其热而止渴。

石膏	清胃热	清其经之热（泻其实火）。
知母		胃津受伤，轻症宜用。
芦根		热病后期，津伤呕哕，重症多用。

配伍应用

（1）治风热感冒的发热身痛、津伤口渴、咽喉红肿。金银花30g，板蓝根30g，芦根15g，牛蒡子12g，连翘12g，薄荷6g，桔梗3g，甘草6g，水煎服。

（2）治食鱼中毒、面肿、烦乱，及食鲈鱼中毒欲死者。芦根汁，多饮良，并治蟹毒（摘引自《食物相生相克与科学饮膳》，转引自《千金方》）。

（3）治五噎心膈气滞、烦闷吐逆、不下食。芦根五两，锉，以水三大盏中，煮取二盏，去渣，不计时，温服（摘自《食物相生相克与科学饮膳》，转引自《金匮玉函方》）。

（4）治温邪犯肺所致的咳喘（风温、春温、冬温）。清肺化痰汤（郭中元）：板蓝根20g，黄芩10g，浙贝母10g，橘红10g，天竺黄15g，玄参12g，炒杏仁10g，白前10g，鱼腥草15g，芦根20g，炙紫菀12g，甘草10g。水煎服，轻者日服1剂，早晚2次分服；重者日服2剂，分4～6次服完（《首批国家级名老中医效验秘方精选》）。

夏枯草

性味归经：辛、苦、寒。入肝、胆经。

功效：清热泻火，明目，散结消肿。

夏枯草冬至后生叶，至春开花，到夏至即枯，得春气最多，有春木发陈条达之意。黑穗紫（含蓝与青）褐色。色青，故能入肝、胆经。

清热泻火，明目　夏枯草性寒清热，味苦泻火，辛散苦泄，入肝、胆经宣泄其郁火，畅达肝胆之气机，气畅则火息（气有余便是火），肝开窍于目。夏枯草苦寒降胆经气火下行，入肾（色黑苦降）。补肾水而益精血。辛能补肝（肝欲散，急食辛以散之，用辛补之）润燥益阳，清热泻火，疏泄气机，行气活血，能治肝火上炎引起的目赤肿痛、眼珠夜痛（眼珠不红不肿，唯下午或前半夜，眼珠即感痛或抽搐）等症，为清热明目之要药，常用治肝火上炎患目赤肿痛和肝阴不足所致的目珠疼痛等症。

《本草求真》曰："夏枯草辛苦微寒，按书所论治功，多言散结解热，能治一切瘰疬湿痹、目珠夜痛等症，似得以寒清热之义矣……讵知气虽寒而味则辛，凡结得辛则散，其气虽寒犹温，故云能以补血也。是以一切热郁肝经等症，得此治无不效。以其得借解散之力耳；若属内火，治不宜用。"《本草经百种录》云："此以物禀之气候为治，又一义也，凡物皆生于春，生于夏，唯此草至夏而枯。盖其性禀纯阴得少阴之气勃然兴发，一交盛阳，阴气将尽，即成枯槁。故凡盛阳留结之病，用此为治，亦即枯灭，此天地感应之妙理也。"《本草述校注》言："夏枯草，阳在下由阴而生，在上即由阴而化；阴在上由阳而生，在下即由阳而化。如夏枯草，本于阴也，遇阳之生以生，适饱历阳气以至阳极，遇阴生遂枯者，非恶阴也，阳极将尽，径趋阴以化也……此味即一物而具有阴遇阳生，阳遇阴化之妙，更妙于阳，趋阴以化，气得化即能化血。"《本草思辨录》谈："目珠夜痛，为阴中阳结之证，夏枯草若气禀纯阳，其阳阴中之阳，必钼锯而难入；唯其为阴中透阳之物治阴中阳结之证，乃得如饥食渴饮，适偿其欲。"《本草备要》称治："目珠夜痛（楼全善曰：夜痛及点苦寒药更甚者，夜与寒皆阴也。夏枯草禀纯阳，补厥阴血脉，故治此如神，以阳和阴也）。"《本草蒙筌》按："夏枯草，丹溪有言；善补养厥阴血脉之功，能治肝虚目疼。冷泪不止，羞明怕日，久视昏花，用夏枯草五钱，香附子一两，研细为散，茶调下咽，服之诚有神功。"

散结消肿　夏枯草寒清热，苦泄结，能清解肝胆之郁火。辛散苦泄，行气活血，燥湿而祛痰（水湿热聚易成痰），热祛结散，湿除痰消，气血畅通，其解散之力，故能散结、消肿。

常用于肝经郁火，痰凝气结的瘰疬、结核、瘿瘤、乳痛肿块及湿热引起的头疮、脚肿、湿痹等症。

《本草经疏》说："夏枯草，得金水之气，故其味苦辛，而性寒无毒为治瘰疬、鼠瘘之要药……又辛能散结，苦寒能下泄除热，故治一切寒热，及消瘰疬鼠瘘、破症、散瘿结气、头疮，皆由于热。脚肿湿痹无非湿热所成，热消，结散，湿去，则三证自除而身亦轻矣。"《本草乘雅半偈》载："夏枯草，冬至生，夏至枯，具三阳之证体，寒水之证化，故从内达外，自下彻上，以去寒热气结，及合湿成痹也。瘰疬曰寒热病。经云：瘰疬者，皆鼠瘘寒热毒气，留于脉而不去也，其本在脏，其末上出于颈腋之间，其浮于脉中而未内着于肌肉，而外为脓血者，易去也。"《本草新编》指出："夏枯草，专散痰核鼠疮，尤通心气，头目之火可祛，胸膈之痞可降。世人弃而不收，谁知为药笼中必需之物乎！夫肺气为邪所壅，则清肃之令不行，而痰即结于胸膈之间而不得散。倘早用夏枯草、同二陈汤煎服，何至痰核之生？"心火炎上，则头目肿痛，而痰即结于胸膈而成痞，早用夏枯草，入于芩、连、天花粉之内，何至头痛目肿乎。盖夏枯草直入心经，以通其气，而芩、连、天花粉之类，得以解炎上之火也。尤妙心火一乎，引火下生脾土，则脾气健旺，而痰更消之，鼠疮从何而生乎？"《本草通玄》讲："夏枯草，补养厥阴血脉，又能疏通结气。目痛，瘰疬皆系肝症，故建神功。然久用亦防伤胃，与参术同行，方可久服无弊。"《本草正义》认为："夏枯草。观其主瘰疬，破症散结、脚肿湿痹，皆以宣通泄化见长，必具有温和之气，方能消释坚凝，流通窒滞，不当有寒凉之作用。……夏枯草能疏通肝胆之气，木郁达之，亦以禀纯阳之气，而散阴中结滞之热耳。"《重庆堂随笔》谓："夏枯草微辛而甘，故散结之中兼有和阳养阴之功，失血后不寐，服之极寐，其性可见矣。陈者其味尤甘，入药为胜。"

本品的水浸出液、醇水浸出液及乙醇浸出液都有降低血压的作用；本品有降低血浆总胆固醇和三酰甘油的作用；其注射液可使小鼠胸腺萎缩，对吞噬细胞的吞噬功能有增强作用；其所含蒽醌类物质有缓和的泻下作用；其醇浸出液除去醇后，对金黄色葡萄球菌、白色葡萄球菌、橘色葡萄球菌、白喉杆菌、巨大芽孢杆菌、伤寒杆菌、副伤寒菌、乙型副伤寒杆菌及大肠杆菌均有抑制作用；其水浸液对皮肤真菌有不同程度的抑制作用（高学敏主编《中药学》）。夏枯草有抗炎作用。国内早有研究认为，夏枯草可能是一种免疫抑制剂，对特异性免疫功能表现出相当强的抑制作用。夏枯草醇提取物可降低正常小鼠和四氧嘧啶糖尿病模型小鼠的血糖水平，并可改善糖耐量，增加肝糖原合成，其机制可能与修复 β 细胞、使胰岛素分泌正常或增加组织对糖的转化利用有关。夏枯草水提物能延缓正常ICR小鼠的单糖吸收，其机制可能与抑制肠道 α 糖苷酶有关（高学敏、钟赣生主编《中药学》）。其他作用：夏枯草煎剂（1∶50～1∶200）可使家兔离体子宫出现强直性收缩。对离体兔肠，高浓度能增强蠕动。曾报告夏枯草煎剂能抑制小鼠5～180肿瘤及艾氏腹水癌的生长，但死亡率反较不给药组更高，故实为其毒性感化（《中药大辞典》）。

治肝阴不足，目珠疼痛，至夜尤甚者，本品与香附、甘草同用，如夏枯草散（《张氏医通》）。治瘰疬马刀，已溃未溃，或日久漏者，夏枯草六两，水二盅，煎七分，去渣，食远服，如夏枯草汤（《景岳全书》）。

用法用量：煎服10～15g或熬膏用。

使用注意：脾胃虚弱及无实火郁结者慎用。"气虚者禁用"（《得配本草》）。

药物对比

菊花	清肝明目	散肝热郁结。
夏枯草		善疏散风热。

夏枯草	清肝明目	清肝胆而疗郁火，善散结滞。
决明子		清肝益胃而治郁火，善散风热。

配伍应用

（1）治瘰疬（颈淋巴结核）。消痰散结汤：夏枯草15g，生牡蛎15g，玄参15g，浙贝母10g，白芥子（捣）10g，海藻10g，半夏10g，橘红10g，茯苓10g，柴胡（后下）6g，当归10g，穿山甲（分冲）3g，水煎服。

（2）治瘰疬遍布脖颈。夏枯草、金银花、蒲公英各15g，水酒各半煎服（《串雅内编》）。

（3）①治结核性渗出性胸膜炎。夏枯草30g，葶苈子、银柴胡、黄芩、百合、女贞子、石斛各15g，地骨皮12g，大枣6枚，甘草10g。将上药水煎3次，合并药液，分早、晚两次服用，每日1剂，半月为一个疗程。加减：若伴有感染者，加金银花、蒲公英、鱼腥草各20g；若咳嗽者，加前胡、莱菔子、陈皮各10g；若痰中有血者，加茜草、藕节、仙鹤草各12g；若气血两虚者加黄芪、全当归各15g。②治青光眼。决明夏枯草汤：决明子、夏枯草各20g，车前子、葶苈子各15g，桔梗、野菊花、芦根、黄芩、香附、防风各10g，生甘草6g，每日1剂，水煎，分2~3次服（3方中①、②均摘引自《中医祖传秘籍》）。

（4）治乳腺增生疾病。夏枯草30~50g，沸水冲泡代茶饮（《一味中药治顽疾》）。

生地黄

性味归经：甘、苦、寒。入心、肝、肾经。

功效：清热凉血，养阴生津。

生地黄表面黄红色，断面乌黑色，心紫色。生地黄味苦，火之味，色红故入心经，色黑质重寒降能入肾经，色紫（紫含青色）入肝经。"凡药其味有体有用相反而实相成。"本品，色黄味甘属土，得土之味者，皆得水之气，故入肾经，得土之味者，皆得木之气，故又入肝经。清热凉血，养阴生津。

《素问·至真要大论篇》讲："热淫于内，治以咸寒，佐以甘苦。"生地黄性寒，味甘苦，故能清热。其入心、肝、肾经，心主血，肝藏血，肾生血，故善入血分凉血，清解心肝血分要药。生地黄体质柔润，富含液汁，甘寒益阴，甘补脾益血，苦补肾生精，精血能化阴，质润燥生津，寒凉血滋阴，其清热之功，使体内水分减少，如釜底抽薪，去掉了热源，水分蒸发自然减少，故能养阳（补阴）生津液。常用治温热病邪入营血，或热伤阴液、血热妄行或壮热口渴，神昏舌绛者或温病后期，邪伏阴分，津液已伤，症见夜热早凉或邪热入营分的舌绛口渴、吐血发斑、便血、尿血等症。

《本草新编》曰："生地，凉头面之火，清肺肝之热，热血妄行或吐血，或衄血，或下血，宜用之为主，而加入荆芥，以归某经，加入三七根末，以止其络，然而此味可多用而不可以久用也。当血之来也，其势甚急，不得已重用生地，以凉血而止血，若血一止，即宜改用温补之剂，不当仍以生地再进也。"《得配本草》云："火邪溢于阳明经，冲生地汁于白虎汤中，战汗而顿解；邪热入于阳明腑，冲生地汁于陷胸汤中，便通而自退，更有火生痰，痰生火，交结于中，和生地汁于竹油、姜汁中则谵语直视等症即除。"《本草征要》言："地黄，合地之坚凝，得土之正色，为补肾之要药，滋阴上品。禀仲冬之气，故凉血有功，阴血赖养。……湿热盛则食不消，地黄去温热以安脾胃，宿滞乃化。"《本草分经》认为："苦甘寒，沉阴下降，入心、肾、肝、心包、小肠，养阴退阳，凉血生血，治血虚内热，能将交心肾而益肝胆，兼能行水，佐归身解火郁。"

《本草述校注》谈："地黄，故其气寒者，天一之真阴也；其味甘者，中五之冲气也；甘而微有苦者，归于主血之心也。夫血原于水而成于火。乃水火之所以体物而不遗者土也，故经曰营出中焦，夫万物莫不资生化于土，而唯此味之取精于土者最专且酷，故种植之地土便焦苦，十年后方得转甜焉，得谓此味不非专主中焦之妙哉？……阴虚而阳乃亢，阳亢而阴愈泣，用此益真阴之味以为责其本之治耳。阳盛而阴虚者，则阳不得阴以化，气之不得化者，则反病于湿更滋热。在经曰阴者藏精而起亟，……是则所云气不得血以化而反病于湿者。"《本经逢原》道："干地黄心紫通心，中黄入脾，皮黑归肾，味浓气薄，内专凉血滋阴，外润皮肤荥泽。病患虚有热者宜加用之。戴元礼曰：阴微阳盛，相火炽盛，乘阴位日渐煎熬，阴虚火旺之症，宜生地以滋阴退阳。"《本草汇言》称："生地，为补肾要药，益阴上品，故凉血补血有功，血得补则筋受荣，肾得补则骨强力壮，又治胎产劳伤，皆血之衍，血得其养，则胎产获安，又肾开窍于二阳，而血主濡之，二便所以润也。"《本草备要》说："咳嗽阴虚者，地黄丸为要药，亦能除痰，丹溪曰：久病阴火上长升，津液生痰不生血，宜补血以制相火，其痰自除。"

　　《本经疏证》讲："凡病于阴不胜阳，阳迫血而阴不固者，用地黄又为摄剂，即《别录》所谓治胞漏下血，崩中血不止是也……地黄之用在其脂液，能营养筋骸血络，干者枯者，能使之润泽矣，进乎此，则因干枯而断者，得润泽而仍能续。故地黄之用不在通而在能养，盖经脉筋络干则收引，润则弛长，是养之所以续也。"《神农本草经百种录》谓："地黄，专于补血，血补则阴气得和而无枯燥拘牵之痰矣。古方只有干地黄，生地黄，从无用熟地黄者，……盖地黄专取其性凉而滑利流通，熟则腻滞不凉，全失其本性矣。"《本草经疏》曰："生地黄性大寒，凡产后恶食作泻，呈见发热恶露作痛，不可用，用则泄不止。"

　　本品水提液有降压、镇静、抗炎、抗过敏作用；其流浸膏有强心、利尿作用。其乙醇提取物有缩短凝血时间的作用，地黄有对抗连续服用地塞米松后血浆皮质酮浓的下降，并能防止肾上腺皮质萎缩的作用，具有促进机体淋巴母细胞的转化，增加T淋巴细胞数量的作用，并能增强网状内皮细胞的吞噬功能，特别对免疫功能低下者作用更明显（高学敏主编《中药学》）。地黄小剂量使血管收缩，大剂量使血管扩张。对地黄的降血糖作用研究较多，但至今还没有肯定结论。地黄寡糖可使四氧嘧啶糖尿病大鼠血糖降低，地黄多糖调节机体微生态平衡可能是地黄寡糖降血糖的机制之一。但也有相反资料，认为地黄水或醇浸出物仅降低正常兔血糖，而对肾上腺素所致的高血糖无效。还观察到灌服地黄水浸膏剂后，大鼠的血糖反而升高的现象，这可能是由地黄水煎浸膏剂中含大量碳水化合物所致。有抗肿瘤、抗衰老作用（高学敏、钟赣生主编《中药学》）。

　　治温热病热入营血的身热夜甚、状热烦渴、时有谵语、舌锋而干等症，与犀角、玄参、麦冬、黄连等同用，如清营汤（《温病条辨》）。治阴虚内热的消渴症，与黄芪、山药、山萸肉等同用，如滋月萃饮（《医学衷中参西录》）。

　　用法用量：煎服10～20g，鲜品用量加倍或捣汁服用。

　　使用注意：脾虚有湿，腹痛便溏，胃虚食少，胸膈多痰。气虚、阳虚的出血症及气血虚弱的孕妇均应慎用。

药物对比

鲜	地黄	苦重于甘，偏于清热凉血，邪热深入营血的舌绛口渴及吐衄发斑（血热烘盛）等症多用之。
生（干）		甘重于苦，偏于滋阴养血，阴虚阳虚、血虚化燥、心烦内热及月经不调（血少）等症多用之。

（待续）

（续表）

石 膏	治热病口渴	清气分热郁舌质正常者多用。
生地黄		治阴虚及血分热郁，舌质红绛者多用。

临床应用

【不良反应】生地黄，少数患者有腹泻、腹痛、恶心、头晕、疲乏、心悸等，均为一过性，继续服药数日内消失（沈映君编《中药药理学》）。

配伍应用

（1）治头油风（神经性脱发）。生地黄12g，何首乌12g，山豆根10g，莲子肉12g，玄参12g，桑白皮10g，水煎服，服药20天后始能见效。

（2）治胃火牙痛。生地黄30g，玄参30g，当归6g，黄连6g，牡丹皮10g，升麻5g，甘草6g，金银花15g，连翘10g，生石膏15g，水煎服。

（3）治热邪或阴虚所致的大便下血、小便尿血。生地黄30g，地榆炭10g，水煎服。

（4）①治睑腺炎（麦粒肿）：生地黄15g（鲜生地尤佳），生南星末9g，共捣成膏，贴敷患，侧太阳穴，外用胶布固定，1日换药2次。②治外伤血肿：生地黄，温水浸透捣碎，外敷患处，若皮肤未破者，可加入冰片小许或风油精数滴；皮肤破损者加入糖水或蜂蜜，保持药膏湿润（《一味中药治顽疾》）。

（5）治膏淋。膏淋汤：生山药30g，生芡实18g，生龙骨18g捣细，生牡蛎18g捣细，大生地黄18g切片，潞党参9g，生杭芍9g。若其证混浊，而不稠黏者，是但出之溺道，用此方时，宜减龙骨、牡蛎之半（《医学衷中参西录》）。

2.清热凉血药

玄参（元参、黑参）

性味归经：甘、苦、咸、微寒。入肺、胃、肾经。

功效：清热凉血，滋阴泻火，解毒散结。

玄参，其根生时青白，干则紫黑，表面灰（黑与白色合成）黄色或棕（红与黄合成）褐色，断面乌黑色。色白中心空根主上生，性升浮故能入肺经；色黄味甘面入胃经；色黑味咸，则入肾经。

清热凉血，滋阴泻火　玄参味咸入血分，性寒清热，苦寒能清热凉血，苦咸寒降下，味甘主升缓急，降重于升，降性亦缓。甘寒益阴，质润多液能滋阴生津。《素问·至真要大论》说："热淫于内，治以咸寒，佐以甘苦。"玄参体轻气清而苦寒，能入肺心（苦为火之味）经以清上焦之热。李时珍讲："肾水受伤，真阴失守，孤阳无根，发为头痛法宜壮水以制火。"玄参体重浊而苦咸寒，能入肾经，壮肾水（肾欲坚急食苦以坚之，用苦补之），以制浮游之火，为具有清上彻下之功。为滋阴泻火，降火之要药，常用治温病热入营分的身热甚、心烦口渴，或热病伤阴的不寐、发斑，津液亏虚的便秘，或肾阴不足、虚火上炎的咽痛目赤等症。

《医学衷中参西录》曰："玄参、色黑、味甘微苦，性凉多液。原为清补肾经之药，中心空而色白（此其本色，药房多以黑豆没水染之，则不见其白）。"故又能入肺以清肺家燥热、解毒消火，最宜于肺病结核、肺热咳嗽。《神农本草经》谓："其治产乳余疾，因其性凉而不寒，又善滋阴，且兼有补性（凡名参者皆含有补性），故产后血虚生热及产后寒温诸症，热入阳明者，用之最宜，愚生平治产后外感实热，其重者用白虎加人参汤以玄参代方中知母，其轻者用拙拟滋阴清胃汤，亦可治愈。……又外感大热已退，其人真阴亏损，舌干无津，胃液消耗，口苦懒食者，愚恒用玄参两许，加潞觉参二三钱，连服数剂自愈。"《本草新编》云："浮游之火，正下焦之火，非上焦之火。凡火在上焦者盛易消，火在下焦者炎难息，元参解下焦之火，故非多用，不能成功……若下焦之火，非出之于肝木，即出之于肾水。肝肾之火，皆龙雷之火也，忽然上腾，忽然下降，其浮游无定之状，实予人难以捉摸，非大用元参，乃水不济火，其焚林劈木之威有不可言者矣，人见用元参不能降火。谁知是少用元参，不能以益水耶。总之，实火可泻，而虚火可补，泻实火可少用寒凉，而泻虚火必须多用滋润，此元参退肾肝之虚火，断宜多用，以定浮游，切戒，少用，以增其酷烈也，……用元参以降火，即随用肉桂以安火，大用元参，而少用肉桂，或佐之以纯补真阳之药，自然火得水以相制，火得水而潜藏，又何至再为浮游哉。"《本草崇原》言："玄乃水天之色，参者参也。根实皆黑，气味苦寒，禀少阳寒水之精，上通于肺，故微有腥气。主治腹中寒热积聚者，启肾精之气，上交于肺，则水天一气，上下环转，而腹中之寒热积聚自散矣。女子产乳余疾者，生产则肾脏内虚乳子则中焦不足，虽有余疾，必补肾和中，玄参滋肾脏之精，助中焦之汁，故可治也。又曰补肾气……且又令人明目也。"《本草备要》谈："（玄参）本肾药而治上焦火症，壮水以制火也。肾脉贯肝膈入肺中，循喉咙，系舌本。肾虚则相火上炎，此喉痹、咽肿、咳嗽、吐血之所由来也，潮热骨蒸，亦本于此。"《本草经百种录》称："玄参色黑属肾而性寒，故能除肾家浮游上升之火、但肾火有阳有阴，阳火发于气分，火盛则伤气。"《黄帝内经》曰："所谓'壮火食气'是也，阳火发于血分，火盛则伤血。"《黄帝内经》谓："诸寒之而热，者取之阴是也。产后血脱……唯玄参宁火而带微补，用之最为的当也。"《本经续疏》载："大寒者固密严厉之寒，火气遇之则折；微寒者轻扬飘洒之寒，火气遇之则化。苦，发气者也，咸，泄气者也。……刘潜江曰，元参所疗，皆本于气之化热，故为热所结色之气，不限上下，不分虚实，皆可肃清矣。"《本草正义》曰："玄参，补肾滋阴，明目解渴。"

解毒散结 热极生火，火盛生毒，玄参苦寒能清热泻火而解毒，咸以软坚，苦泄结滞，燥湿化痰（痰亦水湿热聚而成）。火热与痰湿相搏则致瘰疬结核。《素问生气通天论》曰："营气不从，逆于肉理，奶生痈肿。阳火发入血分，火盛则伤血。玄参咸苦入血分软坚散结，寒胜热玄参能壮肾气以制浮游之火，火热不与痰湿相搏结，故能解毒散结，常用于治疗痰热郁结的瘰疬、痰火结核及痈肿等症。"《本草正义》说："玄参，血瘕坚症，则血热瘀结之病，气寒清热，色黑入血，而味苦又能泄降，故可治症瘕而除心腹痛。颈下结核，皆肝胆之火灼痰凝结，玄参能清木火之郁，故为治瘰疬结核之药。……味腥而微咸，故直走血分而通血瘀，亦能外行于经隧而背散热结之痈肿。"《本草求真》讲："书有言服玄参，可以益精明目，消痰除嗽及治一切骨蒸传尸发斑、懊侬烦渴、瘰疬痈疽等症，皆是从其浮游火息起见而言，病无不治，非真阳亏损，必借此以为之壮，若非病非火起则服此寒骨之味，不更使病转剧乎！"《纲目》谓："（玄参）其消瘰疬亦是散火，刘守真言结核病是火病。"《本草便读》认为："（玄参）且可潜消斑毒，退时气之温邪……至于温疫癍疹，皆恐热伤肾水，故可用之。"

玄参对伤寒疫苗发热的家兔，有解热作用，浸剂在体外，有抗真菌作用，流浸膏对麻醉兔静脉注射，小量能使血压先略有上升，继则下降，大剂量则仅使血压下降，水浸剂、乙醇-水浸剂及煎剂，对麻醉犬、猫、兔有显著的降压作用。在蟾蜍心脏灌流时，流浸膏小量可呈现强心作用，剂量加大则呈中毒现象，对蟾蜍下肢血管有扩张作用（《中药大辞典》）。其醇浸膏水溶液能增加小鼠的心营养血流量，并可对抗体后叶素所致的冠脉收缩。本品对金黄色葡萄球菌、白喉杆菌、伤寒杆菌、乙型溶血性链球菌、绿脓杆菌、福氏痢疾杆菌、大肠杆菌、须发癣菌、絮状表皮癣菌、羊毛状小芽孢菌和星形卡氏菌均有抑制作用。此外，本品还有抗痰、镇静、抗惊厥作用（高学敏主编《中药学》）。实验研究显示，玄参所含哈巴苷及哈巴俄苷能对抗肾上腺（Adr）引起的损伤，保护血管内皮细胞。早年研究报道，家兔皮下注射玄参浸膏5g/kg，有轻微的降血糖作用，但也有实验结果表明，5g/kg玄参煎剂给家兔皮下注射可使血糖浓度升高（高学敏、钟赣生主编《中药学》）。

治寒温阳阴之正，表里俱热、心中热、嗜凉水，而不致烦渴，脉象洪滑，而不致甚实等症，与生石膏、连翘、粳米同用如仙露汤（《医学衷中参西录》）。治咽喉肿痛，与山栀、黄芩、桔梗、甘草等同用，如元参解毒汤（《外科正宗》）。治痰火郁结的瘰疬，与浙贝母、牡蛎同用，如消瘰丸（《医学心悟》）。

用法用量：煎服9～15g。

使用注意：脾胃虚寒、脾胃有湿、食少便溏不宜用，仅藜芦。"血少目昏，停饮寒热，支满，血虚腹痛，脾虚泄泻，并不宜服"（《本草经疏》）。

药物对比

生地黄	滋阴	偏干清热凉血，适用于血热之火、真阴亏耗之纯虚症。	应用	能促进血液凝固，热病出血可用之。
玄参		善于滋阴降火，适用于阳虚上浮之火、阴虚而感火热症。		能软坚散结，血热毒盛的发斑、瘰疬可用之。

夏枯草	治瘰疬	偏于平肝解郁，清热散郁结。
玄参		偏于滋阴降火，解毒散坚结。

牛蒡子	治咽喉肿痛	风热内壅多用之。
玄参		虚火上炎多用之。

玄参	治喉病	治阴虚火升所致的白喉。
山豆根		治气分实火上炎的红喉。

临床应用

【不良反应】玄参所含皂甘有溶血与局部刺激的作用。玄参LD50的95%可信限为15.99～19.81g/kg，最小致死量为10.8g/kg，二者均无明显的蓄积作用，小白鼠的中毒表现为安静、消瘦、反应迟钝、腹泻、黑稀便，尸检未发现对肝、脾、心、肺和肾脏等器官造成病理改变（高学敏、钟赣生主编《中药学》）。

配伍应用

（1）治阳虚火旺红肿热痛的乳蛾（扁桃体炎）。玄参30g，生地黄30g，麦冬15g，浙贝母12g，赤芍10g，薄荷8g，甘草6g，水煎服。

（2）阳虚火旺的咽喉肿痛。玄参30g，生地黄30g，板蓝根30g，金银花15g，山豆根

15g，桔梗5g，薄荷6g，金果榄12g，麦冬10g，橘红10g，甘草10g，水煎服。

（3）治虚劳喘逆、饮食减少或兼咳嗽，并治一切阴虚羸弱诸症。滋培汤：生山药30g，白术9g炒，广陈皮6g，牛剪子6g炒捣，生抗芍9g，玄参9g，生赭石9g轧细，炙甘草6g。

（4）治产后温病、阳明腑实、表里俱热者。滋阴清胃汤：玄参45g，当归9g，生抗芍12g，甘草5g，茅根6g。上药5味，煎汤2盅，分2次温服，一次即愈者，停后服（以上3、4方均摘自（《医学衷中参西录》）。

牡丹皮（丹皮、牡丹）

性味紧经：苦、辛、微寒。入心、肝、肾经。

功效：清热凉血，活血祛瘀。

"牡丹皮分原丹皮和粉丹皮，两者均为药用。（药材）原丹皮外表灰褐（黑与黄合成）色或紫（蓝和红合成）棕色"。有"特殊香气，味苦而涩（辛与酸合成）""粉丹皮表面粉红色。其他与原丹皮相同"。味苦色红入心经。性微寒，春之气，色蓝含青色，味酸又入肝经，凡药气味有体有用，相反而实相成，得火之味者，皆得水之气，故能入肾经（苦降下行，色黑故亦入肾经）。

清热凉血　牡丹皮性寒清热，辛寒入肝补肝（肝欲散，急食辛以散之，用辛补之）疏散肝热则息肝风。苦寒入肾补肾（肾欲坚，急食苦以坚之，用苦补之）坚阴清热而泻肾火，苦入血分。苦寒入心经，尤善清热凉血。肝肾均寄相火，相火即阴火，阴火即伏火。本品味辛发散，气香走窜，能清透阴分之伏火达表而解，火退则阴生，热清而血凉。辛润燥，苦坚阴，寒胜热，既补肝凉血益阴，又入肾润燥生津（肾苦燥，急食辛以润之，开腠理，致津液，通气也）。并入心治热入血分的发斑、惊痫等症。凉血而不致瘀滞，活血则不致妄行（酸主收敛），为和缓的清热凉血的药。辛散苦泄能行血结，苦寒达下，引血下行，又能治上部血热兼行的吐血、鼻出血等症。凡是阴虚发热、低热不退及血分有热有瘀等症，皆可用之。

《本草便读》曰："清少阳血分之火邪，寒而更苦，散营分瘀留之热结。香以兼辛，色丹并入乎心肝，可治有邪于经队；性审直通夫肾脏，能除无汗之骨蒸。……丹皮辛能散，苦能泄，寒能清，色赤走血分，有香窜之性，入肝胆心肾三焦血分，能凉血散血，凡血分风热瘀滞等症，悉可用之，因其寒而走散也。"《本草求真》云："相火炽则血必枯，必燥、必滞，与火上浮而见为吐血、衄血……用此不特味辛而散血中实热，且有凉相火之神功。世人专以黄柏治相火，而不知丹皮之功更胜。盖黄柏恶寒而燥，初则伤胃，久则败阳，苦燥之性徒存，而补阴之功绝少。丹皮赤色象离，能泻阳中之火，使火退而阴生，所以入足入阴而佐滋补之用，较之黄柏，不啻霄壤矣。"《重庆堂随笔》称："丹皮虽非热药，而气香味辛，为血中气药……唯入于养阴剂中，则阴药借以宣行而不滞，并可收其凉血之功。故阴虚人热入血分，而患赤痢者，最为妙品。然气香而浊，极易作呕，胃弱者服之即吐。"《本草述校注》言："牡丹皮，血中结气，行血中伏火，和血生血，凉血，除烦热……为血分之剂，治由阳中之阴之热以沉于阴中阴之血，而热煎熬于里。……肺阴下降之心；然后气能化血，心气下降于肾，然后血能化精。盖气化血者，金为火用也，血化精，火为水用也，皆还其所自始也。"《本草经疏》谈："牡丹皮，其味苦而微辛，其气寒而无毒，辛以散结聚，苦寒除血热，入血分，凉血热之要药也。寒热者，阴虚血热之候也，中风瘈疭、痉、惊痫，皆阴虚内热，营血不足之故。热去则血凉，凉则新血生、阴气复，阴气复则火不炎而无因热生风之症矣，故悉主之……《名医别录》并主时气头痛客热，五劳劳气，头腰痛者，泄热凉血之功也。甄权又主经脉不通，血沥腰痛，此皆血因热而枯之候也。血中伏火，非此不除，故治骨蒸无汗，及小儿天行痘疮、血热。东垣谓心虚肠胃积热，心火炽甚，心气不足者，以牡丹为君，亦此意也。"《得配本草》指出："丹皮、川柏、皆除水中之火，然一清燥，一降邪火，判不相合。盖肾恶燥，燥则水不归元，宜用辛以润之，凉以清之，丹皮为力；肾欲坚，以火伤之则不坚，宜从其性以补之，川柏为使。""丹皮治惊痫瘈疭（皆因阴虚血热，风火相搏，痰随火涌所致）"（黄兆胜编《中药学》）。

活血祛瘀 牡丹皮辛能行散、苦泄血结、气香走窜，故能活血祛瘀、通经消症、性寒清热，凉血不致瘀滞，活血又止妄行，为血分内热有瘀的经闭、痛经、症瘕积聚及热盛血瘀的疮疡肿毒等正常用药。

《本草汇言》载："牡丹皮，清心，养肾，和肝，利包络，并治四经血分伏火，血中气药也，善治女人经脉不通，及产后恶血不止，又治衄血吐血，崩漏淋血，跌扑瘀血，凡一切血气为病，统能治之。盖其气香，香可以调气而行血，其味苦，苦可以下气而止血；其性凉，凉可以和血而生血；其味又辛，辛可以推陈血，而致新血也。"《本草经解要》道："小肠者受盛之官，与心为表里，心主血，血热下行，留舍小肠，淤积成瘕。形坚可征。丹皮寒可清热。辛可散结，所以入小肠而除瘕也。五脏、藏阴者也，辛寒清血，血清则藏安也。荣血逆于肉里，乃生痈疮，丹皮辛寒，可以散血热，所以和荣而疗痈疮也。"《景岳全书·本草正》说："丹皮，祛肠胃蓄血症坚，仍定神志，通脉，治惊搐风痫，疗痈肿住痛，总之性味和缓，原天补性，但其凉而辛，能和血凉血生血，除烦热，善行血滞，滞去而郁热自解，故亦退热。用此者，用其行血滞而不峻。"《本草经疏》讲："（牡丹皮）痈疮者，热壅血瘀而成也。凉血行血，故疗痈疮，辛能散血，苦能泻热，故能除血分邪气，及症坚瘀血留舍肠胃。脏属阴而藏精，喜清而恶热，热除则五脏自安也。"《本草乘雅半偈》谓："牡丹精胜者色，辛发者味，宣气散生者性，合鼓吾身风大，以全木德者也，故主中风寒热，瘈疭惊痫、痈肿疮疡，谓外来风气使然亦可，谓吾身风火不及亦可。症坚瘀血，留舍肠胃。固肝主藏血，坚瘕留碍，则非所应藏物矣，所当决而断之，安五脏，美颜色，十一脏皆取决于胆，安而后能虑，枢机其神乎。"《本草述校注》认为："牡丹皮，不知其苦寒而多辛，苦寒能除热，更辛以散之，直入阴中而散伏火。伏火散而血自行，不等于他药之或兼辛温而逐瘀以行者也。其最能引血归肝者，职是之故，已所谓和血不谓能疏瘀也。"《本草思辨录》强调："心为牝脏主血脉，牡丹色丹属心……《本经》除症坚瘀血留舍肠胃。盖丹皮非肠胃药，而肠胃有症坚瘀血留则治之，义至精而至确也。"《本经逢原》曰："痘疮初起勿用，为其性专散血，不无根脚散阔滤。"

小鼠腹腔注射或口服牡丹酚有镇静、催眠、镇痛作用；使正常小鼠体温降低（腹腔注射或灌胃），对人工发热小鼠（注射伤寒和副伤寒杆菌所致）也有退热作用，还有抗电休克或药物引起的惊厥的作用（《中药大辞典》）。所含牡丹酚及其以外的糖苷类成分均有抗炎作用。牡丹皮的甲醇提取物有抑制血小板作用。牡丹酚有降温、解痉等中枢抑制作用及抗动脉粥样硬化、利尿、抗溃疡、促使动物子宫内膜充血等作用。牡丹皮能显著降低心排血量；其乙醇提取物、水煎液能增加冠脉血流量。牡丹皮水煎剂及牡丹酚和除去牡丹酚的水煎液均有降低血压的作用。所含牡丹酚及芍药苷、苯甲酰芍药苷、苯甲酰氧化芍药苷等，均有抗血小板凝聚作用。牡丹皮水煎剂对痢疾杆菌、伤寒杆菌等多种致病菌及致病性皮肤真菌均有抑制作用（高学敏主编《中药学》）。丹皮多糖对正常小鼠具有明显的降低血糖的作用，对葡萄糖性高血糖及四氧嘧啶性糖尿病小鼠和大鼠模型也有降血糖作用，对小鼠有抗早孕作用（高学敏、钟赣生主编《中药学》）。

治胃火血热妄行、吐血或大便下血，与犀角、生地黄、芍药、黄芩、升麻同用，如犀角地黄汤（《景岳全书》）。治跌打损伤、血瘀疼痛，与生地、赤芍、当归、桃仁等同用，如牡丹皮散（《证治准绳》）。治瘀热结的肠痈初起，与大黄、芒硝、桃仁、冬瓜子同用，如大黄牡丹汤（《金匮要略》）。

用法用量：煎服6～12g。清热凉血宜生用，活血祛瘀酒炙用，止血炒炭用。

使用注意：脾虚寒泄，血虚有寒、孕妇、月经过多者不宜用。"唯自汗多者勿用，为能走泄津液也，痘疹初起勿用，为其性专散血"（《本经逢原》）。

药物对比

桂枝	通血脉	气温，能通血脉中寒滞。		
牡丹皮		气寒，能通血脉中热结。		

生地	除血热治	滋阴退热	阴虚发热	甘寒滋阳，使脉生而热退。
牡丹皮		透散除热		清芬透达，使热退而阴生。

大黄、芒硝	治血结	治寒热传入之血结，病骤得之宜用，下行而力猛。		
牡丹皮		治阴虚生热之血结，病渐致者宜用，养阴而性缓。		

玄参	凉血化斑	兼能滋阳，泻火解毒。		
牡丹皮		善于化斑，活血祛瘀。		

配伍应用

（1）治皮肤与风湿痒疹。金银花5g，蛇床子15g，连翘15g，牡丹皮12g，荆芥10g，防风10g，白鲜皮12g，桃仁12g，红花6g，蒲公英30g，百部12g，水煎服。

（2）治白带及肾虚腰腿痛、身有微热、头昏目眩。熟地黄15g，山药15g，山萸肉10g，云苓10g，牡丹皮6g，泽泻6g，白果仁10g，杜仲10g，续断10g，牛膝10g，黄柏10g，大枣（去核）12枚，黑豆250g，先用黑豆煎汤，再煎以上药品，每日1剂，日服3次。

（3）①治血热之崩漏，清热止血汤（王云铭）：生地黄30g，黄芩9g，牡丹皮9g，地骨皮15g，地榆30g，棕榈炭30g，阿胶15g（烊化另入），甘草9g。先将药物用冷水适量浸泡1小时，浸透后煎煮。首煎武火（温度较高），煮沸后文火（温度较低），煎20～25分钟，二煎武火煎沸后文火煎15～20分钟，煎好后两煎混匀，总量以250～300mL为宜，每日1剂，每剂分2次服用，早饭前及晚饭后1小时温服1次。日1剂，连服5～10剂为1个疗程。待下次月经来潮时，原方如法再服1个疗程。②治肌衄（过敏性紫癜）。消风宁络饮（曹何平）：炒防风10g，炙黄芪15g，炒赤芍10g，大生地黄15g，炒牡丹皮10g，牛角腮5g，生槐花15g，炙甘草5g，红枣10枚。一般服用15剂即可。如反复发作者须连进本方30剂。服药期间忌海鲜，辛辣食物。若发肾小球肾炎者当视具体症状，按肾炎辨治。使用本方时，若伴有明显腹痛者，去赤芍改白芍15g，去牡丹皮加木香10g，下肢伴水肿者，加黑大豆15g（《首批国家级名老中医效验秘方精选》）。

（4）治疗高血压。牡丹皮30～45g，加水300mL，煎至120～150mL，1日3次分服（《一味中药治顽疾》）。

赤芍（赤芍药、木芍药）

性味归经：苦、微寒。入肝经。

功效：清热凉血，散瘀止痛。

赤芍药（药材）气微香，味微涩（为辛酸合成）。芍药十月生芽，正月出土，夏初开花。得木气最盛。肝属木。气微寒，春之气，味酸，故入肝经。赤芍性寒清热，色赤味苦入血分，清热凉血，苦泄血结，气香行气，走窜外达，行气活血，治血中之气结，苦为火之味，火主昌扬，专入血分以行血中气血积滞。苦寒降下，气下血行，热去肿消。瘀除经脉畅，气行血活而痛止。"诸疮痛痒皆属于心"，赤芍色赤味苦能入心经，寒清心火，苦泄血滞，疗热毒疮痛而止痛。《灵枢·经脉》讲："肝足厥阴之脉……抵小腹挟胃属肝络胆，上贯膈，布胁肋……其支者，从目系下颊里唇内。"赤芍入肝经，肝藏血司疏泄，其清热凉血，散瘀止痛之功，能治肝经郁热所致的胁痛、腹痛、目赤、产后郁血积聚、妇女经闭、痛经、月经不调及外伤瘀肿作痛、痈肿等症。并治温病发斑、血热吐衄之病，凡一切血热血瘀留滞作痛者，皆可用之。

《药品化义》曰："赤芍味苦能泻，带酸入肝，专泻肝火，盖肝藏血，用此清热凉血。入洞然汤，治暴赤眼；入犀角汤，清吐衄血；入神仙活命饮，攻诸毒热壅，以消散毒气；入六一顺气汤，泻大肠闭结，使血脉顺下。以其能主降，善行血滞，调女人之经，消瘀通乳；以其性寒能解热郁，祛内停之湿，利水通便。"《本草经疏》云："木为药色赤，赤者主破散，主通利，专入肝家血分，故主邪气腹痛，其主除血痹，破坚积者。血瘀则发热，行血则寒热自止；血痹症瘕皆血凝滞而成。破凝滞之血，则痹积而症瘕自消……妇人经行属足厥阴肝经，入肝行血，故主经闭，肝开窍于目，目赤者，肝热也，酸寒能凉肝，故治目赤。肠风下血者，温热伤血也，血凉肠风自止矣。"《医学入门》言："东垣云：赤芍药破瘀血而疗腹痛，烦热亦解。仲景方中多用之者，以其能定寒热，利小便也，宣通脏腑、大小肠，故月经闭者用之。泻肝火，赤眼暴肿，胬肉及诸疮、痔瘘。生用偏降，酒浸稍能升发。"《本草述校注》谈："赤芍由木归火而有苦，以火达木而有泻，是皆不离肝，赤者由血分而致气之用，是皆不外脾。……血赤色而心主之，此品色赤，合于主色之心也；其气寒，合于离中之坎也；其味辛而有苦，合于金火之合德也，合于离含坎，火得金则归心包络而生血矣，辛散苦泄，更并于气寒则除，令行而阴引阳以下，胞之脉通矣，其所散所泄者乃血中之戾气，即为除瘀和血也。"《本经逢原》说："赤芍药，性专下气，故止痛不减当归。苏恭以为赤者利小便下气，白者止痛和血，端不出《本经》除血痹，破坚积止痛，利小便之旨，其主寒热，症瘕者，善行血中之滞也，故有瘀血留著作痛者宜之。"《本草便读》讲："赤芍性味但苦不酸，从乎火化，色赤形木高，不若白芍之润泽坚结，其功专司行散，无补益之功，凡痛疮疖疮血热血滞者，皆可用之。"《本草正义》谓："逐血导瘀，破积泄降则赤芍也。"苏颂《图经本草》曰："始有金芍药（白），木芍药（赤）之名，成无己谓白补而赤散，故养阴养血，滋润肝胞，皆用白芍药；活血行滞，宣化疮毒，皆用赤当药。"

芍药苷对小白鼠正常体温有降温作用，对人工发热之小鼠有解热作用（《中药大辞典》）。赤芍能扩张冠状动脉，增加冠脉血流量，赤芍所令芍药苷有解痉、镇静、抗炎止痛作用。芍药苷有抗惊厥作用。赤芍药苷及赤芍成分及其衍生物有抑制血小板聚集作用。水煎剂能延长体外血栓形成时间，减轻血栓干重，对肝细胞DNA的合成有明显的增强作用，对多种病原体微生物有较强的抑制作用（《一味中药治顽疾》）。赤芍注射液0.1g/kg肌内注射，对实验家兔肺动脉高压有扩张肺血管、改善肺血运动状态、降低肺动脉压、增加心排血量、改善心肺功能的作用，改善ARDS状态下心肌做功能力，提高心排血量。赤芍药能降低血浆脂质过氧化物、降解血浆纤维蛋白原及抗平滑肌细胞增殖作用。赤芍水提物使人末梢血淋巴细胞和小鼠脾细胞的淋巴细胞幼稚化活性显著升高，有抗肿瘤作用，对肝脏水解过程有促进作用，有利于毒物排泄（高学敏、钟赣生主编《中药学》）。治热甚动血、血热妄行的吐血、衄血、二便出血及斑疹紫黑等症，与犀角、生地黄、牡丹皮、白茯苓、白芷、柴胡同用，如赤芍药散（《证治准绳》）。治血瘀、血热的胁痛、胸痛，与生地黄、桃仁、柴胡、枳壳等同用，如血府逐瘀汤（《医林改错》）。治疮疡肿毒初起、红肿热痛，与金银花、甘草节、白芷、皂角刺等同用，如仙方活命饮（《校注妇人良方》）。

用法用量：煎服6～12g。

使用注意：血寒经闭、血虚无瘀滞的月经过多者均忌用，反藜芦。

药物对比

牡丹皮	凉血活血	清热凉血力强，泻心经之火，除血中伏热。骨蒸劳热、汗症等症多用之。
赤芍药		活血化瘀力大，泻肝经之火，治血中气结。抱急腹痛、疮痛等症多用之。

薄荷	肝经	偏于疏散风热、清利头目。
赤芍		偏于活血凉血、消瘀散肿。

配伍应用

高学敏、钟赣生主编《中医药学高等丛书·中药学》载："从肿瘤血管的角度，赤芍还能增加实验大鼠VEGF的表达及肿瘤血管的形成，并可促进肿瘤侵袭和转移的发生。"

（1）治耳聋汤。柴胡30g，香附30g，川芎15g，赤芍10g，路路通10g，水煎服。

（2）治疗宫外孕。桃仁9～15g，牡丹皮、赤芍、川楝子各12g，大黄9～15g，穿山甲9～12g，丹参15～30g，随症加减。水煎服，日1剂，早晚分服（摘引自《毒性中药的配伍与应用》中的桃仁"配伍经验"）。

（3）治冠心病。赤芍煎汤内服（《一味中药治顽疾》）。

（4）治慢性肝炎、迁延性肝炎及早期肝硬化所致的肝性腹胀。疏肝开肺汤（印会河）：

柴胡10g，赤芍30g，当归15g，丹参30g，生牡蛎30g，（先下）广郁金10g，桃仁10g，土元10g，紫菀10g，桔梗10g，川楝子12g，水煎服，日1剂（《首批国家级名老中医效验秘方精选》）。

（5）①治过敏性鼻炎。苍耳辛夷汤、苍耳子、辛夷、赤芍、川芎、枸杞子，熟地黄、当归、桑寄生、酸枣仁各10g，附子、防风各6g，每日1剂，水煎服。②治尖锐湿疣。熟地黄当归汤：熟地黄、当归尾各10g，板蓝根、夏枯草各15g，白芍、红花、桃仁各9g，川芎、白术、穿山甲、首乌各6g，甘草4g，每日1剂，水煎，分2次服。6～8剂为一疗程。③治颈椎病。当归、葛根各20g，赤芍15g，川芎、桃仁、红花各10g，鸡血藤30g，川牛膝18g，桂枝6g，地龙、威灵仙各12g，全蝎8g，每日1剂，水煎服。30天为一疗程（《中医祖传秘籍》）。

（6）治下肢溃疡。赤芍12g为主，配桂枝、白芍各12g，知母、苍术、防风、制附子、麻黄、川黄柏各15g，川牛膝、薏苡仁、忍冬藤各30g，1日1剂，水煎，分2～3次口服。忌烟、酒、辛辣食物（《一味中药治顽疾》）。

3.清热燥湿药

黄 芩

性味归经：苦、寒。归肺、胆、脾、胃、大肠、小肠经。

功效：清热燥湿，泻火解毒，止血，安胎。

黄芩（原植物）"基部甚细，紫色""表面被白色短柔毛""下列同属植物亦供药用"；滇黄芩"茎直立，每节间密被纵列白色柔毛及腺毛""花冠蓝紫色"；丽江黄芩"花冠黄白色，黄色至绿黄色"；川黄芩"花冠白色，绿白色至紫色、紫蓝色"；（药材）干燥根"表面深黄色或黄棕色""断面深黄色，中间有棕红色圆心"。

黄芩色白，宿根中空（枯芩），能轻飘上升归肺经；宿根坚实（条芩），质重寒降归大肠经（肺与大肠相表里）。本品虽能生善降，但处方多不区分，统称黄芩一种。"凡药气味有体有用，相反而实相成"，黄芩归肺经。得金之味，故皆得木之气。"花冠蓝、紫、绿色，均含青色，色青，质重苦降，善入甲木胆经。""故得木之味，皆得土之气"，能归脾胃经（色黄属土亦能入脾、胃经）。味苦，火之味，色红（断面中间棕红色）应走心经，因其苦寒下行，善能下降归小肠经（心与小肠经脉相通）。

清热燥湿，泻火解毒 黄芩性寒清热，味苦燥湿。寒清肺中气分之火聚，苦泄心之血分之热结，使火不灼肺而止肺热咳嗽，苦寒清降肺气，清湿热（味苦降湿）。通调水道，使气通水行走下至膀胱而利小便，治膀胱湿热下注的小便短赤。黄芩入脾胃清热燥湿，治湿热泄泻、痢疾。入胆泻火除湿，治胆火不降，肝火上亢的头痛、失眠、目赤红痛及湿热黄疸，其清热达下之力，凡热伏于表分，经络及自里外达者，皆能清除。尤善泄肺火，行肌表，清大肠之热。湿易化热，热盛化火，火炽为毒，黄芩能清热燥湿，泻火解毒，治火毒炽盛的痈肿疮毒。

《本草蒙筌》曰："枯飘者名宿芩，入手太阴，上膈酒炒为宜；坚实者名子芩，入手阳明，下焦生用最妙。宿芩泻肺火，消痰利气，更除湿热，不留积于肌表间；子芩泻大肠火，养阴退阳，又滋化源，常充溢于膀胱。赤痢频并可止，赤眼胀痛能消。"《本草经疏》云："黄芩禀天地清寒之气，而兼金之性，故味苦平，无毒。"《名医别录》益之："以大寒，味厚气薄，阴中微阳，可升可降，阴也。入手太阴、少阴、太阳、阳明，亦入足少阳。其性清肃，所以除邪；味苦所以燥湿；阴寒所以胜热，故主诸热。诸热者，邪热与湿热也。黄疸、肠癖、泻痢，皆湿热胜之病也，折其本，则诸病自瘳矣。苦寒能除湿热，所以小肠利而水自逐，源清而流洁也。"《本草正义》称："黄芩亦大苦大寒之品，通治一切湿热，性质与黄连最近，故主治亦与黄连相辅而行，且味苦直降，而亦气轻清。故能彻上彻下，内而五脏六腑，外而肌肉皮毛。凡气血痰郁之实火，内外女幼诸科之湿聚热结病症，无不治之，为寒凉剂中必备之物。""东垣谓：黄芩之中空而轻，泻肺火，利气消痰，除风热，清肌表之热；细实而坚者，泻大肠之火，与枳实、枳壳同例。凡质之轻者，多上行横行；质之重者，多沉降直下，即本乎天者亲上，本乎地者亲下之义。"《本草述校注》道："黄芩，洁古曰气凉，味苦甘，气厚味薄，浮而升，阳中阴也。入受少阳阴阳经。阳不得阴以化不行，气化不行则热能化湿，是见湿热立治，正是气化之所以得行也。"《本草思辨录》载："人知黄芩为少阳药而不识其所以然，窃思其色青胜于黄，得甲胆之气，又中空似胆腑，气寒能清胆热。胆属少阳相火，相火者佐君而行其令者也。人赖此火以动作云为，故气分之热，少阳为多。治气热之药，亦惟黄芩为方中易见。……黄芩为胆经气药，能由肺达肠胃而不能入统血之脾，故治肠癖不治腹痛。"《医学起源》认为："黄芩，治肺中湿热，疗上热目中肿赤，瘀血壅盛，必用之药。泄肺中火邪上逆于膈上，补膀胱之寒水不足，及滋其化源……酒炒上行，主上部积血，非此不能除，肺苦气上逆，急食苦人泄之，正谓此也。"《本草分经》曰："（黄芩）苦寒入心，胜热折火之本，泻中焦实火，除脾家湿热，为中上二焦之药，亦治邪在少阳往来寒热。""清气分之热，可为黄芩独具之良能也。"（《医学衷中参西录》）。《本草经疏》言："黄芩禀天地清寒之气，而兼金之性……其性清肃所以除邪，味苦所以燥湿，阴寒所以胜热……恶疮疽蚀者，血热则留结而为痈疽溃烂也。火痛者，火气伤血也，凉血除热则自愈也。"《本草经读》谈："黄芩与黄连、黄柏皆气寒味苦而色黄……恶疮疽蚀火疡者，为肌肉之热毒，阳明主肌肉，泻阴阳之火即所以解毒也。"《纲目》载："凡诸疮痛不可忍者，宜芩，连苦寒之药，详上下分身、梢及引经药用之。"《本草正义》强调："黄芩亦大苦大寒之品，通治一切湿热……今之背痛，则皆寒入督脉太阳之络，非温经升散不为功。"

止血，安胎　热盛迫血妄行，热除血自止。黄芩苦寒清热燥湿而止血。胎前多热，热盛迫胎则胎动不安。黄芩善于清热，苦味较薄，燥胜不烈，质缓平和。为清热泻火而凉止血；清热安胎之常用药。据病情，配伍对症药物。常用于火毒炽盛的迫血妄行的吐血、鼻出血、便血、崩漏及血热、气虚血热、肾虚有热等胎动不安等症。《本经疏证》说："黄芩所主血分诸病，本由乎气，上焦阳中之阴治，肺得降阴于心，血分之源凌矣。源既凌则流自清，又何患血闭及淋露下血耶？"《本草纲目》讲："震亨曰：黄芩降痰，假其降火也……黄芩、白术乃安胎圣药，俗以黄芩为寒而不敢用，盖不知胎孕宜清热凉血，血不妄行，乃能养胎。黄芩乃上中二焦药，能降火下行，白术能补脾也。"《本草新编》谓："古人云黄芩乃安胎圣药，亦因胎中有火，故用之于白术、归身、人参、熟地黄、杜仲之中，自然胎安。倘无火而寒虚胎动，正恐得黄芩而反助其寒，虽有参、归等药补气、补血、补阴，未必胎气之能固也，况不用参、归等药，欲望其安胎，万无是理矣。"《本经逢原》指出："黄芩，其条实者兼行冲脉，治血热妄行。古方有一味子芩丸，治妇人血热，经水暴下不止者甚效。若血虚发热，肾虚挟寒，及妊娠胎寒下坠，脉迟小弱皆不可用，以其苦寒而伐生发之气也。"《本草正义》曰："胎热而升动不守者宜之，如胎寒下坠及食少便溏，不可混用是也。"

黄芩有解热、降压、镇静、保肝、利胆作用。黄芩有抑制肠管蠕动、降血脂、抗氧化、抗肿瘤等作用。黄芩煎剂在体外对痢疾杆菌、白喉杆菌、铜绿假单胞菌、伤寒杆菌、副伤寒杆菌、变形杆菌、金黄色葡萄球菌、溶血性链球菌、肺炎双球菌、脑膜炎球菌、霍乱弧菌等有不同程度的抑制作用（《一味中药治顽疾》）。黄芩苷、黄芩苷元对豚鼠离体气管过敏性收缩及整体动物过敏性气喘均有缓解作用，并与麻黄碱有协同作用，能降低小鼠耳毛细血管通透性，调节CAMP水平；黄芩水提取物对前列腺素生物合成有抑制作用（高学敏主编《中药学》）。黄芩对多种病毒有抑制作用，抗真菌作用较强。黄芩苷具有明显的排纳利尿作用，从而减小外周血容量及心排血量，降低血管阻力，使血压下降。有抗凝血、抗血栓、保胎作用（高学敏、钟赣生主编《中药学》）。

治身热口苦、腹痛下痢，与芍药、甘草、大枣同用，如黄芩汤（《伤寒论》）。治湿温、暑温、湿热阻遏气机的胸闷、呕吐、身热不扬、舌苔黄腻，与滑石、通草、白蔻仁等同用，如黄芩滑石汤（《温病条辨》）。治火毒壅滞的痈肿疮毒，与黄连、栀子、连翘等同用，如黄连解毒汤（《外治秘要》）。治火毒炽盛迫血妄行吐、衄血，与大黄同用，如大黄汤（《圣济总录》）。治热盛的胎动不安，与白术、甘草同用，如芩术汤（《证治汇补》）。

用法用量：煎服，3～10g，清热宜生用，清上焦热宜酒炙用，止血宜炭用，安胎多炒用。

使用注意：脾胃虚寒无实火湿热者及孕妇欲坠等症均忌用。

药物对比

黄芩	枯芩	枯老中空，躯壳热病宜用之。
	条芩	嫩幼中实，肠胃热病宜用之。

柴胡	清热	长于解郁，清表热为主，苦以发之，散火之标。
黄芩		善于泄热，清里热为主，寒以胜热，折火之本。

地骨皮	泻肺热	泻肺经气分之热。
黄芩		泻肺经血分之热。

知母	清肺热	润肺清热。
黄芩		降泄肺火。

夏枯草	泻火	泻肝胆火。
黄芩		泻上焦火。

紫苏	安胎	治气滞胎动。
黄芩		治热迫胎动。

临床应用

【不良反应】静脉浸剂2g/kg，亦可使兔产生镇静和催眠反应，但8～12小时后死亡，如成为1g/kg则具镇静作用，不致死。

另有报道，兔静注黄芩苷15mg/kg，出现不安和呼吸急促，1小时后有显著的镇静催眠作用，所试4只兔皆于48小时内死亡。综上所述，黄芩制剂口服毒性很小，静脉注射毒性稍大（高学敏、钟赣生主编《中药学》）。

配伍应用

（1）治寒热往来、发热身痛、恶心呕吐、口干纳差等症。柴胡10g，黄芩10g，党参12g，半夏10g，藿香10g，神曲炒15g，天花粉15g，茯苓10g，忍冬藤15g，甘草3g，生姜、大枣引水煎服。

（2）治下痢脓血、腹痛后重。杭白芍30g，当归尾10g，黄芩10g，黄连15g，大黄10g，木香6g，槟榔6g，枳壳6g，甘草6g，水煎服。

（3）①治睑腺炎。黄芩、金银花，水煎服。②治小儿急性呼吸道感染。黄芩9g，加水200mL，煎至30mL，1周岁以下，日服6mL；1周岁以上，日服8～10mL；5周岁以上酌加，均分3次服，连续用3～5日。多数体温在用药3日内恢复正常。③预防猩红热。黄芩9g，加清水150mL，煎至100mL。日服2～3次，连服3日（《一味中药治顽疾》）。

（4）①治风火赤眼（急性结膜炎），不论急性或慢性结膜炎。黄连一钱，白芍、黄芩、菊花、决明子各二钱，秦皮、玄参各三钱，龙胆草钱半，甘草五分。清水二碗，煎七分，第二煎以清水一碗半煎成半碗温服。轻者二三剂，重者五六剂即愈。②治青光眼（绿风内障），中气不足，不能壮血上升，目无血则不能视物。补中汤：黄芩钱半，北沙参钱半，白术一钱，甘草一钱，当归钱半，柴胡一钱，升麻一钱，陈皮钱半，菊花钱半，决明子二钱，蒙花钱半，谷精一钱，半红大枣一钱，水煎服。③治见风流泪、流热泪。菊花二钱，生石膏五钱，每日煎作饮料。症状严重者，加入黄芩、黄连各二钱，一同煎服（周洪范著《中国秘方全书》）。

（5）①治暴怒伤肝、胎动不安。芩连四物汤：黄芩6g，黄连3g，生地黄12g，白芍9g，菊花6g，黑山栀9g，知母9g，苎麻根12g。②治由于肠胃积热影响胞胎，胎中有火而致胎动不安。安胎凉膈饮加减：知母9g，麦冬9g，芦根30g，黑山栀9g，黄芩6g，天花粉12g，苎麻根12g（钱伯煊编《女科证治》）。

黄 连

性味归经：苦、寒。入心、脾、胃、胆、大肠经。

功效：清热燥湿，泻火解毒。

黄连味苦，火之味，色红（如川黄连中央髓部红黄色），故入心经。"凡药气味有体有用，相反而实相成""故得火之味，皆得金之气。因苦寒降下善入大肠经，得金之味，皆得木之气，又能入胆经（萼片黄绿色，色绿含青，亦入胆木），色黄土色，故入脾、胃经（得木之味，皆得土之气，亦入脾、胃经）"。

清热燥湿，泻火解毒　黄连性寒清热，味苦重，质极燥，故能清热燥湿，清热泻火，为治湿火郁结之主药。热积湿聚日久致疮痈肿毒疼痛。黄连泻火燥湿之力极强，热去火退则热毒自解，湿去血行（苦入血分泻结）而肿痛自愈，常用于治疗心火亢盛的烦热神昏，心肾不交的怔忡不寐，肝胆火升的目赤红肿，脾胃湿热所致的痞满呕吐，腹痛泻痢及湿热火毒造成的疔毒痈肿、口腔溃疡、牙齿肿痛等症。

《医学衷中参西录》说："黄连，味大苦，性寒而燥。味苦为火之味，燥为火之性，故善入心以清热，心中之热清，则上焦之热皆清……其色纯黄，能入脾胃以除实热，使之进食，更由胃及肠，治肠癖下利脓血……徐灵胎曰：苦属火性宜热，此常理也。黄连至苦而反至寒，则得火之味与水之性，故能除水火相乱之病，水火相乱者湿热是也。是故热气目痛、眦伤、泪出、目不明，乃湿热在上者；肠澼、腹痛、下痢，乃湿热在中者；妇人阴中肿痛，乃湿热在下者，悉能除之。凡药能去湿者必增热，能除热者必不能去湿，唯黄连能以苦燥湿，以寒除热，一举而两得焉。"《本草思辨录》曰："王海藏云：黄连泻心实泻脾。刘氏释之，谓中土为心之用。心之用病即病乎心，是直以心病统归之脾病矣。脾病固能传心，心病岂能不传脾。夫苦入心，火就燥。黄连苦燥而寒，诚为手少阴除湿热之药，而其花黄实黄根黄，脾与肠胃亦皆其所司。特气味俱浓，惟治血热不治气热。故其功用首在心脾，次及肠胃。肠胃所治，亦属血中之热。肝肾亦得以黄连治者，盖其茎叶隆冬不雕，根则状如连珠，禀寒水之气而直抵极下也。其为入血，更不待言矣。"《本草崇原》言："黄连生于西蜀，味苦气寒，禀少阴水阴之精气。主治热气者，水滋其火，阴济其阳也……黄连泻火热而养阴，故治肠 腹痛下痢。妇人阴中肿痛者，心火协相火而交炽也。黄连苦寒，内清火热，故治妇人阴中肿痛。久服令人不忘者，水精上滋，泻心火而养精神，则不忘也，人凡苦寒之药，多在中品下品，唯黄连列于上品者，阴中有阳能济君火而养神也。"《本草经读》道："黄连气寒，禀天冬寒水之气，入足少阴肾；味苦无毒，得抵南方之火味，入手少阴心，气水而味火，一物同臭，故能除水火相乱而为湿热之病。其云主热气者，除一切气分之热也。"
《本草新编》称："以黄连泻火者，正治也；以肉桂治火着，从治也。……黄连入心，肉桂
入肾也。凡人日夜之间，必心肾相交，而后水火始得既济。火水两分，而心肾不交，心不交
于肾，则日不能寐；肾不交于心，则夜不能寐矣。黄连与肉桂同用，则心肾交于顷刻，义何
梦之不安乎？"《本草纲目》载："刘完素：古方以黄连为治痢之最。盖治痢唯辛苦寒药，
辛能发散开通郁结，苦能燥湿，寒能胜热，使气宣平而已。诸苦药多泄，唯黄连性冷而燥，
能降火去湿而止泻痢，故治病以之为君。"《本草正义》认为："黄连大苦大寒，苦燥湿，
寒胜热，能泄降一切有余之湿火，而心脾肝肾之热，胆胃大小肠之火，无不治之。上以清风
火之病，中以平肝肾之呕吐，下以通腹之滞下，皆燥湿之效也。"《本草述校注》有话：
"黄连性寒味苦，气味俱厚，可升可降，阴中阳也。先哲谓其却有郁热湿者是矣。"《本
草纲目》说："黄连苦燥，苦入心，火就燥。泻心者其实泻脾也，实则泻其子……诸痛痒疮
疡，皆属于火。凡诸疮宜以黄连，当归为君，甘草，黄芩为佐。"《本草正义》讲："（黄
连）苦先入心，清涤血热，故血家诸病，如吐衄溲血、便血淋浊，痔漏崩带等证，及痈疡斑
疹丹毒，并皆仰给于此。他目疾须合泄风行血，滞下须兼行气导浊、呕吐，须兼镇坠化痰，
方有捷效……即疮疡一科，世人几视为阳证通用之药，实则唯疗毒一证发于实火，需连最
多，余唯湿热交结，亦所恒用，此外血热血毒之不挟湿邪者，自有清血解毒之剂，亦非专恃
黄连可以通治也。"《本草便读》谓："味苦性寒，体阴质燥，能化心脾湿热、蕴留之痞满
全消；可除痢疫虫疮，黏腻之热悉去。伏梁成积，可破可宣；目赤攀睛，能清能降。瘀郁均
解退，口疮鼻暨尽蠲除，黄连味极苦，性极寒，质极燥，专入心脾，清有余之实火，而化湿
邪。治上焦则酒炒，治中焦用姜汁炒，治下焦以盐水炒。欲其治何脏腑之湿火，则加各经引
导之药。"《本草汇言》指出："黄连，小便热闭，用词以清内热而行便。又能退伏热消
暑。其功专于泻火，清湿热耳治疮热。"《本草经百种录》曰："若心家有邪火，则此亦能
泻之，而真火反得宁，是泻之即所以补之。"《医学入门》曰："黄连，姜汁炒，辛散冲热
有功。一切湿热形瘦气急，一切时行热毒暑毒、诸般恶毒秽毒诸疮疡毒，俱以姜和其寒而少
变其性，不使热有牴牾也。"

　　黄连对葡萄球菌、链球菌、肺炎球菌、霍乱弧菌、炭疽杆菌及除宋内以外的痢疾杆菌
均具有较强的抑菌作用。对肺炎杆闻、白喉杆菌、枯草杆菌、百日咳杆菌、鼠疫杆菌、布
氏杆菌、结核杆菌也有抗菌作用。黄连所含小檗碱小剂量时能兴奋心脏，增强其收缩力，
增加冠状动脉血流量；大剂量时抑制心脏，减弱其收缩。其提取成分有抗溃疡作用。小檗
碱和四氢小檗碱能降低心肌的耗氧量。黄连有抗急性炎症、抗癌抑制组织代谢等作用。黄
连利胆、抑制胃液分泌、抗腹泻等作用（《一味中药治顽疾》）。醇提黄连对皮肤癣菌
也表现了较强的抑制作用。有抗柯萨奇B3型病毒作用。抑制深部真菌、在体处对阴道滴
虫有明显抑制和杀灭作用。实验研究表明，小檗碱静脉注射于麻醉犬、猫、大鼠和蛙有
明确的降压作用，随着剂量增加，降压幅度与时间也增加。降压剂量并不抑制心脏。黄
连中以黄连碱的胃黏膜保护作用最强。黄连具有降血糖、抗焦虑、抑制单胺氨氧化酶话
性作用。小檗碱小剂量对小鼠大脑皮层的兴奋过程有加强作用，大剂量则对抑制过程有
加强作用。黄连甲醇提取物，能增强非特异性免疫功能，抑制特异性免疫作用。有人报

告，小檗碱可使大鼠脑梗死范围缩小，对脑梗死有保护作用（高学敏、钟赣生主编《中药学》）。

治湿热互结、阻滞中焦、气机不畅的脘腹痞闷、恶心呕吐，与黄芩、半夏、干姜、人参等同用，如半夏泻心汤（《伤寒论》）。治湿热泻痢兼表证发热，宜与葛根、黄芩、炙甘草同用，如葛根黄芩黄连汤（《伤寒论》）。治热盛伤阴、心烦不眠，与黄芩、阿胶、白芍、鸡子黄同用，如黄连阿胶汤（《伤寒论》）。治湿热毒郁壅盛所致的痈肿疔疮，与黄芩、黄柏、栀子、连翘等同用，如黄连解毒汤（《外科秘要》）。

用法用量：煎服2~6g，处用适量。

使用注意：脾胃虚寒，阴虚津伤，产后血虚及表证均忌用。"畏牛膝。另外，服用黄连时，忌食猪肉"（《本草经集注》）。

药物对比

大黄	泻心火	走而不守，善治胃肠热盛积滞、大便秘结之症。
黄连	除胃热	燥而不走，善治心火亢盛、心肾不交、虚烦失眠之症。

栀子	除烦	热郁胸膈（懊侬）。
黄连		心火之盛（不寐）。

细辛	入心经	上行祛风止痛。
黄连		下降清泄胃火。

黄连	清热燥湿	清中、上焦温热较好；热盛神烦、谵语、疮疡肿毒多用之。
胡黄连		清中、下焦温热为优；骨蒸劳热及小儿疳疾惊痫多用之。

临床应用

【不良反应】黄连及其制品有时会发生药疹、药物性荨麻疹、过敏性紫癜、药敏性休克，血红蛋白及红细胞减少，头晕、心慌、气短、关节痛等不良反应。引起不良反应的多为小檗碱注射液，因此应用小檗碱注射剂应从小剂量开始，逐渐加重，密切注意观察患者的反应（高学敏、钟赣生主编《中药学》）。

配伍应用

（1）治烫火伤。黄连6g，甘草6g，冰片1g，枯矾1g，木耳6g，大黄6g，共为细末，香油调擦。

（2）治睑腺炎。退赤散：黄连、黄芩、白芷、当归、赤芍、栀子、桑白皮、川木通、桔梗、连翘（据病症而用药量）共为细末，水煎服。

（3）①治脑出血。黄连解毒汤：黄连、栀子各9g，黄芩、黄柏各6g。每日1剂，水煎服（或鼻饲），2周为一个疗程。②治白喉。黄连适量研末，每次0.6g冲服，1日4~6次，配合1g黄连末溶于100mL蒸馏水漱口（《一味中药治顽疾》）。

黄柏（黄檗、檗木）

性味归经：苦、寒。入肾、膀胱、大肠经。

功效：清热燥湿，泻火解毒，除骨蒸。

黄柏（药材）①东黄柏"表面灰白色""内表面灰黄色"。②川黄柏"外表深黄色""内表面灰黄色或黄色"。（注：灰色介于黑和白色之间）。

黄柏色黑，苦寒降下，能入肾经。肾与膀胱静脉相通，同主水液，同气相求，故又入膀胱经。黄柏药用其皮，色白，应走肺经，肺与大肠经脉相通。黄柏气味俱厚，沉降达下，苦寒下行，故善入大肠经。

清热燥湿，泻火解表，除骨蒸　热盛生火，火炽为毒。热胜则肿、湿热久蕴而致毒生疮痈等症。骨髓中热，称为骨蒸。"蒸病有五，一曰骨蒸，其根在肾"（《诸病源候论·虚劳骨蒸候》）。黄柏性寒清热，味苦燥湿。其为干燥的树皮。肾主骨，膀胱经行人之表。苦寒入肾经凉血，坚肾补肾（紧欲坚，急食苦以坚之，用苦补之）。能走体表，入里达外，入膀胱经清热除湿，利小便，达表以退虚劳滑蒸。其补肾阴（肾不受热损，即补至阴之不足）。汗为阴类，血汗同源。阴回、热解、湿祛而骨蒸潮热自愈。常用于治疗湿热蕴结的泻痢、黄疸、湿热下注膀胱的小便短赤、涩痛、带下黄浊、脚气肿痛或湿热疮毒及虚劳骨蒸等症。

《本草疏证》曰："凡草木之根或球结块者，其气必向下，终苦寒而不泄，凡物之苦寒而不泄者，其性必燥，能搜剔隐伏之热。檗木根结如茯苓，皮色结黄，味苦气寒，故其为治能使在内之伏火热解，而肌肉九窍之病尽除。第《本经》主治所谓五脏之热结于肠胃中解。"《本草经百种录》云："黄柏，极黄，得金之色，故能清热。……黄色属金，阳明为燥金，以其治，皆除阳明湿热之疾，气类相感也。"《本草思辨录》言："黄柏五脏肠胃湿热之药，表里上下俱到，表有热用治，表不热而里热亦同治，色黄入肠胃，皮入肺，气味俱厚，性寒而沉入肝肾。入胃则亦入脾，入肾则亦入心。性寒已热，燥则除湿，故《本经》所列黄疸、肠痔、泻痢、女子漏下赤白，阴伤蚀疮，皆湿热之病。"《本草经疏》称："黄檗，禀至阴之气而得清寒之性者也，其味苦，其气寒，其性无毒，故主五脏肠胃中结热。盖阴不足，则热始结于肠胃；黄檗虽由湿热，然必发于真阴不足之人；肠癖痔漏，亦皆湿热伤血所致；泄痢者，滞下也，亦湿热于犯肠胃之病；女子漏下赤白，阴伤蚀痛，皆湿热乘阴虚客下部而成；肤热赤起，目热赤痛，口疮，皆阴虚血热所生病也。以至阴之气，补至明之不足，虚则补之，以类相从，故阴回、热解、湿燥而诸证自除矣。乃足少阴肾经之要药，专治用虚生内热诸证，功烈其伟，非常药可比也。"《冯氏锦囊秘录》言："黄柏性寒，行隆冬肃杀之令，故独入少阴，泻有余之相火。必尺中洪大，按之有力，可炒黑暂用，若人称其补阴，非其性也，盖热去则阴不受伤耳，利于实热而不利于虚热耳。……不知明寒之性、能伤人气，减人食，命门真元之火，一见而消亡，肝胃运行之职一见而沮丧，元气既虚，又用苦寒遏绝生机，莫此为甚。"《得配本草》谈："川柏补水，以其清自下泛上之阴火，火清则水得坚凝，不补而补也。盖阴中邪火，本非命门之真火，不妨用苦寒者除之，若肾中之真水不足，水中之真虚火浮于上，宜用二地以滋之。水足火自归脏也。"《重庆堂随笔》指出："凡下焦不坚之病多矣，如痿蒌遗浊、带漏、痿躄、便血、泻痢诸症。……下焦多湿，始因明虚火盛而湿渐化热，继则湿热阻夫氧化，仅耗精液，遂成不坚之病。皆黄檗之专司也，去其蚀阴之病，正是保全生气，谁谓苦寒无益于气哉？盖黄檗治下焦湿热诸证，正与蛇床子治下焦寒湿诸证为对待。"《医学入门》载："黄檗，治眼赤、鼻皶、喉痹及痈疽发背。乳痈脐疮亦用。东坦云，泻下焦隐伏之龙火，安上出虚哕之蛔虫，……兼治外感肌热，内伤骨热，失血遗精阳痿，……柏味微辛而能润燥，性利下而能除湿，故为肾经主药。然《本经》谓其之五脏热者，盖相火狂越上冲，五脏皆火，以上诸症皆火之所为，湿亦火之郁而成也。用以泻火则肾水自固，而无狂越漏泄之患，所谓补肾者亦此意也。"《本草崇原》说："黄柏气味苦寒，冬不落时，禀太阳寒水之精。皮厚色黄，质润稠黏，得大阳中土之化。……女子漏下赤白，阳伤蚀疮，皆湿热下注之病。苦胜湿而寒清热，故黄柏皆能治之也，以上主治，皆正气无亏，热毒内盛，所谓下者举之，结者散之，热著寒之，强者泻之，各安其气，必清必静，则病气衰去，归其所宗，此黄柏之治，皆有余之病也。"《本草便读》曰："至所以治口疮，清肺部上焦之热者，即用皮意。究非专治之药，虽清上而仍赖其降下耳。"《医林纂要》谓："补肾，清金，抑相火，行冬藏之令，为坚肾主药（色黄而深暗，气味沉厚入肾，苦坚辛润，行膀胱浊水，而敛二肾之真精，治阴虚之骨蒸劳热，……以俾真阳不泄，是归藏之令，自秋而闭塞成冬，在保合大合，然后更生也。"《本草求真》讲："黄柏，凡人病因火亢而见骨蒸劳热，目赤耳鸣，消渴便闭，及湿热为病而见诸痿瘫痪，水泻热利……可炒黑暂用，使其湿热顺流而下，阴火因尔潜伏，则阴不受煎熬，而阴乃得长矣。非谓真阴虚损，服此即有滋润之力也。故于实热实火则宜，而于虚热虚火，则徒有损而无益。"

黄柏对痢疾杆菌、伤寒杆菌、结核杆菌、金黄色葡萄球菌、溶血性链球菌等各种致病细菌均有抑制作用，对某些皮肤真菌、钩端螺旋体、乙肝表面抗原有抑制作用，黄柏提取物有降压，抗溃疡、镇静、肌松、降血糖等作用。所含药根碱具有与小檗碱相似的正性肌力和抗心律失常作用（《一味中药治顽疾》）。有抗炎、镇痛、镇咳、祛痰作用。黄柏水煎液和小檗碱均可显著地抑制小鼠对绵羊红细胞所致的迟发型超敏反应和IgM的生成，抑制免疫反应，减轻炎症损伤（高学敏、钟赣生主编《中药学》）。促进小鼠抗体生成作用（高学敏主编《中药学》）。

治湿热郁蒸身黄发热的黄疸，与栀子、甘草同用，如栀子柏皮汤（《伤寒论》）。治湿热下注的脚气肿痛，与苍术、牛膝同用，如三妙丸（《医学心悟》）。治湿热所致的疮疡肿毒或疔毒攻心的烦闷恍惚等症，与黄连、黄芩、栀子同用，如黄连解毒汤（《外台秘要》）。治肝肾阴虚、虚火上炎的骨蒸潮热、盗汗等症，与熟地黄、知母、龟板等同用，如大补阴丸（《丹溪心法》）。

用法用量：煎服3～12g，外用适量。生用治实火，盐制治下焦火。

使用注意：脾胃虚寒、肾虚泄泻及阴虚津亏等症均慎用。

药物对比

知母	治阴虚火旺	滋阴。补阴虚以降火。	清肾热	滋肾降火，泻下焦无根之火邪。	应用	骨蒸、消渴、畏家实热者多用之。
黄柏		燥湿。祛湿热以存阴。		坚肾清热，治下焦有形之湿热。		淋浊、阴痿、下焦湿热者多用之。

黄芩	清热燥湿	泻肺火而解肌热。偏于上焦，肺热咳嗽多用之。
黄连		泻心火而除烦热。偏于中焦，疮及呕逆多用之。
黄柏		泻肺火而清湿热。偏于下焦，脚肿阴痿多用之。

牡丹皮	除肾火	新润而凉，清肾中燥火。
黄柏		苦寒坚肾，降肾中邪火。

临床应用

【不良反应】黄柏小鼠腹腔注射的LD50为2.7g/kg，小鼠腹腔注射的MLD为0.25g/kg，黄柏碱小鼠腹腔注射的LD50为69.5mg/kg，昔罗匹林为71.5mg/kg。一般症状：少量时，立毛；中等剂量，自发运动抑制、闭眼、呼吸缓慢；大剂量，运动停止，对刺激无反应，伸出四肢（高学敏、钟赣生主编《中药学》）。

配伍应用

（1）治鼻内生疮。黄柏、冰片各等分，共为细末，吹鼻内，每日2～3次。

（2）治秃疮方。大枫子30个，黄柏6g，大黄炭6g，白芷6g，枯矾6g，白附子6g，芒硝6g，硫黄6g，共为细末以猪油调之，外抹患处。

（3）治慢性肾炎、肾病综合征而表现的腰酸体瘦、舌质淡红胖嫩苔腻、脉沉细弦、蛋白尿者。芪萸仲柏汤（蒋文照）：黄芪15g，山萸肉9g，杜仲12g，黄柏6g，白茅根12g，茯苓15g，牡蛎20g，金樱子12g，1日1剂，清水煎，上下午各服1次，加减，体虚易于感冒者加党参12g，炒白术9g；水肿未消，小溲短少者茯苓改用皮加大腹皮9g，车前草10g，薏苡仁10g；口干燥热者，加生地黄15g，麦冬9g，炒知母9g，菟丝子12g；尿赤而见红细胞者，加大小蓟各12g，阿胶珠9g（《首批国际级名老中医效验秘方精选》）。

（4）治烧烫伤。清创，若感染用过氧化氢和生理盐水清洗，除去坏死组织。烧烫合剂（黄柏300g，石膏、儿茶各200g，冰片100g，研末）加生理盐水调糊外敷，厚2～3mm，2日换药1次，药物持续敷盖患处，每日换药1次。已修复结痂（或痂下已显红色肉芽），保留痂皮。余处上药至全部结痂。

（5）治蝮蛇咬伤。生川柏180g，牡丹皮180g，生南星180g，雄黄90g，夏枯草150g，白芷150g，共为细末，每包50g分装，外用，2日换药1次（以上4、5处方均摘引自《一味中药治顽疾》）。

龙胆草（龙胆）

性味归经：苦，寒。入肝、胆经。

功效：清热燥湿，泻肝胆火。

龙胆草（原植物）"花冠深蓝色"。（药材）干燥根茎"表面暗灰（黑与白合成）棕（黄与红合成）色或深棕色"。根丛生于根茎上，"表面黄色或黄棕色"，断面"黄棕色，根甚小，类白色"。《本草图经》曰："龙胆宿根黄白色。"《本经》云："味苦涩（辛与酸会成）。"《医学衷中参西录》说："味苦微酸。"凡药气味有体有用，相反而实相成（《本草问答》）。龙胆草色黄属士，得土之味者，皆得木之气；其白色属金，得金之气者，亦得土之气。其色篮（篮中含青）。味酸，故入肝胆经（肝为乙木，胆为甲木）。

龙胆草，苦燥湿，寒清热。苦寒较甚，逢热则清，遇火则折。气味俱厚，沉而降，直达中下焦。清热燥湿力强，善治中下焦湿热之症。少量健胃又为胃家的正剂（过服败胃）。其入肝、胆经，苦泻实火，寒清其热。肝寄相火，有泻无补，泻肝胆之火，正益肝胆之气。肝开窍于目。肝为风脏，主筋。其泻肝胆之火能清肝明目、熄风止痉。常用治湿热黄疸、湿疹、湿热下注的阴痒红肿、带下黄臭，及肝胆实火的所致的目赤头晕、耳鸣耳聋、口苦胁痛、胃胀、急惊抽搐等症。

《本草经疏》曰："龙胆至苦极寒，……苦本主发，龙胆苦之至而兼涩，涩者至苦之中有至酸也，酸凛春之发育，苦禀夏之畅达，乃相联属焉，则其寒非极泄而为极入矣，味阴而气阳，阳唱而阴随，故之畅发，不能违气之深入。然进锐者退必速，气寒既引味苦以深入，而寒力先退，苦力之优，能不谓其功为畅发极内之火邪耶？极内者何？在躯体为骨，在五志为神，则龙胆之用，在躯体为除骨间寒热，在五脏除惊痫邪气，又可疑焉。"《本草述钩元》云："寒着水之气，……气寒味苦者，本下降气而泄，……龙胆草气大寒，故水中大泄火热，故用于治肝胆火，并湿中蓄热者。"《本草新编》道："或谓龙胆草治湿，热尤利，痹病正湿热之病也。然用龙胆草以治黄疸，多有不效者，何也？黄疸实不止湿之一种也，有不热又成黄病者。龙胆草所能治也，龙胆草治湿热不能泻不热之湿也。"《国药诠证》称："龙胆治湿已化热之病奏效甚捷，唯燥而不润，故血热者须与润药同用，以燥血可以伤气而助热也，元素谓其有下行之功，除下部风湿。治寒湿脚气，不知龙胆草为治脏湿化热之专药，不若防己、牛膝之能除下部湿热，且寒湿未化而遂用清燥，燥湿不足而助湿有余。以湿遇温则化遇寒则滞。故以龙胆草之苦寒，绝不可用以治寒湿也。"《本草正义》载："龙胆草，大苦大寒，与芩连同功，……余则清泄肝胆有余之火，疏通下焦湿热之结，足以尽其能事；而霉疮之毒、疳疬之疡，皆属相火猖狂，非此等大苦大寒，不是以泻其烈焰，是又疏泄下焦之余义矣。"

《本草经百种录》言："药之味涩者绝少、龙胆之功皆在于涩，此以如味为主也。涩者，酸辛之变味，兼金木之性者也，故能清敛肝家之邪火。人身唯肝火最横，能不挟肾中之游火，相持为害。肝火清，则诸火渐熄，而百体清宁矣。"《本草思辨录》按："龙胆则主由少阳入厥阴之热。其味苦中有涩，苦主发，涩主收，即发即收，其用在少阳者少，在厥阴者多，故用龙胆草者皆取其泻肝。凡肝之热，有本脏挟肝有热者，有为胆所侵侮而热者，龙胆治胆侮肝之热，能内极于骨间，谓之治肝无愧。以其未全离少阳，故泻肝之气热，不泻肝之血热。"《本草便读》谈："龙胆草，其味苦如胆汁，其性大寒，专清肝胆一切有余之邪火。蛊因湿热而生，痹属湿热所致，如因虚而致者，不可用之。此药直泻下焦，如下虚之人误服，每至遗滑不禁。胃虚者服之即生呕恶，伤阳败胃，慎之。"《本草正》说："龙胆草，乃足厥阴、少阳之正药，大能泻火，但引以佐使，则诸火皆治，凡肝肾有余之火，皆其所宜。"《本草正义》讲："龙胆草，其性能守而行之于内，故独以治骨热著；余者清肝胆有余之火，疏通下焦湿热之结，足以尽其能事；而霉疮之毒、疳疮之疡，皆属相火猖狂，非此等大苦大寒不足泻其烈焰，是又疏泄下焦之余义矣。"《医学衷中参西录》谓："龙胆草，味苦微酸，性寒，色黄属土，为胃家正药，其苦也能降胃气，坚胃质，其酸也能补益胃中酸汁、消化饮食，凡胃热气逆、胃汁短少、不能食者，服之可以开胃进食。……为其微酸属木，故又入胆肝，滋肝血，益胆汁，降肝胆之热，使不上炎，举凡目疾、吐血、衄血、二便下血、惊痫、眩晕、因肝胆有热而致病者。皆能食之，其泻肝胆实热之力，数倍于芍药，而以敛戢肝胆虚热，固不如芍药也。"

龙胆草含龙胆碱有镇静、肌松作用。龙胆碱有降压作用，并能抑制心脏、减缓心率。所舍龙胆苦苷有抗炎、保肝及抗疟原虫作用。龙胆草有抑制抗体生成及健胃作用。龙胆草水浸剂对石膏样毛癣菌、星形奴卡菌等皮肤真菌有不同程度的抑制作用，对钩端螺旋体铜绿假单胞菌、变形杆菌、伤寒杆菌也有抑制作用（《一味中药治顽疾》）。龙胆草水提物，对2、4-二硝基苯酚所致大鼠发热亦有显著的抑制作用。皮下注射龙胆苦苷可以减少小鼠扭体次数，提高痛阈值，有解热、镇痛作用（高学敏、钟赣生主编《中药学》）。

治湿热黄疸，与栀子、大黄、石膏、白茅根等同用，如龙胆散《太平圣惠方》）。治肝胆火盛上炎的胁痛口苦、头痛目赤、耳鸣耳聋，与柴胡、栀子、黄芩、泽泻、生地黄等同用，如龙胆泻肝汤（《医方集解》）。治肝经热盛热极生风的手足抽搐，与牛黄、青黛、钩藤等同用，如凉惊丸（《小儿药证直决》）。

用法用量：3～6g。

使用注意：脾胃虚寒、肝胆无实火者不宜用，阴虚津伤者慎用。"亦勿空腹饵之，令人弱不禁风，以其大苦则下泄太甚故也"（《本草经疏》）。

药物对比

黄柏	清下焦湿热	偏于清肾中实火。
龙胆草		偏于清肝胆实火。

（待续）

（续表）

柴胡	清肝胆热邪	疏升散，升肝胆清阳。
龙胆草		苦沉降，泻肝胆实火。

临床应用

【不良反应】龙胆草饭后服用或用量过大，反可使消化功能减退，有头痛、颜面潮红、眩晕等副作用（沈映君编《中药药理学》）。

龙胆苦苷的毒性很低，小鼠腹腔注射龙胆苦苷的LD50为9572mg/kg，静脉注射龙胆苦苷4000mg/kg及口服1500mg/kg的小鼠均无死亡。龙胆水煎剂含龙胆苦苷、龙胆宁碱，大剂量服用后可抑制胃肠蠕动，使肠麻痹状态高级神经中枢受到抑制，出现四肢瘫痪（高学敏、钟赣生主编《中药学》）。

配伍应用

（1）治湿热下注阴道瘙痒。金银花30g，龙胆草12g，生地黄15g，玄参12g，滑石30g，茯苓12g，车前子12g，蛇床子10g，黄柏10g，莲须10g，甘草6g，水煎服。日1剂，早晚饭前各服1次。

（2）治呕吐、因胃气上逆、胆火上冲者。镇逆汤：生赭石六钱（18g）轧细，青黛二钱（6g），清半夏三钱（9g），生杭药四钱（12g），龙胆草三钱（9g），吴茱萸一钱（3g），生姜二钱（6g），野台参二钱（6g）（《医学衷中参西录》）。

（3）治肝郁火旺，水、血运行不畅的青光眼病。柴胡、葛根、车前子各200g，龙胆草、赤芍药各150g，钩藤100g，甘草50g。取葛根粉碎，过100目筛备用。另取柴胡、龙胆草、车前子（包煎）、钩藤（后下）、甘草加水共煎3次，每次1小时，过滤，合并滤液，放置过夜。倾取上清液浓缩成浸膏，与葛根粉混匀，60℃10剂干燥，0号胶囊每粒重0.26g，即得（《中医祖传秘籍》）。

（4）治肝胆湿热虽盛而脾阳已虚之证。附子配龙胆草（《毒性中药的配伍与应用》）。

（5）治带状疱疹。龙胆草、当归各等量，粉碎后过120目筛，制成龙胆当归散。取王不留行适量，炒黄后研细末，制成王不留行散龙胆当归散每次5g，日服3次；王不留行散外敷，用麻油调涂患处，每日3次（《中国家庭养生保健书库》编委会编《偏方治大病》）。

苦　参

性味归经：苦、寒。入心、肝、胃、大肠、膀胱经。

功效：清热燥湿，杀虫，利尿。

苦参（药材）表面栓皮灰（黑与白合成）棕（红与黄合成）色，横断面黄白色。茎干独而色青。

苦参味苦，火之味，色红，血之色，根主上生，性品升浮，故能入心经。"凡药气味有体有用相反而实相成。"得火之味，皆得金之气。其能走肺经（色白属金入肺经），但味大苦大寒、性善降下，尤善入大肠经（肺与大肠经络相通，同气相求）。得金之味，又得木之气，又入肝经（色青亦入肝经）。得木之味者，皆得土之气，能入胃经。故得土之味，皆得水之气，又能走肾经（色黑亦入肾经）。苦寒达下，其纯阴纯降，更能下行入膀胱经（肾与膀胱经脉相通）。

苦参大寒清热，大苦燥湿，能治湿热所致的泻痢、便血、黄浊带下、皮肤湿疹、疥癣等症。酒为湿热之最，其清热燥湿之力，又能解酒毒、热极生风、湿盛生虫。本品味苦杀虫，热退风熄，祛湿虫灭，故能杀虫。苦参入心经，又能入小肠经（心与小肠经络相通）分泌清浊；其入膀胱经，膀胱主蓄存和排泄水液；其入肝经寒清热郁，苦泄血结，血行气畅。司疏泄而调水湿的运行。故能治小肠、膀胱、肝经湿热所致的小便不利。配伍应用，常治湿热痢疾、湿热便血、湿疹、疥癣、皮肤瘙痒、阴道滴虫、黄浊带下、湿热黄疸、小便不利等症。

《本经疏证》曰："苦参为物，本乎土而受疏于木者也。唯本乎土，故根色黄而三五并生，受疏于木，故茎干独而于色青，与脾土之气结于中而为患，于他处不一者，但得肝胆之气疏而逐之，使摄归脾士所当输泄之道，其理毫无以异，是所谓以收摄为流通者也。人身之属水者血，以流通经脉，津以荣养诸窍，液以滑润骨节，湿以重肤充身。假使血被火结而成症瘕，津被火结为积聚，液被火结而为痈肿，湿被火结而为黄疸，其咎皆在土之不能防水。苦参味苦气寒，正除火之附于水者，且复借肝之疏成土之防而为水之治。故美其功曰补中，非补中也，去中土所生之患，则中已受益也。……苦参非利水亦非摄水，而正与利水摄水同。使水不为患于他处，是功同摄，使水归脾统领，复其输泻之常，是功同利。在仲景书湿热生虫者，苦参汤洗之，亦系摄水之效；妊娠小便难，当归贝母苦参丸主之，则利水之效矣。"《本草崇原》云："苦参气味苦寒，根花黄白，禀寒水之精，得中土之化。水精与君火相参，故主治心腹结气；参伍于中土之中，故治症瘕积聚而清黄疸；禀水精则能资肾，故治溺有余沥；苦主下泄，故逐水；苦能清热，故除痈肿；得中土之化，故补中；水之精上通于火之神，故明目止泪。"《本草正义》称："苦参亦苦寒燥湿之品。主心腹结气，症瘕积聚，皆湿热蕴结之证也。黄疸为胃中之湿热；溺有余沥，小便黄赤，则膀胱之湿热也，逐水者，以蕴热而水道不利，非通治虚寒之蓄水。痈肿则湿热凝结之肿疡也。目泪肝经湿热之病，泄湿退热则目自明而泪自止。"《本草经百种录》道："苦参以味为治，苦入心，寒除火，苦参专治心经之火。……苦参似去心腹小肠之火为多。"《本草求原》指出："（苦参）苦寒之性，少用则去湿热，以助阴明目固齿；多用误用则伤肾，每致腰重脚弱。"《本草正义》谈："苦参之苦愈甚，其燥尤烈，故能杀湿热所生之虫，较之芩、连力量益烈。近人乃不敢以入煎剂，盖不特畏其苦味又难服，亦嫌其峻厉而避之也。然毒风恶癞，非此不除……今人但以为洗液之用，恐未免因噎而废食耳。"《本草求真》说："凡味唯甘为正，唯湿为补，苦参味等黄柏寒类大黄，阴似朴硝，号为极苦极寒，用此杀虫除风，治水去疸，扫疥治癞，开窍通道，清痫解疲或云有益。若谓于肾有补，纵书立有是说，亦不过从湿除热祛后而言，岂真补阴益肾之谓哉！"《长沙药解》讲："《金匮要略》苦参汤，治狐惑蚀于下部者，以肝为筋，前阴者宗筋之聚。土湿木陷，郁而为热，化生虫蜃蚀于前阴，苦参清热而去湿，疗疮而杀虫也。当归贝母苦参丸在当归。用之治妊娠小便难，以土湿木陷，郁而生热，不能泄水，热传膀胱，以致便难，苦参清湿热而通淋涩也。"《本草便读》言："（苦参）大苦大寒，纯阴纯降。达心脾而及肾，三经湿热尽蠲除；治疥癞与诸疮，下部火邪都涣散。梦遗精滑，皆缘湿火为殃；血痢肠红，并是阳邪作咎。若治黄瘅积聚，宣泄中州，至其逐水杀虫，流通火腑。"《本草经疏》载："苦参虽能泄血中之热，除湿热生虫为疠，然以其味大苦，气大寒久服损肾气，肝肾虚而无大热者勿服。"《本经疏证》谓："在仲景书湿趁生虫者，苦参汤洗之，亦系摄水之效；妊娠小便难，当归贝母苦参丸主之，则利水之效矣。"

　　苦参对心脏有显著的抑制作用，可使心率减慢、心肌收缩力减弱、心排血量减少。苦参碱、苦参黄酮均有抗心律失常作用；苦参注射液对乌头碱所致心律失常，作用较快而持久，并有降压作用。苦参有利尿、抗炎、抗过敏、镇静、平喘、祛痰、升高白细胞、抗肿瘤等作用。苦参煎剂对结核杆菌、痢疾杆菌，金黄色葡萄球菌、大肠埃希菌均有抑制作用。对多种皮肤真菌有抑制作用（《一味中药治顽疾》）。苦参及其有效成分氧化苦参碱是一种双向免疫调节剂，以免疫抑制作用为主（高浓度时则抑制之）。静脉给予氧化苦参碱，具有剂量依赖性地降低血压作用，尚有促进白细胞增生及催眠作用（高学敏、钟赣生主编《中药学》）。

　　治湿热蕴热的黄疸，与龙胆草、牛胆汁、生姜汁同用，如治谷疸方（《补缺肘后方》）。治湿热泻痢，与木香、甘草同用，如香参丸（《沈氏尊坐方》）。治风疹瘙痒，与荆芥、防风、生石膏、蝉蜕等同用，如苦参散（《证治准绳》）。治妊娠小便不利之症，与当归、贝母同用，如当归贝母苦参丸（《金匮要略》）。

　　用法用量：煎服5～10g，外用适量，煎水洗。

　　使用注意：脾胃虚弱，肝肾虚损的泄泻，精冷及无实火者忌用，反藜芦。"对脾胃虚寒、肝肾虚而无大热者忌服，尿多者勿服"（《常见中草药毒副反应与合理应用》）。

药物对比

黄连	泻火	气味淡，泻心脏之火。	解热毒	为次之。
苦参		气味强，泻小肠之火。		力较强。

玄参	清热	降火养阴，善治内部肾阴不足，骨蒸劳热。
苦参		泻火燥湿，善治外部皮肤湿热疹癣疮毒。

临床应用：

【不良反应】苦参浸膏小鼠灌服或肌注的LD50分别为14.5g/kg及14.4g/kg，苦参结晶碱小鼠皮下注射的LD50为（297±18）mg/kg，苦参生物碱结晶给小鼠腹腔注射的LD50为（571.2±48.8）mg/kg，狗肌注苦参碱结晶200mg/kg，观察6小时，除有轻度安静外无任何异常现象，每天肌注射0.5g，持续14天，动物精神状态、活动情况与血象也无明显改变。狗每天肌内注射苦参浸膏0.1g/kg，13天为1个疗程，共用1~3个疗程，每个疗程结束后，病理检查心肌均无明显改变。鸽肌注射苦参碱100mg/kg未发生任何毒性症状，注射200mg/kg者，部分鸽于5~10小时内发生呕吐，注射400mg/kg，者全部呕吐，观察24小时内死亡4只。苦参避孕栓放置小鼠阴道，杀死后肉眼观察阴道、宫颈、子宫，并取阴道、宫颈黏膜组织切片，染色，光镜观察，结果证明无刺激性（高学敏、钟赣生主编《中药学》）。苦参总碱小鼠灌服LD50为（1.18±0.1）g/kg。苦参生物碱结晶Ⅰ给小鼠腹腔注射的LD50（571.2±48.8）mg/kg。苦参浸膏小鼠灌肠或肌内注射的LD50分别为14.5g/kg及14.4g/kg。苦参煎剂的小鼠LD50为（43±22）g/kg。

【中毒症状】中毒的初始呈中枢神经兴奋状态，出现头晕头痛、烦躁不安、肢体麻痹、胃痛、胃烧灼感、恶心呕吐、食欲下降、便秘、小便增多、呼吸和心跳加快，并有共济失调表现，个别患者注射用药后出现过敏性皮炎、荨麻疹，严重者继而转入麻痹，呼吸变慢而不规则，发作性昏睡、痉挛，最终可因呼吸麻痹而死亡。

【救治】①早期催吐、洗胃（惊厥后禁忌）及导泻。②口服鸡蛋清、牛奶、鞣酸。③补液，肌内注射阿托品，呼吸困难时可吸氧，注射尼克刹米、洛贝林等呼吸中枢兴奋剂。过敏者给予抗组胺药、肾上腺皮质激素。有惊厥或呼吸抑制时，及时对症治疗。④中药治疗：a.金银花60g水煎1次服下。b.大黄、枳实、金银花各10g，甘草6g，水煎服。另可加玄明粉12g冲服（《常见中草药毒副作用与合理应用》）。

配伍应用

（1）治肝脾不调、肝胃郁热的胃脘灼痛、嗳气冷酸、呕吐纳呆等症。党参15g，白术12g，白芍15g，苦参10g，吴茱萸3g，海螵蛸12g，木香6g，甘草3g，水煎服。加减：胃阴虚加沙参、麦冬；气滞者加香附、陈皮；湿盛胀满加苍术、厚朴；血瘀疼痛加元胡、五灵脂；胃寒干姜、制附子；脾虚加饴糖，桂枝；食积加焦三仙、炒莱菔子。

（2）①治心经有火、血热生风之血热型神经性皮炎。皮癣汤：生地黄30g，牡丹皮、赤芍、苍耳子、白鲜皮、黄芩、苦参、地肤子、生甘草各9g。②治日久风伤血、肌肤失常的风燥型神经性皮炎。风癣汤：熟地黄12g，当归、白芍、牡丹皮、红花、荆芥、苦参、白蒺藜、苍耳子、白鲜皮9g（现代名中医《皮肤性病科绝技》）。

（3）①治痤疮：苦参、生首乌、当归、白芷各50g，加白醋500mL，置瓶中，以盛有冷水的锅加温煮沸，1小时后取出，外涂擦患处，早晚各1次。②心律失常：苦参生药加水煮3次，合并药液（每100mL含苦参生药30g），加单糖浆调味，1次50mL，上下午各1次，连服2~4周（《一味中药治顽疾》）。

4.清热解毒药

金银花（双花、忍冬花、银花）

性味归经：甘、寒。入肺、心、胃经。

功效：清热解毒，疏散风热。

《品汇精要》讲："金银花，三月开花，五出，微香，蒂带红色，花初开则色白，经一、二日则色黄。"金银花色白属金，质轻升浮入肺经，色红属火入心经（得金之味者，皆得火之气，故能入心经）。色黄味甘属土入胃经（脾与胃经脉相通，气香亦能入脾经）。

清热解毒，疏风散热　热盛久蕴则毒生，金银花，性寒清热，气香行滞外审，味甘解毒，热退则毒解。甘寒益阴不伤胃，芳香透达不遏邪，入肺经，肺主皮毛，入胃经，益胃津（甘寒益阴），入脾补脾（甘补脾）益气血生化之源，脾主肌肉，其寒清热，香达表，能导热邪达肌透表，托毒外出，表里之热皆清解，痈肿疮毒补期未化脓时能消肿（清热行散），已成脓时，可促其早日消散（补中有泻）脓成溃后，又能排脓生肌（芳香外审达表，甘补中焦益气血生化），为治一切热毒痈疽疮肿的要药，其入心经，心主血，具清热凉血之功，炒炭后收涩力增强，又能收敛止腹泻，为治血痢，疫毒痢，噤口痢必备品。诸花皆散，质轻达表，香窜行散，寒清热邪，入肺经达中焦，疏散肌表之风热。性甘缓，病重量宜酌加。常用于治疗外感风热或温病初起的头痛身热、微恶风寒、有汗或无汗、口渴咽痛；热入营血的心烦不寐、舌绛神昏或暑温的发热烦渴及热毒所致的痈肿疔疮、肠痈肺痈、热毒痢疾、喉痹咽痛等症。

《本草便读》曰："金银花，其气芳香，其色赤白，而凡花皆散，有宣通气血解散之功，且寒能解毒，甘不伤胃，故一切痈疽外证，推为圣药。"《药义明辨》云："金银花，味甘，气微寒，凡肝家血虚有热以为病者，或脏腑或经络或肉里，皆可用以撤其壅热，散其聚毒，不但为诸疮要药而已。"《本经逢原》言："金银花芳香而甘，入脾通肺，主下痢脓血，为内外痈肿之要药，解毒祛脓，泻中有补，痈疽溃后之圣药，今世但知其消肿之功。昧其能利风虚也。但气虚脓清食少便泻者勿用。"《本草正》称："金银花，善于化毒。故治痈疽、肿毒、疮癣、杨梅、风湿诸毒，诚为要药……若治瘰疬上部分诸毒，用一两许煎服极效。"《药性通考》谈："味甘寒气香，入肺散热，化毒解毒，补虚疗风，养血止渴，治痈疽疔癣，杨梅恶疮，肠澼血痢，凡有肠痈、背痈，将金银花大剂，每日煎当茶服之，自然消矣，此药无经不达，多服将周身之毒化为黄水，从大小便而出矣，毒既化，疮又何从而生哉！"《洞天奥旨》称："疮疡必用金银花者，可以金银花消火毒也。然毒实有不同，有阴毒阳毒之分，其毒之至者，皆火热之极也，金银花最能消火热之毒，而不耗气血故消毒之药，必用金银花也。以金银花可以夺命，不分阴阳，皆可治之，盖此为纯补之味，而又善消火毒。无奈世人以其消毒火而不肯多用，遂致无功，而且轻变重而重变死也。若能多用，何不可夺命于须臾，起死于顷刻哉？诚以金银花少则单，多用则力厚而功臣也。"

《本草经读》说："忍冬花，以此物质轻味薄，偏走阳分，胃为阳土也。其主寒热者，忍冬延蔓善走。花开黄白二色，黄入营分，白入卫分，营卫调而寒热之病愈矣。"《本草便读》讲："金银花，昔人用此治风、除胀、解痢、逐尸为要药，后世亦不知其用。足见此物之功，非特治疮已也。"《常用中草药手册》（广州部队）谓："（金银花）制成凉茶，可预防中暑、感冒及肠道传染病。"

金银花煎剂能促进白细胞的吞噬作用，有明显的抗炎及解热作用，其具有广谱抗菌作用，对金黄色葡萄球菌、痢疾杆菌等致病菌有较强的抑制作用，对钩端螺旋体、流感病毒及致病真菌等多种病原微生物亦有抑制作用。金银花水及酒浸液对肉瘤108及艾氏腹水瘤有明显的细胞毒作用。此外，大量口服金银花对实验性胃溃疡有预防作用。对中枢神经有一定的兴奋作用（《一味中药治顽疾》）。金银花中活性成分绿原酸在体外对常见呼吸道病毒合胞病毒、柯萨奇B3、腺病毒7型、腺病毒3型和柯萨奇B5型均具有明显的抑制作用。金银花的环烯醚萜组分具有显著的抗过敏活性，有降血脂、降血糖作用（高学敏、钟赣生主编《中药学》）。

治外痈疮初期，纯红肿热痛与白芷、赤芍、天花粉、皂刺等同用，如仙方活命饮（《校注妇人良方》）。治肠痈腹痛，与当归、地榆、去参等同用，如清肠饮（《辨证录》）。治花柳毒淋、疼痛异常，或兼白浊，或兼溺血，与海金砂、石韦、生白芍、三七等同用，如毒淋汤（《医学衷中参西录》）。治外感风热和温病初期的发热头痛、咽喉痛，与连翘、牛蒡子、薄荷等同用，如银翘散（《温病条辨》）。

用法用量：煎服6～15g，生用泄里热、散风热；炒炭治热毒血痢；露剂多用于暑热烦渴。

使用注意：脾胃虚寒、气虚脓清的疮疡、虚寒痢疾及无热多汗等病均忌用。

药物对比

牛蒡子	发散清热	发散力大，体表热重时多用之。
金银花		清热力大，肌肉热重时多用之。

金银花	同本植物	用花升散解表力强，外感风热、痈肿疮毒多用之。
忍冬藤		用茎通达经络力优，关节红肿、风热痹痛多用之。

临床应用

【不良反应】金银花水浸液灌服对家兔、狗等无明显毒性反应，对呼吸、血压、尿量均无影响，小鼠皮下注射金银花浸膏的LG50为53g/kg，绿原酸有致敏原作用，可引起变态反应，但口服无此反应，因其可被小肠分泌物转化成无致敏活性的物质。静脉注射绿原酸后，大鼠血浆中磷的含量明显降低，丙酮、镁、钠和钾的含量却显著升高，这提示在临床应用时应注意防止电解质紊乱（高学敏、钟赣生主编《中药学》）。

配伍应用

（1）治热毒所致的红肿热痛的附骨疽（骨髓炎）。金银花、蒲公英、白花蛇舌草、半枝莲、地丁各30g，白头翁、丹参、甘草各15g，红花10g，蜈蚣1条（焙干为末分冲服），水煎服，痛重加全蝎、乳香、没药。

（2）痈疽、疮肿热痛、未溃等症。金银花、蒲公英、天花粉各30g，连翘15g，白芷、赤芍、浙贝母、当归、皂角刺、甘草各10g，水煎服。

（3）①治花柳毒淋、疼痛异常，或兼白浊，或兼溺血。毒淋汤：金银花18g，海金砂9g，石韦6g，牛蒡子6g（捣细），甘草梢6g，生杭芍9g，三七6g（捣细），苦参30粒（去皮）。上药八味，先将三七末、苦参用开水送服，再服余药所煎之汤。若兼受风者，加防风9g，若服数剂后，其疼痊减，而白浊不除，或更兼遗精，可去三七、苦参，加生龙骨、生牡蛎各15g。②治结乳肿疼或乳痈初起者，一服即消，若已作脓，服之亦可消肿止痛，俾其速溃，并治一切红肿疮疡。消乳汤：知母24g，连翘12g，金银花9g，穿山甲6g（炒捣），瓜蒌15g（切丝），丹参12g，生明乳香12g，生明没药12g（《医学衷中参西录》）。

（4）①治风热感冒。金银花20g，用沸水200mL泡数分钟，频饮。②治咽炎顽咳：金银花、黄芪各15g，玄参、玉蝴蝶、当归、百部、黄芩、甘草各10g，陈皮5g，每日1剂，以水煎服，4日为1个疗程（《一味中药治顽疾》）。

连翘

性味归经：苦、微寒。入肺、心、小肠经。

功效：清热解毒，消肿散结，疏散风热。

连翘，味苦火之味，形圆而尖，中空有房，状似心脏，质轻升浮，故入心经（此物理自然之情性），心与小肠经脉相通（心手少阴之脉，起于心中，出属心系，下膈络小肠）。苦寒降下又入小肠经，"凡药气味有体有用，相反而实相成"，得火之味者，皆得金之气，故入肺经，且其房中粒状小心捣碎嗅之辛香，味辛入肺经。

连翘，性寒清热，气香行窜，体轻上浮入肺，行散清解上焦及表证风热，气芳烈而性清凉，善解气分之郁热。热极生毒，热去则毒消。苦寒入心经，泄血分之热结，热清血行而毒解，芳香透表，托毒外出，又为清解表热，为治瘾疹的要药。诸痛痒疮，皆属于心（《素问·至真要大论篇》）。连翘入心经，苦寒清热之泻火，行血泄结，体轻能升，苦寒降下，通行十二经，流通气血，散热泄结，其入小肠经泌清浊，利小便，使湿热外出，热解毒消，以疗血热，湿热气聚血结的热毒疮痛，凡肿而痛者为实邪，肿而不痛为虚邪，肿而赤者为热结，肿而不赤为留气。"凡药气味有体有用，相反而实相成"，其得肺金之味，皆得木之气"故又入肝胆经性微寒，春之气"（色青亦入肝胆经）。苦泻肝胆之盛，寒清肝胆之火热，苦燥湿邪祛痰结，又能治肝胆气郁血凝、痰火郁结的瘰疬、瘿瘤等症。

连翘气薄体轻，气香外窜，入肺达表，寒胜热能疏散风热透邪达表而出，常用治外感风热或温病初起、发热头痛、口渴咽痛，或温热病热入心包、高热神昏及热入营血的舌绛神昏、湿热斑疹等症。

《本草便读》曰："连翘，其仁初生像心，若未开莲花，熟则四解像肺，去心用壳，轻浮解散之品，味苦性寒，入心肺之分，以肺主一身之气，心主一身之血，故能解散十二经的血凝气聚，而为痈疽疮疡之圣药，但外证之属于寒者禁之。"《神农本草经百种录》云："凡药之散寒、温凉，有归气分者，有归血分者，大抵，气胜者治气，味胜者治血。连翘之气芳烈而性清凉，故凡在气之郁热，皆能已之。又味兼苦辛，应秋金之令，故能除肝家留滞之邪毒也。"《本草述校注》称："草木结实，为生气所孕蓄，此实禀秋之收气，乃能散诸经之血结气聚，连翘得金水之性，而气味俱轻清上浮，与手足少阳其气，从下而上者同气相求，故能散工经结热。……因能达生阳之气，逐有宜于或寒或温者矣，三阴之气不至于头，唯足厥阴会于巅，夫肝为阴之阳，正生阳之气化，肺之所以主气者，赖此生阳之气化，肝由胃而致交肺也。"《本草经疏》按："（连翘）痈肿恶疮，无非营气壅遏，卫气郁滞而成。清凉以除瘀热，芳芳轻清以散瘀结，则荣卫通和而疮肿消矣。"《本草求真》道："连翘味苦微寒，质轻而浮，书虽载泻六经郁火。然其轻清气浮，实为泻心要剂，心为火主，心清则诸脏与之皆清矣，然湿热不除，病症百出，是以痈毒五淋，寒热鼠瘘瘰疬恶疮、热结蛊毒等证，书载皆能以治，且经有言，诸痛疮汤，皆属心火，连翘实为疮家圣药也。"《本草正义》载："连翘。又凡质轻而空松者。必有开泄宣通之作用，故亦能散结而泄化络脉之热。……而疏通之质，非特清热，亦能散其结滞也……清心之品，能通小肠。则即可开泄膀胱。导小水，祛下焦之湿热。"

《医学衷中参西录》说："连翘，具升浮宣散之力……能透表解肌，清热逐风，又为治疗风热要药，又为发表疹瘾要药。为其性凉而升浮，故又善治头目之疾，凡头疼、目痛、齿痛、鼻渊或流浊涕或脑漏证皆能主之。连翘诸家皆未言其发汗，而以治外感风热，用至一两必能出汗，其发汗之力甚柔和，又甚绵长。连翘善理肝气，即能疏肝气之郁，且又能平肝气之盛……连翘为理肝气要药矣。"

连翘有广谱抗菌作用，对金色葡萄球菌、痢疾杆菌有很强的抑制作用，对其他致病菌、流感病毒及钩端螺旋体也有一定的抑制作用。连翘有抗炎、解热作用。连翘所含齐墩果酸有强心利尿及降血压作用；所含维生素P可降低血管通透性及脆性，防止溶血。水煎剂有镇吐和抗肝损伤作用（《一味中药治顽疾》）。连翘酯苷对合胞病毒、腺病毒3型和7型、柯萨奇病毒B组3型和5型均有不同程度的抑制作用。连翘及其提取物具有调节小鼠特异性和非特异性免疫功能。拮抗内毒素和抑制炎症反应的作用，有止吐及镇痛作用（高学敏、钟赣生主编《中药学》）。

治疗毒攻心、内热烦闷、口干、精神恍惚等症，与黄连、黄芩、黄柏、栀子等同用，如黄连解毒汤（《外科正宗》）。治疮疡化脓、红肿溃烂，与牡丹皮、金银花、天花粉、桃仁等同用，如连翘解毒疮（《疡医大全》）。治阳明经病，而兼治阳明腑病的表里俱热、心中热，嗜凉水而不至燥渴，脉洪滑，舌苔白厚，或白而微黄，与生石膏、玄参、粳米同用，如仙露汤（《医学衷中参西录》）。

治风热表证、温病初起的发热头痛、咽痛、口干等，与金银花、荆芥、薄荷、牛蒡子等同用，如银翘散（《温病条辨》）。

用法用量：煎服6～15g。

使用注意：脾胃虚寒、阴虚无实火、气虚脓清淡者不宜用。

药物对比

金银花	清热	甘寒不伤胃，偏清解肌表之热（肺），透热上行口鼻、汗多发热、感觉上焦气闭者宜用之。	应用	凉血解毒，热毒泻痢者多用。	合用治外感风热、温病初期、热毒疮疡。
连翘		苦寒能伤胃，偏清解胸膈里热里热（心），透热达于肌表、汗少发热、感觉躯壳闭塞者宜用之。		消肿散结，瘰疬结核者多用。	

柴胡	清热	偏治气务之热。
连翘		偏治血分之热。

（待续）

（续表）

薄荷	祛风热	除内外之风热多用。
连翘		清体里之风热多用。

石膏、知母	清气分热	清热重剂，偏清气分之热。
双花、连翘		清热轻剂，偏清肌表之热。

临床应用

【不良反应】连翘注射液（1∶1）小鼠腹腔注射LD50为（24.85±1.12）g/kg，连翘壳煎液（1∶1）小鼠皮下注射LD50为29.37g/kg，连翘心为30g/kg以上，青翘壳为13.23g/kg，青翘心28.35g/kg，连翘酯苷对小鼠腹腔注射急性毒性的LD50为1976.5mg/kg，LD50的95%可信限为1863.7～2096.1mg/kg（高学敏、钟赣生主编《中药学》）。

配伍应用

（1）治瘟病发热吐血（恶瘟）。金银花、连翘、生地黄、天花粉、黄芩、玄参、竹茹、藿香、佩兰、桔梗、甘草，水煎服（用量以病情而定）。

（2）①治周身壮热、心中热而且渴、舌上苔白欲黄、其脉洪滑，或头犹觉疼、周身欲有拘束之意志。寒解汤：生石膏30g捣细，知母24g，连翘5g，蝉蜕5g去足土。②治咽喉肿痛。消肿利咽汤：天花粉30g，连翘12g，金银花12g，丹参9g，射干9g，玄参9g，乳香6g，没药6g，炙山甲5g，薄荷叶5g（《医学衷中参西录》）。

（3）治瘰疬（淋巴结构）。消瘰汤（李孔定）：鲜泽漆10g（干品减半），大茯苓30g，黄精30g，夏枯草30g，连翘15g，山楂15g，枳壳12g，甘草3g。诸药纳陶罐内，清水浸泡1小时，煮沸10分钟，取200mL，煎3次，将药液混匀，分3次温服，1日1剂，连服1～2个月。加减瘰疬已溃加黄芪30g，制首乌15g，未溃则配合外治，用生川乌、草乌各30g，研极细末，蜂蜜调敷患处，纱布固定，1日1换，忌食辛辣燥烈之品（《首批国家级名老中医效验秘方精选》）。

（4）①治便秘。连翘20～30g，水煎当茶饮，可少量加糖。②治视网膜动静脉血栓阻塞。连翘水煎于饭前口服，每日3次（《一味中药治顽疾》）。

大青叶（大青、蓝草）

性味归经：苦、寒。入心、胃经。

功效：清热解毒，凉血消斑。

大青叶上面黄棕色，青紫茎，花红紫色，色紫为蓝和红合成的颜色，味苦色红故入心经，色黄入胃经（棕色为红与黄合成之色）。

大青叶苦寒清热泻火，热胜则肿，火为热毒，其入心胃二经，清解实热火毒及时行瘟疫之毒。质轻上达，对解退上呼吸道及扁桃炎所致的高热，尤为适宜。热甚伤血，里实表虚则发斑，大青叶苦入血分泻结，寒胜热凉血解毒，体轻升浮能透发热毒外出，即清里热，又逐表毒，故能凉血解毒而消斑，常用治瘟疫热病高热头痛、口疮、喉痹、肿毒、丹毒及热毒发斑、血热吐衄等症。

《本草经疏》曰："（大青叶）其青叶发于紫茎，紫花结为青实，紫者火依于水之象，青则从内达外之色，故能使在内附于津液之热，倾里透达也。"《本草经疏》云："（大青）大寒兼苦，其能解散邪热明矣。《经》曰：大热之气，寒以取之，此之谓也，时行热毒，头痛口疮，为胃家实热之证，此药乃对病之良药也。"《本经逢原》言："大青，泻肝胆之实火，正以祛心胃之邪热，所以小儿疳热，丹毒为要药。"《本草正义》谈："蓝草，味苦气寒，清热解毒之上品，专主温邪热病、实热蕴结及痈疡肿毒诸证，可以服食，可以外敷，其用甚广。又能杀虫毒螫者，盖百虫之毒，皆由湿热凝结而成，故凡清热之品，即为解毒杀虫之品，又凡苦寒之物，其性多燥，苟有热盛津枯之病，苦寒在所顾忌，而蓝之鲜者，大寒胜热而不燥，尤为清火队中驯良品也。"《名医别录》载："疗时气头痛、大热、口疮。"蓝叶汁，杀百药毒，解狼毒，射罔毒。

《本草述校注》说："大青叶，之颐所云不等于阴凝走下，力使自外而内者仍从自内而外之数语，可谓中肯。"《纲目》谓："大青，能解心胃热毒，不特治伤寒也，朱肱《活人书》治伤寒发赤斑烦痛，有犀角大黄汤，大青四物汤，故李象先《指掌赋》云：阳毒则狂斑烦乱，以大青、升麻，可回困笃。"《本草正》讲："治瘟疫热毒发斑、风热斑疹、痈疡肿痛，除烦渴，止鼻血、吐血……凡以热兼毒者，皆以蓝叶捣汁用之。"《本经逢原》曰："大青泻肝胆之实火，正以祛心胃之邪热，所以小儿疳热、丹毒为要药。"

大青叶可解退实验性发热，对无菌性炎症有消炎作用，能加强机体吞噬细胞的吞噬能力，能降低毛细血管的通透性。大青叶对金黄色葡萄球菌、溶血性链球菌均有一定的抑制作用，对乙肝表面抗原及流感病毒亚甲型均有抑制作用，所含靛玉红有显著的抗白血病作用。

大青叶对心脏、血管、肠平滑肌有直接抑制作用，对子宫平滑肌有直接兴奋作用（《一味中药治顽疾》）。大青叶对干酵母所致的大鼠发热及内毒素所致家兔发热均有降温作用，大青叶水煎剂能从细胞免疫和体液免疫两个方面提高免疫功能。蓼蓝叶水煎剂对离体蟾蜍心脏有抑制作用，甚至导致心脏停搏，对大鼠下肢血管有扩张作用。靛蓝混悬液对CCT所引起的小鼠肝损伤有一定的保护作用。大青叶并有抗肿瘤、抗内毒素、抗炎，降低铅中毒小鼠的血铅值等作用（高学敏、钟赣生主编《中药学》）。

治毒内陷与犀角、豆豉、栀子、石膏等同用，如大青叶汤（《沈氏尊生》）。治温热病的心胃毒盛、气血两燔、高热神昏、发热毒斑疹，与水牛角、栀子、玄参等同用，如犀角大青汤（《医学心悟》）。

用法用量：煎服9～15g，鲜品30～50g，外用适量。

使用注意：脾胃虚寒、慢性衰弱病及无热毒者忌用。

药物对比

生石膏	治时行热疫	辛甘而寒，多用于肺胃疫热炽盛、肌热烫手、头痛如劈、大汗烦渴等症。
连翘		苦而大寒，多用于心胃毒热、狂越烦乱、血热赤斑、热毒赤痢等疟。

大青叶	同本植物	叶：升散力大，偏于全身，宜于热病发斑及风热感冒。
板蓝根		根：沉降力强，偏于局部，宜于大头瘟毒及咽喉肿痛。

临床应用

【不良反应】口服大青叶未见不良反应的报道，单用靛玉红偶见胃肠道反应，如食欲减退、精神不振、腹痛、腹泻、便血甚至呕血，一般停药后可恢复，严重者出现骨髓抑制或再生障碍性贫血。动物实验显示，狗口服青定玉红6个月，大剂量200mg/kg靛玉红组肝脏发生明显形态学的变化：肝窦扩张瘀血，肝索排列紊乱，肝细胞普遍萎缩，汇管区、肝小叶网状纤维明显增加，脂类堆积AKP活性下降，部分肝细胞以肿胀变性为主（高学敏、钟赣生主编《中药学》）。

配伍应用

（1）治疣方。板蓝根15g，紫草15g，马齿苋30g，红花10g，赤芍10g，大青叶10g，水煎服，亦可局部涂茶或洗浴。

（2）治肝胆湿热、病久脾虚纳呆（迁延性肝炎）。大青叶30g，茵陈30g，丹参15g，郁金10g，当归10g，黄精10g，生麦芽15g，生山楂15g，党参15g，大枣去核3枚，水煎服。

（3）治感冒、流行性感冒。大青叶30g，龙葵15g，鱼腥草15g，射干15g，每日2剂，每剂加水600mL，煎至200mL，加白糖或蜂蜜，2次分服（《中医祖传秘籍》）。

（4）治流行性乙型脑炎。大青叶500g，加水3000mL，文火煎至1600mL，煎剂内服，5岁以下者50mL，6小时服1次，6～12岁100mL，6小时服1次，12岁以上者100mL，4小时服1次，服至体温降至正常后3日，一般以1～2日，退热6～7日痊愈（《一味中药治顽疾》）。

蒲公英

性味归经：苦、甘、寒。入肝、胃经。

功效：清热解毒，消肿散结，利湿通淋。

蒲公英，干燥的根，表面棕褐（黑、黄合色）色，根头部有黄白色毛茸，或脱落，叶外表灰绿（含蓝和黄色）色或青色，花黄色，色青（绿有蓝色，蓝含青色）且春季生发开花，禀春之气，故入肝经。色黄味甘入胃经。

蒲公英寒清热，苦世结，甘解毒，入肝缓急（肝苦急，急食甘以缓之）清热行血（苦入血分，主泻实），入胃经清实热益胃阴（甘寒益阴）其色黄又能入脾经（脾、胃经络通）。补脾（脾欲缓，急食甘以缓之，用苦写之，甘补之）助胃，调中枢气机的升降（苦降甘升，胃降脾升），善治肝经火热的目赤肿痛及肝胃实热的消化不良、胃脘胀满或易饥等症。

热毒蕴结于肌肉而成痈肿疮毒，本品甘寒入脾胃以清肌肉的热邪，苦寒入肝泄血结清热毒而治痈疮，甘能解毒，苦能燥湿祛痰，痈肿疔毒、瘰疬结核等症多用之，乳头属厥阴肝经，乳房为阳明胃经，其入肝、胃经，泄热结，散滞气（肝主疏泄），活血脉通乳窍，能消除肝胃实热壅结的乳房坚硬的肿块或结核，为治乳痈的要药。

蒲公英苦寒燥温泄热，甘寒缓肝助疏泄，色黑味苦，入肾以补肾（肾缺坚，急食苦以紧之，用苦补之），肾主二便，苦寒达下又入膀胱经（膀胱与肾经脉相通）。清热而利小便，治湿热所致的淋证、黄疸病。

《本草经疏》曰："蒲公英得水之冲气，故其味甘平，其性无毒，当是入肝入胃、解热凉血之要药。乳痈属肝经，妇人经行后，肝经主事，故主妇有乳痈、乳毒，并宜生啖之良。"《本草新编》云："蒲公英味苦气平，无毒。入阳明，太阴，溃坚肿，消结核，解食毒，散滞气，至贱而有大功，惜世人不知用之，阳明之火每至燎原，用白虎汤以泻火，未免大伤胃气，盖胃中之火盛，由于胃中之土衰也，泻火而土愈寒矣，故用白虎汤以泻胃火，乃一时之权宜，而不特为经久也。蒲公英，亦泻胃火之药，但其气甚平，即能泻火，又不损土，可以长服，久服无碍。凡系阳明之火起者，俱可大剂服之，火退而胃气自生。……饥饿之人，未有不胃火沸腾者，用之实有相宜。不可以悟蒲公英之有益无损乎？但其泻火之力甚微，必须多用一两，少亦五钱，始可散邪补正耳，……火之最烈者，无过阳明之焰。阳明之火降，而各经余火无不尽消，蒲公英虽非各经之药，而各经之火见蒲公英则尽伏，即谓蒲公英能泻各经之火，亦无不可也。"

《本草求真》言："蒲公英，能入阳阴胃，厥阴肝，凉血解热，故乳痈、乳岩为首重焉。且能通淋、擦牙、染须、涂刺、解食毒疗毒，缘乳头属肝，乳房属胃，乳痛乳岩多因热盛血滞，用此直入二经，外敷散肿臻效，内消须同夏枯、贝母、连翘、白芷等药同治。况此属土，花黄，故于食滞可解，毒气可散，又能入肾凉血。"《医林纂要》谈："蒲公英，能化热毒，解食毒，消肿块，疗疗毒乳痈，皆泻火安土之功，通乳汁，以形用之，固齿牙，去阳明热也，……捣汁酒和治噎膈神效。"《本草正义》指出："（蒲公英）其性清凉，治一切疗疮、痈痛、红肿热毒诸证，可服可敷，颇有应验，而治乳痈、乳疖、红肿坚块，尤为捷效。"

《本草述》说："蒲公英，甘而微余苦，是甘平而兼有微寒者也。希雍有曰'甘平之剂，能补肝肾'，味此一语，则知其入胃而兼入肝肾矣，不然，安能凉血，乌须发，以合于冲任之血脏乎？即是思之，则东垣所谓肾经必用者，尤当推而广之，不当止以前所主治尽之也。"《上海常用中草药》讲："（蒲公英）清热解毒，利尿，缓泻。"《滇南本草》谓："（蒲公英）止小便血，治五淋癃闭、利膀胱。"

蒲公英煎剂或浸剂，对金黄色葡萄球菌、溶血性连球菌及卡他球菌有较强的抑制作用，蒲公英对肺炎双球菌、脑膜炎双球菌、白喉杆菌、福氏痢疾杆菌、铜绿假单胞菌及钩端螺旋体等有一定的抑制作用，有利胆、保肝、抗内毒素及利尿作用，其利胆效果较茵陈煎剂更为显著，蒲公英地上部分水提取物能活化巨噬细胞，有抗肿瘤作用（《一味中药治顽疾》）。蒲公英提取物有抗炎作用，调节胃肠运动的作用，研究显示，蒲公英正丁醇部分是促进胃肠动力的有效部位（高学敏、钟赣生主编《中药学》）。体外实验提示，本品能激发机体的免疫功能（高学敏主编《中药学》）。

治热毒壅盛的疗毒肿痛，与野菊花、金银花、紫花地丁、紫背天葵子同用，如五味消毒饮（《医宗金鉴》）。治急性乳腺炎：蒲公英二两，香附一两，每日一剂煎服二次［摘自《中药大辞典》在蒲公英（选方）中，转引自内蒙古《中草药新医疗法资料选编》之方］。

用法用量：煎服9～15g，外用鲜品适量加重，捣敷或煎剂洗患处。

使用注意：中寒、血虚、非实热火毒者不宜用，用量过大可致缓泻。

药物对比

白芷	治乳痛	消散排脓常用之。
蒲公英		清热解毒而散之。

连翘	清热解毒	清上焦，治心肺火热作用大。
蒲公英		清疗毒，治乳痈肿毒效果好。

菊花	入肝经	偏于平散热邪，明目。
蒲公英		偏于清热解毒，散结。

临床应用

【不良反应】蒲公英副作用较少见，个别病例静脉滴注后出现寒战、面色苍白青紫，或有精神症状。服煎剂偶见肠道反应，如恶心、呕吐、腹部不适及轻度泄泻，亦有出现全身瘙痒、荨麻疹等。服用酒浸剂有头晕、恶心、多汗等反应，少数患者出现荨麻并发结膜炎，停药后消失，部分患者服用剂后有胃部发热感（高学敏、钟赣生主编《中药学》）。

配伍应用

（1）治乳痈初期红肿热痛。蒲公英消痛汤：蒲公英60g，王不留行10g或加露蜂房10g，水酒各半煎服一次饮下。药渣趁热敷患处（去露蜂房），盖被出汗为宜。

（2）治肺胃蕴热所致的单纯疱疹（热疹）。蒲公英、大青叶、野菊花各30g，地丁、重楼、天花粉各15g，赤芍9g，水煎服。

（3）治乳痈。蒲公英60g，香附30g，每日1剂（《管氏医家十二代秘方选集》）。

（4）治肝火热毒所致的树枝壮、地图状角膜。龙胆草、山栀子、黄芩、柴胡、赤芍、车前子、连翘、大黄各10g，金银花、蒲公英各20g，甘草6g，水煎服（《中医祖传秘籍》）。

（5）治红皮症型（银屑病性剥脱性皮炎）。解热清营汤（张曼华）：金银花、连翘、蒲公英、生地黄、白茅根、生玳瑁、牡丹皮、赤芍、川连、绿豆衣、茜草根、生栀子（笔者按：用量按临床病情用之，现代名中医《皮肤性病科绝技》）。

（6）①缺乳：蒲公英15g，加水200mL，煎至100mL，1日1剂分2次服，连服3日。②小儿流行性腮腺炎：鲜蒲公英20g，捣碎，加鸡蛋清1个，白糖少许，搅成糊，外敷于患处。1日1次，3～5次治愈。③小儿热性便秘：蒲公英60～90g，水煎至50～100mL，加白糖或蜂蜜，1日1次顿服（《一味中药治顽疾》）。

紫花地丁（地丁、犁头草）

性味归经：苦、辛、寒。入心、肝经。

功效：清热解毒，凉血消肿。

《纲目》曰："紫花地丁，处处有之。……夏天紫花。"《本经逢原》云："地丁，有紫花白花两种，其花紫者茎白，紫为蓝（含青色）和红合成的颜色。地丁色红味苦故入心经，凡药气味有体有用，相反而相实成。故得金之味者，皆得木之气。地丁药用根及全草，味辛色白，辛主升，应走肺经，得金之味，皆得木之气，苦寒降下，又善入肝经（色青亦入肝经）。"

地丁性寒清热，辛散苦泄，入心、肝经，清热凉血，活血散结，热清火祛则热毒解，血行结散而肿痛消，凡血热壅滞，红肿焮痛疮疡的必需之品，治疗痈肿疔毒，尤善其特长，苦寒入肝清热泻火，辛寒入肺达表散热，托毒外出。常用治肝火坑盛的目赤肿痛、热毒麻疹及外感热病等症。

《本经逢原》言："地丁，有紫花白花两种。治疗肿恶疮，兼疗痈疽发背，无名肿毒。其花紫者茎白，白者茎紫，故可通治疗肿，或云随疔肿之色而用之。但漫肿无头，不赤不肿者禁用，以其性寒，不利阴疽也。"《本草便读》谈："（紫花地丁）即地丁草之茎，色紫而开紫花者，故性味主治与蒲公英相同，惟此能入手足厥阴血分，行瘀活血为略异，故紫花地丁治疗疮毒壅为胜也。"《药性攟要》说："大抵毒初起及肿毒脓未尽时，以此解毒，若将平复宜补时，则不用也。"《本草正义》讲："地丁专为痈肿疔毒通用之药。……然辛凉散肿，长于退热，唯血热壅滞，红肿焮发之外疡宜之。若谓通治阴疽发背寒凝之证，殊是不妥。"高学敏主编《中药学》谓："紫花地丁，本品兼可解蛇毒，治疗毒蛇咬伤，可用鲜品捣汁内服，亦可配雄黄少许，捣烂外敷。此外，还可用于肝热目赤红肿及外感热病。"《要药分剂》载："紫花地丁，《纲目》上疗外科症，但古人每用治黄疸、喉痹，取其泻湿除热之功也，大方家亦不可轻弃。"

本品有明显的抗菌作用，对结核杆菌、痢疾杆菌、金黄色葡萄球菌、肺炎球菌、皮肤真菌及钩端螺旋体有抑制作用。有确切的抗病毒作用。实验证明，其提取液对内毒素有直接摧毁作用。本品尚有解热、消炎、消肿等作用（高敏学主编《中药学》）。紫花地丁所含黄酮及有机酸是其抗菌的有效成分，对耐甲西林金黄色葡萄球菌而药质粒具有消除作用。国外研究显示，紫花地丁的二甲矾提取物具有较强的抗艾滋病病毒（HIV）作用，实验室的甲醇提取物也显示这种作用，但没有二甲亚矾提取物作用强（高学敏、钟赣生主编《中药学》）。

治热毒壅盛的痈肿、疔疮、丹毒，与蒲公英、金银花、紫背天葵子、野菊花同用，如五味消毒饮（《医宗金鉴》）。治诸疮肿痛，与当归、大黄、金银花、赤芍药同用，如紫花地丁散（《证治准绳》）。

用法用量：煎服15～30g。外用鲜品适量，捣烂敷患处。

使用注意：体质虚寒及阴虚发背、寒凝之症忌用。

药物对比

蒲公英	清热解毒，消肿	苦甘，能散结消肿、疏通乳窍，为治乳痈要药（疏肝清胃力大）。
地丁		苦辛，散血中热滞、行血解毒，为治疗毒要药（凉血解毒力强）。

配伍应用

（1）高学敏主编《中药学》载：治疗流行性腮腺炎。鲜紫花地丁全草（或干品浸透）100～250g洗净，加雄黄约0.5g共捣烂，外敷患处，每次1～2小时，每日2次，86例患者均治愈（高学敏主编《中药学》）。

（2）治湿热型的脓疱疮。地丁、金银花、野菊花、蒲公英、板蓝根、牡丹皮、六一散各10g，黄芩6g，水煎服。

（3）①治疗疮（局部化脓性感染）。金银花30g，菊花12g，槐花6g，黄芩9g，赤芍9g，连翘12g，紫花地丁9g，板蓝根30g，牡丹皮9g，甘草6g。每日1剂，水煎服。②治丹毒。金银花、紫花地丁各30g，野菊花15g，黄柏、牡丹皮、赤芍、泽兰、牛膝、泽泻各10g，萆薢、碧玉散（包）各12g。每日1剂，水煎服。药渣外敷于患处，保持湿润，每日用药1次。【加减】高热者，加紫雪丹；肿胀甚、有水泡者，加车前子、防己；苔腻纳呆者，加苍术、生薏苡仁；反复发作、肿硬难消者，加桃仁、鸡血藤（《中医祖传秘籍》）。

白头翁

性味归经：苦、寒。入胃、大肠。

功效：清热解毒，凉血止痢。

白头翁药材为根，外表黄色，根头顶端丛生白色行茸，断面外部黄白色或淡黄棕色，木心淡黄色。气微，味苦涩（《中药大辞典》）。涩为辛，酸合成之味，色黄入胃经，色白，采于8月，得金之气，味辛故能走肺经，但苦寒达下，故直入大肠（肺与大肠经络相通），又因"凡药气味有体有用，相反而相成，故得金之味者，皆得木之气"，故能入肝胆经（味酸亦入肝胆经）。

热盛为毒，白头翁性寒清热，能解热毒，味苦寒入血分，能凉血止血血热妄行，苦能燥湿、泄结、杀虫，又可治湿热所致的热痢及阴痒等症，诸呕吐酸、暴注下迫，皆属于热。《素问至真要大论篇》曰："白头翁气质轻清上浮，升散郁火，宣散大肠、脾、肝的热滞，苦寒降下泄湿热，能泄肺、胃、胆之湿热，尤善清胃肠湿热及血分热毒，为治热毒血淋的要药，其清热解毒、凉血泄结、消肿止痛、燥湿杀虫（虫生于湿热，味苦燥湿，湿云虫灭），常用治疮痈肿痛、疮腮、湿疮发热烦躁、瘰疬及阴痒带下等证。"

《本草正义》曰："白头翁之气味，《本经》以为苦温，吴缓又作苦辛寒，石顽改作微寒，详《本经》主温症狂易等证，仲景以治热痢下重，决非温性，改者是也，湿症狂易，皆属热病，唯苦能池降，寒能胜热，是以主之，寒热症瘕，积聚瘿气，有由于血热瘀滞者，苦辛泄散而入血分，则症瘕积聚瘿气可消，故并能逐血止痛，疗金疮也，鼻衄，有血热止涌之证，苦能泄降，而寒以胜热，证治皆合。"《本草求真》云："白头翁，何以用此治温疟寒热、齿痛、骨痛、鼻衄、秃疮、疝瘕等症？亦因邪结阳明，服此热解毒消，则肾不燥拢而骨固，胃不受邪而齿安，毒不止侵而止衄，热不内结而疝与瘕皆却，总以清解热毒之力也。"《本草便读》言："白头翁形似柴胡，春生苗叶，茎端有细白毛丛生，性味相近柴胡，形质相近白薇，故《本经》有主治温疟寒热等证，然苦寒之中，有寓升发之意，故仲景治协热下痢之证，有白头翁汤，以其解表清里，两擅其长也。白头翁散瘀逐热，是其专功，至解表不过余力而已。"《本草经疏》按："（白头翁）苦能下泄，辛能解散，寒能除热凉血，具诸功能，故悉主之，殆散热凉血行瘀之要药软？"《本草问答》谈："柴胡、白头翁皆一茎直上，花皆清香，故皆能升发郁结。……唯白头翁无风独摇，有风不动，色白有毛，凡毛皆得风气，采于秋月，得金木交合之气，故从肺金以达风木之气，功在升举后重而止痢疾。"《纲目》称："张仲景治热痢下重，用白头翁汤主之，盖肾欲坚，急食苦以坚之，痢则下焦虚，故以纯苦之剂坚之。"《医学衷中参西录》说："（白头翁）其生阳处而性凉，原禀有阴性，而感初春少阳之气而生发，正与肝为厥阴而具有升发之气相同，其与肝气相同，故能升达肝气清散肝火，不使肝气挟热下迫。以成热痢下重。"《长沙药解》讲："白头翁，味苦，性寒，入足少阳胆、足厥阴肝经，清下热而止痢，解郁蒸而凉血。"《国药诠证》谓："可知白头翁之治痢。其效在燥而不在温或寒，凡利则肠必挟湿而失其收缩之力，故不问寒热，凡湿重皆当用燥湿收缩之药，白头翁以燥肠湿见长，故为治痢之要药。"《本草正义》指出："白头翁味微苦而淡，气清质轻，……唯今天何廉臣著《实验药物学》独谓春气质轻清，为升散肠胃郁火之良药……味苦又薄，合于经文轻清发散为阳之旨。其主热毒滞下，虽曰苦能泄，而升举脾胃清水，使不陷，则里急后重皆除，确是此药之实在真谛。"《别录止鼻衄》曰："（白头翁）弘景止毒痢，亦是热毒入伤血分之候。"

白头翁鲜汁、煎剂、乙醇提取物等对金黄色葡萄球菌、绿脓杆菌、痢疾杆菌、枯草杆菌、伤寒杆菌、沙门菌等多种致病菌均有明显的抗菌作用，对阴道滴虫也有明显的杀灭作用。对皮肤真菌、酵母菌、锥虫、白色念珠菌有抑制作用。乙醇提取物有镇静、镇痛及抗惊厥的作用。去根全草提取的翁田、翁灵有类似洋地黄的强心作用。经临床试验，毛甘和原白头翁素对肺癌有效，其抗生素癌活性亦为药理实验论证（《毒性中药的配伍与应用》）。白头翁精蛋白、白头翁水提物有调节免疫力功能。白头翁提取物能减轻肝组织病理损伤。白头翁的皂苷组对人肝癌、人宫颈癌细胞株生长均有抑制作用。原白头翁对人乳腺癌细胞株生长具有显著抑制作用。有抗阿米巴原虫作用。白头翁总苷具有止咳、平喘作用（高学敏、钟赣生主编《中药学》）。

治热邪所致血淋、溺血及大便下血，与生山药、生龙骨、生牡蛎、茜草等同用，如理血汤（《医学衷中参西录》）。治热毒血痢的里急后重、下痢脓血，与黄连、黄柏、秦皮同用，如白头翁汤（《伤寒论》）。

用法与用量：煎服9~15g，鲜品略加倍。外用适量。

使用注意：虚寒下痢、血分无热者忌用。

药物对比

黄柏	治痢疾	治热兼能燥湿，治湿热痢疾较好，细菌性痢疾多用。
白头翁		主清大肠湿热，治热痢下血较佳，阿米巴痢疾多用。

菊花	清热止痢	偏清下焦湿热。
白头翁		兼能凉血解毒。

白头翁	治痢疾	发散热毒，升举脾胃清气，偏于清热凉血而止痢。
秦皮		性专走里，清化肠中湿热，偏于清热涩肠而止痢。

临床应用

【不良反应】体外杀精研究表明，白头翁皂苷具有较强的杀精作用，使精子瞬间失活的最低有效浓度为0.73mg/mL。拟原白头翁素A，大鼠急性经口给药LD504.673g/kg，经皮给药LD50大于2.0g/kg，毒性分级为低毒，对大鼠皮用无刺激作用，对大白兔眼黏膜有中等刺激性，高剂量拟原白头翁A对孕鼠有母体毒性，可引起胚胎发育迟缓，但无畸形发现（高学敏、钟赣生主编《中药学》）。

外用中毒后，接触的皮肤黏膜可发生肿胀、疼痛，内服中毒后，首先感到口腔灼热、胆胀等口腔炎症状，继而出现咀嚼困难、剧烈腹痛腹胀、排出黑色臭粪便有时带血、心跳快而弱、血压下降、循环衰竭、呼吸困难、瞳孔散大，严重者可于十几个小时内死亡。

【解救方法】①对皮肤黏膜中毒者，用清水、硼酸水、鞣酸溶液洗涤。②内服中毒者，可催吐、洗胃（用温水或1：5000的高锰酸之溶液），口服蛋清、冷面糊或活性炭末。③西医对症处理：静脉滴注以升压，静脉缓慢注射治心力衰竭，皮下注射止腹痛等。④中药治疗：剧烈腹痛、腹泻时，用焦地榆15g，盐黄柏、炙甘草各9g，米壳6g，水煎服（《毒性中药的配伍与应用》）。

配伍应用

（1）治热毒内盛、下痢、脓血的痢疾等病。白头翁与黄柏同用，治阴道瘙痒，白头翁配苦参，煎汤外洗（《毒性中药的配伍与应用》）。

（2）治热邪而致的鼻出血。白头翁30g，鸡蛋3个（打碎）加水适量放锅内蒸煮，食鸡蛋黄并喝部分汤。

（3）①治久痢不愈、肠中浸至腐烂时时切痛、身体因病久羸弱者。天水涤肠汤：生山药30g，滑石30g，生白芍18g，路党参9g，白头翁9g，粉甘草6g。②治热痢下重腹痛。通变白头翁汤：生山药30g，白头翁12g，秦艽9g，生地榆9g，生杭芍12g，甘草6g，旱三七9g轧细，苦参60粒去皮拣称实者。先将三七、苦参用白蔗糖送服一半，再将余药煎汤服，其相去之时间，宜至点半钟，所余一半，至煎汤药渣时，仍如此服法（《医学衷中参西录》）。

（4）①治盆腔炎：以白头翁为主，随症加减。②治功能性子宫出血：白头翁60g，地榆炭30g，水浓煎加红糖60g，分2次服完。③治阿米巴痢疾，50%白头翁煎剂，每次服5～10mL，1日3次，总量60～300mL（《一味中药治顽疾》）。

5.清虚热

地骨皮（枸杞根皮）

性味归经：甘、寒。入肺、肝、肾经。

功效：凉血除蒸，清肺降火。

地骨皮《药材》干燥根皮，"外表面灰黄色或棕黄色""内表面黄白色""断面不平坦，外层：棕黄色，内层灰白色"（灰色介于黑和白之间的颜色）。地骨皮为枸杞根皮，皮能散表，色白甘升故能入肺经肺主皮毛。"凡药气味有体有用，相反而实相成"（《本草问答》）。故得金之味，皆得木之气故入肝经（寒能降下），色黄味甘故得土之味，皆得水之气，性寒降下色黑故能入肾经。

凉血除蒸，清肺降火　肾阴亏损，阴虚火旺，火炽蒸灼而见有汗骨蒸。地骨皮性寒清热，味甘补中，甘寒益阴。能入肾经，肾藏精，精足阴旺而邪气自退，为除虚热，退骨蒸，止盗汗，助正气之品。其入肝经，肝主藏血，甘寒缓肝急（肝苦急，急食甘以换之）。凉肝血，治血热妄行的吐血，常用治阴虚发热、盗汗滑蒸、肺热咳嗽、血热出血等症。

《纲目》曰："根乃地骨，甘淡而寒，……而不知枸杞、地骨，甘寒平补，使精气充而邪火自退之妙，惜哉！予尝以青蒿佐地骨退热，屡有殊功，人所未喻者。"《本草新编》云："骨蒸之热，热在骨髓之中，其热甚浓，深则凉宜深，岂轻剂便可取效乎，势必多用为佳，……地骨皮虽入肾不凉肾，止入肾而凉骨耳，凉肾必至泻肾而伤胃，凉骨反能益骨而生髓。黄柏、知母，泻肾伤胃，故断不可专用以取败，地骨皮益肾生髓，不可少用而图功，欲退阴虚火动、骨蒸劳热之症，用补阴之药，加地骨皮或五钱或一两，始能凉骨髓，而去肾中之热也，……不知地骨皮，非大寒之药也，而其味又轻清，如用之少，则不能入骨髓之中而凉其骨，大寒恐其伤胃，微寒正足以养胃也，吾言用一两，犹少之辞。盖即益于胃，自有益于阴矣。"《本草述校注》言："地骨皮，此味能益足少阴之阴气，以疗手少阳三焦之虚阳。盖手少阳为元气之使，乃根于肾脏元阴，兹味由甘而苦，其气有寒，固本中土之冲气以至地，且其金气涵水，故能裕真阴之化原而不伤元阳，与苦寒者殊也，是以除肾脏虚热，去胞中之火，阴裕而胞中火去，是三焦之气不为虚阳，故曰能去退三焦气分之火也。地骨皮原本于金气涵水，……此味益阴虚，乃可除热。"《本草汇言》道："王绍隆云，骨中火热为眚，煎熬真阴，以地中之骨皮，甘寒清润，不泥不滞，非地黄、麦冬同流。"《本草述钩元》称："地骨皮，凡人真阴中有火，自相蒸烁，而见有汗骨蒸，宜此对待之。须知此味不兼养血，却专以益阴为其功，虽能除热，却不以泻火尽其用，即日益阴气者，便能泻火，但直以为泻火而用，则些味专以除热，不能治虚矣。"《要药分剂》载："病或风寒散而未尽，作潮往来，非紫葛所能治，用地骨皮走里之药，消其浮游之邪，服之未有不愈者，……丹溪又云：地骨皮能治风者，肝肾同治也，肝有热则生风，与外感之风不同，热退则风自息，夫地骨鸡皮本非肝之药，丹溪云然者，以肝肾同位而同治，骨皮即能退肾家虚热，则龙火（肾）不炽，雷火（肝）亦平，自能息肝热所生之风，虽不入肝经，而肝风亦并治也，且骨皮入肾三焦，二经之外，不入肝，更不入肺，即肺中伏火降泄，总之，肾药兼治肝，乙癸同源也，肾药兼治肺，金水相涵也。"《本草正》谈："地骨皮枸杞根也，南者苦味轻，微有苦辛，北者大苦性劣，入药唯南者为佳，其性辛寒，善入血分，凡不因风寒而热在精髓阴分者最宜。"《医学衷中参西录》指出："地骨皮即枸杞根上之皮也，其根下行直达黄泉。禀地之阴气最厚，是以性凉长于退热。为其力优于下行有收敛之力，是以治有汗骨蒸，能止吐血，衄血，更能下清肾热，通利二便，并治二便内热下血。"

地骨皮入肺经，气寒清热，味薄则通，寒主达下，肃降肺气，气下则火降，热清则肺安，其寒凝收敛之力，能引肺气下行入肾，使上焦浮游之热回归入肾，肺气得补，甘寒益阴，故能清肺降火，治肺热喘咳、烦热、消渴等症。

《本草求真》说："经曰热淫于内，泻以苦寒，地骨皮是也。按地骨皮入肺降火入肾凉血疗骨。凡五内热淫而见肌内潮热，二便癃闭，胸胁痛楚，与夫于头而见风痛不休，于表而见潮热无定，于肺而见，消渴咳嗽不宁，靡不用此解除。"《本草分经》讲："甘淡而寒，降肺中伏火，除肝肾虚火，治肝风头痛、利肠，退骨蒸，走里而又走表，善降内热亦退外潮，凡风寒散而未尽者用之最宜。"《藏府药式补正》谓："地骨皮，能清骨中之热，泻火下行，以视桑皮，则寒凉又胜一筹。而清肺热，导气火，亦引皮肤水气顺流而下，不嫌燥烈伤津，破耗正气，则与桑皮异曲同工。"《医学衷中参西录》认为："地骨皮，且其收敛下行之力，能使上焦浮游之热因之清肃，而肺为热伤作嗽者，服之可愈。是以诸家《本草》，多谓其能治咳嗽也，唯脏有风邪作咳嗽忌用，以其性能敛也。"《本草正》曰："此物凉而不峻，可理虚劳，气轻而辛，故亦清肺。"《本草便读》曰："入肺肾退伏热，肺热降则喘咳除，肾热除慢骨蒸盗汗等病皆愈矣。"

地骨皮的乙醇提取物、水提取物及乙醚残渣水提取物、甜菜碱等均有较强的解热作用。地骨皮的70%乙醇渗漉法提取物可明显提高痛阈，对物理性、化学性疼痛有明显的抑制作用。地骨皮水煎剂有免疫调节作用，又有抗微生物作用，其对伤寒杆菌、甲型副伤寒杆菌及福氏痢疾杆菌有较强的抑制作用，对流感亚洲甲型京科68～1病毒株有抑制其致细胞病变作用（《一味中药治顽疾》）。地骨皮煎剂及浸膏具有降血糖和降血脂作用，地骨皮浸剂、煎剂、酊剂及注射剂均有明显的降压作用，且伴有心率减慢。此外，100%地骨皮注射液对离体子宫有显著的兴奋作用（高学敏主编《中药学》）。对结核杆菌为低效抑菌药物，国外研究显示，地骨皮中的酰胺类物质具有抗真菌的作用。尚有潜在的抗生育作用（高学敏、钟赣生主编《中药学》）。地骨皮的降压作用与中枢有关，还可能有阻断交感神经末梢及直接舒张血管的作用。降压期间，心电图除有心率变慢、工波减低外，无明显变化，中毒剂量可使豚鼠心脏产生房室传导的部分性乃至完全性阻滞（《中药大辞典》）。

治阴虚内热骨蒸，与鳖甲、知母、银柴胡、秦艽等同用，如地骨皮汤（《圣济总录》）。治肺中伏火的肺热咳嗽气喘，与桑白皮、炙甘草、粳米同用，如泻白散（《小儿药证直诀》）。治吐、下血：地骨皮，酒煎服，若新地骨皮加水捣汁，每盏入酒少许，空心温服更妙，如地骨酒（摘自《中药大辞典》转引《经验广集》的药方）。

用法用量：煎服9~15g。

使用注意：中寒便溏及外感风寒发热表下未解者不宜用。

药物对比

牡丹皮	清退虚热	辛寒，入血透热，热伏入血宜用，善祛血中伏热，适用于无汗之骨蒸、血热血瘀等症。
地骨皮		苦寒，入阴清热，阴虚生热宜用，善祛肺中伏热，适用于有汗之骨蒸、肺热喘咳等症。

临床应用

【不良反应】①心律失常：曾有报道，患者无不洁饮食史，无心脏病、高血压病史。用地骨皮50g煎水约500mL，取150mL冲鸡蛋1个，服后1小时出现头晕、心悸、恶心呕吐，心电图显示窦性心律不齐，偶发室性前收缩（室早）呈插入性，经治疗出院，仍可闻及期前收缩。②盐浸地骨皮毒性反应：有报道，患者因糖尿病口服中药汤剂，治疗一月余病情稳定，后因方中地骨皮为盐浸地骨皮，病情突然加重（高学敏、钟赣生主编《中药学》）。

配伍应用

（1）治痈肿、蜂窝织炎。当归地骨皮汤：当归60g，金银花10g，地骨皮15g，栀子6g，连翘6g，甘草6g，葱须3个，大枣（去核）3枚，水煎服。

（2）①治牙髓炎疼痛：地骨皮50g加水500mL，煎至50mL，过滤后将药液注入窝洞，有的在用药后1分钟即可止痛。②治顽固性神级皮炎：地骨皮、地肤子、刺蒺藜、百部等药共为细末，用10kg陈醋浸泡，密封3个月，弃渣取液1日3次，20日为1个疗程（外用），忌入口。③治疟疾：鲜地骨皮50g，茶叶5g，水煎于发作前2~3小时顿服（以上①~③方均摘引自《一味中药治顽疾》）。

（3）治血热所致的月经失调、经量多及轻微之非时出血诸症。柴芍调经汤（朱南孙），柴胡6g，白芍12g，女贞子12g，墨旱莲10g，麦冬10g，地骨皮10g，白茅根12g，香附12g，地榆10g，水煎服，每日1剂，每剂分2次服用，早饭前及晚饭后1小时温服1次。因实热酌加丹皮、青蒿、黄柏，虚热宜以生地、地骨皮为主，配滋阴壮水及阿胶等养血滋阴之品可收功，郁热者可以本方与丹栀逍遥散合参化裁治之（《首批国家级名老中医效验秘方精选》）。

（4）治血热及气湿所致的湿疹。湿疹洗剂：千里光、地肤子、徐长卿、苦参各30g，芒硝、明矾各10g，明矾、芒硝另包后下，其余诸药加水适量煎煮后，再加入明矾、芒硝溶化，用此药液洗浴（《中医祖传秘籍》）。

青 蒿

性味归经：苦、辛、寒。入肝、胆经。

功效：清透虚热，凉血除蒸，解暑，截疟。

青蒿，苗生于二月，禀春木之气，茎叶深青色，故能入肝、胆经。

青蒿：性寒清热，辛散苦涩，逐热达表，芳香入脾（"气清香"《中药大辞典》），健脾（脾喜芳香），苦燥脾湿（脾喜燥，急食苦以燥之），健脾胃益气血，故能清透虚热。其入肝、胆经，苦寒入血分凉血，味辛补肝（肝欲散急食辛以散之，用辛补之），助肝之疏泄，达表清热，使阴分骨间伏热由内外达而出，为清热凉血退蒸之良品，虽苦寒而不伤脾胃，血虚有热者多用之，暑为夏季的生气，乃火热所化，暑多挟湿。青蒿气芳香能振动脾胃清阳之气而化湿（本品越枯老气香越胜，清香而不浓，淡而又远），苦寒燥湿，清热泻火，辛寒透表散热而解暑，芳香辟秽，对暑热外感亦为要药，并治热郁血妄的生疖瘰痹，恶疮及肝胆热邪上窜的目昏不明等症。疟疾，主要感受"疟邪"，与外感风寒、暑湿、饮食劳倦有关，其中尤以暑湿诱发为最多。青蒿入肝胆经清热凉血，透邪达表，香窜辟秽，苦寒燥湿泻火，苦能杀疟原虫（疟原虫，其生于湿热，湿除热消，虫自灭），故又能截疟。治夏令暑温外感及疟疾寒热之症多用之。

《本草述钩元》曰："青蒿即苦寒矣，乃其望春而发，得少阴春升之气，有以阴引阳以出之义焉""宜其气芬芳，快入于生血之地，以化育真阴，是能致肝之用于脾，更达脾之化于肝，而最宜于血虚有热者"。《本草经疏》云："诸苦寒药与胃不宜，唯青蒿之芳香可人，香气先入脾，故独宜于血虚有热之人，以其不犯胃气故尔。是以蓐劳虚热，非此不能除。"《读医随笔》言："青蒿苦微辛，微寒，清而能散，入肝胆，清湿热，开结气，宣气之滞于血分者。凡芳香而寒者，皆能疏化，湿盛气壅之浊热，及血滞气虚之郁热。不宜血虚气亢之燥热也。"《本草述校注》谈："青蒿，苦寒之味能除热而不能益阴，甘寒之味能益血而不能退热，如青蒿……有从阴引阳以出之义矣。且其气芬香，合于土中之资生，夫化液而生血者脾也，即以苦寒除热矣，更从阴引阳以出，则阴得养，况芬芳之气快入生血之地以化有真阴乎？"《本草正义》称："青蒿苦寒，然能清香之气，溢于眉宇，故能明目，亦能散风热，不仅以苦寒清降为功，且苗生最高，得春令升发气，故入肝胆两经而清血中之热。能治骨节留热者，深入血分而疏达郁火也。"《本草乘雅半偈》按："蒿青而高，纤柔整密，望春便发，少阳胆药，发陈致新之宣剂也。其味苦，已出乎阳；其气寒，未离乎阴，阴中之阳。阳中之枢象也。盖少阳胆主骨，故对待骨节间留热。"《本草问答》载："青蒿枝叶四散而味苦，故能散火。若皮肤分理间，疥癣痂痒恶疮，亦属留热所致，皆陈也。宣发发陈，陈发则新至矣。"《本草新编》说："人身阴阳，火盛则阴不生，阳不长，阴阳即不生长，势必阴阳不交而身病矣，倘不平其火，而徒补其阳，则火盛而阳益旺；不平其火，徒补其阴，则水燥而阴愈衰，故无论补阴补阳，总以平火为先务。然火又宜养，而不宜平。火过旺，则阴阳不生；过衰，则阴阳又不长，必寓补于之中，而后阳得之安，阴得之而泰也。青蒿平火而又补水，此阴阳所以两之也，青蒿退骨蒸劳热，前人即言之，宁得不用之，何必余试而后信青蒿之退阴火，退骨中之火也。然不独退骨中之火，即肌肤之火，未尝不其泻之也，故阴虚而又感邪者最宜用耳。"《本草便读》讲："青蒿禀春生之气，其气香，其味苦，其性寒，故能疏发肝胆血分热邪。由表而出。……至于治骨蒸尸疰虫疳等症，大抵亦皆血分郁热所致耳。"《本经逢原》曰："其治骨蒸劳热，杀虫之功，而不伤伐骨节中阳和之气者，以其得春升之气最早也。"《本草新编》言："专解骨蒸劳热，尤能泻暑热之火，愈风瘙痒……但必须多用，因其体即轻而性又兼补阴，少用转不得力。"《本草正义》道："（青蒿）今以为长夏时解暑之用，则苦寒清热而又含芬芳清冽之气，故能醒脾胃而理湿热。"《玉楸药解》谓青蒿"治骨蒸热劳，平疥癞瘙痒，恶疮久痢"。《本草纲目》曰："（青蒿）治疟疾寒热。"

青蒿有较好的解热、镇痛作用，与金银花有协同作用，退热迅速而持久，青蒿所含蒿甲醚有辐射保护作用，青蒿素可减慢心率，抑制心肌收综力，降低冠脉流量及降低血压。青蒿乙醇提取中性部分和其烯醇浸膏有显著的抗疾作用。青蒿对多种细菌、病毒具有杀伤作用。青蒿所含青蒿素、青蒿醚、青蒿琥酯均有能促进机体细胞的免疫作用。其所含青蒿素对实验性硅肺有明显疗效（《一味中药治顽疾》）。青蒿素及衍生物具有抗动物血吸虫的作用。研究表明青蒿琥酸在体外对人肝癌细胞有明显的细胞毒作用，口服体内实验对小鼠肝癌有抗肝肿癌作用，并与一氟尿嘧啶有协同抗癌作用。青蒿的特殊毒性实验结果提示，青蒿素可能有遗传毒性，青蒿琥酯钠有明显的胚胎毒作用，妊娠早期给药可致胚胎骨髓发育迟缓（高学敏主编《中药学》）。本品能体外选择性抑制人肺癌细胞、人胃癌细胞、人结肠癌细胞、人红白血病细胞和人肝癌细胞活性。还能抑制小鼠移植性5180肉瘤，小鼠宫颈癌实体瘤和腹水瘤的生长、卵巢癌的增殖，对放射抗拒人的乳腺癌细胞HTB27表现出很强的杀伤作用。本品能改善狼疮性肾炎的活动程度，并能明显改善肾炎的病理状态，能显著减少狼疮鼠的蛋白尿及血肌酐水平（高学敏、钟赣生主编《中药学》）。

治温病后期夜热早凉或热病低热不退，与鳖甲、知母、生地黄、牡丹皮同用，如青蒿鳖甲汤（《温病条辨》）。治阴虚以热、潮热盗汗、骨蒸劳热，与银柴胡、地骨皮、知母、鳖甲等同用，如清骨散（《证治准绳》）。治外感暑热、发热口渴、脉洪而数等症，与滑石、甘草、连翘、西瓜翠衣等同用，如清凉涤暑汤（《时病论》）。治疟疾、夜热寒凉、汗解渴饮，与知母、桑叶、鳖甲、牡丹皮等同用，如青蒿鳖甲汤（《温病条辨》）。

用法用量：煎服6～12g，不宜久煎，鲜者捣汁服用。

使用注意：脾胃虚弱、肠滑泄泻及暑热多汗者忌用。

药物对比

柴胡	入肝胆经清热	能和解表里，主治邪据少阳、寒热往来口苦咽干或恶心呕吐等症。	治疟疾	性偏升散，气微香长于疏肝解郁并能升举阳气，能疏肝郁，多有伤阴之弊。
青蒿		治肝胆虚热，主治湿热留连、寒热交作似表似里或液热早凉等症。		性偏清凉，气芬香，善于清透阴分伏热凉血除蒸，善解暑热，无伤阴之弊。

地骨皮	清热退蒸	泻肝肾虚热，退有汗之骨蒸，兼清肺中伏火。
青蒿		泻肝胆虚热，退无汗令骨蒸，兼除湿热久留。

葛根	退热	退肌表气分之发热。
青蒿		退骨蒸阴分之发热。

临床应用

【不良反应】青蒿低毒性，是重要特点之一。青蒿浸膏治疗疟疾，仅少数病例（3.4%）出现恶心、呕吐、腹痛和腹泻；青蒿素水混悬液肌注有轻度疼痛；青蒿素注射偶可引起过敏反应，应予注意（高学敏主编《中药学》）。

有研究报道，高剂量500mg/kg青蒿水提物可以使孕鼠的胎仔数以及仔鼠平均体质量、胎盘质量下降，吸收胚胎数增加，青蒿素 7、5、15、30mg/（kg·d）3个剂量灌胃对大鼠有胚胎毒性及较弱的致畸作用，可延迟胎仔的发育（高学敏、钟赣生主编《中药学》）。

配伍应用

（1）治低热不退、热夜早凉、小便不利、全身水肿等症，青蒿、鳖甲、丹参、茯苓、地肤子各15g，川木通、汉防己、车前子各10g，淡竹叶6g，灯芯草1g，水煎服出微汗。

（2）①治缠腰火丹（带状疱疹）。清肝饮加味（程淳夫）：青蒿、柴胡、黄芩、栀子、茵陈、木通、当归、甘草、生地黄、醋、鳖甲、郁金、枳壳、玄胡。本病大多为肝经风热挟湿。②扁平疣（大多数为风热内动肝风）。清肝饮加味（程淳夫）：青蒿、柴胡、黄芩、橘叶、刺蒺藜、益母草、灵磁石（另包先煎）、生牡蛎（另外先煎）（现代名中医《皮肤性病科绝技》）。以上①、②处方药物用量，应根据病症而定。

（3）①治秋季腹泻。青蒿20～25g，1日1剂，水煎3次后温服，服至体温恢复正常，消化道症状消失即停药。②夏季高热。青蒿20g，黄芩、竹茹、制半夏、赤茯苓各10g，碧玉散2g，枳壳、陈皮各6g，随症加减。③盘形红斑狼疮。青蒿500g，研末加蜜1000～1500mL，制成丸（每丸10g），1日4～6丸，分2次均于饭后服，痊愈为止。④恶性肿瘤肺部真菌感染。青蒿鳖甲汤：青蒿，鳖甲，知母，生地黄，牡丹皮。水煎服，每日1剂（《一味中药治顽疾》）。

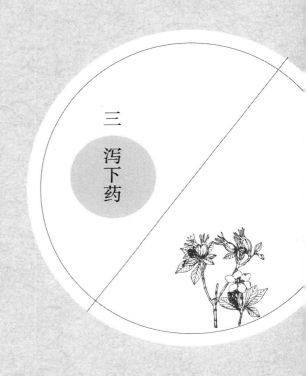

三　泻下药

1.攻下药

大 黄

性味归经：苦、寒。入脾、胃、大肠、肝、心包经。

功效：泻下攻积，清热泻火，凉血解毒，逐瘀通经。

"（药材）北大黄（西宁大黄）外表黄棕（黄和红合成）色，可见到类白色菱形的网状纹理，髓部中有紫（蓝和红合成）褐（黑和黄合成）色星点，并有黄色到红棕色的弯曲纹理。南大黄表面黄棕色或黄色，横断面黄褐色。以上各种大黄'气清香'。"

大黄色黄气香入脾、胃经。"凡药气味有体有用，相反而实相成"。得土之味者，皆得木之气，能入肝经（色紫含青色亦入肝经）。得木之味者，皆得金之气（色白属金），苦寒达下，尤善入大肠经。味苦色红性寒秉阴性相火之气，并秉阴木之气，故又入心包经。

泻下攻积，清热泻火 积热结久则大便坚实秘固，难以通下。大黄味苦气塞，味急厚为阴，"浊阴归六腑"（《内经》），阴气润下，其入胃、大肠腑中润下而通和水谷，苦降寒清，沉而不浮；走而不守，力猛善走，直达下焦，消除留饮，导泻通便，以泻实热为主。大黄，寒清热邪，苦荡痰热，泻胃强，通肠结，苦燥湿，香开郁，攻积导滞而止痢疾（通因通用），用治热痢初起由于肠胃湿热积滞，导致腹部阵痛、里急厚重、溏而不爽之症，"热淫所胜，以苦泻之"，大黄入肠胃心包经，寒降清热泻火，气香醒脾开窍，苦则燥湿祛痰。凡热邪湿浊、痰水停留的水肿、喘满及损迷心窍的癫痫等证多用之。

《本草经疏》曰："大黄禀地之阴气独厚，得乎天之寒气亦深，故其味至苦，其气大寒而无毒……气味俱厚，味厚则发泄，定祸乱之故其性猛利，善下泄，推陈至新，无所阻碍，至所荡平有勘定祸乱之功，故号将军。"《本草乘雅半偈》云："心主夏，主热火，主神，主血脉，主病在五脏，主心腹部位。若肠胃之间，心腹之分，夏气热火之郁，神情血脉之结，瘀闭宿留，致成癥瘕积聚，变成寒热胀满者，皆心用不行。大黄能荡涤之，是谓推陈；

推陈者正所谓行君之令，辟土地，安民众，阜众生，是谓致新。致新者，即所以调中化食，安和五脏也。"《本草经百种录》言："凡香者，无不燥而上升。大黄极滋润达下，故能入肠胃之中，攻涤其凝结之邪，而使之下降，乃驱逐停滞之良药也。"《草本求真》道："大黄，专入阳明胃腑，大肠大泻阳邪内结宿食不消。……然苦则伤气，寒则伤胃，下则之阴，故必邪热实结，宿食不下，用之得宜。"《本经疏正》称："大黄色黄气香故为脾药。然黄中通理，状入锦文，质色深紫，非火之贯于土中耶？……以此见土必得火气贯入后能行，火气必得土气之通而后能舒。火用不行，则积聚胀满症瘕遂生；土气不行，则烦懊谵妄喷恚并作，两相济而适相成，胥于此识之矣。"《医学衷中参西录》谈："大黄味苦，气香性凉，能入血分，破一切瘀血。为其气香故兼入气分，少用亦能调气，治气郁作痛，其力沉而不浮，以攻决为用，下一切症瘕积聚，能开心下热痰，以愈疯狂，降肠胃热实以通燥结，其香窜透窍之力又兼利小便。性虽趋下而又清在上之热，故目疼齿痛，用之皆为要药。"

凉血解毒，逐瘀通经 大黄苦入血分，寒能凉血，苦寒降下，直达下焦，入胃、大肠经，清热导滞，引热（火）下行，使火热之毒，从二便排出，故能凉血解毒，善治胃，大肠经火热上炎的目痛、齿痛、头痛等症（阳明胃经起于鼻部，经过眼内角到下承泣穴进入上齿龈……循着前际至前额部，阳明大肠经的缺盆支脉，从锁骨上窝上行，经颈部，到面颊，进入下牙龈）。心包络，简称心包。是包在心脏外面的包膜，具有保护心脏的作用。必包受邪所出现的病症，即是心的病症。心主血。热毒留住心包经，其气不能下降，三焦之气不能上升，心脏失司，热蕴日久，热迫血妄行而致衄血、吐血（心包与三焦相表里，肺热而衄血，胃热则吐血多见）。肝主藏血，主疏泄，热蕴肝经，则肝不能上升益气血，胆阳不能降下温肾生精，生降失司，精血亏虚，热伤津血，疏泄不及，气滞血瘀致经闭，小腹疼痛，大黄入心包、胃、肝、大肠经，凉血解毒，性猛达下，苦池香窜，调升降、助疏泄、清热毒而治血热妄行的衄血、吐血；行气血而疗血瘀阻络的经闭小腹疼痛。虽然逐瘀通经，但无专入血分引之，则破血动仍不专，需与活血药同用，增强其逐瘀通经之效。若有寒湿，应与温阳和祛湿药同用。

《本草切药》说："凡蕴热之症，脏腑坚涩，直肠火燥而大便秘；痈肿初发，毒热炽盛而大便结，肥甘过度，胃火盛而大便结；纵饮太盛，脾火盛而大便结，必用苦寒，以大黄可也……又有阳明胃火，痰涎壅盛，喉闭乳蛾，腮颊胀痛连及口啮，用清痰降火之剂，必加姜制大黄，若光明科以之治目，在时初发时，以之泻火可也；疮肿科可以之散热拔毒，在红肿时解毒可也。"《本草述》谈："大黄，《本经》首曰下瘀血、血闭，固谓厥功专于血分矣。阳邪伏于阴中，留而不去，是即血分之结热，唯兹可以遂之。《本草》所谓肠间结热，心腹胀满，亦指热之结于血中者而言。如仲景治痞满及结胸症，胥用大黄，乃时珍能晰其微，谓用之以泻脾邪，初不干于气分也，是非其一端可以类推者乎？"《本草衍义》按："大黄损益，前书已具；仲景治心气不足吐血、衄血，泻心而用大黄、黄芩、黄连……若心气独不足，则不当须吐衄也，此乃邪热因不足而容之，故吐衄，以苦泄其热，就以苦补其心，盖两全之。"《本草蒙筌》认为："大黄，味苦，气大寒，味极厚，阴中之阴，降也……性唯沉不浮，能直走莫守。调中化食，霎水各通利，推陈致新。顷刻肠胃荡涤。夺土郁，无壅滞，定祸乱，健太平，因其峻烈威风，特加将军名号，仍导瘀血，要滚顽痰，破症积止痛，败痈疽热毒消肿，勿服太过，下多亡阴。"《本草述校注》谓："大黄，阳邪伏于阴中，留而不去，是即血分之结热，唯兹可以逐之，……《内经运气论》云风寒在下，燥热在上，火游行其间，此火即三焦相火也。历络上中下，无处不周，湿土又同上下升降之气运，是火与温不相离，而互主上下风寒燥热之用，或风寒燥热之病于湿者即病于火，病乎火者即病乎湿。由其禀坚金而趋含水，水为火主而承制之，金为土子而异引之，故能散伏火疏壅土，以凑戡祸阜民物也，抑金为火用以和水；而气乃化，血乃生；金为水之母以孕火，而气乃生，血乃化，此味甘厚金而趋旺水；又以救火之主而致水之用，盖水之所用者火也。"《医学衷中参西录》讲"又善解疮疡垫毒，以治疔毒尤为特效之药（疔毒甚剧他药不效者，当重用大黄以通其大便自愈）。"《药对》指出："大黄，得硝石、紫石英、桃仁疗女子月闭。""大黄的双向调节作用：活血－止血、导便－止泄、祛邪－补益"（王培生等编《中药药理学与应用》）。

大黄：能泻下、健胃利胆、保肝，促进胰液分泌及抑制胰酶活性，抗胃及十二指肠溃疡。能促进止血、降血压、降血清胆固醇；改善肾功能，降低高氮质血症；尚能抑制真菌，抗肿瘤、能抑制黑色素瘤、乳腺癌、艾氏腹水癌，还抑制淋巴肉瘤的生长（王再漠等主编《现代中药临床应用》）。大黄有抗感染作用，对多种革兰阳性和阴性细菌均有抑制作用，其中最敏感的为葡萄球菌和链球菌，其次为白喉杆菌。伤寒和副伤寒杆菌、肺炎双球菌、痢疾杆菌，对流感病毒也有抑制作用。由于鞣质所致，故泻后又有便秘现象有保肝作用（高学敏主编《中药学》）。大黄对胃溃疡的防治作用类似于西咪替丁。对危重病患者胃肠功能衰竭也有防治作用，大黄能促进胰腺的分泌，有抗真菌、抗单纯疱疹病毒、抗寄生虫作用。对离体蟾蜍心脏的作用，大黄小剂量为兴奋，大剂量为抑制。有抗炎、解热降温、抗衰老、利尿等作用（高学敏、钟赣生主编《中药学》）。

治阳明腑实的热盛便秘、腹痛胀满，或热结旁流、苔黄干燥等症，与芒硝、厚朴、枳实同用，如大承气汤（《伤寒论》）。治一切痈毒，与白芷同用，如宣毒散（《景岳全书》）。治产后瘀血积于脐下或血瘀阻络的经水不利，与桃仁、土元同用，如下瘀血汤（《金匮要略》）。

用法用量：煎服5～45g，宜后下或开水泡后服，外用适量。

使用注意：气血亏虚的便秘、肠胃虚寒无积滞、血分无实热及妇女授乳期忌用，妇女胎前产后、月经期慎用。

药物对比

大黄	生用：攻下力猛（用于攻下多生用）。	
	制用：下力较缓（引气达上多酒制）。	

黄连	清热泻火	质枯而不泽。纯于苦味而无气，治湿热泻痢要药。
大黄		质滑润有汁。纯于苦味有雄烈之气，治实热便秘要药。

临床应用

【不良反应】大黄有遗传病和致癌作用（沈映君编《中药药理学》）。大黄生药一般毒性较低，但服用过量也可中毒，尤其鲜大黄性较大，可引起恶心、头昏、腹胀痛、黄疸等，长期经常服用蒽醌类泻药，可致肝硬化与解质代谢紊乱。（低血钾）中毒的原因，主要是服用过量及长期使用；临床上应掌握用量，遵循中病即止的原则（高学敏、钟赣生主编《中药学》）。

配伍应用

（1）治蛲虫。大黄1.5g为细末，放入鸡蛋内蒸熟，清晨空腹食之，连服7天有效。

（2）治妇人胎儿分娩不欲下。催生散：当归15g，龟板9g，大黄9g，川芎6g，枳壳6g，车前子6g，川木通6g，牛膝6g，发灰1.5g。黄酒1盅为引水煎服。若产妇历时太长，气虚力弱，即加入人参6g，否则不可用。

（3）治偏坠（睾丸炎）。大黄10g，制附子5g，细辛5g，大蜈蚣1条，水煎服出汗。

（4）治老年虚证便秘。老人便秘方（赵恩俭）：黄芪30g，金银花20g，威灵仙10~20g，白芍20g，麻仁20g，肉苁蓉20g，厚朴3~10g，当归20g，酒大黄3~10g，水煎服，1日1剂，酒大黄不后下，此方可连服，俟大便调顺再停药。加减，大便连日得畅，可减酒大黄；便燥严重者加元明粉3~5g冲入；气虚重者加党参20g；腹胀重着加木香10g；腰腿酸软加杜仲10g，牛膝10~15g（《首批国家级名老中医效验秘方精选》）。

芒 硝

性味归经：咸、苦、寒。入胃、大肠经。

功效：泻下攻积，润燥软坚，清热消肿。

凡药气味有体有用，相反而实相成。芒硝得水之咸味，皆得土之气，故入胃经，其色白。芒硝"以青白色，透明块状结晶，清洁无杂质者为佳"（高学敏主编《中药学》）。色白应走肺。因气味咸苦寒沉降，故又能下行入大肠经（肺与大肠经脉相连，同气相求）。

泻下攻积，润燥软坚　《素问·阴阳应象大论篇》讲："味厚者为阴""浊阴归六腑""味厚则泄"。芒硝味厚为阴，阴气润下入胃，大肠经荡涤实热而泻痢。《素问·至真要大论篇》曰："热淫于内，治以咸寒，佐以甘苦。"胃肠实热积滞则大便秘结。芒硝咸以软坚，苦能泄结，寒可清热，性善降下而荡涤肠胃实热燥粪。咸走血分，润燥软坚，苦寒清热泄结行滞，消瘀血，散结块，破蓄血，通经闭，润燥结，软坚积。常用治实热积聚、大便燥结、谵语发狂、或胆石症腹痛等症。治瘀血留滞的实证，必须配合活血行瘀的药物。其泻热推荡之力颇猛，非实热深固的，不宜服用。

《纲目》曰："芒硝，牙消结于上，消之精者也，其质清明……硝，禀太阴之精，水之子也。气寒味咸，走血而润下，荡涤三焦肠胃实热阳强之病，乃折治火邪药也。"《本草分经》云："（芒硝）辛咸苦大寒，峻下之品，润燥软坚，下泄除热，能荡涤三焦肠胃实热，推陈致新，治阳强之病，无坚不破，无热不除，又能消化金石，误用伐下焦真阴。"《本草备药》言："许誉卿曰：芒硝消散，破结软坚。大黄推荡，走而不守，故二药相须，同为峻下之剂。王好古曰：《本草》言芒硝堕胎，然妊娠伤寒可下之者，兼用大黄以润燥，软坚散热，而母子相安。经曰：有故无损，亦无损也，此谓软。谓药自病当之，故母与胎具无患也。"成无己谈："《内经》云，咸味下泄为阴，又云，咸以软之，热淫于内，治以咸寒。气坚者以咸软之，热盛者以寒消之，故张仲景大陷胸汤，大承气汤，谓胃承气汤皆用芒硝以软坚去实热，结不至坚者，不可用也。"

清热消肿　热极化火，火盛伤阴灼液而致肿痛，芒硝苦寒能清热泻火而解热毒。苦入血分泄结滞，血行则气畅。其能泻热导滞、破瘀生新，能使胃肠内有害物质（如湿热、燥粪等）从大便泻利而出、气行血活，清热导滞，使邪有出路，故能清热消肿，可用于皮肤疮肿。"气薄则发泄""薄为阳中之阴"（《素问·阴阳应像大论篇》）。芒硝气薄散邪，阳性炎上，能于上焦发散热邪，治火热所致的咽喉肿痛、目疾红肿等症。若人思虑过多，而心热气结，津液随气结于心下，经心火灼烧而为痰。芒硝苦寒入心（苦为火之气，心主火）清热，燥湿化痰、咸软苦泄，软坚散结，润燥行滞，凉血清热，为治火燥炽盛有实热或心火有痰的要药。

《药花化义》说："芒硝味咸软坚，故能通燥结，性寒降下故能祛火炼。主治时行热狂，六腑而热，或上焦隔热，或下部便坚。经曰：热淫于内治以咸寒，用此为君剂，以水克火也；佐以从苦辛，与大黄之品相须而治。因咸走血，亦能通经闭、破着血、除痰癖，有推陈致新之功。"《神农本草经》谓："除赛热邪气，逐六腑积聚、结固、留癖，能化七十二种石。"《本草再新》讲："涤三焦肠胃湿热。推陈致新，伤寒疫痢，积聚结癖，停痰淋闭，瘰疬疮肿，目赤障翳，通经堕胎。"

芒硝为含杂质的硫酸钠（$Na_2SO_4 \cdot 10H_2O$）口服后硫酸根离子不易被肠黏膜吸收，在肠腔内形成高渗状态，吸收肠壁内水分，从而起到容积性泄泻作用。同时盐类对肠黏膜具化学刺激，也能起到刺激性泄泻的作用。有利尿及组织脱水作用（高学敏、钟赣生主编《中药学》）。实验性阑尾炎和阑尾穿孔的家兔，腹部外敷大黄、芒硝、大蒜，加适量食醋的糊制，对阑尾及脾脏的网状内皮系统有明显的刺激作用，使其增生现象吞噬能力有所增强；阑尾炎症较对照组明显减轻。感染性创伤用10%～25%硫酸钠溶液外敷，可以加快淋巴生成，有消肿和止痛的作用。4.3%硫酸钠无菌溶液静脉滴入可作为利尿剂，以治疗无尿症和尿毒症（《中药大辞典》）。芒硝口服小剂量能促进胆汁排出（王再谟等编《现代中药临床应用》）。

治实热极滞的阳明腑实病，症见热盛便秘、腹胀疼痛、舌苔焦黄等，与大黄、厚朴、枳实同用，如大承气汤（《伤寒论》）。治咽喉红肿热痛、口舌生疮，与硼砂、冰片、朱砂同用，如冰硼散（《外科世家》）。治热毒炽盛的阑尾炎，与大黄、牡丹皮、桃仁、冬瓜仁同用，如大黄牡丹汤（《金匮要略》）。

用法用量：煎服10～15g，冲入药汁内或开水溶化后服。外用适量。

使用注意：无热邪结滞及年老体衰，中寒便溏及孕妇和哺乳期妇女，均忌用或慎用。剂量过大有恶心、呕吐、腹痛等副作用。

药物对比

朴硝		含杂质较多，泻下最烈。
芒硝	同一物质	含质较纯，泻下较缓。
玄明粉		含质最纯，泻下缓和。

大黄		下肠胃实热积滞，攻下力大。
芒硝	攻下药	下肠胃燥热结滞，软坚力强。

临床应用

【不良反应】大黄的主要成分为蒽醌衍生物，能刺激大肠、增加其蠕动而促进排便。大剂量内服，因蒽苷对胃肠黏膜产生强烈的刺激作用，引起呕吐等毒性反应。

【中毒症状】恶心、呕吐腹痛、盆腔充血，严重腹泻，也因失水过多产生昏迷、虚脱、休克等症状。

【预防】控制用药剂量，妇女月经期、怀孕及体弱者应慎服或禁用。

【救治】①早期可催吐、洗胃；②补液、静脉注射葡萄糖盐水；③其他对症治疗。

【配伍禁忌】本品为峻烈攻下之品，易伤正气，如非实证，不宜多用。本品苦寒，易伤胃气，脾胃虚弱者慎用；其性沉降，且善活血祛瘀，故妇女怀孕、月经期、哺乳期应忌用（《常见中草药毒副反应与合理应用》）。

配伍应用

（1）治顽固性皮肤瘙痒症。用开水溶化洗浴（王再谟等编《现代中药临床应用》）。

（2）治肛裂。大黄、川乌、甘草各等分，水煎外洗。

（3）治寒温阳明腑实、大便燥结，当用承气汤下之，而呕吐不能受药者，用镇逆承气汤：芒硝18g，赭石60g（研细），生石膏60g（捣细），潞党参15g。上四药用水四盅，先煎后三味，汤将成，再加芒硝，煎一两沸，取清汁二盅，先温服一盅，过三点钟，若腹中不觉转动，欲大便者，再温服余盅（《医学衷中参西录》）。

（4）①胆石症。芒硝60g，明矾30g共为细末，每次服1～3g，1日2次，3个月为一疗程。②治流行性腮腺炎。米水调，朴硝（芒硝）末与蚯蚓粪末搽患处，1日7～8次（《一味中药治顽疾》）。

2.润下药

火麻仁（大麻仁、麻仁、麻仁子）

性味归经：甘、平。入脾、胃、大肠经。

功效：润肠通便。

火麻仁色黄（表面灰黄色）味甘属土入脾、胃经。其表面有微细的白色，胚乳灰（黑与白合成）白色。色白应走肺经，但其为子主降，质重下行，尤善于入大肠经（肺于大肠经络相连）。汗多，胃热，便难皆燥湿而亡津液。"燥者润之"（《素问·至真要大论篇》）。火麻仁富含油汁，味甘滑润，能入中焦补脾缓急（脾欲缓，急食甘以缓之，甘补之）益胃（胃喜润）建中补中气，气能行血，以归血海，滋养血脉而益肝肾（性平禀春之气能入肝经，色黑质重能入肾经，肾主二便，肝主疏泄，其体润多脂滑肠助肝之疏泄，能治津血不足及疏泄无力的二便不利。火麻仁调中焦气机的升降（甘能升脾，质重降胃）条达、质润滑利行结滞，故能润肠通便。

《本草思辨录》曰："仲景麻仁丸证，是脾受胃强之累而约而不舒。于是脾不散精于肺，肺之降令亦失，肺与脾胃俱困而便何能下，麻仁甘平滑利，柔中有刚，能入脾滋其阴津，化其燥气。但脾至于约，其中坚结可知，麻仁能扩之不能破之，芍药乃脾家破血中气之气药，合施之而脾其庶几不约矣乎。夫脾约由于胃强，治脾焉能不兼治胃，胃不独降，有资于肺，肺亦焉得不顾，故又佐大黄，枳朴攻胃，杏仁抑肺。病由胃生，而以脾约为标名者，以此为太阳阳明非正阳阳明也。兼太阳故小便数，小便数故大便难，治法以启脾阴化燥气为主。燥气除而太阳不治自愈，故麻仁为要药。"《药品化义》云："麻仁，能润肠，体润能去燥，专利大肠气结便闭。凡老年血液枯燥，产后气血不顺，病后元气未复，或禀弱不能运行者皆治。大便闭结不通，不宜推荡，亦不容久闭，以此同紫菀，杏仁润其肺气，滋其大肠，则便自利矣。"《本草乘雅半偈》言："气味甘平，为脾胃之体药；枝茎条畅，为脾胃之用药；仁脂濡润，为脾胃之滑剂，湿剂也，故主补中益气。"《本草经疏》谈："大麻仁，甘能补中，中得补则气自益；甘能益血，血脉复则积血破，乳妇产后余疾皆除矣。风并于卫，则卫实而荣虚，荣者，血也，阴也。经曰，阴弱者汗自出。麻仁益血补阴，使荣卫调，风邪去而汗自止也。逐水利小便，滑利下行，引水气从小便而出也。"《本草述》说："（麻子仁）非血药而有化血之液，不益气而有纾气之用，故入大肠风燥最宜……麻仁之所疗者风，然属血中风，非漫治风也，而其所以疗风者，以其能润而除燥，盖由于至阳而宣至阴之化，非泛泛以脂润为功也。"《本经逢原》讲："麻仁，初服能令作泻，若久服之能令肥健，有补中益气之功，脏腑结燥者宜之。仲景治阳明病汗多胃热便难，脾约丸用之，取润脾土枯燥也。"《伤寒明理论》谓："《内经》曰，脾欲缓，急食甘以缓之。麻仁、杏仁润也。《本草》曰，"润可云枯，脾胃干燥，必以甘润之物为主。""火麻仁，脾欲缓，急食甘以缓之，麻仁之甘以缓脾润燥"（黄兆胜编《中药学》）。

本品有润滑肠道的作用，同时，在肠中遇碱性肠液后产生脂肪酸，刺激肠壁，使蠕动增强，从而达到通便作用。本品还能降低血压及阻止血脂上升（高学敏主编《中约学》）。火麻仁含干性脂肪油30%。对肠道和粪便起润滑作用，软化大便，使之易于排出，无肠绞痛的不良反应。其所含的蛋白质、维生素E、卵磷脂及赖氨酸、苏氨酸等18种氨基酸等营养物质，有一定的滋养作用，但不能刺激肠壁蠕动加速。

治肠胃燥热、脾约便秘，与大黄、厚朴、杏仁等同用，如麻子仁丸（《伤寒论》）。治老人体弱、妇人产后、津枯血少的肠燥便秘，与当归、熟地黄、杏仁、苁蓉等同用，如益血润肠丸（《沈氏遵生书》）。

用法用量：煎服10~15g，打碎入煎。

使用注意：滑精、阳痿、便溏者及孕妇均不宜用或应慎用。

药物对比

大黄	通便	肠胃燥结，实症多用之。	应用	泻后易发生便秘。
火麻仁		肠胃热燥，虚症多用之。		泻后不发生便秘。

火麻仁	滋阴通便	偏于缓脾生津，增液滑肠而润燥通便。
黑芝麻		偏于滋补肝肾，养血益精而润燥通便。

临床应用

【不良反应】火麻仁含有较多的脂肪油，误食一定数量可引起中毒反应，大多在1~2小时内发作。中毒后主要是侵犯神经系统，表现为先兴奋后麻痹，但这些改变是可逆的，食入60~100g即发生中毒，首先出现恶心、呕吐、腹泻、头晕头痛，继而四肢麻木、烦躁不安、精神错乱、定向丧失、手舞足蹈、脉速、心悸。少数出现幻觉、血压升高、抽风、衰竭而死亡。蕈毒系一种毒蛋白。毒素作用于机体后，刺激胃肠道，发生溶血，破坏血管内皮及损伤肾、肝、神经细胞等，可引起肝细胞脂肪变性，大脑灰质的神经呈现虎斑样溶解及胶质细胞的增生，心肌亦变性坏死。此外，尚可引起食管、胃、空肠、回肠、结肠广泛性出血。

　　【中毒救治】早期催吐，洗胃，应用解毒剂补液促进毒物排泄，用中、西药对症治疗。中医疗法：防风30g，甘草15g，水煎服300mL，一次服完。或用金银花30g，连翘15g，绿豆50g，甘草15g，水煎代茶频服，或用灵芝15g，水煎频服（高学敏、钟赣生主编《中药学》）。

　　配伍应用

　　（1）治气虚肠燥便秘所致的脱肛。黄芪30g，天麻6g，生白术15g，山萸肉12g，车前子6g，火麻仁15g，甘草6g，水煎服。

　　（2）治大便不通。研麻子，以米杂为粥食之［《肘后方》，摘自《中药大辞典》）火麻仁（处方）中］。

　　（3）治老人慢性便秘。①火麻仁半斤，研碎，加水滤过，取汁，加入粳米两合（约半斤），煮成稀粥，即麻子仁粥，再加葱、椒少许，空腹服下，颇有效用。②火麻仁五钱，炒香砸为末，以米汤调和，一次服下，如大便不下，第二天再服，以通便为度。如系小儿便秘，则火麻仁用二至三钱，即可收到效果（周洪范著《中国秘方全书》）。

　　（4）治老年气阴两亏虚症便秘。黄芪30g，金银花、白芍、火麻仁、肉苁蓉、当归各20g，威灵仙15g，厚朴、大黄各7g，每日1剂，水煎服。酒大黄不后下，大便调顺再停药。加减：大便连日得畅，减免酒大黄；便燥严重者加元明粉3～5g冲入；气虚重加党参20g，腹胀重加木香10g。腰腿酸软加杜仲10g，牛膝10～15g（《中医祖传秘籍》）。

　　（5）肺气肿。火麻仁与当归、川贝母、瓜蒌仁、生地黄、半夏、麦冬同用（王再漠等编《现代中药临床应用》）。

郁李仁

性味归经：辛、苦、甘、平。入脾、大肠、小肠经。

功效：润肠通便，利水消肿。

郁李仁。（原植物）"花瓣5，浅红色或近白色，具浅褐色（指黑、黄合成之色）网纹"。（药材）"表面黄白色、黄棕（红与黄合成）色"。"种仁两瓣，白色。"味甘，色黄入脾经，色白味辛，应归肺经。为子主降，苦降质重，善走下入大肠经（肺与大肠经脉相通）。味苦火之气，心主火，色红味苦可归心经，其降下之功大于升浮动，善走下而入小肠经（心与小肠经络相连）。

润肠通便，利水消肿 郁李仁，体润多脂，油润滑利。诸子皆降，苦平达下，辛行苦泄，甘能缓急，能入大肠润燥，滑肠，通便缓泻（无腹痛之感），为滑润性的平和泻下药，小肠主分泌清浊。其入小肠经，甘淡渗利，辛润苦泄皆利水湿自小便而出。

《素问·至真要大论篇》曰："诸湿肿满，皆属于脾。"《灵枢·营卫生会》云："人受气于谷，谷入于胃，以传入肺，五脏六腑，皆以受气。"本品味甘补脾健胃，生气血而益肾。脾主运化水湿，脾健则水湿除；肾主二便，肾强而二便通利（凡药之气味，有体有用，相反而实相成，故得土之味，皆得水之气，其入脾经，色黑故又入肾经）。郁李仁质润性滑，辛行苦泄，下气导滞，行气（味辛）活血（味苦），宣通三焦，走肾并入膀胱而利尿，性善下行，能润导二肠之秘结，通利周身之水气，故利水消肿。常用治肠燥便秘、水肿胀满、脚气水肿等症。

《伤寒论新法》曰："郁李仁，能开幽门之结气，润大便之燥，泄涩而行气，润燥通肠。"《本草述钩元》言："郁李仁，所云润燥，亦由其宣阴结以化血，以血结则气燥，血化则荣卫和而燥者润也。"《本草经疏》云："郁李仁，主大腹水肿，面目四肢浮肿者。《经》曰'诸湿肿满，皆属脾'。又曰'诸腹胀大，皆属于热'。脾虚而湿热客之，则小肠不利，水气泛溢于面目四肢。辛苦能润热结，降下善导癃闭，小便利则水气悉从之而出矣。""郁李仁，性专降下，善导大肠燥结，利周身水气，然而下后多令人津液亏损，燥结愈甚，乃治标救急之药。"《本草求真》谈："郁李仁，世人多和胡麻同用，以为润燥通便之需，然胡麻功止润燥，暖中活血，非若郁李仁性润，其味辛甘与苦，而能入脾下气，行水破血之剂也。故凡水肿癃急便闭，关格不通，得此体滑则滑，味辛则散，味苦而降，与胡麻实并，而又可相须为用。"《本草便读》说："郁李仁，辛苦微甘微酸，性平专主润燥，通大肠，润燥结，导一切水闭、风闭、气闭等证，但降利之性太过，恐结云而津耗耳。"

《药义明辨》讲："郁李仁，味辛苦，气平，入脾经，散结气。夫脾固为胃行其津液者，结气既散，则津液流通，此所以收行水化血润燥之功。"《本草乘雅半偈》按："郁李仁味酸气平，其花反而后阖，此阖用仍开，呈开仍阖之象也。当入厥阴肝，盖肝主疏泄前后阴，如失疏泄，则阖用之开机废，以致水肿大腹，乃面且四肢浮肿。郁李仁利水道小便，使阖用呈关开，则疏泄仍如令矣。"《本草新编》谓："郁李仁，消浮肿，利小便，通关格，破血润燥，又其余技。虽非常施之品，实为解急之需。关膈之症，最难开关。郁李仁善入肝，以调逆气，故能达上下，不可不备也。""郁李仁甘苦而润，其性降，故能下气利水"（《纲目》）。"专治大肠气滞，燥涩不通"（《用药法象》）。

郁李仁：具有滑润性缓泻作用。并具有抗炎、镇痛、镇咳祛痰作用。动物试验有降血压作用（高学敏、钟赣生主编《中药学》）。

治肠燥便秘，与桃仁、柏子仁、杏仁、松子仁等同用，如五仁丸（《世医得效方》）。治水气遍身浮肿、心腹气胀、二便不利等，与甘遂、葶苈子、茯苓、瞿麦等同用，如郁李仁丸（《圣惠方》）。

用法用量：6～12g，煎服。捣碎入煎。

使用注意：阴虚液亏及孕妇慎用。"大便不实者禁用"（《得配本草》）。

药物对比

火麻仁	润降通便	功专润燥，缓中兼和血，能滋养通便。
郁李仁		兼能利水，下气并破血，能行滞通便。

临床应用

【不良反应】郁李仁的苦杏仁苷遇酸水解后产生氢氰酸，可使人组织窒息而死亡。

【中毒症状】轻度中毒者有恶心、呕吐、胃部不适、疲乏无力、头昏、头痛、嗜睡或烦躁，较重者呕吐频繁，并有呼吸和心跳急速、发绀、四肢抽搐或强直、膝反射亢进，严重病例有神志昏迷、呼吸困难、瞳孔散大，对光反应迟钝以至于完全消失、阵发性痉挛、四肢强直、心律失常、呼吸衰竭、部分患者伴有高热、肝大。超量进食郁李仁后，发生中毒反应极快，数秒钟即可不省人事，可于20～30分钟内致死，发生创伤或针刺时，血液呈鲜红色、不易凝结为其特征。

【预防】①加强卫生宣传，禁止超量进食郁李仁。②注意用量，每次内服3～9g，每天1次，儿童减量。③加强用药后的观察。

【救治】先催吐，再用高锰酸钾溶液或3%过氧化氢溶液洗胃和灌肠，然后口服硫代硫酸钠2g，使之与胃肠道内的氢氰酸结合为无毒的硫氰酸化合物，也可用5%～10%硫代硫酸钠溶液洗胃，并留置100mL左右于胃中。严重中毒时应立即静脉注射3%亚硝酸钠溶液10～20mL（小儿按每千克体重6～10mg），应严密观察血压，一旦发现血压下降，应立即停药，必要时用升压药（勿用肾上腺素）及输血、给氧，然后缓慢静脉推注硫代硫酸钠进行解毒（《常见中草药毒副反应与合理应用》）。

配伍应用

（1）治老年人病后体虚便秘。芝麻郁李仁汤：黑芝麻炒30g，郁李仁30g，共为细末，作4次冲服，早晚各1次。

（2）①治产后肠胃燥热、大便秘涩。郁李仁（研如膏）、朴硝（研）各一两，当归（切、焙）、生干地黄各二两，上四味，将二味粗捣筛，与别研者二味和匀。每服三钱七，水一盏，煎至七分，云渣温服，未通更服（《圣济总录》郁李仁饮）。②治血分、气血壅涩，腹肋胀闷，四肢水肿，坐卧气促。郁李仁、牵牛子各一两，槟榔、干地黄各三分，桂、木香、青橘皮、延胡索各半两。上为细末，食前温酒调下二钱［《鸡峰普济方》郁李仁散）。（①②均摘引自《中药大辞典》）郁李仁（处方）］。

3.峻下逐水药

甘 遂

性味归经：苦、寒；有毒。入肺、肾，大肠经。

功效：泄水遂饮，消肿散结。

"甘遂（药材）表面白色或淡黄白色，常残留少数淡黄色的须根或未去净的赤褐（黑与黄合成）色栓皮。""质轻""皮部白色""木部淡黄色。气微甘而有持久的刺激性"。甘遂色白，体轻上浮能入肺经，肺与大肠经脉相通（肺手太阴之脉，起于中焦，下络大肠）。苦寒降下，又能下行入大肠经。"凡药气味有体有用，相反而实相成"，得土之味（色黄味微甘属土）者，皆得水之汽，故入肾经（色黑入肾）。

泻水遂饮，消肿散结　脾主运化水湿，若湿热蕴脾，水湿不运，不能散精上归于肺，肺不能肃降，通调水道，下输膀胱而病于上；肾主水液，肾虚失职不能行蓄泄，凝而为痰饮，益则肿胀而病于下。甘遂入脾（色黄味甘），苦寒燥湿泄结（脾若湿，急食苦以燥之）清热以助脾湿之运化。其入肺经，清热行滞，肃降肺气，使水湿热邪下行走水道，能入肾经，味苦补肾坚阳（肾欲坚，急食苦以坚之，用苦补之）。寒胜热，泄肾经的湿热，除痰饮之病本（水津停滞日久，化热灼为痰饮）。性走迅利，能遂上、中、下三焦的水邪痰饮，行水道而消水肿。肾主二便，甘遂入大肠经，又能走谷道散宿食痰饮之积结。其性先升后降，善于泻下胸腹间的积水，为泻水利痰的峻药。"热胜则肿"（《素问·阴阳应象大论篇》）。甘遂苦寒，泄血结，清湿热，祛痰饮，行气血，痰消热退而肿消结散。且本品有毒，能以毒攻毒，性峻泻实热，又治痰毒肿痛，常用治水肿胀满、痰饮积聚，外敷治一切肿毒。

《本草述钩元》曰："人身之水，本于阴而化于阳，阴得阳以化，则水化为液，液化为血以运于经络，荣周身，其溢而为水，聚而为种种诸患者，皆阴不得阳以化也。如水之泛滥已极，结聚已久，而泛然用纯阴之味逐之，是为以水济水，必求其为水中之阳者，乃可以从入泻之，甘遂是也。"《本草崇原》云："土气不和，则大腹，隧道不利则疝瘕，大腹则腹满，由于土不胜水，外则面目浮肿，内则留饮宿食。甘遂治之，泄土气也。为疝瘕，则症坚积聚，甘遂破之，行隧道也。水道利则水气散，谷道利则宿除。甘遂行水气而通宿积，故利水谷道。"《本草经疏》称："甘遂禀天地阴寒之气以生，故其寒而有毒，亦阴草也。水属阴，各从其类，故善逐水，其主大腹者，即世所谓水蛊也，又主疝瘕腹满，面目浮肿及留饮，利水道谷道，下五水，散膀胱留热，皮中痞气肿满者，谓诸病皆以水湿所生，水去饮消湿除，是拔其本也。"《本草汇言》道："甘遂，行水气，逐留饮，散大腹蛊毒之药也。……洁古谓味苦气寒，苦能泄寒胜热。此药直达水气所结之处，乃泄水之圣药。然水结胸，非此不除，故仲景方大陷胸汤用之。"《本草述校逐》言："甘遂，人身之水，本于阴而化于阳，阴得阳以化，则水化液、液化血，以运于经络，以荣固身，其溢而为水，聚而为种种诸患者，诸阴不得阳以化也。……且水更借土以为用，谓益土制水，……水之或溢或结以为患者，是为不能化液化血，为不能归经之败水，为污为浊，是已离于真气者，非坚土所能制水，唯当如此味用以泻之耳。"《本草求真》谈："甘遂，皮赤，肉白，味苦气寒，有毒。其性纯阴，故书皆载能入肾经或遂道水气所结之处奔涌直决。使之尽从谷道而出，为下水湿第一要药。……故凡因实邪，元气壮实，致隧道阻塞，见为水肿蛊胀，疝假腹痛，无不仗此迅利以为开决水道之首。"《本草新编》按："甘遂只能利湿之病，不能利假湿之病，水自下而侵上者，湿之真者也，水自上而侵下者，湿之假者也，真湿可用甘遂，以开其水道，假湿不可用甘遂，以决其上泄，真湿为水邪之实，假湿元气之虚，虚凉而实治之法，不犯虚虚之诫乎。"《本草正义》说："甘遂苦寒，攻水破血，力量颇与大戟相类。……但兼能消食，通利谷道，稍与大戟不同，则攻坚之力殆为过之。所主疝瘕，盖以湿热壅结者言之，而寒气凝滞者，非其所宜。"《本草害利》讲："甘遂，其性阴毒，虽普下水除湿，然能耗损真阴亏，亏竭津液，元气虚人，除伤寒水结胸不得不用外，其余水肿鼓胀，小便频多，脾阴不足，土虚不能制水，以致水气泛滥者皆不宜用。"《汤液本草》谓："甘遂可以通水，而其气直透达所结处。"

甘遂能刺激肠管增加肠蠕动，造成腹泻、利水。小剂量具有强心作用，可引起呼吸困难、血压下降。醋制后减轻泻下和毒性；所含甘遂素A、B有抗白血病的作用（王再漠等编《现代中药临床应用》）。通过实验观察，甘遂煎剂运用动物和健康人体无明显利尿作用，但临床用甘遂治疗各种原因引起的水肿及小便不利，均能起到消肿利尿的效果，抗生育作用。小剂量甘遂可引起离体动物心肌收缩力增强，不改变频率；但大剂量产生抑制作用《毒性中药的配伍与应用》。甘遂萜酯A、B有镇痛作用，甘遂的乙醇提取物个妊娠肠鼠腹腔或肌肉注射，均有引产作用，甘遂的粗制剂对小鼠免疫系统的功能表现为明显的抑制作用（高学敏主编《中药学》）。甘遂萜酯A、B有镇痛作用（《一味中药治顽疾》）。

治悬饮胁下有水气，水肿鼓胀属于实证的，与大戟、芫花、大枣同用，如十枣汤（《伤寒论》）。治宿食结于肠间，不能不行，大便多日不通，或因寒火凝结，或因呕吐既久，胃气冲气，皆上逆不下降，与生赭石、朴硝、干姜同用，如赭遂攻结汤（《医学衷中参西录》）。

用法用量：本品有效成分溶于水，多入丸散用，每次0.5～1.5g；内服以醋炙减轻毒性，外用宜生用，适量，不宜过大。

使用注意：身体虚弱，脾胃虚寒及孕妇忌用。

药物对比

大黄	泻下	清热解毒，泻下导滞。	合用治水饮热邪结聚的结胸症。
甘遂		消肿散结，峻遂水饮。	

甘遂	行水消肿	性走迅利，去经遂之水湿。
芫花		体轻升浮，去上焦（胸胁）水湿。

临床应用

【不良反应】中毒症状，过量内服本品后，约半小时到2小时发病，初起可有腹痛，峻泻，里急后重，或出现霍乱样米汤状大便，恶心，剧烈呕吐，头痛，心悸，血压下降，脱水，呼吸困难，脉搏细弱，体温下降，谵语，最后因呼吸麻痹而死亡。解救方法：①用温开水洗胃，灌服鸡蛋清，服用解毒剂（活性炭2份，氧化镁1份，弱酸1份，将其1～3茶匙加50～200mL水服下）导泻及高位灌肠。②腹痛剧烈时，用盐酸吗啡15mg，肌肉注射，或肌肉注射硫酸阿托品0.5mg。中毒半小时至1小时给予10%氢氧化铝凝胶10～15mL。呼吸衰竭时，给予兴奋剂或强心剂，如尼可刹米、山梗菜碱或洋地黄制剂。③其他处理：酌情补液，必要时吸氧、输血、人工呼吸等。④中药治疗：a.生绿豆30g，生大豆15g，黄柏9g，黄连6g，水煎服。b.人参9g，黄连6g水煎，下痢不止时内服（《毒性中药的配伍与应用》）。

【名医心得】①方药中：在辨证治疗肝硬化腹水时，对于用消水方法无效时，往往采用甘遂3～4.5g研末，早晨空腹用生姜红糖水或蜂蜜调匀服，或药末装入胶囊服，每天或隔天服一次，并辨证配合其他药物，每获得效验。②任国须：临床用甘遂为主的百咳丸（甘遂、大戟、芫花各30g，三药分别用醋炒至焦黄，共研细末，同面粉一起制成丸如梧桐子大），治疗百日咳283例，一般4～7天即可痊愈）。

以上临床应用中的名医心得，均摘引自《毒性中毒的配伍与应用》甘遂的论述。

配伍应用

（1）治肝硬化水肿（肝脾大）。甘遂、芫花、金银花、大黄各1.5g，槟榔10g。水蛭1g，蜈蚣1条（焙黄）。共为细末，分2次服用。

（2）治水饮停留，阳气不通，病者脉伏，其人欲自利，虽利，心下续坚满，甘遂半夏汤主之：甘遂大者三枚，半夏十二枚（以水一升，煮取半升，去渣）芍药五枚，甘草如指大一枚（炙），以上四味以水二升，煮取半升，去滓，以蜜半升，和药剂煎取八合，顿服之《金匮要略》。

（3）①治疗腹水。甘遂（面煨）、大戟、黄芪（醋炒黄）等份研末，大枣6枚煮熟取肉与上药和匀，做成6丸，每日早晨空腹服2丸，以大枣煎汤送服。治疗肝硬化腹水严重、顽固难消、体质尚好，无出血倾向者取得了较好疗效（山东中医杂志，1983：6：11）。②治疗尿潴留：甘遂末15g，大黄15g，阿胶（烊化）、赤芍、穿山甲各10g，生地黄20g，白花蛇舌草30g。1日1剂，一般服用1～3剂小便即通（辽宁中医杂志，1988：5：44）。

（4）治悬饮、胁下有水气及水肿腹胀、头痛、心下痞鞭满、引胁下痛、干呕等实证。十枣汤：芫花（熬）、甘遂、大戟，上三味各等分，各别捣为散，以水一升半，先煮大枣肥者十枚，取八合，去渣，纳药末，强人服一钱七，羸人服半钱，温服之，平旦服，若下少病不除者，明日更服，加半钱，得快下利后糜，粥自养（《伤寒论》）。

（5）治宿食结于肠间，不能下行，大便多日不通。其证或因饮食过度，或因恣食生冷，或因寒火凝结，或因呕吐既久，胃气冲气，皆上逆后不下降。赭遂攻结汤：生赭石二两（轧细），朴硝五钱，干姜二钱，甘遂一钱半（轧细药汁送服）热多者去干姜，寒多者酌加干姜数钱。呕多者，可先用赭石一两、干姜半钱煎服，以止呕吐。呕吐止后，再按原方煎汤，送甘遂末服之（《医学衷中参西录》）。

大戟（京大戟、红芽大戟）

性味归经：苦、寒，有毒。入肺、脾、肾经。

功效：泻下逐饮，消肿散结。

京大戟"折断面纤维性类白色至灰（黑与白合成）棕（红和黄合成）色。气无，味苦涩（辛、酸合成）"。"至于茜草科的红芽大戟，《本草》中未见收载，但为目前大戟药材中使用最广的一种"。《本草图经》言："大戟春生红芽，三月四月开黄、紫花。""根似细苦参，皮黄黑内黄白色。"

大戟药用为根，根主上生，色白味辛入肺经。其花紫色，根皮色紫，紫中含青色，味酸应走肝经，"凡药气味有体有用，相反而实相成"，得木之味者，皆得土之气，能入脾经（色黄属土，亦入脾经）。得土之味者，皆得水之气，故又入肾经（色黑，苦寒降下行能入肾经）。

"水湿也，得气与火，则凝滞而为痰，为涎，为涕，为癖，故入心窍则成咳唾，稠黏，喘息，背冷；入肝而留伏蓄聚则成胁痛，干呕，寒热往来；入经络则成麻痹疼痛。"（《本草择要纲目》）。大戟入肺，茎空利水，苦降水湿下行，入脾，燥湿健脾（脾苦湿，急食苦以燥之），助水湿之运化，入肾坚肾补肾（肾预坚，急食苦以坚之，用苦补之），以利水湿的排泄（肾主水，司二便）。其浸水则青，味酸入肝经，疏泄气机，运行水湿。大戟辛散苦泄，行气活血，性善达下，走三售，通脏腑，旁行经脉，泻水逐饮，无处不到，性猛峻利，故能治上述水湿积聚引起的各种病症。大戟多用于泻脏腑的水湿。

大戟苦寒清热泄结，味辛达表行散，利水湿，祛痰积，解热毒，以毒攻毒（本品有毒），气行血活，热除肿消，毒鲜结散。苦能燥湿祛痰，凡是因痰凝结的痈疮肿毒等症，亦为常用药。

《本经逢原》曰："大戟性阴毒，峻利首推，苦寒下走肾阴，辛散上泻肺气，兼横行经脉，故《本经》专治蛊毒十二水、腹满急痛等症，皆浊阴填塞所致，然唯暴胀为宜。"《本草经疏》云："大戟，苦寒下泄，故能逐有余之水，苦辛甘寒，故能散颈腋痈肿。大戟，苦寒下泄，洁古谓其损真气，故凡水肿不由于受湿停水，而由于脾虚，土坚则水清，土虚则水泛滥。实脾能制水，此必然之数也，今不补脾而复用疏泄以逐之药是重虚其虚也。宜详辨而深戒之。唯留饮，伏饮停滞中焦及元气壮实患湿乃可一暂施耳。"《中药大辞典》载："张寿颐：大戟《本经》谓主十二水腹急痛积聚，盖谓十二经水之水湿积聚，以致外肿内满，而为急痛耳，然苟非体充邪实者，亦不可概投。""中风皮肤疼痛"六字，当作一句读，盖指风湿之袭入肌腠者，则辛能疏散，而苦寒又专泄降，是以治之，非泛言外受之风寒，石顽谓指风水肤胀，亦颇有理。吐逆，是指水饮停于上焦，而不能下泄以致上逆者，此以辛苦泄破，通达下降，是以主之。《名医别录》主颈腋痈肿皆痰饮凝络之症治。头痛，亦指饮邪凝聚，水气上凌者而言。发汗，则驱除水湿之溢于肤腠者耳。利大小便，因通泄攻破之专职矣。"《本经疏证》言："大戟红芽，茎中计白，花黄紫，根皮或黄或紫，渍水则青，具五行之色，味苦气寒，功专降泄，而合德于水，是以十二经皆有水，至腹满急而成积聚者皆能治之。其茎中空，斯能外达，是以中风在表难泄而至皮肤疼痛者，亦能治之。水满则上溢，风急则上冒，故为吐逆。水行风熄，吐逆之根已拔，是以亦能治之。"《本草便读》谈："大戟禀天地阴毒之气，其根色紫黑带黄，味辛苦而寒，服之戟入咽喉，入肝、脾、肾三经血分，功专泻水散结，通达脏腑。且能行瘀消肿，发汗治风。有毒而能攻毒，故又能治蛊毒疫毒等证。"《本草分经》讲："苦辛寒，专泻脏腑水湿，逐血发汗，消痛，通二便闭，泻火逐痰。"《纲目》谓："大戟，洁古老人治变黑归肾证，用宣风散代百祥膏亦是泻子之意，盖毒胜火炽则水益涸，风挟火势则土受亏，故津液内竭，不能化脓，而成青黑干陷之证，泻其风火之毒，所以救肾扶脾也。"《本草述校注》指出："大戟为阴中微阳。……如肝脏固肾子，本是阴中少阳也，是必其如急痛积聚，又如水化之血为恶血癥块，火为真气之毒者，乃可投之以除害也，土坚则水清，土虚则水泛滥，实脾则能制水。"《本草正义》强调："大戟乃逐水峻剂。"

大戟能泻下、利尿，降血压，兴奋子宫；扩张毛细血管，对抗肾上腺素的升压作用（王再谟等主编《现代中药临床应用》）。本品有镇痛作用（高学敏、钟赣生主编《中药学》）。

治水肿、腹大如鼓，与牵牛子、木香、猪腰子同用，如大戟散（《活法机要》）。治热毒壅滞的痈肿及痰火凝结的瘰疬痰核：大戟配山慈菇（《毒性中药的配伍与应用》）。

用法用量：煎服1.5～3g，粉剂0.3～0.6g入丸散服，每次1g。外用适量生用，煎水熏洗；内服醋制用，以减低毒性。

使用注意：虚寒阴水及孕妇忌用。体弱者慎用。"京大戟的内服中毒量为9～15g"（《常见中草药毒副反应与合理应用》）。"反甘草、芫花、海藻、畏菖蒲、芦草、鼠屎、恶薯蓣。"

药物对比

甘遂	毒性	较大	逐水	作用较缓，去经隧之水，水肿腹满、痰饮实症多用之。
大戟		较小		作用较猛，去脏腑之水，肢体水肿、喘满、疮疡多用之。

京	大戟	偏于泻水琢引力强。
红		偏于消肿散结力胜。

临床应用

【不良反应】患者服药后有不同程度的恶心、呕吐、腹泻、腹痛等症状，服粉剂0.6g时药物反应尚能忍受，如剂量过大（超过每次1.8g），则可出现恶寒、震颤、头昏、烦躁等症，或呈极度恐惧感。本品有较强烈刺激性，接触皮肤能引起炎症。内服对口腔胞黏膜、咽喉部和胃肠黏膜可对致肿胀及充血，严重时能使呼吸麻痹而死亡。京大戟的内服中毒量9～15g。本品中毒症状：早期表现为咽喉部肿胀、充血、剧烈呕吐、腹痛、腹泻、头痛头晕、心悸、血压下降，严重者脱水、呼吸困难、脉搏细弱、体温下降、昏迷、痉挛，最后因呼吸或循环衰竭而死亡。中毒的原因是用量过大或误服所致。解救方法是洗胃，即服生蛋清、牛奶等润泽保护剂，并应对症施治，给予呼吸兴奋或酌情补液等方法。中药治疗法：①桔梗30g，煎汤内服。②石菖蒲30g，黑豆15g，水煎服。③芦根120g，白茅根30g，金银花15g，水煎服（《毒性中药的配伍与应用》）。

【预防】控制剂量，煎剂不大于4g，粉剂不大于0.6g，应中病即止，不可久服，且服药期间禁食辛辣、鱼及猪头肉等发物。虚寒阴水者忌服，有心力衰竭、食管静脉曲张、体弱及孕妇禁用（《常见中草药毒副反应与合理应用》）。

配伍应用

（1）治腹内水停滞或食积、虫聚。大戟6g，芫花6g，煨甘遂3g（分冲），黑豆1.5g，滑石15g，芦荟6g，牙皂6g，莱菔子炒12g，槟榔10g，木香6g，生姜15g，大枣10枚（去核）水煎服，饭前服。

（2）①治淋巴结核。大戟二两，鸡蛋7个。将药和鸡蛋共放锅内，水煮3小时，将蛋取出，每早去壳食鸡蛋一个，7天为一次疗程。②治黄疸小水不通：大戟一两，茵陈二两。水浸空心服［①、②均摘引自《中药大辞典》大戟（处方）中］。

巴豆

性味归经：辛、热；有大毒。入胃、大肠经。

功效：峻下冷积，逐水退肿，祛痰利咽，外用蚀疮。

巴豆（药材）表面灰（黑与白合成）棕（红与黄合成）色至棕色，种仁"外包膜状银白色的外胚乳，内胚乳肥厚，淡黄色，油质"。

巴豆色黄属土入胃经，色白味辛走肺经，但巴豆仁属子主降，其气薄味厚，气薄为阳中之阴，味厚为纯阴，阴主沉降，巴豆尤善于达下大肠经（肺与大肠经脉相通）。

峻下冷积，逐水退肿　巴豆辛热行滞祛寒，富含油质则滑肠；热入胃脘温中消积。气味为阴沉降，辛散行滞，热祛寒结，能下行荡涤胃肠之沉寒痼疾、宿食积滞，为热性峻下冷积之药。《素问·经脉别论篇》载："饮入于胃，游溢精气，上输于脾，脾气散精，上归于肺，通调水道，下输膀胱。"巴豆性热入中焦，温中祛寒，健胃益脾，调胃气下行，脾气自升，中枢气机升降复常，脾气散精，上注于肺，肺气肃降，通调水道，下输膀胱利尿而逐水消肿，为治脏腑沉寒水臌实症、而气未衰者之有效药物。常用治寒积便秘、大便不通、心腹冷痛、腹水鼓胀、二便不通的水湿实证。

《本草述钩元》曰："巴豆禀地之金气，而受天气之火气极其精专者。其实成熟至七、八月渐落；此金化火，火终于金专受炎上之气，而绝不受寒水之气者。"《本草述校注》云："巴豆，是物金从火化，火仍为金用，……凡气血阴翳，积久闭塞，皆其荡涤之地。"《本草崇原》言："巴豆生于巴蜀，气味辛温，花实黄赤，大热有毒，其性慓悍，主治伤寒热者，辛以散之，从经脉而出于肌表也，破癥瘕结聚坚积，留饮痰澼大腹者，温以行之，从中土而下泄于肠胃也。用之合宜，有斩关夺门之功，故荡涤五脏六腑，开通闭塞，则水谷二道自利矣。"《本草汇言》称："巴豆，推荡脏腑。本开通闭塞之药也。左氏曰：此剂味甚辛敛，气甚热烈，性甚刚猛，攻关拔固，功过牵黄；推滞逐实，力浮硝、载，追逐一切有形留着、之顽不逊之疾，如留饮痰癖、死血败脓、休息结痢、寒痰哮喘，及一切生冷、鱼、面、油腻、水果、积聚、虫积，或水肿大腹、寒疝、死胎、痞结、癥瘕诸证，下咽即行，苟非气壮力强之人，不可轻用。"《本草纲后》按："巴豆，生猛熟缓，能吐能下，能止能行，是可升可降药也……与大黄同用泻人返缓，为其性相畏也。"《本草求真》认为："（巴豆）究之书所言降者，因有沉寒痼冷，积聚于脏，深入不毛，故欲去不能，不去不得，非无辛热迟利斩关直入，扫除阴霾，推陈致新，亦安能荡涤而如斯哉，脉滑而沉，是明脾肾久伤冷积所致，法当用以热下，则寒去止而脉始得上升，是即所谓升能止者是也。"《珍珠囊补遗》曰："（巴豆）削坚积，荡脏腑之沉寒，通闭塞利水谷道路。斩关夺门之将，不可轻用。"

祛痰利咽，外用蚀疮　痰是体内水液输布运化失常，停积于某些部位的一类病症。咽为胃之食路，肺之气道。"病痰饮者，当以温药和之"（《金匮要略》）。巴豆性热（温）入胃健胃（胃喜温）益脾（胃与脾经脉相通，入胃亦能入脾，脾喜温运），巴豆为子主降下，能降胃之浊阴达下，脾之清阳自升。中枢气机升降复常，以利水湿的运化（凡水液的上腾下达，均赖脾、胃枢机的升降条达）。其辛热入肺，辛散气滞，热胜寒湿，巴豆味厚纯阴沉而降，能除肺中寒湿，降肺气下行（肺为水之上源）气下而痰消，祛胃寒邪，温胃建中，而消痰、肺、胃、脾健旺，故能祛痰利咽。巴豆入大肠经，得金之味者，皆得火之气，其降下之力，又能入小肠经（小肠主秘别清浊）通利二便，使水湿痰浊有出路。巴豆辛散质滑，破结排脓，辛热腐蚀而去恶肉，以毒攻毒以疗疥癣恶疮。外用比内服副作用小，可以直达皮腠，故能外用蚀疮。应炒熟，压尽油，外用少许，中病即止。常用治喉痹痰阻、疥癣恶疮等症。

《本经逢原》谈："巴豆，其性峻利，有破血排脓攻痰逐水之力，宜随证轻重而施，生则峻攻，熟则温利，去油用霜则推陈致新，随证之缓急而施反正之治。"《本草害利》说："（巴豆霜）此禀火热之气，触人肌肤，无有不灼烂。试以少许，转擦完好之肌，须臾即发出一泡。况肠胃柔脆之质，下咽徐徐而走，无论下向耗真阴，及脏腑被其重灼，能免溃烂之患耶？凡一切汤剂丸散，切勿妄投。即不得以急症。欲借其开通道路之力，亦须炒熟，压令油极净，入少许，中病即止。"《本草便读》讲："巴豆辛热有毒，荡涤脏腑沉寒痼冷、留伏坚积，有勇猛直前斩关夺门之势，破血烂胎，无所不至。生用则力猛，炒黑则力缓。……亦有用之取吐者，如仲景三白散。病在膈上者必吐，在膈下者必利之意。又有用巴豆油蘸纸燃火吹息，以烟熏鼻，能吐喉风痰闭，皆用者之活变耳。"《本草崇原》谓："（巴豆）其性剽悍，故去恶肉。气合阳明，故除鬼毒蛊疰邪物，杀虫鱼。经云：两火合并，是为阴阳，巴豆味极辛，具两火之性，气合阳明，故其主治如此。"《本草乘雅半偈》曰："巴豆之荡练脏腑，开通闭塞，……故可对待阴凝至坚，结聚瘤癖。"

巴豆服后，在短时间内即可造成多次大量水泻，伴有剧烈的腹痛和里急后重。巴豆煎剂对金黄色葡萄球菌、白喉杆菌、流感杆菌、铜绿假单胞菌有不同程度的抑制作用。巴豆油有镇痛和促进血小板凝集的作用。巴豆油口服半滴至1滴，即产生口腔、咽及胃黏膜的烧灼感。巴豆油外用，对皮肤有强烈的刺激作用（《一味中药治顽疾》）。巴豆提取物对小鼠腹水癌有明显的抑制作用；巴豆油、巴豆树脂和巴豆醇脂类有弱性致癌活性（高学敏主编《中药学》）。皮下注射巴豆油乳剂有加快呼吸频率、降低呼吸交换量、抑制蛋白质的合成作用（《毒性中药的配伍与应用》）。

治滞深食积，阻结于肠胃，大便不通，腹满胀痛，痛如锥刺，与大黄、干姜同用，如三物备急丸（《金匮要略》）。治水肿臌胀、动摇有水声者，与杏仁同用，如巴豆九十枚（去皮心），杏仁六十枚（去皮尖）。并熬令黄，捣和之，服如小豆大一枚，以水下为度，勿饮酒。［《补缺肘后方》摘自《中药大辞典》巴豆（选方）］。治小儿冷积、乳食停滞痰多、惊悸，巴豆霜与神曲、天南星、朱砂同用，如保赤散（《中华人民共和国药典》1977年版）。治肺痈、咳出浊痰腥臭等症，与桔梗、贝母同用，如桔梗白散（《金匮要略》）。

用法用量：入丸散服用，每次0.1～0.3g制成巴豆霜可降低毒性，外用适量。

使用注意：体弱者及孕妇忌用，热结便秘、烦渴，阴虚不易用或慎用。反牵牛子。

药物对比

巴豆	生：去油取霜用，作用峻猛，泻下急剧。
	炒：炒令紫黑用，作用缓和，消坚磨积。

大黄	泻下导积	性寒。能泻热下利，寒热积滞，脏腑多热者宜用之，但有损伤之弊。	合用寒热互制，反不泻人。
巴豆		性热。能攻下冷积，寒实积滞，脏腑恶寒者宜用之，但有伤阴之害。	

临床应用

【中毒症状】临床应用本品，对皮肤黏膜有强烈的刺激作用，接触去壳巴豆、巴豆霜或蒸煮巴豆的蒸汽，可产生急性接触性皮炎；较重者皮肤可出现水肿、水疱、脓疱，眼鼻部有灼热感、流泪、眼结膜炎、鼻黏膜炎等。巴豆中所含的巴豆油，入肠后与碱性肠液作用，析出巴豆酸，即具有强烈的峻泻作用，同时对胃肠道有强烈的腐蚀作用，可引起肠道炎症，重则发生出血性胃肠炎、肠嵌顿，大便内可带血和黏液，对肾亦有刺激作用。人、畜误谈食巴豆后可发生剧烈腹泻。严重者可见水泻或黏膜血便、发绀、脉搏快而弱、血压下降，甚至休克。亦可因肾衰竭而出现少尿及肾功能异常，部分患者则可见到肝大、黄疸等中毒性肝炎。

【解救方法】①内服中毒者，应立即用温水洗胃，动作力求轻巧，避免加重食道及胃黏膜的损伤，洗胃后口服牛乳、蛋清、豆浆等。亦可用黄连、黄柏煎汤冷服。同时根据病情采用相应的治疗措施，如强心、输液、解痉、止痛等。②外用中毒者，可用冷水清洗患处，亦可用黄连30~60g。水煎服，待冷敷患处。③巴豆入眼致结膜炎或角膜发炎者，可用黄连15g，水煎待冷，冲洗患眼（《毒性中药的配伍与应用》）。

【中毒救治】用黄连、菖蒲、寒水石、绿豆煎汁服（高学敏、钟赣生主编《中药学》）。

配伍应用

（1）治淋巴腺癌。巴豆（去壳）7个，红枣（去核）7枚，全葱7颗，信石9g，巴豆、信石捣烂作馅，枣葱捣烂作皮，做成大小均匀的3个饼，用黑布包敷手心（男左女右），每次一个饼，6小时换药1次，药膏饼轮换用至六七天为下一疗程。下一疗程药再用时间隔一两天，敷药期间忌小米。若敷药后手上起泡者忌用（不是癌症）。

（2）①治噎膈、蛇头疔、症瘕等证。家传神效丸（赵永宽）：巴豆、大黄等分（研末糊丸，绿豆大小）。用量不可过，过则水泻。②治疗肝硬化腹水。巴豆霜3g，轻粉1.5g，置4~5层纱布上敷脐，1~2小时后取下，待水泻则再敷（《毒性中药的配伍与应用》）。

（3）治瘰疬。生巴豆5粒（去外壳），炮甲1g，共研末分3份，鼻塞孔日1次（沈映君编《中药药理学》）。

四

温里药

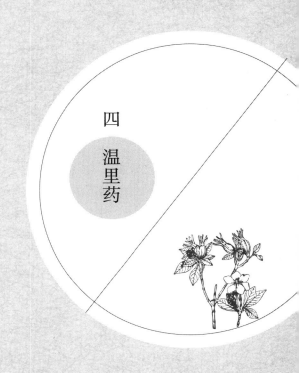

附 子

性味归经：辛、甘、大热；有毒。入心、肾、脾经。

功效；　回阳救逆，补火助阳，散寒止痛。

附子洗净泥土，按大小分别加工，较大的盐附子表面灰（黑与白合成）褐（黑与黄合成）色，中等的黑附子，外皮黑褐色，内部暗黄色，较小的明附片，全体黄白色。附子味甘色黄入脾经。"凡药气味有体有用，相反而实相成"，故得土之味者，皆得永之气，故入肾经（色黑亦入肾经），附子得水之味，皆得火这气，又入心经（其花穗紫黑色，紫为监和红合成，色红入心经）。阳气静则神藏，亡阳则身凉，若阳气衰弱阴寒内盛则出现四肢厥冷、恶寒倦卧、脉微欲绝等虚脱症。附子味辛大热，气厚味薄，降多于升，入心、脾、肾经。资助不足之元阳，上助心阳，中温脾阳，下补肾阳。气雄而烈，走而不守，通行十二经焕发阳气。其热力敷布最速，能很快地通达全身发挥作用，能阴中而透真阳，使阴得化而为用，偏于温壮心肾阳气，能回阴寒证中，追复散失的元阳，回阳于顷刻之间。火性迅发，无所不到，故为"回阳救逆第一品药"。

附子辛热气厚为纯阳之品，质重阳降下行入肾，温肾润燥（肾若燥，急食辛以润之）。"益火之源，以消阴翳"，善治肾阳衰弱、精关不固的阳痿、滑精及肾阳不足水。

泛溢的水肿，其入脾经，脾喜温恶燥，大热之性能温补脾阳，辛润其燥（燥淫于内，治以苦温，佐以甘辛），治脾肾阳虚、阴寒内盛、吐泻转筋及中焦气、机不升降为寒阻滞的小便不利等症。其入心经，辛行气滞，温助血行，"气味辛甘发散为阳"（《素问·阴阳应象大论》），又治心阳衰弱、心悸气短、胸痹心痛者，其功在于温热补火、助阳化气之功。

附子辛热燥烈，辛散达表，燥烈祛湿，引发散药开腠理，以驱在表的风寒，能疗阳虚兼外感风寒症，"痛者，寒气多也，有寒故痛也"（《素问·痹论》）。附子能引温暖药达下焦，以祛在里之冷湿，有较强的祛寒止痛作用，常用于治风寒湿痹、周身关节疼痛，尤能治寒痹痛剧症者。

《本草崇原》曰："凡人火气内衰，阳气外驰，急用炮附子助火源，使神机上行而不下殒，环行而不外脱，治之于微，奏功颇易。"《本草新编》云："附子之妙，正取其有毒也，斩关而入，夺门而进，非借其刚烈之毒气，何能祛除阴寒之毒哉。夫天下至热毒，阳毒也，至寒者，阴毒也，人有感阴寒之气，往往至手足一身青黑而死，正感阴毒之深也。阴非阳毒不能祛，而阳毒非附子不胜任，以毒治毒，而毒不留，故一祛寒而阳回，是附子正有毒以祛毒，非无毒以制有毒也。"《伤寒蕴要》称："附子乃阴证一要药……或厥冷腹痛，脉沉细，甚则唇青囊缩者，急须用之。有退阴回阳之力，起死回生之功，……且挟阴之伤寒，内外皆阴，阳气顿衰，必须急用人参健脉以益其源，佐以附子，温经散寒，舍此不用，将何以救之。"《医学衷中参西录》指出："附子、肉桂，皆气味辛烈，能补助元阳，然至元阳将绝或浮越脱陷之时，则宜用附子不宜用肉桂。诚以附子但味厚，肉桂则气味俱薄，补益之中兼有走散之力，非救危扶颠之大药。"《李可老中医急危重症疑难病经验专辑》强调："附子有大毒。但附子为强心主将，其毒性正是其起死回生药效之所在，当心衰垂危，病人全身功能衰竭，五脏六腑表里三焦，已被重重阴寒所困，生死存亡，系于一发之际，阳回则生，阳去则死，非破格重用附子纯阳之品的大辛大热之性，不以雷霆万钧之力，不能斩关夺门，破阴回阳，而挽垂绝之生命。"《本草汇言》谈："附子回阳气，散阴寒，逐冷痰，通关节之猛药也。诸病真阳不足，虚火上升，咽喉不利，饮食不入，服寒药愈甚者，附子乃命门主药，能入窟穴而招之，引火归原，则浮游之火自熄矣。凡属阳虚阴极之候，服之有起死之殊功。"《中草述校注》载："附子补命门真阳，而先哲乃曰阳中之阴，虽为气厚味薄，然亦是言其初阳者，专入阴中而补之也。……故其效用即由心而透命门之用（心为火主，而气者火之灵，故谓由心而透命门之用。然心主血，血者真阴之化醇，是又即从阴中而透真阳，使阴得化而为用之义也）。"《本草思辨录》认为："附子为温少阴专药，凡少阴病宜温者，固取效甚捷，然如理中汤治腹满，黄土汤治下血，附子泻心汤治心痞，甚至薏苡附子败酱散治肠腹满，如此之类，亦无往而不利，唯其挟纯阳之性，奋至大力，而阴寒遇之辄鲜，无他道也。"

《纲目》说："虞抟曰：附子禀雄壮之质，有斩关夺将之气，……引发散药开腠理，以驱逐在表之风寒，引温暖药达下焦，以除在里之冷湿。"《本草经疏》讲："附子全禀地中火土燥烈之气，而兼得乎天之热气，故其气味皆大辛大热，微兼甘苦，而有大毒，气厚味薄，阳中之阴，降多升少，浮中沉，无所不至。……论其性质之所能，乃是退阴寒，益阳火，兼除寒湿之要药；引补气血入命门，益相火之上剂。"《本草正义》言："附子本是辛温大热，其性善走，故为通行十二经纯阳之要药。外则达皮毛而除表寒，里达下元而温痼冷，彻内彻外，凡三焦经络，诸脏诸腑，果有真寒，无不可治。"《本草经解要》谓："附子气温大热，温则禀天春和之气，入足厥阴肝经；大热则禀天纯阳发炎烈之火气，入足阴肾经，补助真阳。味辛而有大毒，得地西方燥烈之金味，入手太阴肺经，气味俱厚，阳也，其主风寒咳逆邪气者，肺受风寒之邪气，则金失下降之性，邪壅于肺，咳而气逆也。附子入肺，辛热可解风寒也。……附子入肝，肝主筋，辛可散湿，热可去寒，寒湿散而拘挛痿躄之症愈矣。"《本草分经》强调："（附子）能引起补气药以复失散之元阳，引补血药以滋不足之真阴，引发散药开腠理以逐在表之风寒，引温暖药达下焦以祛在里之寒湿，治督脉为病及一切沉寒痼冷之症。生用发散，熟用峻补，误服祸不旋踵。"《本草经百种录》曰："凡有毒之药，性寒者少，性热者多。寒性和缓，热性峻速，入于血气之中，暴烈性发，体益不支，脏腑娇柔之物，岂能无害，故须审慎用之。但热之有毒者速而易见，而寒之有毒者缓而难察，尤所当慎也。"

附子：煎剂、水溶成分均有强心作用，抗休克、心律失常，扩张冠状动脉、脑及股动脉血管，增加其血流量，降低血管阻力，提高耐缺氧能力；保护心肌缺血，乌头碱能抗寒冷、镇痛、镇静、局部麻醉、抗炎；附子注射液可增强免疫功能，有胆碱样、组胺样及抗肾上腺素作用，能兴奋肠管的自发性收缩，附子能增强机体抗氧化能力，具有抗衰老作用；乌头多糖有降血糖作用（王再漠等主编《现代中药临床应用》）。有扩张外周血管、抗肿瘤、兴奋肠道作用；有显著的平喘作用，很小剂量能松弛豚鼠气管，并随剂量加大而作用增强；并能抗氧化清除氧自由基，抑制脂质过氧化（高学敏、钟赣生主编《中药学》）。附子小剂量使血压上升，大剂量行降后升，但能明显升高清醒犬和心衰猫的血压；促进糖、蛋白质、脂肪的代谢；对垂体－肾上腺皮质系统有兴奋作用，对甲状腺功能衰退有治疗作用，试管内能抑制细菌（《毒性中药的配伍与应用》）。

治元气爆脱、心衰休克、生命垂危症，与高丽参、山萸肉、干姜、炙甘草等同用，如破格救心汤（《李可老中医急危重症疑难病经验专辑》）。治脾肾阳虚、寒湿内盛的脘腹冷痛、大便溏泄等症，与人参、干姜、白术、炙甘草同用，如附子理中汤（《和剂局方》）。治风湿相搏，骨节疼烦掣痛，不得屈伸，近之则痛剧，汗出短气，小便不利，恶风不欲去衣，或身微肿者，与甘草白术同用，如甘草附子汤（《金匮要略》）。

用法用量：3～15g，因有毒宜先煎0.5～1小时。随质量加大煎时间增加，尝无麻辣感为度。

使用注意：阳虚火旺、真热假寒者及孕妇忌用，不宜与半夏、南星、贝母、白蔹、白及同用。内服过量，煎煮时间、炮制方法不当，均可中药毒。

药物对比

麻黄	祛寒	辛温，宣通经络散外寒。	合用治风寒痹痛及阳虚外感水肿症。
附子		辛热，温通经络祛里寒。	

桂枝	温经祛寒	解肌散表浅之风寒。	合用治阳虚外感风寒湿的畏冷、四肢疼痛等症。
附子		补阳祛深伏之寒湿。	

川附子	逐寒湿	大热，专逐中，下焦寒湿，益命门之火，祛寒止痛，能回阳救逆。
白附子		甘温，长干逐上焦寒湿，祛风痰解痉，引药上行，治头面风痰。

临床应用

【中毒症状】内服过量时，轻者口、舌有烧灼感，麻木、疼痛、继而渐至四肢及全身，恶心、呕吐、头晕目眩、心慌气急、烦躁不安、流涎，重者周身汗出，肢体痉挛抽搐，小便失禁，双侧瞳孔增大，对光反射迟钝，膝反射减弱，脉搏缓弱，心律失常，血压下降，面色苍白，四肢厥冷，体温下降，死于循环衰竭及中枢抑制。

【解救方法】①催吐、洗胃。用1：2000高锰酸钾溶液（或用浓茶水及2%鞣酸）洗胃，洗后从胃管冲灌入硫酸钠2%导泻，或用2%的盐水高位灌肠。②用阿托品0.5～2mg，每10分钟至4小时皮下或肌内注射1次，若用药后未见症状改善可改用利多卡因，每次50～100mg，静脉注射，每5～10分钟一次，同时酌用呼吸兴奋剂及地塞米松、ATP、辅酶A等。③酌情补液，呼吸困难者给予吸氧。④中药治疗。a.生白蜜120g，加凉开水搅匀，徐徐咽下，或用生姜120g，水煎服，或以绿豆汤代茶频服，b.生姜、生甘草各15g，金银花8g，水煎服，c.防风、甘草各30g，黑豆60g，水煎服。d.绿豆120g，甘草60g，水煎服《毒性中药的配伍与应用》。"（附子）中其毒者，黄连、犀角、甘草煎汤解之，或用澄清黄土水亦可"（《本草分经》）。

配伍应用

（1）治阳虚自汗。附子黄芪止汗汤：制川附子6g，黄芪20g，桂枝10g，生白芍10g，麻黄根10g，乌梅10g，五味子6g，甘草10g，水煎服，湿盛加防风、白术，汗多加浮小麦、生牡蛎。

（2）治寒疝汤。制附子6g，芦巴子10g，广木香6g，巴戟天10g，川楝子10g，元胡10g，肉桂6g，荜澄茄6g，大茴香6g，补骨脂10g，水煎服。

（3）①治疗感染性休克。附子、红参各10g，第一天煎服2剂，自第二天开始每日1剂，一般服3～5天。②治疗肾积水。制附子10～15g，茯苓、白芍各15g，生姜、白术各12g，分3次冷服，每日1剂。③治疗骨质增生疼痛。制附子、制川乌、淫羊藿，党参、白芍、肉桂、乳香等药，制成附桂骨宁片，每日3次，1次6片，3个月为1个疗程（《毒性中药的配伍与应用》）。

肉桂（官桂、桂心、简桂）

性味归经：辛、甘、大热。入肾、脾、肝、心经。

功效：补火助阳，引火归原，散寒止痛，温通经脉。

"官桂（药材），表面灰（黑与白合成）棕（红与黄合成）色刮去栓皮者，表较平滑，红棕色""断面紫（蓝和红合成红）红色"，肉桂肉厚质重，为树身近下之皮，性善达下，色黑入肾经。色黄味甘、气香浓入脾经。"凡药气味有休有用，相反而实相成"。得土之味者皆得木之气，能入肝经（色紫，蓝中含青，亦入乙木肝经）。得水之味者，皆得火之气，又入心经（色红入心经）。《素问·阴阳应象大论》讲："气味辛甘发散为阳。"肉桂入心经，大热补火，辛甘为阳，气厚纯阳，能补火助阳。其入肾经，味辛润燥（肾苦燥，急食辛以润之），温壮肾阳。气香有油，尝之清甜，能助阳而不伤阴，其辛甘入肝补肝（肝欲散，急食辛以散之，用辛补之）缓急（肝若急，即食甘以缓之），甘入脾经补脾（脾欲缓，即食甘以缓之，用苦泻之，甘补之）益胃（脾与胃经络相通），脾胃为中枢气升降之枢，中焦得健，气机升降复常，中气如轴，四维如轮，轴运轮行，如脾升则胃降。肝肾升则胆、膀胱降等。肾为水火之脏，肉桂性善降下，尤善下行入肾治下元虚冷、虚阳上浮，为引火归原、治命门火衰的要药。常用治肾阳不足、俞门火衰的阳痿宫冷、夜尿频多及下元虚阳上浮的面赤、汗出、心悸、喉痛等症。

肉桂辛热散结祛寒，气香得窜，行气活血（气行则血活）寒邪祛，气血行，故能散寒止痛，且味甘又能缓急止痛。肉桂能补脾益胃，以利气血生化之源，辛散温行以利经脉气血的流通。其入心、肝、脾、经，心主血，肝藏血，脾统血，血红入血分，辛行气滞，温助血行，香窜通窍，又能温通经脉。其能治寒邪内侵的寒疝腹痛，脾胃虚寒的脘腹冷痛、寒痹腰痛，胸阳不振的胸痹心痛，阳虚寒凝血滞痰阻的阴疽、流注，及冲任虚寒的寒凝血滞的闭经、痛经等症。

《药性切用》曰："甜肉桂辛甘大热，入肝、肾、命门血分，温经补火，引热下行，为血分虚冷之专药……上官桂一名简桂，辛甘性温，入经髓而宣通百脉，导引诸药，有辛温行散之功，无壮火食气之患，经络寒痹最宜之。"《本草汇言》云："肉桂，去阴寒，止腹痛……，治沉寒痼冷之药也。此独得纯阳精粹之力，以行辛散甘和热火之势，乃大温中之剂。凡元虚不足而亡阳厥逆，或心腹腰痛而呕吐泄泻，或心肾久虚而痼冷怯寒，或有奔豚寒疝而攻冲欲死，或胃寒蛔出而心膈满胀，或血分冷凝而经脉阻遏，假此厚味、甘辛大热，下行走里之物，壮命门之阳，植心肾之气，宣导百药，无所畏避，使阳长则阴消，而前诸症自退矣。"《本草经百种录》称："人身有气中之阳，有血中之阳、气中之阳，起而不守，血中之阳，守而不走。凡药之气胜者，往往补气中之阳、质胜者，往往补血中之阳。如附子暖血、肉桂暖气，一定之理也。然气之阳胜则能动血，血之阳胜则能益气，又相因之理也。"《纲目》言："肉桂下行，益火之源，此东垣所谓肾苦燥，急食辛以润之，开腠理，致津液，通其气诸也……有人患赤眼肿痛，脾虚不能饮食，肝脉盛，脾脉弱，用凉药治肝则脾愈虚，用暖药治脾则肝愈盛，但于温平药中倍加肉桂，杀肝而益脾，故一治两得之。传云木得桂而枯是也。"《药性类明》谈："桂，导引阳气，调和荣卫之气，只是辛热助气上行阳道。血为营，气为卫，营卫不相合谐，桂能导引阳气宣通血脉，使气血同行。"《本草正》认为："桂，善平肝木之阴邪，而不知善助肝胆之阳气，唯其味甘，故最补脾土，凡肝邪克土而无火者，用此极妙，与参附、地黄同用，最降虚火，及治下焦元阳亏乏，与当归、川芎同用，最治妇人产后血瘀儿枕痛，及小儿痘疹虚寒，作痒不起。"《医学衷中参西录》指出："肉桂辛而甘，气香而窜，性大热纯阳，……其色紫赤，又善补助君火，温通血脉，治周身血脉因寒而痹，故治关节腰肢疼痛及疮白疽，木得桂则枯，且又味辛属金，故善平肝木，治肝气横恣多怒，若肝有热者，可以龙胆草，芍药诸药佐之。《神农本草经》谓其为诸药之行聘通使，盖因其香窜之气内而脏腑筋骨，外而经络腠理，倏忽之间莫不周遍，故诸药不能透达之处，有肉桂引之，则莫不透达也。"《朱震亭》曰："桂心，入二、三分于补阴药中，则能行血药，凝滞而补肾，由味辛属肺而能生水行血，外肾偏肿痛者亦验。"。

肾中有阴阳，寓水火，肾阳为一身阳气之本，肾阴为一身阴气之源，肾强健，阴阳合精血生，若肾脏虚寒，阴损及阳，水不涵火，阳气浮越，阴盛阳衰而病作，肉桂入肾经，辛热润肾燥，助阳益火，调气机之升降，升肾、肝、脾、小肠之清津，降膀胱、胆、胃、心之火下降归命门，故能引火归元。

《本草新编》说："肉桂之妙，不止如斯，其妙全在引龙雷之火，下安肾脏。夫人身原有二火，一君火，一相火，君火者，心火也，相火者，肾火也。君火旺，则相火下安于肾；君火衰，而相火上居于心。欲居于心者，仍下安于肾，似乎宜补君火矣，然而君火之衰，非心之故，仍肾之故也，肾气交于心，而君火旺；肾气离于心而君火衰，故欲补心火者，仍须补肾火也，夫肾中之火即旺，而后龙雷之火沸腾，不补水以制火，反补火以助火，无乃不可乎？不知肾水非相火不能生，而肾火非相火不能引。盖实火可泻，而虚火不可泻也，故龙雷之火沸腾，舍肉桂，又何以引之于至阴之下乎？……下焦热而上焦自寒，下焦寒而上焦自热，此必然之理也，我欲使上焦之热变为清凉，必当使下焦之寒重为温暖，用肉桂以大热其命门，则肾内之阴寒自散，以火拈火，而龙雷收藏于顷刻，有不知其然而然之神，于是，心宫宁静，火宅悠化为凉风之天矣……其妙更在引龙雷之火，上交于心宫。夫心肾，两不可离之物也，肾气交于心则昼安，心气交于肾则夜适，苟肾离于心，则晓欲善寝而甚难；心离于肾，则晚欲酣眠而不得。……君火热而能寒，则心自济于肾，相火寒而能热，则肾自济于心，亦必然之理也。我欲使心气下交于肾，致梦魂之宁贴，必先使肾气上交于心，致寝寐之恬愉。用肉桂于黄连之中，则炎者不炎，而伏者不伏，肾内之精自上通于心宫，心内之液自下通于肾脏，以火济水，而龙雷交接于顷刻，亦有自知其然而然之神。"《本草汇》讲："肉桂，散寒邪而利气，下行而补肾，能导火归源以通其气，达子宫而破血堕胎，其性剽悍，能走能守之剂也。若客寒犯肾经，亦能冲达而和血气，脉迟在所必用。其逐痰、治疝、消痈有功者，盖血虽阴类，用之者必借此阳和耳。"

肉桂能兴奋交感神经、肾上腺髓质；有扩张血管、促进血液循环、增加冠脉及脑血流量、使血管阻力下降的作用；其甲醇提取物及桂皮醛有抑制血小板聚焦、抗凝血的作用；桂皮油能促进肠蠕动，增加消化液分泌，排除消化道积气，缓解胃肠痉挛性疼痛，抑制应激性溃疡形成，通过胃血流量增加，改善微循环；肉桂酸具有使肺腺癌细胞逆转的作用（王再谟等编《现代中药临床应用》）。肉桂水提取物、醚提取物对动物实验性胃溃疡的形成有抑制作用。桂皮由可引起子宫充血；肉桂酸钠具有镇静、镇痛、解热、抗惊厥等作用；肇庆产肉桂降血糖作用明显，桂皮油对革兰阳性菌及阳性菌有抑制作用（高学敏主编《中药学》）。有抗肿瘤、抗菌、抗炎和免疫作用，升高体表温度（《高学敏、钟赣生主编《中药学》）。

治肾阳不足、命门火衰的腰膝冷痛、阳痿官冷、滑精、尿浊等，与熟地黄、山药、山萸肉、附子等同用，如肾气丸（《金匮要略》）。治胸阳不振、寒邪内侵的胸痹心痛，与附子、干姜、川椒等同用，如桂附丸（《寿事保元》）。治阳虚寒凝、血滞痰阻的阴疽、贴骨疽、流注、鹤膝风，与熟地黄、白芥子、鹿角胶、麻黄等同用，如阳和汤（《外科全生集》）。治肾阳虚寒、阳气浮越的失眠、不寐症，与黄连同用，如交泰丸（《韩民医通》）。

用法用量：煎服1～5g。宜后下或焗服，研末冲服每次1～2g。

使用注意：阴虚阳亢，里有实热，血热妄行出血及孕妇忌用，畏赤石脂。"肉桂气味俱厚，最忌久煎"（《医学衷中参西录》）。

药物对比

桂枝	同一植物	嫩枝，气味薄，善发泄，上行而发表，走皮而入阳分，外感风寒多用。	
肉桂		树皮，气味厚，盖发热，下行而补肾，走里而入阴分，内虚阳衰多用。	

附子	补肾阳	性列，走而不守，偏入气分、能回阳救逆，阳气将绝，汗出之阳等虚脱证多用之。	合用治气的虚寒，手足不温，或腰膝冷痛。
肉桂		性缓，守而不走，偏入血分，能助汗外泄，补火归元，理血调经等虚寒证多用之。	

临床应用

【不良反应】桂皮醛小量引起小鼠运动抑制、眼睑下垂，大量则引起强烈痉挛，运动失调，耳血管扩张，呼吸促迫，翻正反射消失、死亡。中毒时，外观表现镇静，但对声者及触觉刺激反应仍教感。中毒的主要表现轻则恶心呕吐，头晕，重则血压下降，运动失调，痉挛、呼吸急促、腹痛腹泻等，甚至死亡。

肉桂含桂皮油，桂皮醛等成分。常规用量服用，一般不会出现毒性，但有动物实验证明大剂量时出现中毒性反应，因此预防中毒的关键在于勿过量服用。

【中毒救治】一般早期催吐、洗胃，内服牛奶、蛋清或豆浆；输液给镇静，对症治疗。中医疗法：①黄芩12g，甘草12g，绿豆60g，煎水代茶频服。②白虎汤加菊花，白茅根水煎内服，有对抗肉桂不良反应的效果（高学敏、钟赣生主编《中药学》）。

配伍应用

（1）治阳痿方。蛤蚧黄酒制1双，人参25g，枸杞子25g，锁阳15g，肉桂18g，首乌18g（下三味根据证候加减），共为细末，每服5g，早晚各1次，温开水送服。不因酒引发的酌以黄酒送服。

（2）治寒性经闭。人参、白术、附子、肉桂、干姜、当归、大黄、细辛、桃仁、红花、牛膝、甘草，水煎服（根据病情施用量）。

（3）①治小儿缺铁性贫血。黄芪9g，人参6g，甘草3g，肉桂（春夏0.6～0.9g，秋冬1.8～2.1g），上药每日1剂，水煎取汁分次温服。②再生障碍性贫血。七宝美髯丹：何首乌、枸杞子、茯苓、菟丝子、当归、牛膝各15g，补骨脂、人参各10g，熟地黄、黄芪各20g，肉桂6g，每日1剂，水煎取汁，分次温服（《中国血液病科秘方全书》）。

干 姜

性味归经：辛、热。入脾、胃、肾、心、肺经。

功效：温中散寒，回阳通脉，温肺化饮。

干姜"以质坚实，断面颗粒性，灰白色或淡黄色。气芳香，味辛辣。外皮灰黄色，以质坚实，内灰白色，断面粉性足，少筋脉者为佳。"灰色，为黑和白色合成的颜色。干姜色白味辛入肺经。色黄、气芳香入脾、胃经（脾与胃经脉相连，入脾亦入胃经）。"凡药气味有体有用，相反而实相成"（《本草问答》）。干姜得土之味，皆得水之气，故入肾经（色黑入肾）。干姜既得水之味，皆得火之气，辛热上浮，故又能入心经。

干姜入脾、胃经，热以温中，辛能散寒。生姜之宿根老母姜即为姜。功兼收敛，守而能散，散不如守，能旋转于经络脏腑之间，驱寒湿，运脾阳，为温暖中焦之要药。干姜入心经，心主血；入肺经，肺主气辛散热行，能散血行气，通达经脉。为温阳守中，回阳通脉的常用药。

肺为蓄痰之器，脾为生痰之源，肾为生痰之本、痰饮积聚郁滞于上焦则满闷，渍于肺腔而咳逆。干姜入肾、脾、胃、肺经、温肾阳，暖中焦、助胃消食积，健脾化痰饮（脾主运化水湿），故能温肺化饮（病痰饮者，当以温药和之）善治寒饮犯肺的喘咳多痰之症。

《本草经百种录》曰："凡味厚之药主守，气厚之药主散，干姜气味俱厚，故散而能守，夫散不全散，守不全守，则旋转于经络脏腑之间，驱寒除湿和血通气，所必然矣，故性虽猛峻，而不妨食也。"《本草思辨录》云："干姜以母姜去皮法造之，色黄白而气味辛温，体质坚结，为温中土之专药，理中汤用之，正如其本量。其性散不如守，故能由胃达肺，而无泄邪，出汗、止呕、行水之长。炮黑亦入肾，而无附子乌头之大力。凡仲圣方用干姜，总不外乎温中，故可玩索而得也。"《本草经读》言："干姜气温，禀厥阴风木之气，若温而不烈，则得冲和之气而属土也；味辛，得阳明燥金之味，若辛而不偏，则金能生水而转润矣。故干姜为脏寒之要药也。……中者土也，土虚则寒，而此能温之。止血者，以阳虚阴必走，得暖则血自归经也。出汗者，辛温能发散也。逐痹风湿痹者，治寒邪之留于筋骨也，治肠澼下痢者，除寒邪之陷于肠胃也。以上诸治皆取其雄烈之用，如孟子所谓刚大浩然之气，塞于天地之间也。"《纲目》载："时珍曰：干姜能引血药入血分，气药入气分，又能去恶养新，有阳长阴生之意，故血虚者用之，而人吐血、呕血、下血，有阴无阳者宜用之。乃热因热用，从治之法也。"《要药分剂》谈："干姜乃心脾，二经气分药，宜甘草缓之，好古日；服干姜治中者必上僭，宜大枣辅之。……虞转日：干姜生用则逐寒邪，炮则除胃冷而守中，多用则耗散元气。辛以散之，是壮火食气故也，须以生甘草缓之，辛热以散里寒。"

《药品化义》称："干姜干久，体质收束，气刚走泄，味则含蓄，此生姜辛热过之，所以止而不行，专散里寒……入五积散，助散标寒，治小腹冷痛；入理中汤定寒霍乱，止大便溏泄；助附子以通经寒，大有回阳之力，君参术以温中气，更有反本之功。"《本草求真》按："干姜其味本辛，炮制则苦；大热无毒，守而不走。凡胃中虚冷，元阳欲绝，合以附子同投，则能回阳立效。故书则有附子无姜不热之句。与仲景四逆白通姜附汤皆用之。……故凡因寒内入，而见脏腑痼疾，关节不通，经络阻塞、冷脾寒痢，反胃隔绝者，无不借此以为拯救除寒。"《本草正》说："若下元虚冷而为腹痛泻痢、专宜温补者，当以干姜炒黄用之……若阴盛格阳，火不归源及阳虚不能摄血而为吐血、呕血、下血者，但宜炒熟留性用之，最为止血之要药。"

《本草经读》讲："干姜气温。……胸中者，肺之分也，肺寒则金失下降之性，气壅于胸中而满也，满则气上，所以咳逆上气之症生焉。其主之者，辛散温行也。"《医学衷中参西录》谓："干姜，味辛，性热，为补助上焦、中焦阳分之要药。为其味至辛，且具有宣通之力""心肺阳虚，不能宣通脾胃，以致多生痰饮也，人之脾胃属土，若地舆然，心肺居临其上正当太阳部位，其阳气宣通，若日丽中天暖光下照，而胃中所纳水谷，实借其阳气宣通之力。以运化精微而生气血，传送渣滓而为二便，清升浊降痰饮何由而生。"《本草要略》曰："（干姜）生用入发散药，能利肺气而治嗽；熟用入补中药，能和脾家虚寒。"

干姜：所含姜酚和姜烯酮具有强心作用，挥发油和辛辣成分，能扩张血管，服后全身有温热感、中枢性及末梢血管收缩的作用，增强肠张力、节律及蠕动；丙酮提取物有利胆保肝作用；姜酮及姜烯酮能抑制呕吐；水提取物及姜烯酮抑制细小板聚集；姜烯酮有镇咳作用；醇提取液又对呼吸中枢有兴奋作用（王再谟等主编《现化中药临床应用》）。干姜醚和水提取物对结扎幽门性溃疡都有明显的抑制溃疡形成作用。保护心肌细胞，干姜可通过兴奋交感神经，促进肾上腺髓质分泌儿茶酚胺，产生升压效应。抗血栓、抗炎、镇痛、抗菌、抗肿瘤，镇静、抗缺氧等作用（高学敏、钟赣生主编《中药学》）。

治脾胃虚寒、脘腹冷痛，与附子、人参、白术、炙甘草同用，如附子理中丸（《和剂局方》）。治心肾阳虚、阴寒内盛的亡阳厥逆证，与附子、炙甘草同用，如四逆汤（《伤寒论》）。治寒饮喘咳、形寒背冷、痰稀清白，与麻黄、细辛、半夏、五味子等同用，如小青龙汤（《伤寒论》）。

用法用量：煎服3～10g。

使用注意：阴虚内热，血热出血及孕妇忌用。"炮之则味苦，热力即减，且其气轻浮，转不能下达"（《医学衷中参西录》）。

药物对比

姜	生：辛重于温，走而不守，善发散风寒而解表。
	干：温重于辛，能守能走，温中止泻，回阳通脉。
	黑、炮：涩重于辛，守而不走，温中摄血。
	皮：性偏凉，利水消肿，行水祛风，发表止汗。

（待续）

（续表）

附子	性热，回阳	偏温全身之阳及肾阳，走而不守，直入下焦，兼温中焦，回肾阳，四肢厥逆，心衰多用之。	合用治脾肾阳衰。
干姜		偏温脾胃之阳及心阳，能走能守，善入中焦，兼温下焦，回脾阳，中寒吐利，腹痛多用之。	

肉桂	温中散寒	偏入肾经血分，抑肝扶脾，兼交心肾。
干姜		偏入肾经气分，回阳通脉，兼通心阳。

黄连	入脾胃经	苦寒降泄	合用治寒热互结的胃脘痞满、嘈杂反酸、泄泻痢疾等症。
干姜		辛开温通	

临床应用

【不良反应】干姜醇提取物急性毒性LD50为108.9g/kg，毒性小。大鼠长春试验结果表明，高剂量组出现便稀，停药后消失；肝脏重量增加，但未见病理学异常，停药后肝脏重量恢复正常。干姜醚提取物小鼠口服药的LD50为（16.3±2.0）mL/kg（《高学敏、钟赣生主编中药学》）。

配伍应用

（1）寒痹痛汤。鸡血藤30g，当归、牛膝、白芍各12g，制川乌、乳香、没药、干姜各10g，麻黄、甘草各6g，水煎服。若肌肉痉挛者加全蝎6g；下肢沉重者加薏米、白术。

（2）虚寒性腹痛。附子5g，干姜5g，桂枝10g，炙甘草10g，白芍12g，乳香6g，没药6g，姜、枣引，水煎服。

（3）①温热泄泻。用茶叶2两研末，干姜1两研末，二味研和，每次服1钱，每天2～3次，以开水送下。②慢性萎缩性胃炎患者，以椒红（微炒）、干姜、橘皮、甘草等分，研末，或做成丸，饭后服用，每天2次，每次1～2钱（周洪范著《中国秘方全书》）。

（4）①治寒性咳喘。干姜二钱，五味子一钱半，细辛一钱，水煎服。②治痰喘。胡桃仁3个，干姜3片，卧时嚼服（《中国偏方秘方验方汇海》）。

（5）治各种癫痫证。止痉除痫散（彭静山）：生牡蛎60g，紫石英45g，生龙骨60g，寒水石45g，白石脂45g，赤石脂45g，生石膏45g，滑石粉45g，生赭石60g，桂枝15g，降香60g，钩藤60g，干姜15g，大黄15g，甘草15g。共为细末，成人每次服5g，一日2～3次。小儿3岁以内服0.5～1g，5岁～10岁，可酌加至2g，须连服1～3个月，不可剪短（《首批国家级名老中医效验秘方精选》）。

吴茱萸（吴萸）

性味归经：辛，苦，热；有小毒。入肝，脾，胃，肾经。

功效：散寒止痛，降逆止呕，助阳止泻。

吴茱萸（药材）表面绿色（黄和蓝合成）或绿褐色（黄和黑合成）。基部香味浓烈。基部有花萼及果柄，棕绿色。横切面，子房室有淡黄色种子1～2枚（《中药大辞典》）。

吴茱萸，气味俱厚，能升能降，生于春季，其结实于秋，味辛得金气而属肺，肺气降下，味苦下行，故其色绿（蓝中含青）能入肝经。色黑苦降入肾经，色黄，气芳香入脾。脾与胃经脉相连，色黄属土，入脾亦能入胃经。

吴茱萸，辛苦而热，辛能行散，热则胜寒。味辛入肝，散郁补肝（肝欲散，急食辛以散之，用辛补之）。以助气血之疏泄，气芳香入脾，醒脾燥湿，助水湿之运化，辛入气分而散气滞，苦热入血分而泻寒结，善治血中之气寒。寒除湿消，气行血活，气血畅通，通则不痛。为治肝寒气滞诸痛的要药，常用治阴气积于内的寒疝腹痛（寒气搏结而不散，脏腑虚弱，风冷之邪气与正气相搏，则致腹痛里急）。及厥阴寒气上逆巅顶头痛（厥阴肝经，之脉上行巅顶）等症状。

吴茱萸，味苦重于辛，降多于升，其补肝益脾，助肝，脾之气升，而胃、胆之气自降，故能疏肝解郁，暖胃消食，降逆止呕，可用治疗风寒内侵、胃失和降的呕吐，或肝郁气滞、肝胃不和的胁肋疼痛、呕吐吞酸等症状。吴茱萸辛苦入肾，补肾润燥（肾欲坚，急食苦以坚之，用苦补之。肾苦燥，急食辛以润之）。肾强健其清气自升，膀胱浊阴气自降，小便自利。气香味苦，能燥湿健脾（脾苦湿，急食苦以燥之），助水湿之运化。"湿盛则濡泄。""泄泻之本，无不由于脾胃。"肾主水，肾阳为一身阳气之本，"五脏之阳非此不能发"。吴茱萸性热而助肾脾之阳气，益水湿的运化与排泄，故能助阳止泻（水湿去则泄泻止）。脾虚受湿或脾肾阳虚、五更泄泻等症多用之。

《本草述校注》曰："吴茱萸，本于春木之气酝酿与长夏灶，至秋然后结实，深秋乃告成而气烈。举春温夏热之气，尽归秋燥之辛以宣之，其味则由苦而辛，辛后复有苦，木昌与火，火归于金，即就金而致其火之用，以畅厥阴风木之气，故下泄浊阴为所必须。夫苦归于辛，而火气上宣，辛复纳于苦，而火气又下达，故辛热之味，故辛热之味多上行，而此能不泄，火金之气最盛，故下行最速。……肺寒生满病，故温中则气下。阴得阳以化，阳即和阴以行。此味能导阴达阳。"《本草经疏》云："吴茱萸秉火气以生……凡脾胃之气，喜温恶寒，寒则中气不能运化，或为冷实不消，或为腹内绞痛，或寒痰停积，以致气逆发咳，五脏不利，辛温暖脾胃而散寒邪，则中自温，气自下，而诸证悉除。"《本草便读》言："吴茱萸，辛苦而温，芳香而燥，本为肝之主药，而兼入脾胃者，以脾喜香燥，胃喜降下也，其性下气最速，极能宣散郁结，故治肝气郁结，寒浊下踞，以致腹痛疝瘕等疾。"《本草经读》称"吴茱萸气温，秉春气而入肝；味辛有小毒，得金味而入肺。气温能驱寒，而大辛之味，又能俾肺，令之独行而无所旁掣，故中寒可温，气逆可下，胸腹诸痛可止，皆肺令下行，坐镇而无余事。……肺喜温而恶寒，一得茱萸之大温大辛，则水道通调而湿去。肝藏血，血寒则滞而成痹，一得吴茱萸之大温大辛，则血活而痹除。风邪伤人，则腠理闭而为寒热咳逆诸症，吴茱萸大辛大温，开而逐之，则咳逆寒热诸症俱平矣。"《本草乘雅半偈》谈："（吴茱萸）故主寒中，其进甚锐，除逐痹闭，其退甚速。开发上焦，宣五谷味，熏肤充身泽毛，若雾露之溉，阳生气分之良剂也。故气下者自上，咳逆者自平，痹闭成虫者自杀。设中热人所当避忌，形寒饮冷者，为效颇捷。"

《本草汇言》载："吴茱萸，开郁化滞，逐冷降气之药也。方龙潭曰：凡患小腹、少腹阴寒之病，或呕逆恶心而吞酸吐酸，或关格痰聚而隔食隔气，或脾胃停寒而泄泻自利，或肝脾郁结而胀满逆食，或疝瘕弦气而攻引小腹，或脚气冲心而呕哕酸苦，是皆肝脾肾经之证也，吴茱萸皆可治之。"《本草便读》道："吴茱萸，或病邪下行极而上，乃为呕吐吞酸胸满诸病，均可治之。即其辛苦香燥之性，概可见其功。然则治肝治胃以及中下寒湿滞浊，无不相宜也。"《本草经读》说："犹有疑者，仲景用药悉遵《本经》。而'少阴病吐利，手足逆冷，烦躁欲死者，吴茱萸汤主之'二十字，与《本经》不符。而不知少阴之脏，皆本阳明水谷以资生，而复交于中土。若阴阳之气不归中土，则上吐而下利；水火之气不归中土，则下躁而上烦；中土之气内绝，则四肢逆冷而过肘膝，法在不治。仲景取吴茱萸大辛大温之威烈，佐人参之冲和，以安中气，姜、枣之和胃，以行四末；专求阳明，是得绝处逢生之妙。"

《本经逢原》讲："吴茱萸气味俱厚，阳中之阴。其性好上者，以其辛也；又善降逆气者，以味厚也。辛散燥热，而燥入肝行脾。……至于定吐止泻，理关格中满……腹胀下痢……并宜苦热以泄之。"《药性通考》指出："吴茱萸入四神丸中以治肾泄，非用之以去寒耳？然而非尽祛寒也，亦夫肾恶燥而泻久又苦湿，虽茱萸正喜以燥投肾之欢，入肾脏之中逐其水，处走于膀胱，不走于大肠也。"

吴茱萸，煎剂有镇吐作用。吴萸苦素有健胃作用；吴萸碱、吴萸次碱具有镇痛作用。其煎剂能扩张外周血管、减低血压、抑制血小板聚集、抑制血小板血栓及纤维蛋白血栓形成；去氢吴萸碱、吴萸次碱对子宫有收缩作用。本品能部分减少血中磷酸肌酸酶及乳酸脱氢酶的释放，明显增加血中一氧化氮的浓度，缩小心肌梗死面积，具有一定的改善心肌缺血作用（王再谟等主编《中药学》）。吴茱萸煎剂对霍乱弧菌、绿脓杆菌、金黄色葡萄球菌及常见致病真菌有抑制作用，有兴奋肾上腺素受体作用，如强心、扩血管、松弛平滑肌、增强脂质代谢、升高血糖等。尚有利尿、催眠、镇痛、抗惊厥等作用（《毒性中药的配伍与应用》）。有收缩支气管、抗炎、抗氧化、减肥、对肛门括约肌松弛等作用（高学敏、钟赣生主编《中药学》）。

治厥阴头冷痛、干呕吐涎沫，与人参、生姜、大枣同用，如吴茱萸汤（《伤寒论》）。

治肝郁化火、肝胃不合的胁痛口苦、呕吐吞酸，与黄连同用（如左金丸《丹溪心法》）。治脾胃阳虚、黎明泄泻，与肉豆蔻、补骨脂、五味子同用，如四神丸（《校注妇人良方》）。

用法用量：煎服1.5~4.5g，外用适量。

使用注意：阴虚、血热有火者及孕妇忌用。不宜多用、久服，防其耗气伤血。

药物对比

| 黄连 | 止呕 | 清热泻火，降逆止呕，胃中湿热呕吐多用。 | 合用增强泻火疏肝喝胃降逆的 |
| 吴茱萸 | | 开郁散结，下气降逆，胃中虚寒呕吐多用。 | 作用。 |

| 生姜 | 温胃止呕 | 治脾胃寒饮上逆的呕水。 |
| 吴茱萸 | | 治肝寒犯胃的吐酸、呕逆。 |

| 藁本 | 祛寒止痛 | 偏于温散风寒，升上达下。 |
| 吴茱萸 | | 偏于温中止痛，功专降逆。 |

临床应用

【中毒症状】临床应用本品，吴茱萸冲剂内服，部分患者有口干、腹胀等不良反应，休息后大多能在治疗中逐渐消失。入煎剂，服后常有上腹胀、胸闷、头痛、头昏等反应，休息片刻即可减轻。大剂量吴茱萸（30g）内服还可引起视力障碍、错觉、毛发脱落、孕妇易流产等（《毒性中药的配伍与应用》）。临床报道吴茱萸中毒者甚少，仅有内服30g引起中毒的个案报道，为防止中毒，主要应控制用量，以常规量1.5~6g为宜，最大量不超过15g（高学敏、钟赣生等主编《中药学》）。

【中毒救治】①洗胃，导泻，服用活性炭末。②剧烈腹痛时，用硫酸阿托品1mg皮下注射。③酌情补液，并给予维生素B、C。④中药治疗：a.石斛、谷精草、枸杞子各15g，黄芩、生地、甘草各9g，菊花12g，水煎服。b.杞菊地黄丸口服，每次1丸，每日2次。以上中药在出现视力障碍、毛发脱落时内服（《毒性中药的配伍与应用》）。

配伍应用

（1）治小儿久患口疮或口流涎沫。吴茱萸15g，小茴香6g，共为细末，用鸡蛋清调匀，敷足心（涌泉穴），男左女右，晚敷早揭。

（2）治小儿咽喉口舌生疮。吴茱萸5g为细末，醋调敷足心（涌泉穴）。

（3）①治疗破伤风。吴茱萸15g，木瓜20g，防风、藁本各10g，全蝎6g，僵蚕、天麻、桂枝各8g，蝉蜕12g，白蒺藜1g，水煎服，朱砂1g（冲），猪胆1个（炖），日1剂。②治血管神经性头痛。吴茱萸、生姜、柴胡、姜半夏、藁本各9g，党参、黄芩各6g，甘草4.5g，大枣5枚，日1剂，水煎服（《毒性中药的配伍与应用》）。

（4）治小儿腹泻。干姜2份，五倍子2份，吴茱萸2份，公丁香1份。共为细末混合，取9~15g，用75%的酒精或65度白酒调成糊状，敷于患儿脐部，药上覆盖塑料布1块，用胶布固定，每日更换1次，连用1~3次（《中医祖传秘籍》）。

花椒（蜀椒、川椒、秦椒、椒红）

性味归经：辛，温。入脾、胃、肾经。

功效：温中止痛，杀虫止痒。

花椒，干燥果皮表面红紫色至红棕色，内果皮淡黄色，种子黑色。色黄气香入脾、胃经。"凡药气味有体有用，相反而实相成。"故得土之味者，皆得水之气，故能入肾经（诸子皆降下，色黑亦入肾）。

花椒辛辣而热能入脾胃以温中。《素问·举痛论》讲："寒气客于脉外则脉寒，脉寒则缩蜷则脉绌急，绌急则外引小络，故卒然而痛。"花椒辛散温通，善破阴寒凝滞之气，又能散寒温中止痛。本品辛温入肾经。味辛，内膜灰白色（青花椒）能入肺经降下，引火归经，润肾燥（肾苦燥，急食辛以润之），温肾阳。暖脾温肾，逐寒祛湿（温香燥湿），常用治脾胃虚寒、脘腹冷痛、呕吐泄泻及脾肾阳虚的久痢等证。

皮肤瘙痒、湿疹，多由于肺、脾二经感受风寒湿邪或饮食不节、内蕴湿热所致。花椒辛温燥烈，散寒热燥，气香外窜，开发腠理，外逐风寒湿邪，内能温中焦，助脾运化水湿，益胃消化食积，去中焦食积湿聚的湿热之邪，故能止痒。虫生于湿热，花椒辛辣温燥，燥湿行滞，辛香散热邪（热伏与湿）。湿去热消，虫自灭，且有小毒，亦能杀虫。常外用治湿疹、瘙痒、阴痒。内服治蛔虫引起的腹痛、小儿蛲虫病所致的肛门瘙痒等症。

《本草乘雅半偈》曰："椒分秦、蜀者，不惟方域异。大小牝牡有别也。……其色馨气味，精胜实肤，与温中通痹，主司形气则一也。……（蜀椒）色香气味，精胜在肤，独无花而实，所含蓄力，幽且深矣。故主温中，自下而上，从内而外，宣达横遍者也。对待寒中，致令形气受病也。"《本草汇言》云："（秦椒）椒红，温中暖肾，散痹明目，利气逐寒之药。韦芷生曰：椒性辛烈香散，故前古通治一切寒闭、一切热郁、一切气滞、一切血凝、一切痰风诸症，用此无不流通。如《别录》之治产后老血腹痛，及疝瘕蛔结；孟洗之治上气咳嗽，及齿浮肿痛，甄氏之治经年疟痢，腹中冷胀冷痛及湿寒痞满等疾，总不外辛香热散之用也。倘属内热血虚，阴火咳嗽者，咸宜忌之。……吴猛《服椒决》云：椒禀五行之气而生，叶青，皮红，花黄，膜白，子黑，其气馨香，其性下行，能使热火下达，不致上冲。凡病肾气上逆，须以蜀椒引入，归经自安。芳草之中，皆不及椒。"《本草述校注》言："川椒、蜀椒结实于孟夏，正大火司令之时，故其气热，然采实必以八月，且其味绝无苦，但辛而麻，是火之用反在金也，火炎上而归于金之下降，故由肺而直达命门。"《本草害利》称："辛热入脾、肺、右肾、命门、温脾胃而击三焦之冷滞，补元而荡六腑之沉寒，燥湿发汗，消食除胀，治肾气上逆，能导火归元，止呕吐泻痢，消痰饮水肿，通血脉而消痿痹，行肢节而分健机关，破症瘕，安蛔虫，虫闻椒即伏。"《本经逢原》说："椒乃手足太阴、少阴、厥阴气分之药，禀五行之气而生，叶青皮红花黄膜白子黑。其气馨香，能使火气下达命门，故《本经》谓之下气，其主邪气咳逆等症，皆是脾肺二经受病。肺虚则不能固密腠理，外邪客之，为咳逆；脾虚则不能温暖肌肉，而为痛痹等证。"

《本草经疏》说："蜀椒，其主邪气咳逆、皮肤死肌，寒湿痹痛，心腹留饮宿食，肠澼下痢、黄疸、水肿者，皆脾肺二经受病。……二经俱受风寒湿邪，则为痛痹。……辛温能发汗，开腠理，则外邪从皮肤而出。辛温能暖肠胃，散结滞，则六腑之寒冷除。肠胃得温，则中焦治，而留饮宿食、肠澼下痢、水肿黄疸诸症悉愈矣。……泄精瘕结，由下焦虚寒所致，此药能入右肾命门，补相火无阳，则精自固而结瘕消矣。疗鬼疰蛊毒，杀虫鱼毒者，以其得阳气之正，能破一切幽暗阴毒之物也，外邪散则关节调，内病除则血脉同。"《纲目》载："戴原礼云：凡人呕吐，服药不纳者，必有虫回在膈间，蛔闻药则功，动则药出而蛔不出，但于呕吐药中，加炒川椒又十粒良，盖蛔见椒则头伏也。"《本草分经》讲："花椒能下行导火，归元，安蛔，最杀劳虫。"《本草征要》谓："（花椒）坚齿明目，破血通经，除症安蛔，杀鬼疰、虫、鱼毒。"《中药大辞典》指出："（花椒）温中散寒，除湿止痛，杀虫，解鱼腥毒。治食积停饮、蛔虫病、蛲虫病、阴痒、疮疥。"

花椒，本品具有抗动物实验性胃溃疡形成的作用，对动物离体小肠有双面调节作用，小剂量则兴奋，大剂量时抑制。有抗腹泻、保肝、镇痛、抗炎、局部麻醉作用。花椒油能降低血清胆固及甘油三酯，抑制血栓形成及凝血。对11种皮肤癣菌和4种深部真菌有杀灭作用，其中羊毛小孢子菌和红色毛癣菌最敏感，还能杀灭螨虫，有杀灭猪蛔虫的作用（王再谟等主编《现代中药临床应用》）。有抗肿瘤、抗阴道毛滴虫、防霉防蛀等作用。花椒挥发油对16株浅表性皮肤癣菌也有一定的抑菌活性（高学敏、钟赣生主编《中药学》）。花椒可抑制子宫收缩。花椒烯醇液有局部麻醉作用（《一味中药治顽疾》）。

治脾胃虚寒、脘腹冷痛、呕吐纳差，与人参、干姜、饴溏同用，如大建中汤（《金匮要略》）。治虫积腹痛、手足厥逆、吐蛔虫等症，与乌梅、细辛、黄柏、干姜等同用，如乌梅丸（《伤寒论》）。治疗湿疹、湿疮、疥癣等症，与苦参同用，如花椒的配苦参经验方（《毒性中药的配伍与应用》）。

用法用量：煎服3～6g外用适量，煎汤熏洗。

使用注意：阴虚火旺者忌用，孕妇慎用。"久服令人乏气失明"（《千金方》）。

药物对比

吴茱萸	辛热香燥	入胃降逆力强。治气上逆，偏治浊阴不降，肝经厥气上逆（引热下行）。
花椒		杀虫祛浊力优。治气上逆，偏治肾火衰微，肾经冷气上逆（引火归经）。

临床应用

【不良反应】花椒过量可致中毒，症状表现为头昏、恶心、呕吐、口干甚至抽搐、谵妄、昏迷、呼吸困难，最后死于呼吸衰竭。

【解救方法】①早期催吐、洗胃：口服鸡蛋清。②对症施治，吸氧，酌情静脉输液（《毒性中药的配伍与应用》）。花椒挥发油对小鼠灌胃、腹腔注射、肌内注射、皮下注射，平均可信限为5.80～4.85g/kg。试验过程中可见小鼠少动、嗜睡、肌肉麻痹等中毒症状，皮下注射有8只皮肤出现溃烂（可能与药物渗漏有关），说明花椒挥发油具有一定毒性（高学敏、钟赣生主编《中药学》）。

配伍应用

（1）治顽癣。川椒25g（去籽），紫皮大蒜100g，碾成末揉患处（王再谟等主编《现代中药临床应用》）。

（2）治一切无名肿毒、诸风流注、阴阳并治而功专阴证。肿毒外敷散：川椒、雄黄、硫黄、大黄、白及、白蔹、白芥子、芸苔子、草乌、肉桂各6g，共为细末，醋调敷；另法醋引水煎三滚后白面一匙醋一匙搅匀敷患处。

（3）①牙痛。花椒方（花椒9g，荜茇、樟脑各6g），水煎取浓缩液，外涂患处（或浸棉球，置于上下齿间，咬紧）。②胆道蛔虫病。花椒20粒，食醋100g，糖少许，煎煮后去花椒，一次服（《一味中药治顽疾》）。

（4）治体癣。川椒（焙干）、硫黄各32g，共研细末，过120目筛，以生姜片醮药粉擦患处，每次3～5分钟，早晚各1次（《毒性中药的配伍与应用》）。

小茴香（怀香、茴香）

性味归经：辛、温。入肝、肾、脾、胃经。

功效：散寒止痛，理气和胃。

小茴香，干燥的果实，基部带小果柄，顶端残留黄褐（黑与黄合色）色的花柱基部，外表黄绿色。小茴香气味厚重，为植物的果实，性善下行。色绿（含青色）能入肝经，色黑入肾经，色黄气味香入脾，胃经（脾与胃经脉相连，入脾亦入胃经）。

小茴香辛温散寒；辛散温行，气香外窜，行气血，散郁结；入肝补肝散郁（肝欲散，急食辛以散之，用辛补之）；入肾润肾燥（肾苦燥，急食辛以润之），助肾阳（气厚纯阳），入中焦，温胃暖脾，益气血之生化，脏腑健运。气行血活，寒除湿去（温香燥湿）。通则不痛，故能止痛。小茴香入肝疏泄，以利胆汁的分泌与排泄（胆汁乃肝之余气所化）。辛温入肾，润肾燥，致津液，以助中焦之阳气（肾阳为一身阳气之本，五脏之阳气，非此不能发），以利胃纳脾运、消食除湿的功能，芳香醒脾，化湿浊而止泻，温降胃逆消食而止呕。能理气消胀、和胃止呕。常用治肝郁气滞寒疝睾丸偏坠、妇人小腹冷痛及脾胃虚寒、脘腹胀痛、呕吐食少等症。

《本草经疏》曰："怀香得土金之冲气，而兼禀乎天之阳，故其味辛平，亦应兼甘无毒，辛香发散，甘平和胃，又入足太阳、阴明、太阳、少阴经，故主霍乱。香气先入脾，脾主肌肉，故主诸瘘。脾主四肢，故主脚气。通肾气，膀胱为肾之腑，故主膀胱，肾间冷气，及治疝气。胃和则热解，热解则口臭自除。"《医林纂要》云："（小茴香）气味厚重，形质轻浮，故大补命门，而升达于膻中之上，命门火固，则脾胃能化水谷而气血生，诸寒皆散矣。肝胆亦行命门之火，肝木气行，则水湿不留，虚风不作，故功亚于附子，但力稍缓耳。"《本草述》称："茴香主治在疝证……疝之初起，皆由于寒水之郁，而气化不宣，乃有湿；由湿郁不化，乃有热。是初起之疝，固则宜用之矣。至湿郁不化而为热，虽曰宜酌，然热之成因于湿也，湿之病者由于阳虚也，就外淫而论，固未有不因于寒以热郁者，即不因外受，亦必由肾中阳虚，乃致阴不得化而邪盛，令阴中之阳转郁，逐病于肝以为疝也……俱用楝实、茴香，盖别有利湿之味以助其奏功，断不能舍此温散的剂能致火于水者，俾正入膀胱寒水之经以责效也……不如治疝之专而且多，以期为功于寒水之经最切耳。"《本草述校注》言："茴香，本缩根，而于深冬生苗，用之以治寒水膀胱，以膀胱为肾之腑，膀胱借肾气以施化，膀胱寒水之为病，皆肾气虚之所致，肾中阳气，即命门之元阳，寒水收引，必借火土以达气，故入肾者先入阳明胃，其味始辛而嗣有大甘，甘入中土，甘后又有微苦，是所谓胃气通于肾也。然胃脘之阳固根于肾中之元阳，而此味本阴中之阳，达于辛甘，以归中土，中土先受其元阳孕育者，得致其回寒布暖之气，而宣于火腑手太阳，遂由甘而苦，以至下并归于水腑足太阳，乃仅其始以竟其用。"《本草汇言》谈："怀香，温中快气之药也。方龙潭曰，此药辛香发散，甘平和胃，故《唐本草》善者一切诸气，如心腹冷气，暴痛心气，驱逆胃气，腰肾虚气，寒湿脚气，小腹弦气，膀胱水气，阴癞疝气，阴汗湿气，阴子冷气，阴肿水气。阴胀滞气，其温中散寒，立行诸气，乃小腹少腹至阴之分之要品也。"《本草经疏》指出："怀香子……肾劳者，明肾因劳而阳不伸，因阳不伸而浊气遏之，逐使清气不能凋于下也，疝病非，有寒疝，有癞疝，有寒疝者寒胜，癞疝者气胜，寒疝病于少腹，癞疝者病于睾丸，兹曰肾劳癞疝，亦可知其疝之非因寒而为腹中疗痛者矣，开胃下气都缘，其气之平而芳，味辛，辛后有甘也，于此更可见诸痿之升不能升、降不能降，与霍乱之过于升过于降为一体，其用怀香可愈，均以其能开胃下气，而诸气自条达升降合度耳。"

小茴香：茴香油能促进肠蠕动，调节胃肠功能，抗应激性溃疡、利胆、松弛气管平滑肌，而祛痰平喘。增强肝组织的再生度；提取的植物聚多糖有抗肿瘤作用。本品煎剂有镇痛、抗凝血、抗纤溶性的作用。本品丙酮浸出物有性激素样作用（王再漠等主编《现代中药临床应用》）。显著促进免疫抑制小鼠的血清溶血素生成；小茴香挥发油对金黄色葡萄球菌抑制作用最强，其次是枯草杆菌，大肠埃希菌最差，样品用乙醚稀释后能加强其抑菌作用，其挥发油有抗炎作用（高学敏、钟赣生主编《中药学》）。

治寒疝腹痛，与乌药、木香、青皮、高良姜同用，如天台乌药散（《医学发明》），治寒凝气滞、胃气不和的胃痛、腹痛，与良姜、乌药根、炒香附同用［《江西草药》，摘自《中药大辞典》茴香（选方）］。

用法用量：煎服3～6g，外用适量。

使用注意：阳虚火旺及得热则呕者忌用。

药物对比

肉桂	辛温散寒	主入血分，走肝经。偏治寒邪内侵的寒疝。
吴荣英		气血均入，走肠胃。偏于温肝而治寒疝。
小茴香		主入气分，走经络。偏于温肾而治寒疝。

小茴香	治下焦病	用于久病的陈寒冷积。
芦巴子		用于新病的受寒腹痛。

临床应用

【不良反应】对小茴香果实乙醇提物的小鼠急性毒性（24时）和慢行毒性（90天）研究发现，给药动物外观、血液、精液、体重、主要脏器重量等指标各组均未发生明显改变。但有接触茴香气味后发生过敏反应的报道，表现为突然感到胸闷、气短、呼吸困难、面色苍白、大汗淋漓、心跳加快、逐渐意识蒙胧以致完全丧失、血压下降等（高学敏、钟赣生主编《中药学》）。

配伍应用

（1）治寒湿痢疾方。香附15g，小茴香12g，乌药12g，白术15g，茯苓12g，木香、炮姜、肉桂、白豆蔻、槟榔各10g。水煎服。虚寒痢加党参、甘草；久痢加之可子，肉豆蔻。

（2）治小肠疝气偏坠方。小茴香10g为细末，大葱1斤蒸熟捣汁，共合一处，黄酒冲服出汗。

（3）①治胃痛。小茴香100g，生姜200g同捣，再炒黄研末，每服5g，小米汤送服，每天3次。②治小肠疝气、睾丸疼痛等症。小茴香9g，车前子30g，食盐6g。日服2次，温黄酒送下（《中国偏方秘方验方汇海》）。

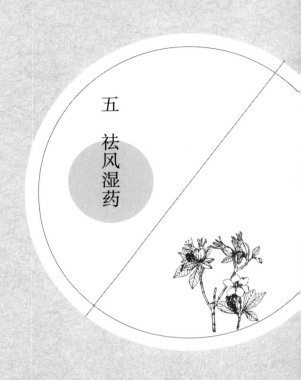

五

祛风湿药

1.祛风寒湿药

独 活

性味归经：辛、苦、微温。入肾、膀胱经。

功效：祛风湿，止痛，解表。

独活有多种植物为药用，大多数表面灰（黑与白合成）黄色，或棕褐（黑与黄合成）色。断面木质部，多为黄色、黄白色、淡黄色。

独活色黄，气香属土，"凡药气味有体有用，相反而实相成"，得土之味者，皆得水之气，独活味厚苦降，善于达下，故能入肾经（色黑亦入肾经）。肾与膀胱经脉相连，表里关系，又能入膀胱经。

独活：辛祛风，走气分，苦燥湿，入血分，能祛风湿。辛散苦泄温行，行气血，除寒（温胜寒）湿，行气血，通经络，止疼痛，苦重于辛，降多于升，味辛发散，芳香外窜。辛温入肾经润燥散寒，能搜除肾经的伏风，宣散少阴之寒湿，去筋（独活气微温，禀春木之气，能入肝经，肝主筋）骨（肾主骨）间的风寒湿邪，对下半身的风寒湿痹尤为适宜。其辛温气香入膀胱经，膀胱经主身之表。其经分支到达腰部（肾俞穴），进入脊柱两旁的肌肉（膂）。深入体腔。辛散达表，芳香外窜，能引邪从肌肉（色黄气香能入脾，脾主肌肉）外达体表，散风寒湿而解表。常用治风寒湿邪侵入下焦所致的腰膝、腿足关节疼痛及感受风邪引发的肌肉、腰背、伏风头痛、一身尽痛等症。

《中草经疏》曰："独活之苦甘辛温，能辟风寒，邪散则肌表安和，气血流通，故其痛自止也。奔豚者。肾之积，肾经为风寒乘虚客之，则责奔豚，此药本入足少阴，故治奔豚。痫与痉皆风邪之所成，风去则痫痉自愈矣。女子疝瘕者，寒湿乘虚中肾家所致也，苦能燥湿，温能辟寒，辛能发散寒湿去而肾脏安，故主女子疝瘕，及疗诸贼风、百节痛风无久新也。"《本草汇言》云："凡病风之证，如头项不能屈伸，腰膝不能俯仰，或痹痛难行，麻木不用，皆风寒之所致，暑与温之所伤也，必用独活之苦辛而温，活动气血，祛散寒邪。"《药品华义》载："（独活）因其枝茎遇风不摇，能治风，风则胜湿，专疏湿气""独活，能宣通气血，自顶至膝，以散肾经伏风，凡颈项难舒，臂腿疼痛，两足痿痹，不能移动，非此莫能效也……能治风，风则胜湿，专疏湿气，若腰背酸重，四肢挛痿，肌黄作块，称为良剂"。《本草正义》言："独活气味雄烈，芳香四溢，故能宣通百脉，调和经络，通筋骨而利机关，凡风寒湿邪之痹于肌肉，着于关节者，非利用此气雄味烈之味，不能直达于经脉骨节之间，故为风痹痿软诸大证必不可少之药。"《本草求真》谈："独活辛苦微温，比之羌活，其性稍缓，凡困风雨足少阴肾经，伏而不出，发为头痛，则能善搜而治矣。以故两足湿痹，不能动履，非此莫痊；风毒齿痛，头眩目晕，非此莫及。……而独活则疗水湿伏风也。""独之气浊，行血而温养，营卫之气。""独行下焦而下理，则伏风头痛，两足湿痹可治。"

《本草便读》说："独活，芳香气散，辛苦性温。搜少阴之伏风。表邪可解；宣肾经之寒湿，痹病能除。可愈奔豚。并疗诸疝，因其有风不动，无风反摇，故能散以搜风，风以胜湿。"《现代实用中药》讲："发汗，利尿，消浮肿。"《汤液本草》谓："独话细而低，治少阴伏风，而不治太阳。故两足湿痹，不能动止，非此不能治。"独活的药理作用：抗炎，镇痛，镇静，催眠；抗血小板聚集，抗血栓形成，抗凝血，部分溶解纤维蛋白，抗心律失常，抗鼻咽癌，降血压，抑制细菌（王再谟等主编《现代中药临床应用》）。有减压作用，但不持久；所含香柑内酯、花椒毒素等有光敏及抗肿瘤作用（高学敏主编《中药学》）。有脑保护作用（高学敏、钟赣生主编《中药学》）。

治腰膝冷痛酸软、关节屈伸不利、畏寒喜热等，与桑寄生、杜仲、牛膝、人参等同用，如独活寄生汤（《千金方》）。治感受风寒湿而致头痛沉重、一身尽痛，与羌活、藁本、川芎等同用，如羌活胜湿汤（《内外伤辨惑论》）。治邪入少阴的伏风头痛，与细辛、川芎、羌活、防风等同用，如独活细辛汤（《症因脉治》）［摘引自高学敏主编《中药学》独活（应用）中］。

用法用量：煎服3～10g，外用适量，煎汤熏洗。

使用注意：阴虚火旺之头痛及血虚痹症均不宜用。"一切虚风类中，咸非独活所宜"（《本经逢原》）。

药物对比

防风	味辛性温	辛重于甘，性善上升，能自上达于周身，性缓，有补益作用。	祛风湿	祛风湿以胜温。
独活		苦重于辛，性善下达，能自下达于周身，气峻，有攻伐作用。		散湿以化风。

羌活	祛风湿	气味雄烈，走外，舒而不敛，上行力大，直达巅顶，横行肢臂。升而能沉，入足太阳气分，以理游风。	发散风寒	力强，多用于表证。
独活		气味较淡，行里，敛而能舒，下行力大，疏导腰膝，下行腿足。沉而善降，入足少阴阴分，以治伏风。		力弱，多用于痹症。

（待续）

（续表）

细辛	祛风湿	偏入肝肾血分，善治风寒、风湿，兼通九窍。
独活		偏入肾经气分，善治伏风、寒湿，兼治齿痛。

藁本	散风除湿	偏于升散达巅。
独活		偏于温散伏风。

临床应用

【不良反应】有报道用独活治疗气管炎时曾发现用煎剂有头昏、头痛、舌发麻、恶心呕吐、胃部不适等不良反应，一般不必停药（高学敏主编《中药学》）。大鼠肌内注射花椒毒素160mg/kg，欧芹属素乙为335mg/kg，佛手柑内酯为945mg/kg。异补骨脂素，欧芹属素乙每日给幼大鼠每75mg、体重2.5mg，60天未见对鼠生长有明显影响，但可引起肝损害等。其中，欧芹属素乙毒性较小，致死量为800mg/kg，600mg/kg则不致死。可见肝脂肪性变及坏死（高学敏、钟赣生主编《中药学》）。

配伍应用

（1）治风寒湿痹、下肢偏重者。鸡血藤30g，当归12g，独活、牛膝、威灵仙、干姜各10g，薏米30g，制川乌、制草乌、乳香、没药各6g，甘草12g，水煎服。

（2）治风寒湿痹、脚气肿满、挛急痹痛。附子、独活相须为用；治风寒外邪伏于少阴经之头痛，痛连齿颊，遇风痛甚，细辛配伍独活（《毒性中药的配伍与作用》）。

木 瓜

性味归经：酸、温。入肝、脾经。

功效：舒筋活络，和胃化湿。

"木瓜发叶开花于春" "其皮始青而终黄"（《本经续疏》）。木瓜禀春木生发之气，色青味酸入肝经。"凡气味有体有用，相反而实相成。"得木之味者，皆得土之气。故入脾经（色黄气香亦入脾经）（《雷公炮炙论》，月木瓜"香，甘酸"）。

舒筋活络，和胃化湿 木瓜入肝经，肝主筋，主藏血，味酸生津，质多津液，温行血脉，肝经得津液濡润，血脉通畅而筋自舒。温能驱寒除湿，辛温和肝经气血之疏泄，酸敛肝津外泄而益气血的丢失。气香走窜，通达内外，寒祛湿消，气血条达（香入气分，温走血分）而活络。《素问·太阴阳明论》明示："四肢皆禀气于胃而不得至经，必因脾乃得禀也，今脾病不能为胃行其津液，四肢不得禀水谷气，气日以衰，脉道不利，筋骨肌肉皆无气以生，故不用焉。"木瓜入脾经，脾五体为肉，主四肢，主统血。脾胃为气血生化之源，脾健胃强，气血自生而筋舒络活。脾喜燥恶湿。湿邪侵入肌肉而为湿痹，伤于足胫则为脚气（寒湿伤于足络或胃受湿热上输于脾经，下流至足而致湿脚气或干脚气）。筋脉失养则转筋。木瓜走筋而舒挛急，为治湿痹拘挛、足膝肿痛、转筋、脚气的要药，配伍应用又可治属湿热的脚气筋肿足痛等症。

木瓜入脾经，亦入胃经（脾与胃经络相连），性温暖中，气香醒脾，化湿行滞，脾健而清气升（脾主升清）。则治脾失健运的泄泻（清气在下飧泄）。脾升则胃自降，又疗湿阻、中焦胃气上逆、胃失和降的呕吐。常用治吐痢转筋、霍乱等病。

《本草思辨录》曰："木瓜胃酸气温而质津润，皮始青而终黄，肉先白而后赤，为肺胃肝脾血分之药。津润之物，似湿症非宜。然风以胜之，土以制之，温其气以行之，湿之挟寒者，讵不能疗？肝主风木，木得湿则盛。既却湿而平木，故风亦自息，其味酸，能收而不能散，能下抑不能上升，故所主为筋转筋弛之证，在下焦者多，在上中焦者少。"《本草备要》云："时珍曰：肝虽主筋，而转筋则因风寒湿热，袭伤脾胃所致……木瓜治转筋，取其理筋，以伐肝也，土病则金衰而木盛，故用酸温以收脾肺之耗散，而借其走筋以平肝邪，乃土中泻木以助金也。"《本草便读》言："木瓜，味酸涩，性温气香，入肝脾二经，专治筋脉为病。急者可舒，以其香也；缓者即治，以其固也。凡霍乱转筋、痹病、脚气等症，皆属肝脾不和，筋脉为病。木瓜能疏肝和脾、舒利筋脉，故均可治也。"《本草述校注》谈："木瓜，其味酸合有甘，是兼乎稼穑之气化以和血，更津润而味不木，合乎淖溢之温气以养筋……但禀春气者却乘夏火以结实，其味先有甘，由受气于火中之主也，其独有津润而迥殊于他果，由取精于大气之流津也，是则从中土，而育肝之体，复从大火淳溢而致肝之阴，则肝气于何而不畅，血脏于何而不和？是所谓行湿而能达脾肺之气者此也，即从脾肺气达而能利肝肾之血者此也……霍乱转筋亦根于脾胃。然至于转筋始由脾胃以病肝，是则脾胃反受病于肝矣……此木瓜入肝而治转筋，还以效脾肺之用者，盖温散以利凌戾之暴气，酪津以润耗散之脱气，使筋有所养，而不使肝木增其躁急，以甚脾胃之疾也。"

《景岳全书·本草正》称："（木瓜）味酸，气温。用此者，用其酸敛，酸能走筋，敛能固脱。入脾肺肝肾四经，亦善和胃。得木味之正，故尤以入肝，益筋走血，疗腰膝无力，脚气引经所而不可缺。气滞能和，气脱能固。以能平胃，故除呕逆霍乱转筋，降痰去湿行水。以其酸收，故可敛肺禁痢、止烦满、止渴。"

《本草求真》说："暑湿伤人，挥霍撩乱，吐泻交作，未有不累脾胃而伤元气，损营卫而败筋骨。木瓜气味酸涩，既于湿热可疏，复于损耗可敛，故能于脾有补，于筋可舒，于肺可敛，岂真肺胃虚弱，可为常用之味哉？然使食之太过，则又损齿与骨及犯癃闭，以其收涩甚而伐肝极。"《本草新编》讲："木瓜，但可臣、佐、使，而不可以为君，乃入肝益筋之品，养血卫脚之味，最宜与参、术同施，归、熟（地）并用。"《本草纲目》谓："木瓜所主霍乱吐利转筋、脚气，皆脾胃病，非肝病也。"

木瓜：对关节炎有消肿作用，能缓和胃肠痉挛和四肢肌肉痉挛。混悬液有保肝作用，提取物能抗肿瘤（王再谟等主编《现代中药临床应用》）。抗炎镇痛作用，木瓜汁和木瓜煎剂对肠道菌和葡萄球菌有明显的抑制作用。敝皮木瓜提取物在一定剂量下不能增强荷瘤小鼠的体液免疫能力。木瓜水煎剂25g/kg连续8天灌胃给药，能明显抑制小鼠脾指数、异常升高的全血浆黏度、红细胞的聚集性和纤维蛋白原含量；治霍乱转筋，与茴香、吴茱萸、紫苏、生姜、甘草同用，如木瓜汤（《直指方》）。具有对抗免疫性关节炎模型大鼠凝血时间缩短作用（高学敏、钟赣生主编《中药学》）。木瓜具有催乳助消化作用（《一味中药治顽疾》）。治寒湿郁结的湿脚气、筋肿足重、活动不便、麻木冷痛等，与吴茱萸、槟榔、紫苏叶、生姜等同用，如鸡鸣散（《证治准绳》）。治筋急项强，不可转侧，与没药、乳香、生地同用，如木瓜煎（《本草方》）［摘自《中药大辞典》木瓜（选方）］。

用法用量：煎服，6～10g。

使用注意：胃郁积滞、内有郁热、表证未解、痢疾初起、水肿腹胀、小便短赤者忌用。

药物对比

吴茱萸	入脾胃经	偏于温降下行，散寒燥湿。		
木瓜		偏于和中祛湿，舒经活络。		

木瓜	治风寒湿痹	酸收力大，偏于化湿，舒经活络。	应用	醒脾和胃，吐泻、转筋多用。
徐长卿		辛散力大，偏于祛风，活血镇痛。		解毒消肿，疥癣、疹毒多用。

配伍应用

《食疗本草》："不可多食，损齿及骨。"

（1）治脚趾麻木、痉挛、屈伸不利。鸡血藤30g，当归12g，秦芦12g，木瓜、白芍、牛膝、石斛、独活各10g，川芎6g，红花6g，桃仁6g，水煎服。

（2）妇女下寒腰腿痛麻方。木瓜、牛膝、红花各15g，老母鸡1只，去了内脏，将药入内，以黄酒三四壶，多不可过3斤，放砂锅内煮熟，作数次服食之。

（3）治原发性坐骨神经痛，症属寒湿痹阻、气血凝滞者。通经行障汤（林沛湘）：桂枝10g，白芍30g，炙甘草8g，生姜7g，威灵仙10g，独活8g，徐长卿20g，牛膝10g，苏木15g，大枣15g，清水煎服，每日1剂，5天为一疗程，可连服2～3个疗程。加减：气虚加黄芪15g；寒凝痛甚去徐长卿，加乌头6～10g（先煎）；腰痛酌加续断、杜仲、桑寄生；服药后偏热者加知母、黄柏各10g；因于腰椎骨质增生继发的坐骨神经痛，用治疗时，应酌加鹿含草、寄生、骨碎补等壮腰健肾之品（《首批国家级名老中医效验秘方精选》）。

（4）治脚癣。木瓜、甘草各30g，水煎去渣，待稍温后洗脚5～10分钟即可。每日早晚各1次，用至症状消失为止（《一味中药治顽疾》）。

威灵仙

性味归经：辛、咸、温。入膀胱经。

功效：祛风湿，通络止痛，消骨鲠。

威灵仙（药材）根茎"黄褐（黑与黄合成）色"。根"表面棕褐色或棕黑色"，断面"木部黄白色"。"以条均、皮黑肉白、坚实者为准"（《中药大辞典》）。

威灵仙色黑味咸应走肾经，色白味辛禀肺金下降之性，咸主达下。肾与膀胱经脉相连，性善降下，故更宜入膀胱经。

威灵仙辛散祛风，温除寒湿，咸泄水湿，辛行温通，性急善走，通行十二经，行气化液，畅通气血，既可驱散在表之风，又能温化在里之湿，可宣（辛主宣散）可导（咸能导滞），朝服暮效，为急方中宣剂，通利水湿，行气祛风，为他药所不能及，行气（味辛入气）通血（咸入血分），通则不痛，故能通达经络而止痹痛，威灵仙辛润温行，咸能软坚达下，既能骨鲠软化，津多濡润而达下，可消骨鲠病变部位的管腔松弛而骨松脱，故消骨鲠。

《本草述校注》曰："威灵仙，但萌芽于春木，而蕴酿于夏火，至历气交之土，乃于秋金花实，更于冬水采根，余月则不堪采也。则其泄英于金归根于水也可知。故味始尝之甘，次则苦，苦固不胜甘也，苦化于甘，而后水火之气乃解，木火之气化于土，故苦中微有辛味，至味尽时复微有咸，本风木宣扬之气，乃得返其生化之原，所以辛泄气，咸泄水。……夫痛风证，非邪气之留连而阻塞，即正气之懦弱而邪著之，邪气实则邪当之，正气虚弱者似此可置，然于补正之中，借此风行之性为和气化液之先导，亦无不可。"《本草述钩元》云："（威灵仙）其宣木火之气，以达金水之用，故善就下治水脏诸病，若腰痛病由膀胱，更不可少。"《本经续疏》称："百卉未萌，是先挺发，似风之播扬鼓荡，驱驰独疾，故曰主诸风也……是五脏者不得率而宣通，诸风者又难迟迟责效，唯威灵仙既具贲育之勇，复有庆忌之捷，而不为扬干之乱行，其娴不识之部伍，皆缘其根荄色本为黑，形复似须，稠密而长，年深转茂；无非水象。倚于水而行气，以行气为化水，层层决排，缕缕疏沦，使阴不化阳淫为风者息，则阳不和而阴淤为淀者通。是主诸风即所以宣五脏，宣五脏即所以主诸风，而不即不离不疾不徐，顿然脱释。唯其能息，是以能通。"《本经逢原》载"威灵仙性善下走，通十二经，故能宣通五脏，为治胃脘积痛、脚胫痹湿、痛风之要药。消水破坚积，朝食暮效。辛能散邪，故主诸风；温能泄水，故主诸湿。"《药品化义》道："（威灵仙）主治风湿痰壅滞经络中，致成痛风走注，骨节疼痛，或肿或麻木。风胜者患在上，湿胜者患在下，二者郁遏之久化为血热，血热为本而痰则为标矣。以此疏通经络，则血滞痰阻无不立豁。若中风手足不遂，以此佐他药宣行气道。"《本草经疏》言："威灵仙，主诸风，而为风药之宣最善走者也，腹内冷积，多由于寒湿，心膈痰水，乃饮停于上、中二焦也，风能胜湿，湿病喜燥，故主之也。膀胱宿脓恶水，靡不由湿所成，腰膝冷痛，亦缘湿流下部侵筋致之，祛风除湿，病随去矣。"《本草正义》指出："威灵仙，以走窜消克为能事，积湿停痰，血凝气滞，诸实宜之。味有微辛，故亦谓祛风，然唯风寒湿三气之留，凝隧络，关节不利诸病，尚为合宜。而性颇锐利……其性利下，壮实者有殊效，气虚者服之必致虚泄，血虚而痛，不因风湿者不可服。"

《药品化义》谈："灵仙，因其力猛，亦能软骨，以此同芎、归、龟甲、血余、治临产交骨不开，验如影响。"《中医药学高级丛书·中药学》讲："古谚云'铁脚威灵仙，砂糖和醋煎，一口咽下去，铁剑软如绵'。即指本品治诸骨鲠在咽颇验。"

威灵仙有镇痛、抗利尿、抗疟、降血糖、降血压、利胆等作用；原白头翁素对革兰阳性及阴性菌和真菌都有较强的抑制作用；煎剂可使食管蠕动节律增强，频率加快，幅度增大，能松弛肠平滑肌；醋浸液对鱼骨刺有一定的软化作用，并使咽及食管平滑肌松弛，增强蠕动，促使骨刺松脱；其醇提取物有引产作用（高学敏主编《中药学》）。对离体动物心脏先抑制后兴奋，有抗组织胺作用（《毒性中药的本伍与应用》）。有免疫抵制、抗氧化等作用。其抗氧化作用与清除氧自由基有关。有抗炎作用（高学敏、钟赣生主编《中药学》）。治风湿痹痛，与独活、白芷、苍术、防风等同用，如灵仙陈痛饮（《沈氏尊生》）。治诸骨鲠咽，与砂仁、沙糖同用，水煎服（《纲目》）。治肠风（痔疮肿痛、肠风下血），与乳香、炒枳壳同用（《证治准绳》）。治下焦受寒、小便不通，与椒目、小茴香同用，如温通汤（《医学衷中参西录》）。

用法用量：水煎服6～10g，治骨鲠用至30g，外用适量。

作用注意：气虚血亏及胃溃疡者慎服。

药物对比

干姜	祛风寒	热性较大、性能走上，能散能守，散不如守。
威灵仙		热性次之，性善达下，走而不守，通达十二经。

独活	祛风湿	主搜肾经伏风、寒湿、下半身（腰腿部）痹证多用，兼治奔豚疝瘕。
威灵仙		通达十二经，性极快利，全身游走性疼痛多用之，兼祛痰水积聚。

临床应用

【不良反应】威灵仙全株有毒。茎、叶的汁液与皮肤接触，可引起发疱和溃烂。误食过量则引起呕吐、腹痛、剧烈腹泻等症状。曾有因颈部瘙痒而以威灵仙捣烂涤擦引起过敏性皮炎的报道，亦有服用本品过量引起胃出血的报道。"动物实验说明威灵仙：东北铁线莲及其挥发油具有一定的毒性，应引起临床用药的注意"（高学敏、钟赣生主编《中药学》）。

【解决方法】

（1）皮肤黏膜中毒者。用清水、硼酸或鞣酸溶液洗涤。

（2）内服中毒者。早期用0.2%高锰酸钾洗胃，或服鸡蛋清或静脉滴注葡萄糖氯化钠液；剧烈腹痛可应用阿托品或654-2治疗（《毒性中药的配伍与应用》）。

配伍应用

（1）治食管骨骼。本品与白芷、乌梅、甘草，浓煎加醋，缓慢咽下（王再谟等主编《现代中药临床应用》）。

（2）治肾虚腰痛、血虚经闭、手足筋脉屈伸不利。熟地黄30g，当归15g，白芍10g，川芎6g，党参、威灵仙、杜仲、枸杞子、香附各10g，桂枝、羌活、木瓜各6g，甘草3g，水煎服。

（3）治小儿虫蛀牙痛。威灵仙配茯苓，能祛风活络、除湿止痛（《毒性中药的配伍与应用》）。

（4）风湿顽痹（类风湿性关节炎），症见手指、足趾关节肿胀疼痛，甚则强硬变形，屈伸不利或伴四肢关节肿痛、舌淡苔薄微腻、脉象细弦带涩。加减痛风方（汪履秋）：生麻黄10g，川桂枝10g，制苍术10g，熟附片10g，防风10g，防己10g，威灵仙10g，鸡血藤15g，全蝎3g，露蜂房15g，雷公藤15g，水煎，每日1剂，每剂煎服2次，首次煎煮时间不少于45分钟。加减：寒邪偏盛，关节剧痛，形寒怕冷者加制川、草乌等大辛大热之品；热邪偏盛，局部红肿，扪之灼热者加用石膏、知母、虎杖、忍冬藤等寒凉之味；风湿游走合白芷、羌活；湿盛漫肿以薏米、大腹皮；肢体肿胀者加入枳壳、川朴等理气宣痹；久痹正虚者参入归、芪或地黄之类以补气血、养肾补肾。此外配合引经药、如上肢重用桂枝，加片姜黄；下肢加木瓜、川牛膝、钻地风；周身关节疼痛加千年健、伸筋草、络石藤等（《首批国家级名老中医效验秘方精选》）。

川乌（川乌头、乌头）

性味归经：辛、苦、热；有大毒。入心、肝、肾、脾经。

功效：祛风寒湿，温经止痛。

乌头（原植物）"花序……萼片5，蓝（含青）微带灰（黑与白合成）色"。（药材）"表面棕（红和黄合成）褐（黑与黄合成）色""断面粉白色或微带灰色"。

川乌色红味苦入心经"凡药气味有体有用，相反而实相成"。川乌色白味辛得金之味，皆得木之气，能入乙木肝经，（色青，采于春季，得木之气亦入肝经），色黄，性温热故入脾经，色黑苦降入肾经（其得土之味者，皆得水之气，亦入癸水肾经）。得木之味者，皆得土之气，亦入脾经。川乌，味辛祛风，温热胜寒，苦能爆湿，功善祛风寒湿。辛散苦泄温行，行气（辛入气分）活血（苦入血分），通达十二经（入心、肝、肾、脾、肺等经）。辛升苦降，引发散药祛在表风寒，导温热药除在里寒湿，疏利迅速，祛风寒湿，开腠通关，行气血而止痛（通则不痛），入心通阳，散寒行血治胸痹心痛，辛苦入肝肾，补肝肾，祛筋骨间的风寒；苦热入脾、胃、肠中除寒冷积聚，湿邪滞留。常用治风寒湿痹、心腹冷痛、跌打损伤、寒疝、脚气等症。

《本草正义》曰："乌头为附子之母，既已旁生新附，是为子食母气，其力已轻，故乌头主治温经散寒，虽与附子大略近似，而温中之力较为不如，且专为祛除外风外寒之向导者，亦以已经苗长茎苗花实，发泄之余，体质宽松，则能散外邪，是其本性。……用乌头者，取其发泄之余气。善于经络，力能疏通痼阴沍寒，确是妙药。"《本经逢原》云："乌头得春生之气，故治风为向导。主中风恶风，半身不遂，风寒湿痹，心腹冷痛，肩髀痛不可俯仰，及阴疽不溃者，溃久疮寒歹肉不敛者，并宜少加以通血脉，唯在用之得宜。"《本草述校注》言："乌头，时珍曰：春末生子，止采其母，故曰春采乌头。冬则生子已成，故曰冬采为附子。但采于春者合乎风木之气，既以致其用于风；采于冬者值乎寒水之气，正以效其能于寒乎？既补风虚，则通经络以去壅为最，又能疗血病矣……产后痉……痉者劲也，是出血过多，阴气爆虚，阴虚生内热，热则生风，故外兼现风证，其实乃阴血不足，无以荣养于筋所致。厥阴肝大虚后，此宜滋阴补血清热则愈也。"《本草思辨录》谈："乌头治风，亦唯阳虚而抉湿者宜之。以其中空以气为用，开发腠理，过于附子，故古方中风证用乌头较多于附子；抉壅通痹，亦过于附子，故仲圣治历节不回屈伸疼痛，及逆冷手足不仁身疼痛灸刺诸药不能治，皆用乌头不用附子。"《本经疏证》说："乌头之用，大率亦与附子略同……附子曰，除寒湿踒躄拘挛，膝痛不能行步，乌头曰除寒湿痹，一主治踒，一主治痹，蹩躄拘挛，是筋因寒而收引，阳气柔则能养筋，又何患其不伸。寒湿痹是气因邪而阻闭，阳气强则能逐邪，又何患其不开？于此见附子柔，乌头刚矣……又《金匮要略》大乌头煎治寒疝，只用乌头一味，篇中论脉甚详，尤在泾释之尤妙，曰弦紧脉皆阴也，而弦之阴从内生，紧之阴从外得，弦则卫气不行，恶寒者；阴出而痹其外之阳也，紧则不欲食者，阴入而痹其胃之阻也，卫阳与胃阳并衰，处寒与内寒交盛，由是阴反无畏而上冲，阳反不治而下伏，所谓邪正相搏，即为寒疝，此用乌头之脉也。曰寒疝绕脐痛，自汗出，手足厥冷，曰拘急不得转侧，发作有时，阴缩，此用乌头之证也。此处用乌头之法，犹有二证：一则曰，病历节不可屈伸疼痛者，乌头汤；一则曰，寒疝，腹中痛，逆冷，手足不仁，若身疼痛，灸刺诸兹不治者，抵当乌头桂枝汤。乌头汤比于麻黄，抵当乌头桂枝汤比于桂枝，可知乌头为治阳痹阴逆之要剂矣！"《长沙药解》讲："乌头，温燥下行，其性疏利迅速，开通关腠，驱逐寒湿之为甚捷，凡历节、脚气、寒疝、冷积、心腹疼痛之类，并有良功。制同附子，蜜煎取汁用。"《医学衷中参西录》谓："乌头之热力减于附子，而宣通之力较优。故《金匮》治历节风有乌头汤；治心痛彻背，背痛彻心，有乌头赤石脂丸；治寒疝有乌头煎、乌头桂枝汤等方。"《医学启源》指出："川乌疗用风痹半身不遂，引经药也。《主治秘要》云：其用有六；除寒一也；去下坚痞二也；温养脏腑三也；治诸风四也；破聚滞气五也，感寒腹痛六也。"

川乌：乌头碱有镇痛、镇静、局部麻痹作用；次乌头碱和乌头母碱有解热作用，煎剂能致状动脉血流量增加，小剂量使心率减慢；大剂量则引起心律不齐、传导阻滞，甚至心颤动；抑制肿瘤（胃癌）。生川乌兴奋子宫、阴道、子宫附属韧带；乌头多糖有显著的降低正常糖作用（王再谟等主编《现代中药临床应用》）。川乌有明显的抗炎强心作用。乌头碱可引起心律不齐和血压升高（高学敏主编《中药学》）。

治寒湿侵袭、遍身关节剧烈疼痛、不可屈伸、脉弦紧的痹证，与麻黄、黄芪、白芍、灸甘草、蜂蜜同用，如乌头汤（《金匮要略》）。治寒症、绕脐腹痛、手足厥冷，与蜂蜜同用，如大乌头煎（《金匮要略》）。

用法用量：煎服，1.5～3g，宜先煎久煎，外用适量。

使用注意：气血虚弱、热症疼痛者及孕妇忌用，仅白及、贝母、半夏、白蔹、瓜蒌、犀角等。

药物对比

附子	祛风寒湿	逐寒补阳力强，能回阳救逆。
川乌		祛风温阳力优，善通痹止痛。

麻黄	驱风寒	气轻，治风寒在肌腠者多用。	除湿	发汗解表，湿随风寒去。
川乌		气重，祛风寒在脏腑者多用。		风寒外散，湿邪内消失。

临床应用

【不良反应】内服过量时，轻者口、舌烧灼感、麻木、疼痛，继而渐至四肢及全身，恶心、呕吐、头晕目眩。心慌气急、烦躁不安、流涎，重者周身汗出，肢体痉挛抽搐、小便失禁、双侧瞳孔增大，对光反射迟钝、膝反射减弱、脉搏缓弱、心律失常、血压下降、面色苍白、四肢厥冷、体温下降、死于循环衰竭及中枢抑制。

【解救方法】

（1）催吐、洗胃，肌注阿托品，静注利多长因，或输液，或吸氧，同时佐用兴奋剂及地塞米松、ATP、辅酶A等，酌情补液，呼吸困难者给予吸氧。

（2）中草药治疗。①生白蜜120g加凉开水搅匀，徐徐咽下或用生姜120g，水煎服；或用绿豆汤代茶频服。②生姜、生甘草各15g，金银花18g，水煎服。③防风、甘草各3g，黄豆60g。水煎服。④绿豆120g，甘草60g，水煎服（以上不良反应及解救方法内容均摘引自《毒性中药的配伍与应用》）。以绿豆60g、甘草15g、黄连6g、生姜15g、红糖适量，水煎后鼻饲或口服（高学敏、钟赣生主编《中药学》）。

配伍应用

（1）治脾肾阳虚的膨胀（肝硬化腹水）。制川乌20g，肉桂10g，党参12g，白术15g，茯苓15g，木香10g，丹参15g，当归10g，大腹皮10g，沉香3g（后下）、甘草6g，蜂蜜30g，水煎服。

（2）风湿痹痛药酒方。川乌、草乌、金银花、乌梅各10g，白糖120g，烧酒1斤，浸泡即成，每服一小盅。若加木瓜、川牛膝、防己各12g，麻黄5g，优良。

（3）①治面瘫。川乌、川芎、乌附子各3g，细辛、草乌各2g。上药共细末，用纱布包好，于午后3～5时塞入患侧鼻内，每日更换1次。如鼻内出现烧灼感或麻木感时，可换塞健侧鼻内。②治椎管狭窄症。制川乌、制草乌各15g（先煎），黄芪25g，麻黄、土元、甘草各10g，蜈蚣2条，水煎服，每日1剂，1个月为1个疗程（《毒性中药的配伍与应用》）。

2.祛风湿热药

秦　艽

性味归经：辛、苦、平。入胃、肝、胆经。

功效：祛风湿，止痹痛，逐虚热，清湿热。

"秦艽（原植物）花冠筒状，深蓝紫色（药材）干燥根表面棕黄色或灰（黑与白合成）黄色，气特殊味，味苦而涩（辛、酸合成）。秦艽性平（微温或微寒）春之气，色青（蓝、紫均含青色）味酸，能入肝、胆经。凡药气味有体有用相反而实相成，得木之味者，皆得土之气，故入胃经（色黄属土亦入胃经）。"

秦艽辛祛风，苦燥湿，辛散苦泄，行气血，通经络，祛风湿，润关节（味辛主润），风除湿消血行络畅，通则不痛。味辛入肝补肝（肝欲散，急食辛以散之，用辛补之），其入胃得土之味者，皆得水之气，色黑，苦降故能入肾经。味苦坚肾补肾（肾欲坚，急食苦以坚之，用苦补之）益筋骨（肝主筋，肾主骨）。辛散达表苦泄入里，能入营血中，筋骨间搜除风湿之邪，邪去血活而筋骨经脉自利，凡风湿之邪入侵骨、筋、脉、肉间所致体重拘挛、血涩不仁等症均可应用，湿为阴邪，热伏于湿，苦平达下，下肢风湿疼症尤为适宜，常用治外感风湿之邪入人体所致的肢体酸痛、风湿痛痹、关节拘挛、筋骨不利，属于寒湿或湿热等症，配伍相应治疗药物，皆可应用。

风药多燥，燥则伤阴与虚证不利，秦艽辛润质滑，润燥滑结，为风药中之润剂。血生于脾胃，脾胃之健运，有赖于肝木之疏泄、胆汁之排泄，即《素问·宝命全形论》说"土得木而达"。秦艽入肝、胆经补肝益胆，助胃纳脾运（胃与脾经络相通入胃亦入脾），气血自生，但因其辛苦有余，性微寒，又无甘味，补力不大。能养血活络，逐虚热、虚劳，骨蒸劳热常用。秦艽辛润滑利，入肾经通利二便，导湿热外出，性微寒，又能入胃、肝、胆经清理湿热，常用治小儿疳积发热、骨蒸潮热、食减瘦弱，或虚劳潮热盗汗不止、肺痿劳咳、体虚自汗，阳明胃家湿热、黄疸酒毒等症均可配伍应用。

《本草便读》曰："秦艽，味苦而辛，性平质润，虽有养血之能，毕竟散邪之品，然风邪在表宜用，解表又非其所长，只可于营血中搜除风寒湿三气痹闭之邪耳。又按秦艽苦胜于辛，全无甘味，苦能泄，辛能散，故《本经》称其能散风逐湿，此独偏润，故又为风药中润剂。观其质润，罗纹相类，即知其祛风逐湿中而能和营血，行经络。"

《药义明辨》云："秦艽，味苦辛，气微温，肝胃合病，经络热结者宜之，盖此味以风木行湿土之化，使气血悉归调理，而脉络无不贯通，不似诸风剂但以生升为功。"《本草经疏》言："秦艽感秋金之气，故味苦平。……阴中微阳，可升可降，降多可升。入手足阳明经，苦能泄，辛能散，微温能通利，故主寒热邪气，寒湿风痹，肢节痛，下水，利小便，性能祛风除湿，故《别录》疗风，不问久新，及遍身挛急。"《要药分剂》称："感受风寒发热，遍身疼痛，必以秦艽治之，以其能散结除邪也。"

《本经逢原》谈："秦艽入手足阳明，以其去湿也；兼入肝胆，以其治风也。故手足不遂，黄疸酒毒，及妇人带疾须之，……凡痛有寒热，或浮肿者，多挟客邪，用此祛风利湿，方为合剂，……若久痛虚羸，血气不能营养肢体而痛，及下体虚寒、疼酸枯瘦等病，而小便清利者，咸非秦艽所宜。"

《纲目》载："秦艽，手足阳明经药也，兼入肝胆，故手足不遂，黄疸烦渴之病须之，取其去阳明之湿热也。阳明有湿，则身体酸痛烦热，有热，则日晡潮热骨蒸。"《本草经疏》说："（秦艽）能燥湿，散热结，用《日华子》治骨蒸及疳热。甄权治酒疸，解酒毒；元素除阳明风湿及手足不遂，肠风泻血；好古泄热，益胆气，咸以其除湿散结，清肠胃之功也。"《本草征要》道："秦艽长于养血，故能退热舒筋，治风先治血，血行风自灭，故疗风无问久新，入胃祛湿热，故小便利，而黄疸愈也。"《本草正义》讲："秦艽之根曲折通达，既能外行于关节，亦能内达于下焦，故宣通诸腑，引导湿热，直走二阴而出，昔人每谓秦艽为风家润药，其意指此。因之而并及肠风下血，张石顽且谓其治带，皆以湿热有余，宣泄积滞言之，非统治诸虚不摄之下血，带下也，又就其导湿去热而引申之，则治胃热、池内热，而黄疸酒毒、牙痛口疮、温疫热毒，及妇怀胎蕴热、小儿疳热烦渴等症，皆胃家湿热，而秦艽又能通治之矣。约而言之，外通经隧，内于二便，是其真宰，而通络之功，又在理湿之上，要者从湿阻热结一面着想，而气虚血弱之证，皆非其治。……阳明有湿，则身体酸痛而烦热，阳明有热，则日晡潮热而骨蒸，其说甚是清澈，盖其能治骨蒸，亦皆胃有实热之证……若小儿疳热，亦唯实证为宜，挟虚者审之。"

秦艽能明显降低胸腺指数，有抗组胺作用，还具有镇静、镇痛、解热、抗炎作用。秦艽对病毒、细菌、真菌皆有一定的抑制作用，秦艽碱甲能降低血压，升高血糖。秦艽所含龙胆苦苷能抑制CC14所致的丙氨酸氨基转移酶升高，具有抗肝炎作用（《一味中药治顽疾》）。有对脑损伤的保护作用。龙胆总苷可促进胃液分泌，提高胃蛋白酶活性及增加胃蛋白酶的提出量。可明显抑制甲型流感病毒感染小鼠的肺病变。抗肿瘤作用，对肝癌EEL-7402细胞最敏感（高学敏、钟赣生主编《中药学》）。利尿对中枢神经系统小剂量镇静，大剂量兴奋中枢。抗过敏性休克（王再谟等主编《现代中药临床应用》）。治风寒湿痹、骨节疼痛，与天麻、羌活、当归等同用，如秦艽天麻汤（《医学心悟》）。

治虚劳骨蒸，或低热日久不退、形瘦盗汗等症，与银柴胡、地骨皮、青蒿、鳖甲等同用，如清骨散（《证治准绳》）。治黄疸、皮肤眼睛如金黄色、小便赤，秦艽五两与牛乳三升煮取一升去滓，入芒硝一两内服（《孙思邈》）［摘自《中药大辞典》秦艽（选方）］。

用法用量：煎服3~9g。

使用注意：下部虚寒，小便不利，大便稀薄及气血亏虚，而无湿热痹证，均不宜用。

药物对比

独活	治下肢风湿痉痛	偏治风湿寒痛。
秦艽		偏治风湿热痛。

柴胡	清虚热	偏于治寒热交作。
秦艽		偏于治潮热骨蒸。

防风	祛风湿	散风发表、除湿止痛则性温而不燥。
秦艽		散风通络、除湿热郁蒸的骨蒸潮热。

地骨皮	清热除蒸	偏于凉血滋阴，清阴分虚热。
秦艽		偏于祛风燥湿，清热邪郁伏。

龙胆草	除湿热	大苦大寒、泻肝经实火与下住湿热，主治肝火目赤、头晕耳聋、湿热下注、阴痒带下等症。
秦艽		辛苦微凉、祛风除湿不损阴液，主治风湿痹痛、骨蒸潮热、妇人胎热、小儿疳热等症。

临床应用

【不良反应】以50mg/kg，90mg/kg秦艽碱甲给大鼠腹腔注射，每日1次，连续14日，各组动物外观无改变，病理切及发现肾小球及肾小管内均有蛋白出现，部分动物有肺水肿现象。有报道4例风湿关节炎患者口服秦艽碱甲100mg，1日3次，先后均出现恶心、呕吐等反应，1例出现心性及心率减慢，但很快恢复（高学敏、钟赣生主编《中药学》）。

配伍应用

（1）治手指肿胀麻木、冷痛。鸡血藤30g，薏苡仁30g，秦艽15g，当归12g，苍术12g，片姜黄、桂枝、桑枝、没药各10g，制川乌6g，制草乌3g，生姜6g，炙甘草12g，水煎服。

（2）治腰腿痛。木瓜60g，秦艽15g，五加皮、酒各30g，水煎，加酒分二、三次服（《中国偏方秘方验方汇海》）。

（3）①腰腿痛。秦艽10g，独活、防风、桂枝、茯苓、甘草各10g。湿甚者，加薏苡仁；寒甚者，加附子、肉桂；夹瘀者，加三七、丹参，水煎服，1日1剂，分3次内服，10日为1个疗程，可配合腰椎牵引治疗。②牙拔除并发症。秦艽、防己各等分，研末，手术前半小时服0.5g，手术后每6小时服1次，预防牙拔除并发症，有明显的止痛和消肿效果（《一味中药治顽疾》）。

（4）治小便艰难、胀满闷。秦艽1两（去苗），以水一大盏，煎取7分，去渣，食前分2次服［《圣惠方》，摘自《中药大辞典》秦艽（选方）］。

防己（粉防己、汉防己）

性味归经：苦、辛、寒。入膀胱、肺经。

功效：祛风湿，止痛，利水消肿。

防己药材分粉防己（又名汉防己），木防己包括广防己和汉中防己，粉防己和广防己，通称为"防己"，但由于广防己含马球兜铃酸，具有肾毒性，为保证用药安全，国家已于2004年下文停用广防己药用标准，以粉防己代之（高学敏、钟赣生主编《中药学》）。《中药大辞典》讲：粉防己（原植物）的根"外皮淡棕（黄与红合成）褐（黑与黄合成）色。未刮栓皮者，表面棕色。切开面灰（黑与白合成）白色或浅棕白色""质重"。

防己色白味辛入肺经。色黄属土。"凡药气味有体有用，相反而实相成"，得土之味者皆得水之气，苦寒达下，又禀金气下降之令，善入膀胱经（壬水）（肺主行水，膀胱主水液，同气相求。且色黑苦降入肾经，肾与膀胱经络相连，亦善入膀胱经）。

防己入肺经，苦寒燥湿清热，味辛祛风达表，辛又入气分而行气滞，苦寒入血分则破热结，其茎蔓生，通达经络，辛行苦泄，行气活血，祛风除湿，通络止痛（通则不痛），常用治风湿痹证、湿热身痛、配伍应用，又疗风寒湿痹、肢体拘急等症。

防己入膀胱经，苦寒下降，清热利水道，辛苦宣肺肃降，使水湿下行通调水道，下输膀胱而利水消肿，尤善治下焦湿热、小便不利的下肢水肿。常用治风水水肿，湿热腹胀水肿、脚气肿痛及湿热所致的湿疹疮毒等症。《本经逢原》曰："防己辛寒纯阴，主下焦血分之病，性劣不纯，善走下行，长于除湿……弘景曰，防己是疗风水要药，汉防己是根，入膀胱去身半以下湿热……《金匮》防己黄芪汤、防己地黄汤、木防己汤、五物防己汤，皆治 饮湿热之要药……能泄血中湿热，通经络中滞塞。"《萃金裘本草述录》云："防己泻血中湿热，通其滞气，下焦药也，寒水化郁，则风木亦郁，故风与湿互为病，或由风郁以病乎水，或由水郁以病乎风。仲师治风水恶风者，用防己黄芪汤，而风湿相搏亦用之，则岂独血分湿热，凡气郁或湿、湿化热之证关于卫分者，皆可投之，但未病于水者未可用耳。"《长沙药解》称："汉防己泻经络之湿淫，……凡痰饮内停，湿邪外郁，皮肤黄黑，膀胱热涩，手足挛急，关节肿痛之证，悉宜防己。"《本草正义》言："防己，纹如车辐，体质空松。苏颂谓：折其茎吹之，气从中贯，故专以通泄疏导为用。而味之辛，则外达皮肤，下通二便。昔人谓散其风者，以轻外达言之，实则疏达而清理湿热，是其专职，……而实非风家主药……古今主治，无不从""'湿热'二字着想，木通质轻而细纹通达，其味大苦，故善泄降祛湿，而专治蕴结不通"。《本草经疏》指出："防己，洁古谓其大苦辛寒，为得。然性燥而不淳，善走下行，长于除湿，以辛能走散，兼之气悍，故主风寒温疟，……其曰伤寒寒热邪气，中风手脚挛急，则寒非燥药可除，不宜轻试。又曰散痈肿恶结，诸瘰疬癣虫疮，非在下部者，亦不宜用，治湿风口眼㖞邪，手足拘痛，真由中风湿而病者，亦可用之。留痰非由脾胃中湿热而得者，亦不宜服。肺气喘嗽，不因风寒湿所郁腠理壅滞者勿用。唯治下焦湿热肿、泄脚气、行十二经湿为可任耳。""防己因为去下焦血分湿热之要药。然其性悍，其气猛，能走窜决防，大苦大寒，能伤胃气。"

《本草求真》谈："防己，辛苦大寒，性险而健，善走下行，长于除湿，通窍利道，能泻下焦血分湿热，及疗风水要药。故凡水湿嗽，热气诸痫、温疟脚气，水肿风肿、痈肿恶疮，及湿热流入十二经，以致二阴不通者，皆可用此调治。"《本草述校注》说："防己为太阳本经药。……太阳乃寒水之脏，而此味本阳中之阴，故能行本经之水，用以通诸经，经隧因血脉之所通，而真水固液与血之元也。风与湿常互为病，或由风郁以病水，或由水郁以病风。风搏于热而气化，益郁，故君以宣阴，而益阳佐之，然后气乃达。""气海之下，即有血会，血生于气也；血海之上，乃有丹田，气充于血也。气能生化则液蒸为血，不能生之则血困于湿，其热者阴气微也，故曰湿热属血分之病。"《纲目》讲："杲曰：《本草》十剂云，通可去滞，通草、防己之属是也。夫防己大苦寒，能池血中湿热，通其滞塞，亦能泻大便，补阴泻阳……至于十二经有湿热壅塞不能及下注脚气除膀胱积热，而庇其基本，非此药不可，真行经之仙药，无可代之者。"《本草分经》谓："（防己）疗风行水，降气下痰。性险而健，唯湿热壅遏及脚气，病凡下焦湿热致二阴不通者用此治之。"《医林纂要》曰："泻心、坚肾、燥脾湿，功专行水决渎，以达干下。"

粉防己能明显增加排尿量。总碱及流浸膏或者煎剂有镇痛作用，粉防己碱有抗炎作用；对心肌有保护作用，能扩张冠状血管，增加冠脉流量，有显著的降压作用，能对抗心律失常；能明显抑制血小板聚集，还能促进纤维蛋白溶解，抑制凝血敏引起血液凝固过程。对实验性硅肺有预防治疗作用；对子宫收缩有明显的松弛作用；低浓度的粉防己碱可使肠张力增加节律性收缩加强，高浓度则降低张力，减弱节律性收缩，抗菌和抗阿米巴原虫的作用；可使正常大鼠血糖明显降低，血清胰岛素明显升高；有一定抗肿瘤作用；对免疫有抑制作用；有广泛的抗过敏作用（高学敏主编《中药学》）。汉防己碱对犬呈催眠作用，与阿扑吗啡无拮抗作用；使家症中性白细胞显著增加，淋巴细胞则减少。汉防己丙素有兴奋中枢神经系统的作用，小剂量可致呼吸兴奋，反射亢进；中毒剂量则使小鼠发生阵挛性惊厥，死于呼吸衰竭，苯巴比妥有拮抗作用，对注射大肠埃希菌肉汤而发热的大鼠有解热作用，不引起动物呕吐（《中药大辞典》）。

治湿热痹证的肢体沉重、关节红肿、骨节烦痛、小便短赤及湿热身痛，与薏苡仁、滑石、连翘、晚蚕沙等同用，如宣痹汤（《温病条辨》）。治风水或风湿之汗出恶风、肢体水肿、小便不利等症，与白术、黄芪、甘草、生姜、大枣同用，如防己黄芪汤（《金匮要略》）。

用法用量：煎服5~10g。

使用清单：胃气虚弱、阴虚自汗、内无湿热及热在气分者均不宜用。

药物对比

汉防己	善于祛湿（偏下部）	应用	利水消肿较好，兼治阿米巴痢疾。
木防己	长于祛风（偏上部）		祛风止痛较好，兼治各种神经痛。

木瓜	祛风湿	酸温化湿，善舒筋活络，治筋挛足痿。
防己		苦寒利水，善通经泻热，治水肿脚气。

配伍应用

（1）治肾阳衰微、下肢水肿较甚者。薏苡仁30g，山药、炒白术、茯苓、白茅根各15g，汉防己12g，桑白皮10g，车前子10g，制附子6g，桂枝6g，生姜6g，水煎服。

（2）治风湿顽痹，证见手指、足趾关节肿胀疼痛，甚则强硬变、屈伸不利，或四肢关节肿痛、舌溃苔薄微腻、脉象细弦带涩（类风湿关节炎）。加减痛风方：生麻黄、桂枝、防风、防己、制苍术、制附子、威灵仙各10g，鸡血藤、露蜂房、雷公藤各15g，全蝎子3g，水煎服。每日1剂，每剂煎服2次，首次煎煮时间不少于45分钟（《首批国家级名老中医效验秘方精选》）。

（3）①治肾病水肿、心脏性水肿。汉防己、车前草、薏苡仁各20g，瞿麦8g，水煎服。②治急性肾炎蛋白尿。汉防己、浮萍、蝉蜕、僵蚕、地龙、白鲜皮、地肤子，水煎服（王再漠主编《现代中药临床应用》）。

（4）①治腰痛。防己、黄柏各9g，水煎分两次服。②治腰痛筋挛。防己3g，焦白术、薏苡仁各30g，水煎服，每日1剂。③治四肢关节痹痛。清风藤、防己各4g，水煎酌加黄酒服。又方：汉防己、知母各9g，黄柏4.5g。水煎汤去渣服（《中国偏方秘方验方汇海》）。

五加皮

性味归经：辛、苦、温。入肝、肾经。

功效：祛风湿，补肝肾，强筋骨，利水消肿。

五加皮为五加科植物五加，刺五加。轮伞五加等根皮。（原植物）五加花多数黄绿（蓝和黄合成）色；浆果"熟时紫（蓝和红合成）黑色"。刺五加"花紫黄色"，较伞五加"花瓣与黄绿色"果"熟时紫黑色"。（药材）"外表面灰（黑与白合成）褐（黑与黄合成）色""内表面淡黄棕（红与黄合成）色"。断面"灰黄色、气微香、味微苦涩（酸与辛合成）"。

五加皮色青（蓝中含青）味酸入肝轻。色黄气香得土之味，皆得水之气，色黑，苦降质重达下，故能入肾经。

五加皮味辛散风，苦温燥湿胜寒。辛入肝补肝（肝欲散，急食辛以散之，用辛补之），苦入肾补肾（肾欲坚，急食苦以坚之，用苦补之）润燥（肾苦燥，急食辛以润之）肝主筋，肾主骨，肝肾得补，筋强骨壮。辛香外窜，能散肌表风寒湿邪；苦温入里，温助肝肾脏腑之阳气。辛散苦泄，行气活血，温阳泄结，通达脏腑，肝主疏泄，肾主二便，阳主开。其补肝肾，通膀胱经（肾与膀胱经脉相连，入肾亦入膀胱经），温阳气，化湿浊，通小便，利水消肿。常用治风寒湿邪侵袭躯体所致的痹证，如腰膝疼痛，关节屈伸不利或拘挛；肝肾不足的筋骨痿软；肝肾阳虚的阳痿、囊湿、皮肤湿疹、女子阴痒、小便不利的水肿及风寒湿壅滞的脚气等病。

《本草述校注》月："风从阳受之，湿从阴受之。湿伤肾。肾不能养肝，肝自生风遂成风湿。五加皮其味初辛次苦，苦胜于辛多也，然辛居先而即随苦以直下，又本沉降之阴，故辛入肝以散风，随苦入肾以燥湿，而皆以气之温者和之。……肾肝气虚，故病于湿。更病于湿，则阴锢阳，阳蚀阴而成湿热，如疽疮阴蚀及骨节挛急是也。五加皮以辛苦温，散其阳实之淫气，即行其滞窒不化之阴气，是治风也，实由湿而治之，其祛风淫以宣湿者，又即逐湿以清热。"《本草思辨录》云："五加皮茎柔皮脆，用在于根，宜下焦风湿之缓证。……辛疝少腹有形为寒，肺热生痿躄为热，《本经》并至之。……五加皮辛苦温唯善化湿耳。散其阳实之淫气，即与伍其阳淫之风，风去则热已，湿去则寒除。即《名医别录》之疗囊湿、阴痒、小便余沥、腰脚痛痹、风弱、五缓，皆可以是揆之。"《药性类明》谓："两脚疼痛，风湿也，五加皮苦泄辛散，能治风湿。"《药性论》言："其破逐恶风血。破逐恶风血，即治痹之义也。丹溪治风湿脚痛加减法云，痛甚加五加皮。可见其逐恶血之功大也。"《本草求真》谈："五加皮，……脚气之病，因于风寒湿三气而成，风胜则筋骨为之拘挛。湿胜则筋脉为之缓纵，男子阴痿囊湿，女子阴痒虫生，小儿脚软寒眰则血脉为之凝滞，筋骨为之疼痛，而脚因尔莫行。服此辛苦而温，辛则气顺而化痰，苦则坚骨而益精，温则祛风而胜湿，凡肌肤之瘀血，筋骨之风邪，靡不因此而治。盖湿去则骨壮，风去则筋强，而脚安有不理者乎。"《本草经疏》称："五加皮，在天得少阳之气，为五车星之精，在地得火金之味，故其味辛，其气温，而其性无毒……经云：伤于湿者，下先受之。又云：地之湿气，感则害人皮肉筋脉。肝肾居下而主筋骨，故风寒湿之邪多自二经先受。此药辛能散风，温能除寒，苦能燥湿，二脏得其气而诸证悉瘳矣。又湿气浸淫则五脏筋脉缓纵，湿气留中则虚羸气乏，湿邪既去则中焦治，而筋骨自坚，气日益而中自补也。"

《本经续疏》说："五加皮……根皮之黄黑，显然水土和于下，肉之白，又显然邪气净于内，而骨之硬，不更可见和于外净于内，而其中遂不得不强乎？……曰疽疮阴蚀，曰囊下湿，小便馀沥，皆身半已下事。惟五加之茎柔（以似蔓故）而根鞭，于上则以柔以济其强，于下则以刚而胜其湿。"《陕西中草药》讲："（五加皮）活血消肿。治风湿关节痛、阴囊湿疹、跌打损伤、水肿、小便不利。"

五加皮有抗炎、镇痛、镇静作用，能提高血清抗体的浓度、促进单核巨噬细胞的吞噬功能，有抗应激作用，能促进核酸的合成、降低血糖，有性激素样作用，并能抗肿瘤、抗诱变、抗溃疡，且有一定的抗排异作用（高学敏主编《中药学》）。红毛五加多糖具有增强免疫功能、抗衰老作用（高学敏、钟赣生主编《中药学》）。刺五加，在胰岛性低血糖又能升高血糖，有抗利尿作用（《中药大辞典》）。

治风湿痹症、腰膝疼痛，与当归、牛膝、地榆、诸药同用，如五加皮酒（《本草纲目》）。治肝肾不足、筋骨痿软者，与杜仲、牛膝等同用，如五加皮散（《卫生家宝》）。治水肿、小便不利，与茯苓皮、大腹皮、生姜皮等同用，如五皮饮（《麻科活人全书》）。

用法用量：煎服5～10g，或酒浸或入丸散用。

使用注意：阴虚火旺、口苦口渴及无风湿者忌用。

药物对比

（南）五加皮	有香气，无毒，治筋骨，祛风寒湿，治脚软弱无力较佳。
（北）五加皮	无香气，有毒，强心神，化湿利尿，治心脏性水肿较好。

木瓜	除湿	舒经活络，和胃化湿。
五加皮		强筋健骨，祛风除湿。

配伍应用

（1）治风寒湿痹、下肢沉痛、关节肿大、肌肉消瘦。苍术、薏苡仁、鸡血藤各30g，桑寄生20g，秦艽12g，五加皮、党参、土元、赤芍、制川乌、牛膝、干姜各10g，当归12g，甘草6g，水煎服。

（2）①治慢性肾衰竭。黄芪党参汤：炙黄芪、怀山药、益母草各30g，潞党参、生地黄、山萸肉、泽泻、白茯苓、丹皮、五味子、巴戟天、淫羊藿、五加皮、麦冬、水红花子、苏叶各10g，防风、蝉蜕各6g，水蛭、土元各3g。每日1剂，水煎3次，分3次服，1个月为1

疗程。②治肩周炎。白芍、炒地龙各400g，制马钱子、红花、桃仁、威灵仙各350g，乳香、没药、骨碎补、五加皮、防己、葛根、生甘草各150g。上药共碎为极细末，装入胶囊，每粒包生药0.2g，成人每次口服3粒，每日3次，温开水服送，半月为1个疗程，休息3天，再行下一个疗程（《中医祖传秘籍》）。

（3）治妇人血风劳、形容憔悴、肢节困倦、喘满虚喘、呼吸少气、发热汗多、口干舌涩、不思饮食。五加皮、牡丹皮、赤芍药、当归（去芦）各一两。上为末，每服一钱，水一盏，将青铜钱一文，蘸油入药，煎七分，温服，每日3服（摘自《中药大辞典》转引自《局方》油煎散）。

桑寄生

性味归经：苦、甘、平。入肝、肾经。

功效：祛风湿，补肝肾，强筋骨，安胎元。

桑寄生（原植物）花管"顶端四裂，裂片紫（蓝和红合成）红色"（药材）"表面灰（黑与白合成）褐（黑与黄合成）色或红褐色"。

桑寄生色青（紫中有蓝，蓝中含青），性平（微温或微寒）禀春之气，故入肝经，"凡药气味有体有用，相反而实相成"，桑寄生色黄味甘得土之味，皆得水之气，故入癸水肾经（其色黑苦降亦入肾经）。

桑叶、桑枝、桑木皆能祛风。桑寄生得桑之余气而生，故亦能祛风，味苦燥湿泄血结（苦入血分），血行风自灭，故能祛风湿，其入肝经，味甘缓肝急（肝苦急，急食甘以缓之），味苦入肾经补肾（肾欲坚，急食苦以坚之，用苦补之），色黄属土，味甘补脾（脾欲缓，急食甘以缓之，用苦泻之，甘补之），生气血而益肝（肝主藏血），肝主筋，肾主骨，肝肾得补，筋骨自强。胎脉系于肾，血主养胎，冲、任、督三脉均起于"胞"中，其气均通于肾。冲脉与胃（脾与胃经脉相通）、肝、肾关系密切，有"十二经脉之海""血海"及"五脏六腑之海"之称，兼有先后天之气；任脉为"阴阳之海""任主胞胎"，督脉是"阳脉之海"，总督诸阳。本品能补肝肾，生精血，益脾胃，助气血之生化，缓肝急，调血脉，冲任督脉得健，胎元自固，则血足胎安，常用治疗证日久、肝肾损伤、腰酸膝痛无力的风湿痛痹痛、血虚、腰背酸痛、筋骨痿弱、下肢无力及肝肾亏虚、胎动不安、胎漏下血等症。

《本草经疏》曰："桑寄生感桑之精气而生，其味苦甘，不寒不热，固应无毒。详其主治，一本于桑，抽其精英，故功用比桑尤胜。腰痛及小儿背强，皆血不足之候……此药性能益血，故并主之，兼能祛湿，故亦疗痹。"《本经逢原》云："寄生得桑之余气而生，性专祛风，逐湿，通调血脉……古圣触物取象，以其寓形榕木，与子受母气无异，故为安胎圣药。《名医别录》言去女子崩中产后余疾，亦是除湿益血补阴之验。"《本草便读》言："桑寄生，即桑树生所附之藤……凡藤类象筋，故入肝又及于肾者，乙癸同源也。以其得桑之余气，故能治风兼治湿也，统治筋骨间风寒湿痹。此物祛邪之力有余，补养之功不足。所云补虚羸，益血脉者，亦邪除则正受益耳。……壮骨强筋，补肝肾虚羸，苦甘平润，和营通络治痹风痛者，关节舒和，且其养血疏风，得附于桑之余气，又可安胎治产，都因寓木以生成。"《本草崇原》谈："寄生感桑气而寄生枝节间了，生长无时，不假土力，夺天地造化之神功。主治腰痛者，腰乃肾之外候，男子以藏精，女子以系胞，寄生得桑精之气，虚系而生，故治腰痛，小儿肾形未足，似无腰痛之证，应有脊强，痛肿之疾。寄生治腰痛，则小儿脊强痛肿，亦能治之。充肌肤，精气外达也；坚发齿，精气内足也，精气外达而充肌肤，则须眉亦长，精气内足而坚发齿，则胎亦安。……胎者，身之余，以余气寄生之物。而治余气之病，同类相感如此。"《本草经百种录》说："寄生乃桑之精气所结，复生小树于枝间，有子之象焉，故能安胎。其性与桑相近，故亦能驱风养血。其生不着土，资天气而不资地气，故能滋养血脉于空虚之地，而取效更神也。"《本草汇言》讲："此药寄生桑上，……以形类薜萝，缠绊桑木，相似筋脉之循行连络，以类相应，故痛可止，强克桑，筋骨上下屈伸不利者，可疗之也。"《本草求真》谓："桑寄生感桑精气而生，味苦而甘，性平而和，不寒不热，是为补肾补血要药。缘肾主骨发，主血，苦入肾，肾得补则筋骨有力，不致痿痹而腰痛矣。甘补血，血得补则发受其灌荫而不枯脱落矣。故凡内而腰疼，筋骨笃疾，胎堕，外而金疮肌肤，风湿，何一不籍此以为为主治乎？"《本草蒙筌》曰："川续断与桑寄生气味略异，主治颇同，不得寄生，即加续断。"

桑寄生：能降血压，舒张冠状血管，郑家冠脉流量，减慢心率；槲皮苷促凝止血；萹蓄苷具有利尿作用（王再漠等主编《现代中医临床应用》）。煎剂或浸剂在体外对脊髓灰质炎病毒和多种肠道病毒均有明显的抑制作用。能抑制伤寒杆菌及葡萄球菌的生长；提取物对乙型肝炎病毒表面抗原有抑制活性（高学敏主编《中学药》）。桑寄生对小鼠胸腺淋巴细胞和脾脏淋巴细胞的增殖有抑制作用。抑制Cox-2可以发挥抗炎和止痛作用。抗Ⅰ型免疫反应作用，口服该提取物也能抑制组胺的释放，抑制率达85%（高学敏、钟赣生主编《中药学》）。

治湿痹日久、肝肾亏虚、气血不足、腰膝酸软、筋骨关节屈伸不利、疲软气弱或麻木不仁、畏寒喜温等症，与独活、干地黄、杜仲、牛膝、细辛、茯苓等同用，如独活寄生汤（《千金要方》）。治肝肾不足的滑胎，与阿胶、续断、菟丝子同用，如寿胎丸（《医学衷中参西录》）。治妊娠血虚胎动、胎漏，与当归、阿胶、续断、党参等同用，如桑寄生散（《证治准绳》）。

用法用量：煎服9～15g。

使用方法：肾虚有热、小便不利或短涩黄赤及目翳及血压低者慎用。

药物对比

五加皮	祛风湿，疗痹痛	善强筋骨，化湿利尿，消肿较好。
桑寄生		善补肝肾，养血通络，安胎较优。

秦艽	祛风湿	祛风通络止痛。
桑寄生		养血润筋疗痹。

桑寄生	祛风湿	偏于腰膝（或血分中）的风湿。强筋骨，养血安胎多用。
桑枝		偏祛四肢（尤其手臂）的风湿。利关节，风湿痹痛多用。

临床应用

【不良反应】本品口服后可有头痛、目眩、胃不适、食欲缺乏、腹胀、口干等。中毒后可出现惊厥、呼吸麻痹等。灌胃给予桑寄生醇提物，能使乙醇诱导胃黏膜损伤，大鼠的溃疡指数显著增加，并抑制大鼠胃黏膜中环氧化酶的活性，但对正常大鼠胃黏膜溃疡指数及环氧化酶含量无影响。提示桑寄生会加重已有的胃损伤，所以对患有胃溃疡的患者，选药时则应慎重（高学敏、钟赣生主编《中药学》）。

配伍应用

（1）治气血虚、肾虚的堕胎。桑寄生30g，炒杜仲、菟丝子各15g，白术、莲子各12g，党参、茯苓各10g，砂仁、黄芩、甘草各6g，大枣（去核）二枚水煎服。胎寒流血加阿胶、仙鹤草；尿失禁加益智仁、覆盆子；腹痛加白芍；腹坠加黄芪、柴胡、升麻；白带多加芡实。每月3～5剂，服至流产期过。

（2）①治湿痹（变形性关节炎）。黄芪五钱，桑寄生、秦艽、肉桂、熟地黄、当归、半夏、人参、威灵仙、萆薢、续断各三钱，防风、细辛、白芍、茯苓、杜仲各二钱，川芎、甘草各一钱，以水煎服。②治鹤膝症（关节结核）。独活钱半，桑寄生钱半，防风钱半，秦艽钱半，当归二钱，甘草七分，木瓜二钱，枸杞钱半，续断钱半，淮牛膝钱半，桂枝钱半，川牛膝一钱。水煎服，饭前饮服（周洪范著《中国秘方全书》）。

（3）治滑胎（习惯性流产）、腰痛、小腹累坠累痛、脉沉弱无力、舌质淡，或有齿痕、苔薄。固胎汤（刘云鹏）：党参、炒白术、熟地各30g，炒白芍18g，桑寄生、山药各15g，炒扁豆、山萸肉、炒杜仲、续断、枸杞子各9g，炙甘草3g。用水浓煎2次，分2～3次温服，每日1剂，连续服用，须超过以往流产天数半月。加减：若小腹下坠加升麻9g，柴胡9g；小腹擎痛或阵发性加剧者，白芍用至30g，甘草15g，小腹胀痛加枳实9g，胎动下血加阿胶12g、墨旱莲15g、棕榈炭9g，口干咽燥，舌红苔黄、去党参加太子参15g，或选用黄芩9g、麦冬12g、石斛12g、玄参12g；胸闷纳差加砂仁9g，陈皮9g，呕恶选加竹茹9g、陈皮9g、生姜9g，畏寒肢冷、少腹发凉加肉桂6g、制附子4g（《首批国家级名老中医效验秘方精选》）。

六 化痰止咳平喘药

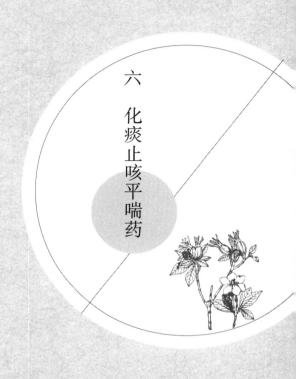

1.温化寒痰药

狗脊（金毛狗脊）

性味归经：苦、甘、温。入肝、肾经。

功效：祛风湿，补肝肾，强筋骨。

狗脊（原植物）叶柄"褐色"，小羽片"上面暗绿色，下面灰色"。（药材）"外附光亮的金黄色长柔毛""上部及下部丛生多数棕黑色细根"。《本草图经》曰："狗脊"根黑色""苗头细碎青色"。"凡药气味有体有用，相反而实相成"，狗脊色黄味甘，得土之味者，啃得水之气故入肾经（色褐黑，苦降，亦入肾经）。其色紫（含青色）（《本草便读》）、苗头色青、绿（含青色），故又入肝经（得土之味者，皆得木之气，亦入肝经）。

狗脊，味苦性温，若泄温通，活血行滞。治风先治血，血行风自灭。味甘色黄入中焦，补脾（脾欲缓急食甘以缓之，用苦写之，甘补之），益胃（温助胃），助气血生化之源。无虚邪不能独伤人，气血足而风邪自退，味苦燥湿，温补阳气祛寒湿，狗脊入肝、肾经，缓肝急（肝若急，急食甘以缓之），补肾虚（肾欲坚，急食若以坚之，用若补之）。肝主筋，肾主骨，腰为肾之府，膝为筋之府，肝肾得补，肾强肝旺（水滋木），腰坚膝壮，筋骨自强。对于肝肾不足，兼有风寒湿邪者，尤为适宜。常用治风湿痹痛、腰痛膝弱、肾关不固、遗精尿频、冲任虚寒、寒湿带下、白浊等症。

《本草求真》曰："狗脊何书既言补血滋水，又曰去湿除风，能使脚弱，腰痛失弱，周痹俱治，是明因其味苦，苦则能以燥湿，又因其味甘，甘则能以益血，又因其气温，温则能以补肾养气。盖湿除而气自周，气周而溺不失，血补而筋自强，筋强而风不作，是补而能用之药也。故凡一切骨节诸疾，有此药味燥入，则关节自强，而俯仰亦利，非若巴戟性兼辛散，能于风湿直除耳。"《本草述》云："（狗脊）经脉所以濡筋骨、利关节，非血无以濡之，非气无以煦之。故此味乃主下焦肝肾之阴气，与上焦心肺之阳气微不同耳。《本经》谓颇利老人，缘老人下焦之阴气多虚，多有不利故也，更绎《本经》但言寒湿，而《名医别录》甄权又出风邪毒风之治，非有二也，盖肾者水脏，全借风木以达阳而化阴。风木虚则阳不达，阳不达则阴不化，阴不化则寒湿病乎血，病乎血则风化自病而为风邪，久之为毒风，还病于肾脏，而为肾脏风毒，或有化为湿热，以为肝种种之病者，皆坐风虚而已，此味能益肾气，若主辅得宜，使阳达而阴得化，有何关节不利而风湿不廖乎。但病各有所因，而剂各有所主。试即方书治寒湿脚气，必用益阳气，除寒湿之剂，治风湿，必用活血，除风湿之剂，而此特逐队以奏功。"

《本草便读》言："金毛脊其根形如狗脊，温性燥，长于治风寒湿痹，利关节，强腰膝，是其本功，至益肝肾，壮筋骨，补性似不足耳，此药苦中兼甘，性温而燥，其色紫。如肝肾虚而又风寒湿邪痹着关节者，最为相宜。若纯虚无邪，亦非其治也。"《本草述钩元》指出："《内经》谓大关节在腰脊……而脊尤居关节之大者。……经云：肾有邪则气留两腘，可知关节之空如两腘者，尤以肾为主矣……此味能益肾气，使阳达而阴得化用之者，主辅得宜，有何关节而风湿不廖乎。"

《本草经疏》谈："狗脊凛地中冲阳之气，而兼乎天之阳气，故其味苦，其气平……入足少阴，肾主骨，骨者肾之余也。肾虚则腰背强，机关有缓急之病，滋肾益气血，则腰背不强，机关无缓急之患矣。周痹寒湿膝痛者，肾气不足，而为风寒湿之邪所中也，兹得补则邪散痹除，而膝亦利矣，老人肾气衰乏，肝血亦虚，则筋骨不健，补肾入骨，故利老人也……经曰：腰者肾之府，动摇不能，肾将惫矣，此腰痛亦指肾虚而为湿邪所乘者言也。气血不足，则风邪乘虚客之也……除湿益肾，则诸病自瘳。脊坚则俯仰自利矣。"《本草正义》称："狗脊，此物虽藏多年，拔尽其气，尚能自生，不多时而茸茸如故，可见其生机洋溢，虽枯槁而余气盎然。……能温养肝肾，通调百脉，强腰膝，坚脊骨，利关节而驱痹者，起痿废，又能固摄冲带，坚强督任，疗治女子经带淋露功效甚宏，诚虚弱衰老恒用之品。且温而不燥，走而不泄，尤为有利无弊，颇有温和中正气象……狗脊性温，乃温和温养之意，非温热温燥之例。如果肝肾之虚，阴不涵阳，以此固下元，引经向导，亦无不可。"《本草经疏》说："狗脊，味苦气平，则性专主降。唯其苦中有甘，平而微温，乃为降中有升。降中有升，是以下不能至地，本专主降，是以上不能至天，而盘旋于中下之际。为活利之所凭借，非补虚亦非泄邪，有邪能活利，无邪者亦能活利，是以颇利老人。可著于周痹腰痛两证之外，以见其不专治邪耳。"《本草用法研究》讲："狗脊苦温性燥，长于治风寒湿痹，利关节，强腰膝是其本功。至益肝肾，壮筋骨补性似不足耳，此药苦中有甘，性温而燥，其色紫如肝，肾虚而有风寒湿邪痹关节者最为相宜，若纯虚无邪，亦非其治也。"《玉楸药解》谓："狗脊，泄湿去寒，起痿止痛，泄肾肝湿气，通关利窍，强筋壮骨，治腰痛膝疼，足肿腿弱，遗精带浊。"

100%狗脊注射液20g/kg，可使心肌对86Rb的摄取率增加54%，其绒毛有较好的止血作用（高学敏主编《中药学》）。狗脊水煎液灌胃，能改善佐剂性关节大鼠及肾阳虚佐剂性关节炎大鼠血液流变性，改善关节微循环。生狗脊醇提物腹腔注射，具有镇痛作用。狗脊的茸毛，也有升高血小板的作用（高学敏、钟赣生主编《中药学》）。治风湿痹痛，本品与乌头、萆薢、苏木同用，如四宝丹（《普济方》）。治固精强骨方：金毛狗脊与远志肉、白茯芩、当归身等分。为末，炼蜜丸，梧子大。每酒服50丸（摘自《中药大辞典》转引《濒湖集简方》）。

用法用量：煎服6～15g。

使用注意：肾虚有热的小便不利，短涩黄赤者，及肝虚有郁火者不宜用。"萆薢为之使，恶败酱"（《本草经集注》）。

药物对比

桑寄生	补肝肾，强腰膝	强筋骨，固冲任而治胎动不安。
狗脊		坚脊骨，强督脉而治经带淋露。

配伍应用

（1）治颈椎、脑椎、腰椎增生、上肢麻痛、脊柱活动欠利者。益肾坚骨汤（汤承祖）：黄芪、鸡血藤各30g，补骨脂15g，狗脊、骨碎补、菟丝子、续断、川芎、葛根各12g。水煎服，每日1剂，早晚各服1次（《首批国家级名老中医效验秘方精选》）。

（2）治股骨头骨滑膜后无菌性坏死症。活血养骨汤（何天祥）：狗脊、骨碎补、独活各15g，当归、延胡索、陈皮、郁金、白芷、肉桂、续断、透骨草各10g，怀牛膝6g，水煎服，每日1剂，早晚两次服，亦可炼蜜为丸（共为细末），每丸10g，日服3丸，并可再加乳香6g、没药6g，共研细末，用白酒调外敷于痛处（《首批国家级名老中医效验秘方精选》）。

（3）活四肢关节痹痛及腰痛。①背痛：桑寄生12g，狗脊12g，续断9g，水煎服。②腰痛：金毛狗脊、杜仲各9g，水煎服，亦可酌加黄酒服。或单用狗脊，水煎服。又治腰脊时痛、头晕脚软、脉弱无力或腰部疼痛：狗脊、杜仲各24g，白术9g，水煎服（《中国偏方秘方验方汇海》）。

半　夏

性味归经：辛、温；有毒。入脾、胃、肺经。

功效：燥湿化痰，降逆止呕，消痞散结；外用消肿止痛。

半夏（药材）表面白色或浅黄色，未去净的外皮呈黄色，半夏色白（肉亦白）味辛入肺经。半夏色黄属土走中焦，其在夏秋二季茎叶茂盛时采集挖根为药用。脾与长夏（夏至～处暑）之气相同，故能入脾经。脾与胃同气相求，脉络相连（入腹属脾络胃），又能入胃经。

燥湿化痰　半夏入脾胃经，性温燥湿，辛主润脾滑痰，脾主运化水湿，脾失健运则聚湿为痰。健脾（脾喜燥恶湿）益胃（胃喜温润恶燥）。脾胃得健，则水湿祛痰饮消（痰亦水湿所致），味辛行气，质润滑滞，气顺温行，质重沉降，入肺降气，气降则痰消，为温化寒痰燥湿化痰的要药。常用治痰湿阻肺、咳嗽多痰、风痰眩晕、痰厥头痛、痰饮犯肺、咳嗽喘息、痰热犯肺、咳痰稠黄，及痰饮留积的胸膈痞塞等症。

《纲目》云："时珍曰：脾无留湿不生痰，故脾为生痰之源，肺为贮痰之器。半夏能主痰饮及腹胀者，为其体滑而味辛性温也。延滑能润，辛温能散亦能润，故行湿而通大便，利窍而泻小便，所谓辛走气，能化液，辛以润之是矣。"《本草新编》曰："饮食入胃，化精而不化痰，唯肾中真火虚，则火沸为痰，亦肾之真水虚，则水泛为痰矣。火沸为痰与水泛为痰虽源于肾，而痰乃留于脾也。半夏既治痰，岂能消化？沉痰已入脾中，安在不能化之？然而终不能消者，以其能消入脾中之痰，而不能断其将入脾中之痰也。盖肾中之痰也，必须肾气丸，始得逐之，非半夏所能祛也。半夏泄痰之标，不能治痰之本。半夏性沉而降，似乎能入至阴之中，然而阳多于阴，止可浅入脾阴，而不能深入肾阴也。况半夏泻阴而不补阴，而肾又可补而不可泻，半夏欲入肾，而肾所以不受也。半夏既不能入肾之内，又何以化肾中之痰哉。"《韩氏医通》指出："痰分之病，半夏为主，脾主湿，每恶湿，湿生痰，而寒有生湿，故半夏之辛，燥湿也。"《中药大辞典》曰："张寿颐：半夏味辛，辛能泄散，而多涎甚滑，则又速降……《本经》乃无一字及于痰饮，然后知此物之长，全在于开宣滑降四字，初非以治痰专长，其所降逆止呕，能荡涤痰浊者，盖即其开泄滑下之作用。"

降逆止呕　胃气以降为顺，以升为逆。痰饮湿浊停蓄胃中，胃气不和上逆则为呕吐，半夏温燥化痰，健脾和胃，质重降下，引胃气下行，胃逆气下降，则胃和而呕吐自止。常用治胃寒或痰饮所致的胃气上逆的呕吐，与他药配伍又治胃热、胃阴虚、痞满、妊娠呕吐等症。

《医学衷中参西录》言："半夏，味辛，性温，有毒。凡味辛之至者，皆禀秋金收降之性，故力能下达为降胃安冲之主药，为其能降胃安冲，所以能止呕吐，能引肺中、胃中湿痰下行，纳气定喘。能治胃气厥逆、吐血（《黄帝内经》谓阳明厥逆血为呕血。阴明厥逆即胃气逆也）。"

《本草求真》谈："脾苦湿，必得味辛气温以为燥。半夏辛温，能于脾中涤痰除垢，痰祛而脾自健，故云能以健脾也。胃中痰气壅塞，则胃不和之极。半夏能温脾健胃又除痰，又合生姜暖胃以除呕。"《本草经疏》称："半夏之平……而入手足阳明。辛则能开诸结，平则降诸逆也……《金匮》头晕亦用之，且呕必加此味，大得其开结降逆之旨……此药盖是太阴，阳明，少阳之大药，祛痰却非专长。故仲景诸方加减，俱云呕者加半夏，痰多加茯苓，未闻以痰多加半夏也。"《本草便读》载："半夏味辛质润……善劫痰水，导大便，痰水去则土燥，脾喜燥而恶湿，故宜之。味辛善散逆结之气，故能解郁调中，为治呕吐蠲饮邪之圣药。总之胃有湿邪者宜用。若阴虚血燥之人当为禁服。"《本经逢原》认为："半夏为足少阳本药，兼入足阳明、太阴。虚而有痰气宜加用之，胃冷呕哕为药之最要。此呕为足阳明，除痰为足太阴。柴胡为之使，故小柴胡汤用之，虽为此呕，亦助柴胡、黄芩主往来寒热也。"《本经疏证》曰："不使邪气自阳入阴，则《伤寒论》所谓若能食不呕，为三阴不受邪，半夏则止呕专剂也。"

消痞散结 半夏温燥除湿，辛散行气结，质滑逐湿痰。"脏寒生满病"（《素问·太阳异法方异论》）。"饮食不节，起居不时者，阴受之。阴受之则入五脏，入脏则䐜满闭塞"（《素问·太阳阴阳明论》）。"痞者，痞塞不开之谓；满者胀满不行之谓。盖满则近胀，而痞则不必胀也"（《景岳全书》）。半夏辛温入脾胃，温祛寒，燥痰湿，行结气，消痞满，常用治气结与痰湿停滞的胸脘痞胀或心下坚满，坚痞作痛等症。

《本草经疏》说："半夏，性善下泄，邪在胸中，则心中坚，胸胀咳逆；《名医别录》亦谓其清心。腹胸膈痰热满结，咳逆上气，心下急痛坚痞，时气呕逆，亦皆邪在上焦，上焦胸中所致，故悉主之。"《本草乘雅半偈》谓："《月令》半夏生，盖当夏之半也……以纯乾决尽，至而一阴见，故主阴阳开阖之半，关键之枢，故半欲开，半欲阖者，莫不从令。……心不坚胸满咳逆，身形之半欲开也。"《纲目》曰："半夏能主痰饮及腹胀者，谓其体滑而味辛性温也。""蒲辅周：（半夏）为除痰降逆，消心下痞有效药物，如三个泻心汤皆有半夏。总之……半夏乃救急扶危之要药"（《毒性中药的配比与应用》）。

外用消肿止痛 半夏辛温，有毒。燥湿化痰，行气散结，以毒攻毒，消肿止痛而活疮肿等症。外用治瘰瘤痰核、痔疮发背、无名肿毒初期或毒蛇咬伤均可生用。

《本草求真》讲：""（半夏）'书言辛温有毒，体滑性燥，能走能散，能燥能润，和胃健脾，补肝润肾，数语业已道其主治大要矣……不眠，以半夏汤通其阴阳得卧。胸胀，合瓜蒌等药名小陷胸汤以除，少阴咽痛生疮语声不出，合鸡子苦酒名苦酒汤以服，亦何莫非半夏之妙用，而为开窍利湿之药。但阴虚火盛、热结胎滑痰涌等症，则非所宜，不可不慎。"《韩氏医通》称赞："予又以露天膏加白芥子三分之二，姜汁、矾汤、竹汤、造曲，治痰积沉痼者，自能使腐败随大小便出，或散而不为疮，此半夏之妙也。"《本草正义》强调："半夏，味苦辛而温，温能行血，辛亦行气，故为血中气药，……而又兼能行气，不专以破瘀见长，故能治内外上下气血不宣之病，通滞散结，主一切肝胆胃胸腹诸痛，盖攻破通导中之冲和品也。但走而不守，能治有余之实邪，治不足之虚症。""王伯岳指出：半夏味大辛，微苦，气温，可升可降，有毒。其质滑润，其性燥，降痰，下肺气，开胃健脾，消痰饮痞满，止咳嗽上气、心痛、肋痛，除呕吐反胃……脊痛疽毒，杀蜈蚣虫毒。若消渴烦热及阴虚血症最忌，无加"（《毒性中药的配伍与应用》）。

半夏：镇咳、祛痰、镇吐，有抑制腺体分泌作用，有抗肿瘤、抗早孕、利尿、抗心律失常、抗硅肺、降眼压作用。动物试验证明，半夏煎液有镇静作用，生半夏的氧仿和丙酮提取物对白色葡萄球菌、金黄色葡萄球菌有抑制作用，生半夏可杀孑孓和血吸虫等（《毒性中药的配伍与应用》）。半夏有显著的抑制胃液分泌作用，水煎醇沉液对多种原因所致的胃溃疡有明显的预防和治疗作用。水浸剂对实验性心律失常和室性期前收缩有明显的对抗作用（高学敏主编《中药学》）。

半夏对家兔有促进胆汁分泌的作用，能显著增强肠道的输送能力。半夏煎剂具有减少兔脑梗死再灌注出血转化的作用。半夏多糖有增强小鼠免疫功能的作用，有抗炎作用（高学敏、钟赣生主编《中药学》）。有解毒及降血压作用。半夏的稀醇液或水浸液或其多糖组分、生物碱具有较广泛的抗肿瘤作用消痞散结，可治痰气交阻的梅核气；配黄连治痰热互结之胸闷脘痞（《一味中药治顽疾》）。

治湿痰咳嗽、痰多色白、恶心呕吐，与乌陈皮、茯苓、甘草、生姜等同用，如二陈汤（《和剂局方》）。治邪热内陷，与心下（胃脘部）痰饮相结而成。按之则痛重，与黄连、瓜蒌实同用，如小陷胸汤（《伤寒论》）。治喉痹肿塞，生半夏蓄鼻内，涎出效（《频湖集简方》）。

用法用量：煎服3~10g，生用治肿毒，一般制用；姜半夏长于降逆止呕；法半夏减弱温性；半夏曲化痰消食；竹沥半夏清化热痰。外用适量。

使用注意：津枯，阴虚肺热燥咳，热痰稠黏，舌赤无苔及痰血均忌用，孕妇慎用。反乌头。"诸血证及自汗，渴者禁用。""孕妇忌之，用生姜则无害。"（《中药大辞典》张元素）。

药物对比

生姜	止呕	偏于发散，祛痰力强。
半夏		善于降逆，燥实力大。

干姜	散寒降逆	偏于温中散寒化饮。
半夏		偏于和胃降逆血呕。

吴茱萸	止呕吐	治脾胃虚寒、厥气上逆的呕吐（寒凝气郁的干呕）。
半夏		治胃气不和、中焦有湿的呕吐（湿痰内阻的呕吐）。

临床应用

【中毒症状】生半夏对口腔，喉头和消化道黏膜有强烈的刺激性，可致肿胀、疼痛、失音、流涎、痉挛、呼吸困难，甚至窒息而死。曾有服用半夏过量引起神经智力发育障碍的报道。尚有生半夏外用而致过敏性坏死性皮炎的报道。久用半夏制剂口服或肌注，少数病例出现肝功能异常和血尿（《毒性中药的配伍与应用》）。半夏对动物遗传物质有损害作用，故用妊娠妇女呕吐应持慎重态度。先用半夏制剂口服或肌注；少数病例会出现肝功能异常和血尿。（高学敏主编《中药学》）。有因服生半夏多量而永久失音者。生附子和生半夏对小鼠具有毒性作用，二者组合灌饲后其毒性作用明显增加。中毒的原因及预防：半夏中毒主要是服用生品所致。故内服应选制半夏，而且要控制用量（高学敏、钟赣生主编《中药学》）。

【解救方法】①生半夏中毒时可洗胃、服稀醋、浓茶或蛋白等以阻止吸收。②对症处理：痉挛者可给予解痉剂；有呼吸麻痹者给予呼吸兴奋剂，并给予吸氧；皮肤感染可用甘草水泡洗，或用稀醋洗涤。③中医治疗：a.白矾末10g，生姜汁5mL，调匀，1次服。b.生姜、绿豆各30g，防风60g，甘草15g，水煎服，300mL水含漱一半，后内服一半（《毒性中药的配伍与应用》）。

【中毒救治】一般疗法：应迅速洗胃，饮食蛋清、面糊或少量稀醋以阻止吸收。痉挛者可给解痉剂；有呼吸麻痹者，应予吸氧，给予中枢兴奋剂（高学敏、钟赣生主编《中药学》）。

配伍应用

（1）治肝风痰浊的癫痫。二陈加味汤：半夏12g，茯苓12g，橘红、石菖蒲、远志、钩藤、降香各10g，桔梗、全蝎、甘草各6g，水煎服。

（2）治气滞痰聚之呃逆呕吐的倒食症。半夏12g，砂仁、广木香、茯苓、陈皮、川黄连各10g，吴茱萸（姜炒）1.5g，炙甘草5g，生姜3片，大枣3枚（去核），水煎服。

（3）治乳房初期红肿。葱心半寸，装满生半夏末，在两端各滴香油1滴，塞入一鼻孔内，盖被发汗，多者3次即消。

（4）①治疗百日咳。法半夏、瓜蒌仁、竹茹各6g，百部根10g，天冬、麦冬各15g，猪胆膏1g。上药煎汤并浓缩至100mL，1岁以内每次10mL，日2次，1～3岁每次10mL，每日3次，7天为一疗程。②治疗病毒性心肌炎。半夏18g，生姜24g，茯苓12g。日1剂，水煎服。本方对冠状动脉供血不足瓣膜损害的康复均有效。③治疗梅核气。半夏、厚朴、桔梗、陈皮、射干、郁金各10g，麦冬、生地黄、白芍各9g，瓜蒌15g，生甘草6g，随症加减，每日1剂，水煎服（《毒性中药的配伍与应用》）。

天南星（南星）

性味归经：苦、辛、温。入肺、肝、脾经。

功效：燥湿化痰，祛风解痉，散结消肿。

天南星（源植物）块茎"外皮黄褐色"，叶下部基部"白绿色或散生污紫色斑点。（药材）干燥的块茎"。"表面乳白色或棕色"，断面"色白，粉性"。天南星色白味辛，入肺经。"凡药气味有体有用，相反而实相成"。故得金之味者，皆得木之气，故能入肝经（色绿、紫均含青色亦入肝经）。其得木之味者，皆得土之气，因而又入脾经（色黄，属土）。脾为生痰之源，肺为蓄痰之器。天南星入肺脾经，苦温辛烈，燥湿化痰，善祛肺，脾寒湿痰饮。辛散苦泄温行，为治湿痰顽痰的要药。常用治寒痰咳嗽、痰白清稀、湿痰壅阻、咳嗽黏稠、顽痰阻肺的咳喘胸闷等症。

《本经逢原》曰："天南星味辛而麻，故能治风散血；气温而燥，故能胜湿除痰；……而治口渴舌糜，诸风口禁，更以石菖蒲。人参佐之。南星，半夏皆治痰药也。然南星专走经络，故中风麻痹，以之响导。"《本草正义》云："南星产于阴湿丛密之处，不为日照，则愈易长大，巨着茎高七八尺，大如人臂，其根可重数斤。然生长于湿浊之中，而偏善开泄湿邪，物理相反，最不可测。盖辛温善走，是其天职，功与半夏相似，而燥烈过之。"《本草便读》称："南星，苦辛温善走，入太阴，阳明，厥阴，治风痰，散坚结。但性燥而紧，猛于半夏，能散血堕胎。"《毒性中药的配伍与应用》载张士觐："生南星，苦温有毒，味辛而麻，气躁辛烈，长于治风痰，生用能疗风湿痹痛，散经络风痰。……散末煎服，或磨粉吞服，疗效尤为显著。"

天南星味辛祛风，苦泄温通，走而不守，能祛经络风痰。肝木生风，风动则痉，其入肝经，味辛补肝（肝欲散，急食辛以散之，用辛补之），益筋（肝主身之筋膜），苦温能燥脾湿祛胃寒，以助气血之生成（脾胃为气血生化之源）。肝主藏血，血足又能养筋（食气入胃，散精于肝，淫气于筋）。肝与肾为乙癸同源。色褐（黑、黄合色）能入肾经，苦补辛润，肾健则肝旺（水滋木），肝血足而风熄（血行风自灭），筋得血养，屈伸流利，痉症自愈。常用治风痰引起的肢体麻痹、口眼㖞斜、半身不遂及伤风所致的口禁、项强、肢体痉挛等症。

《本草述钩元》言："（天南星）此味散阴结以畅阳，阳畅则戾气平而风静矣，至于疗痰多用之者，以风静则痰消，取其治风而遂及痰。"《本草述校注》谈："南星味辛而兼有苦，其气温，苦从乎温，已属火化，而又禀乎夏火之气化，卢复所谓肺金之用药者良然。观其四月生茵，采根于九月，且味先微苦而后大辛，是火之气归于金。火为金用，而金之气益烈，即以同气相求者直相从而破其所结之戾气，如中风麻痹、诸风口禁、口眼㖞斜等症，皆戾气之风滞于经络以为病，故每取之奏效，所谓以毒药去疾者也……是阳郁之为病，非阳淫也；其化风者，经所谓郁极则发之义，正为戾气也。此味皆知风，讵知散阴结以畅阳乃其能事，阳畅则戾气平而风静矣。南星之能破阴而功归于静风，以风证多用之。然而疗痰更多者，盖风静而痰消，用痰乃燥气所结，半夏归于土而达其阴，南星归于金而昌其阳。南星味辛而麻，气温而燥，性紧而毒。此用以破阴燥湿，开郁散结，乃其的对，故中风卒厥生用之，良有以也。"《本草汇言》道："若风痰湿痰，急闭涩痰，非南星不能散。"《本草纲目》指出："诸风口噤，宜用南星，更以人参、石菖蒲佑之。""胡建华：天南星是一种治疗多种疾病，应用范围较广的良药。……治疗癫痫、癫狂、眩晕、不寐、偏瘫等症，效果颇好"（《毒性中药的配比与应用》）。

天南星气温苦燥，胜湿除痰，辛散苦泄温行，痰湿祛，气血行，肿消而痛止。味辛达表托毒外出，因其有毒，能以毒攻毒，可适量生用。入煎剂宜久煎。常用于治疗痈疽肿痛、痰核、蛇咬、跌打损伤等症。

《本草新编》说："天南星……善能化痰，利膈下气，散瘀血，破坚积，消痈肿，活中风不语，极能开关，兼治破伤风。"《本经逢原》谓："天南星，性紧而毒，故能功积拔肿。"《日华子本草》讲："天南星治蜇（yìn）蛇，虫咬，疥癣恶疮。"

天南星有祛痰、镇咳、抗炎作用，有镇静、镇痛、抗惊厥、抗心律失常作用，有抗肿瘤作用，对体外培养的胃癌、肺癌、肝癌细胞有杀伤和抑制作用（《毒性中药的配伍与应用》）。水提取液体内瘤S180、HCA（肝癌）实体型、子宫肌瘤U14有明显的抑制作用；生物碱氨仿部能对抗乌头碱所致的实验性心律失常，并能延长心肌细胞动作电位的有效不应期（《一味中药治顽疾》）。

治湿痰阻肺、胸膈留饮的咳嗽恶心、发热背寒、痰喘及卒中痰盛语涩等，与半夏、茯苓、芡实、陈皮等同用，如导痰汤（《济生方》）。治破伤风的角弓反张、痰涎壅盛等症，与白附子、天麻、防风等同用，如玉真散（《外科正宗》）。治疗食管、贲门癌：生南星，生半夏，代赭石，石打穿，急性子，瓜蒌，黄药子，旋复花，天龙，蜈蚣，随证加减（摘自《毒性中药的配伍与应用》）。治身面疣子：醋调南星末涂之（《中药大辞典》摘引自《简易方论》）。

用法用量：煎服3~10g，多制用，外用适量。

使用注意：阴虚、燥痰、热痰、血虚的卒中及孕妇忌用，畏附子、干姜、生姜。

药物对比

半夏	味辛性温	辛而能散，有内守之意。归于土而达其阴，性较和缓。燥湿化痰，化肠胃湿痰，偏于止呕。
天南星		辛而能散，无内守之意。归于金而达其阳。性较燥烈。燥湿化痰，化经络风痰，偏治卒中。

天南星	性温，燥湿化痰较好，有燥热伤阴之弊。	应用	寒痰、湿痰的咳嗽、胸闷及痈肿多用。
胆南星	性凉，化痰息心较好，无燥热伤阴之弊。		热痰、惊厥、小儿惊风、抽搐等症多用。

临床应用

【中毒症状】生南星有毒，误食中毒可致咽喉灼热感、口舌麻木、口腔黏膜糜烂、水肿、流涎、语言不清、张口困难、四肢麻木、面色苍白、脉弱无力，严重者可窒息、呼吸衰竭而死亡；皮肤接触后可致瘙痒、起疱；服食大量天南星可引起智力发育障碍（《毒性中药的配伍与应用》）。本品鲜品毒性剧烈，成人食生南星15g、儿童生食10g可引起中毒。中毒症状：皮肤接触有强烈的刺激作用，初为瘙痒，而后麻木。误食后口腔咽喉发痒，灼辣，舌疼痛肿大，味觉丧失，口腔黏膜糜烂，以致坏死脱落（高学敏、钟赣生主编《中药学》）。

【解救方法】①洗胃导泻，内服稀释醋液、蛋清、面糊或果实等。②对症处理：口腔糜烂者可用龙胆汁外涂；呼吸困难者可吸氧，并给予呼吸兴奋剂，必要时行气管切开；酌情补液，补充维生素C和10%葡糖酸钙；外用后皮肤瘙痒者，可用稀释醋洗涤。

【中草药治疗】生姜30g，防风60g，甘草15g，水煎服或含漱（《毒性中药的配比与应用》）。急用生姜汁含漱，并内服5mL；或用食醋30～60mL加生姜汁含漱，并内服5mL（高学敏、钟赣生主编《中药学》）。

配伍应用

（1）治肺结核方。黄连120g天南星60g均为细末，猪胆汁120g。上药混合搅匀，调猪胆汁为丸晾干，每丸0.5g，每次服3丸，日1次，连服21天为一疗程（对血型播散的证群有佳效）。

（2）治风寒湿痹。鸡血藤30g，茜草15g，桑寄生15g，天南星、当归、草薢、威灵仙、青风藤、没药各10g，木瓜12g，白附子6g，水煎服。

（3）①治颈淋巴结核：生南星、僵蚕、制没药各12g，土贝母15，玄参、夏枯草、蒲公英各30g，全蝎、炮穿山甲、白芥子、山慈姑各10g，瓦楞子60g。水煎服，日1剂。②治食管、贲门癌：生南星、生半夏、代赭石、石打穿、急性子各30g，瓜蒌20g，黄药子、旋复花各10g，天龙、蜈蚣各3g，随证加减。每日1剂，水煎服分2～3次服（《毒性中药的配比与应用》）。

（4）治面瘫、面痛、卒中偏瘫、痹证。乌附星香汤（李钟愚）：制川乌10g，制白附子10g，生南星10g，木香10g，水煎服，1日3次，饭后服。制川乌、制白附子、制南星应先煎1小时，待药液不麻口后再加其他药物煎10分钟即可。加减，血虚者加当归、川芎、生地黄、白芍；瘀血阻滞者加桃仁、红花、赤芍、牡丹皮；筋脉痉挛抽搐者加僵蚕、全蝎、蝉蜕、蜈蚣；有热者加金银花、连翘、黄芩、黄连等；有气虚者加黄芪、党参、白术；头昏眩晕者加钩藤、桑叶、菊花、决明子；大便秘结者加酒军、火麻仁、郁李仁、蜂蜜等（《首批国家级名老中医效验秘方精选》）。

白芥子（芥子）

性味归经：辛、温。入肺、胃经。

功效：温肺化痰，利气散结，通络止痛。

白芥子（药材）"表面类白色至浅黄色"。种子"胚黄白色，油质"。炒白芥子"炒至深黄色，微有香气即得"。白芥子色白味辛入肺经，色黄属土为子主降，能入胃经（气香亦入脾，脾与胃经络相连，入脾亦入胃）。

白芥子为植物白芥的种子，子主下垂，故性降，气降则痰消。其入胃降下（胃主降下）辛温润津温中（胃喜柔润，辛润益津。胃喜温，温助胃纳，腐熟水谷）胃健气强则五脏俱盛。"凡欲治病者，必须常顾胃气。胃气无损，诸可无虑"（《景岳全书》）。胃降则脾升。中焦如轴，四维如轮。轴运轮行，轮运轴灵。胃强脾健，中枢气机升降复常，脏腑各行其职，诸病自愈。简而言之，白芥子辛辣气锐，善于走散，辛散宣发行气滞，温行血脉导血通。气香窜，散痰结，宽胸闷。温助阳，通经络，气血行，痛自灭。常用治痰阻气滞的咳逆胸闷、咳喘胸满肋痛、痰温淤阻皮里膜外的痰核瘰疬、痰湿流注阳气不足的阴疽肿毒以及痰湿阻滞经络的肢体麻木或关节肿痛等症。

《本草述校注》曰："白芥子，以秋深下种，是禀金气也，乃生于冬而长于春，若以归藏之时苗出，以萌芽之时为长养，岂非禀金水之凉而反得温者？"《本草新编》云："白芥子善化痰涎，皮里膜外之痰无不消去，实胜于半夏、南星。半夏性燥而灼阴，南星味重而损胃。独白芥子消化痰涎，又不耗损肺、胃、肝、心之气。入手气分而实宜，即用于血分而亦当者也。……膜膈之痰，统胃、肺而言之也。胃、肺中之膜膈，尤善藏痰者也。白芥子消膜膈之痰，是有痰之处无不尽消，况且肺胃浅近之间，岂有仅不能消之理……白芥子实不耗气，能安五脏。耗气则五脏不安矣，岂有五脏安而耗气者乎。其余消痰之药，或安肺而不安胃，或安胃而不安肺，总不如白芥子之能安五脏也。""白芥子只能消膜膈之痰，肾中之痰而不能消也。服白芥子而仍有痰者，宜补其肾，肾足而痰自化。"《医林纂要》称："（白芥子）辛能行，而生春月湿地，性尤专行湿痰。色青专肝木，行于两肋，肝气不能行水则成支饮，子专入肝经，故行肋下支饮。炒研用，非肋痰不必用。"《本经续疏》道："痰冷阻中，则气难横达而一上行为上气；气难横达，则痰冷益无力所泄而唯留于胸膈""白芥子温而胸膈痰冷无不发越；一辛而气机上逆，无不宣通。皆有横达之功，并非泄降之力"。《药义明辨》载："（白芥子）其性降收，其用温散，故每于凝结之患而得开发，于逆上之穷而得降折，不止以利气豁痰竟其功也。"

《药品化义》言："白芥子味辣，横行甚捷，体细，通行甚锐，专开结痰，痰属热者能解，属寒者能散。痰在皮里膜外，非此不达，在四肢两肋，非此不通。若结胸证，痰涎邪热固结胸中及咳嗽失音，以此同苏子、枳实、瓜蒌、杏仁、黄芩、黄连为解热下痰汤，诚利气宽胸神剂。"《国药诠证》谈："白芥子……因湿阻气滞而无汗，故散湿利气可以发汗也。胸膈间有痰而为寒湿所阻，不能运化则气逆，故曰上气。以辛温散其寒湿，则痰化而气行，故能治胸膈痰冷上气也……白芥子有散湿利气之效，故治寒湿阻滞气病，有豁痰开胃、温中止痛、散湿消肿之效。"《医学入门》载："利胸膈痰……中风不语……止夜多小便，又治仆损瘀血。"

《景岳全书·本草正》说："（白芥子）善开滞消痰，疗咳嗽喘急，反胃呕吐，风毒流注，四肢疼痛，尤能祛辟冷气，解肌发汗，消痰癖疟痞，除胀满极速。因其味厚气轻，故开导虽速而不甚耗气。"《本草求真》讲："白芥子……辛能入肺，温能散表，痰在肋下皮里膜外，得此辛温以为搜剔则内外宣通，而无阻隔窠囊留滞之患矣。是以咳嗽、反胃、痹木、脚气、筋骨痛毒肿痛，因痰气阻塞，法当用温用散者，无不借此以为宣通。……然此大辛大热，中病即已，久服耗损真气，令人眩晕损目，若肺热阴虚火盛者忌之。"《本草纲目》谓："利气豁痰，除寒暖中，消肿止痛。治咳嗽反胃，痹木脚气，筋骨腰节诸痛。"白芥子小剂量能引起反射性气管分泌增加，而又恶心性祛痰作用。白芥子粉能使唾液分泌，淀粉酶活性增加，小量可刺激胃黏膜，增加胃液、胰液的分泌；大量可催吐。白芥子水浸剂对皮肤真菌有抑制作用。白芥子苷水解后的产物白芥子油有较强的刺激作用，可致皮肤充血、发疱（《一味中药治顽疾》）。有镇咳平喘、抗炎、镇痛、催乳、抑制前列腺增生等作用。家兔静脉注射芥子生理盐水浸出液，血压先有轻度上升，后侧下降，呼吸增快（高学敏、钟赣生主编《中药学》）。

治痰涎停留胸膈，与甘遂、大戟同用，如控涎丹（《三因方》）。治痰湿流注阴寒所致阴疽、贴骨疽流肿毒等症，与鹿角胶、肉桂、熟地黄、麻黄等同用，如阳和汤（《外科全生集》）。

用法用量：煎服3～6g，外用适量。研末调敷，可作发泡用。

使用注意：肺虚久咳、阴虚火旺、消化道溃疡、出血者及皮肤过敏者忌用。

药物对比

肉桂	温经止痛	偏于温补肾阳、散寒止痛。
白芥子		偏于消痰散结，行气止痛。

白芥子	豁痰	辛温、行气豁痰、透络搜痰、消肿止痛多用。
天竺黄		甘寒、清热豁痰、开窍清神、凉心定惊多用。

配伍应用

（1）治手足肿痛。当归、白芍、白术、茯苓、栀子各10g，白芥子、柴胡、半夏、甘草各6g，薄荷3g，水煎服。

（2）治寒痰喘咳。白术15g，党参、茯苓、白芥子、炙桑白皮各12g，橘红、半夏、五味子、干姜、炙紫菀、杏仁、桂枝各10g，炙甘草6g，水煎服。

（3）①治小儿急性支气管炎。白芥子、桔梗各4g，苏子、莱菔子、荆芥、紫菀、百部、白前、橘红各6g，地滑皮、桑白皮各10g，甘草3g。水煎2次取汁300mL，分3次温服，每日1剂。连服5剂为1个疗程，1～2个疗程停药观察。②治雷诺病，又称肢端动脉痉挛病，属于中医中的"血痹""寒痹""四肢厥寒"症等范畴。熟地黄肉桂圆汤：熟地黄30g，鹿角胶9g，白芥子6g，肉桂3g，炮姜炭2g，麻黄2g，生甘草6g。每日1剂，2煎混合，分早晚两次温服，第3煎倒入盆内熏洗患指，每日1次，每次熏洗20～30分钟。加减。上肢发病者，加片姜黄；痉痛甚者，加乳香泻药；发作频繁者，加蜈蚣；每因为情绪激动而诱发者，加柴胡、白芍。③治丹毒（是皮肤突然发红或黏膜内网状淋巴管的急性传染性、细菌性感染疾病）。鹿角霜、熟地黄各30g，川椒、麻黄、肉桂各5g，白芥子3g，炮姜1.5g。每日1剂，水煎2次，温服，煎第3次熏洗患部，加减。若局部皮色紫暗者，加丹参20g、红花6g、鸡血藤30g；若寒痛者，加乳香、没药各6g（《中医祖传秘籍》）。

（4）治膝部肿痛（鹤膝风）。白芥子（或黑芥菜子）60g，研为细末，用黄酒或白酒调糊，包敷患处（《一味中药治顽疾》）。

旋复花

性味归经：苦、辛、咸，微温。入肺、胃经。

功效：降气化痰，降逆止呕。

旋复花（药材），干燥头状花序"底部4层，浅灰绿色""外缘1层舌状花，黄色""子房顶端有多数白色冠毛"。

旋复花色白味辛入肺经。"凡药气味有体有用，相反而实相成"，得金之味者，皆得木之气，故能入乙木肝经（其微温，二月生苗，禀春之气，色绿含青色，故走肝经）得木之气味者，皆得土之气，又入胃经（色黄属土，亦入胃经）。

旋复花苦温燥湿化痰，咸能软坚祛老痰结积，味辛宣散主升，苦咸涌泻达下，味厚气薄，能升能降。先贤有言"诸花皆升，唯旋复花独降"。苦咸沉降，降重于升。其入肺经苦泄肺气上逆（肺苦气上逆，急食苦以泄之），气下则痰消。入胃降气达下，行气祛痰，化饮消食，消痞除满，降胃气逆上而止呕吐。其辛散苦泄温通，祛痰结，通阳气，活血脉。味辛入肝经补肝（肝欲散，急食辛以散之，用辛补之）助疏泄气血，气行活血，通络止痛。常用治痰饮壅肺、肺气上逆的咳喘多痰或痰饮蓄结的胸膈痞满、痰饮中阻、胃气上逆的噫气、呕吐等症。并治痰湿聚积、气滞血瘀的胸胁痛（足厥阴之脉……上贯膈，布胁肋）。

《本草述校注》云："（旋复花）经曰：地气上而生水液。此种秉水气之化，上际于金气之用，犹人身肾气至肺义（按：其花序底部灰为黑与白色合成。色黑味咸能入肾经，苦补辛润益肾气）然苗生二月，花开六月，其金气布化乃在火土正旺之时，是有可参考者也……水能化气，气化液，液化血，是药物功用之异处。"《本草述钩元》曰："（旋复花）水谷精微之化液，皆宗气之用，而宗气之归膻中者，又以真火用金而烹炼其液，及能化血，其主治结气，即其能通血脉者也。"《本草汇言》谈"旋复花，消痰逐水，利气下行之药也。主心肺结气、胁下虚满、胸中结痰、痞坚噫气、或心脾伏饮、膀胱留饮、宿水等症……女医童玉峰先生曰：若热痰，则多烦热；湿痰，则多倦怠软弱；风痰，则多瘫痪奇症；惊痰，则多心痛巅疾；冷痰，则多骨痹痿疾；饮痰，则多胁痛臂痛；食积痰，则多癖块痞满。其为病状，种种变见。用旋复花，虚实寒热，随证加入，无不应手获效。"《本草经百种录》言："（旋复花）此以味治。凡草木之味，咸者绝少。咸皆治下，咸能治上焦者尤少。唯此味咸而治上，为上中二焦之药。咸能软坚，故凡上中二焦凝滞坚结之痰皆能除之。"

《本草征要》称："（旋复花）老痰坚硬，结气留饮，风气湿痹，利肠通脉，具宣行肺胃之功。噫气不除，赖其辛散，有斡旋胸中力，肝邪痹着，借以温通。"《本草便读》载：

"旋复花一名金沸草。六月开细黄花，其香如菊，中有白毛，宜绢包用。咸温辛苦之性，能利大肠，软坚痰，散结气，搜肝泻肺，由胃及肠。旋复之功，皆在咸涌而已。旋复花本为肺药，以其散结气，软坚痰，金令下行，而能及肝及肠也。"《本草新编》说："旋复花治气逆甚神，为治伤寒要药……气逆之症，不止伤寒。旋复花之治气，尤于伤寒之外见奇。但伤寒气逆，不必加入人参，而杂症门中之气逆，非人参奏功，必须并用耳。……旋复花固不可独用也，得代赭石则能旋转之功。凡逆气而不能旋转者，必须用之下喉而气即转矣。"《本草正义》讲："旋体质甚轻，飞扬疏散。其主治当以泄散风寒、疏通脉络为专主。……或谓降气，寒邪在肺者，不宜早用，则止知疏泄之力足以下降，而不知其飞扬之性本能上升。……唯其轻灵之性，流动不滞，自能疏通气化而宣窒塞，固非专以升散见长。"《本草正义》谓"旋复花，开结气，降痰涎、通水道，消肿满，凡气壅湿热者宜之。"《药性论》曰："（旋复花）主治膀胱宿水，去逐大腹、开胃、止呕逆不下食。"

旋复花有明显的镇咳、祛痰作用，旋复花黄酮类对钼胺引起的豚鼠支气管痉挛性哮喘有明显的保护作用，对离体支气管痉挛亦有对抗作用，并有较弱的利尿作用。煎剂对金黄色葡萄球菌、炭疽杆菌和福氏痢疾杆菌JIa株有明显的抑制作用，欧亚旋复花内酯对阴道滴虫和溶组织内阿米巴均有强大的杀原虫作用。此外，旋复花对免疫性肝损伤有保护作用，天人菊内脂有抗癌作用（高学敏主编《中药学》）。有广泛的抗菌作用，但在体内能被蛋白质灭活。有抗炎作用。绿质酸和咖啡酸口服，可增加入胃中盐酸的分泌量；亦有增加大鼠胆汁分泌的作用。抗过度训练大鼠肾组织细胞凋亡的作用。旋复花素能显著减轻血管损伤后内膜增生。欧亚旋复花总黄酮对大鼠缺血再灌注损伤大脑有显著的保护作用（高学敏、钟赣生主编《中药学》）。

治痰饮蓄结、胸膈痞实、大便秘结、喘促等症，与桑白皮、鳖甲、桔梗、大黄等同用，如复花汤（《圣济总录》）。治胃气虚弱、痰浊中阻、胃气上逆的心下痞鞭、噫气病作、反胃呕吐等症，与代赭石、人参、半夏、生姜等同用，如旋复花代赭汤（《伤寒论》）。

用法用量：煎服3~10g，宜布包煎（防其绒毛刺激咽喉而致咽喉伦作痒，呕吐）。

使用注意：阴虚劳嗽、津伤或风热燥咳、大便溏泻及虚弱病不宜用。

药物对比

半夏	化痰止呕	燥湿化痰，偏于散结止呕。	合用祛痰止咳嗽、和胃止呕作用增强。
旋复花		降气化痰，偏于行气止呕。	

配伍应用

（1）治胃中寒冷或气逆痰阻的呃逆。旋复代赭汤加减：赭石30g，旋复花（包煎）、丁香、柿蒂、姜半夏、陈皮各10g，甘草6g，水煎服。寒盛加生姜、吴茱萸；热盛者去丁香加竹茹；气虚加党参；血虚加当归；痰湿偏重加茯苓；胃阴不足加石斛。

（2）治咳嗽痰多、气逆喘促（慢支）、肺气肿、支气管哮喘。截喘汤（姜春华）：佛耳草15g，碧桃干15g，老鹳草15g，旋复花10g，全瓜蒌10g，姜半夏10g，防风10g，五味子6g，每日1剂，水煎服。加减：气虚者加白参3g、黄芪80g；肾虚者加肉苁蓉15g、巴戟天15g、补骨脂15g，亦可加蛤蚧3～6g；阴虚有热者加黄柏、知母、元参、生地黄各9g；咳甚引起喘促无痰或痰不多者可加南天竹子6g，马勃6g，天浆壳3只；另加石膏15g，知母、黄芩各10g；寒喘加炮附子9g，肉桂3g，并以鹅管石9g，研粉服或加紫金丹（须特制），砒石5g，明矾10g，豆豉100g，糊丸绿豆大小，每服七八丸，日服2次，有肝肾病勿服，有效与否一星期为止，切勿多服、常服），痰多咳出不爽者加苏子、白芥子、莱菔子各10g；胃家实便秘者加服调胃承气汤1剂；喘止后常服河车大造丸、左归丸或右归丸，每日3g，每日2次（《首批国家级名老中医效验秘方精选》）。

（3）治呃逆（胃神经官能症、噫气恶心）。旋复花、制半夏各15g，党参、生甘草各10g，生姜3片，大枣5个（切开），水煎服（《中国偏方秘方验方汇海》）。

白 前

性味归经：辛、苦、微温。入肺经。

功效：降气化痰，止咳嗽。

白前，药用其根有两种：①柳叶白前，断面类白色；②羌花叶白前，根茎及根为灰（黑与白合成）、黄色（《中药大辞典》）。色白味辛入肺经。

《素问·脏气法时论》讲："肺气苦上逆，急食苦以泄之。"肺气以降为顺，肺病多气之逆，肺气不降，水湿聚留而为痰饮，痰饮滞肺，病则症见咳嗽或有痰。白前入肺经，性温燥湿化痰，苦降肺气下行，气降而痰下，温祛痰则痰亦不生（病痰饮者，当以温药和之）。其降肺气之功又能息火（气有余便是火，气降而火息），火不灼津而痰不作，肺气降，痰饮消，咳嗽自止。辛散苦泄，入里达表，微温而不燥，无论寒咳热嗽，外感内伤，配伍得当，皆奏止咳宁嗽之效。但对于肺气壅实、痰饮滞留的咳嗽痰多及痰滞喉鸣等症，均可应用。常用于治疗外感风寒咳嗽、咳痰不爽、内伤肺热咳喘、肺气阴两虚的久咳及痰饮内停，肺气上逆的咳逆上气、身肿胀满、喉肿胀满、喉中痰鸣等症，配伍对症药物，均有较好的疗效。

《本品汇言》曰："白前，泄肺气，定喘嗽之药也。疗喉间喘呼，为治咳之首剂，宽膈之满闷，为降气之上品……性唯走散，长于下气，功无补益，凡咳逆上气、咳速气遂，由于气虚不能归源而不由于寒邪壅闭者禁之。《深师方》中所主久嗽上气、体肿短气、胀满不卧等症，当是有停饮、水湿、湿痰之故，乃可用之。"《本草求真》云："白前甘辛微温，为降气祛风除痰要药，缘人气实则痰壅，痰壅则风作，风与痰气胶固，则肺因而不宁，而有喘嗽喘促体肿之病矣。非不用此以泄肺中实痰风邪，则气易降而嗽渴止！此唯实者用之，虚者不宜用耳。"《要药分剂》言："白前性无补益，虽寇氏称其保肺气，但其功专于降气，气降故痰亦下，故唯肺气壅实兼有痰凝塞者，用之无不奏功；若虚而哽气者，不可投也。"《本草正义》谈："白前治嗽，亦不专于寒嗽一面，即痰气壅上逆咳嗽亦能定之，……然其所以能止嗽者，则在于平逆顺气，使膈上之浊气不上凌而犯肺。斯肺气得顺其清肃之性，而咳自除，此以静肃为用。必不可遽谓其温。……而《名医别录》主胸胁逆气、咳嗽上气，甚至称其治呼吸欲绝，可见其清肃肺象，功效卓绝。"《本草经疏》说："白前，肺家之要药。甘能缓，辛能散，温能下，以其长于下气。"故主胸胁逆气、咳嗽上气。二病皆气升、气逆、痰随气壅所致，气降则痰自降，能降气则痛本立拔矣。"《本经逢原》讲："白前，较白薇稍温，较细辛稍平。专搜肺窍中风水，非若白薇之咸寒，专泄肺，胃之燥热，亦不似细辛之辛窜，能治肾肝之沉寒也。"《国药诠证》谓："白前性味甘温，甘能和气，温能散寒，《别录》主治胸膈逆气，以其能散寒而和气也，《大明》主治一切气，以气为寒湿阻滞则不和，白前能温散寒湿而使归于和也，时珍主降气下痰，谓虚而长硬气者不可用，以其能下气也，恐下之则益虚。唯白前性味甘温并能下气，其治上气，因气不和而上逆，和之则不上逆，非下气之效，而和气之效也，否则《别录》治呼吸欲绝，下之其有不脱者乎。"《本草纲目》认为："白前，长于降气，肺气壅实而有痰者宜之。若虚而长硬气者不可用。张仲景治咳嗽而脉沉者，泽漆汤中亦用之。"

芫花叶白前各种提取物均有明显的镇咳作用。水醇提取物具有明显的祛痰作用。水提取物酰胆碱和组胺混合液诱发的豚鼠哮喘有明显的预防作用。水提取物有非常明显的抗炎作用。柳叶白前醇、醚提取物有明显的镇咳和祛痰作用，还具有镇痛及抗血栓形成作用。水提物有一定的祛痰作用和抗炎作用（高学敏主编《中药学》）。

治风邪犯肺的恶寒、发热、咳嗽气逆、咳痰不爽，与紫菀、百部、荆芥、桔梗等同用，如止嗽散（《医学新悟》）。治咳喘水肿、喉中痰鸣，属于实证者，与紫菀、半夏、大戟同用，如白前汤（《千金方》）。

用法与用量：煎服3~10g或入丸，散用。

使用注意：肺肾双虚，摄纳无权的虚喘忌用。"凡咳逆上气，咳嗽气逆，由于气虚气不归元，而不由于肺气因邪客壅实者，禁用"（《本草经疏》）。

药物对比

旋复花	降气祛痰	力大。能祛稠、老痰、降逆止呕。
白前		力缓。能祛寒、热痰、止咳宁嗽。

细辛	治寒嗽	肺肾之冷寒、寒邪痰饮、所致的咳嗽者多用之。
白前		搜肺窍中风水、痰火气壅、上逆咳嗽者宜用之。

配伍应用

（1）治肾阴亏火旺的咳嗽、多痰、舌质红苔薄黄。生地黄30g，芡实30g，山药20g，白前12g，党参12g，茯苓12g，五味子、陈皮、桔梗、知母、杏仁、牡丹皮、金银花各10g，水煎服。

（2）①治疟母（脾大）。白前15g，水煎服。②治跌打胁痛：白前15个，香附9g，青皮3g，水煎服［①、②方摘引自《中药大辞典》·白前（选方）］。

（3）治痰热阻肺、肺失清肃的咳嗽［（颜正华的咳嗽案（例四））：桑白皮10g，黄芩10g，苦杏仁10g（打碎），桔梗5g，浙贝母10g，化橘红6g，紫菀15g，百部10g，白前10g，瓜蒌皮10g，竹茹5g，生甘草5g，每日1剂，水煎服，忌食辛辣油腻（周育平主编《名中医特需门诊疑难杂症》。

（4）①治产后久咳：白前15g，水煎服。②治急慢性气管炎、咳嗽有痰：桔梗、荆芥、白前、陈皮、紫菀、生甘草各10g，水煎服（《中国偏方秘方验方汇海》）。

2.清化热痰药

桔 梗

性味归经：苦、辛、平。入肺经。

功效：宣肺，祛痰，利咽，排脓。

桔梗色白（药材表面、根断面、木质部均呈类白色）味辛，故入肺经。

桔梗入肺经，辛散宣肺，苦燥湿痰，辛升而散，苦降而泄。苦先辛后，降而复生，展转于咽喉、胸腹、肠胃之间，升提肺气，宣肺畅胸快膈，祛痰止咳。常用治肺失宣降、气滞痰阻的咳嗽痰多、喘促、胸闷不畅等症。

《本草汇言》曰："桔梗，主利肺气，通咽喉，宽中理气，升郁行痰之药也。凡咳嗽痰喘非此不除，以其有顺气豁痰之功。"《本草便读》云："为诸药之舟楫，开提肺气，散风寒，扫上部之邪气；清咽利喉，平咳逆，升而复降，宣肺快膈有功，苦且辛平，泄郁消痰多效。桔梗味苦而辛，性平入肺，一切肺部风寒风热皆可用，此解散之从辛也，其降气下痰从苦也。肺喜清肃，以下行为顺。外邪固束，则肺气不降，肺不降，则生痰，桔梗能治之，唯阴虚气升者不宜耳。"《本草求真》言："缘人之脏腑胸膈，本贵通利，一有寒邪阻塞，则气血不通。其在肺，则或为不利，而见痰壅喘促鼻塞；……久而火郁于肺则见口疮，肺痈，干咳……总皆寒入肺，闭其窍道，则清不得上行，浊因不得下降尔。桔梗味苦气平，质浮色白，系开提肺气之圣药。可为诸药之舟楫，载之上浮，能引苦泄峻下之剂至于至高之分成功。俾清气既得上升，则浊气自克下降。"《本经疏证》谈："桔梗色白，得肺金之质，味辛得肺金之用，而苦胜于辛，苦先于辛，辛者主升，苦者主降，已降而还升，是开内之滞，通其出之道也，六腑之气舒，五脏之气达，上焦之痛，中焦之满，下焦之鸣，何患不一举而尽除。"《重庆堂随笔》指出："桔梗，开肺气之结，宣心气之郁，上焦药也。肺气开则腑气通，故亦治腹痛下利，昔人谓其升中有降者是矣。然毕竟升药，病属上焦实证而下焦无病者，固可用也；若下焦阴虚而浮火易动者，即当慎之。其病虽见于上焦，而来源于下焦者，尤为禁剂，……即上焦病，亦唯邪痹于肺，气郁于心，结在于阳分者，始可用之，如咽喉痰嗽等症，唯风寒外闭者宜之。"

白前能宣肺祛痰，肺气宣散肃降，气降痰消，音扬而闲遏自畅，咽喉自利（咽喉为肺气之通路）。若外感风热之毒，熏蒸于肺，肺受热灼，气失清肃，热壅血瘀，腐则化脓而成痈。桔梗辛散苦泄，行气活血，宣肺降，祛痰浊，性平不热，能使肺部脓痰易于排出。常用治肺气不宣或虚火上炎的咽痛音哑，及热毒壅肺所致的肺痈胸痛等症。

《本草正义》称："（桔梗）疗咽痛者，盖即仲景治少阴咽痛之意，辛温能通少阴之结气，非泛指湿热扰上之咽痛。……桔梗功用，诸家所述，皆温通宣泄，无论上焦、下焦结滞之病，一例通治。"《本经疏证》说："排脓散即枳实芍药散加桔梗、鸡子黄也；排脓汤即桔梗汤加姜枣也。排脓何必取桔梗？盖皮毛者肺之合，桔梗入肺，畅达皮毛，脓自当以出皮毛为顺也。散之所至者深，汤之所至者浅，枳实芍药散本治产后瘀血腹痛，加桔梗、鸡子黄为排脓，是知所排者结于阴分、血分之脓。桔梗汤本治肺痈吐脓、喉痛，加姜枣排脓汤，是知所排者阳分、气分之脓矣。二方除桔梗外，无一味同，皆以排脓名，可见排脓者必以桔梗，而随病之浅深以定佐使，是桔梗者，排脓之君药也。"《药征》讲："桔梗，主治浊唾肿脓也，旁治咽喉痛……仲景曰：咽痛者，可与甘草汤，不瘥者，与桔梗汤也。是乃甘草者，缓其毒之急迫也，而浊唾吐脓，非甘草之所主，故其不瘥者，乃加桔梗也。由是观之，肿痛急迫则桔梗汤，浊唾吐脓多则排脓汤。"

桔梗皂苷有镇咳、祛痰作用。桔梗粗皂苷有增强抗炎和免疫作用，其抗炎强度与阿司匹林相似。桔梗所含桔梗皂苷对口腔、咽喉部位、胃黏膜的直接刺激，反射性地增加支气管黏膜分泌，从而使痰液稀释，易于排出。桔梗粗皂苷有镇静、镇痛、解热作用。桔梗水、醇提取物有降血糖、降血脂作用。桔梗水提物能增加巨噬细胞的吞噬功能，增强中性粒细胞的杀菌力，提高溶菌酶活性，对应激性溃疡有预防作用（《一味中药治顽疾》）。桔梗皂苷给大鼠静注，可引起血压下降、心率减慢、呼吸抑制。抗肥胖、抗肿瘤、保肝溶血，抗氧化酶活性等作物（高学敏、钟赣生主编《中药学》）。

治外感凉燥咳嗽痰多、恶汗无汗或外感风寒、发热恶寒、咳嗽胸闷等症，与杏仁、紫苏、生姜、茯苓等同用，如杏苏散（《温病条辨》）。治肺痈、吐出浊唾腥臭、久久吐脓如米粥，亦治咽喉肿痛、咳嗽有痰等症，如桔梗汤（《金匮要略》）。

用法与用量：煎服3～10g或入丸散用。

使用注意：气机上逆的呕吐、阴虚久咳及阴虚火旺咯血者忌用。

药物对比

柴胡	能升气	升提肝气，善疏肝解郁。
桔梗		升宣肺气，能利咽、排脓。

白芷	排脓	兼能活血，燥湿走窜，而消肿排脓。
桔梗		善于升提气血，宣肺祛痰而消肿排脓。

（待续）

（续表）

苦	桔梗	长于宣肺，止咳祛痰，开宣力强。	载药上升	升清降浊
甜		长于润肺，清热解毒，祛痰力大。		偏于清肺

配伍应用

（1）治肺痈（吐脓血胸膈隐痛，咳嗽而喘）。方：金银花30g，薏苡仁38g，玄参18g，桔梗10g，天花粉12g，皂角、贝母、葶苈子、黄芩、知母、甘草各10g，水煎服，重加大黄10g。

（2）治外感表寒里热证。苏叶30g，防风10g，桔梗10g，黄芩6g，水煎服。

（3）治气虚自汗、体弱感冒，或慢性鼻炎、气管炎及因表虚卫阳不固而常常感冒。健身固表散（赵清理）：黄芪40g，白术20g，防风20g，百合40g，桔梗30g。上诸药共为细末，每次服9g，每日2～3次开水冲服，7天为一疗程，一般1～2个疗程即愈或改为汤（照上方诸药剂量均减半）水煎服，每日1剂，分2次服用，一般服3～5剂即可（《首批国家级名老中医效验秘方精选》）。

（4）治急性咽喉炎。桔梗60g，加水200mL，水煎为100mL，1日1剂，早晚两次分服用（《一味中药治顽疾》）。

川贝母（贝母）

性味归经：苦、甘、微寒。入肺、心经。

功效：清热化痰，润肺止咳，散结消肿。

川贝母"为百合科植物卷叶贝母、乌花贝母或棱砂贝母等的鳞茎"。（原植物）分别是鳞茎"绿色或微带褐紫色"，花被片"黄绿片，具紫色方块纹及脉纹"，花被面"内面黄绿片，并带不规则的紫色斑点及脉纹"，叶"基部稍抱茎，绿褐色或紫褐色"。（药材）"此三种品种，外表及断面均见白色"。

川贝母色白属金其为地下根部（去掉根须和泥土）根主上生，性升浮，故能入肺经，味苦，火之味，色红（紫含蓝和红色）故入心经。

肺受心包火乘而湿化为痰，邪热灼肺，肺燥则喘咳烦闷。川贝母入肺经，性寒清热，苦燥湿祛痰，甘寒补脾益肺阴。川贝母入心经，苦寒降下，泻心火，导气血火热下行而益心（心主降下）保肺（火不克金），肺喜肃降，气下则痰消，肺心赖此清热化痰止喘咳宁、烦闷，常用治阴虚劳嗽、肺热燥咳等症。

《本草述钩元》曰："（川贝母）观其叶随苗出，有直透而无濡留，则知功所独擅，即在直透以开热之结，无濡留以达肺之郁矣（是以嗽疾主用独多）。"《本草汇言》云："贝母，开郁下气化痰之药也。安肺气横逆，止虚劳喘嗽之不宁；退伤寒烦热，定心神火燥之不眠。又散心胸郁结不舒之气，并多愁郁者，多有神功。乃肺经气分之药也。"《药品化义》称："贝母味苦能下降，微辛能散邪，气味俱清，故入心肺，主治郁痰、虚痰、热痰及带血、虚劳咳嗽、胸膈逆气、烦渴热甚，此导热下行，痰气自利也。"《本草求真》载："如果肺因火刑，水饮不化，郁而为痰，此痰因于燥者也；脾胃虚寒，水饮停积，窒而不通，此痰因于湿也。固以燥者，非用苦以泻火，辛以散郁，寒以折热莫治；因以湿者，非用辛以散寒，温以燥湿莫投。贝母味苦而辛，其性微寒，止于心肺燥郁、痰食壅盛及虚劳烦热……等症服之，卒能有效。"《本草新编》道："火沸生痰，乃肾中之火上沸，非肺中之火上升。贝母只可治肺中之火痰，不能化肾中之火痰也，岂唯不能化肾中之火痰，且动火而生痰矣。夫肾中之火，非补水不能除肾火之痰，亦非补水不能消。贝母消肺中之痰，必钊肺中之气，肺虚则肾水之化源竭矣，何以生肾水哉。"《长沙药解》曰："贝母苦寒之性，泻热凉金，降浊清痰，力非小，然清金而不败胃气，甚可嘉焉。"

川贝母甘寒益阴润肺，苦甘补脾燥温（脾欲缓，急食甘以缓之，用苦写之，甘补之）健胃，胃纳脾运，旺盛则气血津液生化有源。津液上奉而润肺（饮入于胃，游溢精气，上输入脾，脾气散精，上归于肺，通调水道，下输膀胱，水精四布，五经并行）止咳（肺喜润，通调水道）川贝母能清热化痰，降肺气下行，亦能止咳，常用治肺燥、肺热、痰热的咳嗽等症。

《本草便读》言："贝母川产野生者良，此味甘寒微苦，色白而润，专入心肺，善解胸中有郁结之气。盖郁则生热，热则生痰，故贝母治火痰燥痰有功，亦郁解而热退，热退则痰除，而肺咳自宁耳。"《药品化义》又谈："贝母，其色白，体瓣象肺，性凉能降，善调脾气，治胃火上炎，冲逼肺金，致咳嗽不止。此清气滋阴，肺部自宁也。"《本草汇言》曰："贝母，至于润肺消痰，止嗽定喘，则虚劳火结之症，贝母专司首剂。"

川贝母性寒清热，苦泄热结。微寒偏淡，甘淡渗泻，甘能解毒，清心肺胃中之郁热，泄胸中郁结之气火，血滞痰结之病症，疗痈疽痰核之肿毒，亦为热痰、燥痰、热毒多用之药。尤其土贝母疗痈疽疮毒，其效更佳，常用治肺痈、喉痹、瘰疬痰核等证。

《中药大辞典》说："王好古：贝母，乃肺经气分药也，仲景治寒热结胸，外无热证者，三物小陷汤主之，白散亦可，以其内有贝母也。"《药品化义》讲："贝母，取其下气则毒去。散气则毒解。用疗肺痿肺痈、咽痛喉痹，瘿瘤痰核，痈疽疮毒，此皆开郁散结，血脉流通之功也。"

《本草经疏》谓："（川贝母）邪气者，邪热也，辛以散结，苦以泄邪，寒以折热，故主邪气也。经曰：一阴一阳结为喉痹。一阴为少阴君火也，一阳者少阳相火也，解少阴少阳之热，除胸中烦热，则喉痹自愈矣。乳难者，足厥阴、足阳明之气，结滞而不通，辛能散结气，通其结滞。则乳自瘳。热解则血凉，血凉则不痛，故主金疮。"贝母总生物碱及非生物碱部分，均有镇咳作用（对呼吸中枢及咳嗽中枢的抑制作用显著）。川贝流浸膏，川贝碱均有不同程度的祛痰作用。此外，西贝母碱还有解痉的作用；川贝碱、西贝碱有降压作用；贝母碱能增加子宫张力；贝母总碱有抗溃疡作用（高学敏主编《中药学》）。有平喘、抗炎的作用（高学敏、钟赣生主编《中药学》）。

治肺金虚损、劳热咳嗽、肺痿失音、频吐痰涎，与黄芪、生地黄、知母、沙参等同用，如清金益气汤（《医学衷中参西录》）。治肺热咳嗽，与知母同用，如二母散（《医方考》）。治瘰疬痰核，与玄参、牡蛎同用，如消瘰丸（《医学新悟》）。治肺痈肺萎：川贝一两，天竺黄，硼砂各一钱，文蛤五分（醋炒）为末，以枇杷叶刷净蜜炙，熬膏作丸，芡实大，噙咽之（摘引自《中药辞典》转载自《医级》贝母括痰丸）。

用法与用量：煎服3～10g，研末冲服1～2g。

使用注意：脾胃虚寒及肺有寒湿痰嗽者不宜用。反乌头。

药物对比

川贝母	药性缓和，滋润性强，偏于润肺化痰、肃降虚火。化无形之痰，偏于久咳，肺热燥咳、肺虚劳嗽及小儿咳嗽等症多用之。
浙贝母	药性燥烈，开泄力大，偏于清肺燥湿、开郁散结。化有形之痰，偏于暴咳，外感风邪、痰热郁肺咳嗽的表邪实证多用之。

（待续）

（续表）

半夏	治痰嗽	辛温散寒，善治肺脾的温痰实痰。	应用	配茯苓化胃中之痰较好。
贝母		苦寒清热，善治肺脏的热痰燥痰。		配陈皮化肺中之痰较佳。

配伍应用

（1）治肺肾两亏。咳喘膏：核桃仁120g，川贝母6g，白果仁30g，鲜藕节30g，甜杏仁60g，冰糖120g，香油60g，共和一处熬膏，每日2～3次，每次10g，温开水送服。

（2）治肺病吼喘：苏子12g，白芥子、莱菔子、炙桑白皮、白芍、山药各10g，川贝母、橘红、桔梗、甘草各6g，牛蒡子5g，水煎服，每日2次。

（3）①治大叶性肺炎：金银花、大青叶、鱼腥草、生石膏（先煎）、茜草根各30g，黄芩、赤芍各15g，板蓝根、白茅根各10g，麻黄、桃仁各6g，杏仁、川贝（分冲）、郁金、生大黄、生甘草各10g，每日1剂，水煎后分3次口服。禁食生冷、辛辣及油腻食品。②治急性附睾炎：夏枯草30g，川贝母、白芥子、枳实各15g，海藻混布、橘核、青皮各10g，附子、乌药各6g，将上药加水煎3次后合并药液，分2～3次口服，每日1剂。1周为1个疗程（《中医祖传秘籍》）。

瓜蒌（栝楼、栝楼实、蒌实）

性味归经：甘、微苦、寒。入肺、胃、大肠经。

功效：清热化痰，宽胸散结，润肠通便。

瓜蒌，果皮橙黄色或土黄色。剖开后内表面黄白色。《本草图经》讲栝楼："皮黄肉白""实在花下，大如拳，生青，至九月熟，赤黄色"。瓜蒌色赤味苦应走心经。"凡药气味有体有用，相反而实相成"，得火之味着，皆得金之气"瓜蒌采集于霜降至立冬果实成熟，果皮表面开始有白粉并为浅黄色时采集。禀金气，且肉白，故尤善于入肺经""肺手太阳之脉，起于中焦，下络大肠"。色黄味甘又入胃经，肺与大肠经脉相连，苦寒达下，能入大肠经。得金之味者，皆得木之气，又能入肝经。

清热化痰　瓜蒌，苦寒燥湿泄热，阴厚质润祛稠痰。其入肺经，甘寒益阴润肺燥热，质重，苦降肺气下行，气降则痰消，常用治上焦郁热、痰火咳嗽、痰稠难咳等症。

《本草衍义补遗》曰"栝楼实，属土而有水。《本草》言治胸痹，以味甘性润，甘能补肺，润能降气。胸有痰者，以肺受逼，失降下之令，今得甘缓润下之助，则痰自降，宜其为治嗽之要药也。"《本草述钩元》云："唯本土金水之相孕，以育阴而退阳，阴气蕴则热退，阴气蕴而脂润则燥化。故凡热淫燥气之结于胸次，与结而为垢腻者，皆能利之。"《本草述》曰："栝楼实，阴厚而脂润，故于热燥之痰为对待的剂。"

宽胸散结　痰滞于胸膈则满闷不舒或作痛。瓜蒌上清肺胃之热而化痰，下润大肠之燥结而通便。苦寒泻结滞，除热痰而宽胸，清降肺气之下行，以散胸中之气火。常用治痰气互结、胸阳不畅的胸痹疼痛、心痛背胀及痰热结胸的胸膈痞满等症。

《本草新编》言："栝楼实，味苦气寒，降也，阴也，无毒。入肺胃二经，最能下气涤痰，尤消郁开胃，能治伤寒结胸、祛痰，……但切戒轻用，必积痰滞气结在胸上，而不肯下者，始可用之以荡涤，否则万万不可孟浪。"《本经逢原》谈："栝楼实，甘寒润燥，宜其为治嗽消痰止渴之要药，以能洗涤胸膈中垢腻郁热耳。仲景治喉痹痛，引心背咳唾喘息及结胸满痛，皆用栝楼实取其甘寒不犯胃气，能降上焦之火，使痰气下降也。"《本草正义》称："蒌实入药，古人本无皮及子仁分用之例，仲景书以枚计，不以分量计，是其确证，盖蒌实既老，其壳空松，故能通胸膈之痹塞。而子又多油，善涤痰垢黏腻，一举两得。……且诸疡阳症，消肿散结，又皆以皮子并用为捷。观濒湖《纲目》附方极多，全用者十之九。古人衣钵最不可忽。"《本草述校注》载："瓜蒌实，甘合于寒，能和能降能润，故郁热自通。夫气属阳，同乎火体燥则炎上，润则降下，和而且润以缓为降。……热之郁者通，气之痹者降，何垢腻之不涤乎。"《重庆堂随笔》道："栝楼实，润燥开结，荡热涤痰，夫人知之。而不知其舒肝郁，润肝燥，平肝逆，缓肝急之功有独擅也。"《医学衷中参西录》指出："瓜蒌：味甘，性凉，能开胸间及胃口热痰，故仲景结胸有小陷胸汤，瓜蒌与连、夏并用；治胸痹有瓜蒌薤白方，瓜蒌与薤、酒、桂、朴诸药并用；若与穿山甲同用，善治乳痈（瓜蒌两个，山甲二钱煎服）；若与赭石同用，善止吐衄（瓜蒌能降胃气、胃火故治吐衄）。……若但用其仁（须用新炒熟者，捣碎煎服），其开胸降胃之力较大，且善通小便。"

润肠通便　瓜蒌其清热化痰，质滑祛结，苦泄血滞，甘能缓急止痛。甘寒益阴，解热毒。其入大肠经，能泄热毒秽浊之物从大便排出体外，热除痰消，血活气行，消肿疗痈。常用治肺痈、肠痈、乳痈及肠燥便秘等症。

《国药诠证》说："栝楼实，涤痰结，利咽喉，止消渴，利大肠，消痈肿疮毒，皆为燥湿清热之效，其效在于苦，而不在于甘。"《要药分剂》讲："栝楼实，若单取仁，能荡涤胸中垢秽，又能生津止渴，为消渴神药。并能清咽利肠，通乳消肿，治酒黄热痢二便不利，皆取其滑润之功也。"《本草正义》谓："蒌实，且诸疮阳症，消肿散结，又皆以皮子并用为捷。""（瓜蒌）一切肺痈、肠痈、乳痈之属火者，尤为相宜，但冷滑大肠脾虚无火，大便不实者不可用也。"

瓜蒌所含皂苷及皮中总氨基酸有祛痰作用，有降血脂作用。瓜蒌皮水煎剂对药物诱发的心律失常有一定的作用。瓜蒌皮的泻下作用较弱。瓜蒌对金黄色葡萄球菌、肺炎双球菌，铜绿假单胞菌、溶血性链球菌及流感杆菌等有抑制作用（《一味中药治顽疾》）。瓜蒌提取物能对抗垂体后叶素所致的大鼠急性心肌缺血作用，并能显著保护缺血后再灌注损伤的大鼠。有松驰血管平滑肌、抗血小板聚集、镇咳、抗缺氧、抗溃疡、抗肿瘤等作用（高学敏、钟赣生主编《中药学》）。在体内，对肉瘤的作用比对腹水癌细胞的作用强一些（《中药大辞典》）。

治痰热内结、咳嗽痰黄、胸膈痞满，与黄芩、胆南星、枳壳、麻仁等同用，如清气化痰丸（《医方考》）。治痰气互结、胸阳不通的胸痹不得卧、心痛彻背者，与薤白、半夏、白酒同用，如瓜蒌薤白半夏汤（《金匮要略》）。治乳痈及一切痈疽初期，与甘草、当归、乳香、没药、酒同用，如神效瓜蒌散（《妇人良方》）。

用法用量：煎服10～20g，瓜蒌皮6～12g，瓜蒌仁10～15g（打碎入煎）。

使用注意：脾胃虚弱，呕吐便泻及寒痰、湿痰忌用。反乌头。

药物对比

贝母	清热痰，开郁结	偏治肝郁清热。
瓜蒌		偏于利气润肺。

蒲公英	治乳痈	善于清热解毒，通乳散结。
全瓜蒌		偏于清热化痰，宽胸散结。

全瓜蒌	开胸散结，消肿兼润肠。
瓜蒌仁	祛热痰，润肠燥。

（待续）

（续表）

瓜蒌皮		利肺气，宽胸膈。

瓜蒌仁	润肠通便	治肺热烦渴的便秘。
火麻仁		治肠燥烦渴的便秘。

配伍应用

（1）治肺痈初起及成痈期方：金银花120g，蒲公英120g，生地黄60g，玄参60g，全瓜蒌30g，桔梗30g，桃仁10g，陈皮10g，甘草10g，水煎服。

（2）治淋症方：全瓜蒌12g，当归12g，车前子12g，川木通、连翘、瞿麦、陈皮各10g，泽泻、淡竹叶、栀子、枳壳各6g。水煎服。

（3）①治上消化道疾病：全瓜蒌15g，川黄连5g，法半夏、枳壳、郁金各10g，生甘草5g，寒热错杂者，加桂枝10g；脾胃虚弱者，加山药、茯苓各15g；阴虚者加白芍、沙参各10g；胸骨后疼痛心烦者，加栀子、豆豉各10g；夹瘀者加三棱10g。②治支气管哮喘：瓜蒌30g，薤白、法半夏、白芥子、地龙、紫苏子、葶苈子、桃仁各10g，随症加减，每日1剂，水煎服，1周为1个疗程，用2个疗程（《一味中药治顽疾》）。

（4）治肺热咳嗽黄痰、肠燥气滞的便秘者：杏仁配瓜蒌仁，二药配伍，有化痰止咳、润肠通便之功（《毒性中药的配伍与应用》）。

竹茹（竹皮、淡竹茹、青竹茹）

性味归经：甘、微寒。入肺、胃、胆经。

功效：清热化痰，除烦止呕。

竹茹，外表黄绿（蓝和黄合成）色或淡黄白色，气清香。色白，体轻升浮入肺经。"凡药气味有体有用，相反而实相成"，得金之味者，皆得木之气，故能入甲木胆经（微寒者，春之气，色绿含青色入胆经）。色黄味甘入胃经。

竹茹性寒降下，入肺清热，降肺气下行，气香行滞，入脾醒脾健中，以助水湿之运化（脾主运化水湿，脾与胃经脉相连，入胃也能入脾）。肺喜肃降，肺降气下而痰消，脾胃健运则气血生，气能推动水湿的运行而化痰。微寒偏淡，甘淡渗利，质滑润结，能使水湿痰浊排出体外，故能清热化痰。

竹茹色黄绿，胆汁黄绿色，同气相求，故亦能入胆经。寒清胆腑之热痰，寒降胆气下行，则胆火上炎，胆汁上逆的心烦、口苦，呕吐自愈，前贤张介宾曰"心当五椎之下，其系有五；上系连肺，肺下系心，心下三系，连脾肝肾，故心通五脏之气而为之主也"。其能入心经，寒降心气下行，甘寒益阴，滑润除燥消痰，善治心火（心的阳气偏盛）躁热扰心的心烦不眠等症。"火郁之发，民病呕逆"（《素问·至真要大论篇》）。"阴虚成呕，不独胃家为病，所谓无阴则呕也"（《证治汇补·呕吐》）。竹茹寒降清热而治火热，气香行窜则散郁结。甘寒益胃阴，降胃气，清火热，化痰浊而止呕吐。常用治痰热所致的肺热咳嗽、胃热呕吐、呃逆、心胆火旺的心烦、呕吐等症。

《药品化义》曰："竹茹体轻，轻可去实；性凉、凉能去热；苦能降下。专清热痰，为宁神开郁佳品，主治胃热噎膈，胃虚干呕，热呃咳逆，痰热恶心，酒伤呕吐，痰涎酸水，惊悸怔忡，心烦躁乱，睡卧不宁，此皆胆胃热痰之症，悉能奏效。"《医学衷中参西录》云："竹茹，为其为竹之皮，且凉而能降，故又能清肺利痰，宣通三焦水道下通膀胱，为通利小便之要药。"

《医林纂要》言："竹茹甘寒，能开气化之阴郁，以达之膻中，而舒其君相之火（心，君火，胆相火，金而郁于思虑，则阴气郁于膻中，而虚烦不寐。相火不得舒，是胆冷也，心火不傅木，则温温欲灰而已。竹茹挹轻虚之肝气而达之以上行，心胆之郁开，则胆遂其温，而心有所决，思虑安矣。故能治烦热不眠，除吐血惊痫。肺不受灼，肝不受抑，气化平也）"。《本草思辨录》谈："竹青而中空，与胆之清净之府，无出无入相似。竹茹甘而微寒，又与胆喜温和相宜，故黄芩为少阳经热之药，竹茹为少阳腑热之药……胃虚而胆热乘之，亦作哕逆，橘皮竹茹汤，以参、枣、甘草补胃养阴，橘皮、生姜和胃散逆，竹茹除胆火则为清哕之源。橘皮汤无竹茹者，以手足厥为肝逆也。妇人乳子之时，中虚胆热，胆热必犯胃，呕逆而至烦乱，热亦甚矣。竹皮大丸以石膏，白薇除胃热，而敛浮阳，竹茹凉胆而清其源，恐中虚难任寒药，故加桂枝之辛甘以导之；药兼阴阳，故加甘草以和之，喘则以柏实辑肝气，又所以辅竹茹之不逮也。"

《本草述钩元》称："竹茹去青取黄皮，是稍近于里，故又能清胃脘之阳，为胃热呕吐呃逆要药。"《本草经疏》说："《经》曰：诸呕吐酸水，皆属于热。阳明有热，则为呕哕；温气寒热，亦邪客阳明所致。竹茹，甘寒解阳明之热，则邪气退而呕哕正矣。"《本草崇原》讲："竹茹，竹之脉络也，人身脉络不利，则吐逆而为热矣……凡此诸病。竹茹皆能治之，乃以竹之脉络而通人之脉络也。"《本经逢原》谓："竹茹专清胃府之热，为虚烦烦渴、胃虚呕逆之要药。咳逆唾血，产后虚烦，无不宜之。《金匮要略》治产后虚烦呕逆，有竹皮大丸……内虚用甘以安中，闷乱用淡以清胃，各有至理存焉。其性虽寒而滑，能利窍，可无郁遏客邪之虑。"

竹茹黄酮和内脂具有良好的抗氧化损伤的作用，且竹茹黄酮可促进皮肤细胞的增殖。竹茹粉体外对白色葡萄球菌、枯草杆菌、大肠杆菌、伤寒杆菌均有较强的抑制作用。可清除亚硝酸盐（高学敏、钟赣生主编《中药学》）。

治痰热上扰的胸闷痰多、胆胃不和、虚烦不眠，与半夏、茯苓、枳实等同用，如温胆汤（《千金方》）。治胃虚有热而哕逆者，与橘皮、生姜、人参等同用，如橘皮竹茹汤（《金匮要略》）。治因热而胃气不降的吐血、衄血，与生赭石、清半夏、生白芍等同用，如寒降汤（《医学衷中参西录》）。

用法用量：煎服6~10g，生用清热化痰，姜汁炙用宜止呕。

使用注意：胃寒呕吐或感寒挟食呕吐均忌用。

药物对比

半夏	化痰止呕	能燥湿化痰、温胃止呕。
竹茹		能清化热痰、清胃止呕。

淡竹茹	清热止呕	偏用于虚热痰浊导致的心烦、呕吐。
枇杷叶		善用于风热实火所致的咳嗽、呃逆。

配伍应用

（1）治胃热鼻出血。生地黄30g，竹茹15g，麦冬12g，白茅根15g，侧柏炭15g，牛膝10g，薄荷10g，小蓟炭12g，藕节30g，当归12g，甘草6g，水煎服。胃热盛重加生石膏、知母；渴加天花粉、石斛；热结便秘，加大黄、芒硝；衄血重加栀子、仙鹤草、芥穗炭等。

（2）治胃热痰盛、胃气上逆、恶心呕吐、胸脘满闷等症。半夏配竹茹同用（《毒性中药的配伍与应用》）。

（3）①治伤寒、温病邪传胃腑、燥渴身热、白虎证俱，其人胃气上逆、心下满闷者。镇逆白虎汤：生石膏三两（捣细），知母两半，清半夏八钱，竹茹粉六钱，用水五盅，煎汁三盅，先温服一盅。病已愈者，停后服。若未全愈者，过两点钟，再温服一盅。②治因热而胃气不降的吐血、衄血，胁洪滑而长，或上入大鱼际。寒降汤：生赭石六钱轧细，清半夏三钱，蒌仁四钱炒捣、生杭芍四钱，竹茹三钱，牛蒡子三钱炒捣，粉甘草钱半（《医学衷中参西录》）。

（4）治痰火内结、郁热内扰的神经衰弱、癫痫等病。陈皮10g，半夏10g，茯苓10g，枳实10g，竹茹10g，石菖蒲10g，远志10g，枣仁10g，五味子10g，每日1剂，水煎服。早晚分服。加减：伴四肢抽搐、屈伸不利者，加葛根、钩藤、丹参；失眠重症者，加黄连、定心珠（取鸡子黄1枚，蛋黄衣不破，再以煎好的药乘热冲调搅匀而成）；伴头痛者，加白蒺藜、川芎、白芷；精神抑郁者，加柴胡、郁金（《中医祖传秘籍》）。

前 胡

性味归经：苦、辛、微寒。入肺经。

功效：降气化痰，疏散风热。

①白花前胡"表面黑褐色或灰（黑与白合成）黄色"。断面"周边乳白色，内有棕（黄和红合成）色的圈"。木质部"有淡黄白色白菊花纹；有香气，味甘而后苦"。②紫花前胡"表面黑褐色或灰黄色"，有"灰白色的横长皮孔""木部近白色，有香气，味淡而后苦辛"。色白味辛入肺经。

湿滞热灼而生痰，肺为蓄痰之器。前胡入肺经，苦燥湿，寒清热，泻心火（言苦者，得火之气），清热邪，泄痰结而化痰。寒凉降肺气，辛宣苦泄，宣散肃降，肺气降下则痰消，宜于痰热壅肺、肺失宣降的咳逆喘满之症。

前胡味辛宣散达表，苦寒降肺泄热，气香外窜透表，能宣散外感风热，自里外透，降气化痰，并治内外之痰湿，为疏散肺部风热兼有痰湿的常用药，若配伍发散风热、凉燥之品，又治外感风寒、凉燥（味辛润燥）等症。常用治肺热气实的咳嗽及风热邪致的咳嗽痰多等症。

《本草述校注》曰："前胡折之有香气，其味始甘次辛，辛后有苦，苦胜而甘不敌，辛又不敌甘也。本香甘先入脾胃，还于肺，就辛甘发散为阳者，即致其苦泻之用，是从上而下。时珍所谓阳中之阴，希雍所谓得土金之气而感秋冬之令者是也……柴胡始苦而后甘，是从下而上，柴胡下而上者，至其用于胃与肺，而前胡之自上而下者，亦致其用于胃与肺，不同者一升阳于上，为元气之春夏。一降阳于下，为元气之秋冬，此所以类云前胡能下气也……其功先在散结，结散而气下。"《纲目》云："前胡味甘辛，气微平，阳中之阴，降也……其功长于下气，故能治痰热喘嗽、痞满呕逆诸疾。气下则火降痰亦降矣。所以有推陈致新之绩，为痰气要药。"《本草经疏》言："前胡主痰满胸胁中痞。……前胡之阻在上……在上之阻，定因阴不从阳，前胡之治，能化阴而复不扰夫阳，故阳亦得同阴以化。阳畅则升，阴化则降。……阴随阳化，阳从阴降，是为胸中太和之气。痰者阳为阴裹，阴从阳滞也，至满于胸胁以为痞，结于心腹而阻气，在内无同心协力之气以拒邪，则在外自有阴寒肃厉之气相干犯。……前胡既能以仲春发育之气，化阴寒为温煦，复能以初秋凉爽之气，不使阳炽阴穷，故相裹而不相离，相持而不相下者，得此遂相和洽而无相夺纶，痞者之开，结者为了解，固无论矣。"《本草求真》称："前胡味苦微寒，功专下气。凡因风入肝胆，火盛痰结，暨气实哮喘，咳嗽呕逆，痞膈霍乱，及小儿疳气等症，升药难投，须当用此苦泄，俾邪去正复。"《本草分经》道："前胡，辛甘苦寒，畅肺理脾，解膀胱肝经热邪，性阴而降，功专下气，气下则火降而痰消。能除实热，专治肝胆经风痰。"

《本草正义》谈："前胡微苦而降，以下气消痰为长，故能散结而泄痞满。又寒能胜热，辛能散邪，故又治伤寒时行之寒热。主风邪头痛，亦感冒表证之药也。"

《本草汇言》载："前胡，散风寒、净表邪、温肺气、消痰嗽之要药也，如伤风之证，咳嗽痰喘，声重气盛，此邪在肺经也；伤寒之证，头痛恶寒，发热骨痛，此邪在膀胱经也；胸胁、痞满，气结不舒，此邪在中隔之分也；……小儿发热、疮疹未形，大人痰热、逆气隔拒，此邪气壅闭在腠理之间也。用前胡俱能治之。"《本草便读》说："前胡辛苦而寒，专入肺经，能解散外感风热，外邪解则肺气自降，痰火自除，故又能降气下痰耳。前胡之解表邪。唯肺胃结气有热者可用之。"《药品化义》讲："前胡味苦而辛，苦能下气，辛能散热，专主清风热，理肺气，泻热痰，除喘嗽痞满及头风痛。"

前胡有祛痰、镇咳、平喘、解热、镇痛、抗炎作用。白花前胡提取物抗心肌缺血、心肌梗死、抗脑梗死、脑缺血作用。前胡水醇提取物液抗心律失常。前胡丙素能扩血管、降血压。白花前胡提取物PPD改善肺循环作用。白花前胡提取物（Pd-E）抗心力衰竭，是一种钾通道的开放剂，此外有抗氧化作用，抑制小鼠肝药酶活性。挥发油有一定的抗菌活性。尚可以诱导人急性髓样白血病HL-60细胞分化（高学敏、钟赣生主编《中药学》）。能延长巴比妥钠的睡眠时间。伞形花内脂能抑制鼻咽癌KB细胞的增长（高学敏主编《中药学》）。

治肺热咳嗽、痰壅、气喘，与白前、麦冬、芍药、贝母等同用，如前胡饮（《圣济总录》）。治外感风寒、发热恶寒、头痛鼻塞、咳嗽等症，与紫苏、生姜、桔梗、杏仁等同用，如杏苏散（《温病条辨》）。

用法用量：煎服6~10g或入丸、散用，宣散风热宜生用，降气下痰蜜炙用。

使用注意：阴虚火嗽，寒饮咳嗽忌用，恶皂荚、畏藜芦。

药物对比

柴胡	祛风邪	先降而后升，偏走太阳而宣肺气，主肠胃中结气，散外感风邪，感冒而寒热往来者多用之。
前胡		先升而后降，偏走少阳而舒肝气，主心腹中结气，能和解枢机，感冒而咳逆明显者多用之。

白前	降气下痰	温降肺气而下痰，祛痰作用较强，多用于内伤寒痰咳喘。
前胡		凉降肺气而下痰，兼能疏散风热，多用于外感风热或痰热咳喘。

配伍应用

（1）治外感风热或燥热咳嗽。桑叶30g，前胡12g，知母12g，杏仁10g，桔梗6g，炙甘草6g，水煎服。

（2）治风寒、风热感冒。荆芥穗10g，羌活10g，白芷10g，板蓝根35g，前胡15g，杏仁10g，黄芩15g，生石膏35g，淡豆豉30g，每日1剂，用温水浸泡15分钟，微火水煎约20分钟，水煎2次，每次煎取药液150~200mL，每日服2~4次（《中医祖传秘籍》）。

（3）治感冒、咳嗽、气喘。前胡、苦杏仁各15g，紫苏子、桔梗各10g，水煎服（《中国偏方秘方验方汇海》）。

海 藻

性味归经：苦、咸、寒。入肝、肾经。

功效：消痰软坚，利水消肿。

海藻气腥得金之味，"凡药气味有体有用，相反而实相成""得金之味者，皆得木之气"。海藻苦、咸、寒为阴，阴主降下，故善下行入肝经，色黑味咸入肾经。

海藻苦能燥湿化痰泄结，咸者软坚润下散结，寒又能胜热泻火而治热痰（湿滞火灼、久蕴而成痰浊），因生于海水中，苦咸能化阴中之气而软坚消痰，其入肝经，肝主疏泄，能调畅气机，推动痰湿和血液的运行，善治人体内外的痰热、痰结等病，常用治痰火凝聚的瘿瘤瘰疬、肝脾大、睾丸肿痛等症。

海藻入肾经，肾与膀胱经络相连（肾足少阴之脉，"贯脊属肾络膀胱"）肾主水，膀胱为水府。味苦补肾（肾欲坚，急食苦以坚之，用苦补之，咸泻之）咸能软坚消痰结，肾主二便。其达下导滞，咸润滑，寒清热，苦泄痰结，能清利肾与膀胱间湿热痰滞所致的小便不利、水气浮肿、脚气水肿等症，有利水消肿之功。单用力薄，应配合利水渗湿药为佳。常用治水湿停聚、下肢水肿、小便不利的痰饮水肿之病。

《本草述校注》曰："海藻，其软坚破结者，总归于能达阴中之气。夫人身至阴之气，水化出焉。宜于阴气虚而化湿热者。"《本经疏证》云："瘿瘤为气结，硬核为痰结，痛与痛肿为热结。《灵枢·寒热篇》黄帝问于岐伯曰：''寒热瘰疬在颈腋者，何气使生？'岐伯曰："'此寒热毒气留于脉而不去者也。'海藻则魄力更大，气味更雄。且其气寒，寒则胜热，其味苦咸，苦则降泄，咸则涌泄，降而涌者，行水之术也。苦为火味，咸为水味，水火相结，最难解者无如痰，是以为治经脉间热痰郁结最宜之物。"《本草正义》言："海藻生长海中，咸苦而寒，故能坚软散肿，瘿瘤结核，皆肝胆火炎、灼痰凝络所致，寒能清热，固其专长，而阴寒凝聚之结核，非其治矣。痈肿症瘕，多由血热痰滞而成，腹鸣水肿，更多湿热停顿之候，凡此诸症之属于阳实有余者固可治之，而正气不及、清阳不运诸证不可概施。"《本草便读》指出："海藻生海中，其叶如发，即水藻之属也。咸寒润下之品，软坚行水是其本功，故一切瘰疬瘿瘤，顽痰胶结之证，皆可用之。然咸走血，多食咸则血脉凝涩，生气日削，致成疲疾不起者多矣。"

《本草崇原》谈："咸能软坚，咸主润下。海藻生于海中，其味苦咸，其性寒结，故主经脉外内之坚结、瘿瘤结气、颈下硬核痛、痛肿，乃经脉不和而结于外也；症瘕坚气，腹中上下雷鸣，乃经脉不和而病结于内也。海藻形如乱发，主通经脉，故治十二经水肿。人身十二经脉流通则水肿自愈矣。"《本草正义》说："海藻，十二水肿，盖以十二经而言。诸经积水，固皆有湿热不利之一候，此类寒滑泄。水之药，固可用之。……李珣《海药本草》以治奔豚气、脚气、水气浮肿，皆当以热壅有余一面而言，正与肾水泛滥之奔豚，及寒水凌心、寒疝结痛诸症，两得相反。"《中药大辞典》讲："张元素：海藻。营气不从，外为浮肿，随各引经之药治之，无肿不消，亦泄水气。"《长沙药解》谓："海藻咸寒下行，走膀胱而通水道，善疗奔豚脚气，气臌水胀之疾。"《纲目》指出："海藻，除浮肿脚气、留饮、痰气之湿热使邪气自小便出也。"

海藻：降血脂、抗肿瘤、抗病毒、降血糖，清除自由基、抗辐射、抗肾纤维化、保护肝脏、降低血压等作用（高学敏、钟赣生主编《中药学》）。海藻因含碘化物，对缺碘引起的地方性甲状腺肿大有治疗作用，并对甲状腺功能亢进，基础代谢率增高有暂时的抑制作用。海藻中所含褐藻酸有类似肝素样作用，表现为抗凝血、抗血栓、降低血黏度及改善微循环作用。羊栖菜对枯草杆菌有抑制作用，海藻多糖对I型单纯疱疹病毒有抑制作用（高学敏主编《中药学》）。海藻能促进病理产物和炎性渗出物的吸收，并能使病理组织崩溃和溶解（沈仲理的"治疗子宫肌瘤的学术思想"）。

治瘰瘤、痰核等症，与昆布、海带、白楞子、诃子等同用，如含化丸（《证治准绳》）。治瘰疬，与夏枯草、玄参、川贝母、薄荷叶等同用，如内消瘰疬丸（《疡医大全》）。治脚气浮肿、水肿，配伍泽泻、茯苓等利尿药同用（陈蔚文主编《中药学》）。

用法用量：煎服10～15g。

使用注意：脾胃虚寒有湿滞者忌用。"如脾虚胃弱，血气两亏者勿用之"（《本草汇言》）。

药物对比

海藻	软坚散结	药力较和缓，兼苦味，软坚消痰作用好。
昆布		药力较雄悍，质滑利，软坚散结力较大。

临床应用

【不良反应】本品对家兔灌胃时，与甘草并无明显的毒性相加作用。藻胶酸气内对猫静脉或腹腔注射能引起心内血栓或伤害脑、肾、肝等器官。藻胶酸对小鼠无致癌作用（《中药大辞典》）。

配伍应用

（1）治肝郁痰凝的乳癖。海藻牡蛎桔梗汤；海藻、生牡蛎、桔梗各30g，浙贝母15g，党参12g，柴胡、玄参、天南星、半夏、陈皮、白芥子（捣碎）、甘草各10g，穿心甲3g（分冲），水煎服。

（2）治痰核瘰疬。陈汤加减：半夏15g，陈皮15g，茯苓15g，海藻15g，苍术15g，白芥子（捣碎）12g，天南星12g，浙贝母、远志、炮姜各10g，制川乌5g，甘草6g，水煎服。

（3）治肝硬化腹水。海藻消臌汤（张琪）：海藻40g，二丑各30g，木香15g，川朴

50g，槟榔20g，人参15～20g，茯苓50g，白术25g。日1剂，水煎分服（《首批国家级名老中医效验秘方精选》）。

（4）治瘰疬。①海藻、土贝母、香附、夏枯草各15g，水煎服。②海藻、昆布、夏枯草各15g，水煎服。

（5）治颈项痰凝瘰疬。海藻40g，牡蛎、玄参各120g，糯米200g，甘草20g，红娘子（同糯米炒至橘黄色去红娘子用米）28个，上为细末，每服3～4.5g，酒调服（《中国偏方秘方验方汇海》）。

3.止咳平喘药

葶苈子（葶苈）

性味归经：苦、辛、大寒。入肺、膀胱经。

功效：泻肺平喘，利水消肿。

《本草图经》曰：葶苈"根白""花微黄"，子扁小如黍粒，微长，黄色。《中药大辞典》讲：北葶苈子，又名苦葶苈。"华东葶苈子，又名甜葶苈。"种子"黄棕色"。葶苈子色白味辛入肺经。"凡药气味有体有用，相反而实相成"，葶苈子色黄属土，得土之味者，皆得水之气，故能入壬水膀胱经（诸子皆降，苦寒达下）。

肺热痰火留连，肺中水湿壅塞，阻碍肺气下降，上逆为咳、喘。葶苈子入肺经，辛寒宣散行气清火热，苦寒燥湿祛痰降肺气。气降而痰消喘止，热除则肺安咳宁。味厚能泄，性急利甚，辛散苦降，行气血，降肺逆，清火热，除痰浊，故能泄肺平喘。常用于垫痰壅滞、肺气喘促、咳逆实证。

肺为水让源，肺气壅实，气化不急州都，膀胱气化不利，小便不畅水湿泛滥而为水肿。葶苈子入膀胱经，清热邪，降水气下行（膀胱主下行），且葶苈子尤能降泄肺气，气行则水下，通调水道，下输膀胱而通小便，故能利水消肿。

《本草经百种录》曰："葶苈滑润而香，专泄肺气。肺为水之上源，故泄肺即能泻火，凡积聚塞垫从水分来看，此药主之。大黄之泄从中焦始，葶苈之泄从上焦始，故《伤寒论》中承气汤用大黄，而陷胸汤用葶苈也。"《本草求真》云："葶苈辛苦大寒，性急不减硝黄，大泄肺中水分，愤急下行膀胱。故凡积聚症结、伏留热气、水肿痰壅、喘嗽经闭、便塞至极等症，无不当用此。昔《本草》十剂篇云：泄可去闭，葶苈。大黄之属，但大黄则泄脾胃阴分血闭，葶苈则泄肺经阳分气闭。葶苈有苦有甜，甜者性缓，虽泄而不伤；苦者性急，及泄肺而复伤胃，故必用大枣补土以制水，但水去即止，不可过剂。"《本草逢原》言：

"葶苈苦寒不减硝黄，专泻肺中之气。……肺气壅塞则膀胱之气化不通。譬之水法，上窍闭则下窍不通，水湿泛滥，为喘满、为肿胀、为积聚，种种诸病生矣。辛能散，苦能泻，大寒沉降，能下行遂水，故能疗《本经》诸病，亦能泻大便，为其体轻，性沉降，引领肺气下走大肠。又主肺痛喘逆、痰气结聚，通身水分，脾胃虚者宜远之。"

《本经疏证》谈："葶苈根白子黄，味辛气寒，恰和从肺至脾之用，其萌芽于寒水，得润下之性，长茂于风木，具通达之能，收成归于火令，擅速急之长，从肺及脾，自上抵下，通达远急……然此犹上脘中宫之患也。"其最近于肺，为极上之害者，尤莫如水……欲循其本从下泄之，其留于上与外者，必不能随之顺流而下，故当从上泄之。此《本经》主治所以及破坚逐邪通利水道、《别录》主治所以及皮间邪水上出面目浮肿也。《淮南子》云：大戟去水，葶苈愈胀。于此可见肿而不胀，非上气喘逆者，非葶苈所宜矣。"

《本草述校注》称："葶苈子：此味禀寒水之气，而出于风木以达之，故三月开花结角，一逢火气之交，即受气以为成功。希壅曰：葶苈，泻肺利小便治肿满之要药。左而不守，不利脾胃虚弱及真阳不足之人！"《中药大辞典》载："李杲：葶苈大降气，与辛酸同用以导肺气……葶苈之苦寒，气味具厚，不减大黄，又性过于诸药，以泄阳分肺中之闭，亦能泄大便，为体轻象阳故也。"《景岳金书·本草正》说："葶苈能泄气闭，气行而水自行也，若肺中水气膹满胀急者，非此不能除。然性急利甚。风涉气虚者不可轻用。"《本草正义》讲："（葶苈子）肺家痰火壅塞，及寒饮弥漫、喘急气促，或肿胀等证，亦必赖此报坚执锐之才，以成捣穴梨庭之绩。""葶苈子，苦降辛散，而性寒凉，故能破滞开结，定逆止喘，利水消肿。"

两种葶苈子提取物均有强心作用，能使心肌收缩力增加、心率减慢，对衰弱的心脏可增加排血量，降低静脉压。葶苈子具有强心式的作用特点，心肌收缩，循环改善，肾压血液流量增加而有明显的利尿作用。葶苈子中的卡基芥子油具有广谱抗菌作用，对酵母菌等20种真菌及数十种其他菌株，均有抗菌作用。葶苈子在很低剂量即可发挥显著的抗癌作用。尚有利尿作用（高学敏主编《中药学》）。有止咳平喘作用、调血脂作用（高学敏、钟赣生主编《中药学》）。

治痰涎壅盛、咳喘胸满、面目水肿，与大枣同用，如葶苈大枣泻肺汤（《金匮要略》）。治结胸证的胸水、腹水肿满，与杏仁、大黄、芒硝、甘遂等同用，如大陷胸丸（《金匮要略》）。

用法用量：煎服5~15g。泻肺利水、平肝清火宜生用，肺虚咳嗽宜蜜炙用。

使用注意：凡肺虚、肾虚肿满及脾虚水肿者忌用。

药物对比

白芥子	祛痰	辛温。利气豁痰，偏除痰在皮里膜外及胁旁。
葶苈子		苦寒。泻肺行水，偏除痰在胸膈之中。

苦	葶苈子	味辛苦而味较峻，泻肺而易伤胃。泻肺行水多用之。
甘		味甘淡而性较缓，泻肺而不伤胃。肺热咳喘多用之。

临床应用

【不良反应】中毒可见呕吐，恶心、腹痛、头晕和心律失常。

按药典测定有效单位的生物活性，其半数致死量折合生药为2.125mg/kg。葶苈子对蛙心可使之停止在收缩期，能使心收缩力加强，心律减慢，心传导阻滞。不良反应仅见有引起过敏性休克的报道，若发生过敏性休克，立即肌内注射0.1%肾上腺素，并静脉推注葡糖酸钙，口服异丙嗪等进行解救。肺虚喘咳、脾虚肿满者忌服，量不宜大（高学敏、钟赣生主编《中药学》）。

配伍应用

（1）治顿咳。百日咳方：葶苈子炒10g，百部炒10g，大枣（去核）30g，水煎服。

（2）①治卒大腹水病。葶苈1两，杏仁20枚，并熬黄色，捣，分10服，小便去，立瘥（《补缺肘后方》）。②治肺壅咳嗽脓血、喘漱不得睡卧。甜葶苈二两半（隔纸炒令紫），为末，每服二钱，水一盏，煎至六分不拘时温服（《世医得效方》葶苈散）。［①、②均摘引自《中药大辞典》葶苈子（选方）］。

（3）治急慢性支气管炎、支气管哮喘或轻度肺气肿。犹对风寒哮喘痰多者有较好的疗效。止咳定喘汤（俞慎初）：蜜麻黄6g，光杏仁5g，炙甘草3g，紫苏子10g，白芥子6g，葶苈子6g（布包），蜜款冬6g，蜜橘红5g，结茯苓10g，清半夏6g，水煎服，每日1剂，加减；若恶寒发热、鼻塞、流涕、表证明显者，可酌加荆芥、防风、紫苏叶等；痰黏稠、咯吐不爽者，加桑白皮、浙贝母；胸闷不舒者，加瓜蒌、郁金；如痰黄之咳喘者，咳加条黄芩、桑白皮、浙贝母等（《首批国家级名老中医效验秘方精选》）。

（4）治肾衰竭的关格期，湿浊上陵心肺（胸闷憋气、胸痛，呼吸急促，不能平卧，乏力呕恶，尿少水肿，舌边有齿痕，苔薄白而水滑或白腻，脉细弦或弦而无力。见于尿毒症性心包患者）。人参、麦冬、五味子、桂枝、大枣、姜半夏各10g，茯苓20g，白术12g，葶苈子15g，炙甘草、生姜各6g。尿少水肿者加车前子30g、椒目12g［《慢性肾衰竭名医秒治》（第2版）］。（按：上方应是水煎服法好。如用他法，或药物加减，随病酌情施治。）

苦杏仁（杏仁）

性味归经：苦、微温；有小毒。入肺、大肠经。

功效：止咳平喘，润肠通便。

杏仁核果黄红色，种仁外皮红棕色，肉质白色。"凡药气味有体有用，相反而实相成"，杏仁色红味苦得火之味，皆得金之气，故能入肺经（色白亦入肺经），肺与大肠经络相连（手肺太阴之脉，起于中焦，下络大肠）故又入大肠经。

肺为清虚之脏，不耐寒热。外邪袭肺，痰浊内蕴，以至肺气阻塞，奔迫上逆，而为痰多咳喘。"肺苦气上逆，急食苦以泄之"（《素问·脏气法时论篇》）。杏仁入肺经，苦降肺气下行，（诸子皆降），气下则痰消。苦温燥湿清热，化痰泄结。气微温而不燥热，质润温通行气滞，苦下达，肺健气下。肺降痰消，气行血活（温行气滞，苦池血结），气不上逆，故能止咳平喘。

《本草纲目》云："元素曰：杏仁气薄味厚，浊而沉坠，降也，阴也，入手太阴经，其用有三，涌肺也，消食积也，散滞气也。杲曰：杏仁散结润燥，除肺中风热咳嗽。杏仁下喘，治气也。……时珍曰：杏仁能散能降，故解肌散风，降气润燥，消积治伤损药中用之。治疮杀虫，用其毒也。"《本草崇原》曰："杏仁气味甘苦，其实苦重于甘，其性带温，其质冷利。冷利者，滋润之意。主治咳逆上气者，利肺气也。肺气利而喘逆上气自平矣。"《长沙药解》言："肺主藏气，气降于胸膈而行于经络，气逆则胸膈闭阻，而生喘咳，肺不能降，因此痹塞，经病不能行，于是肿痛。杏仁疏利开通，破壅降逆，善于开痹而止喘，消肿而润燥，调理气分之郁，无以易此。其诸主治，治喘逆、疗失者，止咯血……种种功效，缘其降浊消郁之能事也。"《本草思辨录》谈："杏有脉络为心果，仁则主通脉络之气为肺果。其性直降而兼横扩，横护与直降，互相牵制而不得逞，故非加他药不能横扩不能直降，然用杏仁于横扩，有兼取其直降者，用杏仁于直降，有兼取横扩者，记若两有所需，杏仁亦两呈其技也。"《本草乘雅半偈》称："枝叶华实皆赤，内里络脉如营，气味苦温，诚心果，具心之体与用者。仁则包蕴全体，窦发端倪，枢机颇锐，偏心之用与气者。"《本草经读》认为："肺实而胀，则为咳逆上气……痰声之响如雷鸣也；杏仁下气，所以主之。气有余便是火，气下则火下，故乳汁可通，疮口可合也！"《本经逢原》载："杏仁入手太阴经，辛能横行而散，苦能直行而降，遂为散血降气，定喘、泄泻，散结温燥，除肺中风热咳嗽，总不出《本经》主治也。"常用治风寒袭肺、咳喘痰多；配伍寒凉药应用，能治风热咳嗽，痰黄而稠；配伍补气、降气、祛痰之药，又治肺脾气不足、气机升降无力、痰气壅阻、气不达下、上气喘急等症。

杏仁入大肠经。苦泻结积，温能祛寒，苦泄温行，疏利通达，破壅降逆，多脂益液，苦降达下，温行气滞，苦燥痰湿，宣肺祛痰，降气宽胸，为治痰湿内阻，胸膈痞闷及肠燥便秘兼气滞不畅的尤为要药。

《本草求真》说："杏仁既有发散风之能，复有下气除喘之力，然辛能散邪，苦则下气，润则通便，温则宣滞行痰。杏仁气味具备，故凡肺经感受风寒，而见喘嗽咳逆，胸满便秘，……无不可以调治……但用杏仁以治便秘，须用陈皮以佐，则气始通。"《本草便读》谓："杏仁味苦性温，入肺经气分。凡仁皆降，气降则痰消嗽止。能润大肠，故大肠气闭者可用之。"《汤液本草》讲："桃、杏仁具治大便便秘，当以气血分之。昼则难便，行阳气也；夜则难便，行阴血也。……年虚人大便燥秘，不可过泄者。脉浮在气，杏仁、陈皮；脉沉在血，桃仁、陈皮。"《珍珠囊药性赋》曰："（杏仁）除肺热，治上焦风燥，利胸膈气递，润大肠气秘。"

苦杏仁中的苦杏仁苷在体内能慢慢分解，逐渐产生微量氢氰酸。服用小量杏仁，能起到轻度抑制呼吸中枢，而达镇咳、平喘作用。本品所含氢氰酸、苯甲醛、苦杏仁苷对人体宫颈癌、艾氏腹水癌有抑制作用；苯甲酸能抑制胃蛋白酶的消化功能，提示有抗溃疡作用。苦杏仁油有驱蛔虫、杀死伤寒、副伤寒杆菌的作用。尚具有阵痛作用（《毒性中药的配伍与应用》）。有抗炎、免疫增强作用。杏仁中的脂肪油，可使皮肤角质层软化，有润燥护肤的作用。杏仁油对高血脂大鼠的肝、心、肾具有抗氧化保护作用，还具有一定的清除自由基的能力。苦杏仁苷在一定程度上延长肾移植大鼠存活时间，杏仁水解产生的氢氰酸能抑制体内酪氨酸酶，具有消除色素沉着的作用（高学敏、钟赣生主编《中药学》）。有润滑性通便作用。苦杏仁有抗突变作用（高学敏编《中药学》）。

治风寒咳嗽、肺气壅遏、胸满气喘、咳嗽多痰，与麻黄、甘草、生姜同用，如三寸拗汤（《和剂局方》）。治肠燥便秘，与桃仁、郁李仁、松子仁、柏子仁、陈皮同用，如五仁丸（《世医得效方》）。

用法用量：3～10g，宜打碎入煎，或入丸、散用。

使用注意：阴虚咳喘、久病气虚及大便溏泄者忌用。用量不宜过大，婴儿慎用。"风寒外邪，非壅逆肺分，咳嗽气急者不用。双仁者有毒杀人"（《本草害利》）。

药物对比

麻黄	止咳平喘	性刚，通肺气而利尿。	合用解表止咳力强。
杏仁		性柔，降肺气而化痰。	

前胡	定喘止咳	偏开肺气以除痰定喘。风热咳嗽、色黄不宜咳出者多用。
杏仁		偏降肺气以除痰定喘。风寒咳嗽、痰稀白易咳出者多用。

瓜蒌	除痰	从肠胃中清利以除，故里虚者忌用。
杏仁		从腠里中发散以除，故表虚者忌用。

苦	杏仁	甘温宣肺，降气平喘祛痰（有小毒）。治实证喘咳，气逆者多用。
甜		甘平润肺，润降偏于滋养（无毒性）。治虚证劳咳，燥嗽者多用。

临床应用

【中毒症状】杏仁的中毒症状，一般表现为口内苦涩、流涎、头痛、眩晕、恶心、呕吐并有水样腹泻、烦躁不安和恐惧感、心悸、四肢软弱、严重者可见呼吸困难、抽搐、昏迷、瞳孔散大、对光反射消失、血压下降、心跳加速而弱。牙关紧闭、全身痉挛、四肢冰冷，最后因呼吸麻痹，心跳停止而死亡。

【服杏仁中毒解救方法】

①催吐、洗胃。服硫代硫酸钠2g，用5%硫代硫酸钠溶液洗胃，亦可每15分钟口服1匙硫酸亚铁亚酸。②解除氰化钠：首先立即吸入亚硝酸异成脂0.2mL，每隔2分钟吸入30秒；再用3%亚硝酸溶液每千克体重6～12mg缓慢静脉注射，如血压下降，即肌注肾上腺素；继续用50%硫酸钠溶液50mL加入50%葡萄糖液1000mL中，静脉滴注。如症状未改善者，可用半量崇福注射1次。③对症处理：酌情静脉滴注高渗葡萄糖及大量维生素C；有抽搐者，可选用安定、苯巴比妥钠等；呼吸衰竭者给予呼吸兴奋剂和吸氧；循环衰竭者给予强心剂和升压药。对重症患者可给予细胞色素C。④中草药治疗：a.生萝卜或生白菜1000～1500g，捣烂取汁，加红糖或白糖适量，频饮。b.甘草、大枣各120g，水煎服。c.绿豆60g，水煎加砂糖内服。d.桂枝、乌药、赤芍各9g，红花、桃仁各15g，朱砂1.5g（冲），水煎，早晚分服（《毒性中药的配伍与应用》）。

苦杏仁中毒的主要原因：一是未经炮制，生品内服；二是过量服用；三是与麻醉、镇静止咳之西药，或具有收敛作用的中药同用，导致严重的呼吸抑制。中毒救治：用杏树皮60g，削去外皮，加水200mL，煮沸20分钟，温服；杏树根60～90g，煎汤内服，每4小时1次（高学敏、钟赣生主编《中药学》）。

配伍应用

（1）治寒痰犯肺、痰多胸闷喘咳。党参12g，白术12g，茯苓10g，半夏10g，陈皮10g，炙桑白皮12g，莱菔子10g炒，山药15g，杏仁10g，炙甘草6g，水煎服。痰喘重者加苏子10g、白芥子10g；咳嗽重者加炙冬花12g、炙紫苑12g；痰热者加全瓜蒌15g、葶苈子10g。

（2）治体虚劳嗽膏。核桃仁120g，白果仁120g，杏仁60g，藕节30g，川贝母10g，共捣细。蜂蜜、冰糖、猪板油各120g，共与上药合一处熬成膏，每次10g，日3～4次食之，对老年人服用良好。

（3）①治急慢性支气管炎、支气管哮喘或轻度肺气肿，尤其对风寒咳喘痰多者有较好的疗效，止咳定喘涌（俞慎初）；蜜麻黄6g，苦杏仁5g，炙甘草3g，紫苏子10g，白芥子6g，葶苈子6g（布包），蜜款冬6g，蜜橘红5g，结茯苓10g，清半夏6g，水煎服，每日1剂。加减；若恶寒发热、鼻塞流涕、表证明显者，酌加荆芥、防风、紫苏叶等；痰黏稠咳吐不爽者，加桑白皮、浙贝母；胸闷不舒者，加瓜蒌、郁金；如痰黄之咳喘者，可加条黄芩、桑白皮、浙贝母等。②肾虚失纳、痰饮停肺之咳喘。症见胸膈满闷，咳喘短气，痰多色白，苔白腻、脉沉细滑等。四子平喘汤（陆芷青）：葶苈子12g，炙苏子9g，莱菔子9g，白芥子2g，苦杏仁9g，浙贝母12g，制半夏9g，陈皮5g，沉香5g（后下），大生地黄12g，当归5g，紫丹参15g，文火水煎，每日1剂，分2次温服。加减：畏寒肢冷加肉桂；咳嗽甚者加百部、前胡；咳痰黄稠去沉香、生地黄、加黄芩、焦山栀；咳痰不畅加竹沥、瓜蒌皮（《首批国家级名老中医效验秘方精选》）。

（4）治便秘：白芍50～60g，当归、丹参、熟地黄各20～30g，红花、桃仁、杏仁、苏子、延胡索加10～15g，香附、甘草各8～10g，白术10～12g，将上药水煎3次后合并药液，分早、中、晚3次口服，每日1剂，10剂为1个疗程。加减：若气虚者，加黄芪、党参各15～20g；若血虚者，加何首乌、阿胶、枸杞子各10～15g；若阳虚者，加杜仲。川续断、肉苁蓉各10～15g；若气滞甚者，加枳壳、佛手各10～15g；若肠内燥热盛者，加生地黄、麦冬各10～15g（《中医祖传秘籍》）。

苏子（紫苏子）

性味归经：辛、温。入肺、大肠经。

功效：降气化痰，止咳平喘，润肠通便。

紫苏子"干燥的果实"表面灰（黑与白合成）棕（红与黄合成）色至暗棕色或黄棕色，"种仁黄白色，富油质，气清香"。

苏子色白味辛入肺经（辛温主升）。肺与大肠经脉相通。为子主降，故又能下行入大肠经。

苏子入肺经，辛宣散，温祛寒，质重达下，为子主降，善降肺气，气降则痰消，温燥祛痰湿。质润行痰浊，祛痰润肺而止咳，降气平逆则定喘。张合宾说"六气皆令人咳，风寒为主"。《素问·脏气法时论》曰："肺病者，喘咳逆气，肩背疼，汗出。"《景岳全书·杂证谟·喘促》云："气喘之病，一曰实喘，一曰虚喘也……实喘有邪，邪气实也；虚喘者无邪，元气虚也。"苏子辛宣外达散风，辛温行散以解寒，气香行串诸窍，故能治风寒束肺的咳嗽、痰浊内蕴、肺失肃降、气机上逆的喘咳，为降气化痰、止咳平喘的要药。若风热或燥热咳嗽，应配伍散风热止咳或清肺润燥药同用；若肺热喘咳，应该配清肺泄热宣肺平喘药（如生食膏、知母）等同用，常用治痰壅气逆、胸闷咳喘等症。

苏子入肺经，肺之浊阴自降，大肠清热自升。辛温主升，子重降下，气机升降复常，大便自行，又因其入大肠经、辛散温行，气香走窜。富含油质，味辛润燥，又能滑利肠道而通便，肠燥便秘等症亦多用之。

《本草述校注》云："紫苏之味辛……不知其宣大火力，乃为火之用也，故其色赤入心，心火固气灵也；其味辛入肺，肺金固气之主也，金火合德，其气故和以温，是心肺合而营诸阳也；若然，则自归于胃，所谓辛后有甘者是。……唯阴为阳之守，阳无阴则或僭而止，而气亦不得宣。金为火之用，则宣中有摄，摄者亦所以成宣，此之颐统谓之宣剂也……苏子下气之功胜于叶者，未其子八月始华乃成穗作房，得金气之厚而善降叶。然花亦紫，子亦黄赤，犹不离于火之体以致火之用者也，如《黄帝内经》所谓毛脉合精行气于府之义，故虽金胜，而还以气化为主也。"《药品化义》曰："苏子，子主降，味辛气香主散，故专利郁痰。咳逆则气升，喘急则肺胀，以此下气定喘。膈热则痰壅，痰结则闷痛，以此害谷痰散结。经云膻中为上气海。如气郁不舒及风寒容犯肺经，久遏不散，则邪气与真气相持，致饮食不进，痰嗽发热，似弱非弱，以此清气开郁，大有神效。"《本草便读》言："子则专注润降，故能治嗽化痰，因风寒在表而咳痰者最宜。"

《医林纂要》谈："（苏子）能润心舒肺，下气消痰，除咳定喘，利膈宽肠，温中止痛（凡用子用仁，皆有润意，辛尤润。肺过敏，则气上而不行，辛泻肺，则敛者开而气顺矣，凡下气者，言顺气也，气顺则膈利，宽肠亦以其润而降也）。"《本经逢原》说："诸香皆燥，唯苏子独润，为虚劳咳嗽之专药。性能下气，故胸膈不利者宜之，与橘红同为除喘定嗽，消痰顺气之良剂。"《本草分经》谓："苏子降气消痰，开郁温中，润心肺而止喘嗽，力倍苏叶。"

《本草汇》讲："苏子，散气甚捷，最能清理上下诸气，定喘消痰有功，并能通利二便，除风寒湿痹。若气虚而胸满者，不可用也，或同补剂兼施亦可"。《日华子本草》曰："利大小便。"。

紫苏油有明显的降血脂作用，给易于卒中的自发性高血压大鼠喂紫苏油，可延长其存活率，使生存时间延长。紫苏油还可提高实验动物的学习能力，实验证明其有抗癌作用（高学敏主编《中药学》）。对小鼠喷雾组胺和乙酰胆碱所致的支气管哮喘，紫苏子油腹腔注射后能明显延长出现喘息性抽搐的潜伏期，其作用与氨茶碱相似，此外尚有抗衰老、抗过敏、抗血小板聚集等作用（高学敏、钟赣生主编《中药学》）。

治痰饮壅盛、肺气上逆的咳喘上气、胸膈满闷，与半夏、前胡、肉桂、厚朴等同用，如苏子降气汤（《和剂局方》）。治气不顺、大便秘结，与麻子仁同用，如紫苏麻仁粥［《济生方》，摘自《中药大辞典》中紫苏子的（处方）］。

用法用量：5～10g，煮粥服或入丸散。

使用方法：阴虚喘逆。脾虚便泄者均忌用。性主疏泄，气虚久嗽，不可用。

药物对比

杏仁	降气平喘	以降为用（善于平喘）。
苏子		有降有散（平喘、宽胸）。

葶苈子	降气平喘	性寒，偏于泻肺降气，以定喘、寒性喘咳不宜用。
苏子		性寒，偏于温肺降气，以定喘、热性喘咳不宜用。

配伍应用

（1）治痰浊阻肺的喘证。苏子12g，白芥子（捣）10g，莱菔子10g（炒），炙桑白皮、白芍、山药各10g，橘红、川贝母、牛蒡子、桔梗、生姜各6g，炙甘草3g，水煎服。

（2）治风寒、痰聚所治的喘证（支气管炎）。苏子、莱菔子（炒）、白芥子（捣）各30g，为细末。麻黄30g，梨、蜜数量酌情。先以麻黄煎汁入蜜、梨熬膏，再和三子末调成膏，酌情服之。

（3）治老人或产妇大便燥结。火麻仁25g，紫苏子15g，水煮服粥（《中国偏方秘方验方汇海》）。

紫 菀

性味归经：苦、辛、甘、微温。入肺经。

功效：润肺，化痰，止咳。

紫菀（药材）干燥的根茎，表面紫红色或灰（黑与白合色）红色，"断面灰白色有紫边"。色白味辛故入肺经。

紫菀入肺经，苦温燥湿化痰降气下行，甘温补脾暖胃，脾胃健运，痰湿自消。辛散润燥宣肺行滞，质柔增津润肺下气，气下则痰消，痰去而咳止。辛散苦泄，降肺逆，开肺郁，化痰浊，止咳嗽。为化痰止咳的要药，本品辛而不燥，温而不热，润而不寒，补而不滞。无论肺热肺寒。内伤、外感的痰多咳嗽之症皆可应用。本品色红味苦能入心经，降心火下行，泄上炎之火，甘补质润益脾增津，能疗心火灼肺，肺阴损伤的咳吐血痰。又为治肺虚久嗽、劳嗽咳血痰的必备之药。

《本草正义》曰："紫菀柔润有余，虽曰苦辛而温，非燥烈可比，专能开泄肺郁，定咳降递，宣通窒滞。其味微辛，则入气分，其色殷紫，则入血分。兼疏肺家气血。凡风寒外束，肺气壅塞，咳呛不爽，喘促哮吼，乃火气蟠灼，郁为肺痛咳吐脓血，痰臭腥秽诸证，无不治之。而寒饮蟠踞，浊涎胶固喉中如水鸡声音，尤为相宜……唯实火作咳，及肺痛成脓者，则紫菀虽能泄降，微嫌其近于辛温，不可重任，然借为向导，以捣穴犁庭，亦无不可。总之，肺金窒塞，无论为寒为火，皆有非此不开之势。"《本草述校注》云："胸中固肺所治，肺为气主矣，然必贯心脉以行呼吸者，缘心固脉之主，脉乃血之舍，由离中有坎，火出于水而气乃生，水至于火而气乃化，气化则血生，是元气呼吸之本，下根于肾而上注于心也。若火不为金用，则肺气虚，更火不合于金，则虚甚……紫菀根色紫质柔，其味苦胜而先，辛劣而后，合于色紫，岂非火为金用而乃为益肺之要剂乎？…虚甚成劳，则忌苦寒，唯如滋味，致火为金用之气化而善用补益，乃为得当耳。……以其皆由心而至于肺，能使肺阴下降，可滋真元而益虚劳也。"

《本草乘雅半偈》言："（紫菀）治郁结，当有五色，取色紫，味苦者，以治胸中寒热给气。胸中，肺部也。肺中有火，外发而为萎蹷，内郁而为咳喘，及肺热叶焦，致五脏不安者，用其色以行肺用，用其气以散肺结，用其味以顺火性，倘无结气而用之，过泄肺气矣。"《药品化义》谈："紫菀味甘而带苦，性凉而体润，恰和肺部血分。主治肺焦叶举，久咳痰中带血，及肺痿、痰喘、消渴，使窍有清凉沛泽之功。……用于肝经，凡劳热不足，肝之表病也；蓄热结气，肝之里病也；吐血、衄血，肝之逆上也；便血、溺血，肝之妄下也，无不奏效。"（按：紫菀，微温，禀春木之气，色紫含青色，故入肝经）。《本草崇原》说："紫菀气味苦温，禀火气也，其质阴柔，禀水气也。主治咳逆上气者，启太阳寒水之气，从皮毛而合肺也，治胸中寒热结气者，助少阴火热之气，通利三焦而上达也。"《本草害利》讲："紫菀，苦能下气，辛温润肺益金，故保肺治吐血，为下气化痰润肺，治血痰劳嗽痰圣药。"《本草便读》载："凡属肺金之邪郁而不宜者，皆可用之，唯润涌养之力不足耳。因紫菀根虽柔软，然亦非润药，皆以辛散苦泄为功。"《本草通玄》认为："紫菀，辛平而不燥，润而不寒，补而不滞。然非独门，多用不能速效。小便不通及溺血者，服一两立效。"《本草经疏》指出："紫菀，观其能开喉痹，取恶诞，则辛散之功烈矣。而其性温，肺病咳逆喘嗽，皆阴虚肺热证也，不宜专用及多用，即用亦须与天门冬、百部、麦冬、桑白皮苦寒之药参用则无害。"

本品水煎剂及苯甲醇提取物均有显著的祛痰作用，紫菀酮、表木栓单体亦表现出明显的镇咳祛痰作用。紫菀中所含的琥珀酸、山柰酚、槲皮素均有镇咳祛痰作用，琥珀酸钠适于各种过敏性哮喘以及不适于服麻黄碱（麻黄素）、氨茶碱的患者。体外试验证明，紫菀对大肠杆菌、痢疾杆菌、伤寒杆菌有一定的抑制作用，所含的表无羁萜醇对小鼠艾氏腹水癌有抗癌作用；槲皮素有利尿作用，尚有抗氧化活性（高学敏、钟赣生主编《中药学》）。紫苏油还可提高实验动物的学习能力（高学敏主编《中药学》）。

治风邪犯肺的咳嗽咽痒、咳痰不爽、恶风发热，与荆芥、桔梗、百部、白前等同用，如止咳散（《医学新悟》）。治咳唾有血的虚劳肺痿，与人参、麦冬、川贝母、阿胶等同用，如紫菀散（《张氏医通》）。

用法用量：煎服5～10g，外感暴咳宜生用，肺虚久嗽蜜炙用。

使用注意：阴虚肺燥、实热咳嗽及有湿热者不宜用。

药物对比

杏仁	止咳	味道苦有小毒，以降为用，肃降肺气而止咳（善于平喘）质润多脂，能润大肠，下气苦降兼通大便。
紫菀		辛苦甘无毒、柔润有余，柔润宣散而止咳（偏于止咳）辛散苦泄，不宜肺气，疏通降逆兼利小便。

配伍应用

（1）治阴虚火旺（或肺燥热）的咯血。全瓜蒌30g，生地黄30g，藕节15g，麦冬、天冬、炙款冬花、炙紫菀、沙参、金银花各12g，薄荷、甘草各6g，水煎服。咯血多加阿胶、仙鹤草；热邪盛加黄芩、栀子；恶心吐痰加竹茹；喘重者加桑白皮。

（2）治慢性肝炎、迁延性肝炎及早期肝硬化所致的肝性腹胀。舒肝开肺汤（印会河）：柴胡10g，赤芍30g，当归15g，丹参30g，生牡蛎30g（先煎），广郁金10g，桃仁10g，土元虫10g，紫菀10g，桔梗10g，川楝子12g，水煎服，日1剂（首批国家级名老中医效验秘方精选）。

（3）治咳逆上气、身体水肿、短气胀满、昼夜不得平卧、喉中如水鸣声音。白前、紫菀、半夏、大戟各60g。为粗末，水煎，分3次服用（《中国偏方秘方验方汇海》）。

（4）治肺心病急性感染（诊为素有咳喘宿疾，痰湿中阻，风寒外袭，失于疏解，入里化热），急则治标。生石膏、瓜蒌、生半夏各30g，麻黄、杏仁、五味子、细辛、厚朴、桂枝、白芍、炙甘草各10g，带壳白果打21枚，炙紫菀、炙款冬花各12g，竹沥膏100mL。姜滴10滴（兑入），鲜生姜10片、枣10枚。次方由小青龙汤、麻杏石膏汤、厚朴杏仁汤合方化载，共奏散寒解表、清热涤痰定喘之效（《李可老中医疑难病经验专辑》）。

款冬花（款冬、冬花）

性味归经：辛，微苦、温。入肺经

功效：润肺下气，止咳化痰。

款冬花，苞片内表面布满白色絮状毛茸，色白味辛体经入肺经。

款冬花入肺经，辛润质柔益阴润肺。苦降肺气下行。风寒外袭，肺失宣肃，肺气上逆发为咳嗽，款冬花味辛宣散祛风，温能胜寒消痰（病痰饮者，当以温药和之），苦燥湿祛痰，苦降肺气下行而化痰（气下痰消）止咳，味辛入气分，色紫入血分，温而不大热，辛而不燥血，有郁可散，散而不泄，无邪可润，润而不寒，润肺化痰，辛散苦泄，降逆破壅，为润肺化痰止咳的要药。凡一切咳嗽属于肺病者，无论外感内伤、寒热虚实、宁嗽止喘，均可应用。肺虚久咳、肺寒咳嗽、痨嗽咯血等症常用之，而肺热咳嗽配伍清热止咳药物，功效亦佳。

《本草汇言》曰："款冬花，温肺，润肺，清肺敛肺，调肺补肺之药也。"《本草述校注》云：款冬不顾冰霜，先春开花，花在根下，类似为纯阳者，为其犯霜雪而华也。此味主治皆属元气虚乏之为病。……兹味为导阳中之阴气以下，仿佛于引气归元，然实引阴阳合同而化元气以归肺，致得阳随阴降。"《要药分剂》称："款冬辛散而润，甘缓而和，善能降下，气降则火降，火降则阳交干阴，而水火既济，水火既济则火不上炎，气不逆升，于肺无悔，而诸患平矣。"

《本草崇原》言："款冬生于水中，花开红白，气味辛温，从阴出阳，盖禀水中之生阳，而上通肺金之药也。太阳寒水之气，不从皮毛外交于肺，则咳逆上气而善喘。款冬禀水气而通肺，故可治也。款冬气味辛温，从阴出阳，主治肺气虚寒之咳嗽。若肺火燔灼，肺气焦满者，不可用。"《本草分经》道："（款冬花）辛温，润肺消痰理嗽，能使肺邪从肾流而出。治逆气咯血，主用皆辛温，开豁却不助火。"《本草汇言》载："隆冬独秀，先春开敷，得肾之本，先肝之用，故为温肺理嗽之最。大抵咳必因寒，寒为冬气，入肺为逆。款冬花非肺家专药，乃使肺邪从肾顺流而出也。"《本草正义》说："款冬花严寒着花，其味微辛，是以性温，而花本清扬，故主肺者，能开泄郁结，定逆止喘，专主咳嗽。……然气味虽温而生于水中，亦润而不燥，则温热之邪郁肺经而不疏泄者，亦能治之。"《药品化义》说："冬花得一阳初动之气，开发生机，且喜其味苦气降，气香主散，一物而两用兼备。故用入肺部，顺肺中之气，又清肺中之血，专治咳逆上气、烦热喘促、痰饮黏稠、涕唾腥臭，为诸证之要剂，如久嗽肺虚尤不可缺。"《本草乘雅半偈》讲："款冬花用治咳逆上气、善喘、喉痹，因肾苦燥及行寒饮冷，秋伤于湿者始宜。或火热刑金，或肺气焦满，恐益消烁毁伤矣。"《本草便读》谓："款冬花，一切咳嗽皆可取用。然性虽温润，毕竟温燥之品，无补养之功耳，用之审之。"《本经疏证》认为："款冬花气的天地之温，味具辛甘发散，亦为至阳之物，特当隆冬闭塞之候，以坚水为膏垠，吸霜雪以自润，且其花不丽于经端，不缘于叶际，偏附近于赤黑之根，则不谓其能在阳吸阴以归于下，而从阴生阳不可。……《千金》《外台》凡治咳逆久嗽，并用紫菀、款冬者，十方而九，则于次方不可不为要药矣。"《长沙药解》曰："款冬降递破壅，宁嗽止咳，疏利咽喉，洗涤心肺，而兼长润燥。"

煎剂及乙醇提取物有镇咳作用。乙酸乙酯提取物有祛痰作用，醚提取物小量略有支气管扩张作用。醇、醚提取物有呼吸兴奋作用。醚提取物能抑制胃肠平滑肌，有解痉作用。醚提取物有升高血压作用；醚提取物能抑制胃肠平滑肌，有解痉作用（高学敏主编《中药学》）。研究发现款冬花的一种酚酸性化合物可能具有抗炎活性，尚平喘，有降血糖、抗肿瘤作用。对血小板聚集有抑制作用（高学敏、钟赣生主编《中药学》）。紫菀的溶血作用极强（《新编中兽医学》）。治肺热风邪咳嗽，与知母、桑叶、贝母、杏仁等同用，如冬花散（《和剂局方》）。治咳不已或痰中带血，与百合、蜂蜜同用，如百花膏（《济生方》）。

用法用量：煎服5～10g，外感暴咳宜生用，内伤久咳蜜炙用。

使用注意：肺阴不足，火热灼肺有湿热者不宜用。"阴虚劳嗽禁用"（《本经逢原》）。

药物对比

紫菀	祛痰止咳	性较苦燥，偏入血分。重在祛痰，久病热咳、劳嗽多用之，治外感咳嗽，风寒轻而兼热者多用。
款冬花		性较温润，偏入气分，善于止咳，久病寒咳、气喘常用之，治外感咳嗽，风热轻而兼寒者多用。

临床应用

【不良反应】款冬花中含有的生物碱有急性、毒性、致突、变性、致癌性，其水和醇提取物可使肝脏损伤。急性中毒的临床表现为肝脏静脉闭塞症，而慢性中毒的临床典型特征为肝巨红细胞症和肝纤维化及坏死。

【中毒原因】临床报道为长时间服用含款冬花的制剂导致。德国卫生行政部门规定：此类生物碱每日内服不得超过10～100μg，外用不得超过100μg，草药如遵医嘱，日剂量0.1～1μg内服或10～100μg处用时，每年应用期总计不得超过6周，妇女怀孕和哺乳期不得服用。

【中毒救济】其中毒采用对症及保守治疗（高学敏、钟赣生主编《中药学》）。

配伍应用

（1）治发作期的冷哮。炙麻黄、炙款冬花、白果、半夏、杏仁、桑白皮、莱菔子、桔梗各10g，苏子20g，徐长卿30g，甘草6g，水煎服。

（2）治支气管哮喘及喘息性支气管炎缓解期，预防发作。炙款冬花、炙枇杷叶各15g，党参、白术、茯苓各12g，制附子、陈皮各9g，半夏7.5g，甘草3g。日1剂，或隔日1剂，文火久煎，分温两次服（《首批国家级名老中医校验秘方精选》）。

（3）治急性气管炎、支气管炎。桔梗10g，紫菀10g，百部12g，款冬花12g，桑白皮15g，瓜蒌皮12g，甘草6g，每日1剂，水煎服。加减：如发病初期恶寒发热、头痛鼻塞者，加麻黄、荆芥、紫苏叶；肺热蕴热、咳吐黄痰者，加炒黄芩、鱼腥草；剧咳无痰者，加炙麻黄、杏仁、全蝎（《中医祖传秘籍》）

（4）①燥热咳嗽：款冬花四钱，枇杷叶（去毛）五钱，蜂蜜一两。上二味以蜜炒，水煎服。②治咳嗽、痰中带血：款冬花、百合花各200g，做蜜丸，每服15g，开水送服每天2次。③治肺虚久咳：款冬花9g，冰糖15g，水煎服。④肺萎：川贝五钱，百部一两，款冬花五钱，共研细末，用饴糖半斤搅合，每次一匙，一日三次（《中国偏方秘方验方汇海》）。

桑白皮（桑皮、桑根白皮）

性味归经：甘、寒。入肺经。

功效：泻肺平喘，利水消肿。

桑白皮"外表面淡黄色或近白色""内表面白色或灰（黑与白合成）黄色""微有腥气，味甘微苦"。桑白皮色白、气腥、体轻升浮，入肺经。

桑白皮为桑树的根皮，根主上升，性能升浮，因皮达表，能入肺经，性寒清热泻火，苦寒降肺气下行，火去则肺安，气下而痰消（肺为蓄痰之器，性喜肃降）。肺病致喘有实证、虚症。"实喘之症，以邪实在肺，非风寒则火邪耳"（《景岳全书》）。"肺虚则少气而喘"（《证治准绳》）。桑白皮入肺清热泻火，导气下行，肺气肃降又能推动肺中的水湿痰浊下达，可治痰湿，火邪实喘之证，桑白皮色黄味甘能入脾经，补脾（脾欲散急食甘以缓之，用苦泻之，甘补气）生气血而益肺（土生金）。甘寒益阴，气阴足，肺得健虚喘自愈。常用治肺热、肺经热甚、肺热气虚咳喘、痰多及肺气不足或气阴两伤的咳喘等症。

肺主行水，为水之上源；脾主运行水湿，胃主腐熟水谷，主降浊。中焦脾胃为气机升降的木枢机；肾主水，司二便，为水之下源。桑白皮清肺降气，气下则水消（水气本为同类，利水必须理气），味甘补脾益胃（脾胃经络相通，表里关系），胃气降浊下达小肠以泌别清浊，脾胃得补，中气旺盛，中气如轴，四维如轮，中枢健运，脏腑升降出入复常。脾升其气散精，上归于肺，通调水调，下输膀胱。胃自降，浊阴下达，小肠泌别清浊，肾升（桑白皮禀水土之精而生，精英在椹，桑椹子色黑，色黑入肾），膀胱自降。肺降下，其气能推动水分下行，肺气下行且能益肾（金生水），肺降大肠自升，大肠主津（吸收水液）传化糟粕。肺脾胃三脏得补，功能健运，升降复常，上源澄清中焦益气血调升降，下源自浩，故能利水消肿。凡肺失宣降、脾虚不运、小便不利、水肿胀满等症多用之。

《药品化义》曰："桑皮，皮主疏散，味甘淡，淡主于渗，体轻色白，专入肺经，疏气散热。主治喘满咳嗽，热痰唾血，皆由实邪郁遏，膀胱不得通畅，借此渗之散之，以利肺气，诸证自愈。故云泻肺之有余，非桑皮不可。"《要药分剂》云："罗谦甫曰：桑白皮泻肺，是泻肿中火邪，非泻肺气也，火与元气不两立，火去则气得安，故又益气。东垣曰：肺中有水，则生痰作嗽，除水气正所以泻火邪，实则泻其子也，水退气宁，则补益在其中矣。"《本草备要》称："（桑皮）东垣曰：甘，固元气之不足而补虚；辛，以泻肺气之有余，而止嗽。然性不纯良，不宜多用，钱乙泻白散，桑皮、地骨皮各一两，甘草五钱，每服二钱，入梗米百粒煎。时珍曰：桑皮，地骨、皆泻火从小便出，甘草泻火缓中，梗米清肺养血，乃泻肺诸方之准绳也。"《本草乘雅半偈》按："季夏取桑柘之火，桑当入脾，为脾之心药，以丝丝缕如脉，心主脉故也。丝发五音，皮坚似革，色白属金，亦可入肺，脾之肺药也。曲直仆伛，靡不怒生，得木全性，亦可入肝，脾之肝药也。精英在椹，色黑气寒，亦可入肾，脾之肾药也。虽入五脏，以脾为主，然伤中央土，致五脏之劳与极耳……桑司中央火，且丝缕专胜，故治肉脉之极，其功特著。补虚者，补脾土之虚；益气者，益中央之气。"

《理虚元监》言："桑白皮，清而甘者也，清能泻肝火之有余，甘能补肺气之不足，且其性润中有燥，为三焦逐水之妙剂。故上部得之清火而滋阴，中部得之利湿而益土，下部得之遂水而散肿。凡虚劳症中，最忌喘、肿二候。金逆被火所逼，高而不下则为喘；土卑为水所侮，陷而失堤则为肿。喘者，为天不下济于地；肿者；为地不上走于天。故上喘下肿；天崩地陷之象也，是症也。唯桑白皮可以调之，以其降气也，故能清火气于上焦；以其折水也，故能奠土德手下位。"《本草求真》谈："桑白皮辛甘性寒，善入肺中气分，泻火利水，除痰泄气。缘气与水与痰，止属病标；其气逆不利，与水饮胶结，未有不因于火而成，久而不治，则瘀结便秘，喘嗽胸满，唾血口渴，水肿肤胀，靡不色色而见。桑白皮辛甘而寒，能于肺中治火利水，俾火去而水自消，水去而火即灭，而气因尔而治。"《本经疏证》说："桑根白皮为物，甘辛而寒。寒者其气下归于肾，甘辛者其味上达于肺脾。肺脾者水津运化之通衢，肾者水津归宿之庐舍。上焦运化不愆，则中之伤者以渐可廖，下焦归宿有方，则外之赢者以渐能旺。"《药品化义》讲："桑皮，因皮走表，以此治皮里膜外水气浮肿及肌肤热邪、浮风瘙痒，悉能去之。"《名医别录》谓："（桑白皮）去肺中水气，唾血、热渴、水肿、腹满、肤胀，利水道。"

桑白皮有止咳、祛痰、平喘作用，桑白皮60%乙醇提取物对兔的利尿作用最强，进一步研究发现，乙酸乙酯萃取物是桑白皮的利尿活性部位。桑白皮非丙酮用提取物能改善血流状态和血流速度，其所含桑根素、氧二氢桑根素及桑酮C能够抑制血小板环氧化酶合成血栓素B_2的行程。有镇痛、抗炎、抗病毒、降血糖作用，能明显抑制小鼠吲哚美辛−乙醇性溃疡和水浸应激性溃疡形式。桑白皮75%乙醇提取物可明显抑制蓖麻油所致的小鼠腹泻（高学敏、钟赣生主编《中药学》）。煎剂及其乙醇、乙醚、甲醇等提取物，有不同作用的降压作用，有镇静、安定、抗惊厥、降温作用；对肠和子宫有兴奋作用。煎剂对金黄色葡萄球菌、伤寒杆菌、痢疾杆菌有抑制作用。本品对子宫颈癌J1C28、肺癌细胞有抑制作用；近年研究表明，还能抗艾兹病毒（高学敏主编《中药学》）。

治小儿肺热、气急咳喘，与地骨皮、梗米同用，如泻白散（《小儿药证直诀》）。治全身水肿、小便不利，与茯苓皮、大腹皮、生姜皮、陈橘皮同用，如五皮散《华氏中藏经》。

用法用量：煎服5~15g，泻肺利水，平肝清火宜生用，肺虚咳嗽蜜炙用。

使用注意：肺虚无火、小便多及风寒咳嗽者不宜用。

药物对比

紫菀	止咳喘	性温逐寒，去痰止咳作用大。肺气不宣之久咳血痰多用之。利小便，作用较小，小便不利或小便带血者可用。
桑白皮		性寒清热，泻肺平喘作用大。肺热痰湿之咳嗽喘促多用之，利小便，作用较大，皮肤水肿及妊娠水肿者可用。

地骨皮	清肺中火热，入肺经血分，降肺中伏火，兼能益肾除虚热。
桑白皮	清肺中火热，入肺经气分，泻肺中实火，兼能利水而消肿。

配伍应用

（1）治一切咳嗽。多年顽嗽方：黄芩27g，以黄酒一斤燉之，至黄芩干不黏纸为度。再用桑白皮18g，以蜜90g，制如上法。将二药共合一处水煎服。

（2）治百日咳痉咳期。桑白皮9g，杏仁9g，生石膏30g，鱼腥草9g，黄芩9g，百部9g，天浆壳4只，天竺子9g，腊梅花9g，日1剂，水煎服，分2次服（《首批国家级名老中医效验秘方精选》）。

（3）治肺气肿。桑白皮15g，猪肺半个（约200g），蜜枣2～3个。把猪肺用自来水从肺喉管冲入，冲到猪肺肿大，用手压去水分，再冲水再压数次，切开，下锅煎去水分后，加少量油。一个猪肺分两次用，分别加药煎后吃肺喝汤（《中国家庭养生保健书库》编委会编《偏方治大病》）。

（4）①治肺热咳喘痰黄者：桃仁配桑白皮，二药配伍，有泻肺平喘止咳之功。②治风寒湿所致的脚骨疼痛者：草乌配桑白皮，二药配伍，寒热并用，共奏祛风散寒，除湿利水之功（《毒性中药的配伍与应用》）。

（5）治全身水肿、胸腹胀闷、少便短少以及妊娠期间水肿。桑白皮9～12g，陈皮6～9g，生姜皮3～6g，大腹皮6～9g，茯苓皮12～30g，日服1剂，水煎分2次服用（《中国偏方秘方验方汇海》）。

（6）治较严重的寒喘患者。白术、甘草（炙）、干姜、人参各二钱，附子一钱，桑白皮三钱，用清水两杯半煎至一杯，分作一次，食远服（周洪范著《中国秘方全书》）。

百部

性味归经：甘、苦、微温。入肺经。

功效：润肺止咳，杀虫灭虱。

百部（药材）表面黄白色至土黄色，断面淡黄白色至暗棕色。在秋季苗将枯萎日挖取，其得金气、色白，根主升浮，故入肺经。

百部入肺经，质润多液则润肺，微温行滞不燥热，甘健中而益肺。苦燥湿祛痰，降肺气下行，降逆消痰，治肺气不降、气机上逆、痰湿壅滞的咳嗽。百部甘淡渗利，补中益肺，苦泄温行，温而不燥，润而不腻，降逆祛痰，润肺止咳，凡外感内伤、暴咳、久嗽、肺痨咳嗽皆可用之。

虫生于风湿或湿热。百部苦温燥湿，甘淡渗利，湿去则风消热退（风、热伏于湿中）故能杀虫灭虱。常用治蛲虫、阴道滴虫、头虱及疥癣等症。

《本草正义》曰："百部，即曰微温，亦如紫菀温润，专治肺咳之例，究非温热之温，故凡有咳嗽，可通用之。本是草根，而多者可数茎，性专下降，故治上气。……百部虽曰微温，然润而不燥，且能开泄降气，凡嗽无不宜之，而尤为久嗽虚嗽必需良药。……凡咳嗽皆肺气上逆，非此不治，若嫌其微伤胃土中和，以参术补中之品，相辅而行可也。"《本草述校注》云："百部且甘后有微苦，引肺胃之气以下泄，而固本于清润之气，此其所以能泄奏久嗽之功也。……此治暴嗽者，宜于肺气素虚之人。"《本草经疏》言："百部正得天地阴寒之气……苦而下泄，故善降。肺气升则喘嗽，故善治咳嗽上气。能散肺热，故《药性论》主润益肺《本草述》说："百部乃先哲多谓其能治久嗽；损庵所云，用以保肺者也……以此治暴嗽者，宜于肺气素虚之人，而随分寒热，有以佐之，如寒加生姜，热则和蜜，如治久嗽者加蜜，固为其虚而定有热也，岂漫无区别乎哉！"

《本草新编》说："杀虫之药，未有不耗气血者，而百部何以独异乎？夫百部原非补剂。不补则攻，然而百部非攻药也，乃和解之药。而性亦杀虫，能入于虫之内，而虫不知其所能杀也，杀虫之药，必与虫相斗，百部不持不斗，并使之相忘其杀也，何至有气血之耗哉。"《本草经疏》讲："（百部）其性长于杀虫，传尸骨蒸劳往往有虫，故亦主之，疳热有虫，及蛔虫、寸白虫、蛲虫、皆能杀之。"《本草纲目》谓："百部亦天门冬之类，故皆治肺病杀虫，但百部气温而不寒，寒嗽宜之，天门冬性寒而不热，热嗽宜之，此为异耳。"《本草拾遗》认为："百部，火炙浸酒空腹饮，去虫蚕咬，兼疗癣疮。"《中药大辞典》载："陶弘景百部火炙酒浸，饮之疗咳嗽，亦主去虱。"《本草新编》指出："百部，杀虫而不耗气血，最有益于人，但其力甚微，用之不妨多也。然必与参，茯、芪术同用为佳，大约用百部自一钱为始，可用至三、四钱止，即益肺胃脾之气，又能杀虫，倘痨病有传尸之虫者，须同地骨皮、丹皮、熟地、山茶共用为好。"《本草便读》曰："其杀虫之功，尤为百部所独擅。"

本品有镇咳、祛痰和平喘作用；百部所含生物碱能降低呼吸中枢兴奋性，抑制咳嗽反射。对支气管痉挛有松弛作用，强度与氨茶碱相似。百部生物碱成分之一的叶百部碱（TS）能麻痹蛔虫的活动，百部水浸液和醇浸液对体虱和阴虱均有杀灭作用，并能使虱卵难以孵化。醇浸液的灭虱的作用远较水浸液强。百部还对蝇蛆、孑孓、臭虫、柑橘蚜、烟螟、地老虎等十余种昆虫有毒杀作用。百部乙醇浸液对金黄色葡萄球菌、白色葡萄球菌，乙型溶血性链球菌、炭疽杆菌、肺炎杆菌、痢疾杆菌、变形杆菌、鼠疫杆菌、大肠埃希菌、铜绿假单胞菌、伤寒杆菌、副伤寒杆菌和人型结核杆菌有抗菌作用（《一味中药治顽疾》）。对流行性感冒病毒、一切皮肤真菌也有抑制作用。尚有一定的镇静、镇痛作用（高学敏主编《中药学》）。把大百部的提取物用于髓质性甲状癌的实验中。研究结果表明，大百部的提取物可以增强癌细胞的凋亡（高学敏、钟赣生主编《中药学》）。

治风邪犯肺的恶风发热、咳嗽喉痒，与荆芥、紫菀、桔梗等同用，如止嗽散（《医学心悟》）。治银屑病，与白鲜皮、黄柏、当归、雄黄等外用，如百部膏（《外科十法》）。

用法用量：煎服5～15g，久咳虚咳蜜炙用。外用适量。

使用注意：脾虚便溏者忌用。

药物对比

款冬花	润肺止咳	辛散宣肺而止咳，风寒咳嗽多用。
百部		苦泄降肺而止咳，肺痨咳嗽常用。

白前	润肺止咳	偏于化痰，降泄肺气壅滞而止痰多咳喘。
百部		偏于润肺，祛寒益阴而治内外新旧咳嗽。

配伍应用

（1）小儿顿咳（百日咳）。百部10g，杏仁、僵蚕、沙参、茯苓、炙甘草各6g，桔梗3g，水煎服。

（2）①治慢性气管炎。百部配伍等量麻黄、杏仁、以蜂蜜制成丸剂（每丸10g），早晚各服2丸，10日为1个疗程，一般在5～10日即见明显疗效。②治癣症。百部20g，浸入50%乙醇100mL中48小时，过滤后再加乙醇至100mL，把患处洗净，以棉签蘸药液涂搽，症状轻者3～4日即可见效（《一味中药治顽疾》）。

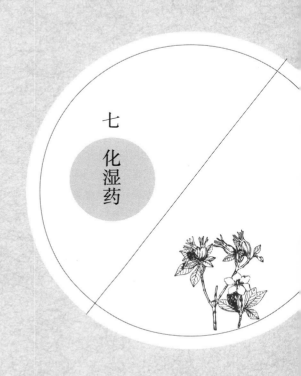

七

化湿药

藿香（广藿香）

性味归经：辛、微温。入脾、胃、肺经。

功效：化湿，止呕，解暑。

藿香（药材）茎"表面灰（含黑与白色）棕色或灰绿色""断面粗糙，黄绿色，中央有白色髓""叶片呈灰绿色或黄绿色""气香、浓郁，味微苦而辛"。藿香色白味辛入肺经。色黄气香入脾、胃经（脾与胃经络相通，入脾亦能入胃）。

脾主运化水湿，藿香入脾经，温燥化湿祛痰，芳香醒脾化浊，辛温升脾，脾升则胃降，辛散滞气，气行而湿消。若湿郁中焦，胃气不畅，食积不化，胃气上逆而致呕吐。藿香入胃经，降胃和中，化湿消食，脾健胃强，气机调畅。脾气升清，胃浊自降，故能化湿浊，消食积，降胃逆而止呕吐，藿香性温而不燥热，辛散而不峻猛，健脾胃化湿浊，消食积，止泄泻，降胃逆，止呕吐，为治湿阻中焦、中气失运、食积不化、枢机升降失常的脘腹胀满、食少纳差、呕吐、泄泻等症的要药。

藿香入肺经，辛散达表祛外邪，气味芳香则辟浊，性温化湿而解暑，性较和缓，外散暑湿袭入表，内化湿浊郁于里。"茎身居中，能升能降，故性和；枝叶在旁，主宣发，故性散。"（《本草问答》）。且能引轻阳之气上通巅顶，为夏季暑湿而致的头痛、吐泻、腹痛等症的常用药。

《本草正义》曰："藿香，清芬微温，善理中州湿浊痰涎，为醒脾开胃，镇动清阳妙品。""藿香芳香而不嫌其猛烈，温煦而偏于燥烈，能祛除阴霾湿邪，而助脾胃正气，为湿困脾阳、倦怠无力、饮食不甘、舌苔浊垢者，最捷之药。"《本草汇言》云："藿香，温中快气，开胃健脾之药也，然性味辛温、禀清和芬烈之气，故主脾胃，辟秽气为专用。"

《本草述校注》言："（藿香）东垣曰：芳香之气能止呕逆进饮食。此味由燥金之气以为敷布，故能疗一切乱气以有功。"《本草乘雅半偈》谈："是主藿疾乱作于俄顷，挥霍纷纭，其如摇反诸手，若去恶气为对待。治风水毒肿为达本，止心腹及腹痛壅肿为发火。定吐逆，苏脾胃为夺土。土郁夺之，火郁发之，木郁达之，正所以任化育而于时为夏，为正位四气主，命曰藿香正气者以此。"《本经逢原》称："藿香，芳香之气助脾醒胃，故能止呕逆，开胃进食。温中快气，去瘴气，止霍乱，治心腹痛。凡时行疫疠，山岚瘴疟，用此醒脾健胃，则邪气自无容而愈矣。但阴虚火旺，胃虚作呕，内无留滞者不可用，恐反伤正气，引邪入内。"《本草便读》提出："藿香，辛温入肺，芳香入脾，快膈宣中，此呕吐，平霍乱。以芳香为脾胃所喜，故能开胃助脾，然毕竟辛香宣散之品，阴虚有火，虽有表证者，不宜用之。"

《本草正义》说："（藿香）霍乱心腹痛者，湿浊阻滞，伤及脾土清阳之气，则猝然撩乱，而吐泻绞病。芳香能助中州消气，胜湿辟秽，故为暑温时令要药。然性极和平，力量亦缓，此可治霍乱轻症，而猝然大痛，吐泻并作，肢冷脉绝者，非大剂四逆不为功，断非此淡泊和平，所能独当大任。"《本经续疏》讲："藿香乃得发舒畅茂，得土之敦厚化育者也，既能发舒畅茂，则恶毒阴厉者遇之辄化，既能敦厚化育，则恶毒阴厉者遇之辄化……唯其气味不内存而外驰，故终为宣导良剂，能剿除乱略以扶危倾，不然，其能岂止于风水去毒肿，为霍乱去恶气心痛耶？"《本草再新》认为："（藿香）解表散邪，利湿除风，清热止渴，治呕吐、霍乱、疟、痢、疮疥。梗，可治喉痹，化痰，止咳嗽。"《大同药物学》谓："藿香即最道地，不过不燥烈而已。只能醒脾，不能补脾，只能和胃，不能益胃，疏利则有余，滋养则不足，用之不当，反有耗气却液之变。"《珍珠囊》曰："（藿香）甘苦、补卫气，益胃气，进饮食。又治吐逆霍乱。"

所含的挥发油能促进胃液分泌，增强消化力，对胃肠有解痉作用。有防腐和抗菌作用，收敛止泻、扩张血管、解热，略有发汗作用（高学敏主编《中药学》）。所含广藿香酮能抑制各种致病性真菌，藿香挥发油有抗炎、镇痛作用，广藿香挥发油有止咳、化痰作用。本品尚有调节免疫作用。广藿香醇（80mg/kg，40mg/kg）能使小鼠学习记忆能力显著增强（高学敏、钟赣生主编《中药学》）。

治发热恶寒、胸膈满闷、呕恶、腹泻、舌质白腻等症，与厚朴、白芷、苏叶等同用，如藿香正气散（《和剂局方》）。治湿温时疫、邪在气分、湿热并重等症，与黄芩、茵陈、连翘、滑石等同用，如甘露消毒丹（《温病条辨》）。

用法用量：煎服，5~10g，鲜品加倍。

使用注意：阴虚血燥、胃虚及胃热呕吐者不宜用。

药物对比

紫苏	气味芳香	较香、行血、解表，宣肺气而发表力大。
藿香		香重、理气、化湿，醒胃气而辟秽力强。

半夏	止呕	和胃降逆，化痰止呕，性偏温降。
藿香		和中化湿，理气止呕，性偏温散。

藿香	清暑	芳香重于微温，偏于由里达表，能祛暑湿阴浊之邪。
香薷		辛温重于芳香，发散达表，为夏令阴暑的解表药。

配伍应用

（1）治鼻渊（流黄水或臭脓）。藿香为细末，以猪胆汁调和为丸，并用苍耳子少量，甘草适量，烧水于晚饭后临睡时送服药丸，每次服3g。

（2）治小儿吐逆不定、虚风喘急。白附子配藿香，二药配伍，相得益彰，风痰消，吐逆，喘息自止（《毒性中药的配伍与应用》）。

（3）治疗失音。石菖蒲、藿香、桔梗、射干、金银花、玄参、板蓝根、甘草，水煎服，1日1剂（《毒性中药的配伍与应用》）。

（4）治婴幼儿秋季腹泻。苍术、茯苓各30g，薏苡仁、厚朴、半夏、藿香各20g，胡黄连、木香各10g，陈皮15g，白糖适量。水煎浓缩至500mL。1岁以内每次5～10mL；1～3岁每次4～15mL，均日服3次（《中医祖传秘籍》）。

（5）治肝胃气痛。匀气散：丁香二钱，白豆蔻三钱，檀香三钱，木香三钱，藿香三钱，砂仁二钱，甘草一钱，共研为散服下（周洪范著《中国秘方全书》）。

佩兰（兰草、省头草、千金花）

性味归经：辛、平。入脾、胃、肺经。

功效：化湿，解暑。

佩兰，干燥的全草。茎表面黄棕色或黄绿色，折断面类白色，叶片色暗绿或微带黄，花红白状。气香。佩兰色黄、气香入脾、胃经（脾足太阳之脉，入腹属脾络胃）。色白味辛入肺经。气平禀春木生发之气，色青（绿中含青色），亦能入肝经。

佩兰气清香入脾胃，醒脾健胃，化湿辟浊，辛散行滞，性平不热，化湿和中，适用于湿浊内阻、郁于中焦、脾失健运、清浊失调的脘闷不食、口甜苔腻或多涎口臭（《素问·奇病论》载"治之以兰除陈气也"）及口不渴或渴不欲饮、大便溏泻、小便混浊、脉濡缓等症。

佩兰味辛能发散达表，气芬香能外宣化湿解暑、辟恶除秽，是治暑湿表证及湿温初起等症的良药。

《本草正义》曰："（佩兰）唯气味稍觉清芬，龠（yue，即'煮'意）汤微苦微辛，能散结滞，以治湿热互阻，胃气不醒，胸脘痞塞等症尚能有效……其禀天地清芬之气，辛能散结，香能辟秽。入肺胃二经。专走气分。凡胃有陈腐之物及湿热蕴结于胸膈，皆能荡涤而使之宣散，故口中时时溢出甜水者，非此不除。"《本经续疏》云："津液在脾，故令人口甘，此肥美之所发也，此人必数食而多肥，肥者令人内热，甘者令人中满。故其气上溢，转为消渴，……不输化而上溢。自关水道不利，积久相因，阴盛者为内热中满，阳虚者为胸中痰癖，故宜以辛平气味不燥复不滋者引而利之，除而去之，水道既通，肥甘自化。"《本草经疏》言："肺主气，肺气郁结，则上窍闭而下窍不通。胃主纳水谷，胃气郁滞，则水谷不以时化而为痰癖，兰草辛而散结滞，芬芳能除秽恶，则上来诸证自廖，大都开胃除恶，清肺消痰，散郁结之圣药也。"《本草纲目》谈："按《素问》云，五味入口，藏于脾胃，以行其精气，津液在脾，令人口甘，……兰草、泽兰，气香而温，味辛而散，阴中之阳，足太阳、厥阴经药也，脾喜芳香，肝宜辛散，脾气舒，则三焦通利而正气和，肝欲散，则荣乃流行而病邪解，兰草走气道，故能利水道、除痰癖，杀蛊除恶，而为消渴良药。"《本草便读》说："佩兰，一名省头草，辛平气香，入肺、脾、肝三经，功用相似泽兰，而辛香之气过之，故能解郁散结。……至于行水消痰之效，二物亦相仿耳，但泽兰治水之性为优，佩兰理气之功为胜，又为异也。"《中药志》讲："（佩兰）发表祛湿，和中化浊。治伤暑头痛无汗发热。胸闷腹满，口中甜腻、口臭。"《要药分剂》谓："兰草，为消痰除恶，散郁结于胃，兰能除陈气。可知兰草固以荡涤为功，肃清肠胃者也。"《中药大辞典》指出："治秋后伏暑，因新症触发，藿香叶一钱五分，佩兰叶二钱，薄荷叶一钱，冬桑叶二钱，大青叶三钱，鲜竹叶三十片。先用青笋叶一两，活水芦笋二两，煎汤代水。"（《增补评注温病条辨》）常用治湿阻中焦之证，湿邪内困所致的身热不扬，脘服痞满，呕恶、吐涎沫、口中甜腻、不渴或渴不欲饮等脾痹（消渴），小便不利、痰癖。水肿诸病或肺气郁结的呼吸不利、喉痒咳逆、气喘等症，及外感暑湿，湿温初起的发热恶寒、头痛无汗、肢体酸重，胸闷脘痞，苔白腻，脉濡缓等病症。

本品所含挥发油及聚伞花素具有明显的祛痰作用。佩兰有刺激胃肠运动、促进胃内容物排空作用，佩兰生物总碱具有抗肿瘤作用（王再谟等编《现代中药临床应用》）。佩兰发挥油对唾液淀粉酶、水解淀粉的活性均有显著的促进作用。其挥发油对巴豆油引起的小鼠耳郭肿胀有明显的抑制作用，其作用强度随剂量增加而增加，鲜佩兰挥发油的抗炎作用比干佩兰挥发油强。佩兰挥发油对金黄色葡萄球菌、黏质沙雷菌、白念珠菌、大肠杆菌、黑曲霉均有较有较强的抑菌和杀菌作用（高学敏、钟赣生主编《中药学》）。其挥发油及油中所含的伞花烃、乙酸橙花酯对流感病毒有直接抑制作用（高学敏主编《中药学》）。

治脾痹的脾经湿热、口甜、多涎、口臭等症，单用本品煎汤，如兰草汤（《素问·奇病论篇》）。治五月霉湿，并治秽浊之气：藿香叶一钱，佩兰叶一钱，陈广皮，制半夏各一钱五分，大腹皮一钱（酒洗），厚朴八分（姜汁炒），加鲜荷叶三钱为引子，水煎服［《时病论》芳香化浊法，摘引自《中药大辞典》佩兰（选方）］。治秋后伏暑，因新症触发，与藿香叶、佩兰叶、薄荷叶、冬桑叶、薄荷叶、大青叶、鲜竹叶等同用，煎汤带水，如七叶芦根汤（《增补评注温病条辨》）。

用法用量：煎服5～10g，鲜品加倍。

使用注意：阴虚血燥，气虚者忌用。

药物对比

黄连	祛湿	善于清热燥湿，清心除烦。
佩兰		偏于芳香化湿，醒脾开胃。

藿香	化湿祛浊	开泄中焦，偏于由里达表，止呕兼解表，湿浊内阻，腹痛泄泻，恶心呕吐多用之，合用治夏月暑湿诸症。
佩兰		和中化湿，偏于里向内，醒脾而开胃，湿浊内蕴，口甜苔腻，多涎口臭多用之，合用治夏月暑湿诸症。

配伍应用

（1）治痰饮内停的呕吐。藿香、佩兰、陈皮、茯苓、枳壳、白芷、桂枝、生姜各10g，半夏12g，莱菔子15g炒，白术15g，甘草6g，水煎服。

（2）治急性肾炎。金银花、连翘、苍术、白术、板蓝根各18g，藿香、佩兰、茯苓、泽泻、牡丹皮、当归各10g，薏苡仁、黄芪、山药各12g，益母草40g，每日1剂，水煎，早晚分服（《中医祖传秘籍》）。

（3）治温暑初起，身大热，背微恶寒，继则但热无寒，口大渴，汗大出，面垢齿燥，心烦懊侬：藿香叶一钱，薄荷叶一钱，佩兰叶一钱，荷叶一钱。先用枇杷叶一两，水芦根一两，鲜冬瓜二两，煎汤代水（《重订广温热论》五叶芦根汤）。

（4）适用于胃神经官能症、慢性胃炎、胃痛。兰洱延馨饮（梁剑波）：佩兰10g，普洱茶5g，延胡索10g，索馨花12g，厚朴5g，炙甘草5g，先将药物用冷水浸泡20分钟后煮煎。首煎沸后文火煎30分钟，二煎沸后文火20分钟，合得药液300mL，左右为宜，每天服1剂，分2次空腹温服，7~10天一疗程。加减：如痛甚可加白芍15g，广木香6g；胁肋胀痛加炒麦芽15g，郁金12g；吐酸嗳气加淡鱼骨15g、佛手花10g；纳食不馨加炒谷芽15g、鸡内金10g（《首批国家级名老中医效验秘方精选》）。

厚 朴

性味归经：苦、辛、温。入脾、胃、肺、大肠经。

功效：燥湿消痰，下气除满。

厚朴（药材）主要有4种，4种药材气味辛香或气芳香（简朴）。其外皮、内表皮、断面等，基本如下：表面或外皮或断面均见灰色（黑与白合成之色）。内表面或内面均有紫色（含蓝和红色）。色白味辛入肺经。"凡药气味有体有用，相反而实相成。"得金之味者，皆得木之气，故能入肝经（色紫有蓝，蓝中含青亦能入肝经），得木之味者，皆得土之气，又能入脾、胃经（气香入脾，脾与胃静脉相连）。肺大肠相表里，经脉相连，且入大肠经（味苦降下）。

厚朴入脾胃经，苦温燥湿行滞，芳香化湿辟浊，苦降肺气下行，肺喜肃降，气下则痰消，辛散苦泄温通，能除胃中之滞气，燥脾家之湿郁，辛开苦降，能散无形之气滞，又下有形之实满。脾胃病，非辛不能通气滞，非苦不能胜湿盛，苦重于辛，降大于升。辛散苦泄香窜温通，为治湿阻中焦、气机不畅、痰饮不化、气机升降不利（脾、大肠主升，胃、肺主降）的脘腹胀满、食积不化、嗳腐吞酸、痰气互结，逆于咽喉的梅核气，及气逆喘咳、胃气上逆的呕吐及胃气郁结胀满等症的要药，常用治痰饮喘咳、湿阻中焦、脘腹胀满或食积气滞、腹胀便秘等症。

《本草汇言》曰："厚朴，宽中化滞，平胃气之药也，凡气滞于中，郁而不散，食积于胃，羁而不行，或湿郁积而不去，湿痰聚而不清，用厚朴之温可以燥热，辛可以消痰。苦可以下气也。"《国药诠证》云："盖厚朴为治一切湿病之专药，凡热病夹寒湿者，以温药治之则助热，以清药治之则助寒，均不能适中病势，唯有以厚朴燥湿散寒，则寒湿具化而可以获愈。或畏其燥而不敢用，不知湿非燥不除，遇湿病正求燥而不得，岂可舍燥而不用。"《本草衍义补遗》言："厚朴属土而有火，气药之温而能散，泻胃中之实也，而平胃散用之，佐以苍术，正为上焦之湿，平胃土不使之太过而复其平，以致于和而已，非谓温补脾胃、……又云厚朴能治腹胀，因其味辛以提其气。"《本草述校注》谈："厚朴，草木之四时不凋者，或得于纯阴，或得于纯阳，以是纯阳。其味之苦者，应于花赤而皮紫，是味归于形也；形色赤紫者，应于气之温，是形归气也。……苦能下泄，然苦从乎温，则不下泄而为温散。……气之生化在中土，此味苦，而苦中既觉有微甘，所以直归中土而散结气，虚者不宜，为其无邪，湿热者不宜，纯甘。"《本草经疏》称："厚朴，主中风，伤寒头痛，寒热……此药辛能散结，苦能燥湿，温热能祛风寒，故悉主之也。《名医别录》又主温中，消痰、下气，疗霍乱及腹痛胀满，胃中冷逆及胸中呕不止、泄痢、心烦满者，何莫非肠胃气逆壅滞，及痰饮留结饮食生冷所致？得此下泄开通，温热暖胃，则诸证不求，其止而止矣。"《本草征要》指出："厚朴，温热之性，长于散结去满，温胃暖脾，故主食停痰滞、胀痛吐利等证。然可施于元气未虚、邪气方盛，或客寒犯胃、湿气侵脾，若脾虚之人，虽有如上诸证，切勿沾唇。"

《医学衷中参西录》说："厚朴，为温中下气之要药，为其性温味又兼辛，其力不但下行，又能上升外达，故《神农本草经》谓其主中风伤寒头痛，《金匮》厚朴麻黄汤，用治咳而脉浮。与橘、夏并用，善除湿满；与姜、术并用，善开寒痰凝结；与硝、黄并用，通善大便燥结；与乌药并用，善治小便因寒白浊。味之辛者属金，又能入肺以治外感咳逆；且金能制木，又能入肝，平肝木之横恣以愈胁下掀痛；其色紫而含有油质，故兼入血分，甄权谓其破宿血，古方治月闭亦单用之者，诸家多谓其误服能脱元之气，独叶香岩谓'多用则破气，少用则通阳'，诚为确当之论。""愚治中气上冲，并挟痰涎上逆之证，皆重用龙骨、牡蛎、半夏、赭石诸药以降之、镇之、敛之，而必少用厚朴以宣通之，则冲气痰涎下降，而中气仍然升降自若无滞碍。"《本草述》称："先哲于滋味，首以除胀满为言，夫胀满之虚而无邪者，不宜此也。若寒湿之为胀满，此实也，固须此；即湿热之为胀满，如厚味积热及外感郁热，此亦实也，苦寒除之亦无假此也。"《汤液本草》讲："厚朴，若与枳实、大黄同用，则能泄实满。《本经》谓消痰下气者是也；若与橘皮、苍术同用，则能除湿满。《本经》谓温中益气者是也。"《本草便读》载："（厚朴）辛能达表，解风寒外客之邪；苦可宣中，破脘腹内留之滞。阴凝湿聚，燥可蠲除，平胃宽肠，温能疏畅。"《本经逢原》认为："厚朴苦温，先升后降，为阴中阳药，故能破血中气滞，……然行气峻猛，虚者勿服，气温即止，不可久服。""（厚朴）若元气虚弱，虽腹胀宜，斟酌用之，寒胀是也。大热药中兼用，结者散之，乃神药也。误服败人元气，切禁之"（《本草发挥》引张元素云）。

厚朴所含挥发油能健胃。厚朴能抑制胃黏膜溃疡，预防应激性胃溃疡及应激性胃出血；厚朴碱可使小肠的张力下降，抑制十二指肠痉挛；姜制厚朴能增加抗胃溃疡作用；厚朴酚具有中枢神经抑制及横纹肌松弛作用；厚朴提取物能抗皮肤过敏反应；低于肌松剂量的厚朴性生物碱注射给药，能明显降低血压；厚朴能抑制血小板聚集及肿瘤（王再谟等编《现代中药临床应用》）。厚朴酚，具有抑制小鼠小肠推进、对抗药物引起的小鼠腹泻作用；有保肝作用。厚朴总酚能抑制氯化钾、乙醇胆碱、磷酸组胺所诱导气管平滑肌收缩，其作用呈剂量依赖性。厚朴提取物及其成分研究结果表明，厚朴可能对自主神经活动有抑制作用，有镇痛、抗炎作用。有延缓衰老作用（高学敏、钟赣生主编《中药学》）。厚朴煎剂对肺类球菌、白喉杆菌、溶血性链球菌、枯草杆菌、志贺及施氏痢疾杆菌、金黄色葡萄球菌、炭疽杆菌及若干皮肤真菌均有抑制作用。对肠管，小剂量出现兴奋，大剂量则为抑制。厚朴降压时反射性地引起呼吸兴奋，心率增加（高学敏主编《中药学》）。

治湿浊中阻的脘腹胀满、不思饮食、呕恶吞酸等症，与苍术、陈皮、生姜、大枣同用，如平胃散（《和剂局方》）。治腹部胀痛便闭，与枳实、大黄同用，如厚朴三物汤（《金匮要略》）。

用法用量：煎服3～10g，或入丸散用。

使用注意：内热津亏及孕妇忌用。"虚人用之，脱元气矣"（《本草新编》）。

药物对比

半夏	燥湿消痰	长于化痰降逆消痞。
厚朴		偏于下气除胀散满。

藿香	芳香化湿	外解暑湿,理肺,疏散。
厚朴		理气降逆,理肺,通利。

临床反应

【不良反应】毒性:厚朴提取物混悬液每鼠0.5mL(相当于原药材0.25g)给小鼠灌胃,每天1次,于给药后即刻1、2、3月时称体重用RP-Hplc法测定24小时尿、血、肾脏厚朴酚和厚朴酚量;小鼠体重未见明显改变,药物在肾脏排除的半衰期增加1小时以上,血清肌酐、尿素氮和补体级尿蛋白均增加,病理学检查有明显病理改变,认为长期服用厚朴对小鼠肾脏具有损害作用,肾损害程度与鼠体内厚朴酚的浓度呈正相关(《高学敏、钟赣生主编《中药学》)。

配伍应用

(1)治脾气虚弱、食少乏味、饭后脘腹胀满。党参12g,白术15g,厚朴10g,陈皮10g,炒麦芽15g,炒神曲15g,炒山楂10g,茯苓12g,枳壳10g,连翘6g,甘草6g,姜枣引水煎服。

(2)治湿邪阻遏上中二焦、气机不利、水湿痰饮、上贮于肺之咳嗽、痰多、喘逆、脘闷等症,杏仁配厚朴有良好的下气祛痰定喘之功(《毒性中药的配伍与应用》)。

(3)①通便汤治便秘:藿香、法半夏、厚朴、炒枳壳各10g,白蔻仁6g,桔梗、杏仁泥各10g,瓜蒌仁15g,当归、郁李仁、桃仁泥各10g,水煎服。每日或2日1剂,分3次服用。甚者加服半硫丸(每日2次,每次服10g)以温运中阳(《中国家庭养生保健书库》编委会编《偏方治大病》)。②治通疽丹毒:厚朴与天花粉、黄柏、大黄、姜黄等研末外敷(王洛生等编《中药药理与应用》)。

(4)治小儿消化不良、纳呆。消食散(张介安):厚朴200g,建曲、槟榔、麦芽、谷芽、茯苓各100g,鸡内金、陈皮各60g。以上诸药按质分炒共研细末,瓶装备用,开水泡服。1岁以内,每次5g;1~3岁,每次10g,4~7岁每次15g,7岁以上每次20g,每日2~3次,或以上诸药,取常用量煎服,每日1剂。加减:兼有风寒咳嗽者加苏叶、姜半夏;兼风热者,加金银花、连翘;兼暑湿者,加藿香、佩兰;兼发热者,加地骨皮;口干甚者,加石斛;口臭者,加生石膏(《首批国家级名老中医验秘方精选》)。

苍术（赤术、茅术）

性味归经：辛、苦、温。入脾，胃、肝经。

功效：燥湿健脾，祛风散寒。

南苍术"表面灰（黑与白合成）褐（黑与黄合成）色"。北苍术"表面棕（红与黄合成）褐色"。南北苍术均见"断面黄白色""气芳香"。苍术色黄、气香能入脾、胃经（脾与胃经络相连，入脾亦入胃经）。苍木色白味辛属金。凡药气味有体有用，相反而实相成，得金之味者，皆得木之气，故入肝经。

脾喜燥恶湿。苍术入脾、胃经。芳香化浊，苦温燥湿。温助胃阳腐化水谷以消食，食得消，湿浊去，则脾自健。苍木辛温祛风湿，散寒邪，芳香化浊外窜，透表除湿发汗力较大（芳香之气较雄厚）。善发周身湿困肌表或风寒被湿困之汗，既外解风湿寒之邪，又内化湿浊凉之郁，对湿邪为病，不论表里上下，皆可随证配用，若湿热痹证，应配伍苦寒药同用。常用于风寒湿痹、寒湿吐泻、胸腹胀满、痰饮水肿、舌苔垢腻等症。

《本草纲目》载："震亨曰：苍术治湿，上、中、下皆有可用。又能总解诸郁。痰、火、湿、食气血六郁，皆因传化失常，不得升降。病在中焦，故药必兼升降。将欲升之，必先降之，将欲降之。必先升之。故苍术为足阳明经药，气味辛烈，强胃强脾，发谷之气，能入诸经，疏泄阳明之湿，通行敛涩。香附乃阴中快气之药，下气最速。一升一降，故郁散而平。"《本草述校注》云："时珍曰：赤术甘而辛烈，性温而燥，阴中阳也，可升可降。……丹溪谓苍术能解诸郁，强胃而发谷之气，能径入诸经，疏泄阳明之湿，通行敛涩之为中肯也。……补中益气，力优在白，除湿快气，能专于苍。"《本草正义》曰："苍术，气味雄厚，较白术愈猛，能彻上彻下，燥湿而宜化痰饮，芳香辟秽，胜四时不正之气，故时疫之病多用之，……凡湿困脾阳，倦怠嗜卧，肢体酸软，胸膈满闷。甚至膜胀而舌浊厚腻者，非茅术芳香猛烈，不能开泄，而痰饮弥漫，亦非此不化。"《本草新编》称："苍术补气，兼善祛湿，以治气虚湿痰而中邪者，自是神效。"《药品化义》言："苍术，味辛主散，性温而燥，燥可祛湿，专入脾胃，主治风寒湿痹，山岗瘴气，皮肤水肿，皆辛烈逐邪之功也。统治三部之湿。若湿在上焦，易生湿痰，以此燥湿行痰；湿在中焦，滞气作泄，以此宽中健脾；湿在下部，足膝痿软，以此味同黄柏治痿，能冷足膝有力；取其辛散气雄，用之散邪发汗，极其畅快。""能健胃安脾，诸湿肿非此不能除"（《珍珠囊》）。

《本草新编》谈："苍术之妙，全在善于发汗。其功胜于白术。凡发汗之药，未有不散人真气者。苍术发汗，虽亦散气，终不甚也。虚人感邪，欲用风药散之，不若用苍术为更得。盖邪出而正又不大伤；汗出而阳又不甚越也。"《本经逢原》说："苍术，因经泔浸炒，故能除上湿发汗，与白术止汗则异，腹中窄狭者须之。《本经》治风寒湿痹、死肌痉疸等症，总取性专开腠，故能发汗而去风寒湿气，祛湿脾能发汗；芳香质壮，宣中解郁并驱邪。破水结之澼囊，浊痰尽化；平胃中之敦阜；瘴疠全消。……燥散之性则有余。补助之力则不足也，专入脾胃，阴虚血燥者忌之。"《医学入门》讲："苍以色言，无毒，浮而升，阳也。入足太阴阳明经。主风寒湿痹，死肌痉疸，逐皮间风水结肿、心下满闷，腹中胀痛窄狭，消痰饮、痃癖、气块、祛疟，除温疫、山岚瘴气，止霍乱吐泻不止。……然此皆为阳虚者言也。……入葱白、麻黄之类，则能散肉分至皮毛之邪。"《本草正》谓："苍术，其性温散，故能发汗宽中，调胃进食，去心腹胀痛，霍乱呕吐，解诸郁结，逐山岚寒疫，散风眩头痛，消痰癖气块，水肿胀满。其性燥湿，故治冷痢冷泄滑泄、肠风、寒湿诸疮。"《本草经疏》认为："术，禀初夏之气以生，其味苦，其气温，从火化也。此得土为之冲气，故《别录》益之以甘，表土德也，故无毒……又主大风在身面，术气芳烈而悍，纯阳之物也，风为阳邪，寒湿散则胃自暖，邪吉而脾胃健，则消谷而嗜食矣。《仁斋直指方》曰："脾精不禁，小便漏浊不止，腰背酸痛，宜用苍术以敛脾精，精生于谷也。"

苍术所含 β−桉叶醇和苍术醇能调节胃肠运动；苍术水煎剂能抗急性胃溃疡；促进蛋白质合成，预防肝细胞损害，降低血糖；水煎液虽无利尿作用，但却显著增加钠、钾的排泄，所含维生素A样物质可治因维生素A缺乏引起夜盲及角膜软化症（王再谟等编《现代中药临床应用》）。苍术挥发油有明显的抗副交感神经介质乙酰胆碱引起的肠痉挛；对交感神经介质肾上腺素引起的肠肌松弛，苍术制剂能促进肾上腺抑制作用的振幅恢复。苍术挥发油对中枢神经系统，小剂量是镇静作用，同时使脊髓反射亢进；大剂量则呈抑制作用（田燕主编《一味中药治顽疾》）。关苍术乙酸乙酯提取物对二甲苯、巴豆油所致的小鼠耳壳肿胀、角叉莱胶所致大鼠足肿胀、小鼠棉球肉芽肿及大鼠佐剂关节炎等急性、慢性、免疫性炎症模型都有明显的抑制作用。关苍术正丁醇能明显增加引起大鼠室性心律失常的乌头碱用量，显著减少氯化钡所致的双相性室性心律失常的大鼠只数，明显推迟心律失常的出现时间。苍术对金黄色葡萄球菌、结核杆菌、大肠埃希菌、枯叶杆菌和铜绿假单胞菌均有明显的抑制作用。苍术对15种真菌都有不同程度的抑制作用，尤其对红色毛癣菌、石膏样毛癣菌等10种浅部真菌有明显的抑制作用，尚有降血压、抗缺氧作用（高学敏、钟赣生主编《中药学》）。

治湿浊中阻的脘腹胀满、不思饮食、呕恶吞酸、便溏、舌苔厚腻等症，与厚朴、陈皮、甘草、生姜、大枣同用，如平胃散（《和剂局方》）。治妇女体质肥胖、痰涎壅盛、月经不行等症，与香附、枳壳、胆南星等同用，如苍附导痰丸（《叶天士女科全书》）。治四时瘟疫、发热憎寒、颈强身痛等症，与白芷、川芎、藁本、细辛等同用，如神术散（《和剂局方》）。

用法用量：煎服5～10g。

使用注意：阴虚有热，气虚多汗者忌用。"肝肾有动气者勿服"（《本草经疏》）。

药物对比

厚朴	化湿	温中除满较好，偏于苦降。
苍术		祛风燥湿力强，善于燥散。

防风	表散风湿	偏于散风，除湿次之。
苍术		偏于燥湿，散风次之。

配伍应用

（1）治颜面多发性疮、红肿热痛。苍术双花加味汤：苍术、金银花各30g，黄柏15g，蒲公英20g，连翘12g，白芷12g，当归、赤芍、地丁、野菊花、甘草各10g，升麻6g，陈皮6g，水煎服。

（2）治胃溃疡方。乌贼骨15g，煅牡蛎15g，清半夏12g，广陈皮6g，川楝肉10g，醋元胡10g，姜厚朴10g，云茯苓15g，砂仁壳10g，莪术6g，甘松6g，水煎服。

（3）①带下病：炒苍术、白术、茯苓、蒲公英、败酱草、鸡冠花。随症加减。每日1剂。以水煎服，用2～3日。②治烧伤烫伤。苍术适量，研为极细末，白芝麻油调为糊，涂于烧烫伤部位。每日1～2次，至愈合为止。一般轻者2～4日可结痂，7～10日脱痂愈合（《一味中药治顽疾》）。

（4）补泻合用治肾病。滋肾清热利湿汤（时振声）：女贞子，墨旱莲、苍术、黄柏、白花蛇草、石斛、萆薢、牛膝、车前草。按病症的"热"与"火"的程度调药物用量（《付文录肾病证治发挥》）。

（5）治湿疹。苍术二黄洗剂：苍术、黄芩、黄柏各15g，将上药加水1500mL，煎至600～700mL后过滤。用纱布浸上药液洗涤患处。每日1次，每次约20分钟，洗涤后另用纱布蘸药液贴敷患处，并用纱布包扎。一般每月换药1次，重者每月换药2次，直至痊愈为止。每次洗涤后的药液可留下次适当加温再用（《中医祖传秘籍》）。

砂仁（缩砂仁、阳春砂仁）

性味归经：辛、温。入脾、胃、肾经。

功效：化湿行气，温中止泻，安胎。

砂仁药材有2种：①阳春砂仁。"表面棕（黄与红合成）褐（黑与黄）色"。内含种子，"表面棕红色或暗褐色"。破开后内部"灰（黑与白）白色，油润，气芳香，味辛微苦"。②进口砂仁。"表面灰棕或棕色"。

砂仁，色黄、气芳香入脾经；脾与胃经络相通，入脾亦入胃经。得土之味者，皆得水之气，又入肾经（色黑亦入肾经）。

砂仁入脾胃经，苦温燥湿胜寒，辛散结行，芳芳化湿，行气通窍，醒脾健胃，中焦枢机升降复常。脾气升清，泄泻自止（清气在下，则生飧泄）；胃浊自降，胀满立愈（浊气在上，则生䐜胀）。性温不燥烈，行滞不破气，调胃不伤中，燥脾而不伤津（味辛主润）。常用于湿阻或气滞所致的脘腹胀痛、不思饮食、呕吐、泄泻、脾胃不和等症。

孕妇气机运行往往失于通畅，发生胸膜胀闷、气逆呕吐、胎动不安等症。脾虚则气血生化来源不足，不能养胎，肾虚而胎元不固致胎动或胎漏。砂仁化湿行气和中，健脾温胃，益气血生化之源。性温不伤于热，行气不伤于克，气行则痛止，气顺而安胎。砂仁入肾经，味辛润肾（肾苦燥，急食辛以润之，开腠理，致津液，通气也）。温肾达阳，附根而生，性善达下，引气归元，润肾益津而安胎。"凡药气温属厥阴风木"（《本草经读》）。砂仁气温能入厥阴肝经（得土之味者，皆得木之，故入肝经）。味辛散郁补肝（肝欲散，急食辛以散之，用辛补之）。其色白味辛属肺金，金能平木而疏肝气郁结。常用治肝脾血虚、不能养胎、肝气郁结失于疏泄、冲脉气逆胃失和降的妊娠恶阻，及妊娠期间腰酸腹胀，或下腹坠胀，伴少量阴道出血的胎气受损、胎动不安等症。总之，砂仁安胎，重在理气，如果气虚多服，反能耗气而致难产，应慎重用药。

《本草述钩元》曰："砂仁，香达脾，辛润肾，故为开脾胃之要药，和中气之品，若兼肾虚气不归元，用为向导。"《药品化义》云："砂仁辛散苦降，气味俱厚，主散结导滞，行气下气，取其香气能和五脏，随所引药通行诸经。若呕吐恶心，寒湿冷泻，腹中虚痛，以此温中调气；若脾虚饱闷，宿食不消，酒毒伤胃，以此散滞化气。"

《本草述校注》言："缩砂密。此希雍谓其能理肾气归元，然即引为丹田之义也。就其花实结于根下，不可想见其归元之征乎？夫人身有火而气生，所谓气之体也；水上合于火而气化，所谓气之用也。如此品以四五月花，五月实，岂非能合于火以金气之用者欤？观其花实俱藏根下，而实中即具四味，则由水木以至火者，全以归土而终始。……此味具体而微，致用而宏，谓其醒脾开胃，理元气。通滞气，功超他味也，亦不虚耳。"

《本草正义》谈："缩砂密。虽辛温能升，未尝不治中上二焦之气。而本乎地者亲下，尤以专治肝肾为特长。甄权谓温暖肝肾，藏器谓治上气奔豚，盖皆有见于此。又如肠澼滞下一症，腹痛皆由气滞，必以调气为要务，然须疏通开泄，宣降而不宜升，故芳香辛温，升阳动火之药。皆在禁例。唯砂仁既能治虚寒之泄泻，似乎亦在升清消滞一边，而《开宝》竟以主治赤白痢疾，此症唯湿热积滞为独多，温升之品，宁非大忌。不知砂仁气辛，虽似温升，而开泄下降，是其本色。且能破滞解结，则虽湿热实积，亦不妨借为引导。直入下焦，而通瘀滞，不患其升举秽浊，上逆为虐……于以知砂仁泄降下气，力量颇专，与其他辛温芳香之药。以气佣事，能升而不能降者，显然有别。"《本草便读》道："辛温香窜，和中降逆，醒胃强脾，止呕吐，辟口气，凡中焦一切寒凝气滞之证，皆可用之。虽无草蔻、白蔻之猛烈，而辛香燥散之性，阴不足者仍不宜用。砂仁密藏于根，能引诸气归束于下。"《玉楸药解》载："缩砂仁……和中调气，行郁消满，降胃阴而下食，达脾阳而化谷，呕吐与泄利皆良……清升浊降，全赖中气，中气非旺，则枢轴不转，脾陷胃逆，凡水胀肿满，痰饮咳嗽，噎膈泄利，霍乱转筋。胎坠肛裂，谷宿水停，泄秽吞酸诸证，皆升降反常，清陷浊逆故也。泻之则益损其虚。补之则愈增其满，清之则其下寒。温之则生其上热。缘其中气增郁，清浊易位，水木下陷，不受易泻，火金上逆，不受温补也。唯以养中之味，而加和中之品，调其滞气，使之回旋，枢轴运动，则升降复职，清浊得位，然后于补中扶土之内，温升其肝脾，清降其肺胃，无有忧矣。和中之品，莫妙加砂仁，冲和条达，不伤正气，调理脾胃之上品也。"《本草新编》认为："砂仁。但只可为佐使，以行滞气，所用不可过多。用之补虚丸绝佳，能辅诸补药，行气血于不滞也。补药味重，非佐以消食之药，未免过于滋益，反恐难于开胃。入之砂仁，以苏其脾胃之气，则补药尤能消化、而生精生气，更易之也。"

《本草汇言》说："砂仁，气结则痛，气逆则胎动不安，此药辛香而窜，温而不热，利而不削，和而不争，通畅三焦，温行六腑，暖肺醒脾，养胃养肾，舒达肝胆不顺不平之气，所以善安胎也。……安胎消胀，达中气也。"《本草求真》讲："缩砂，书号为醒脾调胃要药。……至云止痛安胎，并咽喉口齿浮热能消，亦是中和气顺之意。若因实热而云胎气不和，水衰而见咽喉口齿燥结者，服之岂能是乎。故虚实二字，不可不细辨而详察耳。"

砂仁挥发油有芳香健胃作用，能促进胃液分泌，排出消化道积气，故能行气消胀。砂仁粉末混悬液抗血小板聚集、扩张血管、抑制血栓素合成；醋酸扭体法实验表明，砂仁有明显的镇痛作用，能减少抗体细胞数（王再谟等编《现代中药临床应用》）。对花生四烯酸诱发的小鼠急性死亡有明显的保护作用，同时有明显的对抗由胶原和肾上腺素所诱发的小鼠急性死亡作用（高学敏主编《中药学》）。砂仁能抑制结肠炎类耶尔森菌和摩根变形杆菌的生长繁殖，能增加胃黏膜血流量，使黏膜组织代谢得以加强；还有促进胃液分泌作用，尚有抗炎抑菌作用，还可作为肿瘤抑制剂（高学敏、钟赣生主编《中药学》）。

治脾胃虚弱、湿聚痰饮、呕吐痞闷、脾胃不和等症，与人参、白术、茯苓、木香等同用，如香砂六君子汤（《和剂局方》）。治冷滑下痢不禁，与制附子、干姜、厚朴、橘皮同用（《中药大辞典》）摘引自《药性论》方）。治妊娠胃气虚弱、气逆、呕吐不能食，与生姜汁同用，如缩砂仁散（《济生方》）。治妇人妊娠，偶因所触，或坠高伤打，致胎动不安，腹中痛不可忍者，缩砂不计多少，慢火炒令热透，去皮取仁，捣罗为末。每服二钱，用热酒调下（《中药大辞典》摘引自《孙用和方》）。治气血不足、胎动不安，砂仁、伍人参、白术、黄芪、熟地黄、当归、续断、黄芩、川芎、白芍、炙甘草、糯米，如泰山磐石散（《古今医镜》，摘引自《现代中药临床应用》）。

　　用法用量：煎服3～10g，入煎剂宜后下。

　　使用注意：阴虚血燥及有实热者忌用。孕妇多食能耗气而致难产。

药物对比

肉桂	入肾	引火归元多用之。
砂仁		引气归元多用之。

桑寄生	安胎	补宜肝肾而安胎。
缩砂仁		理气醒脾而安胎。

砂仁	理气	顺气散寒力大，畏寒呕吐者（脘腹胀清、呕吐泄泻者）宜用。
砂壳		健胃理气力强，肝旺胃弱者（脘腹胀满、食欲缺乏者）宜用。

配伍应用

　　（1）治脾胃虚弱的泄泻。党参20g，炒白术20g，山药30g，砂仁、车前子、干姜、肉豆蔻、补骨脂、陈皮各10g，茯苓15g，柴胡、升麻、甘草各6g，水煎服。

　　（2）治倒食证方。砂仁10g，广木香10g，半夏2g，茯苓10g，陈皮10g，吴茱萸1.5g，黄连姜炒10g，炙甘草5g，生姜3片，大枣3枚（劈开）水煎服。

　　（3）治脾胃气虚、阳虚的胃脘痛、胃痞（浅表性胃炎、萎缩性胃炎、十二指肠球炎等病）。香砂温中汤（李振华）：党参12g，白术10g，茯苓15g，陈皮10g，半夏10g，木香6g，砂仁8g，厚朴10g，干姜10g，川芎10g，丁香5g，炙甘草3g，日1剂，水煎分早晚两次服。加减：兼肝郁甚者加香附10g；兼血瘀加丹参15g、元胡10g；诸湿盛泄泻加薏苡仁30g、泽泻10g、桂枝5g；湿阻呕恶者，加苍术10g、藿香15g；食滞不化者，加焦山楂、神曲、麦芽各12g；阳虚甚者加制附子10g，气虚甚者加黄芪15～30g（《首批国家级名老中医效验秘方精选》）（笔者按：此方中制附子亦要先煎30分钟以上，有分解乌头碱作用。服药期间不宜饮酒，因乙醇可促进乌头碱吸收，防其毒性导致中毒）。

　　（4）①治痛经：甘草75g，砂仁15g，白芍50g，泽泻5g，白术20g，当归20g，川芎20g，茯苓15g。上药加水两碗煎至1碗，口服。每日1剂。如疼痛见红加阿胶50g、川续断25g、桑寄生25g。②治乳腺炎：砂仁10～20g，将砂仁研细末，贮瓶备用，同时取糯米饭少许和砂仁末搅匀，搓成索条状，如花生米大小，外囊以消毒纱布（必须是棉织品）塞鼻。左乳腺炎塞右鼻，右乳腺炎塞左鼻，亦可左右交替塞用。每隔12小时更换1次，直至炎症消失为止（《中国家庭养生保健书库》编委会编《偏方治大病》）。

（5）治习惯性流产。熟地黄、鹿茸、菟丝子、巴戟天各20g，人参、枸杞子各I5g，杜仲、续断各10g，每日1剂，水煎服。早晚分服。加减：兼脾气虚弱者，加黄芪15g，升麻、柴胡各12g，苏梗9g，砂仁、陈皮各6g；兼胃阴不足者，加生地黄20g，石斛15g，黄芩、乌梅、竹茹、沙参各12g，黄连9g，半夏6g；兼胞脉受损者，加血余炭15g，阿胶12g，棕榈炭、艾叶炭各10g（《中医祖传秘籍》）。

白豆蔻（豆蔻）

性味归经：辛、温。入肺、脾、胃经。

功效：化湿行气，温中止呕。

白豆蔻，干燥果实，外皮黄白色，两端的横沟中常有黄色毛茸，种子断面白色，有油性，气芳香（《中药大辞典》）。

色白味辛入肺经，色黄气香入脾、胃经（脾与胃经脉相通，入脾经亦入胃经）。

白豆蔻入脾、胃经，性温则温中燥湿，芳香而化浊除湿，辛散温通行气滞。其入肺经，诸子皆降，质重达下，降肺、胃之气下行，肺气降而湿浊消；胃逆降则呕吐止。其气清爽，湿而不热，温脾燥湿，温胃消食，上行肺部以宣邪理气，下入中焦能化浊除寒，为化湿行气、温中止呕、温降肺胃之气、驱膈上郁热之邪、疗恶心呕逆的最宜药。凡上中焦，一切寒湿气滞、胸闷不畅、脘腹胀痛、呕吐、呃逆等症，皆可配伍应用。

《本草经疏》曰："白豆蔻，主积冷气及伤冷吐逆，因寒反胃，暖能消物，故又主消谷；温能通行，故主下气。东垣用以散肺中滞气，宽膈进食，去白睛翳膜，散滞之功也。"《本草正义》云："白豆蔻，……温胃醒脾，固亦与草豆蔻、肉豆蔻异曲同工，其同得豆蔻之名，固亦以此。唯白豆蔻其气清芬，辛热视彼为尤，而无涩滞之味，则芳香之气尤善上行，开泄上焦气滞，已与草果、肉果之专治中下者不同。……辛升作用，功效必在上部，所以宽胸利膈，尤其独擅胜场。……而咀嚼久之，又有一种清澈冷冽之气，隐隐然泌入心脾，则先升后降，所以又能下气，与其他辛升者绝不相同。"《本草述校注》称："白豆蔻，审其味，乃先香辣而散，后微辣而凉；辛而凉者，金之气味也，正合于阳中之少阴由天而渐至于地之气。白者味辛，而绝无苦意，是专乎金气，细味之先香辣而散、后微辣而凉者，金之气也。故其主治入肺而效其温冷散滞之用。至草者先微苦而即辣，后辣中又微有淡甜，夫苦属火味，是不专乎金也，由火中之金气而有归土之意，此谓入阳明胃、太阴脾。即苦而后卒，辛而不甚甘，则所谓热者或是，而似不止于温也。故其主治入土而效其祛积寒除胃痛之用。"《本草求原》载："（白豆蔻）此味辛温而又凉，能和寒热之气故升阳剂中，降收剂中，与寒热互用之剂，皆可用之，佐入血药又能通润二肠，使气行而血自润。不论血寒血热，俱可于塞热方中少佐之，以行其升降。故海藏谓其理脾胃元气，补肺气，收脱气。"《本草求真》言："白豆蔻……此味另有一种清爽妙气，上入肺经气分，而为肺家散气要药。且其辛温香窜，流行三焦，温暖脾胃，而使寒湿膨胀、虚疟吐逆、反胃腹痛、并翳膜、目眦红筋等症悉除。……是以肺胃有火，及肺胃气薄切忌。"《药义明辨》谈："（白豆蔻）益上焦而通三焦，凡因寒而滞气者，固宜于此味之温散；即阳之过盛，用寒凉以降之，少佐此味以擎行周身，则寒凉之气不滞于中，而邪气自退，正气不损矣。"

《本草经解》说："食入反出，胃元火也，辛温暖胃，故止呕逆反胃。胃中寒不能化水谷，肺寒则不能行金下降之令。白豆蔻辛温，所以暖胃消谷，肺暖而下气也。"《医林纂要》讲："白豆蔻，辛热，温养命火，达中州而上浮膻中，泻肺润燥。燥，清冷也。……辛润能泻清燥之邪，故主寒疟，破滞解酒，止吐逆，和膻中，兼能温脾胃，化食去冷积。"《本草便读》谓："白豆蔻辛热，气香色白，入肺。理上焦一切寒凝气滞，故又兼入胃腑，散逆气。凡呕吐呃逆等证，因于寒滞者，皆可用之。然辛热香燥之物，阴虚多火者，不可乱投。"《玉楸药解》指出："白豆蔻，清降肺胃，最驱膈上郁浊，极疗恶心呕哕，嚼之辛凉，清肃肺腑郁烦，应时开爽。秉秋金之气，古方谓其大热，甚不然也。"《本草汇言》曰："几喘咳呕吐，不因于寒而因于火者，疟疾不由于瘴邪而因于阴阳两虚者，目中赤膜白翳，不因于暴疠寒风而因于久病血虚血热者，皆不可犯。"

白豆蔻能促进胃液分泌，增强胃肠蠕动，制止肠内异常发酵，祛除胃肠积气，故有良好的芳香健胃作用，并能止呕；促进胆汁分泌；溶解胆结石（王再谟等编《现代中药临床应用》）。挥发油对豚鼠实验性结核，能增强小剂量链霉素作用（高学敏主编《中药学》）。豆蔻水煎服10g/kg，连续灌胃给药5天，并于末次十二指肠给药，可促进大鼠胃黏膜的血流量。有促消化作用。豆蔻水提取物在体外对乙醇脱氢酶具有激活作用，从而有解酒作用（高学敏、钟赣生主编《中药学》）。

治湿温初起、头痛身重、胸闷不饥、午后身热等症，与杏仁、生薏苡仁、滑石等同用，如三仁汤（《温病条辨》）。治胃寒湿阻气滞的反胃呕吐，与藿香、陈皮、生姜同用，如白豆蔻汤（《沈氏尊生》）。

用法用量：3～6g。入汤剂宜后下。宜入丸、散剂。

使用注意：阴虚血燥无寒湿、因热腹痛及气虚者不宜用。

药物对比

缩砂仁	理气宽胸	辛温而苦，得辛温中之浊气。功专中、下二焦，偏于先升而后下降，暖胃燥湿较好。应用：适用于寒湿凝滞、寒泻冷痢，兼能安胎。
白豆蔻		辛温而清，得辛温中之清气。功专中、上二焦，长于沉降而微升，和胃止呕较佳。应用：适用于湿浊阻胃，呕吐呃逆，兼能下气。

白豆蔻	同一植物	温中化湿，理上焦寒，力较强（温性大）。
豆蔻壳		和胃化浊，宽中理气，力较弱（温性小）。

配伍应用

（1）治脾胃阳虚的泄泻。党参、白术、茯苓各15g，山药20g，白豆蔻、五味子、吴茱萸、木香各10g，白芍12g，补骨脂12g，川附子6g，干姜6g，甘草6g，水煎服。

（2）治急性肝炎，证属肝郁脾虚，湿热内蕴。拟藿朴夏苓汤化裁（路志正）：藿梗9g，茯苓15g，苍术9g，山药15g，白豆蔻15g（后下），薏苡仁15g，茵陈12g，车前草12g，橘叶15g，郁金9g，炒山栀6g，水煎服（陈武山、张银增主编《肝病诊治绝技》）。

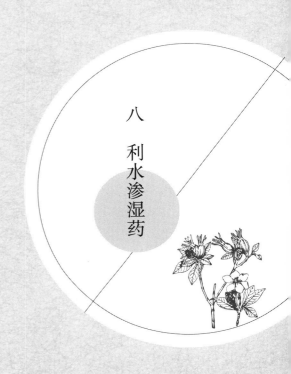

八　利水渗湿药

1.利水消肿药

茯 苓

性味归经：甘、淡、平。入脾、心、肾经。

功效：利水渗湿，健脾，宁心。

茯苓（药材）：表面黑褐（黑与黄合成）色或棕（红与黄合成的）色。断面外层淡棕色或淡红色，内层全部为白色。茯苓色黄味甘入脾经，茯苓寄于松根上而生，得松根有余之气，色红赤，能入阳脏心经（心为阳之阴）……明·张介宾讲："心当五椎之下，其系有五；上系连肺、肺下系心，心下三系连脾肝肾，故心通五脏之气而为之主也。"色黑人肾经（其得土之味，皆的水之气，故能入肾经）。

《素问·水热穴篇》曰："肾者至阴也，至阴者盛水也""肾者胃之关也，关闭不利，故聚水而从其类也"。茯苓入肾经，肾开窍于二阴，与膀胱经脉相连，互为表里，甘谈渗利，主水液代谢。气味俱薄，先升后降，上行生津液，滋水之源；下行通水道，利水渗湿；性平偏温，甘温助阳，益脾助水湿之运化。药性平和，补而不峻，利而不猛，既可祛邪又能扶正。风寒热虚实水湿内停引起的小便不利、水肿胀满等症皆可用之。"

茯苓入脾经，味甘补脾（脾欲缓，急食甘以缓之，用苦泻之，甘补之）。"茯苓一味，为治痰主药，痰之本，水也；茯苓可以行水。痰之动，湿也，茯苓可以行湿。"（《世补斋医书》）。茯苓能化中焦痰饮为水液，输于脾而达于肺，复下循三焦水道以归膀胱，使水湿从尿道排出，水湿不聚于中焦，脾自健（脾喜燥恶湿）。为脾虚湿困所致的痰饮、泄泻、食少、倦怠无力等症的常用药。

水在心下则惊悸。茯苓入心经，利水去湿，水除湿消而心安悸止。脾为气血生化之源，茯苓甘补脾，益气血，气血充盈，心神安宁，又为治气血亏虚、心神失养的惊悸失眠的必备之品。

《本草述钩元》曰："水火即阴阳之气所化。清阳不升，则郁而为火，浊阴不降，则郁而为水。茯苓气阳质阴，合于水火之升降。……逐水平火。"《本经逢原》云："茯苓得松之余气而成，甘淡性平，能守五脏真气，其性先升后降……洁古谓其属阳，浮而升，言其性也；东垣言其阳中之阴，降而下，言其功也。经言'饮食入胃，游溢精气，上输于脾，脾气散精上归于肺，通调水道，下输膀胱'。则知淡渗之性，必先上升，而后下降，膀胱气化而小便利矣，……此物有行水之功，久服损人。"《本草备要》道："能通心气于肾，使热从小便去，然必其上行入肺。能清化源，而后下降利水也。"《本草新编》言："仲景夫子用茯苓于六味丸中，岂特泄肾中邪水，以补肾中之真水哉，茯苓更入肾，以通肾中之火气，上通胃而下通膀胱二经。苟无肾火之气以相通，则上水不能入，而下水不能出矣。上水不能入者，非不能饮也，饮水而水气不消，下水不能出者，非不能容，而水之气不泄不消，而水势必奔迫于中焦，而不能化矣。唯有火气以相通，而上下之气始周流而无滞。六味补肾中之水，而补肾中之火，则火不能自通于胃与膀胱矣，得茯苓代为宣化，而上下之水得行，何致有不消不泄之虑哉。"《本草经百种录》称："凡人邪气郁结，津液不行，则为痰为饮。痰浓稠为火之结，饮清稀为水之所停。故治痰则咸必降之，治饮则淡以利之。若投以重剂，反拒而不相入，唯茯苓极轻淡，属土，土胜水能疏之涤之，令从膀胱以出，病渐去而不觉也。"《本经疏证》谈："气以润而行，水以气而运，水停即气阻，气阻即水瘀。茯苓者，纯以气为用，故其治咸以水为事，观于仲景书，其显然可识者，如随之阻而宜水（茯苓甘草汤）；随水之瘀而化气（五苓散）；气以水而逆则冠以导水而下气随之（茯苓桂枝甘草大枣汤，茯苓桂枝白术甘草汤）；水以气而涌，则首以下气而水为佐（桂枝五味甘草汤及加减）；气与水皆溢于外，则从内挽而防脱其阳（防己茯苓汤）；气外耗则水内迫，故为君于启阳之剂（茯苓四逆汤）；其下阻则水中停，故见功于妊娠之疴（桂枝茯苓丸、葵子茯苓散）。凡此皆起阴以从阳，布阳以化阴，使清者条鬯。浊者自然退听，或从下行，或从外达，是用茯苓之旨，在补不在泻，茯苓之用，在泄不在补矣。"《汤液本草》指出："茯苓，味甘平，补阳，益脾逐水。湿淫所胜，小便不利。淡味渗，泄阳也。治水缓脾，生精导气……伐肾邪，小便多能止，小便涩能利之，与车前子相似，虽利小便不起气。"时珍则谓茯苓茯神，只当赤入血分，白入气分，各从其类（《本草纲目》）。

《木草经疏》载："（茯苓）甘能补中，淡而利窍；补中则心脾实，利窍则邪热解；心脾实则忧恚惊邪自止，邪热解则心下结痛，寒热烦满、咳逆、口焦舌干自除。中焦受湿热，则口发渴，湿在脾，脾气弱则好睡。大腹者，脾土虚不能利水，故腹胀大也。淋沥者，脾受湿邪，则水道不利也，膈浊痰水肿，皆缘脾虚所致，中焦者脾土之所治也，中焦不治，故见斯病，利水实脾，则其证自退矣。"《药性化义》认为："白茯苓，味独甘淡，甘则能补，淡则能渗，甘淡属土，用补脾阴，土旺生金，兼益肺气，主治脾胃不和，泄泻腹胀，胸胁逆气，忧思烦满，胎气少安，魂魄惊跳、膈中痰气。益甘补则脾脏受益，中气既和，则津液自生，口焦舌干烦渴自解。"

《医学衷中参西录》说："茯苓，且以其得松根有余气，伏藏地中不外透生苗，故又善敛心气之浮越以安魂定魄，兼能泻心下之水饮以除惊悸，又为心经要药。且其伏藏之性。又能敛抑浮越之水气转而下注，不使作汗透出，兼为止汗之要药也。其抱根而生者为茯神，养心之功，较胜于茯苓。"《本草述校注》讲："茯苓之甘也，淡也。其用诚昔哲所云，第其成于阴而生于阳，为得老松之气厚也，是其质阴其气阳也。夫松凌冬不凋者，为其秉真阳之性也，乃其入土久而结茯苓，是岂唯至阴之时不能移其性，即根极至阴下，而真阳之精气更有凝结如斯者……清浊本之阴阳兆于水火，水火赋之心肾。心内阴而外阳，肾内阳而外阴。内者是神是主，外者是气是用。经曰：血者神气也，是其能益心血矣。……在上者阴宅于阳中，则火有主而下交于水，即得水中之火，从地气而蛰藏；在下者阳宅于阴中，则水有主而上交于火，即得火外之水自天气而发育。此所谓神足而气充，气充而精盈，精盈而气自固也。"《本草崇原》谓："茯苓，本松木之精华，借土气以结成，故气味甘平，有土位中央而枢机旋转之动。……久服安肝藏之魂，以养心藏之神，木生火也。"

茯苓多糖能增强机体免疫功能；茯苓煎剂能降低胃液分泌及胃酸含量，能直接松弛肠管；抗肝损伤，降低谷丙转氨酶的活性，防止肝细胞坏死；镇静、降低血糖、抗肿瘤。茯苓水、乙醇及乙醚提出物，能增强心肌收缩力，加快心率；促进造血功能；抗胃溃疡及胃黏膜损伤（王再谟主编《现代中药临床应用》）。茯苓多糖对受照射白血病K562细胞的自由基具有一定的清除作用，还能降低放疗引起的副作用。茯苓浸出液滤纸对金黄色葡萄球菌、白色葡萄球菌、铜绿假单胞菌、炭植杆菌、大肠埃希菌、甲型链球菌、乙型链球菌均有抑制作用，茯苓素是利尿消肿的主要成分。茯苓有抗炎、抗排异、预防结石、抗迟发性超敏反应、抗衰老、增白作用（高学敏、钟赣生主编《中药学》）。茯苓多糖有增强免疫功能的作用（高学敏主编《中药学》）。

治脾胃阳虚、水气内停的小便不利、肢体沉重或肢体水肿，与附子、白术、白芍、生姜同用，如真武汤（《伤寒论》）。治脾虚泄泻，与人参、白术、炒扁豆、山药等同用，如参苓白术散（《和剂局方》）治惊恐不安、失眠、健忘与石菖蒲、远志、龙齿、茯神、人参同用，如安神定志丸（《医学心悟》）。

用法用量：煎服9～15g。

使用注意：阴虚无湿热、阴虚津枯及虚寒精滑者均忌用。

药物对比

桂枝	利湿	通阳化气而利湿，入心经，温阳通脉。
茯苓		健脾补中而利湿，入心经，补益心脾。

茯苓	宁心安神	入心、脾、肾经，补心脾，温肾阳，利水除湿，交通心肾而止心悸、不眠、健忘。
茯神		主入心、脾经，补心血、益神志，安魂定魄，开窍导痰而止心悸、不眠、健忘。

临床应用

急性毒性实验，由于该药溶解度的限制使未能测得Ld50。以一次剂量20 000mg/kg腹腔注射、350mg/kg静脉注射时，动物全部存活，未见不良反应（高学敏、钟赣生主编《中药学》）。

配伍应用

（1）治心包积液、小便不利的水肿。茯苓赤小豆汤：茯苓30g，赤小豆60g，桂枝

10g，白术10g，水煎服。

（2）治产后出虚汗。补脾宁心敛汗汤：人参20g，茯苓10g，白术10g，浮小麦6g，制附子3g，水煎服。

（3）①治心肺阳虚、脾湿不升、胃郁不降、纳运失司、饮邪停于胃口为满闷、溢于膈上为气短、清满肺窍为喘促等症。理饮汤：白术12g，干姜15g，桂枝尖6g，炙甘草6g，茯苓片6g，生杭芍6g，橘红4.5g，川厚朴4.5g。服数剂后，饮虽开通，而气若不足者，酌加黄芪数克。②治心中气血虚损，兼心下停有痰饮，致惊悸不眠。安魂汤：龙眼肉18g，酸枣仁12g（炒捣），生龙骨15g（捣末），生牡蛎15g（捣末），清半夏9g，茯苓片9g，生赭石12g（轧细）（《医学衷中参西录》）。

猪 苓

性味归经：甘、淡、平。入肾、膀胱经。

功效：利水渗湿。

猪苓（药材）："外表面灰（含黑和白）黑色或棕（红和黄合成）黑色""以个大、外皮黑褐（黑与黄合成）色、光亮、肉色粉白、体较重者为佳"（《中药大辞典》）。

猪苓色黄味甘属土。凡药气味有体有用，相反而实相成。其得土之味者，皆得水之气，故能入足少阴水肾经。猪苓寄生在桦树、枫树、柞树的根上土中，近乎地者亲于下，性善降下，色黑亦入肾经。肾入膀胱经络相连，甘淡渗利体重达下，走水腑，又入膀胱经。

猪苓淡以渗湿，甘以助阳，气味俱薄，升而能降，能入肾升清阳上达，入膀胱降浊阴下行，而通利小便，有利水渗湿之功。性平偏凉，善利湿热消水肿。凡水湿为病的各种水肿，皆可单用或配伍应用，其利水作用较茯苓力强，但无补益心脾之力。常用治水湿停滞的小便不利、水肿泄泻、热淋、妊娠子淋、湿注带下及湿热黄疸等症。

《本草述校注》曰："猪苓。人身水液为元气所化，而人身元气为真水所生……故有补气以化水者，治其本也，有行水者以起气者，治其标也。此味能升阳而出于阴中，使阳不为阴所围（阻拒），而阴降于下，此其与渗利差异者也。"《本经疏证》云："凡草木所生之物，入土即放芽发叶，其有不放芽发叶者，则感地下阴湿，溃烂无余。唯茯苓、猪苓，得木气而生于地下，既不苗萌挺茎，又不溃腐消败，是其却湿可知。乃复久而不变，则非特能却湿，且能化湿气为生气矣。……茯苓属阳，治停蓄之水不从阳化者；猪苓属阴，治鼓汤之水不从阴化者。是故仲景以猪苓各方者，其所治之证曰：阳明病脉浮发热，渴欲饮水，小便不利者，猪苓汤主之；曰少阴下利，咳而呕渴，心烦不得眠者，猪苓汤主之；曰诸病在脏，欲攻之，当随其所得而攻之，如渴者与猪苓汤；曰呕吐而病膈上，后思水者，猪苓散主之。统而核之，莫不有渴。……渴者水气被阳逼迫，欲得阴和而不能也。与之猪苓，使起阴气以和阳化。"《本草汇言》称："猪苓，渗湿气、利水道、分解阴阳之药也。"此药味甘淡，微苦，苦虽下降，而甘淡又能渗利走散。升而能降，降而能升，故善开腠理，分理表阳里阴之气而利小便。"《本草新编》言："或问猪苓利水，何能解口之不渴也？小便数而口不渴者，火蓄于膀胱也。火蓄则熬其水，水沸而为热，所以作渴。用猪苓以利水，实所以泻火，火泻而水独存，则津液通，而上润于口舌之间矣。……猪苓利水尽，则口益干，而欲其口舌之生津，难矣。所谓生津者，止能生于多水之症，而不能生于无水症。无水症，泻水则水涸而火起；多水之症，泻水则火降而水升。水既升矣，而津液有不润口齿者乎。是猪苓之生津，生于利火以去火，而非概生于利水也。"

《药品化义》谈："猪苓味淡，淡主于渗，入脾以通水道，用治水泻、湿泄，通淋除湿，消水肿，疗黄疸，独此为最捷，故云与琥珀同功。但不能为主剂。助补脾以实脾，领泄药以理脾，佐温药以暖脾，同凉药以清脾。"《长沙药解》说："猪苓渗利泻水，较茯苓更捷。但水之为性，非土木条达，不能独行。猪苓散之利水，有白术之燥湿土也；猪苓汤之利水，有阿胶之清风木也；五苓散之利水，有白术之燥湿土，桂枝云达木也；八味丸之利水，有桂枝之达木，地黄之清风也。若徒求利于猪、茯、滑、泽之辈，恐难奏奇功也。"《本草求真》讲："（猪苓）性虽类泽泻，同入膀胱肾经，解热除湿，行窍利水，然水消则脾义燥，水尽则气必走。泽泻虽同利水，性亦类燥，然咸性居多，尚有润存；泽虽治火，性亦损气，然润能滋阴，尚有补在。故猪必合泽泻以同用，则润燥适均，而无偏陂之类矣……但此专可引水，津液易耗，久服多致损目。"《本草纲目》谓："猪苓淡渗，气升而又能降""治淋肿脚气、白浊、白带、妊娠子肿、胎肿、小便不利""利小便与茯苓同功，但入补药不如茯苓也"。

猪苓水煎剂具利尿作用，猪苓多糖对正常人及早期宫颈癌患者均能够促进淋巴细胞软化；抑制肺癌、肉瘤；猪苓多糖能保肝，抗乙肝损害，还具有抗辐射作用；增加血小板聚集；抗衰老、抗诱变（王再谟等编《现代中药临床应用》）。猪苓多糖可抵消肿瘤上清的免疫抑制作用，下调肿瘤细胞S180合成和分泌免疫抑制物质。猪苓发酵菌丝体及其多糖水提液对大肠杆菌及金黄色葡萄球菌有抑制作用（高学敏、钟赣生主编《中药学》）。

治水热互结、内热伤阴的发热、渴欲饮水、小便不利等症，与茯苓、泽泻、滑石、阿胶同用，如猪苓汤《伤寒论》。治妊娠从脚上至腹肿，小便不利，微渴引饮：猪苓五两，末，以热水服方寸七，日三服［《子母秘录》，摘引自《中药大辞典》猪苓（处方）］。

用法用量：煎服6~12g。

使用注意：脾胃虚弱、溲多无水湿者不宜用。

药物对比

茯苓	利水渗尿	作用较好，能补益心脾，走气分，脾有水湿（伤而不动之水不从阳化）者宜用。
猪苓		作用较强，无补益心脾，走血分，胃有水湿（动荡不动之水不从阳化）者宜用。

临床应用

【不良反应】

（1）毒性：猪苓煎剂按生药20~50g/kg给小鼠腹腔注射用药后20分钟表现安静，剂量较大者抑制较深，应激反应减弱，肌肉无力，但48小时后绝大部分恢复正常，仅大剂量组有少数死亡。

（2）过敏反应症状，肌内注射猪苓多糖40mg，注射后30分钟至3小时，有患者全身出现淡红色片状充血性皮疹，高出皮面，无渗出液，皮疹以胸背部及四肢伸侧为多，面部潮红；有患者局部有灼热感，出现烦躁、气喘；有患者局部肌肉疼痛，牵涉及大腿部，红肿

（红肿范围约10cm×20cm）及一过性发热；有患者注射后10分钟出现全身皮肤潮红、咳嗽、声嘶、眼睑及上下嘴唇水肿、眼结膜明显充血；有女患者用药1周后出现阴道流血现象；还有患者出现过敏性休克，用药约4分钟时出现胸闷、恶心、呼吸困难、面色苍白、球结膜充血，测血压10.0/8.0kPa，心音听不清。

（3）救治方法：局部出现过敏反应，给予氯苯吡胺、阿司咪唑方等口服或肌注抗过敏治疗；红肿处予外敷治疗；出现过敏性休克，可立即肌肉注射肾上腺素0.5mg，吸氧，然后肌内注射氯苯吡胺（高学敏、钟赣生编《中药学》）。

配伍应用

（1）治湿热壅积的下肢水肿，小便短赤、灼热。白术15g，茯苓12g，猪苓10g，泽泻10g，桂枝6g，滑石30g，白茅根30g，益母草15g，汉防己12g，甘草5g，水煎服。

（2）治妇人经血自大小便来（错经）。白术、猪苓、赤茯苓、泽泻、当归、川芎、阿胶各10g。水煎，饭前空腹服。

（3）治肝硬化腹水。鲤鱼100g，猪苓、泽泻、汉防己、大腹皮各9g，后4味碾细末装鱼腹肉煮熟吃（王再谟等主编《现代中药临床应用》）。

（4）治肾脾阳虚、水气冷溢、浊邪内盛上逆所致之关格证（尿毒症）。温阳降浊汤（杜雨茂）：茯苓15g，白术12g，附子9g，白芍12g，西洋参6g，黄连4.5g，苏叶9g，猪苓15g，泽泻15g，生姜12g。用法：附片加清水煎半小时，再入余药同煎二次，每次文火煮半小时，滤汁混匀分两次服。病重者可日服一剂半，分3次服之（《首批国家级名老中医效验秘方精选》）。

薏苡仁（薏苡、薏仁、薏米、苡米）

性味归经：甘、淡、凉。入脾、胃、肺经。

功效：利水渗湿，健脾止泻，除痹治痿，清热排脓。

薏苡仁，干燥的种仁，表面白色或黄白色，有时残留黄褐（黑与黄合成）色，侧面一条纵沟，褐色，破开后，内部白色（《中药大辞典》）。薏仁色黄味甘属土入脾、胃经。色白，甘淡主升又入肺经。

若肺热盛，职失肃降，不能下输膀胱通调水道，水湿渍留而致水肿。热聚中焦，脾生湿浊，不能升清，"清气在下，则生飧泄""湿胜则濡泄"。此皆湿浊困脾而致腹泻。薏苡仁入肺经，性凉，清热降下，肺热邪除、肺司肃降，通调水道，下输膀胱利尿而消水肿。其入脾胃经。甘补脾（脾欲缓急食甘以缓之……甘补之）助水湿的运化（脾主运化水湿）。甘淡渗利，湿去则脾健胃强，脾升胃降，清气上升，浊阴下降则腹泻自止。常用治湿热内蕴或水湿滞留的水肿腹胀、脚气浮肿、小便不利及脾虚湿盛、升降失司的泄泻等症。

阳明胃经主润宗筋，宗筋主束骨而利关节。阳明胃虚则筋纵驰，关节不利。阳明湿热而肺热叶焦，气化无所主发痹症痿躄。"肺热叶焦，则皮毛虚弱急薄，著则生痿躄也。""治痿者独取阳明"（《素问·痿论篇》）。薏苡仁入胃经，甘润渗利，既可清肺胃之湿热，又能补脾益胃，主润宗筋，缓急止痛，故能祛风湿，利关节，止痹痛，疗痿躄。常用治湿滞经络的风湿痹痛、筋脉挛急、湿郁经络、身热疼痛、风湿日久、筋脉拘挛及手足痿软无力或足不能伸而行等症。

疮痈之脓，多由于湿热壅滞而成。薏苡仁气凉，甘淡清热除湿，湿去热退（热伏于湿），味甘解毒，又能补脾益胃，助气血之生化。气血旺盛，自能生肌排脓。其上清肺热，下理肠湿，中调脾胃气机的升降，气行则血活，气血行而瘀血消。常用于治湿热瘀血盘踞于内久酿热毒的肺痈、肠痈等症。

《本草述校注》曰："（薏苡仁）脾气合于肾以至肾，肺气合乎心以归肾，此三阴乃谓之元气，即所谓中气也。乃此味，生于平泽，气寒味甘，是水土合德，乃实结于盛夏，是润下之气，还就炎上，而采实于秋末，是热浮之气，又归凉解，有合于胃达地气。而后又病湿之化热，更合乎胃达天气，而后不病于热之化湿……薏苡仁健脾，不如二术之以除燥湿，亦不如淡利之味以行湿，唯是脾、肺、胃之气得畅，使湿气而已……此味先令脾阴足以和肺之阳，后令肺阴降以舒脾之阴，而胃实为脾肺之枢，或引之而上，或承之而下。"《本草新编》云："薏仁是最善利水，又不损耗真阴之气，凡湿感在下身者，最宜用之，视病之轻重，唯用药之多寡，则阴阳不伤，而湿病易去。凡利水之药不敢多用。唯薏仁利水而不损真阴之气，诸利水药所不及者也。可以多用，而反不用，与不可多用而反大用者，安得有利乎。故凡遇水湿之症，用薏仁一二两为君，而佐以健脾去湿之药，未有不速之奏效者也。"《本草正》称："薏苡仁，味甘淡，气微凉，性微降而淡，故能去湿利水，以其去湿，故能利关节。除脚气、治痿弱拘挛湿痹，消水肿疼痛，利小便热淋。"《药品化义》谈："薏苡仁，养胃健脾，清肺导肾之药也。缪氏曰，此药得天地冲和沉厚之气以生，色白体重，质凝味甜，为脾胃肺肾调和水火之剂。寒而不泄，温而不燥。补而不滞，利而不克，至和至美之品也。"《本草述》称："（薏苡仁）除湿而不如二术助燥，清热而不如芩、连辈损阴，益气而不如参，术辈滋湿热，诚为益中气要药。"《本草经百种录》道："薏苡仁甘谈冲和，质类米谷，又体重厚，故能补益胃气，舒筋除湿；中虚，故又能通降湿热使下行。盖凡筋急痹痛等症，《黄帝内经》治痿独取阳明，薏苡为阳明之药，故能已诸疾也。《萃金裘本草述录》载："受湿则筋缓。然湿既化热，湿合于热刚伤血，血不能养筋则又挛缩。苡仁入胃，而能给肺脾肾之升降，以为中枢，故胃之为病于上下而中郁为湿热者，皆疗之。"《本经逢原》指出："（薏仁）治筋必取阳明，治湿必扶土气，其攻专于利水，湿去则脾胃健，而筋骨利，痹愈则拘急退而脚膝安矣。然痹湿须分寒热，盖寒则筋急，热则筋缓，大筋受热弛纵，则小筋缩短而挛急不伸，故宜用此。若因寒筋急而痛者，不可用也。""薏仁燥土清金，利水泻湿，补已土之精，化戊土之气，润辛金之燥渴，通壬水之淋沥，最泻经络风湿，善开胸膈痹痛"（《长沙药解》）。

《本草备要》说："（薏仁）甘益胃，土胜水，淡渗湿。泻水所以益土，故健脾，治水肿、湿痹、脚气、疝气、泄痢、热淋；益土所以生金，故补肺清热，治肺痿肺痈，咳吐脓血；扶土所以抑木，故治风热筋急拘挛。"《本经逢原》讲："薏苡仁甘寒。升少降多，能清脾湿，祛肺热及虚劳咳嗽。肺痿肺痈，虚火上乘，皆宜用为下引。"《本草经疏》认为："（薏仁）独用数两，淘净，煮浓汤顿饮，可治门肺经因湿火所伤吐脓血，一切肺痿肺痈咳嗽涕唾上气。经曰：治痿独取阳明。阳明者胃与大肠也，二经湿热盛则成痿，熏蒸于肺则发肺痈，及吐血咳嗽，涕唾秽浊，盖肺与大肠为表里，腑热必传于脏；大肠与胃家之湿热散，则痿自愈，吐脓血，咳嗽亦并止矣。"高学敏、钟赣生编《中药学》谓："薏苡仁，治肠痈脓已成用《金匮要略》之'附子薏苡败酱散'或《疡科捷径》之'赤豆薏苡汤'。""本品清热解毒散结，用于赘疣，可单用或与大青叶、板蓝根、升麻同用，也可研粉醋调外敷；用于癌肿，临床常用注射用薏苡仁油。"

薏苡仁油能阻止或降低横纹肌的挛缩作用。对子宫有兴奋作用，其脂肪油能降低血糖、血清钙，并能解热、镇静、镇痛。煎剂能抑制癌细胞、抗炎、增强体液免疫功能。薏苡仁油能兴奋心脏，但浓度高时呈抑制作用；对血管低浓度收缩，高浓度则能扩张；能短暂降低血压，大剂量能抑制呼吸中枢，使末梢血管特别是肺血管扩张；能抑制胰岛蛋白酶及诱发排卵（王再谟等编《现代中药临床应用》）。薏苡仁内酯对小肠有抑制作用（高学敏主编《中药学》）。

治水肿喘急：郁李仁二两，研，以水滤汁，煮薏苡仁饭，日二食之（《独行方》）。治久风湿痹，补正气，利肠胃，消水肿，除胸中邪气，治筋脉拘挛：薏苡仁为末，同粳米煮粥，日日食之（《纲目》薏苡仁粥）。治肺痿唾脓血：薏苡仁十两，杵碎，以水三升，煎一升，入酒少许服之（《梅师集验方》）[上方均摘引自《中药大辞典》薏苡仁（选方）]。治湿热肺痈、咳吐脓痰，与苇茎、冬瓜子、桃仁同用，如苇茎汤（《备要千金方》）。

用法用量：煎服9～30g，清热利湿宜生用，健脾止泻炒用。

使用注意：肾虚精滑、大便燥结、阴寒转筋者及孕妇忌用，津液不足者慎用。"下利虚而下陷者，非其宜也"（《本草通玄》）。

药物对比

茯苓	治脾虚湿盛	性平偏温，兼能安心宁神。
薏苡仁		性凉偏寒，兼治肺痈肠痈。

木瓜	利湿健脾	偏于消暑除湿，以健脾。
薏苡仁		偏于甘淡渗湿，以健脾。

桔梗	治肺痈	宣肺祛痰，排脓而治肺痈。
薏苡仁		健脾利湿，排脓而治肺痈。

临床应用

【不良反应】薏苡仁油小鼠皮下注注射的致死量为5～10mg/kg。兔静注为1～1.5g/kg。薏苡仁素小鼠灌肠0.5mg/kg。一个月不引起异常改变（高学敏、钟赣胜主编《中药学》）。

临床应用

（1）治全身疣。薏仁煮食尽量食之，黄豆芽当菜吃，连服7天即效。

（2）治肺痈（吐脓血，胸膈隐隐而疼，咳嗽而喘）。双花薏仁汤：金银花30g，薏苡仁30g，玄参18g，桔梗9g，天花粉12g，皂角9g，贝母9g，甘草9g，葶苈子9g，黄芩9g，知母9g。水煎服。重加川军9g（后下）。

（3）①湿热泄泻（暑湿脾虚泄泻）：扁豆衣15g，焦薏苡仁10g，水煎服。②四肢关节痹痛：当归、薏苡仁各30g，木瓜15g，苍术9g，水煎服。③肝脓肿：用陈年苦酒，煮薏苡仁合浓，微温顿服俟有血出，自愈（《中国偏方秘方验方汇海》）。

泽 泻

性味归经：甘、淡、寒。入肾、膀胱经。

功效：利水渗湿，清热泻火。

泽泻，药材表面及破折面均为黄色、气微香。色黄味甘，气香属土入脾经。凡药气味有体有用，相反而实相成，得土之味者，皆得水之气，故能入肾经（肾者水脏）。其原植物地下块茎、外皮褐（含黑与黄）色，色黑亦能入肾经，肾与膀胱经脉相通（肾足少阴之脉……贯脊属肾络膀胱），又入膀胱经。

泽泻入肾、膀胱经，甘寒益阴，淡渗利水，性寒达下清二经之湿热，气香化浊行窜。本品通利小便，利水渗湿药，泻肾经之火，祛膀胱之湿。祛浊而不泻清。利水而不伤阳。渗湿清热而泻火（热伏于湿中）。常用治湿热内蕴而致的小便不利、短赤热痛、心下水饮、头晕目眩、水肿、泄泻或肾经虚火（肾阴不足）、相火偏亢的遗精、潮热等症。

《纲目》曰："泽泻气平，味甘而淡。淡能渗泄，气味俱薄，所以利水而泄下。脾胃有湿热，则头重而目昏耳鸣，泽泻渗去其湿，则热亦随去，而全气得令，清气上行，天气明爽，故泽泻有养五脏、益气力、治头旋、聪明耳目之动。"《本草述钩元》云："（泽泻）经曰：水者阴气也，阴气下而复上，客于脏腑间，此邪水之阴，非真阴也。他味之行邪水于真阴，未能不伤，此味行邪水而真阴反受益。"《本草正义》言："泽泻产于水中，气味淡泊而体质又轻，故最善渗泄水道，专能通行小便。《本经》气味虽曰甘寒，盖以其生长水泽，因谓之寒。其实轻淡无味，甘于何有？此药功用，唯在淡则能通。《本经》称其治风寒湿痹，亦以轻能入络，淡能导湿耳……其兼能滑痰化饮者，痰饮亦积水停湿为病，唯其滑利，故可消痰。"《本草经百味录》称："泽泻乃通利脾胃之药，以其淡渗能利土中之水，水去则土燥而气充，脾恶湿故也。但气湿必自膀胱而出，泽泻能下达膀胱，故又为膀胱之药。"《本草经疏》道："泽泻禀地之燥气，天之冬气以生，故味甘寒。《名医别录》益之以咸。肾与膀胱表里，咸能入肾，甘能入脾，寒能祛热，盖淡渗利窍之药也。其曰主风寒湿痹、乳难、消水、养五脏，皆以利水燥湿则脾得所养，脾得所养则五脏皆得所养。益气力，肥健者，皆水利则湿去，湿去则脾强之功效也。又云主腹痞满、淋沥、膀胱三焦停水，其能利水祛湿，益不疑矣。"《长沙药解》言："泽泻咸寒渗利，走水府而开闭癃，较之二苓淡渗，更为迅速。五苓、八味，茯苓、泽泻、当归、白芍诸方皆用之。取其下达之速，善决水窦，以泻土湿也。"《本经疏证》谈："淡渗之物，其能去水，必先上行而后下降。……则可知凡利水者，当计其水之生熟矣，何谓生熟？夫已经输脾归肺者，熟水也；未经输脾归肺者，生水也。熟水已曾泌别精华，但存水质，故直达之，使下出可矣；生水者，天真未离，精华未去，故必引之使上而后下，乃不失其常耳。淡渗之物，皆行生水者也，较之直使下者不同。益水之生者，就其性则归壑趋海而走极下，逆其性则过，颡在山而反极上，从无横益垦啮于中而为患者。……其猛者，则所谓过颡赴壑，非得泽泻生于水中，得气化于水，出生气以上朝，究复反本还原不可。……泽泻为物，不生于深水，而生长于浅水；是以知其为之所始，必起于水中，其苗能出水面。上与天气相接，是以知其力之所竟，可至于极上。腰以下有水气，水底之病也；目眩，极上之病也。举此两端，泽泻之功可明矣。"《本草经读》指出："泽泻气寒，水之气也，味甘无毒，土之味也，生于水面而上升，能启水阴之气上滋中土也，其主风寒湿痹者，三气以湿为主，此能启水气上行而复下，其痹即从水气而化矣。"

《本草新编》说："岂知泽泻不独利水消湿，原善滋阴。如肾中有水湿之气，乃所食水谷不化精而化火，此火非命门之真火，乃湿热之邪火。邪火不去，则真火不生，真火不生，乃真水不生也。泽泻善泻肾中邪火，泻邪火，即所补真水也……膀胱者，太阳之腑也，原属火，不属水。膀胱之水不能下通，本于寒者少，由于热者多。盖膀胱无火乃水闭，有火又水闭也。泽泻用之五苓散中，虽泻水，实泻火也，因其为泻火之味，所以用之出奇。"《本经逢原》讲："泽泻性专利窍，窍利则邪热自通，内无热郁则脏气安和，而形体健矣。所以素多湿热之人，久服耳聪明，然亦斥可过用，若水道过多则肾气虚。"《药品化义》谓："若小便不通而口渴者，热在下焦血分，则用知母、黄柏以泻膀胱、滋水之下源也。"《本草汇言》认为："泽泻利水治主药，利水、人皆知之矣。丹溪又谓能利膀胱、包络之火，膀胱包络有火，病癃闭结胀者，火泻则水行，水行则火降矣，水火二义，并行不悖。""相火妄动而遗泄者，得泽泻清之而精自藏，气虚下陷而精滑者，得泽泻降之而精愈滑矣"（《本草通玄》）。

泽泻能显著利尿，增加尿量。尿素与氯化物的排泄对肾炎患者利尿更明显。降血压、降血糖、调血脂（降低血中低密度脂蛋白，升高高密度脂蛋白）。抗动脉硬化，抗脂肪肝。用于增加冠脉血流量；与山楂协同抗血小板聚集，抗凝血，对抗肌肉痉挛，抑制结石形成，调节免疫（王再谟等编《现代中药临床应用》）。泽泻对金黄色葡萄球菌、肺炎双球菌、结核杆菌有抑制作用（《一味中药治顽疾》）。泽泻煎剂有抗炎作用。对腹膜起调控作用，达到消除腹水作用（高学敏、钟赣生主编《中药学》）。

治水泻、小便短赤者，或痰饮停聚清阳不升的头晕目眩，与白术同用，如泽泻汤（《金匮要略》）。治湿热所致的淋证、带下，与龙胆草、栀子、黄芩、车前子等同用，如龙胆泻肝汤（《医方集解》）。治肾阴不足、腰膝酸软、耳鸣耳聋、遗精盗汗，与熟地黄、干山药、山萸肉、牡丹皮等同用，如六味地黄丸（《小儿药证直诀》）。

用法用量：煎服5～12g。

使用注意：肾阳虚精滑，寒湿证及目虚不明者等证忌用。若寒伤阳，不宜重剂或久服。

药物对比

木通	祛湿热	偏于滑利心与小肠之湿热、清火，泻心火下降行，疗小肠之淋病宜用。
泽泻		偏于滑利肝与肾经之湿热、清火，泻相火止妄行，治精液下泄之遗精宜用。

牡丹皮	入肾经	善于凉血，兼清肝胆之火。
泽泻		善于利水，专泻肾中水邪。

砂仁	止泻	行气和中，温脾止泻。
泽泻		泄热渗湿，利水止泻。

临床应用

【不良反应】小鼠腹腔注射的LD50为36.36g/kg；醇提取物小鼠静脉注射的LD50为0.78g/kg，腹腔注射的LD50为1.27g/kg，用4g/kg剂量给小鼠灌胃服未见死之。临床应用表明泽泻无明显的副作用，但有少数患者出现轻度食减、嘈杂、肠鸣、腹泻等胃肠反应（高学敏、钟赣生主编《中药学》）。

配伍应用

（1）治小儿疳积的乳食壅积：香附、泽泻、槟榔、陈皮、苍术各30g；鲜羊肝1250g，切片晒干焙微黄加入。与上药共为细末，每次服10～20g，日2～3次，白糖为引，开水送下。3岁以下小儿酌减。

（2）治心脏瓣膜闭锁不全的心悸怔忡等症。当归、芍药、川芎、茯苓、泽泻、白术水煎服（此方即当归芍药散，据病情，用量酌情）。

（3）①治晚期肝硬化，慢性肾炎（肾病型）腹胀、水肿；肝脾肾受损、气滞水聚。温阳利水汤（巴坤杰）：熟附子10g（先煎），紫油桂6g（后下），潞党参15g，生白术15g，大腹皮12g，广木香10g，上沉香6g（后下），泽泻15g，猪苓15g，茯苓15g，日1剂。水煎分二次服。加减：心悸怔忡者，红参6g，代换党参，加白芍12g；畏寒肢冷不著者，去熟附子，肉桂剂量可酌减；胀满甚者，去熟附子、潞党参，加槟榔、郁李仁各10g。②治肾阴亏损，水热互结，瘀血内阻之水肿，虚劳（慢性肾小球、肾炎、肾盂肾炎等，及由这些疾病引起的尿毒症之轻者等）。滋阴益肾汤（杜雨茂）：生地黄15g，山萸肉10g，墨旱莲12g，炒牡丹皮12g，泽泻10g，茯苓12g，猪苓15g，怀牛膝12g，桑寄生15g，白茅根30g，生益母草30g，黄芪30g，小叶石苇12g。先将诸药加入清水，以能漫没上药为度，漫泡半小时左右，用文火煎煮半小时至40分钟，滤汁。共煎两次，药液混匀，均分两次，早晚各服1次，病重者日服一剂半，分3次服。加减：兼见小便涩痛、灼热、腰痛，少腹胀满者，加滑石15g，金钱草30g以上；兼见头胀痛、面烘热、心烦少寐、血压偏高者，酌加钩藤、天麻、石决明等，并重用桑寄生20g以上；血尿顽固者，仍用阿胶，并加炒蒲黄、仙鹤草、大小蓟等（《首批国家级名老中医效验秘方精选》）。

（4）①治脂肪肝：泽泻25g，生首乌、决明子、丹参、黄精各18g，生山楂30g，虎杖、荷叶各15g，水煎服。连服4个月。②治糖尿病：泽泻、天花粉各2份，人参、黄连各1份，共碾粉，每次3g，日2次（王再谟等编《现代中药临床应用》）。

（5）治梅尼埃病。泽泻60g，白术、茯苓、川芎各30g，桂枝10g。加减：呕吐甚者加赭石、竹茹、生姜；胸闷不食者加白豆蔻、砂仁；气郁化火者加黄连、龙胆草。每天1剂，水煎服，20剂为1个疗程，停用西药（《一味中药治顽疾》）。

2.利尿通淋药

车前子

性味归经：甘、微寒。入肝、肾、肺、小肠经。

功效：利尿通淋，渗湿止泻，明目、祛痰。

车前子（原植物）"花淡绿（篮和黄合成）色"。（药材）"表面棕（红与黄合成）褐（黑与黄合成）色或黑棕色""种脐淡黄色"。

车前子性微寒，禀春之气，色青（蓝中含青），故能入肝经。"凡药气味有体有用，相反而实相成。"得木之味者，皆得金之气，足厥阴肝经乙木气主升，故能上行入手太阳肺经（辛金之气）。色黄味甘属土，应走脾、胃经。得土之味者，皆得水之气，寒达下，子主降，能入肾经（色黑亦入肾经）。肾与膀胱经络相连（膀胱足太阳之脉……络肾属膀胱），可走膀胱经。膀胱与小肠亦经脉相连（膀胱足太阳之脉，起于目内眦。小肠手太阳之脉……至目内眦），故又入小肠经。

车前子入肺、肾经，甘淡渗利，体滑利窍，性寒清热，气味俱薄，能升能降，调气机之升降，肺降则大肠升，肾升而膀胱降。肺主行水，肾主水液，肺肾降升复常，湿热之邪可达膀胱，经小便排出，故能利尿通淋，常用治湿下注的小便不利、赤涩热痛、水肿及黄白带下等症。

车前子入小肠经，小肠主分泌清浊。其能利尿通淋，使湿热浊邪自小便排出。利小便即所以实大便，故能渗湿止泻。可用于脾虚（脾欲缓、急食甘以缓以，甘补之）湿盛泄泻、小便不利的水泻、暑湿（暑为阳邪，其性炎热，暑多挟湿）泄泻等症。

车前子入肝经。肝开窍于目，湿热伤肝耗阴，上损于目，而致目红肿热痛，车前子性寒清热，甘淡渗利，甘寒益阴，且能使湿热之邪从小便排出（使邪有出路）；又能缓肝急而止痛（肝苦急，急食甘以缓之）。其入肾经，性寒质黏腻益肾阴。肝肾乙癸同源，水能滋木，能清热利湿，补肝肾之而明目。水湿热蕴日久而成痰。车前子清热利湿，降肺气下行而消痰（气下则痰消），甘补脾（脾欲缓，急食甘以缓之，甘补之）助中焦水湿之运化（脾主运化气湿）而除痰。其补肾阴，清热邪，利小便，使湿热清而水湿除，故能祛痰（痰为水液代谢障碍所形成的病理产物）。常用治湿盛引起水泻（暑湿泄泻）、肝火上炎的目赤肿痛、肝肾不足的目昏、视物不清、眼生云翳或内障青盲及痰热咳嗽等症。

《本草经解》曰："膀胱者州都之官，津液藏焉，气化则能出矣，出气不化，闭塞下窍，而为癃闭，其主之者，寒能化热，甘能化气也。小便者心火之去路也。火结于膀胱则小便痛矣。其止痛者，气寒能清火也。饮入于胃，游溢精气，上输于脾，脾气散精，上归于肺，肺乃下输膀胱。车前味甘，甘能益脾，脾气散精，则肺气通行，故水道通小便利也。"《医林纂要》云："车前子功用似泽泻，但彼专去肾之邪水，此则兼去脾之积湿，彼用根，专下部，兼润心肾。又甘能补，故古人谓其强阳益精。然要之，行水去妄热，是其所长，能治湿痹五淋，及暑热泻痢，通行小便。"《本草述校识注》言："车前子，利水不起气，春初生苗，又所结实至五月己老，老则色黑，岂非禀木气之全，而能致木之用于所司水腑乎（禀木气之全者，谓五月己老；致木用于水腑者，其色黑，气畅于火而还归于水也）。木之用者火也，气者火之灵，是固所谓能达木之肝主气化者。利而不泻，行而有补者，全在达木之用以清水化，其不与渗利诸味同者，正妙于不在水化上争通塞耳，故曰不走真气。"《本草便读》道："车前子甘寒滑利，性专降泄，故有去湿热利小便之功。且色黑能起血分，治一切血淋胎产等证，皆取其滑利之功。"《本草正义》指出："车前子，光滑流利，而气味寒凉，淡而能渗，故专清热而通利水道，湿热郁滞，在上者泄之使下，在下者导之使行，滑利有余，苟非小便黄赤，涩而利不宜多服。……阳气下陷，肾气虚脱者勿用。"

《本草新编》言："车前子，功专利水，通尿管最神，止淋沥泄泻，能闭精窍、祛风热，善消目赤，催生有功。但性滑，利水可以多用，以其不走气也；泻宜少用，以其过于滑利也。……用通于闭之中，用泻于补之内，始能利水而不耗气。"《药品化义》谈："车前子主下降，味淡入脾，渗热下行。又因汁浊，浊阴走下窍，汁浊而滑，滑能养窍，故入膀胱，能行水而不动真气。主治痰泻热泻，胸膈烦热，周身湿痹。盖水道利则清浊分，脾斯健矣，取其味，淡浊滑，滑可去暑，淡能渗热。用入肝经，又治暴赤眼痛，泪出脑痛，翳瘴障目及尿管涩痛，遗精溺血，癃闭淋沥……凡此俱属肝热，导热下行，则浊自清矣。"《本经逢原》说："凡泻痢暴下病、小便不利而痛者，用车前子为末，米饮服二钱七。利水道，分清浊，而谷藏止矣。又治目疾，水轮不清，取其降而不伤肾也。时珍用以导小肠热，止暑湿泻，取甘平润下之用耳。"《本草经疏》讲："车前子，禀土之冲气，兼天之冬气以生，故味甘寒而无毒，《名医别录》兼咸，故起水道。其主气癃、止痛、通肾气也。小便利则湿去，湿去则痹除。……湿去则脾健而思食，气通则淋沥自止，水利则无畏家湿热上熏，而肺得所养矣。……肾气固即是水脏足，故明日即疗赤痛。"《本草害利》谓："车前子，甘寒清心，利膀胱小水，以解湿热，催生止泻，明目益精。"

车前子有显著的利尿作用，可预防肾结石形成，促进呼吸道黏膜分泌，稀释痰液，有祛痰、镇咳、平喘作用。可降低眼压，调节血压（小剂量升、大剂则降），有缓泻、抗缺氧、抗衰老作用（王再谟等编《现代中药临床应用》）。车前子对各种杆菌和葡萄球菌均有抑制作用（《一味中药治顽疾》）。车前子煎剂少量多次注入兔膝关节腔，先发生滑膜炎症，继则结缔组织增生，因此有使松弛了的关节囊恢复原有紧张的可能，临床上可用于下颞下颌关节半脱位（《中药大辞典》）。车前子有降血脂、恢复眼损伤、促进肠蠕动、抗炎等作用（高学敏、钟赣生主编《中药学》）。

治湿热下注的热淋、石淋，症见尿频涩痛、淋沥不畅等症，与川木通、滑石、栀子、大黄等同用，如八正散（《和剂局方》）。治小儿伏暑吐泻、小便不利等症，与云茯苓、猪苓、人参等同用，如车前子散（《杨氏家藏方》）。治肝肾阴虚、目花昏暗生翳，与菟丝子、熟地黄等同用，如驻景丸（《和剂局方》）。治肺热咳嗽痰多，多与瓜蒌、浙贝母、枇杷叶等清肺化痰药同用（高学敏主编《中药学》）。

用法用量：煎服9~15g，宜包煎。

使用注意：肾虚精滑，阳气下陷、无湿热者及孕妇均慎用。

药物对比

苍术	除湿	性温，偏于健脾燥湿。		
车前子		性寒，偏于利水渗湿。		

茯苓	利水	寒热之症均可用，能代肾邪（偏于健脾渗湿）。		
车前子		非热之症不可用，能固精窍（偏于利尿通淋）。		

车前子	利湿	偏于行有形之水液。	应用	多治气分病，利水明目多用之。
车前草		偏于利无行之湿热。		多治血分病，祛痰止咳多用之。

配伍应用

（1）治热淋、血淋。车前子、当归各12g，川木通、连翘、泽泻、瞿麦、瓜蒌、栀子各10g，淡竹叶、陈皮各6g，水煎服。偏热重加金银花、蒲公英；血尿重加小蓟、白茅根、藕节。

（2）迎风流泪方。薏仁12g，荆芥、防风、车前子、菊花、牡丹皮、决明子、白芍、桑叶、牡丹皮各10g，甘草6g，水煎服。

（3）治水温泛滥、瘀血阻滞、肾元亏虚等多种因素所致的肾性病高血压。牛膝、车前子对药引水湿下行，兼有活血补肾作用，因而对肾性高血压效果良好（《付文录肾病证治发挥》）。

（4）治湿盛型的湿疹（赵炳南）。厚朴9g，陈皮6g，泽泻9g，炒黄柏9g，茯苓9g，猪苓9g，炒枳壳9g，炒薏苡仁9g，炒白术9g，车前子（炒）9g。湿重明显加苍术（现代名中医《皮肤性病科绝技》）。

（5）治阴虚肾燥、小便不利、大便滑泻，兼治虚劳有痰作嗽。薯蓣苓苣汤：生山药一两轧细，生车前子四钱。上二药，同煮做稠粥服之，一日连服3次，小便自利，大便自固……用车前者，以其能利水，即能利痰，且性兼滋阴，于阴虚有痰者尤用。而仍不敢多用者，恐水道过利，亦能伤阴分也（《医学衷中参西录》）。

（6）①治夜盲症。地肤子五钱，车前子三钱，共以水煎，这是一天的量，分2～3次服下。②治急、慢性肾炎。茯苓二两，大腹皮五钱，生姜皮五钱，五加皮三钱，大戟三钱，白术四钱，车前子三钱，怀牛膝三钱，芫花三钱，金银花钱半。以水两碗半煎一碗温服。有血压高者加黄芩三钱；尿血者加萹蓄三钱，瞿麦、白茅根、藕节各二钱（周洪范著《中国秘方全书》）。

（7）①治原发性高血压。车前子伍石决明、丹参、白蒺藜、夏枯草，水煎服。②肝肾不足的目暗不明、内障：车前子伍熟地黄、菟丝子同用（王再谟等编《现代中药临床应用》）。

滑 石

性味归经：甘、淡、寒。入膀胱、肺、胃经。

功效：利尿通淋，清热解暑，收湿敛疮。

滑石（原矿物）："淡绿色、白色或灰（含黑、白）色。"（药材）"全体白色，蛋青色或黄白色""白黑二种，功皆相似"（《纲目》）。滑石色黄味甘入胃经。凡药气味有体有用，相反而实相成。滑石得土之味，皆得水之气，应走肾经（色黑亦入肾经），性沉重，质滑利窍，甘淡渗湿，走水道，尤善入膀胱经（肾与膀胱经脉相连），色白、甘淡主升，又入肺经。

滑石，体滑利窍，甘淡渗利、甘助阳气，寒则胜热。质重寒降，能入肺。膀胱经清热降下，调气机之升降（肺降则大肠升，膀胱降则肾升），解热邪，升清降浊。滑利水道，通小便，利水湿而治诸淋（热淋、石淋多用）。甘淡无毒性较平和、荡涤六腑而无克伐之弊，常用治湿热下注的小便不利、淋沥热痛、尿血尿闭等症。

暑为热邪，暑多挟湿。暑性升散，耗气伤津。滑石寒清热，淡渗湿，甘补中，益气津，故能清热解暑。质滑而软，性凉而散，微有解肌之力，既治湿温之身热，又能利水通淋，使水湿从小便出而不注入大肠，为疗暑湿及湿温的常用药。多用于暑湿身热、脘闷心烦、湿温初起，或暑湿热在气分，或湿热弥漫三焦，及伏暑吐泻等症。

滑石能清热敛湿收疮。滑石粉撒在皮肤黏膜创伤面处时，能形成被膜，可防止外来刺激，同时又能吸收分泌，促进干燥结痂，常用治湿疮、湿疹、痱子等症。

《本草纲目》曰："滑石甘之味，先入于胃，渗走经络，游溢津气，上输于肺，下通膀胱。肺主皮毛，为水之上源，膀胱司津液，气化则能出。滑石上能发表，下利水道，为荡热燥湿之剂。发表是荡上中之热，利水道是利中下之热。发表是燥止中之湿，利水道是燥中下之湿，热散则三焦宁而表里和，湿去则阑门通而阴阳利。"《本草经百种录》云："凡石性多燥，而滑石体最滑润，得石中阴和之性以成，故通利肠胃，去积除水，解热降气，石药中最和平者也。"《本草便读》称："滑石，其性寒，其体滑，其质重，沉降下行，祛温热从小肠膀胱而出。有谓其燥者，亦湿去则燥之故，非谓滑石之性燥也。或谓其能解肌者，亦里通而表解之意欤。"《汤液本草》称："滑石，滑能利窍，以通水道，为至燥之剂，猪苓汤用滑石与阿胶同为滑利，以利水道；葱豉生姜同煎，去渣澄清以解利，淡味渗泄为阳，解表利小便也。若小便自利，不宜以此解之。"《本草备要》指出："滑利窍，淡渗湿，甘益气补脾胃，寒泻热降心火。色白入肺，上开腠理而发表，下走膀胱而行水通，六腑九窍津液，为足太阳（膀胱）本药。"

《本草经疏》言："滑石，石中之得冲气者也，故味甘淡，气寒而无毒……用质之药也。滑以利诸窍，通壅滞。下垢腻，甘以和胃气，寒以散积热。甘寒滑利，以合其用，是为祛暑散热，利水祛湿，消积滞，利下窍之要药。"《药品化义》道："滑石，主治暑气烦渴，胃中积滞，便浊涩痛，女人乳汁不通，小儿痘疹发渴，皆利窍渗热之功也。如天令湿淫大过，小便癃闭，入益元散佐以朱砂，利小便最捷，要以口作渴，小便不利两症并见，为热在上焦肺胃气分，以此利水下行，烦渴自止。"《本草新编》载："此药功专滑利，凡有火积在膀胱者，非此不能除。故夏月犯暑口渴者。必须用之以解，似乎滑石乃止渴之圣药。然而，滑石非止渴之药也，借其利膀胱而去湿热耳。湿热积于膀胱，则火必上升而做渴，利其湿热。则火随湿解而膀胱之气化既行，则肺气清肃，不生火而生阴，而津液自润矣。此滑石所似利尿而止渴也。"《医学衷中参西录》谈："因热小便不利者，滑石最为要药，若寒温外感诸证，上焦燥热，下焦滑泻无度，最为危险之候，可用滑石与生山药各两许，煎汤服之，则上能清热，下能止泻，莫不随手奏效。外感大热已退，而阴亏脉数不能自复者，可于大滋阴药中（若熟地黄、生山药、枸杞子之类）少加滑石，则外感余热不致为滋补之药逗留，仍可从小便泻出，则其必易治愈。若与甘草为末（滑石六钱，甘草一钱，名六一散，亦名天水散）服之善治受暑及热痢。……天水散，为河间治暑之圣药，最宜于南方暑证。因南方暑多挟湿，滑石能清热兼能利湿，又少加甘草以和中补气（暑能伤气），是以用之最宜。若北方暑证，不必兼湿，甚或有兼燥，再当变通其方。滑石，生石膏各半，与甘草配制，方为适宜"。《本草害利》曰："滑利利窍，非独小便也。上能利毛窍，下能利精窍，为荡热燥湿之剂，故清暑需之。"

《本草再新》认为："滑石，清火化痰，利湿消暑，通经活血，止泻痢呕吐，消水肿火毒。"高学敏、钟赣生主编《中药学》说："（滑石）本品外用又可祛湿清热敛疮，用治湿疹、湿疮等皮肤病症。治天疱疮与甘草等为末，或加绿豆末外用，如《景岳全书》金黄散；如消风毒热痱，常与白矾、枣叶为末外用，如《太平惠方》滑石散；亦可与薄荷、甘草等配制成痱子粉外用。"《本草纲目》讲："滑石，疗黄疸、脚气、吐血、衄血、金疮出血、诸疮肿毒。"

滑石所含硅酸镁有吸附和收敛作用，内服能保护发炎的胃肠道黏膜，从而发挥镇吐上泻作用，防止毒物在胃肠道吸收；滑石粉撒在创面，形成被膜，有保护创面、吸收分泌物、促进结痂的作用（王再谟等编《现代中药临床应用》）。在体外，10%滑石粉对伤寒肝菌、甲型副伤寒杆菌有抑制作用（高学敏主编《中药学》）。用纸片法则对脑膜炎球菌有轻度的抑制作用，滑石也不是完全无害的，在腹部、直肠、阴道等处可引起肉芽肿（《中药大辞典》）。

治湿热下注的热淋、石淋、症凡尿频涩痛、淋沥不畅、小腹胀痛等症，与木通、车前子、瞿麦等同用，如八正散（《和剂局方》）。治暑热烦渴、小便短赤，与甘草同用，如六一散《伤寒标本心法类萃》。治脚趾缝烂：滑石一两，石膏（煅）半两，白矾灰一两，枯白矾少许，研掺之，亦治阴下湿汗［《濒湖集简方》，摘引自《中药大辞典》滑石（选方）］。

用法用量：煎服10～20g，宜包煎，外用适量。

使用注意：脾虚气弱、热病津伤、小便过多、滑精、素有燥热者及孕妇均忌用。

药物对比

石膏	清热	宜于燥热。
滑石		宜于湿热。

佩兰	解暑	偏于醒脾开胃。
滑石		偏于利尿清热。

临床应用

【不良反应】滑石在直肠、阴道或创面等处可引起肉芽肿，滑石粉又常用作避孕器具及会阴的撒布剂，常如此应用，其卵巢癌发生率此不用者高约3倍。故滑石不宜久服与久用（高学敏主编《中药学》）。

配伍应用

（1）治湿热久结下焦、肾阴灼伤而致癃闭。生地黄30g，滑石30g，生地榆30g，海金砂15g，车前子10g，甘草6g，水煎服。

（2）治脏淋方。生大黄12g，连翘10g，防风、全蝎，地龙，天花粉，龙胆草、滑石、甘草各6～10g，水煎服。

（3）治咽喉红肿方（通隘散），喉娥破与不破俱可用。硼砂6g，滑石3g，儿茶3g，寒水石3g，冰片6g，青黛3g，黄连1.5g，黄柏1.5g，牙硝2.4g，蒲黄1.8g，枯矾1.8g，共为细末，外吹患处。

（4）①治脑血管意外：石膏30g，滑石30g，寒水石30g，磁石30g，牡蛎30g，石决明30g，羚羊角4.5g，钩藤15g，川贝母9g，秦皮15g，决明子18g，蒺藜18g。上药水煎后冲服竹沥1盅，姜汁少许，再化至宝丹1丸（3g）急用。②治泌尿系统结石：车前子20g，木通、大黄、甘草各10g，滑石15g，白茅根30g，金钱草50g。上药水煎服，早晚各服1次，每日1剂。结石在肾脏者加生地黄、枸杞子各20g；结石在输尿管及膀胱者加白术12g，桂枝6g，猪苓9g（《中国家庭养生保健书库》编委会编《偏方治大病》）。

（5）治湿毒疡（丘疹色红、糜烂、渗液、浸淫成片、剧烈瘙痒等症）。郭长贵的泻心汤：大黄、黄连、黄芩（仲景方化裁）加味：金银花、连翘、猪苓、地肤子、白鲜皮。外用滑石36g，甘草6g，地榆12g，黄柏12g，共为细末，香油调涂患处，每日1次（现代名中医《皮肤性病科绝技》）。

木 通

性味归经：苦、寒；有毒。入心、小肠、膀胱经。

功效：利尿通淋，清心火，通经下乳。

木通科植物木通，三叶木通，白木通。（原植物）分别是"花紫（蓝和红合成）色""雌被片紫红色""花紫色微红或淡紫色"。（药材）如白木通质茎，"表面灰（黑和白合成）褐（黑与黄合成）色，断面黄褐色""木部黄白色，密布细孔洞的导管"。木通色红味苦入心经，心与小肠经络相通，故又入小肠经。色黑苦降可走肾经，但茎中有孔善利水，苦寒达下善入膀胱经（肾与膀胱脉络相连）。

木通苦寒泄热降火，质松中空行滞利尿通淋，其入心、小肠、膀胱经，能清降心火下行。心降则小肠升，小肠得健，能泌别清浊，浊中之清入膀胱，使湿热之邪从小便排除。其苦寒清心热，降心气，气下血凉，苦泄结滞，气行血活，心火自清，凡湿热内盛所致的小便赤涩热、痛水肿、脚气水肿、血淋、口疮、心烦目赤等症均可应用。

木通苦寒入血分清热泄结，其为藤蔓之梗、玲珑通彻，能贯穿经络、通利九窍、降火利水，使火不亢于内而气顺血行、水不滞于经则络通经调，结祛脉温而气血行；通则不痛，调经有准，乳汁循常，故能通经下乳。常用治湿热痹痛、血瘀经闭、乳汁短少或不通等症。

《本草纲目》云："杲曰《本草》十剂：通可去滞，通草（此指木通）防己之属是也……通草甘淡，能助西方秋气下降，利小便，专泻气滞也。肺受热邪，津液气化源绝，则寒水断流，膀胱受湿热，癃闭约缩，小便不通，宜此治之。……又曰：木通下行，泄小肠火，利小便，与琥珀同功，无他药可此。"《本草备要》曰："火在上则口燥，眼赤鼻干；在中则心烦、呕哕、浮肿；在下则淋秘，足肿。必借此甘平之性，泻诸经之火，火退则小便自利，便利则诸经火邪，皆从小水而下降矣。君火宜木通，相火宜泽泻，利水虽同，所用各别。"《本草正义》道：木通质轻而细孔通达，其味大苦，故善泄降祛湿，而专治湿一热之蕴结不通。"《雷公炮制药性解》言："木通利便，专泻小肠，宜疗五淋等症。……脾疸喜睡，此脾之病，皆湿所酿也，利小肠而湿不去乎？瘟疫之来，感天地不正之气，今受盛之官行，而邪不能客，亦宜疗矣。"《本草新编》指出："木通，逐水气，利小便，亦佐使之药，不可不用，而又不可多用，多用则泄人元气。或疑木通利水去滞气，亦有益之品，而谓泄人元气何也？夫木通利水，功何异于猪苓，但嫌其苦寒损胃，非若淡泻之无害也，胃气既伤，元气必耗，故用之为佐使则有功无过，倘多用之为君，则过于祛逐，元气必随水而起，安得不耗哉？"

《药品化义》谈："木通为利小肠火郁，行膀胱水闭，使水火分，则脾气自实也，……且心移热于小肠，而脏病则腑结，腑通则脏安。凡为惊病，由心气郁及嗜卧心烦者，以此直彻下行。古人立方，心火为邪用木通导赤。"《本草汇言》称："木通，利九窍，除郁热，导小肠，治淋浊，定惊痫狂越，为心与小肠要剂。所以治惊之剂，多用木通，惊由气郁故也，心郁既通，则小便自利，而惊痫狂越之病亦安矣。"《本草经疏》载："（木通）《本经》主除脾胃寒热者，以其通气利湿热也。其曰通利九窍血脉关节，以其味淡渗而气芬芳也。令人不忘者，心主记，心家之热去，而心清而不忘矣。疗脾疸常欲眠，心烦哕者。脾家温热壅盛则成疸，心脾之热不清，则昏昏欲眠而心烦哕。"《本草征要》认为："功用虽多，不出宣通气血四字。若君火火邪，宜用木通。"

《本草求真》说："木通藤细有孔，两头皆通，体轻质浮，味淡气渗。能泻君火，火退则小便自利，便利则诸经火邪皆从心，水而下降矣。是以行经下乳，破血除蒸，止烦住痛，排脓生肌，开关利节，并凡固湿热而成者，无不借此以为开导。"《本草便读》讲："木通，苦寒之品，能入心与小肠，清湿热，利九窍，能宣通上下气血。其所以治淋治乳者，无非清心宣窍之功。以肺无热逼，则气化之源请而淋浊愈。胃为气血之海，气血宣通，则乳病愈耳。然性极苦，不可浪投。木通藤属，绕树而生，吹之上下皆通，性虽苦，都能宣通关节，或痛或肿等症，皆可治之，不独降利之功而已也。"《本草从新》有话："遍身瘾热疼痛，拘挛足冷，由伏热伤血，宜木通以通心窍，则经络自流行也。"《医学衷中参西录》谓："木通，味苦性凉，为藤蔓之梗，其全体玲玲透彻，故能贯串经络，通利九窍。能泻上焦之热，曲曲引之不行自水道达出，为利小便清淋浊之要药。其贯串经络之力，又能治周身拘挛、肢体疼痛、活血消肿、催生通乳，多用亦能发汗。"

兔慢性利尿试验，每日腹腔给木通醇漫剂0.5g/kg，连续给药5日，证实有利尿作用。且较肌注0.1mg/kg的汞撒利为强。若给兔灌胃，未见利尿作用，而腹腔注射的利尿作用尿量可增加10.5%，健康人试服则无明显的利尿作用。木通两醇浸剂（1∶20）在体外对革兰阳性菌及革兰阴性杆菌如痢疾杆菌、伤寒杆菌均有抑制作用。木通水浸剂（1∶5）对堇色毛癣菌也有不同程度的抑制作用（高学敏主编《中药学》）。实验研究表明，白木通、关木通、川木通均有显著的利尿作用，白木通效果最佳，尚有抗炎对酶话性的抑制作用（高学敏、钟赣生主编《中药学》）。

治湿脚气、通身水肿、小便不利等症，与猪苓、赤芍、桑白皮、紫苏、槟榔同用，如木通散（《证治准绳》）。治心移热于小肠的口糜淋痛，与车前子、生地黄、淡竹叶、生甘草同用，如导赤散（《医方简义》）。治产后乳汁不下，与钟乳、漏芦、天花粉、甘草等同用，如木通汤（《圣济总录》）。治妇人经闭及月事不调，与牛膝、生地黄、延胡索同煎服（《本草经疏》）[后二方均摘引自《中药大辞典》木通（选方）]。

用法用量：煎服3～6g。

使用注意：精滑气弱，内有湿热，精气亏损，汗多外出，小便频数热伤津液者及孕妇均忌用。

药物对比

茯苓	利水	补益脾肺，健脾肺气旺，气升则水自降，气虚或阳虚不能化水者宜用。
木通		清降泄火，使肺不受邪，源清而流自洁，心肺有热，小肠、膀胱之水不利者宜用。

木通	利尿	色黄味大苦，泄利为长、清心火而入血分，治淋病，尿赤等实证多用之。
通草		色白味极淡，淡渗为胜，泻肺热而入气分，利小便，通乳等虚证多用之。

临床应用

【不良反应】关木通所含马铃酸为有毒成分，关木通用量过大，可引起急性肾衰竭，甚至死亡。中毒症状表现为上腹不适，继而呕吐、头痛、胸闷、腹胀隐痛、腹泻，或面部水肿、尿频、尿急，渐起周身水肿、神志不清等（高学敏主编《中药学》）。中毒原因为应用大剂量（50～120g）致急性中毒，小剂量或正常剂量长期服用，使毒性物质体内积蓄致慢性中毒（高学敏、钟赣生主编《中药学》）。

【中毒机制及症状】短期大剂量应用关木通，引起急性肾衰竭，可伴远端肾小管功能障碍，如肾性糖尿低渗尿及肾小管酸中毒，且患者常伴有消化道症状如恶心、呕吐、上腹不适等。长期小剂量服用药者易出现慢性肾脏病变，患者此时即使停药，肾功能损害仍可继续进展，其临床表现呈氮质血症或终末期肾衰竭。可有轻、中度高血压和较早地出现贫血，B超检查肾脏体积缩小。

【中毒救治】①洗胃、灌肠，服用活性炭末。②出现肾功能损害、尿毒症明显时，应限制体液入量，补充足够热量，限制蛋白质的摄入；有高血钾时，应用胰岛素加葡萄糖液或用5%碳酸氢钠静脉滴注。③若伴有脱水、血容量不足及休克时，应补充血容量，酌情补液，并用甘霉醇等静脉滴注。④若肾衰竭症状严重，用中西药不能纠正时，可用血液透液析或腹膜透析疗法（高学敏、钟赣生主编《中药学》）。

现在有关部门已决定用木通或川木通代替关木通，以确保用药安全（高学敏主编《中药学》）。

配伍应用

（1）治乳痈的乳热盛期。蒲公英60g，金银花30g，全瓜蒌30g，牛蒡子15g，川木通10g，王不留行10g，皂刺10g，水煎服。

（2）治前列腺增生症（肾阳不足所致的小便不利、点滴难尽或尿液增多）、尿细无力、甚则闭塞不通兼腰腿脚软、小腹拘急、舌质淡而胖、脉虚弱尺部沉微等症。制附子9g，肉桂9g，牛膝18g，川木通15g，薏苡仁25g，山茱萸18g，白术15g，黄芪30g，生地黄15g，赤芍15g，沙参15g，瞿麦18g，葫芦巴15g，根据各药的特点分煎合服，每日3次，每次200mL，每剂共煎1200mL。临床应结合病情虚实的程度和兼症的不同随症加减：如阳虚偏重湿热型，上方加黄柏15g。如阴虚兼血瘀型，加桃仁5g；如阴阳均虚兼湿热型，上方去肉桂、瞿麦，加益智仁15g，金银花15g（《首批国家级名老中医效验秘方精选》）。

（3）治淋症方。当归12g，川木通10g，连翘10g，泽泻6g，竹叶6g，瞿麦10g，瓜蒌12g，车前子12g，栀子6g，枳壳6g，陈皮10g，水煎服。

（4）治尿频。蒲公英、半枝莲各20g，茯苓、怀山药、川木通、泽泻、五味子各12g，甘草10g。将上药水煎3次后合并药液，分早晚两次口服，5剂为1个疗程。若气血两虚者，加生黄芪、全当归、何首乌各20～30g；若腰膝酸软无力者，加川续断、杜仲、狗脊、怀牛膝各10～15g（《中国家庭养生保健书库》编委会编《偏方治大病》）。

海金沙

性味归经：甘、咸、寒。入膀胱、小肠经。

功效：利尿通淋，止痛。

海金沙色黄赤或棕黄色，色黄味甘属土，可入中焦不通脾经，凡药气味有体有用，相反而实相成。得土之味者，皆得水之气，能入肾经（味咸、亦入肾）。咸寒降下，体滑善行，尤善入膀胱经（肾足少阴之脉……贯脊属肾络膀胱）。膀胱与小肠经脉络相连（膀胱足太阳之脉，起于目内眦；小肠手太阳之脉……至目内眦），故又入小肠经。

海金沙甘淡健脾渗利，性寒清热，咸寒下行，体滑利窍，入小肠、膀胱经清湿热、止血热妄行（味咸入血分），小肠湿热清。职司泌别清浊，使水湿下入膀胱而利尿，膀胱湿热解，小便自利，血热出血自愈。咸能软坚散结消结石，甘又补中缓急而止痛，为治湿热所致的诸淋、结石涩痛，为小便不利的要药，常用治热淋、石淋、膏淋、血淋、尿涩作痛，以及脾湿太过、小便不利、通身肿满等症。

《本草述校注》曰："海金沙此种不开花，其专气钟于叶，气之所钟者，此沙而已。沙不同于花实之吐其华而复孕其石，唯得气之流散者以致其自然之化机而已。然状如蒲黄粉而色黄赤，则有可参者。夫肾主水而脾主湿，是肾水之用寄于脾也，黄非中土之色乎，小肠行水而合于心脏，心主血，血乃水之化也，血和而水之化自行，赤非心之色乎？方书但知其治血淋、膏淋、石淋等证，讵知其种种所患皆本于温土之气不能运化，而又有火以合之，乃结聚于水道，有如是耳，岂可徒取责于行水之脏腑乎？此味似于土中布其流散之用，而并达其火之丽土以为病于水者。"《本草述校注》云："（海金沙）诚观东恒先生治脾湿肿满方，更如续随子丸之治，亦治通身肿满，喘闷不快者，则可以思其功之所主，固不徒在行水之脏腑矣。"《本草便读》言："海金沙，其色黄赤，如细沙在草叶间。……甘淡而寒，其性下降，可以入血分，故能治小肠膀胱湿热瘀留血分而成淋痛等症。此草不开花，其气皆钟于叶，结为此沙，凡血淋、石淋、沙淋极有效验。唯寒降之性，如肝肾虚寒，下元不固，以致遗精淋浊，茎中不痛者，不可用也。"《本草经疏》谈："海金沙，味甘淡、气寒，性无毒。甘寒淡渗之药，故主通利小肠。……大热当利小便，此釜底抽薪之意也。淡能利窍，故治热淋、血淋、膏淋等病。"《本草正义》说："（海金沙）利水通淋，治男子淫浊，女子带下。"《江西草药》讲："海金沙，清热解毒，利尿除湿，治肝炎、肾性永肿、皮肤湿疹、水痘、尿血、痄腮、风火牙痛……"

海金沙中分离出单体成分对香豆酸的利胆作用，是增加胆汁里水分的分泌，而不增加胆汁里胆固醇和胆红素的浓度，利胆机制是增加胆汁利水分的分泌，属水催胆剂。有抗尿结石作用，海金沙提取液可抑制二水草酸钙（COD）晶体向热力学更稳定态的一水草酸钙（COM）晶体转变，这种抑制作用随海金沙提取液浓度增大而增大，且（COD）晶体尺寸随着海金沙提取浓度的增大而减少。本品煎剂对金黄色葡萄球菌、绿脓杆菌、福氏痢疾杆菌、伤寒杆菌等均有抑制作用。尚有抗病毒、抗氧化、降血糖作用（高学敏、钟赣生主编《中药学》）。

治诸淋涩痛，与石韦、滑石、猪苓、芍药等同用，如海金沙散《证治准绳》。治脾湿太过、通身肿满、喘不得身卧、腹胀如鼓：牵牛一两（半生半炒），甘遂、海金沙各半两，上为细末每服二钱，煎水一盏，食前调下，得利上后服《医学发明》海金沙散。治热淋急痛：海金沙为末，生甘草汤冲服泉二钱，煎水一盏，食前调下，得利止后服（《医学发明》海金沙散）。治热淋急痛：海金沙为末，生甘草汤冲服（《泉州本草》）。治尿酸结石症：海金沙、滑石共研为末，并加蜜少许，温服（《陕西中药志》）〔后三方摘引自《中药大辞典》海金沙（选方）〕。

用法用量：煎服6~15g，宜包煎。

使用注意：肾阴亏虚无湿热的淋证患者忌用。

药物对比

车前子	清利湿热	偏于降泄湿热。
海金沙		善于清热通淋。

海金沙	清利湿热下淋	偏于血分、沙石淋多用之。
石韦		偏于气分，湿热淋多用之。

配伍应用

（1）治泌尿系结石（肾、膀胱、输尿管等）。金钱草60g，海金沙30g，鸡内金15g，郁金10g，胡桃仁（核桃仁）30g，黄芪15g，当归10g，石韦10g，滑石30g，牛膝10g，琥珀10g，沉香（后下）3g，水煎服。热盛加金银花、蒲公英；尿血加白茅根、小蓟。

（2）治肝胆结石、尿路结石以及肝炎、胆囊炎、肾炎、肾盂肾炎、膀胱炎等。金钱草30g，海金沙15g，鸡内金10g，金铃子10g，川郁金10g，玉米须15g，每日1剂，水煎服。肝胆结石加枳壳6g，朴硝6g；大便不通加大黄12g（后下）；尿路结石加石韦12g、猫须草12g；有绞痛加元胡10g、生甘草3g，以缓解疼痛（《首批国家名老中医效验秘方精选》）〔注：猫须草，异名猫须公、肾茶。全年可采。甘淡微苦、凉。功用主治：清热祛湿，排石利水。治急性慢性肾炎、膀胱炎、尿路结石、风湿性关节炎（《中药大辞典》）〕。

（3）治疗泌尿系统结石。金钱草50g，海金沙30g，鸡内金20g，石韦20g，滑石（包煎）30g，大黄（后入）10g，丹参30g，木通10g，芒硝（冲服）5g。腰痛甚加杜仲20g，白芍20g，血尿加苇根20g、小蓟20g，减去丹参30g；排尿痛加瞿麦25g，郁金15g；腹泻去大黄10g、芒硝5g。煎服方法：加清水1500mL，浸泡1小时，文火煎30分钟。取200mL药液；二煎加清水1700mL，煎成200mL，两煎药液混合，早、晚各空腹服200mL，芒硝冲服（《中国家庭养生保健书库》编委会编《偏方治大病》）。

地肤子

性味归经：辛、苦、寒。入肾、膀胱经。

功效：利尿通淋，清热利湿，止痒。

地肤子（药材）干燥果实，外面灰（黑与白合成）绿色或淡棕色，种子褐（黑与黄）棕色，胚乳白色。地肤子色黑，为子主降，苦寒达下，能入肾经，肾与膀胱经络相连，故又入膀胱经。色白味辛可入肺经。

膀胱为寒水之腑，热盛灼津，气化失司则小便不利。地肤子入肺、膀胱经，辛寒宣肺清热，苦寒降肺气下行，通调水道，下入膀胱而利尿通淋。地肤子入肾经："肾者水脏，主津液"（《素问·逆调论》）。肾中精气（概括为肾阳和肾阴两个方面），通过对各脏腑之气及其阴阳的资助和促进作用，主可调节机体水液代谢的各个环节。如果肾中精气的蒸腾气化失常，可引起关门不利，小便代谢障碍而发生尿少、水肿等病症。地肤子入肾经，寒清热，治热邪伤阴，苦补肾（肾欲坚，急食苦以坚之，用苦补之）；辛润燥（肾苦燥，急食辛以润之，开腠理，致津液，通气也）。肾精得补，阴阳调和，水湿下行，尿利淋通。

地肤子入膀胱经（主身之体表），入肺经（主皮毛）。苦寒燥湿清热，辛散达表祛风，能祛皮肤肌肉间的水湿热邪，苦寒能消脏腑之湿热自小便而出。故能清热利湿。水湿去则风热消。其质滑利，辛润走窜，苦入血分，辛入气分，辛散苦泄，行气活血，血行风自灭，又能祛风活血而止痒。

《本草述校注》曰："地肤子，盖膀胱为足太阳经。《黄帝内经》曰：巨阳者诸阳之属也；又曰：卫出于下焦，是则人身生气之本也。然肾与膀胱为表里，是则阳出阴中，所谓人身生气乃阴中之阳也。先哲曰：两肾受病，同归于膀胱。是则膀胱之热而小水不利，固病于腑阳而实本于脏阳也，《本经》以益精气，继之治膀胱热后，是则在腑之阳和而在脏之阴清，在脏之阴清而在腑之阳宣，阴阴合同而化以为气、天二机也。况花实在秋，亦犹人身从足太阳而至手太阴，其气化自地而达天，谓其宜于虚热者，原从阴之厚以宣阳，并从阳之宣以归阴，始于水而成于金也。"《本经续疏》云："地肤子之功上及聪耳明目，下输膀胱而利水去疝，处皮去肤热气而令润泽。"《本草乘雅半偈》言："（地肤子）气味苦寒，亦得太阳寒水之化，故可对待太阳阳象之标，则凡以热为本者，莫不相宜。膀胱，太阳经也，标盛则热，与得寒水之化者逆治之，热谢而小便澄彻矣。"

《本草求真》谈："地肤子，治淋利水清热，功颇类于黄柏。……凡小便因热而见频数，及或不禁，用此苦以入阴，寒以胜热，而使湿热尽从小便而出也。但虚火偏旺，而热得恣，固当用以清利，若不佐以补味同入，则小水既利而血益虚，血虚则热益生。热生则淋益甚矣。故宜佐以牡蛎、山药，五味收涩之剂，俾清者清、补者补；通者通、涩者涩，滋润条达而无偏胜为害之弊矣。"

《本草正义》认为："地肤子，苦寒泄热，只有消导湿热、通泄小便之用。《本经》又谓补中益气，《别录》称其强阴者，及湿热不扰而阴精自安之意，断不可拘泥字面，认为补益之品。《本草便读》曰："地肤子苦寒性降，入脾胃，下行膀胱，祛下焦湿热浊垢，利窍行水，是其本功。至于治皮肤疮疡，亦因湿热所化。"《本草原始》讲："（地肤子）去皮肤中积热，除皮肤外湿痒。"《纲目拾遗》谓："（地肤子）葛祖方，祛风散煎汤洗一切，疮疡神效。"

地肤子利尿，增加氯化物及尿钾排出；抑制铁锈色小芽孢癣菌等多种皮肤真菌；抗炎止痒；抗迟发型变态仅应（DTH）（王再谟等编《现代中药临床应用》）。地肤子油对金黄色葡萄球菌、表皮葡萄球菌、石膏样毛癣菌、红色毛癣菌、羊毛小孢子菌均有较好的体外抑制菌活性。地肤子醇提取物显著抗组胺而有止痒作用。尚能抑制阴道滴虫、抑制胃排空，有改善小肠推进功能及降血糖作用（高学敏、钟赣生主编《中药学》）。地肤子水提取物有抑制单核巨噬系统的吞噬功能及迟发性超敏反应（DTH）的作用（高学敏主编《中药学》）。

治热淋之膀胱湿热，小便赤涩热痛等症，与猪苓、通草、黄柏、知母等同用，如地肤子散（《济生方》）。治疗风疹、湿疹，常与白鲜皮、蝉蜕、黄柏等同用，若下焦湿热、外阴湿痒，可与苦参、龙胆草、白矾等煎汤洗患处（高学敏主编《中药学》）。

用法用量：煎服9～15g，外用适量，煎汤熏洗。

使用注意：阴虚无湿者及孕妇忌用。

药物对比

地肤子	清热利湿	性寒，偏凉膀胱之湿热、善祛风止痒，治疗癣。	应用	无补阴作用。
赤小豆		性平，偏清心经之湿热、善行血消肿，治疮毒。		有补阴作用。

配伍应用

（1）治风邪引起的偏头痛。地肤子30g，红砂糖（冲）30g，赤芍10g。茶叶6g，红花6g，水煎服。后加红砂糖，服后出微汗。

（2）治阴虚血亏、小便不利。怀熟地30g，生龟板（捣碎）15g，生杭芍15g，地肤子3g，水煎服（《医学衷中参西录》）。

（3）治慢性湿疹、亚急性湿疹、脂溢性皮炎、异位性皮炎反复发作者。滋阴除湿汤（朱仁康）；生地黄30g，玄参10g，丹参15g，当归10g，茯苓10g，泽泻10g，地肤子10g，蛇床子10g，水煎服，日1剂，分2次服（《首批国家级名老中医效验秘方精选》）。

3.利湿通黄药

瞿　麦

性味归经：苦、寒。入心、小肠经。

功效：利尿通淋，破血通经。

瞿麦花红紫（蓝和红合成）赤色，药用干燥的地上部分，茎身居中，能升能降。色红味苦属火，质轻升浮，能入心经，心经与小肠经络相连（心手少阴之脉，起于心中，出属心系，下隔络小肠）。又入小肠经（苦寒降下）。

心主血脉，小肠泌别水各清浊，心与小肠相表里。心火亢盛，下移小肠则小便短赤，淋沥涩痛或尿血，瞿麦入心、小肠经，寒清热去火，苦入血泻结，茎中空，清脏腑之郁热，通小便而利尿，瞿麦能升能降，尤善下行，上通心经而行血，下利小肠则导热。清膀胱之热结，泻小便之癃闭，疗血热之妄行，为利尿通淋的佳品，常用治热重于湿的小便不利所导致的热淋、血淋之症。

湿热癃闭，经脉血行不畅，或血滞淤阻月经不调及经闭，瞿麦能利水通淋除湿热，苦泄血结通淤阻，故能破血通经。常用于血热兼淤阻的闭经或月经不调的病症。

《本草经疏》："瞿麦，禀阴寒之气而生，故味苦寒。《别录》兼辛，无毒，苦辛能破血，阴寒而降，能通利下窍而行小便，故主关格诸癃结小便不通，因于小肠热甚者。"《本草求真》云："瞿麦味苦性寒。功专泻心利水，故书载利小便，决肿痛，去癃闭……然其气禀纯阳，必其小肠气厚，服此疏泄之味，病始克除。"《本草正》言："瞿麦，性滑利，能通小便，降阴火，除五淋，利血脉。……凡下焦湿热疼痛诸病，皆可用之。"《本草述校注》称："瞿麦，血主于心，化于胃，统于脾，藏于肝，归于血海。乃此味适为通心化血之剂，而小肠为心之腑以行其血化者也，故水液必自小肠渗入膀胱中，如小水之病，应得之以为君药矣。"《本草正义》指出："瞿麦，花色红紫斑斓，其性阴寒，泄降利水，除导湿退热外，无他用。……《名医别录》又称其主霍乱，则湿热内阻，清浊不分者，以为分泄逐湿之用，非主阴寒之霍乱也。《日华》谓其主之五淋，月经不通；……无一非清热利导之用，然必实有湿热壅滞者为宜。石顽谓妊娠产后小儿不利，及脾虚水肿者禁用。寿颐按：又有老人虚人气化不利，而为癃闭少等证，亦非湿热药蕴积，治宜宣化气分。五苓，八正徒耗津液，皆为禁药。"《本草备要》谓："（瞿麦）降似火，利小肠，逐膀胱，热邪，为治淋要药。"

《本经疏证》言："凡花色斑斓、味苦气寒者，大都为火化。瞿麦花开午月，亦适得火令之证，但用其蕊壳，不用其实，是宜治火腑之病矣。乃其实凡至干爆则迸出不留，皆能决而去之。小肠多血，为泌别水谷之腑，其所存留，不过蓄血与蓄水耳。此《本经》主治所以首关格诸癃结小便不通，而以破胎堕子下闭血为殿也。"《长沙药解》谈："瞿麦渗利疏通，善行血梗而达木郁，木达而疏泄之令畅，故长于利水。其诸主治，清血淋，通经闭，决痈脓，落胎妊，破血块，消骨鲠，出竹刺，拔箭镞，皆其疏泄开窍之力也。"《神农本草经》说："瞿麦，味苦，性寒。主关格，诸癃结，小便不通。……破胎堕子，闭血。"《本草害利》讲："（瞿麦）善下逐，性猛烈。能堕胎，孕妇忌。胎前产后，一切虚人患小水不利者禁用。"

瞿麦：利尿，增加氯化物排泄；兴奋子宫及肠管平滑肌；抑制心脏，降血压；影响肾血溶积作用；保肝，溶血；镇痛；抑制癌细胞（王再谟等编《现代中药临床应用》）。瞿麦煎剂有利尿作用，其穗作用较茎强，对杆菌和葡萄球菌均有抑制作用（高学敏主编《中药学》）。瞿麦对泌尿生殖道沙眼衣原体有抑制作用；实验结果，瞿麦组治疗的大鼠肾脏草酸钙结晶形成程度比模型组明显减轻。有抗结石形成作用（高学敏、钟赣生主编《中药学》）。

治湿热所致的小便淋涩赤痛，与木通、滑石、黄芪、冬葵子等同用，如瞿麦汤（《证治准绳》）。治妊娠因病胎不能安者，可下之，与桂心、瓜蒌、牛膝同用，如《良方》桂心散（摘自《景岳全书》卷之六十《良方》桂心散五四）。治上燥下寒水停的小便不利者，有水气，其人若渴，栝蒌瞿麦丸主之；栝蒌根二两，茯苓、薯蓣各三两，附子一枚（炮），瞿麦一两，右五味，末之，炼蜜丸梧子大，饮服三丸，日三服；不知，增至七八丸，以小便利，腹中温为知（《金匮要略》）。

用法用量：煎服9～15g。

使用注意：小便不利或淋证不属于湿热者及孕妇均忌用。

药物对比

滑石	通淋	治湿热交阻，偏湿盛的淋证较好。
瞿麦		治热血交阻，偏热淋的血淋证较好。

猪苓、泽泻	利水	治动而不化之水。
瞿麦		治停而不化之水。

海金沙	通淋	偏于通淋消石。
瞿麦		偏于通淋凉血。

瞿麦	利水通淋	利小肠而导热。宜于尿道热痛或尿血，热淋血热交阻，热重于湿症，兼能破血通经。
萹蓄		清膀胱之湿热。宜于小便不爽，嗖短而黄者，湿热交阻，偏于热重者，兼能杀虫止痒。

配伍应用

（1）治热淋。瞿麦30g，白糖30g，水2斤煎至1斤，每日3次，每次100～150mL，微汗，孕妇忌用。

（2）治虚实夹杂、脾虚气弱、水温不化、水温夹瘀浊下注则带下赤白。益气导水汤（姚寓晨）：路觉参30g，瞿麦12g，茯苓12g，焦白术、川桂皮、莪术、桃仁各10g，六一散12g（包煎），水煎服，日1剂，分早晚两次服（《首批国家级名老中医效验秘方精选》）。

（3）治尿路结石。瞿麦与薏苡仁、栀子、鸡内金、牛膝、黄柏、木通、海金沙、金钱草、琥阳、生地黄，煎服（王再谟等编《现代中药临床应用》）。

茵陈（茵陈蒿）

性味归经：苦、辛、微寒。入脾、胃、肝、胆经。

功效：清利湿热，利胆退黄。

茵陈蒿（药材）"灰（黑、白合成）绿（蓝和黄）色，全体密被白毛""叶青色白"（《本草便读》）。"凡言微寒者禀春之气以生，春气升而生"（《本草经疏》）。茵陈微寒，色绿青故入肝、胆经，凡药气味有体有用，相反而定相成，得木之味者，皆得土之气，故又入脾胃经（色黄、气香亦入脾胃经）。

茵陈，寒清热，苦燥湿，辛散香窜，达表外泄湿热。黄疸的形成，由于脾、胃蕴湿积热，上不能通过汗液而解，下不能通利小便而外泄，熏蒸于肝胆，胆汁外溢肌肤而身目发黄，下输膀胱而小便黄赤。茵陈辛散苦泄，润燥泄结，色白味辛得肺金之气，苦寒达下入膀胱而利小便。苦寒入脾胃经燥湿清热（诸湿肿满，皆属于脾）；降胆胃，升肝脾行气血，除湿热解郁热。辛散苦泄寒胜热入肝、胆经清其湿热，清香之气解郁热，补肝（肝欲散，急食辛以散之，用辛补之）益胆汁之排泄，故能利胆退黄。无论阳黄、阴黄的黄疸。与清热利湿或健脾温化药配伍应用均可治之。

《本草正义》曰："茵陈，味淡利水，乃治脾、胃二家湿热之专药。湿疸、酒疸，身黄溲赤如酱，皆胃土蕴湿积热之证，古今皆以此物为主，其效甚速。荡涤肠胃，外达皮毛，非此不可，盖行水最捷，故凡下焦湿热痒瘙，及足胫肿肿，湿疮流水，并皆治之。"《本草乘雅半偈》云："藏器谓其因旧苗而发，因名茵陈……以宣木德之始，虽与繁萧蔚莪，至秋老成，同为蒿属，不若此芳香宣发之能因陈致新耳。寒热邪气，交结于中，不能宣发，则郁霉成黄，此陈也。茵陈宣发发陈，外入之邪外出，陈去而新生矣。"《本草述校注》认为："茵陈蒿，盖黄疸专属中土，土之主在木也，土属湿而还病于湿。茵陈秋后茎枯，经冬不死，至春又生，根水德之所养而宣水德之用。土之用又在水也，由木以达水，由水之达以善土之用。正此味发陈致新，其功有如是也，与他味之逐温热者殊，而渗利为功尤难匹矣。"

《医学衷中参西录》言："茵陈者，青蒿嫩苗也，秋日青蒿结子，落地发生，贴地如钱，至冬霜雪满地，萌芽无恙，甫经立春即勃然生长，宜于正月中旬采之。其气微香，其味酸辛微苦，秉少阳最初之气，是以凉而能散。《神农本草经》谓其善治黄疸，仲景治疸证，亦多用之。为其禀少阳初生之气，是以善清肝胆之热，兼理肝胆之郁，热消郁开，胆汁入小肠之路毫无阻隔也。《名医别录》谓其利小便，除头热，亦清肝胆之功效也。其性颇近柴胡，实较柴胡之力柔和，凡欲提出少阳之邪，而其人身弱阴虚不任柴胡之升散者，皆可以茵陈代之。"《药义明辨》称："茵陈蒿，味苦微辛，气微寒，入膀胱经。达水化以行木用，而去脾湿，为治黄疸之君药，《乘雅》谓其芳香宣发，与他味之渗利为功者不同。然于外感之阳黄、阴黄皆宜，于内伤之湿热亦宜，而于内伤之寒湿合者则不宜。盖内伤之寒湿，是阳气不足之所化，不可以有余之治法治之，唯补阳加术附汤可矣。"《本经疏证》谈："新感之邪为素有之热结成黄疸，此证已所谓茵陈矣。故《伤寒》《金匮要略》二书，几若无疸不茵陈者……则内外有热，但头汗出，剂颈而还，腹满、小便不利、口渴，为茵陈蒿汤证矣。第腹满之治在栀子，唯外复有热，但头汗出，小便不利，治为茵陈之治。其所以能治此者，岂不为新叶因陈干而生。清芳可以解郁热，苦寒可以泄停湿邪耶？盖陈干本能降热利水，复加以叶之如丝如缕，挺然于暑湿蒸逼之时，先草木而生，后草木而凋，不必能发散而清芳扬溢，气畅不敛，则新感者遂不得不解，自是汗出不止于头矣，故曰发热汗出。此为热越不能发黄也。"《本草述钩元》说："黄证湿气胜，则如熏黄而晦，热气胜，则如橘黄而明。湿固蒸热，热亦聚湿，皆从中土之湿毒为本，所以茵陈皆宜。……至于黄证，小便赤涩为湿热盛，唯小便清白定属虚，投入茵陈，反为虚虚。然则小便不利及赤涩者，乃湿兼热甚，大都始于胃。次及脾，再次及肾、自微而甚，皆茵陈之对治……致寒湿相合以发黄者，此种投姜、附、术、蔻，不得不借茵陈以化湿，所谓阴黄也。总之，兹物之投于处感阳黄、阳黄皆宜，于内伤湿热亦宜，唯于内伤之寒湿合者不宜。盖内伤寒湿，为阳气不足所化，宜投术、附，不可以有余之治法化之也。"《本草正》讲："茵陈，用此者用其利湿逐热，故能通关节，解热滞，疗天行时疾，热狂头痛，利小水。专治黄疸，宜佐栀子。黄两而湿者多肿，再加渗利，黄而燥者干涩，再加凉润。……又能解伤寒、截疟火热、散热痰、风热疼痛、湿热为痢，尤其所宜。"《雷公炮制药性解》谓："疸之为病，脾受伤也，而脾之所恶，湿乘土也，得茵陈以利水，则湿去而土安，而疸自愈矣。"

茵陈蒿能利胆、保肝、抗肿瘤、扩张血管、降血压、血脂、减轻动脉壁粥样硬化、减少内脏脂肪沉着、降低主动脉壁胆固醇含量；抗凝血；促进纤维蛋白溶解，抗血小板聚集，扩张冠脉，增加冠脉流量，兴奋肠管及子宫平滑肌；提高免疫功能；利尿；抗遗传损伤；抗内毒素血症（王再谟编《现代中药临床应用》）。茵陈蒿水提取物有抗病原微生物作用，其中对枯草杆菌和两种真菌抑满效果特别明显。茵陈体外具有较强程度的抗泌尿生殖道沙眼衣原体的活性。茵陈尚有解热镇痛消炎、耐缺氧、抗氧化、细胞保护、兴奋胃平滑肌等作用（高学敏、钟赣生主编《中药学》）

治湿热黄疸，身黄如橘子色，小便不利，与栀子、大黄同用，如茵陈蒿汤（《伤寒论》）。治寒湿阻遏的阴黄症、身目俱黄、色晦暗、脘胀纳少、神疲畏寒、口淡不渴等症，与白术、附子、干姜、肉桂、炙甘草同用，如茵陈术附汤（《医学心悟》）。

用法用量：煎服6～5g。外用适量，煎汤熏洗。

使用注意：蓄血发黄及血虚萎黄者慎用。

药物对比

柴胡	清肝胆热	性较强，升提发散力大。能解郁、截虐，阴虚体虚者忌用。
茵陈		性柔和，渗湿利水力强，善治湿热黄疸，阴虚体弱者可用。

（待续）

（续表）

栀子	清理湿热	善清三焦湿热，能凉血解毒。
茵陈		偏于排尿利胆，善治黄疸。

配伍应用

（1）治湿热黄疸。茵陈60g，栀子10g，丹参30g，当归10g，白术15g，茯苓15g，大黄6g（后下），陈皮6g，大枣5枚（去核），水煎服。

（2）治急慢性病毒性肝炎（湿热）。茵陈15g，柴胡12～15g，黄芩10g，土茯苓、草河车、凤尾草、垂盆草各15g，土元、茜草、白术各10g，炙甘草6g，水煎服（《中国名老中医药专家学术经验集》第三卷）。

（3）①治慢性胆囊炎、胆石症，证属肝阴不足者。生地黄12g，首乌9g，枸杞9g，茵陈12g，虎杖12g，生大黄6～9g（后入），生山楂12g，鸡内金3g（研粉分吞），麦芽12g，玫瑰花3g，佛手6g，绿萼梅6g。每日1剂，水煎，分2～3次服。②治急性黄疸型病毒性肝炎。茵陈、白英、白花蛇舌草各60g，板蓝根、茯苓、大青叶各30g，丹参、白术、栀子各9g。每日1剂，水煎服。若周身发黄，迟迟不退者，酌加凉血解毒的丹参、赤芍以佐之，若热毒残留，正气虚衰并存，则上方加党参、黄芪、山药等益气健脾药物（《中医祖传秘籍》）。

（4）治高脂血症。茵陈、泽泻、葛根水煎服（王再谟等编《现代中药临床应用》）。

金钱草

性味归经：甘、咸、微寒。入肝、胆、肾、膀胱经。

功效：利湿退黄，利尿通淋，解毒消肿。

金钱草（药材）"茎灰（黑与白合成）绿（蓝和黄合成）色或微带紫（蓝和红合成）色""断面中空，叶灰绿色""气微香"。

金钱草，气微寒，春之气，色绿紫（蓝中含青色）；能入肝（乙木）、胆（甲木）经。色黑味咸入肾经。肾入膀胱经络相连，咸寒降下，又能入膀胱经。

黄疸的病理因素以湿邪为主。"黄家所得，从湿得之""脉治，渴欲饮水，小便不利者，皆发黄"（《金匮要略·黄疸病脉证并治》）。若处感湿热病毒，湿从外受，脏腑内伤，湿浊内生。湿热与胆汁热蕴日久，或热灼肝胆中阴津为结石，肝胆管阻塞，经络不通则胁痛；胆汁热熏或结石阻络，胆汁外益而身黄目黄，金钱草入肝、胆经，寒胜热，清热泻火，咸润下，软坚导滞，消结石而尿道畅通，甘淡渗利，气香外窜通窍，茎中空而利水，其入肾、膀胱经，清热利小便，除湿退黄。常用治肝胆湿温热伏，或伴结石阻滞经脉的黄疸等症。

金钱草入肾、膀胱经，咸寒软坚清热益肾，甘淡渗利。咸润达下畅尿道。色白质轻能入肺经，寒咸清降肺热，降肺气，肺气下行，通调水道，下输膀胱而利尿，故能利尿通淋。凡属热淋、砂淋、石啉的小便涩痛为必用之品。

金钱草，性寒清热，味甘解毒，咸能软坚散结而消肿。可治热毒疮痛肿毒及毒蛇咬伤等症。

《本草纲目拾遗》曰："神仙对坐草治黄疸初起，又治脱力虚黄反胃噎膈，水肿噎膈，又毒蛇咬伤，捣此草汁饮，以渣罨伤口。去风散毒，煎汤洗一切疮疥。"《四川中药志》云："治风湿麻木、筋骨疼痛、黄疸、肺痈。""清血热，清肺止咳，消水肿，治肾结石，胆结石，跌打披伤及疟疾。"《本草求原》言："祛风湿，止骨痛，浸酒舒筋活络。"《采药志》谈"治反胃噎膈，水肿膨胀，黄白火丹。"《现代实用中药》说"解热，镇咳，止渴，止血，利尿。治小儿痛热、疳病、瘰疬；研汁点暴赤眼；以盐揉贴肿毒并风癣。"

钱草水煎液能促进胆汁分泌，以利胆排石、利尿排石、防治肾结石、溶解膀胱结石；抗炎、镇痛；松弛血管平滑肌；抑制血小板聚集；抑制免疫（王再谟等编《现代中药临床应用》）。广金钱草总黄酮可增加脑血流量、冠脉流量、增强耐缺氧能力；金钱草对体液免疫、细胞免疫均有抑制作用，程度与环磷酰胺相似。金钱草与环磷酰胺合用抑制更明显，抑制皮肤移植排异反应出现的时间（《一味中药治顽疾》）。动物试验也有明显的利尿作用，这与其所含之灰分或盐有关，是否尚有其他有效成分尚待研究，其酊剂无利尿作用。对肝胆有良好影响，可能与其所含的游离氨基酸有关《中药大辞典》。本品有抗菌作用（高学敏主编《中药学》）。

治肝胆湿热黄疸及其结石，与茵陈、大黄、郁金等同用，如利胆排石片（《中华人民共和国药典》1995年版，一部）。《中药大辞典》载："（金钱草）王安卿《采药志》：发散头风风邪。治脑漏、白浊热淋、玉茎肿痛，捣汁冲酒吃。"《纲目拾遗》："去风散毒。煎汤洗一切疮疥。"

用法用量：煎服15~60g，鲜用加倍，外用适量。

使用注意：无结石、小便畅利的虚寒症患者慎用，脾虚泄泻者，忌捣汁生服。

药物对比

车前子		热结膀胱（虚实皆可）多用之。
木通	利水通淋	心肺有热，小肠失利症多用之。
滑石		湿热交阻，偏湿感之症多用之。
金钱草		砂石阻滞，小便不利之症多用之。

临床应用

本品毒性很低，煎剂给大鼠灌胃，每天20g/kg，共用6天，并未死亡，犬1次灌胃100g，对血压无大影响（《中药大辞典》）。

配伍应用

（1）治各种结石。四金汤加味：金钱草30g，海金沙15g，鸡内金15g，郁金12g，茯苓10g（结石重者，上述药物据病情程度不同可加倍用量），水煎服。胆结石加柴胡、大黄；膀胱及输尿管结石加石韦、瞿麦；肾结石加胡桃仁、牛膝；肾绞痛加琥珀，沉香；胆囊疼痛加元胡、川楝子；气虚加黄芪、人参（党参），佐少量陈皮。

（2）①治肝胆湿热的胆囊炎、胆石症。金钱利胆汤（张羹梅）：金钱草60g，平地木30g，板蓝根30g，枳壳9g，柴胡3g，赤白芍各9g，生大黄3g（后下），生甘草3g，硝矾丸4.5g（分吞）。每日1剂，水煎分服。②治小儿黄疸型传染性肝炎。利肝汤（田成庆）：茵陈25g，板蓝根10g，败酱草15g，夏枯草10g，尾莲10g，黄芩10g，黄柏10g，金钱草10g，木通6g，滑石15g，胆草3g，柴胡6g。每日1剂。水煎分服。加减：如兼有外感风热者，加金银花10g、连翘10g、大青叶10g、薄荷5g、生石膏15g；并外感风寒者，加苏叶10g、芥穗5g；呕吐、恶心者，加陈皮10g、竹茹10g、生姜5g；肝区痛者，加楝子10g、香附10g、乌药10g、赤芍等各10g；纳差者加焦三仙各10g、鸡内金10g、炒稻谷芽10g、扁豆10g；便秘者加熟大黄3g（《首批国家级名老中医效验秘方精选》）。

（3）痛风性关节炎。金钱草30g，车前子、泽泻、防己、黄柏、生地黄、地龙各10g，赤芍12g。痛剧者，加制川乌、制首乌、蜈蚣；局部肿灼热甚者，加水牛角；慢性局部肿胀者，加苍术、白术、薏苡仁、茯苓；慢性期耳郭及病变关节处见痛风石沉积者，加山慈姑、海藻（《一味中药治顽疾》）。

（4）治慢性胆囊炎。金钱草30g，柴胡、枳实、白芍、郁金、乌贼、浙贝母各9g，炙甘草3g。每日1剂，水煎服。并可随症加减（《中医祖传秘籍》）。

九

消食

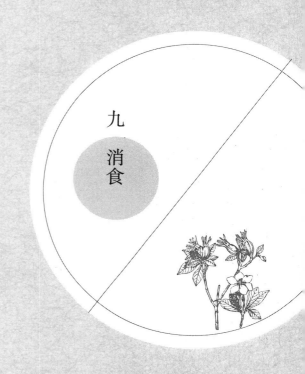

麦芽（麦蘖、大麦芽）

性味归经：甘、平。入脾、胃、肝经。

功效：消食健胃，回乳消胀。

麦芽（药材）"表面黄色或淡黄棕色""果皮淡黄色""背面基部有长椭圆形的胚，淡黄白色""胚乳很大，乳白色"。《医学衷中参西录》说："大麦芽，性平，味微酸（含有稀盐酸是以善消）。"麦芽色黄味甘入脾、胃经。性平其禀初春生发之气，肝为人身气化之萌芽，与肝同气相求；又因其味酸能入肝经。且因其色白属金，甘主升能起肺经。凡药气味有体有用，相反而实相成，得金之味者，皆得木之气。麦芽为植物的果实，子主下垂，故性降。尤善下行入乙木肝经。

麦芽是经大麦芽发芽而成。其入脾、胃经以消散为主，其功主要消化水谷助胃纳脾运之功能。炒用偏温而补中焦，脾胃健运，食积自消，主要消化淀粉类食物（如米、面、薯、蓣、小儿乳积及果积等）。

麦芽入肝经。性善消散以疏肝，味甘缓肝急（肝苦急，急食廿以缓之）。舒肝气而缓急止痛，乳房属胃经（从缺盆下乳内廉）。为治肝气不舒、胸胁胀闷（上贯隔、布胁肋）、乳房胀痛等证，妇人乳汁为血所化。《本草经疏》《本草备要》《本草便读》等均讲其味咸。味咸入血分；健脾胃，疏肝气，消化食物，使水谷精微化为气血，被输送到人体的各部分去（借其消散疏肝之力）从而抑制乳汁的分泌，有回乳消胀的作用。常用治淀粉性食积滞不化；脾虚食少，食后饱胀，小儿乳食停滞，妇女乳汁积滞的乳房胀痛、断乳、肝气郁滞或肝胃不和的胁痛、脘腹痛及泻痢腹痛等症。

《本草经疏》曰："麦蘖，以水渍大麦而成。其味咸气温无毒，功用与米蘖相同，而此心消化之力更紧。咸能软坚，温主通行。其发生之气，又能助胃气上升，行阳道而资健运，故主开胃补脾，消化水谷及一切结积冷气胀满。"《本草新编》云："麦芽，乃大麦之芽也，而非小麦之芽也，大麦与小麦性殊，而功用各别，小麦养人而大麦伤人。且麦芽与未发芽之麦，功用亦殊也。未芽之大麦性静，已芽之大麦性动，动则变，变则化矣。"《景岳全书·本草正》言："善于化食和中，破冷气，消一切米面诸果食积，去心腹胀满，止霍乱，除烦热，消痰饮，破症结，宽肠下气。病久不食者，可借此谷气以开胃；元气中虚者，毋多用此以消肾，亦善催生落胎。"《药品化义》称："大麦芽，为五谷之长，甘温入脾，以此发芽，取其体轻性锐，轻可去实，锐能消散，炒香开胃，以除烦闷。生用力猛，主消面食积滞，症瘕气结，胸膈胀满，小儿伤乳。"《本草汇言》谈："大麦芽，和中消食之药也。补而能利，利而又能补，如腹之胀满，膈之郁结，或饮食之不纳，中气之不利，以此发生之物而开关格之气，则效非常比也。"《本草便读》指出："麦芽，味甘咸性温，入脾胃，能消能磨，化一切米面诸谷食积，凡瘀留浊垢等物，皆可化之。观造饴糖家用之，即可想见矣。若无积者用之，恐削人元气耳。孕妇忌之。"《本草述》按："（麦芽）微咸能行上焦滞血，使营和而卫益畅。更能腐化水谷，且脾主湿，血和而湿行，湿行而脾运，尤非谷芽所可几也。"

《医学衷中参西录》说："大麦芽，性平，味微酸（含有稀盐酸，是以善消）。能入脾、胃，消化一切饮食积聚，为补助脾胃药之辅佐品。若与参、术、芪并用，能运化其补益之力，不致作胀满，为其性善消化，兼能通利二便，虽为脾胃之药，而实善疏肝气（疏肝气宜生用，炒用则无效）。夫肝主疏泄为肾行气，为其力能疏肝，善助肝木疏泄以行肾气，故又善于催生。至妇人之乳汁为血所化。因其善于消化，微兼破血之性，故又善回乳。"《药品化义》载："（大麦芽）又能行上焦滞血，若女人气血壮盛，产后无儿食乳，乳房胀痛，丹溪用此二两炒香，捣去皮，为末分四次服，立消。其性气之锐，散血行气，迅速如此，勿轻视之。"《本草备要》讲："麦芽，咸温……消食除胀，散结祛痰，化一切米面果食积，通乳下胎。"《滇南本草》谓："（麦芽）并治妇人奶乳不收，乳汁不止。"

麦芽所含淀粉酶能将淀粉分解成麦芽糖和糊精，其煎剂对胃酸及胃蛋白酶的分泌有轻度促进作用。麦芽水煎剂中提出一种胰淀粉酶激活剂，亦可助消化。麦芽浸膏有降血糖作用。同时还有类似麻黄碱，其中A和B还有抗真菌作用（《一味中药治顽疾》）。因淀粉酶不耐高温，麦芽炒焦及入煎剂将会降低其话力，生麦芽可扩张母鼠腺泡及增加乳汁充盈度，炮制后则作用减弱；麦芽回乳和催乳汁分必（回乳）用量应在30g以上；麦芽有类似溴隐亭类物质，能抑制泌乳素分泌（高学敏主编《中药学》）。麦芽对刺激雄性小鼠的生殖性腺轴有显著影响。可能发生功能改变的原发部位主要在性腺，而不在垂体。麦芽中富含谷胺酰胺的蛋白质和半纤维素的纤维，这些物质对溃疡性结炎有治疗作用（高学敏、钟赣生主编《中药学》）。生麦芽小剂量催乳汁（王再谟等编《现代中药临床应用》）。

治脾胃虚弱、饮食不消、脘腹痞满、便溏等症，与人参、白术、陈皮、山楂等同用，如健脾丸（《中国药典》2010年版）。治回乳：大麦芽二两炒为末，每服五钱，白汤下（方摘引自《医学衷中参西录》大麦芽解）。

用法用量：10～15g，大剂量30～120g，消食健胃宜生用，四乳消胀多炒用。

使用注意：授乳期妇女不宜用。

药物对比：

生麦芽	消食偏于胃中，有热者、疏肝力大。
炒麦芽	消食偏于胃中有寒湿，消积力大。

柴胡	疏肝解郁	疏肝在于升提。
麦芽		疏肝在于宣通。

临床应用

【不良反应】麦芽毒性小，但用作动物饲料大量摄入时，因含有微量麦芽毒素（N-甲基大麦芽碱），属快速去极化型肌松剂，可引起中毒。再者，麦芽变质时可有剧毒真菌寄生而致中毒，在收藏过程中应加以注意（高学敏主编《中药学》）。麦芽兼有下气、破血作用，妇女妊娠期服用，可导致流产，妇女妊娠期不宜大剂量服用麦芽（高学敏、钟赣生主编《中药学》）。

配伍应用

（1）治肝郁气滞的乳房胀痛。生麦芽20g，橘核15g，白术12g，当归、白芍、柴胡、茯苓、青皮、川楝子、生姜各10g，水煎服。哺乳期妇女忌用。

（2）治胁下常常作疼、饮食入胃常停滞不下行。生麦芽12g，生鸡内金6g，怀山药30g，水煎服（《医学衷中参西录》）。

（3）治慢性胃炎或大病之后胃气受伤、食纳不香等症。健运麦谷芽汤（赵芬）：麦芽30g，谷芽30g，鸡内金15g，山药15g，党参10g，甘草5g，加清水超过药面1寸，浸泡1小时，然后置火上煎熬，沸后继沸5分钟即可，不宜久煎。如伤风感冒加香苏饮合用，伤风咳嗽加三拗汤合用；脘腹胀满、大便溏薄加平胃散合用（《首批国家级名老中医效验秘方精选》）。

（4）①治乳腺增生症：麦芽60g，山楂、五味子15g，水煎服。1日1剂，分2～3次服，10日为1个疗程。②糖尿病：麦芽30g，生猪胰150g，加水1000～1200mL，煎成600～800mL。当茶温服，每次200mL，渴时即饮（《一味中药治顽疾》）。

山楂

性味归经：酸、甘、微温。入脾、胃、肝经。

功效：消食化积，行气散瘀。

北山楂"果肉深黄色至浅棕（红和黄合成）色"；南山楂"果肉棕红色"；云南山楂"果实暗红色或黄色带红褐（黑与黄合成）色"等（因产地不同而分多种山楂）。

山楂色黄味甘属土，而入脾、胃经。气微温，春之气，味酸得木之味，故入乙木肝经。味甘补脾（脾欲缓，急食甘以缓之，用苦写之，甘补之）益胃，调中和气。其入肝经甘缓肝急（肝苦急，急食甘以缓之）。使肝不克脾胃。温助阳气，酸甘化阴，益气生津，促进消化，更能补助胃中酸汁的含量。善消化油腻肉食的积滞。脾主运化水谷和水液，虚则腹泻。本品甘温补脾，酸温降肝火行血，酸主收敛，甘缓止痛，常用治各种饮食积滞，尤善油腻肉食积滞的脘腹胀满、嗳气吞酸及脾虚泄泻、泻痢腹痛、疝气疼痛等症。

山楂色赤性温，行气活血（色赤入血分）。其入肝经，温助肝阳，酸甘化阴，补肝体，行疏泄（肝主疏泄，体阴用阳）以利气血运行，酸能收敛止血，温则行血利气，散中有止，止中能破，甘缓止痛，为治气血瘀结的平剂，常用治瘀滞胸腹痛，妇人产后瘀阻腹痛、恶露不尽及瘀阻痛经，月经不调或瘀阻崩漏下血等症均可配伍应用。

《本草述校注》曰："山楂之味，酸中有甘，气又微温，甘味归于气微温，而本于酸以行之，是经所谓甘伤脾，酸胜甘，木固为土用以行其生化，此能消食积也。……熟待于深秋，是土得木气之用，而木又受金之气也。夫木气至于金气而气化，金至于木而血化，皆不越于中土，固阴阳升降之玄机也。此味虽未化金味而已禀金气，此所以不独行结气，更能化滞血也，气行活血，如所谓结聚痰饮，痞满吞酸，又何不治乎？"《本草新编》云："山楂之功，全在于消肉物。使伤肉食者忌用，又用何物以化之乎？夫山楂之过，在于消肉之过伤，以消其脏腑之气也。然能用山楂于补气、补血之中，不特善于消肉，而更且善于利气。是山楂之功过，全在用之有方与无方耳。"《本草求真》言："山楂甘酸咸平。……则知所谓健脾者，因其脾有食积，用此酸咸之味，以为消磨，俾食行而痰消，气破而泄化，谓之为健。止属消导之健矣。……按楂味酸与咸，最能消化肉食。凡煮老鸡硬肉，但投楂肉数枚则易烂。"《本草通玄》谈："山楂，味中和，消油垢之积，故幼科用之最宜。若伤寒为重症，仲景于宿滞不化者，但用大、小承气，一百一十三方中并不用山楂，以其性缓不可肩弘任大之品，核有功力，不可去也。"《本草经解》认为："饮食入胃，散精于肝，肝不能散精，则滞而成痢。山楂味酸益肝，肝能散精，则滞下行……肺气通调，则水谷分而痢止矣。"《本草害利》指出："若胃家无食积，及脾虚不能运化，不思食者服之，反致克伐脾胃生发之气，令人嘈烦易饥，如脾胃虚，兼有积滞者，当以补气药同施，亦不宜过用也。"

《医学衷中参西录》说："山楂，味至酸微甘，性平，皮赤，肉红黄，故善入血分为化瘀血之要药。能除痃癖癥瘕、女子月闭、产后瘀血作痛（俗名儿枕痛）。为其味酸而微甘，能补助胃中酸汁，故能消化饮食积聚，以治肉积尤效。其化瘀之力，更能蠲除肠中瘀滞，下痢脓血，且兼入气分以开气郁痰结，疗心腹疼痛。苦以甘药佐之（甘草蔗糖之类，酸甘相合，有甲乙化土之义），化瘀血而不伤新血，开郁气而不伤正气，其性尤和平也。"《本草经疏》讲："山楂，禀木气而生……入足阳明，太阴经，经有积滞则成下痢。产后恶露不尽，蓄于太阴部分，则为儿枕痛。山楂能入脾胃，消积滞，散宿血，故治水痢及产妇腹中块痛也。大抵其功长于化饮食，健脾胃，行结气。消瘀血，故小儿、产妇宜多用之。"《本草求真》称："（山楂）至于儿枕作痛，力能以止；痘疮不起，力能以发，犹见通瘀运化之速。"《本草便读》谓："山楂味酸甘，气温色赤性紧，入肝脾血分，善能克化饮食、行瘀破血。因其性温入肝，故能治疝气等疾。痘疹方中用之者，以血活则肌松易于透表耳。"《日用本草》载："（山楂）化食积，行结气，健胃宽膈，消血痞气块。"

山楂所含脂肪酸能促进脂肪消化，并增加胃消化酶的分泌而促进消化，且对胃肠功能有一定调节作用。山楂提取物能扩张冠状动脉，增加冠脉流量，保护心肌缺血缺氧。山楂能降血脂，抗动脉粥样硬化，其降低血清胆固醇及三酰甘油，可能是随提高血清中高密度胆固醇及其亚组分浓度、增加胆固醇的排泄而实现的。山楂可强心、降血压及抗心律失常。抗血小板聚集、抗氧化、增强免疫、利尿、镇静、收缩子宫，抑菌等（《一味中药治顽疾》）。山楂能抗脑缺血，保护血管内皮细胞免受损害；有保肝、抗菌、抗肿瘤、抗疲劳等作用（高学敏、钟赣生主编《中药学》）。山楂能催眠、止痛，促进肠系膜微循环恢复，缓解血管痉挛，山楂总黄酮增加肾动脉和冠脉血流量（王再谟等编《现代中药临床应用》）。

治小儿疳积、面色萎黄，山楂肉与人参、白术、茯苓、黄连、神曲等同用，如肥儿散（《医宗金鉴》）。治妇人气滞血积、经脉不利、痛极拒按，及产后瘀血实痛，并男女血逆血厥等症，山楂与当归尾、香附、红花、乌药等同用，如通瘀煎（《景岳全书》）。治一切食积，与白术、神曲同用（《丹溪心法》）。

用法用量：煎服10～15g，大剂量30g，消食散瘀宜炒用、生用。止泻痢用焦山楂、山楂炭。

使用注意：胃中无食积、脾虚失运及胃酸过多者慎用。

药物对比

山楂肉	为成熟的果实。多用于消食，兼能破气化瘀，以通血瘀经闭。
山楂核	未成熟的果实。多用于消化不良的泄泻，兼下气消胀，治疝气。

枳实	消积	偏于破气散痞而消积。
山楂		偏于消食导滞而消积。

临床应用

【不良反应】多食山楂可引起胃酸过多，还有因吃山楂过量造成胃石症和小肠梗阻的报道。市售山楂片对小儿虽有促进食欲助消化作用，但因含糖较多，如食用量大，使血糖维持较高水平，则会影响食欲，久之可造成营养不良、贫血等。故中医认为山楂只消不补，无积滞或脾胃虚弱者应慎用或不用（高学敏主编《中药学》）。

配伍应用

（1）治痢疾。焦山楂60～150g水煎服。赤痢加红糖；白痢加白糖；赤白痢者红、白糖适量送服。

（2）治胃气痛方。沉香8g，山楂肉10g，胡椒5g，神曲5g，砂仁5g，共为细末，每服10g，略加砂糖，陈酒送下。

（3）①山楂首乌治脂肪肝。生山楂30g，何首乌30g，泽泻30g，黄精30g，丹参20g，虎杖20g，决明子20g，柴胡10g，生大黄3g（后下），荷叶15g，每日1剂，水煎服。1个月为一疗程，治疗3个疗程。加减：腹胀明显加炒莱菔子；恶心重者加半夏；右胁疼痛者，加白芍、龙胆草；服药后每天大便超过3次者，减少虎杖、何首乌剂量；吐酸水者加乌贼骨或减生山楂剂量。②养阴清热汤治酒渣鼻。玄参12g，生地黄15g，白花蛇舌草30g，黄芩9g，生石膏12g，制大黄9g，侧柏叶12g，生山楂12g，桑白皮9g，水煎服，每日1剂（《中医祖传秘籍》）。

（4）①酒精性肝病。山楂茶叶汤，1日1剂，水煎服，3周为1个疗程。②肾盂肾炎。每日以生山楂100g，冷水煎沸15～20分钟，共煮3次，每次500mL（儿童用1/3～1/2），14日为1个疗程（《一味中药治顽疾》）。

神曲（六神曲）

性味归经：甘、辛、温。入脾、胃经。

功效：消食和胃。

神曲表面黄色，味甘属土，气香入脾经，脾与胃经络相连，故又入胃经。

饮食入胃，有赖于胃、脾的腐熟和运化。若饮食伤中，脾失健运则产生消化不良、脘腹胀闷或泄泻等症。神曲是经发酵而成。凡发酵之品都有健脾和胃助消化的作用，其入脾、胃经。味甘补脾（脾欲缓，急食甘以缓之，用苦泻之，甘补之）。益胃（脾为胃行其津液），气香醒脾，温助阳气，辛行气滞，甘而不壅，温而不燥，辛而微散，健脾开胃，升脾降胃，升降复常，食积自化。神曲为多种解表药与面粉混合发酵而成，其消食之中并能健脾止泻、解表退热，性较和缓，对单纯性消化不良的效果好，常用治食滞脘腹胀满、食少纳呆、肠鸣腹泻、宿食留饮的脘痛吞酸、口吐清水及风寒表证兼食滞等症。

《本草经解》曰："饮食入胃，散精于肝，肝不散精则水谷宿积矣，积之既久，则有形可征者结于内。神曲气温散肝，肝气既散、则宿者消而积者化也。肝气既疏，则脾土自健。"《本草求真》云："神曲辛甘气温，其物本于白面、杏仁、赤小豆、青蒿、苍耳、红蓼六味，作饼蒸郁两成。其性六味为一，故能散气调中、温胃化痰、逐水消滞。小儿补脾轻等药，医多用此以为调治。盖取辛不甚散、甘不甚壅、温不见燥也。然必合以补脾等药并施则佳。"《景岳全书·本草正》言："神曲炒黄入药，善助中焦土脏，健脾暖胃，消食下气，化滞调中，逐痰积，破症瘕，运化水谷，除霍乱胀满呕吐。其气腐，故能除湿热，其性涩，故能止泻痢，疗女人胎动因滞，治小儿腹坚因积。"《药品化义》谈："神曲味甘，炒香，香能醒脾，甘能治胃。用此平胃气，理中焦，用治脾虚难运，霍乱吐逆，寒湿泄泻，孕妇胎动抢心、下血不止。若生用力胜，主消米谷食积、痰滞症结、胸满症痞、小儿腹坚，皆能奏绩。"《本草乘雅半偈》说："（神曲）诸家陈列功力，即借中黄生阳之气，敷布化育，宣五谷味，开发上焦，成阳出阴入之为体为用耳。"《本经逢原》讲："神曲入阳明胃经，其功专于消化谷麦酒积。陈久者良，但有积者能消化，无积而久服则消人元气，故脾阳虚，胃火盛当禁也。"《本草便读》称："（神曲）五味兼有，甘辛独多，性温入脾胃。消磨水谷是其本功。发表者，以其有郁蒸之气，性能升发也。"《国药的药理学》谓："神曲，是借其发酵作用以促进消化功能。但是在胃酸过多、发酵异常的患者，当绝对避免使用。""疗脏腑中风气，调中下气，开胃消宿食，主霍乱心膈气，痰逆，除烦破症瘕及补虚。"《汤液本草》。《本草纲目》曰："按倪维德《启微集》云：神曲治目病，用生能发其生气，熟用能敛其暴气也。"

神曲因含有多量的酵母菌和B族维生素，故能促进消化液分泌帮助消化，增进食欲，维持正常消化功能（王再谟等编《现代中药临床应用》）。并有抗菌和调理肠道菌群作用（高学敏、钟赣生主编《中药学》）。

消食积停滞的胸脘痞满、腹胀时痛、嗳腐吞酸等，与莱菔子、山楂、茯苓、半夏、陈皮、连翘同用，如保和丸（《丹溪心法》）。治脾虚不能磨食，神曲与白术、人参、枳实、砂仁同用［《方脉正宗》摘自《中药大辞典》神曲（处方）］。

用法用量：煎服6～15g，消食导滞宜炒用，发表散郁宜生用。

使用注意：脾阴亏虚、胃火旺盛、胃酸过多及孕妇慎用。

药物对比

焦三仙	消积	消内积（偏疗腹泻）。
焦山楂		
焦麦芽		消面积（偏疗不泻，无发热者）。
焦神曲		消谷积（偏疗伤食，发热，泄泻）。

临床应用

测定7种中药及其复方黄曲霉毒素，证明神曲及其制剂越鞠丸、保和丸、肥儿片中均有不同程度的黄曲霉毒素存在。神曲水煎剂易于粘锅，难以过滤，且影响复方中其他药物有效成分的煎出，因而认为神曲不宜入煎剂用（摘引自高学敏主编《中药学》·神曲）。

配伍应用

（1）治少阳证兼见咳喘、心动过速者。柴胡12g，黄芩、半夏、桑白皮、远志各10g，神曲炒30g，杏仁12g，炙甘草6g，姜枣引水煎服。

（2）治寒湿困中、脾失健运之厌食症。温中运脾汤（蒋仰三）：制附子3g，肉桂1g，干姜2g，炒白术6g，炒苍术5g，茯苓6g，鸡内金5g，焦山楂10g，神曲10g，炒枳壳6g，青陈皮各5g，甘草3g，水煎服，每日1剂，日2次服。其中鸡内金应研末冲服，方不破坏其有效消化酶素（《首批国家级名老中医效验秘方精选》）。

（3）清肠助运、消导化滞，治小儿消化不良。白头翁6～10g，香附4～8g，砂仁1～2g，茯苓5～8g，苍术炭5～8g，山楂炭6～12g，焦神曲8～12g，炙甘草1～4g，将上药浓煎成200mL，1天可分多次服用。加减：兼有外感风寒者，加藿香6g、制半夏4g、苏梗5g；挟有湿热重者加秦皮6g、黄芩5g；久泻伤脾者加芡实10g、山药10g、莲肉10g、升麻4g、诃子6g；脾阳虚者，加炮姜4g、制附子4g；伤阴者，加生地黄8g、石斛8g、乌梅7g，且减去砂仁、苍术（《中医祖传秘籍》）。

（4）治小儿久泻。焦神曲12g，鸡内金6g，炒山药30g，为末，加糖适量，酌情内服（王再谟等编《现代中药临床应用》）。

鸡内金（鸡肫皮）

性味归经：甘、平。入脾、胃、小肠、膀胱经。

功效：消食健胃，涩精止遗。

鸡内金（药材）"表面金黄色、黄褐（黑与黄合成）色或黄绿（蓝与黄合成）色""气微腥，味淡，微苦"。

色黄味甘，入脾、胃经。"凡药气味有体有用，相反而实相成"，得土之味者，皆得水之气，能走癸水肾经（色黑亦入肾）。味苦达下，甘淡渗利，尤善入壬水膀胱经（肾与膀胱经络相通）。膀胱与小肠经络相通（膀胱足太阳之脉，起于目内眦；小肠手太阳之脉……至目内眦），故又入小肠经。

凡动物之弱于齿者，必强于胃。鸡内金为鸡的脾胃（《本经》原名鸡肫胵里黄皮），为消化水谷之所，是一种强有力的消导药。其入脾、胃经，味甘补脾（脾欲缓，急食甘以缓之，用苦泻之，甘补之）健胃。中焦健运，脾升胃降，升降正常，食积自化。其得土味者，皆得木之气，又能入肝经（性平禀春木之气，色蓝含青亦入肝经），甘缓肝急（肝苦急、急食甘以缓之），司疏泄，行气滞，助消化，导食积而消食健胃，性较平和，尤善治小儿疳积。"清气在下，则生飧泄"（《素问·阴阳应象大论》）。"泄泻之本，无不由于脾胃"（《景岳全书》·泄泻）。脾主运化水湿，胃能纳食消积，脾胃健旺，清升浊降，食消湿除，泄泻自止。凡是食积气滞的腹胀泻痢、反胃吐酸，及脾胃虚寒、食少泄泻等症皆可用之。

"饮入于胃，游溢精气，上输于脾，脾气散精，上归于肺，通调水道，下输膀胱"（《素问·经脉别论篇》）。"虚劳小便余沥者，肾气虚而膀胱不利故也。膀胱不利，则气不能化，气不化，则水道不宜，故小便后有余沥"（《圣济总录》卷九十二）。鸡内金能补脾胃益气血。脾气散精，上归于肺（气腥禀肺金之气），通调水道，下归膀胱而利尿。甘淡渗利，味苦补肾（肾欲坚，急食苦以坚之，用苦补气），气化及于州都，而水道宣通，小便余沥不畅自止。其入小肠、膀胱经，分清浊、调小便而止遗尿。其补脾胃、益肝肾，甘缓肝急则疏泄有节；苦坚补肾脏则涩精止遗（肾主藏精）。常用治肾虚遗精、遗尿和砂石淋（有化坚消石之功）等症。

《要药分剂》曰："肫为鸡之脾，乃消化水谷之物。其气通达大肠，膀胱二经。故以之治水而水从小便出也。若小儿疳积病，乃肝脾二经受伤，以致积热为患。鸡肫皮能入肝而除肝热，入脾而消脾积，故后世以此治疳病如神也。"《医学衷中参西录》说："鸡内金，鸡之脾胃也，其中原含有稀盐酸，故其味酸而性微温，中有瓷石、铜、铁皆能消化，其善化淤积可知。《黄帝内经》谓：诸湿肿满，皆属于脾，盖脾中多回血管，原为通彻玲珑之体，是以居于中焦以升降气化，若有淤积，气化不能升降，是以易致胀满。用鸡内金为脏腑疗法，若再与白术等分并用，为消化瘀积之要药，更为补脾胃之妙品，脾胃健壮，益能运化药力以消积也。且为鸡内金含有稀盐酸，不但能消脾胃之积，无论脏腑何处有积，鸡内金皆能消之，是以男子疝癖，女子症瘕，久久服之皆能治愈。又凡虚劳之证，其经络多瘀滞，加鸡内金于滋补药中，以化其经络之瘀滞而病始可愈。至以治室女月信一次未见者，尤为要药，盖以其能助归、芍以通经，又能助健补脾胃之药，多进饮食以生血也。"

《本草便读》讲："鸡内金……凡鸡所食之物，皆在此消化。炙黑用之，欲消磨水谷之物。且能治淋浊、止遗尿，以鸡无小便也。"《日华子本草》谓："（鸡内金）止泄精，并尿血、崩中、带下、肠风、泻痢。"《别录》曰："主小便利，遗溺，除热止烦。""治小儿食疟，疗大人（小便）淋漓、反胃、消酒积……"（《本草纲目》）。

鸡内金：口服粉剂后能增加胃液分泌量、酸度及消化力，增加胃运动功能，加快排空；鸡内金的酸提取物可加速放射性锶的排泄；体外实验能增强胃蛋白酶、胰脂肪酶活性。动物实验可加强膀胱括约肌收缩，减少尿量，提高醒觉（王再谟等编《现代中药临床应用》）。鸡内金生品对胃蛋白酶活性无明显影响，炒品显著增加大鼠的胃蛋白酶活性。鸡内金有抗凝及改善血液流变学的作用。对凝血系统有抑制作用（高学敏、钟赣生主编《中药学》）。

治脾虚泄泻，与白术、干姜、大枣同用，如益脾饼（《医学衷中参西录》）。治遗精，鸡内金18g，炒焦研末，分6包，早晚各1包，热黄酒半盅冲服（《吉林中药学》）。治小便淋沥、痛不可忍，鸡肫内黄皮五钱。阴干，烧存性。作一服，白汤下（《医林集要》）。〔以上后二方均摘引自《中药大辞典》鸡内金（选方）〕。

用法用量：煎服3~10g，研末服每次1.5~3g，研末服效果比煎剂好。

使用主意：伤风咳嗽、外感无里证、胃火炽盛及脾虚无积者均慎用。

药物对比

金钱草		偏于清理湿热，善治各种结石。
海金沙	化结石	偏于清血分血淋，善治下焦结石。
鸡内金		偏于消食积、化湿，善治胆、膀胱结石。

配伍应用

（1）治脾虚食积。腹胀食少汤：党参15g，白术15g，砂仁6g，炒山楂、炒麦芽、炒神曲各15g，鸡内金10g，甘草6g，水煎服。

（2）治小儿疳积症（尿如米泔，发热，面黄肌瘦，腹大青筋，小便清长，皮肤干燥，结膜干燥，困倦，肢肿，大便稀溏或干如羊粪等）。磨积散（陆石如）：鸡内金30g，生谷芽30g，焦麦芽30g，生黄芪25g，胡黄连12g，五谷虫30g，蜣螂30g，上药共研细末，每晚服3~6g，用红糖水调服之（《首批国家级名老中医效验秘方精选》）〔按：五谷虫异名虫且、谷虫。水仙子：咸寒、清热、消滞，治疳积腹胀、疳疮（《中药大辞典》）〕。

（3）①治小儿厌食症：苍术6g，炒鸡内金6g，莪术6g，山楂10g，神曲10g，党参

10g，麦芽15g，茯苓12g，陈皮8g，诸药水煎取汁150mL，分3次服，每日1剂，6天为一疗程。②治小儿遗尿症。枸杞子、鸡内金、益智仁、补骨脂各30g，覆盆子20g，车前子、五味子各10g，菟丝子10g。上药共研极细末，备用。3～6岁者每次服3g；7～9岁者每次4.5g；10岁以上者每次6g，每日服3次，淡盐汤送服，7天为一疗程，一般服1～3个疗程即可获愈（《中医祖传秘籍》）。

（4）男子在青春发育期：若数天遗精一次，或每月发生5～6次以上者，方用：鸡内金30g，炒成炭研末，用适量白糖水冲服。每天服1次，2～3天即能治愈（民间医师专病特治精典《神医奇功秘方录》）。

莱菔子（萝卜子）

性味归经：辛、甘、平。入肺、脾、胃经。

功效：消食除胀，降气化痰。

莱菔子（药材）表面红棕（红和黄合成）色。一端有脐，呈褐（黑和黄合成）色圆点状突起。质硬，破开后可见黄白色或黄色的种仁。

莱菔子色白味辛入肺经，色黄味甘入脾、胃经。味甘补脾益胃，辛行滞气。炒用性偏温，气香性温助阳暖中，气香醒脾健胃，辛甘主升，为子主降，能升能降，故能调补脾胃，升请降浊（中焦得建，脾升胃降），行滞消食，除胀开郁，以消面食积为其特长，多用于实证。

莱菔子甘补脾胃，辛温导滞，胃主纳食磨谷，脾主运化水湿，胃健脾强，食消湿除，痰浊自消。其能宣降肺气、导胃气下行，肺、胃喜降，气下则痰消。病痰饮者，当以温药和之。本品炒用则性温气香，故能消食导滞、温行香窜而去痰浊，善治食积脘闷、胀满、痰饮停留胸膈、肺胃气滞降下不畅的咳嗽痰壅等症。

《医学衷中参西录》曰："莱菔子，生用味微辛，性平，炒用气香性温。其力能升能降，生用则升多于降，炒用则降多于升，取其升气化痰宜生用，取其降气消食宜用炒者。究之，无论或生或炒，皆能顺气开郁。消胀除满，此乃化气之品，非破气之品，而医者多谓其能破气，不宜多服，久服，殊非确当之论。盖凡理气之药。单服久服，未有不伤气者，而莱菔子炒熟为末，每饭后移时服钱许，借其消食顺气，转不伤气，因其能多进饮食，气分自得其养也。若用除满开郁，而以参芪术诸药佐之，虽多服、久服，亦何至伤气分乎。"《纲目》云："震亨曰：莱菔子治痰，有推墙倒壁之功。时珍曰：莱菔子之动，长于利气。生能升，熟能降。升则吐风痰，散风寒，发疮疹；降则定痰喘咳嗽，调下痢后重，止内痛，皆是利气之效。"《本草新编》言："或疑萝卜子能治喘胀，然古人用之于人参之中，反奏功如神。……或问萝卜子专解人参，用人参而一用萝卜子，则人参无益矣。此不知萝卜子，而并不知人参者也。人参得萝卜子，其功更补。盖人参补气，骤服气必难受，非止满胀之症也，然得萝卜子，以其补中之利气，则气平而易受。是萝卜子平气之有余，非损气之不足，实制人参以平其气，非制人参以伤其气也。"

《本草便读》谈："莱菔子，辛甘温，入肺胃，长于治痰，生用则能升能散，善吐胸膈风痰；炒熟则性降，气降则痰消，一切喘嗽因痰者，皆可用之。能消面积，观其在上在下，用生用炒，或吐或消，无不灵验，亦物性之使然耳。"《本草纲目》说："亨曰：莱菔子治痰，有推墙倒壁之功。"《滇南本草》讲："（莱菔子）下气宽中，消臌胀，降痰、定咳喘，攻肠胃积滞，治痞块，单腹痛。"

莱菔子炒用能对抗肾上腺素对回肠节律性收缩的抑制，增强回肠节律性收缩；抑制胃排空作用，提高幽门部环行肌紧张和降低胃底纵行肌紧张性。水提物、醇总提取物及芥子碱硫酸氢盐均具降血压作用；有镇咳、祛痰、平喘、改善排尿作用；能降低胆固醇、防止动脉硬化（王再谟等编《现代中药临床应用》）。莱菔子素在1mg/mL浓度时对葡萄球菌和大肠杆菌有显著的抑制作用。1%莱菔子油对抗链球菌、化脓球菌、肺炎球菌、大肠埃希菌等生长。莱菔子生品组与炒品组相比，均能显著延长小鼠的咳嗽潜伏期，炒后其作用明显减弱（高学敏、钟赣生主编《中药学》）。其水浸剂（1∶3）在试管内对同心性毛癣菌等6种皮肤真菌有不同程度的抑制作用。莱菔子于体外能中和破伤风毒素和白喉毒素（高学敏主编《中药学》）。

治食积停滞的脘腹痞满、嗳腐吞酸或大便泄泻，与山楂，神曲、半夏、茯苓等同用，如保和丸（《丹溪心法》）。治老年人气实痰盛、喘满纳呆，与白芥子、苏子同用，如三子养亲汤（《韩氏医通》）。

用法用量：煎服6～10g，生用吐风痰，炒用消食、下气、消痰。

使用注意：气虚、无食积及痰滞者慎用，一般服人参时，不宜饮茶和吃胡萝卜，以免影响药效（《重审十八反》）。

药物对比

麦芽	消面积	疏肝回乳，善治乳房胀痛。
莱菔子		降气化痰，善治痰咳实喘。

山楂	消食导滞	补脾健胃，消磨积块。
莱菔子		消痰化滞，降气除胀。

半夏	化痰	降逆化痰，并和胃气。
莱菔子		降气消痰，兼除食积。

白芥子	化痰理气，定喘	偏于温肺气，豁痰。
苏子		偏于降肺气，祛痰。
莱菔子		偏于散肺气，化痰。

临床应用

【不良反应】莱菔子毒性较小，但莱菔素静注100mg可引起小鼠死亡。实验研究表明，人参与莱菔子同服，对人参提高小鼠抗疲劳、耐缺氧及抗应激素等功效亦未见影响（高学敏主编《中药学》）。

配伍应用

（1）治小儿湿热气滞食积的腹泻、呕吐、腹胀。黄连（或苦参）5g，车前子5g，莱菔子5g（炒），山楂5g，木香3g，甘草3g，水煎服。3岁以下小儿用量酌减。

（2）治痢疾。当归、白芍各六钱，莱菔子三钱；槟榔六分，炒枳壳、车前子、甘草各六分。白痢加白糖，红痢加红糖。每日1剂，3次即可痊愈（周洪范著《中国秘方全书》）。

（3）治下痢赤白、腹痛、里急后重初起者。化滞汤：生抗芍30g（一两），当归15g（五钱），山楂18g（六钱），莱菔子15g（五钱），炒捣，甘草6g（二钱），生姜6g（二钱）。若身形壮实者，可加大黄、朴硝各9g（三钱）下之（《医学衷中参西录》）（注：原书中药量按钱计算，现在用量为克，是折算其大体重量）。

4.①回乳：莱菔子30g，打碎，加水200mL煎至100mL，1日分2次分服。若效果不明显则可重复应用。多数2～3日可显效。②高脂血症。莱菔子、白芥子、决明子各30g。1日1剂，以水煎之，早、晚2次服用，30日为1个疗程（《一味中药治顽疾》）。

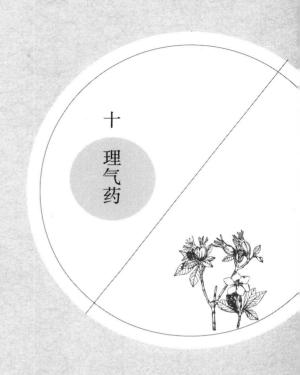

十

理气药

陈皮（橘皮、广皮）

性味归经：辛、苦、温。入脾、肺经。

功效：理气健脾，温湿化痰。

陈皮"外表面鲜橙红色、黄棕（红和黄合成）色至棕褐色（黑与黄合成）色"，皮表面浅黄白色"气芳香、味苦"，张寿颐"新气皮，橘皮也……留白者通称陈皮，去白则橘红"。

陈皮色白味辛入肺经，色黄气香入脾经，味辛宣肺散邪理气，苦温燥脾湿，助脾阳，气香醒脾，故能理气健脾。

痰是人体受某种致病因素作用后，水液代谢障碍所形成较稠浊的病理产物，陈皮入脾经，苦温燥湿暖脾，气香化浊醒脾，辛散苦池，温通行气血，而助脾运，苦能燥脾湿而益脾（脾喜燥恶湿），脾健则湿除，苦降肺胃（脾与胃经络相连，又能入胃经），气下行，气下而痰消，脾健胃和痰自化。

常用治脾肺气滞，胸闷不畅，脾胃气滞的胃腹胀痛，嗳气吞酸，呕哕吐泻，气滞便秘，食少不适，湿痰、寒痰咳嗽及气滞血瘀的乳痈初期等症。

《本草经疏》曰："橘皮花开于夏，实成于秋，得火气少，金气多，故味辛气温，无毒，味薄气厚，降多升少，阳中之阴也……其主胸中热逆气，气冲胸中瘕呕哕者，以肺主气，气常则顺，气变则逆，逆则热聚胸中而成瘕……辛能散，苦能泄，温能通行，则逆气下，呕咳止，胸中瘕热消矣，脾为运化磨物之脏，气滞不能消化水骨，为吐逆、霍乱、泄泻等症，苦温能燥脾家之湿，使滞气行，诸症自瘥矣。"《本经疏证》云："（橘皮）若脾不能为胃散精布气，则水谷之气遂有壅滞而不利，借其芳香以通达之，水谷自利矣。"《汤液本草》言："（橘皮）《心》云：导胸中滞去，除客气，有白术则补脾胃，无白术则泻脾胃。《珍》云：益气利肺，有甘草则补肺，无甘草则泻肺。"《本草纲目》谈："其治百病，总是取其理气燥湿之功，同补药则补，同泻药则泻，同升药则升，同降药则降。脾乃元气之母，肺乃摄报之龠，故橘皮为二经气分之药，但随所配而补泻升降也。"《本草汇言》说："（橘皮）去白开痰，留白和脾，盖味辛善散故能开气，味苦善泄，故能行痰，其气温平，善于通达，故能止呕、止咳、健脾、和胃者也。"《理虚元鉴》认为："若杂证之有胸膈气滞，皆由于寒湿侵胃，故用陈皮之辛以利之，诚为至当。乃世不察虚劳、杂证之分，但见胸口气滞，辄以陈皮理气，不知陈皮味辛而性燥，辛能散肺气之清纯，燥能动阴虚之相火，本以理气，气反伤矣，唯清金之火，化源初动，脾气未健，胃口渐觉涩多，可少加陈皮以快之，使中宫一清，未为不可，又或时气偶来，脾胃濡泻，亦可暂用数剂以清理之，然亦须去病则已，不宜常用。"

《本经逢原》讲："橘之文采，焕发于外，故其功用都在于皮，专行脾肺二经气分。《本经》主治胸中痰热逆气，为消痰运食之要药，留白则补脾胃，去白则理肺气。"《景岳全书·本草正》有话："陈皮，味辛苦，性温散，气实痰滞必用，留白者，微甘而性缓，去白者，用辛而性速，泻脾胃痰浊，肺中滞气，消食开胃，利水通便，吞酸嗳腐，反胃嘈杂。呃逆胀满堪除，呕吐恶心皆效，通达上下，解酒除虫，表里俱宜，痈疽亦用，尤消女人乳痈，并解鱼肉诸毒。"《医林纂要》载："橘皮，上则泻肺邪，降逆气；中则燥脾湿，和中气；下则舒肝木，润肾命，主于顺气、消痰、开郁。"《本草分经》谓："（陈皮）入脾肺气分，能散能和能燥，利气调中，消痰快膈，宣通五脏，统治百病……广产者为胜，名广皮；陈者良，名陈皮。"《本草害利》："（陈皮）气味辛温，能耗真气，凡中气虚，气不归元，忌与耗气药同用。胃虚有火呕吐，不宜与温热香燥药同用，阴虚咳嗽生痰，不宜与半夏、南星等同用。"《本草求真》指出："橘皮，味辛而温，治虽专主脾肺，调中快膈，导痰消滞，利水破症，宣五脏理气燥湿。……且同生姜则能止呕，同半夏则豁痰。同杏仁则治大肠气闭，同桃仁则治大肠血闭……然多服亦能损气。"

陈皮，能调节胃肠平滑肌运动，促进胃液分泌，助消化，抗胃溃疡，利胆，溶石，祛痰，平喘，有维生素P样作用，能降低毛细血管脆性，防止微血管出血。小剂量增强心肌收缩力，使心排血量增加，扩张冠状动脉，增加冠脉流量；大剂量则抑制心脏；能降低血清胆固醇，减轻和改善主动脉粥样硬化病变，增强纤维蛋白溶解，抗血栓形成；升血压，抗休克，抗过敏，保肝，抑制精子畸形；陈皮提出物有清除自由基和抗脂质过氧化作用；鲜陈皮煎剂，有扩张气管的作用（王再谟等编《现代中药临床应用》）。陈皮挥发油有刺激性祛痰作用，主要有效成分为柠檬烯，陈皮煎剂静脉注射能使麻醉兔在位子宫呈强直性收缩（高学敏主编《中药学》）。陈皮有抗衰老、抗炎、抗肿瘤、抗菌、抗氧化、抗病毒作用，含有氧化物的橙皮苷有升高兔血糖的作用，橙皮苷能增加肾上腺素对小鼠的毒性作用（高学敏、钟赣生主编《中药学》）。

治胃虚呃逆，与竹茹、人参、甘草等同用，如橘皮竹茹汤（《金匮要略》）。治痰湿咳嗽，症见咳痰多色白、恶心呕吐、舌苔白润、脉滑等，与半夏、茯苓、甘草同用，如二陈汤（《和剂局方》）。

用法用量：煎服，3～9g。

使用注意：凡舌赤少津、内有实热、热痰咳嗽及无痰湿气滞者慎用。"气不足者不宜用之"（《本草纲目》）。

药物对比

生姜	止呕	和胃温散逆气而止呕。
陈皮		健脾理气化湿而止呕。

陈皮	理气	健脾化痰作用好。痰湿滞塞，脾肺气滞多用之。
橘核		散结止痛作用强。小肠疝气，睾丸肿痛多用之。

临床应用

【不良反应】川陈皮素给小鼠一次口服，观察24小时的LD50为（0.78±0.09）g/kg。纯品甲基橙皮苷静注小鼠的LD50为850mg/kg。橙皮苷；甲基查耳酮的毒性较大，小鼠静注3.6，新甲基橙皮苷查耳酮的LD50为600mg/kg（高学敏、钟赣生主编《中药学》）。

配伍应用

（1）治乳痈初起。肿痛汤：蒲公英60g，陈皮30g，远志15，没药10g，甘草10g，水煎服。

（2）治虫积腹痛。杀虫散：槟榔30g，芜荑10g炒，牵牛子30g，陈皮15g，雷丸10g，石榴12g，大黄24g，使君子15g，榧子肉12g，共为细末。用量酌情，白开水冲服。服前先饮糖水半碗。

（3）①治慢性肝炎，属湿热内蕴、积滞不通，仿茵陈蒿汤，小承气汤合四苓之意（江克明）：茵陈12g，山栀子12g，黄柏9g，龙胆草3g，生大黄6g（后下），枳实9g，厚朴45g，青、陈皮各4.5g，赤茯苓、猪苓、泽泻、车前子各9g，水煎服，日1剂，早、晚分2次服（陈武山、张银增主编《肝病诊治绝技》）。②治肝炎：陈皮30g，红枣10粒，水煎代茶喝，可加少量白糖（《中国家庭养生保健书库》编委会编《偏方治大病》）。

（4）①急、慢性气管炎，咳嗽有痰：桔梗、荆芥、白前、陈皮、紫菀、生甘草各10g，水煎服。②治结胸（病发于阳，而反下之，热入因作结胸）：人参一两，橘皮去白四两为末，炼蜜丸梧子大，每米饮下五六十丸。③治慢性胃肠炎：陈皮一两。将陈皮土炒至皮黄色，起珠取出研细末，每服三钱，冲白糖空腹服。④治产后二便不通：陈皮一两（去外皮）。研末饭前温酒服，每服三钱（《中国偏方秘方验方汇海》）。

青皮（青橘皮）

性味归经：苦、辛、温。入肝、胆、胃经。

功效：疏肝破气，消积化滞。

青皮（药材）"四花青皮（《医林集要》）""外皮黑绿色或青绿色""内面黄白色"。"青皮，又名均青皮"，断面"淡黄色或黄白色"，二者均"气清香、味苦辛""凡药气味有体有用，相反而目成"。色白味辛得金之味者，皆得木之气，故能入肝、胆、经（色青、绿亦入肝、胆经）；得木之味者，皆得土之气，又能入胃经（色黄亦入胃经）。

厥阴肝经过小腹，绕阴器，经乳头，布两胁。肝气郁滞则小腹胀满，或小肠疝气牵及睾丸肿痛，或乳房胀痛，或生乳痈或胁肋疼痛等症。青皮入肝经，疏肝解郁（肝欲散，急食辛以散之，用辛补之）。青皮未经寒暑，燥气不消，辛散苦泄温通，即能疏肝解郁，又能破气行滞，故能治上述诸症。青皮辛散苦泄温行，入肝施疏泄，助脾胃的摄纳运化，"土得木而达"。其入胆经能贮存和排泄胆汁以助饮食的消化，其入胃经，辛行气，苦入血，温助胃阳，气香醒脾，其气峻烈，破气行血，降胃下行，消积化滞，通则不痛，常用治食积气滞、脘腹胀痛、气逆等症。

《本草求真》曰："青皮本橘生，其皮则一。何为因青皮而异？盖犹人当少壮，则性燥暴而少柔；人当老年，则性渐减而不燥。青皮未经寒暑，燥气不消，故其赋性最劣。其色青，青属木，故青独入肝经则入，其味苦，故能入肝下气。然仍兼有辛气内存，故下中仍兼宣泄，是以书载为能发汗。"《本草便读》云："青皮乃橘之小者，色青气烈，味苦辛，性温燥，入肝胆气分，能发汗散寒、行气破积。如壮盛年少之人，其气剽悍，故一切疝气、痰滞、积聚等证属于肝胆者，皆可用之。用醋炒者缓之敛之，制其剽之性，引以入肝也。"《中药大辞典》载："朱震享：青皮乃肝、胆二经气分药，故人多怒、有滞气、胁下有郁积或小腹疝痛，用之以疏通二经，行其气也。若二经虚者，当先补而后用之。又疏肝气加青皮，炒黑则入血分也。"《本草征要》指出："青皮伐肝，兼能发汗，性颇猛锐，不宜多服。"《本草汇言》谈："青橘皮破滞气，削坚积之药也。凡病郁怒气逆而寒热不清，或下痢痛甚而小腹胀满，或小儿食疳诸积而肚大肢瘦，三者乃脾气不合病，此剂苦能泄，辛能散，芳香能辟邪清瘴，运行水谷，诚专功也。"

《本草经解》说："（青皮）饮食入胃，散精于肝，气温入肝，肝能散精，食自下，辛能散，温能行，积者破而结者解矣。"《本草通玄》讲："青皮入肝……究竟主肺，脾之症多，症脉自弦，肝风之崇，青皮入肝散邪，入脾涤痰，故症家必需之品。"《本草备要》

谓："（青皮）除痰消痞。治肝气郁结、胁痛多怒、久症结癖、疝痛、乳肿。"《本草经疏》谓："青皮，性最酷烈，削坚破滞是其所长，然误服之，立损人真气，为害不浅。凡欲施用，必与人参术、白术、芍药等补脾药同用，庶免遗患，必不可单行也。"《本草图经》曰："（青皮）主气滞、不食，破积结及膈气。"

青皮，能缓解胃肠平滑肌痉挛，舒张胆囊平滑肌；利胆、保肝、祛痰平喘；升高血压，兴奋呼吸；抗休克，兴奋心脏，增强胃肠血流量（王再谟等编《中药学》）。青皮煎剂影响子宫、膀胱平滑肌的收缩活动，对子宫平滑肌呈抑制作用，对膀胱平滑肌呈兴奋作用。青皮等理气药有抗血小板聚集作用，青皮的作用与阿司匹林相当（高学敏、钟赣生主编《中药学》）。

治寒凝气滞的小肠疝气，少腹痛引睾丸，与乌药、木香、茴香、槟榔等同用，如天台乌药散（《医学发明》）。治食积腹痛、气滞胀闷等症，与山楂、麦芽、神曲、草果同用，如青皮丸（《沈氏尊生书》）。

用法用量：煎服3~9g。醋炙疏肝止痛力强。

使用注意：气虚多汗、脾虚多痰及肝血虚无气滞者慎用。

药物对比

柴胡	疏肝气	疏上焦肝气，升提清阳的作用好。
青皮		平下焦肝气，破血散结的作用大。

陈皮	理气	性缓。入脾肺走上，理气健脾，燥湿化痰。	应用	脾失健运、胸腹胀闷或吐泻、痰嗽等症多用之。
青皮		性猛。入肝胆走下，疏肝破气，消积散结。		肝气郁结、胸胁疼痛或乳肿、疝气等症多用之。

配伍应用

（1）治肝气郁结的胁痛、腹痛。香附15g，生白芍12g，青皮、木香、柴胡、槟榔、藿香、半夏、元胡、香橼各10g，枳壳、沉香、甘草各6g，水煎服。

（2）治急性肠炎。粉葛根6g，淡黄芩6g，川黄连2.4g，苦参3g，川黄柏3g，广木香4g（后下），青皮、陈皮各3g，金银花9g炒，赤茯苓9g，炮姜炭2.4g，车前子9g（包），每日1剂，水煎，分2次服《中医祖传秘籍》。

（3）①治乳腺增生：青皮与穿山甲、三棱、莪术等同用。②治前列腺增生：青皮与川楝子、枳实等同用（沈映君《中药药理学》）。

（4）治肝硬化腹水，症见腹膨胀痛，时有潮热，舌沉红，脉弦细，证属阴虚气弱，内热水停者。五参四皮饮（魏长春）：丹参、党参、苦参、玄参、沙参、牡丹皮、青皮、地骨皮、黄芪皮，每日1剂，水煎分服（《首批国家级名老中医效验秘方大宝典》）。

枳实

性味归经：苦、辛、酸、温。入脾、胃、大肠经。

功效：破气消积，化痰除痞。

枳实（药材，①绿衣枳实（枸橘的幼果）"外表灰（黑和白）绿（蓝和黄合成）色或黑绿色"，断面边缘"棕（红与黄合成）黄色油点"；②酸橙枳实"外皮灰绿色或黑绿色"，横切面"淡黄棕（红与黄合成）色""中央褐（黑与黄合成）色"；③香园枳实，幼果"表面密被黄白色线毛"，渐大则渐秃净，"灰红棕色或暗棕绿色""断面黄白色"。

枳实色黄属土，入脾、胃经，色白味辛属金应走肺经，但为子主降，苦酸达下，尤善下行入大肠经（肺与大肠经络相连）。

枳实入脾、胃经，苦重燥湿泄结，苦辛宣散破气，性温助脾胃阳气以利胃纳脾运。辛酸能散肝郁，敛肝之横逆（肝欲散急食辛以散之，用辛补定，酸写之）。色绿（含青色）味酸入肝经，助脾胃健运以消食积（土得木而达）气香醒脾行气滞，辛温助脾以升清，脾升则胃降（苦降胃气）气下则痰消（苦温亦能燥湿化痰），行气化痰以消痞满，破气行滞而止疼痛。其入大肠经传化糟粕，故《素问》说"清气在下，则生食泻，浊气在上，则生膜胀""大肠者，传导之官，变化出焉"。凡积滞内停、气滞痞满、便秘、泻痢等症，无论气血痰食，皆可配伍应用。

《本草述钩元》曰："枳木春生白花，至秋成实，已凝于正秋，正以降为用者。枳实采于七八月，乘金令之旺气，故其降甚峻。""气烈而速，溃坚决壅，凡热邪结于湿土之分，非此不能决之。"《纲目》云："元素曰：心下痞及宿食不消，并宜枳实、黄连。杲曰：以蜜炙用，则破水积以泄气，除内热。洁古用去脾经积血。脾无积血，则心下不痞也，好古曰：益气则佐以人参、白术、干姜，破气则佐以大黄、牵牛、芒硝，此《本经》所以言益气而复言消痞也。非白术不能去湿，非枳实不能除痞。故洁古制枳术丸方，以调脾胃；张仲景治心下坚大如盘，水饮所作，枳实白术汤……腹中软，即消也。"《本草经疏》言："此药性专消导，破气损真。观朱震亨云泻痰有冲墙倒壁之力，其为勇悍之气可知。"《药品化义》谈："枳实色白味大苦，专泻胃实。""性猛烈而速下，开导坚秋，有推墙倒壁之功，故主中脘，以治血分，疗脐腹间实满，消痰癖，祛停水，逐宿食，破结胸，通便闭，非此不能也，……因脾郁结不能运化，皆取其辛散苦泄之力也。为血分中之气药，唯此称最。"《医林纂要》说："（枳实）人知其破气，而不知其敛阴，盖酸能补肺，所以敛阴也。《本经》言其益气明目。肺主气，壮火烁金，则能耗气，补肺降火，所以益气，故大小承气，汤中皆用之。承气者，火方盛而以阴承之，使气不至于一散而尽，则益气之说明矣。"《本草述校注》称："枳实本苦寒下行之性，而禀乎阴之乘旺之气，故其就下以至阴分也，气烈而速，如用治痞，谓邪结于湿土之分，非此不能决泄之使邪去而正复也。"《本草害利》指出："（枳实）凡中气虚弱，劳倦伤脾发为痞满者，法当调中益气，则食自化、痞自消；若再用此破气，是速其毙也，胀满非实邪结于中下焦，手不可按，七八日不更者，必不可用，挟热不利，亦非燥粪留结者，必不可用。伤食停积，多因脾胃虚、不能运化所致，慎勿妄投。如元气壮实，有积滞者，不得已用一二剂，病已即去之。若不识病之虚实，一概施用，损人真气为厉不浅。误投，虽多服参芪补剂，亦难挽其克削之害也。"

《本经疏证》讲："橘乘阳明宣发之气，则味辛甘；积秉阴冽敛降之气，则味苦酸，辛甘故主胸已上逆气，苦酸故主胸已下滞气，同为入中，有宣泄之殊矣……脾胃主行谷气于五脏，五脏禀谷气而后能周流无滞，脾胃滞则五脏皆滞，滞于中则痞痛胀满，滞于旁则痰癖停水，肠胃通则脾胃通，则脾气宣谷气行，此枳实行以有除胸胁痰癖、胁风痛，逐停水、破结实、消胀满、心下急痞痛之功矣。"《本草便读》谓："枳实即枳壳之初生而未熟者，如青皮、陈皮之类，性味主治皆同，而功力颇猛。故破积、行血、消食、消痰，皆赖之以承其气。或与补药同用，或与泻者并投，在人之运用耳。"《本经逢原》认为："枳实入肝脾血分，消食泻痰，滑窍破气，心下痞及宿食不消并宜枳术……洁古曰，心下痞及宿食不消发热，并宜枳实、黄连。好古曰，益气则佐以参、术、干姜，破气则佐以大黄、芒硝……李士林云，自东垣分枳壳治高、枳实治下，好古分枳壳治气、枳实治血，然究其功用皆利气也。凡气弱脾虚致停食痞满，治当补中益气，则食自化、痞自散。若用枳壳、枳实，是抱薪救火也。"《名医别录》载："（枳实）除胸胁痰癖，逐停水，破结实，消胀满，心下急痞痛，逆气胁风痛，安胃气，止溏泄，明目。""治咳嗽，水肿、便秘、子宫下垂及脱肛"（《现代实用中药》）。

枳实，缓解小肠痉挛，又能兴奋胃肠平滑肌，使胃肠蠕动收缩力节律增加，兴奋子宫，使子宫收缩消力，肌张力增加。煎剂有强心作用；枳实注射液静脉注射，能增加冠脉、脑、肾血流量，降低胸、肾血管阻力；枳实及N-甲基酰胺有利尿作用，能促胆囊收缩，奥狄括约肌张力增加，抑制血栓形成；抗过敏活性；降低毛细血管通透性（王再谟等编《现代中药临床应用》）。枳实与枳壳具有抗溃疡作用。枳实煎剂及枳壳的乙醇提出液结给麻醉犬、兔静脉注射有明显的升高血压作用（高学敏主编《中药学》）。

治脾胃湿热、积滞泄泻，与白术、黄芩、黄连、茯苓等同用，如枳实导滞丸（《内外伤辨惑论》）。治胸阳不振、痰阻胸痹、心中痞满等症，与薤白、桂枝、瓜蒌、厚朴同用，如枳实薤白桂枝汤（《金匮要略》）。

用法用量：3~9g，大剂量可用至30g，炒后性较平和。

使用注意：气虚下陷、脾胃虚寒者及孕妇慎用。"虚而久病，不可惧服"（《医学入门》）。

药物对比

陈皮	理气	中、上二焦多用，随气性以宣发之。
枳实		中、下二焦多用，顺气性以泄降之。

（待续）

（续表）

厚朴	行气滞	偏于行气燥湿，向表治外，对实症或虚中夹实的寒和湿症多用之。	散中除满	善除胀，治胀满而不治痛。
枳实		偏于破气行痰，向里治内，对气聚邪实的湿热和燥结症多用之。		偏消积，治坚满而且治痛。

枳实	同一树生	嫩，未成熟，性猛，破气多走下。	应用	消积除痞，导滞通便。
枳壳		老，已成熟，性缓，行气多走上。		理气宽中，消除胀满。

配伍应用

（1）治痔疮下血。槐花、侧柏叶、枳实、荆芥，均炒，各等分，共为细末，每服10g，小米汤送下。

（2）治肝硬化腹水。膨胀消水丹（李昌源）：甘遂粉10g，琥珀10g，枳实15g，沉香10g，麝香0.15g。上药共研细末，装入胶囊，每次4粒，间日1次，于空腹时用，大枣煎汤送服，此为峻猛之剂，故应与扶正之剂配合运用，应中病即止，不可久服（《首批国家级名老中医效验秘方精选》）。

（3）治痰邪所致的噫气病。旋复代赭汤：旋复花、代赭石、人参、生姜、甘草、大枣。加减：去枣，加茯苓、厚朴、枳实、沉香（蔡剑前等编《诊籍续焰》）。

（4）治胃结石症。莱菔子60g（生炒各半），鸡内金30g，连翘30g，枳实、大黄（酒浸后下）、焦三仙各15g，生半夏、茯苓各30g，红参（另炖）、五灵脂、陈皮、木香（后下）、炙草各10g，鲜生姜10片，上药连服3剂……3日后痊愈（《李可老中医急危重症疑难病经验专辑》）。

沉香（沉水香）

性味归经：辛、苦、微温。入脾、胃、肾经。

功效：行气止痛，温中止呕，纳气平喘。

沉香（药材）：①进口沉香"表面褐（黑与黄合成）色，常有黑色交错的纹理""破开面灰（黑与白合成）褐色"。②国产沉香表面"可见黑褐色的含树脂部分与黄色的木部相间"。折断面"棕（红与黄合成）色"，二者均"香气浓烈"。

沉香色黄气香能入脾、胃经（脾与胃经络相连）。得土之味者，皆得水之气，色黑，质量苦降能入肾经。其辛散苦泄温胜寒，芳香行窜，善散胸腹间阴寒气滞，辛苦行气滞泄血结祛寒而止痛，辛温行气血，香窜升脾气，味苦质重降胃逆，且脾升胃自降，故能治中焦寒聚、胃气止逆的呕吐。沉香温而不燥，行而不泄，为理气调中的主药，其入肾经，苦坚肾补气（肾欲坚，急食苦以坚之，用苦补之），辛润燥，通水中之真报（肾苦燥，急食辛以润之，开腠理，致津液，通气也），扶脾益肾，引火归元，纳气平喘，又为调补下焦的良药，凡脾胃气滞湿阻引起的胸痞腹胀、时痛、呕吐呃逆及肾气虚寒气逆喘息等症的要药。

《本草述校注》曰："沉香，养诸气，保和卫气，降真气也……沉香之本禀受乎地之阳，而蕴酿乎天之阴……其上而至天，下而至泉，与药为使，最相宜也。……中梓曰：沉香行气而不伤气，温中而不助火，诚为良剂也。"《本草通玄》云："沉香，温而不燥，行而不泄，扶脾而运行不倦，达肾而引火归元，有降气之功，无破气之害，洵[xún（的确）]为良品。"《本草经疏》言："沉香，气芬香。《本经》疗风水毒肿者，即风毒水肿也，水肿者，脾湿也，脾恶湿而喜燥，辛香入脾而燥湿，则水肿自消。风邪恶气之中人，必从口鼻而入，口鼻为阳明之窍，阳明虚则恶气易之，得芬芳清阳之气，则恶气除而脾胃安矣。沉香治冷气、逆气、气郁、气结，殊为要药。"《药品化义》谈："沉香，纯阳而升，体重而沉，味辛走散，气雄横行，故有通天彻地之功……若寒湿滞于下部，以此佐舒经药，善驱逐邪气；若跌扑损伤，以此佐活血药，能散瘀定痛。若怪异诸病，以此佐攻痰药，能降气安神。总之，疏通经络，血随气行，痰随气转，凡属痛痒，无不悉愈。"《本经逢原》曰："沉水香性温，秉南方纯阳之气，专于化气，诸气郁结不伸者宜之。"

《本草备要》说："辛苦性温，诸木皆浮，而沉香独沉，故能下气而坠痰涎。能降亦能升。气香入脾故能理诸气而调中，其色黑体阳，故入右肾命门，暖精助阳，行气不伤气，温中不助火。"《本草新编》讲："入命门，补相火，抑阴助阳，养诸气，通天彻地，治吐泻，引龙雷之火下，藏肾宫，安呕逆之气，上通于心脏，乃心肾交接之妙品。"《本草思辨录》称："肾阳虚之人，水上泛而为痰涎，火上升而为喘逆。沉香质坚色黑而沉，故能举在上之水与火，悉摄而返之于肾。"《本草述》载："按诸香如木香之专调滞气，丁香之专疗寒气。檀香之理上焦气，皆不得如沉香之功能，言其养诸气，保和卫气，降真气也。"

《本草便读》谓："（沉香）辛温香烈，入肺脾肾三脏，上至天而下至泉，三经气分药也。主脾肺气逆、中恶腹痛，以及一切寒滞胸膈而为呕吐等症，宣导气分，则痰行水消。其沉降之性，故能壮肾阳、助命火，凡下焦虚寒，以致气不归元，上逆而为喘急者，皆宜用耳。"《本经逢原》认为："沉水香专于化气，诸气郁结不伸者宜之。……昔人四磨饮，沉香化气丸，滚痰丸用之，取其纳气归元也，但多降少升，久服每致矢气无度，面黄少食，虚证百出矣。"《雷公炮制药性解》指出："沉香属阳而性沉，多功于下部，命肾之所由入也，然香剂多燥，未免伤血，必下焦虚寒者宜之，若水脏衰微，相火盛炎者，误用则水益枯而火益烈，祸无极矣。"

沉香所含的挥发油，能促进消化液分泌及胆汁分泌，有麻醉止痛、肌松作用，可延长睡眠时间、降低血压、抗痉挛及脑内胺的变化；能抑制小肠运动。水煮液及水煮沉液能抑制回肠的主动收缩；对抗组胺、乙酰胆碱引起的痉挛性收缩，对整体动物能使新斯的明引起的小鼠肠推进运动减慢，呈现肠平滑肌解痉作用（王再谟等编《现代中药临床应用》）。沉香煎剂对结核杆菌、伤寒杆菌、福氏痢疾杆菌均有较强的抗菌作用（高学敏主编《中药学》）。

治冷气攻冲、心腹作痛，与乌药、木香、槟榔同用，如沉香四磨汤（《卫生家宝》）。治寒邪犯胃、呕吐清水，与黄芪、磁石、滑石、瞿麦穗同用，如沉香丸（《圣济总录》）。治下元虚寒、肾不纳气之虚喘症，与补骨脂、附子、肉桂等同用，如黑锡丹（《和剂局方》）。

用法用量：煎服1.5～4.5g宜后下，或磨汁冲服或入丸散剂，每次0.5～1g。

使用注意：阴虚有热及气虚下陷者慎用。

药物对比

肉桂	温经治小腹冷痛	用于血虚之症。
沉香		用于气滞之症。

莱菔子	理气	降气祛痰、消食。
沉香		降气纳胃，祛湿。

临床应用

【不良反应】曾有多例沉香过敏的报道，如炮制沉香过程中出现过敏性皮疹1例（高学敏主编《中药学》）。

配伍应用

（1）治肝气犯胃的胃脘痛。柴胡、酒白芍、枳实、广木香、陈皮、香附、元胡各10g，沉香（后下）、良姜、炙甘草各6g，水煎服。偏左侧痛加青皮，偏右侧痛加姜黄。

（2）治癫痫。上沉香、胆南星、海浮石、青藤石、密陀僧各9g，神曲60g，法半夏

15g，黑、白丑（生炒）各22.5g。将上药共研细末，对入细白面500g，加水适量，和成面块，烙成焦饼（可加少量糖或芝麻）10个，成人每晨空腹吃1个，小儿酌减（《中医祖传秘籍》）。

（3）治肾虚失纳、痰饮停肺之咳喘、胸膈满闷、咳喘短气、痰多色白、苔白腻、脉沉细滑等。四子平喘汤（陆芷青）：葶苈子12g，炙苏子9g，莱菔子9g，白芥子2g，苦杏仁9g，浙贝母12g，制半夏9g，陈皮5g，沉香5g（后下），大生地黄12g，当归5g，紫丹参15g。文火水煎，每日1剂，分2次温服。加减：畏寒肢冷加肉桂，咳嗽甚者加百部、前胡；咳痰黄稠去沉香、生地黄、加黄芩、焦山栀；咳痰不畅加竹沥、瓜蒌皮（《首批国家级名老中医效验秘方精选》）。

（4）①治肝硬化腹水实证。桂枝汤加减去甘草合消水丹（刘渡丹）：甘遂10g，沉香10g，琥珀10g，枳实5g，麝香0.15g。上药共研细末，装胶囊中，每粒重0.4g，每次服4粒。晨起空腹用桂枝10g、白芍10g、生姜10g、肥大枣20枚，煎汤送服（陈武山、张银增主编《现代名中医肝病诊绝技》）。②治呃逆：生赭石30g，沉香、法半夏各15g，上药共研细末，装瓶备用。用时取药末20g，以生姜汁调匀成膏，贴敷中脘（肚脐上）。外以纱布盖上，胶布固定，每日换药1次（《中国家庭养生保健书库》编委会编《偏方治大病》）。

木香（广木香）

性味归经：辛、苦、温。入脾、胃、大肠、胆、三焦经。

功效：行气止痛，健脾消食。

木香（药材）①云木香"表面黄棕（红与黄合成）色至灰（黑与白合成）棕色"，断面黄棕色，暗棕色或黄白色。②越西木香"表面黄棕色，暗棕色或灰棕色"，断面"棕色或棕黄色"。③川木香表面黄棕色至暗棕色。断面"皮部黄木棕色""中心髓部类白色疏松"，三者"气芳香而特异"。

木香色黄气香入脾、胃经（脾与胃经络相连），其气味俱厚，能升能降，苦多于辛，降大于升。木香色白味辛属肺，降下之力大，尤善入大肠经（肺与大肠经络相连）。"凡药气味有体有用，相反而实相成。"得土之味者，皆得木之气，又能入胆经。色红味苦可走心包经（相火）。心包经与三焦经经络相连，尤善达下入三焦经（相火），

木香辛温主升，味苦主降，气香走窜，辛散苦泄温通，行气泄结祛寒，宣通上下一切寒凝气滞而止痛。《素问·宝命全形论》说："土得木而达！木香辛散温通入胆经，排泄胆汁入肠道以促进食物消化和吸收，苦降胆气下行，以利肝之升清。"《中藏经》讲三焦"总领五脏六腑营卫，内外上下之气也；三焦通，则内外左右上下皆通也"。其入三焦经，三焦是气的升降出入的通道，又是气化的场所，有能主持诸气，总司全身气机和气化的功能，又为水液运行的道路，能入中焦，辛升苦降，调脾胃气机之升降，疗中焦水湿的留滞。中枢旋转复常，四维升降自调，故能健脾消食，常用治胸腹气滞胀痛、消化不良、食欲缺乏、脾虚食少、兼食积气滞的脘腹胀痛及泻痢后重或寒疝等症。

《纲目》云："时珍曰：木香乃三焦气分之药，能升降诸气。诸气膹郁，皆属于肺，故上焦气滞用之者，乃金郁则泄之也。中气不运，皆属于脾，故中焦气滞宜之者，脾胃喜芳香也。大肠气滞则后重，膀胱气不化则癃淋，肝气郁则为痛，故下焦气滞者宜之，乃塞者通之也。"《本草述钩元》曰："（木香）兹味禀于温热，乃能从降而升，即自升而降。正合于阳从地升，复从天降，俾一切寒凉之著，皆无留行。"《本草求真》言："木香味辛而苦，下气宽中，为三焦气分要药。然三焦则又以中为要，故凡脾胃虚寒凝滞而见吐泻停食，肝虚寒入而见气郁气逆，服此辛香味苦，则能下气而宽中矣，中宽则上下皆通，是以号为三焦宣滞要药。至书所云能升能降，能散能补，非云升类升柴，降同沉香，不过因其气郁不升，得此气克上述耳。况此苦多辛少，言降有余，言升不足，言散则可，言补不及。"《本草汇言》谈："（木香）《本草》言治气之总药。和胃气，通心气，降肺气，疏肝气，快脾气，

暖肾气，消积气，温寒气，顺逆气，达表气，通里气，管统一身上下内外诸气，独推其功。然性味香，燥而猛，如肺虚有热者、血枯脉燥者、阴虚火冲者、心胃属火者、元气虚脱者、诸病有伏热者，慎勿轻犯。"《本草述校注》载："（木香）先哲所说非苦无以至地，非辛无以至天，此味苦多而居先，不可想其出地之阳乎？辛少而处后，不可想其由地而达天乎？然末有兹味禀于湿热，乃从降而升，即自升而降，正合于阳从地升，复从天降，俾一切寒凉之著皆无留行，此乃升降自然之机，不可以破泻真气目之也。"《本草正义》认为："木香虽以木名，实为草类，以气用事，故专治气滞诸痛，于寒冷结痛尤其所宜，然虽曰辛苦气温，究以大辛大热不同。则气火郁结者，亦可用之以散郁开结，但不可太多。且味苦必燥，阴虚不足之人，最宜斟酌，过用则耗液伤阴，其气将愈以纷乱而痛不可解矣，近人更用之于滋补药中，则恐滋腻重滞窒而不灵，加以疏通其气，庶其运气捷而消化健，是亦善于佐使之良法。"

《本草乘雅半偈》说："木香，香草也，名木香，当入肝，故色香气味，各具角木用，亦入脾故根枝节叶，亦各具宫土数，入脾则夺土郁，入肝则达木郁。经云：木郁则达之，土郁则夺之。……淋露，梦寐魇寐，致郁土郁木者，咸可达之夺之。"《本草便读》讲："木香苦辛而温，芳香而燥，入肝脾气分，宣散上下一切寒凝气滞，温中止痛，辟鬼除邪。然纯阳之性，阴虚液涸者切勿沾唇。煨熟可上泻利，因木香气味俱浓，且熟则无走散之性，唯觉香燥而守，故能实大肠，凡治泄泻恒用之，肝喜调达，脾喜温燥，木香固为两脏所喜，而燥散太过，宜与补药同用为佳。"《本草会编》谓："木香与补药为佐则补，与泄药为君则泄也。"《本草新编》指出："或问广木香与青木香，同为止痢之药，子何取广木香，而弃青木香？……若广木香则不然，气温而不寒，能降气而不散气，且香先入脾，脾得之而喜，则脾气调而秽物自去，不攻之攻，正善于攻。"

木香对胃肠道有兴奋或抑制的双向作用，能促进消化液分泌，木香单味药能通过胃肠蠕动加快，促进胃排空，明显拮抗大鼠急性胃黏膜损伤，溃疡抑制率达100%，有明显的利胆作用；有松弛气管平滑肌作用；并能抑制链球菌、金黄色与白色葡萄球菌的生长，有利尿及促进纤维蛋溶解等作用（高学敏主编《中药学》）。小剂量的木香水提液与醇提液对在体蛙心与犬心有兴奋作用，大剂量则有抑制作用。木香中含有的去内酯挥发油、总内酯可使离体兔耳与大鼠血流量增加，有明显的血管扩张作用。静注云木香碱可出现支气管扩张反应，腹腔注射总内酯或内酯挥发油对吸入致死量的组胺或乙酰胆碱气雾剂豚鼠有保护作用，有抗腹泻、抗炎、镇痛、增强延胡索的抗胆碱作用（高学敏、钟赣生主编《中药学》）。木香有降血压、降血糖、抗癌作用（王再谟等编《现代中药临床应用》）。

治积滞内停的脘腹痞满胀痛、大便秘结，与槟榔、陈皮、黄连等同用，如木香槟榔丸（《儒门事亲》）。治下痢腹痛，与青皮、陈皮、香附、黄连等同用，如木香槟榔丸（《卫生宝鉴》）。治脾虚气滞、呕恶痞闷，与人参、白术、茯苓、砂仁等同用，如香砂六君子汤（《时方歌括》）。

用量用法：煎服1.5～6g。生用行气力强，煨用行气力缓而实肠止泻。

使用注意：肺虚有热、血枯而燥者慎用。

药物对比

沉香	行气	偏于纳气，使气逆者下降。
木香		偏于调气，使气郁者消散。

茯苓	止泻	止泻在于健脾渗湿。
木香		止泻善于和胃理气。

临床应用

【不良反应】大鼠腹腔注射木香总内酯的LD50分别为300mg/kg和200mg/kg。木香总生物碱小鼠、大鼠静脉注射的最大耐受量分别为100mg/kg和90mg/kg（高学敏、钟赣生主编《中药学》）。

配伍应用

（1）治痰气交阻的噎膈或肝气犯胃的呕吐。半夏12g，广木香、茯苓、陈皮、砂仁、黄连各10g，吴茱萸3g，炙甘草3g，生姜6g，大枣3枚（去核），水煎服。

（2）治肝气郁滞的腹痛。柴胡10g，白芍12g，香附15g，广木香、槟榔、枳壳、沉香、藿香、半夏各10g，元胡6g，甘草3g，水煎服。

（3）治肝胃气痛。①匀气散：丁香二钱，白豆蔻三钱，檀香三钱，木香三钱，藿香三钱，砂石二钱，甘草一钱，共研为末散服之。②理气平肝散：柴胡三钱，白芍四钱，枳壳三钱，甘草钱半，木香二钱，香附二钱，乌药二钱，青皮钱半，川芎二钱，元胡三钱，五灵脂三钱，研为末散服（周洪范著《中国秘方全书》）。

（4）治脾胃虚弱、时溏时泻、脘闷腹胀的慢性腹泻（肠炎）、慢性痢疾。健脾固肠汤（鼓澍）：党参10g，炒白术10g，炙甘草6g，木香3g，黄连5g，炮干姜5g，秦皮10g，乌梅5g，水煎服，日1剂，分2～3次口服（《首批国家级名老中医效验秘方精选》）。

香附（香附子、莎草根）

性味归经：辛、微苦、微甘、平。入肝、脾、三焦经。

功效：疏肝解郁，理气安中，调经止痛。

香附（药材）"表面棕（红和黄合成）褐（黑与黄合成）色或黑褐色""经过蒸者断面色棕黄而微紫红……生晒者断面色白而显粉性""气芳香"。香附色黄味甘气香入脾经。性平（微寒微温）春之气，色紫（含青色）入肝经，味苦火之味，色红可走心包经（相火），心包经与三焦经经络相连，同气相求，可入三焦经（相火）。且其具红、白（上焦），黄、青（中焦），黑（下焦）三焦之色，故善入三焦经。

香附入肝经，辛甘补肝缓急（"肝欲散，急食辛经散之，用辛补之""肝苦急，急食甘以缓之"）辛味甚烈行气散滞，苦泄血结，芳香走窜，为肝经中之气药，辛补肝助其疏泄，甘柔肝缓其横逆，气行血活气行则郁解；故能疏肝解郁。其入脾经，"土得木而达（《素问·宝命全形论》）"，食气入胃，全赖肝木之气的疏泄而水谷乃化，甘补脾苦燥湿（脾欲缓，急食甘以缓之，用苦泻之，甘补之），芳香醒脾胃，辛散行气滞消食积，降胃气，故能理气安中。《难经·六十六难》说："三焦者，原气之别体也，主通行三气，经历五脏六腑。"香附入三焦经，辛散苦泄香窜，调气血，气行血活，经脉通畅而痛止，性平无寒热偏胜，为理气散结之良药，尤善调肝经，解郁缓急调经止痛，血以和而生，气有所依而健运不穷，故称香附为"气病之总司，妇科之主帅"，凡肝郁气滞的胸胁脘腹胀痛、妇人的月经不调及胎产诸病，均为要药。

《本草新编》曰："或问香附为解郁圣药。吾子谓不可为君，岂香附不能解郁耶？曰：香附不解郁，又何药以解郁？但不可专用之为君药。盖郁病未有不伤肝者也，香附入肝入胆之经，而又解气，自易开肝中之滞涩。但伤肝必伤其血，而香附不能生血也，必得白芍药，当归以济之则血足而，郁尤易解也，夫君药中解郁者，莫善于芍药。芍药得臣使，速于解者，莫妙于香附、柴胡，是芍药为香附之君，而香附为芍药之佐，合而治郁，何郁不解乎？"《本草正义》云："香附辛味甚烈，香气颇浓，皆以气用事，故专治气结为病，而其色带紫，中心较黑，质又坚实重坠，则虽以气胜，而与轻举升腾之辛温诸药不同，故能直入血分，下达肾经，……气结诸症，因肝胆横逆肆虐为多。此药最能调气，故濒湖专入足厥阴，其实胸胁痹结、胸筲膜胀、少腹结痛，以及诸疝，无非肝络不疏，所谓三焦气分者，合上中下而一以贯之，固无论其何经何络也。"《本草从新》言："人身以气为主，气盛则强，虚则寒，顺则平，逆则病，绝则死矣。经曰怒则气止，恐则气下，喜则气缓，悲则气消，惊则气乱，恩则气结，劳则气耗，又曰寒则气收，热则气泄，各九气，以香附为君，随症而加升降消补之药。"《纲目》谈："时珍曰：香附之气平不寒，香而能窜。其味多辛能散，微苦能降，微甘能和……得木香则疏滞和中，得檀香则理气醒脾，……大凡病则气滞而馁，故香附于气分为君药，世所罕知。臣以参芪，佐以甘草，治虚怯，甚速也。"《本草述》指出："香附子类调气之味，不知气之为病所因不一，如痞胀喘哕噫酸噎塞，又如胃脘痛或心腹痛，《局方》概同香燥用之或砂仁、或沉香、或蕲艾、良姜辈，止可治虚寒或寒湿之病，而火热病气者种种不一，况寒湿之久则亦化火乎？"《本草求真》认为："（香附）能入肝胆二经，开郁散郁，活血通经，兼行诸经气分。凡霍乱吐逆、泄泻崩漏、三焦不利等症，治皆有效。又云：生则上行胸膈，外达皮肤；熟则下走肝肾，外彻腰足。炒黑则止血分补虚，盐水浸炒则入血分润燥，青盐炒则补肾气，酒浸炒则行经络，醋浸炒则消积聚，姜汁炒则化痰饮。得参术则补气，得归地则补血，得木香则疏滞和中，得檀香则理气醒脾，得沉香则升降诸气，得川芎、苍术则总解诸郁……大抵妇人多郁，气行则郁解，故服之尤效，非云宜于妇人不宜于男子也。"

《本草经疏》载："莎草根，治妇人崩漏、带下、月经不调者，皆降气、调气、散结、理滞之所致也，盖自不自行，随气而行，气逆而郁，则血亦凝滞，气顺则血亦从之而和畅，此女人崩漏带下、月事不调之病，所以咸须之耳，然须辅之以益血凉血之药，气虚者兼入补气药可奏功也。"《本经逢原》说："香附之气平而不寒，香而能窜，乃足厥阴肝、手少阳三焦气分之药，兼入冲脉；开郁气，消痰食，散风寒，行血气，止诸痛，月候不调，胎产崩漏，多怒多忧者之要药。"《本草正义》讲："好古谓《本草》不言治崩漏，而能治崩漏，是益气而补血也。颐谓虽不可直认为益气，而确有升举之力，丹溪谓须用童便浸过，盖嫌辛味太浓，以下行为监制之力。"《汤液本草》谓："（香附）方中用治崩漏，是益气而止血也。又能逐去瘀血，是推陈也。"《本草便读》称："香附一名莎草莨。……芳香可以入血分，故又能理血中之气，为妇人圣药，一切小腹膀胱冷痛，疝瘕以及胸胁内心刺痛，皆可用之，同参术则补气，同归地则补血，得姜艾能温气血之寒，得栀连能清气血之热……然毕竟是香燥之气，阴虚气滞者忌之。"

香附能松弛子宫平滑肌，使收缩力减弱、肌张力降低；具有雌激素作用；能松弛肠道平滑肌，缓解支气管平滑肌痉挛；镇痛解热；总生物碱、苷类、黄酮类及酚类化合物的水溶液能强心、减慢心率、降低血压；香附水煎剂能利胆，促进胆汁分泌，提高胆汁流量，有保护肝细胞的功能（王再谟等编《现代中药临床应用》）。香附挥发油能明显协同戊巴比妥钠对小鼠的催眠作用，给家兔静脉注射香附挥发油后，还能明显延长东莨菪碱的麻醉时间，表现出麻醉或协同麻醉的作用；挥发油有明显的降低大鼠正常体温作用。香附油对金黄色葡萄球菌有抑制作用，对宋氏痢疾杆菌亦有效，香附提取物对某些真菌也有抑制作用；香附水煎剂可促进大鼠脂肪组织释放游离脂肪酸；有抗炎作用（高学敏、钟赣生主编《中药学》）。香附油浸膏对有孕或未孕子宫均有抑制作用（《一味中药治顽疾》）。

治肝郁气滞的胁肋胀痛，与柴胡、川芎、白芍、陈皮等同用，如柴胡疏肝散（《景岳全书》）。治外感风寒兼气机不畅之症，与苏叶、陈皮、甘草同用，如杏苏散（《和剂局方》）。治食积停滞胃脘胀满，与山楂、神曲、麦芽、陈皮等同用，如消食丸（《景岳全书》）。治月经不调、痛经，与当归、川芎、柴胡等同用，如香附归芎汤（《沈氏尊生书》）。

用法用量：煎服6～10g，醋炙止痛力强。

使用注意：血虚气虚及月经先期慎用。

药物对比

生	香附	轻清，其气上行，上至胸膈，外达肌肤。
制		重浊，其气下降，下走肝肾，外彻腰足。

陈皮	调气	行脾肺之气，化痰健脾宜用。
香附		行肝经之气，调经止痛宜用。

木香	理气	重在调胃肠之气，多用于胃腹胀满。
香附		重在理肝经之气，多用于胁痛及月经不调。

配伍应用

（1）治痰气郁结的癫痫。香附15g，郁金10g，槟榔12g，石菖蒲10g，胆南星6g，片姜黄6g，大黄6g（后下），芒硝6g，柴胡6g，白芍10g，甘草3g，水煎服。

（2）治耳聋。香附柴胡通耳窍汤：香附30g，柴胡30g，川芎15g，路路通10g，水煎服。

（3）治痛经。制香附15g，当归15g，玄胡10g，肉桂6g。经行不畅或量少有瘀血者加丹参15g。月经来时或来前1天，每日1剂，煎汤日2～3次分服。亦可研末炼蜜为丸，每粒10g，每服1～2粒，每日3次，连服数日。月经时忌食生冷，避免七情刺激（《中国家庭养生保健书库》编委会编《偏方治大病》）。

（4）安胎。香附子炒去毛，研细末，温开水送服，1次3g，1日1次（田燕主编《一味中药治顽疾》）。

（5）治痛经。香笑散：香附、失笑散（五灵脂、蒲黄、醋）、乌药、延胡索、细辛各等分，研末，调膏制成贴剂，分别贴于神阙和关元穴。治疗痛经有良好的止痛效果（《一味中药治顽疾》）。

乌　药

性味归经：辛、温。入肺、脾、肾、膀胱经。

功效：行气止痛，温肾散寒。

乌药①乌药"表面黄棕（红与黄合成）色或黄褐（黑与黄合成）色"横切面，"浅棕色而微红"。②乌药片"切面黄白色与浅棕色而微红"（高学敏、钟赣生主编《中药学》），称：台乌药、衡州乌药"均以质嫩、断面白色、香气浓香为佳"。

乌药色白味辛入肺经，色黄，气香入脾经得土之味香，皆得水之气，能入癸水肾经（其气厚于味为阳胜，阳主降下，色黑亦能入肾经）。肾与膀胱经络相连，故又入膀胱经。

乌药辛散香窜行气滞，温行血脉祛寒邪。气行血活通则不痛，寒除亦痛止，痛者，寒气多也，有寒故痛也（《素问·痹论》）。其入肺辛宣肺气，肺主降下，降逆而止喘咳。温入脾经助食物的运化而消气滞食积的胃脘胀痛。《本草经读》说："凡药气温属厥阴风术。"乌药性温又能入肝经，得土之味者，皆得木之气，故亦入肝经。辛散郁补肝（肝欲散，急食辛以散之，用辛补之），行气解郁（气行则郁解），温助肝之疏泄之职，而利脏腑气血的运行。其入肾、膀胱经，温补肾阳散寒，辛润肾燥，通其气（肾苦燥，急食辛以润之，开腠理，致津液通气也），其辛温行滞，香窜通窍，能使水湿阴寒浊邪自膀胱排出体外，常用治肺经气滞的上气喘急、脾胃寒盛的气滞腹胀食积、肝气郁结的疝气腹痛、痛经，肾与膀胱虚寒的小便频数等症。

《药品化义》曰："乌药气雄性温，故快气宣通，疏散凝滞，甚于香附，外解表而理肌，内宽中而顺气。以之散寒气，则客寒冷痛自除；驱邪气则天行疫瘴即却；开郁气，中恶腹痛，胸膈，胀满，顿然可减；疏经气，中风四肢不遂，初产血气凝滞，渐次能通，皆借其气雄之功也。"《本草述校注》云："乌药，不等于补气之剂，亦不同于耗气之味，实有理气之元，致其气之用者，气之元固在肾与胃，香附血中行气，乌药气中和血……诸香味之辛温者类皆主气，但此味用根，义似亲下，且采以八月，则阳中有阴可知，除寒冷，最为中的，已得与诸辛温例论乎？"《本草便读》道："乌药，辛温香窜，上行肺胃，下达肾与膀胱，通理上下一切诸气，气理则寒散瘀行，腹痛止瘕疝愈耳。"《本草汇言》谈："乌药，调和气血之药也，辛温香窜，能散诸气，故方氏方主风气周身顽病瘙痒，或风寒湿热四气所侵，或身重体痛寒热交作……用此大温之剂，自能行气中之血，则诸症自除也。"《本草要略》谈："乌药，味辛而薄，性轻热而散气胜于味也，佐香附治妇人诸般气证，用于风药，则能疏风；用于胀满，则能降气沮，则能发疽。且疏寒气又治腹痛，乃疏气散寒之剂，止以其热而辛散也，此药味薄，无滋益人，但取辛散凝滞而已，不可多用。"《本草衍义》称："乌药，和来气少，走泄多，但不甚刚猛，与沉香同磨作汤，治胸腹冷气，甚稳当。"《本草求真》载："乌药功与木香，香附同为一类……此则逆邪横胸，无处不达，故用以为胸腹逆邪要药耳。"《本草新编》认为："乌药，产妇虚而胎气不顺者，切不可用，用则胎立堕。人以为顺气用之，谁知乌药能顺胎气之实，而不顺胎气之虚乎？不独胎气，凡气虚者，俱不能顺，唯血虚而带郁滞者宜之耳。"

《木草经疏》说："乌药，禀地二之气以生，故味辛气温无毒，然尝其味，亦带微苦，气亦微香。气厚于味，阳也。入足阳明，少阴经，……又肾与膀胱为表里，虚则寒客之，而冷气攻冲背膂，辛温能散寒邪，其性又善下走，则冷气攻冲自止也，性温走泄，故复能散妇人血凝气滞。"《本草从新》讲："乌药能疏胸腹邪逆之气，一切病之属于气者，皆可治，气顺则风散，故用以治中气、中风、肾膀胱冷气、小便频数、白浊；反胃吐食、宿食不消、泻痢霍乱，女人血凝气滞，小儿蛔虫。外如疮疖疥疠，皆成于血逆，理气亦可治之。""治一切气，除一切冷"（《日华子本草》）。

乌药对胃肠道平滑肌有兴奋和抑制的双向调节作用，能促进消化液的分泌以助消化。挥发油内服，能兴奋大脑皮质，促进呼吸，兴奋心肌，加速血液循环，升高血压及发汗；外涂能使局部血管扩张、血液循环加速、缓和肌肉痉挛、疼痛（王再谟等编《现代中药治床应用》）。有抗菌、抗病毒、抗疲劳、镇痛、抗炎、促进血凝作用（高学敏、钟赣生主编《中药学》）。本品对小鼠肉瘤S180有抑制作用（高学敏主编《中药学》）。

治气滞血阻的胸胁刺痛、脘腹冷痛及经行小腹胀痛等症，与当归、木香、香附、甘草同用，如乌药汤（《济阴纲目》）。治肾阳不足、膀胱虚冷的小便频数、小儿遗尿等症，与益智仁、山药同用，如缩泉丸（《校注妇人良方》）。

用法用量：煎服6~10g。

使用注意：气虚及阴虚内热者不宜用。

药物对比

木香		偏于胃肠气滞，理气宽中，腹部气滞多用。
香附	行气	偏行肝胆气滞，开郁散结，少腹气滞多用。
乌药		偏行肝肾气滞，温中止痛，小腹气滞多用。

配伍应用

（1）治寒疝腹痛。当归、柴胡、川楝子、乌药、青皮、木香、香附各10g，荔核30g，小茴香30g，甘草6g，水煎服。

（2）治睾丸炎，症见阴囊肿大、疼痛剧烈、向腹股沟及下肢放射疼、附睾肿大、质硬有硬结及压痛、全身不适者。三草三核汤（李宗俊）：夏枯草30g，败酱草20g，龙胆草15g，橘核20g，荔枝核20g，乌药15g，延胡索15g，小茴香、木香、赤芍、桃仁、枳壳各10g，水煎服，每日1剂作3次服。若热毒炽盛，局部红肿痛甚加生石膏50g、鱼腥草30g、虎杖15g；头痛恶寒、四肢酸楚者加荆芥15g、防风15g；若已酿脓者加穿山甲、皂角刺各10g，白芷5g；局部坚硬胀痛者加昆布、海藻各20g，莪术10g；大便秘结者加生大黄15g、芒硝15g；小便短赤不利者加车前草20g、滑石20g、淡竹叶10g（《首批国家级名老中医效验秘方精选》）。

（3）①治中气不足、肝肾阳虚不孕症。黄芪、党参、白术、茯苓、当归、枸杞子、菟丝子各15g，乌药、陈皮各10g，甘草、升麻各6g。每日1剂，水煎服，加减经期腹泻，去当归、加莲肉、炒砂仁，炒扁豆。单相体温者加巴戟天、紫石英；经期长者，去当归加海螵蛸、仙鹤草、墨旱莲炭等。②治肺脾气虚、命门火亏的小儿尿频。炙黄芪12g，益智仁10g，桑螵蛸10g，焦白术6g，乌药6g，制附子6g，山药15g，上药加冷水适量浸泡20分钟，将头煎和二煎共煎成200mL药汁，小于3岁者，日服100mL，大于3岁者，日服200mL（《中医祖传秘籍》，按此方制附子，可先煎30分钟，或汤汁内服时，宜加入适量蜂蜜以防止附子的毒副作用）。

川楝子（金铃子、楝实、苦楝子）

性味归经：苦、寒；有小毒。入肝、胃、小肠、膀胱经。

功效：行气止痛，杀虫。

川楝子（药材）"表面黄色或黄棕（红与黄合成的）色，微具光泽，具深棕色或黄棕色圆点"，果核内"含紫（蓝与红合成）色扁梭形种子6～8枚，种仁乳白色""味酸而苦""以表面金黄色、肉黄白色、厚而松软者为佳"。

川楝子，色紫（蓝中含青色）味酸入肝经，"凡药气味有体有用，相反而实相成"，得木之味者皆得土之气，能入胃经（色黄属土）。得土之味者，皆得水之气，苦寒达下，尤善入膀胱经（色黑入肾，肾与膀胱经络相连，膀胱为水腑）。色红味苦应走心经。为子主降，苦寒达下，善能下行入小肠经（心与小肠经络相连）。

川楝子寒清热除火，苦泻结降下。色白属肺金，苦降肺气下行（肺主气，主肃降），本品入肝经苦寒导热下行，清肝火，泄血结，气行血畅，肝气畅达，则郁火解（气郁化火）、横逆止，热清气行血活，气血畅通而止痛，木能疏土，苦降行气之功，能降胃气下行（胃主降），行气解郁，止肝胃气痛；其入小肠经，施疏泄，助肠内容物泌别清浊，而除热结气滞腹痛；其苦降质量能入膀胱经，水湿热邪自小便排出，使邪有出路、常用治肝郁化火或肝胃气滞的脘腹胁痛、小肠热疝、湿热下注所致的睾丸肿痛，配伍散寒暖肝肾之药物，又疗寒凝气滞的痛经及肾阳不足、膀胱虚冷的小便频数、小儿遗尿等症。

《医学衷中参西录》曰："（川楝子）味微酸，微苦，性凉，酸者入肝，苦者善降，能引肝胆之热下行自小便出，故治肝气横恣，胆火炽盛，致胁下掀痛。并治胃脘气郁作痛，木能疏土也。其性虽凉，治疝气者恒以之为何导药，因其下行之力能引诸药至患处也。"《本草述校注》云："川楝子，至于小肠膀胱之自为病，或火淫而水虚，或水泛而火虚，治之更宜适事为故，是固非疝症也。此种子，于三四月正华，乃历夏秋至冬而后采其实，固因其本木火之气以致寒水，而功乃成耳。"《药义明辨》称："（川楝子）性能解热散结，所谓酸苦涌泄也，……厥阴热之所以由地至天，复由天至地，总借此水火之气化，动而不诎，而心肾者，水火之匡廓，小肠、膀胱即心肾气化之府。故谓其首先入心，次小肠，次膀胱，而乃得于肝奏功也。"《本草经疏》言："其主温疫伤寒，大热烦狂者，总因寒邪郁久，至春变为温病，邪在阳明也，苦寒能清阳明之邪热，则诸症自除。膀胱为州都之官，小肠为受盛之官，二者热结，则小便不利。此药味苦气寒，走二经而导热结则水道利矣。"

《本草思辨录》谈："疝有热有寒。《史记》太仓公治疝用火齐汤，热疝也。《金匮》治疝用大乌头煎，寒疝也。楝实为治而疝要药，则于寒郁热者为宜。盖肝肾内寓真阳，阴锢之而阳不得达，则寒亦酿热。楝实酸苦，能入而涌泄之，即刘氏所谓导气达阳也，病本属寒，不能舍巴豆，故纸等药而独建其功，用楝实治疝者，须识此义。"《脏腑药式补正》说："川楝清肝，最为柔驯刚木之良将。凡胸腹膜胀，胁肋撑撑，上之为头痛、耳痛、胃脘心痛，下之为腹痛、小腹疝痛，无论为寒为热，类多肝络窒滞，气不调达，有以致之。香燥行滞一法，固可以利其运行，然唯血液之未甚耗者，能为之推波助澜，则气为血帅，而血随气行。若果阴液大虚，虽振动而液疲馁不前，斯气药亦为无用，用反以增其燥结之苦。则唯清润和，调柔以驭之。尚可驯其横逆。此金铃子柔肝，固非芳香诸物之可以例观者也。"《本经逢原》认为："川楝所主乃囊肿茎强木痛湿热之疝，非痛引腹膜厥逆咽涩之寒疝所宜……疝瘕皆由寒束热邪，每多掣引作痛，必需川楝之苦寒兼茴香之辛热，以解错综之邪。更须察其痛之从下而上引者，随手辄应。设痛之从上而下注者，法当辛温散结，苦寒良非所宜，诸痛皆尔，不独疝瘕为然。"

虫生于湿热，川楝子苦寒，行肝胆之气滞，清肝胆之郁热，利膀胱湿热从小便出，使湿不混于热，热随便利而下行，苦能燥湿，湿去热解，诸虫不生。其有小毒，毒能杀虫。

《本草便读》讲："川楝子，此树处处有之，以川中者为佳。……凡一切疝气虫痔等症，由于湿热所致者，皆可用之，根皮专杀虫积，洗服皆效，如煎服当去粗皮，以近泥有毒也。"《本草逢原》谓："川楝，其杀三虫，利水道，总取以苦化热之义。""治诸疝、虫、痔"（《纲目》）。

苦楝子兴奋肠管平滑肌，增加其张力和收缩力，阻断神经肌肉接头间的传递功能；抑制呼吸中枢；抗肉毒；能松弛奥狄括约肌，收缩胆囊，促进胆汁排泄，有抗炎、抗癌作用（王再谟等《现代中药临床应用》）。川楝子的水溶剂对堇色毛癣菌、奥杜小芽孢癣菌、白色念珠菌有抑制作用。川楝子水体物有抗病毒作用，川楝素在一定浓度下，使虫体失去附着肠壁的功能而排出体外，对蛲虫、鞭虫也有一定作用；有抗生育、抗氧化作用（高学敏、钟赣生主编《中药学》）。川楝子对金黄色葡萄球菌、多种致病性真菌有抑制作用（《一味中药治顽疾》）。

治肝郁气滞或肝郁化火的心腹痛，与延胡索同用，如金铃子散《活法机要》。治气滞血瘀，非寒凉的胁下掀痛或心腹作疼，与乳香、没药、三棱、莪术、甘草同用，如金铃泻肝汤（《医学衷中参西录》）。治寒疝、偏坠、小肠疝痛，与小茴香、木香、吴茱萸同用，如导气汤（《医方简义》）。治蛔虫病、疳积腹痛，与川芎、猪胆汁同用，如《摘元方》［摘引自高学敏、钟赣生主编《中药学》川楝子（应用）］。治虫积而有腹痛者，本品与槟榔同用（《毒性中药的配伍与应用》）。

用法用量：煎服5~9g，外用适量，为细末调涂，炒用寒性减低。

使用注意：脾胃虚寒者慎用，不可过量或久服，忌用铁器煮、炒。苦楝子的毒性较川楝子为大，苦楝子不能代替其使用。

药物对比

川楝	子：长于治痛。
	根皮：善于杀虫。

吴茱萸	疏肝行气止痛	辛温，偏于开郁降气。
川楝子		苦寒，偏于清热行气。

川楝子	降气	性寒，除湿热以降肝经之气。	应用	肝气郁滞的脘腹胁痛及疝气乳胀等症多用。
大腹皮		性温，利腹水以降脾胃之气。		气滞湿阻的胸腹胀痛及脚气水肿等症多用。

临床应用

【不良反应】现知本品的主要毒性成分是川楝素、苦楝萜酮酯等。本品中毒：一般表现为呕吐、腹胀、腹痛、腹泻，头晕头痛，视物模糊，语言不利，呼吸困难，鼻出血及肝、肾、肠等处出血，狂躁抽搐，四肢麻木，亦可出现中毒性肝炎或排尿困难，尿内有红细胞、管型及蛋白。严重时，可出现心房颤动，频发早搏，房室传导阻滞等，甚至可出现血压下降、昏迷休克及死亡。

【解救方法】①催吐，洗胃，导泻。②西医对症施治。③中医治疗：a.绿豆120g，龙眼肉60g，甘草15g，煎水频服。中毒症状轻者用。b.全蝎1.5g，蜈蚣2条，研末冲服。痉挛时用。c.人参、炙甘草各9g，熟附子12g，龙骨、牡蛎、山萸肉各15g，水煎服，休克时用（《毒性中药的配伍与应用》）。d.白糖、甘草煎服及对症治疗（高学敏、钟赣生主编《中药学》）。

配伍应用

（1）治肝气犯胃的左上腹疼痛（如胰腺炎）。川楝子20g，苍术20g，白芍、香附、莱菔子炒各15g，枳壳、党参、陈皮、广木香、大黄（后下）各10g，川芎、甘草各6g，水煎服。

（2）治腹股沟疝。白芍、木香、香附各15g，川楝子、制山楂、橘核各10g，三棱、莪术、炒苍术、神曲、枳壳各6g，川黄连、红花、吴茱萸、桃仁、莱菔子、栀子各5g，甘草3g，每日1剂，水煎，于早、晚饭前温服。10岁以下者分4次，2天服用。若腹胀腹痛加青皮5g；便溏者去栀子，加小茴香、益智仁各4g；便秘者加槟榔5g、白术6g《中医祖传秘籍》。

（3）治肝硬化腹水的虚寒症。白玉消胀汤（刘渡舟）：茯苓30g，玉米须30g，白茅根30g，抽葫芦12g，冬瓜皮30g，大腹皮10g，益母草15g，车前草15g 地鳖虫10g，茜草10g，川楝子10g，元胡10g，紫菀10g，枳壳10g（陈武山、张银增主编《现代名中医肝病诊治绝技》）。

薤 白

性味归经：辛、苦、温。入肺、胃、大肠经。

功效：通阳散结，行气导滞。

薤白（药材），表面黄白色或淡黄棕色。断面黄白色，色白味辛入肺经，肺与大肠经络相通，又能入大肠经，色黄入胃经。

薤白辛散苦泄，行气活血，温通滑利，祛寒滑窍，散阴寒之凝滞，通胸中之阳结。苦燥湿祛痰降肺气下行，辛温祛寒邪助胸阳之畅达，治胸痹之要药。薤白辛散温行苦降，上通胸阳之气以散寒结；中畅脾胃寒凝气滞的痞满胀痛；下降肺胃之气通大肠气滞。苦泄湿浊之内蕴，而治泻痢后重，为行气导滞的良药。常用治寒痰、痰瘀阻滞的胸阳不振的胸痹、胃寒气滞的脘腹痞满胀痛及胃肠气滞、肺胃降下不畅、湿热内蕴的泻痢后重等症。

《本草求真》曰："薤味辛则散，散则能使在上寒滞立消。……是以下痢可除，瘀血可散，喘急可止，水肿可敷，胸痹刺痛可愈，胎产可治，汤火及中恶卒死可救，实通气滑窍助阳佳品也。"《本经逢原》云："薤白味辛气温，入手阳明。除寒热，温中去水，专泄气滞。故四逆散加此，治泄利下重胸痹，薤白白酒汤专用以泄胸中痹气也，《本经》治金疮疮败，取辛以泄气，温以长肉也。"《本草崇原》言："金疮疮败，则皮肤肌经脉虚寒。薤白辛温，从内达外，故能治之。"《本经疏证》谈："薤白味辛性温，体滑气薰。凡辛温者类燥烈而不能滑泽，唯此滑泽之至露且难留，故取其辛温以开之，滑泽以行之。温中散结四字，实用薤之主脑矣……薤之为物，胎息于金，发生于木，长成于火。是以其功用，能于金中宣，发木火之气。金者，肺与大肠也。喘息咳唾，胸背痛，短气，非肺而何？泄利下重，非大肠病而何？……胸为前，背为后，中气侧则前后皆痛，上之气不能常下，则下之气不能时上而短。更验之以寸口沉迟，关上小紧数之脉，逐凿然为阳壅于脾而不布，阴凝于肺而不宣。用瓜蒌以踞脾，而流动凝结之阴；用薤白以踞肺，而招徕壅滞之阳；尤妙在白酒之为物，方从谷中泌出清液，味甘辛而色白，为自脾入肺，动荡不羁之品，使于脾肺之间，疏通浚沦，令阴阳巽而相入，盖以肺原娇脏，受柔不受刚故耳。泄利矣则不应下重，既泄利而仍下重，是去者自去，留者自留，不得但以去者为病矣。矧四逆本系脾胃中阴寒凝结，不能布阳气于四末耶。是故四逆泄利为少阳病，而下重则当究其下焦有热。下焦之热随泄而不能和中焦之寒，中焦之寒徒泄而不能济下焦之热，此间必有结滞在肠胃中，隔蔽阴阳，使不能通也。虽然，四逆散中，……不患其结滞不去，中下不交矣，又必重用薤白何欤？盖方其两相拒，未必即能两相洽也。顺其滑泄之性，而其中仍寓辛温开解，于是阳之中得以纳阴，阴既入阳，又去其风寒附会为戾者，则阳亦伸而与阴浃矣。世之论胸痹之用薤白曰滑利通阳，泄利下重之用薤白曰滑可去著，而不知其间，条理委曲周密有如此者。"

《本草便读》说："薤白……以其辛苦温滑之性，故能通胸中阳气，散胸中痰血。至其能治赤白痢者，亦由阳气不宣而痰血交滞耳。"《本草思辨录》讲："药之辛温而滑泽者，唯薤白为然。最能通胸中之阳与散大肠之结。故仲圣治胸痹用薤白，治泄利下重亦用薤白。但胸痹为阳微，痢则有冷有热，第借以疏利壅滞，故《外台》于冷痢、热痢，皆有治以薤白者。"《本草乘雅半偈》谓："（薤白）今人多不采用，独《金匮》有薤白白酒汤治胸痹，《卒病论》有薤白白饮主少阴四逆，下痢后重。闭者使之通，泄者使之阖，枢机之用乎。"《长沙药解》认为："肺病则逆，浊气不降，故胸膈痹塞，肠病则陷，清气不升，故肛门重坠，薤白辛温通畅，善散壅滞。辛金不至上壅，故痹者下达而变冲和；痿金不至下滞，故重者上达而化轻清。其诸主治；断泄痢。除带下，安胎妊，散疮疡，疗金疮，下骨鲠，止气痛，消咽肿，缘其条达凝郁故也解。"

薤白提取物能促进纤维蛋白溶解，降低动脉脂质斑块、血脂、血清过氧化脂质含量，抑制血小板聚集和释放反应，抑制动脉平滑肌细胞增生，利尿、降血压、抗癌、镇静、耐氧（王再谟等编《现代中药临床应用》）。薤白是取物对动物（大鼠、小鼠）心肌缺氧、缺血及缺血再灌注心肌损伤有保护作用，薤白煎剂对痢疾杆菌、金黄色葡萄球菌、肺炎球菌有抑制作用（高学敏主编《中药学》）。薤白中的含硫化合物有潜在的杀线虫活性，有扩张血管和止痛作用（高学敏、钟赣生主编《中药学》）。

治寒痰阻滞之胸痹不得卧、心痛彻背，与瓜蒌、半夏、白酒同用，如瓜蒌薤白半夏汤（《金匮要略》）。治奔豚气痛，薤白捣汁饮之（《肘后方》摘引自《中药大辞典》）。治赤痢：薤白、黄柏煮服之（《本草拾遗》，摘引自《中药大辞典》）。

用法用量：煎服5~9g。

使用注意：气虚无滞者及胃弱纳呆、不耐蒜味者不宜用。

药物对比

细辛	助心阳	水停心下而痰喘多用。
薤白		心阳不振而胸痹宜用。

白芷	宣气止痛	气清，走外，善治眉棱骨疼。
薤白		气浊，走内，善治胸痹疼痛。

干姜	温中通阳	入脾肺经，散寒化痰而助胸阳，偏祛心肺寒邪。
薤白		入心宣窍，行气活血而助胸阳，善治胸痹刺痛。

瓜蒌	散结	甘寒滑利，化痰导滞，宽中散结。
薤白		辛温滑利，温中下气，通阳散结。

配伍应用

（1）治胸阳痹阻的胸痛、喘咳。全瓜蒌20g，薤白12g，丹参15g，桂枝、桑白皮、党参、茯苓各12g，半夏、葶苈子、陈皮、炙甘草各10g，桔梗6g，水煎服。

（2）治病毒性心肌炎，胸痹的气阴两虚痰浊瘀滞者，症见胸闷、心悸、心烦，舌尖红，舌下瘀紫，苔黄，脉细数。清心生脉饮（陆芷青）：川黄连3g，潞党参15～30g，麦冬12～15g，丹参30g，北沙参15～30g，玄参9～12g，五味子3～5g，郁金12g，薤白5～9g，降香5～9g，瓜蒌皮9g，苦参10g，日1剂，水煎服，咽痛红加金果榄、射干、板蓝根、金银花、木蝴蝶；低热不退加白薇、地骨皮；苔黄腻去北沙参、玄参，加竹茹、陈皮；舌红绛少津加生地黄、玉竹；舌淡胖加生黄芪；脉结代加茵陈、山楂（《首批国家级名老中医效验秘方精选》）。

（3）治气阴两虚、痰浊阻痹胸阳的冠心病。党参30g，麦冬12g，五味子10g，丹参30g，砂仁12g，檀香1g，瓜蒌20g，薤白15g，半夏12g，厚朴12g，炒白术12g，枳壳12g，陈皮12g，合欢皮30g，水煎服（《中医特需门诊疑难杂症》）。

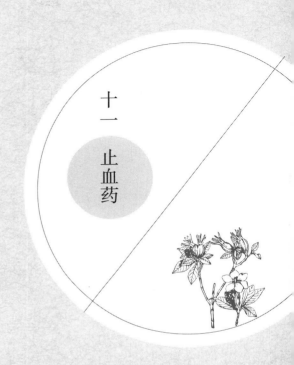

十一　止血药

1.化瘀止血药

蒲 黄

性味归经：甘、平。入肝、心包经。

功效：止血，化瘀，利尿。

蒲黄（药材）：《本草经疏》讲："微寒微温者，春之气也。"蒲黄性平偏凉，得春之气，故能入肝经，色黄味甘应走脾胃经，"凡药气味有体有用，相反而实相成"，得土之味者，皆得水之气（蒲黄生于水中），故能入肾经同气相求。得水之味者，皆得火之气，又能入相火为心包经（心之包膜包于心外称心包络），且肾与心的经络相通（肾足少阴之脉……其支者，从肺出络心，注胸中），故能入心包经。

蒲黄味甘补脾（脾欲缓，急食甘以缓之，用苦泻之，甘补之）统血，性平偏凉能清热凉血，炒用则味温涩而收敛止血。气香行气，味甘和血。其为植物的花粉，花性善散，故能行气血而化瘀。甘淡渗利，利尿通淋。甘缓不峻，性质平和，无论汤剂煎服或研末冲服，均能止血。属热属寒，均可应用，但以属实火夹瘀血者为宜，其为行血通经、消瘀止痛的良药。常用治吐血、衄血、尿血、崩漏、跌打损伤、痛经、产后或心腹瘀血作痛，及小便不利、血淋尿血等症。

《本草汇言》曰："蒲黄，血分行止之药也，主诸家失血，凡吐血、衄血、溺血、便血、崩漏下血、肠风泻血，总能治之。此药性凉而利，能洁膀胱之原，清小肠之气。故小便不通，前人所必用也，至于治血之方，血之上者可清，血之下者可利，血之滞者可行，血之行者可止，凡生用则性凉、行血而兼清；炒用则味涩，调血而且止也。"《药品化义》云："蒲黄色黄气香，专入脾经，若诸失血久者，炒用之，以助补脾之药摄血归原，使不妄行。又取体轻行滞，味甘和血，上治衄血咯血，下治肠红崩漏。但为收功之药，在失血之初，用之无益，若生用亦能凉血消肿。"《本草新编》言："蒲黄治诸血症最效，而治血症中尤效者，咯血也。咯血者肾火上冲，而肺金又燥。治肾以止咯血，而不兼治肺，则咯血不能止。

蒲黄润肺经之燥，加入六味地黄汤中，则一服可以奏功，非若他药加麦冬、五味，虽亦止咯，而功不能如是之捷。"《本草便读》谈："蒲黄即香蒲花之心也，色黄气香，入心肝脾，三经血分。其性甘凉，故能凉血散血，取凡花皆散之意。凡一切血分瘀滞之病，皆可用之。但轻香走散之品，似乎上焦病为尤宜，炒黑则能止血，以红见黑则止，水胜火也。"

《本经疏证》说："凡生水中之物，皆以水为父，而听其消涨，以为荣枯，矧蒲黄生于四五月大火得令时，能吸火气以媾于水，而成中五之色者，是能水火之使调和水火寒热，于以解小便，遂自利柔化之功，可反速于刚制也。若夫热傍水势而迫血妄行，热阻水行而停血成瘀，则亦行者能止，瘀者能消，而均可无虑其梗而难制矣。"《本草述校注》讲："蒲黄，本属水草，原具水土合德之阴，其于春生嫩味出水时，便红白色茸茸然，是寒水之气因风木而趋炎投金矣，至夏后则茎抽叶中，花抱茎端，而花上粉屑细黄如金，且其色经久不变，殊于他黄色之随谢而萎者也……此味具体于水达用于火，布化于金也。配火孕水儿液能化血，经所谓化其精微是为血。又所谓血者神气也，其合于膀胱水腑之气化，而主治寒热，利小便者，乃血化之还及于气，气化之还及于水，正所谓游溢精气，通调水道也（血原从气化，气原从水化）。"《医学衷中参西录》认为："蒲黄，味淡微甘微苦，善治气血不和、心腹疼痛、游风肿痛、颠仆血闷（用生蒲黄半两，煎汤，灌下即醒）、痔疮出血（水送服一钱，日三次）、女子月闭腹痛、产后瘀血腹痛，为其有活血化瘀之力，故有种种诸效。若炒熟用之（不宜炒黑），又善治吐血、咯血、衄血、二便下血、女子血崩滞下，外用治舌胀肿疼，甚或出血，一切疮疡肿痛，蜜调敷之（皆宜用生者）皆有捷效。为其生于水中，且又味淡，故又善利小便。"《本草正义》提出："蒲黄，专入血分，以清香之气，兼行气分，故能导瘀结而治气血凝滞之痛。……蒲黄又为蒲之精华所聚，既能逐瘀，则辛散之力可知。……若舌疮口疮，皮肤湿痒诸病，敷以生蒲黄细粉可愈，则以细腻黏凝，自有生肌之力，非仅取其清凉也。"《本草乘雅半偈》谓："蒲，水草；黄，其夏火之华英也。凡草木绽萼吐英，与夫荣实蒂落，莫不具春升夏出，秋降冬藏之象，至黄布花心，此又夏出吐英之荣极时也。第蒲黄四布花上，若黄金经久不变。是知蒲性精专在黄，而以巨阳为用，寒水为体，合入太阳，诚太阳气分，血分药也。故太阳是动则病寒热，小便不利，其所生则病衄血、血瘀，咸可疗之。"《本经逢原》指出："蒲黄，《本经》主心腹膀胱寒热，良由血结其外，营卫不和故也，与五灵脂同用，胃气虚者，入口必吐，下咽则利，以五灵脂性，味浊恶也。舌根胀痛，有亦属阴虚火旺者，误用前法（指同干姜末干掺），转伤津液，每致燥涩愈甚，不可不审。"

蒲黄，有效部分主要为脂溶性成分，能促凝止血，抗血小板聚集；扩张血管，降血压，抗心肌缺血，降低血清胆固醇和甘油三酯等脂质含量，抗动脉粥样硬化，双向调节免疫功能，兴奋子宫，增加肠蠕动，对肠肌有解痉作用；抗炎，抗液渗出，抗过敏；提高耐氧能力（王再谟等编《现代中药临床应用》）。对急性缺血再灌注损伤肾脏有保护作用；对早期妊娠有致流产和致死胎作用，抗菌、镇痛、促进骨痂形成和骨的愈合；还有利胆、平喘、杀灭疟疾的宿主——咸水按蚊来阻断疟疾的传播（高学敏、钟赣生主编《中药学》）。有利尿作用（高学敏主编《中药学》）。

治崩漏下血，与血竭、血余炭、山栀子等同用，如五灰散（《沈氏尊生方》）。治瘀血停滞所致的月经不调、痛经、产后腹痛，与五灵脂同用，如失贺散（《合剂局方》）。治膀胱热甚、小便不利、血淋涩痛，与冬葵子、生地黄同用，如蒲黄散（《证治准绳》）。

用法用量：煎服3～10g，包煎，外用适量，研末外掺或调敷。

使用注意：血无瘀滞、虚寒性月经过多者及孕妇忌用（因其能收缩子宫）。产后子宫收缩不良的出血者宜用。

药物对比

蒲黄	生用：性滑利，行血祛瘀，利尿较好。
	炒用：性收涩，止血妄行，调血较好。

临床应用

【不良反应】动物实验提示蒲黄毒性较低，安全范围较大，临床治疗量无明显的副作用，但本品可收缩子宫，故孕妇不宜用。其灭菌液膜腔外给药，对个别病例有一过性发冷反应，少数病例体温升高，但均低于39℃，且可自行下降。在复方中，如心舒号片，个别病例在开始服用时有头晕、腹泻或荨麻疹，无须停药，大约1～2周可自行消失，余无其他明显副作用，据临床心电图观察，对严重心脏病患者，亦不致加重病情（高学敏、钟赣生主编《中药学》）。

配伍应用

（1）治血瘀或血寒凝聚的痛经。当归12g，川芎6g，赤芍、五灵脂、蒲黄、炮姜、元胡、没药各10g，香附15g，小茴香、川牛膝各12g，甘草6g，水煎服。

（2）治泌尿系感染及急、慢性肾炎，以血尿为主、热邪迫血妄行者。肾六方（张琪）：生地黄50g，山蓟40g，藕节20g，生蒲黄15g，茅根50g，川木通15g，滑石20g，蛇舌草50g，黄芩15g，侧柏叶20g，甘草10g，水煎服，日1剂（《首批国家级名老中医效验秘方精选》）。

（3）治湿疹。生蒲黄粉撒患处（王浴生等编《中药药理学》）。

（4）①治子宫由膜异位所致的血崩。内异Ⅱ方（蔡小荪）：当归9g，牛膝12g，赤芍12g，香附9g，熟军炭12g，生蒲黄9～60g，丹参12g，花蕊石15g，血竭3g，震灵丹15g，在经前3～5天预先服药，借以搜剔瘀血，达到止血定痛的目的。②治产后恶露不绝、不全流产、痛经及产后胎盘残留，不全流产引起的子宫收缩不良、出血不止等症。缩宫产瘀汤（许润三）：当归10g，川芎10g，生蒲黄10g，生五灵脂10g，党参20g，枳壳10g，益母草15g，冷水浸泡后文火煎煮2次，取汁300mL，分2次服。加减：血虚明显者，党参改用50g；出血量多者，党参改用100g；腹痛甚者，五灵脂改用15g；下瘀血块多者，加三七粉3g（分冲）；出血日久者，加桑叶20g；血气臭者，加黄柏10g；水肿者加生芪50g；食欲缺乏者，加生山楂15g（《首批国家级名老中医效验秘方精选》）。

（5）治急性尿潴留。蒲黄与滑石等量，与琥珀、泽泻、萹蓄、生大黄同用（王再谟等编《现代中药临床应用》）。

（6）治脱肛。蒲黄二两，以猪脂和敷肛上，纳之（摘自《中药大辞典》转引自《千金方》）。

三七（山漆、参三七、广三七）

性味归经：甘、微苦、温。入肝、胃经。

功效：化瘀止血，活血定痛。

三七（药材）：《中药大辞典》讲：（基原）"五加科植物人参三七的根。"（药材）"外表灰黄或棕（红与黄合成）黑色。"（备考）"按人参三七，形如尊荠，尖园不等，色青黄，有皮，味甘苦，绝类人参，故名。"

三七色黄味甘入胃经。"凡药气味有体有用，相反而实相成"，得土之味者，皆得木之气，故又能入乙木肝经（色青亦能入肝经）。

《本草问答》曰："三七之叶，非三即七，其数不爽，盖秉木之气，故得三数，秉火之气，故得七数，与河图木火之数相合，木火之脏属肝与心，于人身司血。三七叶青，而有红筋，亦是木火之色，故其根能化瘀行血，只完其心火生血、肝木统血之令而已。"其入肝经，甘缓肝急（肝苦急，急食甘以缓之），以柔制刚，缓疏泄气机的过亢。肝藏血，失职的吐血及筋脉拘挛等症，其入胃经，胃与脾经络相连，故又入脾经，甘温补脾（脾欲缓，急食甘以缓之，用苦泻之，甘补之）而止脾失统血的便血、尿血、崩漏等症（脾主统血），苦泄血结，温助血行，化瘀而不伤新血，止血而不留淤积，实为化瘀止血之妙药。血行气畅，瘀去肿消，通则不痛，常用治人体各部出血，内服外敷均有良效，对跌打肿痛、痈疽肿痛又为常用之药。

《本草新编》曰："三七根，止血神药也，无论上、中、下之血，凡有外越者，加入于补血补气药中则更神，盖止血药得补而无沸腾之患，补药得止而有安静之休也。"《轩岐救正论·药性微蕴》云："山漆，近代出自粤西南丹诸处，唯治军中金疮及妇人血崩不止，与男子暴失血，而真元未亏者，用之极有神效，奏功顷刻，若虚劳失血，阴阳损竭，便当寻源治本，嘘血归经。误用此药，燥劫止塞，反滋祸害也。"《本草求真》言："三七甘苦，微寒而温，世人仅知功能止血住痛，殊不知病因血瘀则痛作，血因敷散则血止，三七气味苦温，能于血分化其血瘀。"《本草便读》谈："参三七甘苦而温，以其能合金疮，如漆之黏物，出广地山中，故名，功专散血，一切内服外敷之用，皆取其散血之功。阳明厥阴为多血之经，故入之。"《纲目》曰："能治一切血病，与骐驎竭、紫矿相同。"

《医学衷中参西录》说："三七，味辛微甘，性平（诸家多言性温，然单服其末数钱，末有觉温者），善化瘀血，又善止血妄行，为吐衄要药。病愈后不致瘀血留于经络证变虚劳（凡用药强止其血者，恒至血瘀经络成血痹虚劳）。兼治二便下血、女子血崩、痢疾下血鲜红（宜与鸦胆子并用）。久不愈，肠中腐烂，浸成溃疡，所下之痢色紫腥臭；杂以脂膜，此乃肠烂欲穿（三七能化腐生新，是以治之）。为其善化瘀血，故又善治女子症瘕、月事不通，化瘀血而不伤新血，允为理血妙品，外用善治金疮，以其末敷伤口，立能血止疼愈，若跌打损伤，内连脏腑经络作疼痛者，外敷，内服奏效尤捷，疮疡初起肿疼者，敷之可消（当与大黄末等分，醋调敷），……凡疮之毒在于骨者，皆可用三七托之外出也，……三七一味即可代《金匮》之下瘀血汤，且较下瘀血汤更稳妥也。"《本草正义》讲："三七以止血见称，而濒湖又谓其治产后恶血不下、血晕、血痛，则不独止血，而又能破血，一守一走，正自相反。"《玉楸药解》谓："三七行瘀血而敛新血，凡产后经期跌打痛肿一切瘀血皆破，凡吐衄崩漏刀伤箭射一切新血皆止，血病之上药也。"

三七能促凝止血，促进造血，抗贫血，抗失血性休克；抗血栓，促纤溶，抗动脉粥样硬化，抗心肌缺血，抗脑缺血，保护神经细胞，降低血压，抗心律失常；抗炎，镇痛，镇静，增强肾上腺皮质功用，双方调节糖代谢；保护肝损害；调节免疫功能，抗过氧自由基，改善记忆，促进蛋白质、核酸代谢，抗衰老；抗肿瘤，抑制肝癌细胞。抗辐射，抗真菌，对奥杜盎小芽孢癣菌、铁锈色小芽孢癣菌、星形奴卡菌等有抑制作用。人参二醇皂苷具有制痛作用（王再谟等编《现代中药临床应用》）。三七粉能降血脂、抗病毒，用于软组织挫伤、扭伤、关节外伤、骨折的消肿、止痛、祛瘀，促进骨折的愈合，效果肯定。在眼科血瘀性疾病中能改善视网膜微循环，减轻视网膜超微结构损伤，对青光眼神经萎缩有较好的治疗作用，用于眼前房出血治疗、无复发出血及炎症，亦有用于中心性视网膜炎、青光眼等有效的报道（高学敏、钟赣生主编《中药学》）。能够明显治疗大鼠胃黏膜的萎缩性病变，并能逆转腺上皮的不典型增生和肠上皮化生，具有预防肿瘤的作用（高学敏主编《中药学》）。

治咯血、吐血、衄血、便血，与花蕊石、血余炭同用，如化血丹（《医学衷中参西录》）。治痢久、脓血腥臭、肠中欲腐、兼下焦虚惫，与生山药、鸭蛋子同用，如三宝粥《医学衷中参西录》。治无名痈肿、疼痛不止，三七末为米醋调涂（《纲目》）。

用法用量：煎服3~10g，研末吞服1~2g，外用适量，研末外掺或调敷。

使用注意：血虚无瘀及孕妇慎用。"血虚吐衄、血热妄行者勿用"（《得配本草》）。

药物对比

广三七	止血	补脾统血，苦燥凝血，止血兼祛瘀。	应用	消肿，止痛较好，血瘀肿痛或瘀血性出血等宜用。
侧柏叶		清热凉血，收敛止血。		清热，燥湿较好，湿热带下或血中湿热病之结多用。

临床应用

【不良反应】对三七各部位及提取物对其毒性等方面，研究认为"三七是一种相当安全、无显著毒副作用的药物。三七的罕见严重不良反应，据现有报道主要表现为过敏性皮疹，呈红色斑，丘疹表现，一般抗过敏药物无效，皮质激素治疗效果好，偶见引起血尿及过敏性休克，但经用地塞米松及时处理均无严重后果。三七总皂苷的不良反应均发生于静脉注射血塞通制剂过程中，且均见于老年人，其发生原因与过敏体质有关（高学敏、钟赣生主编

《中药学》）。

配伍应用

（1）治咯血、血衄、吐血。广三七6g，生地黄20g，阿胶10g，藕节30g，麦冬15g，水煎服。气虚下陷的便血加黄芪、党参、升麻、地榆炭等。

（2）治老年经闭复行（多属子宫癌症，初期有效）。生黄芪30g，当归30g，桑叶6g，广三七末6～10g（分冲服），水煎服。

（3）①治气滞血瘀、胸阳不振、心脉失养的胸痹（路志正）。丹参30g，郁金10g，檀香2g，茯苓20g，川芎12g，远志15g，枣仁20g，橘红6g，枳壳15g，瓜蒌15g，黄芪15g，桂枝10g，甘草5g，三七粉2g（冲服），水煎服，每日2次。②治气阴两虚、痰瘀交阻的冠心病（张炳厚）。黄芪30g，党参30g，玄参30g，瓜蒌30g，当归30g，川芎30g，鸡血藤30g，半夏10g，黄芩10g，延胡索10g，三七3g，水蛭3g，土元3g，地龙6g，水煎服（《名中医特需门诊疑难杂症》）。

（4）治痢久郁热生毒、肠中腐烂、时时切痛，后重，所下多似烂炙，且有腐败之臭。解毒生化丹：金银花一两，生白芍六钱，粉甘草三钱，三七二钱捣细，鸭蛋子60粒（去皮拣成实者）。先将三七，鸭蛋子用白沙糖化水送服，次将余药煎汤服。病重者，一日须服两剂始能见效（《医学衷中参西录》）。

（5）①治赤痢血痢。三七三钱，研末，米泔水调服。②治赤眼。十分重者，三七根磨汁涂四围（5方中（1）、（2）均摘引自《中药大辞典》）。

（6）治前列腺肥大。三七、西洋参各15g，每日1g，冲服（王再谟等编《现代中药临床应用》）。

茜草（茜草根、茜根）

性味归经：苦、寒。入肝经。

功效：凉血，化瘀，止血，通经。

茜草（药材），根茎"表面棕（红与黄合成）色或红棕色"，断面"黄红色或淡红色"。茜草色红入血分，色黄属土，"凡药气味有体有用，相反而实相成"得土之味者，皆得木之气，苦寒降下，故能入乙木肝经（肝主藏血，同气相求亦能入肝经）。

茜草色赤性寒入血凉血热，味苦泄血结，炒炭用则收涩力倍增、止血作用加强、凉血与行血并举、止血而不留瘀，常用治血热妄行或血瘀阻脉络的出血等症。

妇女的排卵和月经来潮、男子的排精与肝疏泄功能密切相关。茜草入肝经，苦泄行滞，可疏泄畅气机，行血液而祛瘀通经，能疗血瘀经络闭塞的经闭，为妇科的常用药，苦泄血滞，血行风自灭，苦能燥湿，故又可用治跌打损伤、风湿痹痛等症（通则不痛）。

《本草经疏》曰："（茜根）行血凉血之要药也……苦寒能下泄热气，故止内崩及下血，除热故益膀胱。蹼跌则血瘀，血行则蹼跌自安。凉无病之血，行已伤之血，故治蛊毒。《药性论》味甘，主六极，伤心肺，吐血泻血；《田华子》味酸，止鼻洪、带下、产后血晕、乳结、月经不止、肠风痔瘘、排脓、治疮疖、泄精、尿血、扑损、瘀血，皆取其凉血、行血、苦寒泄热之功耳。"《本草新编》云："茜草本行血之药，行血而反能止血者，引血归经耳。当血之逆行也，少拂其性，而其势更逆。茜草之色与血分相同，人之血中与因相合而同行，遂能引之归经，而相忘其非类，此治法之功也，但即引入于各经，即当以补阴之药继之，则安而不再沸。否则，血症未尝，有不再发者也。"《本经续疏》言："夫脉络结涩，则血不四周，则不为内崩下血，且将何往？通其脉络……茜根之色赤茎空者，为行其壅而通血脉矣。"《本草求真》谈："茜草味酸咸寒，色赤。……能入肝与心包，使血必为走泄也。故凡经闭、风痹、黄疸、因瘀血内阻者，服之固能使瘀血下行；如值吐崩尿血，因于血滞而见艰涩不快者，服之更能逐瘀血止。总皆除瘀去血之品……但血虚发热者忌用。"

《本经逢原》说："茜根色赤而性温，味苦而带辛，色赤入营，性温行滞，味辛入肝，手足厥阴血分药也。《本草》又以治寒湿风痹黄疸者，是湿热之邪痹着营分，用以清理湿邪则脾胃健运，寒湿风痹无所留著而黄疸自除矣。其治女子经水不通甚效。"《本草经读》讲："（茜草）气味苦寒者，得少阴之气化也，风寒湿三气合而为痹，而此能入手足少阴，俾上下交通而旋转，则痹自愈矣。上下交通则中土自和，斯有补中之效矣，中土和则湿热之气自化，而黄疸愈矣。"《本草正义》谓："茜根性寒，所主多血热失血之症……《别录》

止血，以血热涌泻言之。一以清血中之热，一以通壅积之瘀，斯血随故道而不横逆。崩中亦以龙雷太亢之时而言，如其所失太多，阳气已绥，即非所宜。蹼跌必有血瘀，瘀则蕴而生热，故宜清热行瘀……又谓治产后血晕，则唯肝阳有除恶瘀不畅者为宜。而血脱发晕，必非所宜，濒湖谓通经脉，则以血热瘀结者为宜。"《医材纂要》指出："茜草，色赤入血分，泻肝则血藏不瘀，补心则血用而能行，收散则用而不费，故能剂血气之平，止妄行之血而祛瘀通经，兼治痔瘘疮疡扑损。""茜草治血，能行能止，余尝用酒制则行，醋炒则止。活血气，疏经络，治血郁血痹诸症最妙，无损血气也"（《本草汇言》）。

茜草能缩短凝血时间，具有止血作用，茜草素同血液内的钙离子不结合；有轻度抗凝血效应；能提高和缩小心肌梗死范围，保护心肌缺血，增加冠状动脉血流量，兴奋子宫，抗肿瘤，煎剂能镇咳祛痰，防止及抑制肾、膀胱结石或碳酸钙结石的形成。本品粗提取物能升高白细胞（王再谟等编《现代中药临床应用》）。提取液对金黄色葡萄球菌、肺类双球菌、流感杆菌和部分皮肤真菌有一定的抑制作用（高学敏主编《中药学》）。有抗氧化、细胞免疫功能，抗乙酰胆碱，有护肝作用（高学敏、钟赣生主编《中药学》）。

治妇女气虚不摄的崩漏下血，与白术、黄芪、海螵蛸、煅牡蛎等同用，如固冲汤（《医学衷中参西录》）。治妇女赤白带下，与生山药、生龙骨、生牡蛎、海螵蛸同用，如青带汤（《医学衷中参西录》）。治血热吐衄下血、经闭痰阻，与黄芪、侧柏叶、生地、阿胶、甘草同用，如茜根散（《类证治裁》）。治妇女经脉不通，以一两煎酒服之，一日即通（《本草纲目》）。治风湿痛、关节炎，鲜茜草根，浸白酒内服用［《江苏验方草药选编》，摘自《中药大辞典》茜根（选方）］。

用法用量：煎服10~15g，大剂量用至30g，亦可入丸、散用、止血炒炭用、活血通经生用或酒炒用。

使用注意：血虚无瘀者忌用。

药物对比

三七	止血	善于化瘀止血。
茜草		偏于凉血止血。

茜草	活血	偏于通经活血，兼治崩漏便血，止血作用大。
紫草		偏于透发斑疹，兼能利尿滑脂，止血作用小。

临床应用

【不良反应】小鼠灌服茜草煎剂150g/kg无死亡现象，剂量增加至175g/kg，5只动物中有1只死亡。小鼠灌胃茜草双酯的淀粉糊200mg/kg，无任何反应……如药量增加到每只9.69g，则出现明显的毒性反应，个别动物死亡，骨骼检查核分裂相对增多，细胞形态无异常。茜草、小红参水提醇沉液给小鼠腹腔注射的LP50分别为（49±3.3）g/kg和（8.4±0.31）g/kg，小红参、茜草小鼠灌胃给药的LP50分别为（155±0.38）g/kg和814g/kg，未见死亡（高学敏、钟赣生主编《中药学》）。

配伍应用

（1）治冲任脉虚、寒邪凝滞、小腹疼痛、月经过多，或妊娠下血、胎动不安，或产后下血、淋沥不断等。温涩固宫汤（李培生）：当归、白芍、熟地黄、阿胶（烊化）、茜草根各10g，乌贼骨12g，川芎6g，艾叶6g，血余炭6g。水煎服，日服3次（《首批国家级名老中医效验秘方精选》）。

（2）治慢性的游走不定之关节炎。熟地黄30g，茜草120g，何首乌60g，鹿角胶10g，白芥子、制川乌、制草乌各6g，炮姜12g，肉桂3g，甘草3g，麻黄1.5g，水煎分4次服。每日早晚作二次服。若无反应可日服3次，服到第三剂时若无反应，可一剂改作3次服，服的时间仍然照上述日2～3次。痛甚者，可加乳香、没药，一般服三四剂即愈。有发现腹痛恶心出现，轻者过时即恢复，重者可减量或据病情处理。

（3）①原发性血小板减少性紫癜方：a.活血化瘀、益气血的四草红花汤：仙鹤草、茜草、益母草各20g，紫草10g，红花10g，每日1剂，水煎取汁分2次服。加减：血热加牡丹皮、赤芍、犀角各15g，石膏、知母各10g；阴虚加玄参、阿胶各15g，当归20g，益母草30g，气虚加黄芪、党参各15g，白术30g。b.益气紫癜汤：生黄芪、海螵蛸各40g，党参、白茅根各30g，生地黄、牡丹皮各25g，白芍、茜草、侧柏叶各20g，蒲黄炭、藕节炭、槐花各15g，血余炭14g，每日1剂，水煎取汁分早晚2次服。②血友病方：a.益气化瘀汤：黄芪、丹参各30g，川芎、赤芍各10g，生地黄、红花、桃仁、生蒲黄、甘草各9g，地龙、小蓟各15g，炮穿山甲6g，每日1剂，水煎服取汁分次温服。b.清热止血汤：黄连、黄芩各6g，生石膏、白茅根各30g，知母、仙鹤草各15g，石斛、茜草炭各12g，生甘草9g。气血损耗加党参、生地黄；为巩固疗效加大黄、栀子、山豆根。每日1剂，水煎取汁分次温服。③弥散性血管内凝血方。二炭三草汤：仙鹤草、生石膏各50g，生地炭、地榆炭、茜草、紫草各20g，丹参、赤芍、血见愁、水牛角各30g，牡丹皮、白鲜皮各15g，三七6g，每日1剂，水煎取汁分次温服，可连用1～3个月（《中国血液病秘方全书》）。

2.收敛止血药

白及

性味归经：苦、甘、涩、寒。入肺、胃、肝经。

功效：收敛止血，消肿生肌。

白及（药材）表面黄白色，味涩（为辛、酸合成）。白及色白味辛入肺经，色黄味甘入胃经，"凡药物有体有用，相反而实相成"，得土之味者，皆得木之气，故能入肝经（味酸入肝经）。

白及苦寒入血分，燥湿泄结，清热凉血而止血热妄行，其入肺经辛宣苦降，宣肺降气（肺喜肃降，"肺苦气上逆，急食苦以泄之"），味酸补肺（肺欲收，急食酸以收之，用酸补之）。辛散苦泄，行气活血（气非血不和，血非气不运）。酸敛苦降，能敛降肺气上逆的吐、衄血。其入胃经，苦降胃气不行，而脾气自升（胃与脾经络相连，入胃亦能入脾），味甘补脾（脾欲缓，急食甘以缓之，用苦写之，甘补之）脾主统血，脾健能统摄血液不至妄行。味辛、甘，其入肝经补肝（肝欲散，急食辛以散之，用辛补之），缓急（肝苦急，急食甘以缓之），缓肝之疏泄过亢而致血液不外溢。味涩收敛，质极黏腻，为收敛止血的要药。辛散苦泄，散结气和营血，祛瘀生新。气行血畅而肿消，胃脾主饮食的摄纳和运化，为气血生化之源，脾主肌肉，脾胃得健，故能益气血而生肌，用于痈肿疮疡，未成脓者能使之消散，已溃者使之生肌。常用治体内外诸出血症，如衄血、吐血、外伤出血、肺结核空洞出血等，及疮疡肿毒、皮肤皲裂、胃和十二指肠穿孔或者水火烫伤等症。

《本草便读》曰："白及色白，味甘苦微辛，气平微寒，性滑，有汁极黏腻，得秋金之令而主收敛，专入肺家血分，故止血、止咳嗽、生肌治疮，皆用之。然必虚而热乃为相宜耳。白及虽禀秋金收敛之性，而仍其苦泄辛散之意，与白蔹相近，故每相需而用，但非治病要紧之品耳。"《本草述校注》云："白及，试吐血法；吐在水碗中，浮者肺血，沉者肝血，半沉半浮者心血。根白色，采以八月，是固得秋金之令矣。然谓其功能在是，以其性涩而收也。"《本草汇言》谈："白及，敛气渗痰，止血消痈之药也，此药质极黏腻，性极收涩，味苦气寒，善入肺经，凡肺叶破损，因热壅血瘀而成痰者，以此研末日服，能坚敛肺脏，封填破损，痈肿可消，溃败可托，死肌可去，脓血可洁，有托旧生新之妙用也。"《本草经百种录》言："此以质为治，白及气味冲淡和平，而体质滑润，又极黏腻，入筋骨中能和柔滋养，与正气相调，则微邪退也。"

《本草求真》说："白及味苦而辛，性涩而收，微寒无毒。方书载功能入肺化血，又载能治跌扑折骨，汤火灼伤，恶疮痈肿，败疽死肌，得非似收不收，似涩不涩，似止不止乎？不知书言功能止血者，是因性涩之谓也，书言能治疽损伤者是因味辛能散之谓也，此药涩中有散，补中有破，故书又载去腐、逐瘀、生新。"《本草正义》讲："白及，味苦气寒，能内清肺胃邪热，而外以凉血止痛，且黏腻之质，脂液富有，既可敷疡之未成而消热退肿，亦可掺既溃而去腐生肌，兼治金疮、汤火灼伤，皆《本经》之义也，后人以其清热补伤而治肺痈，颇有捷效。""味苦辛而气寒，故能消散血热之痈肿，性黏而多脂，则能疗败疽之死肌；苦辛之品，又能杀虫，则除白癣、疥虫，外疡消肿生肌之要药也。"《本草经疏》：谓"白及，苦能泄热，辛能散结，痈疽皆由营气不从，逆于肉里所生，败疽伤阴死肌，皆热壅血瘀所致，故悉主之也。"《纲目》载："白及，性涩而收，故能入肺止血，生肌治疮也。"《重庆堂随笔》指出："白及最黏，大能补肺，可为上损善后之药，如火热未清者不可早用，以其性涩，恐留邪也。唯味太苦，宜用甘味为佐，甘则能恋膈，又宜噙化，使其徐徐作润入喉下，则功效更敏。"

白及能缩短凝血时间及抑制纤溶，具抗凝血作用，甲醇提取物保护胃黏膜，具抗溃疡活性；白及粉预防肠粘连，对胃及十二指肠穿孔有迅速堵塞穿孔、阻止胃及十二指肠内容物外漏并加大网膜的遮盖作用；本品能抑制人型结核杆菌；抗肿瘤（抑制肝癌）（王再谟等编《现代中药临床应用》）。对实验性烫伤、烧伤动物模型能促进肉芽生长、促进创面愈合。对奥杜盎小芽孢菌有弱的抑制作用《一味中药治顽疾》。从块茎中分离的联苯及双氢菲类化合物对枯草杆菌、金黄色的葡萄球菌、白念珠菌ATTC1057及发癣菌QM248均有抑制作用。白及有促进血管内皮细胞黏附生长的功能。白及胶制成白及代血浆，对失血性休克有一定的疗效。白及与生川乌的配伍毒性为相加，与制川乌配伍毒性为拮抗，两药配伍应用，不影响各自的药效（高学敏、钟赣生主编《中药学》）。

治咯血：白及与枇杷叶、藕节、阿胶、生地黄等同用，如白及枇杷丸（《证治准绳》）。治疮疡溃后不敛者：白及与白敛、络石藤同用，如白蔹散（《鸡峰普济方》）。

用法用量：煎服3~10g，大剂量用至30g，入丸，散剂，每次2~5g，为末吞服每次1.5~3g，外用适量。

使用注意：外感咯血、肺痈初起及脾胃有实火者忌用，反乌头、附子。

药物对比

三七	止血	可止一切出血，能散瘀定痛。
白及		偏止肺胃出血，可去腐生肌。

临床应用

【不良反应】小鼠腹腔注射白及煎剂的LD50为（21.10±0.02）g/kg，家兔灌服白及煎剂2周（127.2g/kg），使SGPT呈降低趋势。大剂量致肝脏轻度间质性肝炎、肾盂肾炎，部分肾小管腔有蛋白管型（高学敏主编《中药学》）。

配伍应用

（1）治肺结核空洞出血。白及10g，百部10g，共为细末，鸭蛋2个（去壳）与上药调匀，加适量白糖，在锅内蒸熟食之，早晚两次服完。

（2）①治胃、十二指肠溃疡。白及粉、三七粉、生大黄粉各6g（冲），仙鹤草、煅瓦楞子各20g，枳实9g，陈皮、茯苓各15g，清半夏10g，每日1剂，水煎服，30剂为一疗程。②治上消化道出血。白地汤：白及、地榆各20g，生地15g，生大黄7g，刺猬皮、台乌药各10g，每日1剂，水煎2次分服（《中医祖传秘籍》）。

（3）①治难治性咯血。白及末5g，一日早、中、晚各1次，温开水送服或粥服。②干槽症：白及98g，冰片2g，分别研为极细末后，用蒸馏水调拌呈面团状。用此糊剂将拔牙窝内上部填满，轻轻按压。用药后一般能很快止痛，约4小时后即可见新生岛状肉芽组织，约3日后拔牙窝，表现即充满新生的牙龈黏膜（《一味中药治顽疾》）。

（4）能收敛止血、活血化瘀、制酸止痛、生肌护膜的溃疡止血方（粉）（谢昌仁）。乌贼骨3份，白及2份，参三七粉1伤。共为细末。每次5~10g，每天2~3g，温水服下，上3味药按此例配制（《首批国家级名老中医效秘方精选》）。

仙鹤草

性味归经：苦、涩、平。入心、肝经。

功效：收敛止血，截疟止痢，解毒补虚。

仙鹤草（药材）：茎基部"淡棕（红与黄）褐（黑与黄）色至紫（蓝与红）红色""上部茎绿（蓝合黄）褐色，或淡黄棕色。被白色柔毛""以梗紫红色，枝嫩，叶完整为佳"。仙鹤草色红味苦入心经，味涩为辛，酸合成。色紫、绿（均合蓝，蓝中含青）色青味酸故入肝经（性平，偏凉或偏温皆禀春木之气，亦能入肝经）。

仙鹤草，冬季种植，春季生苗，夏、秋间采集，色紫红禀天地间木火之气，而致肝、心之用。苦入血分，味涩收敛止血，辛散苦泄，气香透络，能消瘀血，敛中能通，行中有收，性较平缓，适用于人体各部位的出血症，配合补虚泻实散寒清热等药，无论虚实，寒热出血症，皆可应用，疟疾是以寒战、壮热、头痛、汗出、休作有时为临床特征的疾病。疟邪伏藏于半表半里，属于少阳经脉部位，历来有"疟不离少阳"之说。《灵枢·经脉第十》讲："胆足少阳之脉……是动则病口苦……汗出振寒为疟。"仙鹤草入肝经，肝与胆经络相通，苦酸降下，又能下行入胆经，苦能燥湿清热（湿除则热消），苦又杀虫（疟原虫），故能截疟。（汗出振含为疟：张景岳'少阳居三阳之中，半表半里者也。故阳性则汗出，风胜则振寒为疟'。）"痢疾多见腹痛频泻，下利赤白黏冻、里急后重等症。《医碥》曰："痢由湿热所致，或饮食湿热之物，或感受湿热之气，积于肠胃，则正为邪阻，脾胃之运行失常，于是饮食日益停滞，化为败浊，胶黏肠胃之中，运行之机，益以不利，气郁化火，与所受湿热之气，混合为邪，攻刺作痛。""其赤者血分受伤，属小肠，白者气分受伤，属于大肠"（《医学原理·痢门》）。仙鹤草色黄入中焦，苦降胃气下行以消食积，苦燥脾湿则助运化，其入心经，心与小肠经络相连，能入小肠经，色白味苦而走肺经，苦寒降下尤善入大肠经（肺与大肠经络相连），仙鹤草能下行大、小肠，涩肠清热，固泻止痢。仙鹤草辛散苦泄行气血，燥湿退热解热毒，邪去正自复，且味酸能收敛心气涣散（心苦缓，急食辛以散之，用辛补之），助疏泄之职，色黑苦降能入肾经，苦辛能补肾（肾入坚，急食苦以坚之，用苦补之），润燥（肾若燥，急食辛以润之，开腠理致津液，通气也）。故能补虚，有强壮作用，常用治咯血、吐衄、疟疾、寒热、腹泻、痢疾、脱力劳伤及疮疖痈肿等症。

《本草纲目拾遗》说："（仙鹤草）葛祖方：消宿食，散中满，下气，疗吐血各病、翻胃噎膈、疟疾、喉痹、闪挫、肠风下血、崩痢、食积、黄白疸、疗肿痈疽、肺痈、乳痈、痔肿。"《滇南本草》讲："（仙鹤草）治妇人月经或前或后，赤白事下，面寒腹痛，日久赤白血痢。"《现代实用中药》谓："（仙鹤草）为强壮性收敛止血剂，兼有强心作用，适用肺病咯血、肠出血、胃溃疡出血、子宫出血、齿科出血、痔血、肝脓疡等症。"

仙鹤草能促凝止血，抗高黏血症，抑制血栓形成，调整心率，强心，升高血压，兴奋呼吸，消除疲劳，降低血糖；抑制宫颈癌和肉瘤癌细胞；抗炎；杀死精子（王再谟主编《现代中药临床应用》）。仙鹤草乙醇提取物和水提取物均具有明显的镇痛抗炎作用。本品具有一定的非特异性免疫抗疟作用，仙鹤草水提液对体外培养的阴道毛滴虫有明显的抑制和杀灭作用（高学敏、钟赣生主编《中药学》）。仙鹤草中的主要成分鹤草酚对猪肉绦虫、囊尾幼虫、膜氏绦虫和短壳绦虫均有确切的抑制作用，对疟原虫有抑制和杀灭作用，有抗菌消炎作用（《从一味中药治顽疾》）。

治鼻血及大便下血，与蒲黄、白茅根、大蓟同用（《四川中药志》）。治赤白痢，单用本品，水煎服（《岭南采药录》）。治疟疾，每日发作，胸腹饱胀：仙鹤草三钱，研成细末，于发疟前用烧酒吞服，连用3剂（《贵州民间方药集》）。治贫血衰弱、精力痿顿，仙鹤草一两，红枣十个，水煎，一日数回分服（《现代实用中药》）。以上四方均摘自《中药大辞典》。

用法用量：煎服3～10g，大剂量用至30g，外用适量，捣烂，熬膏调蜜外用均可，亦可煎汤外洗。

使用注意：虚寒无实热瘀血者慎用。

药物对比

蒲黄	止血	善止下部出血，止血要炒用。
仙鹤草		治疗全身出血，止血宜生用。

临床应用

【不良反应】小鼠口服鹤草酚的LD50为599.8mg/kg，给药后再饮酒（50%已醇和食油），LD50分别为540、453.3mg/kg，过量服用仙鹤草致肾衰竭，仙鹤草的有效成分鹤草酚有毒，毒性主要表现在胃肠道及神经系统反应，应用大剂量可使家犬双目失明。临床上不良反应主要有失明、呼吸困难、皮疹、头昏、面红、恶心呕吐，甚至引起过敏性休克，在大剂量应用仙鹤草时应权衡利弊，每剂高达500mg的剂量应尽量避免（高学敏、钟赣生主编《中药学》）。

配伍应用

（1）治虚中夹实的崩漏症。将军斩关汤（朱小南）：熟军炭3g，巴戟天10g，仙鹤草18g，茯神10g，炒阿胶10g，黄芪5g，炒当归10g，白术5g，生、熟地黄各10g，焦谷芽10g，另用藏红花0.3g，三七末0.3g，红茶汁送服（《首批国家级名老中医效验秘方精选》）。

（2）治崩漏。仙鹤草、阿胶（烊化）、桑寄生、续断各15g，党参、黄芪各8g，乌贼骨、棕榈炭、生白芍、菟丝子、焦白术各10g，制香附6g，煅牡蛎（先煎）24g（《中国名老中医药专家学术经验集》第一卷）。

（3）①治急、慢性痢疾。仙鹤草30~60g，加水250mL，煎至100mL，1日3次。一般轻者服药1~2次治愈，重者服药4~5次可愈。②治恶性肿瘤。仙鹤草50g，败酱草50g，以水煎服，1日3次，每次60mL。③治银屑病。仙鹤草、徐长卿各30g，甘草10g，以水煎服（《一味中药治顽疾》）。

（4）①治外伤出血。用仙鹤草鲜叶打烂敷伤口，能立即止血，口嚼更佳。只用一次，不沾生水，不要换药，用净布包孔（不可用胶布）。只要血管不断，药干了，伤口也愈合了。用药期间禁吃黄豆、虾、螃蟹。②治产后痹症以及痹症引起的肢体不适。仙鹤草根茎100g，枣7个，每日1剂，水煎服（《中国家庭养生保健书库》编委会编《偏方治大病》）。

血余炭（血余、发髻、乱发、人发）

性味归经：苦、平。入肝、胃经。

功效：收敛止血，化瘀利尿。

血余炭，是人发去油垢，晒干，"用文武火煅至贴在盖锅底上的白纸显焦黄色为度"。（药材）"色乌黑而光亮，表面有多数小孔，如海绵状。……以色黑、发亮、质轻者为佳。"

血余炭，性平（微温，微寒），春之气，发为血之余，血之荣以发，可入血分，肝主藏血，五季为春，同气相求，故能入肝经。色黑苦降能入肾经，"凡药气味有体有用，相反而实相成"。得水之味者，皆得土之气，血余炭又能入戊土胃经（色黄亦入胃经）。

肾藏精，其荣在发，心主血，发为血之余，血余炭是人发源于肾精之滋养，由心血而生（禀心火气而上生），服之能自还原化，又以炒炭入药，涩性增加，故能收敛止血，血余炭性平微温（《本草便读》）。苦泄温行能活血消肿，化瘀生新。味苦降下，色黑入肾，味苦补肾（肾欲坚，急食苦以坚之，用苦补之）利尿（肾主二便）。发即毛，肺主皮毛，苦温能降肺气，散寒邪，通调水道，下输膀胱而利尿，苦泄温通，又能化瘀通窍，通利水道，常用治吐衄血、咳血，血淋，崩漏，便血及小便不利等症。

《本草便读》曰："人发得血之余气，故名血余，味苦性温，无毒，入心肾及肝与小肠。煅灰用，消瘀血，利水道，治血淋颇佳，且行瘀之中，仍有益阴之妙，以发乃血所化，烧之仍能还血，故《本经》有自还神化之说。而又能止血，凡吐血、衄血、便血，以及一切血出不止者，皆可内服外掺，所谓红见黑则止也。"《本经逢原》云："发者，血之余，故能治血病，虽曰补真阴，疗惊痫，理咳嗽，固崩滞止血晕，而实消瘀生新，能祛心窍恶血，并煅过服，若煅之不透反能动血，合鸡子黄香油煎之，消化为水，则治小儿胎惊及涂癞疮有效，用于膏药中则长肉消瘀。《本经》治五癃关格不通，利小便水道，皆取治五癃关格不通，利小便水道，皆取其利窍散瘀之功，其疗小儿惊、大人痉，以能达肝心二经，开通瘀血之滞也。"《本草思辨录》言："古方元精丹，则以血余配入首乌等一切补肾之药，为便后脱血之良方，此皆得制剂之道，而血余乃有功而无过，非血余之本能然也。鼻衄以血余烧灰，吹之立止，即齿血便血与诸窍出血，烧灰送服，亦无不止。"

《本经疏证》谈："发由血生，血由火成，心者属火而主血，以发还生其血，以血还养其心，此之谓仍自还心与小肠，小肠受盛之府，下连膀胱，膀胱者洲都之官，津液藏焉，气化则能出矣，水火合德而化气，此之谓神化，所以能利小便也。"《医学衷中参西录》说："血余者，发也，不煅则其质不化，故必煅为炭然后入药。其性能化瘀血，生新血有似三七，故善治吐血、衄血。而常服之又可治劳瘵，因劳瘵之人，其血必虚而且瘀，故《金匮》谓之血痹虚劳。人之发，原从心血所生，服之能自还原化，有以人补人之妙，则血可不虚，而其化瘀之力，又善治血痹，是以久久服之，自能奏效。其性又能利小便（《金匮》利不便之方，有膏发煎），以人之小便半从血管渗出，血余能化瘀血生新血，使血管流通故有斯效。其化瘀生新之力，又善治大便下血腥臭，肠中腐烂，及女子月信闭塞，不以时至。"《唐本草》讲："（血余炭）疗转胞、小便不通、赤白痢、哽噎、鼻衄、痈肿、狐尿刺、丁肿、骨疽、杂疮。"《神农本草经》谓："（血余炭）主五癃，关格不通，利小便水道。"

血余炭能明显缩短出、凝血时间及血浆复钙时间。血余炭煎剂对金黄色葡萄球菌、伤寒杆菌、甲型副伤寒杆菌及福氏痢疾杆菌有较强的抑制作用（高学敏主编《中药学》）。血余炭粉剂能栓塞末梢小动脉，维持时间可达8周，可使栓塞部分肾组织缺血性梗死。血余炭栓塞的病理过程为血余炭附着血管壁，诱发血栓形成、血栓机化、血管壁炎性坏死、管腔闭塞、栓塞组织缺血性梗死（高学敏、钟赣生主编《中药学》）

治咯血、吐血、二便下血，与花蕊石、三七同用，如化血丹（《医学衷中参西录》）。治崩漏下血，与陈棕炭、绢灰同用，如三灰散（《类证治裁》）。治小便不利，与滑石、白英同用，如滑石白鱼散（《金匮要略》）。治肠胃燥结的萎黄，与猪膏同用，如猪膏发煎（《金匮要略》）。

用法用量：煎服6～10g，研末服1.5～3g，外用适量。

使用注意：血虚胃弱及内有瘀血积热者忌用。

药物对比

血余炭	止血	消瘀，仅炒炭用，既能活血，又可消瘀，对一切出血症均可应用，收涩力大。
卷柏		生用活血通经，炒用止血，对下焦出血之症多用，甘补力强。

临床应用

【不良反应】主要的急性毒性症状表现为怠动、恶心、抽搐、四肢麻痹、俯卧不动，艾叶不同组分别对小鼠急性毒性强度为挥发油＞水提组分＞醇提组分＞全组分，但各组分的毒性物质基础、体内毒性过程、毒性作用特点、毒性作用、机制尚不完全明确（高学敏、钟赣生主编《中药学》）。

配伍应用

（1）催生方。当归15g，川芎6g，龟板10g，枳壳6g，大黄6g，川木通6g，血余炭3g，黄酒1盅为引水煎服。

（2）①治吐血：贯众、血余炭各15g（共为细末），鲜侧柏叶（捣汁一小碗）。将药末和入柏叶汁，隔水煮半小时，徐徐饮服，本方亦治胃出血。②治衄血：血余炭，研极细末，每服3～6g，开水调服。③治肠风下血：血余炭、陈棕炭各10g，水煎加甜酒服。又方陈棕炭30g，血余炭15g，共研细末，每服10g米汤下（《中国偏方秘方验方汇海》）。

（3）治咯血，兼治吐衄、理瘀血及二便下血。化血丹：花蕊石三钱，煅存性，三七二钱，血余一钱煅存性。共研细，分两次，开水送服（《医学衷中参西录》）。

（4）①治妇人小便不通、乱发如拳：火烧灰，细研。以温酒调下二钱立通（《圣惠方》）。②治带状疱疹：血余炭三钱，雄黄三钱，共研细末，香油一两调敷患处（徐州《单方验方新医疗法选编》）。［以上二方均摘引自《中药大辞典》血余（选方）］。

（5）治疮疡溃后久不收口，与露蜂房、蛇蜕同用，烧炭存性，用酒调服。声带炎、声音嘶哑，本品为末，米汤送服；带状疱疹，单用为末，麻油调糊外涂（王再谟等编《现代中药临床应用》）。

3.凉血止血药

小 蓟

性味归经：甘、苦、凉。入心、肝经。

功效：凉血止血，散瘀，解毒消痈。

小蓟（药材）：干燥的全草，茎"微带紫（蓝和红合成）棕（红和黄合成）色"，叶片"暗黄绿（蓝和黄合成）色，两面均有白色丝状毛"，头状花序"苞片黄绿色"，干燥的根"表面土棕色"。小蓟味苦色红入心经，色黄味甘应走脾、胃经，得土之味者，皆得木之气，故又能入乙木肝经（色紫、绿均含青色，色青亦属肝木之色）。

小蓟味苦入血分，苦凉清热凉血，除火泄热而止血。其入心经，苦凉达下，降心之气血下行，气下则火降，血下而凉静，故能疗心火亢盛，血热妄行的吐衄咯血等症。肝主藏血，司疏泄，"肝者，凝血之本"（《图书编》），"吐衄漏崩，肝家不能收摄荣气，使诸血失道妄行"（《丹溪心法》）。其入肝经，味甘缓肝急（肝苦急，急食甘以缓之），司疏泄，益藏血，能治肝气升泄太过或藏血功能减退导致各种出血，苦泻血结，又治疏泄不及、肝气郁结而致的血瘀。且其色黄味甘入脾经补脾（脾欲缓，急食甘以缓之，用苦写之，甘补之），助运化，脾健运旺，气血充盈，气的固摄作用加强，而血液不会溢出脉外（脾主统血）。小蓟甘凉（寒）入肝经益肝阴（甘寒益阴），畅气机，行气血，散瘀而不伤阴，止血而不留瘀。味甘解毒，凉解热毒。"大热不止，热胜则肉腐，肉腐则为脓，然不能陷，骨髓不为焦枯，五脏不为伤，故命曰痈"（《灵枢·痈疽八十一》）；"痈毒原是火毒生"（《医宗金鉴》）。小蓟能清热凉血、活血散瘀、清心除火，故能解毒消痈。常用治血分有热的吐血、衄血、血淋、尿血（心与肠相表里，小蓟入心亦能苦凉达下入小肠，小肠主泌别清浊，故能利尿）、便血、女人崩漏、外伤出血、肾炎血尿及热毒痈肿等症。

《本草求原》曰："小蓟则甘平性，不甚苦，专以退热去烦，使火清而血归经，是保血在于凉血……凉血者多滞，而此则能行，行血者无补，而此又保血。"《本草经疏》云："小蓟根苗，气味甘温微寒，无毒……精属阴气，血之所生也。甘温益血而除大热，故能养精而保血也。"《本草便读》言："小蓟功专破血治淋，心与小肠膀胱之热也……小蓟生平泽低洼处。以此推想，则小蓟之破血利水，又胜于大蓟。"《本草备要》谈："治吐衄肠痈……小蓟力微能破瘀生新，保精养血，退热补虚，不如大蓟之消痈毒。"《医学衷中参西录》说："鲜小蓟根，味微辛，气微腥，性凉而润，为其气腥与血同臭，且又性凉濡润，故善入血分，最清血分之热。凡咯血、吐血、衄血，二便下血之因热者，服之莫不立愈。……并治一切疮疡肿疼、花柳毒淋、下血涩痛，盖其性不但能凉血止血，兼能活血解毒，是以有以上种种诸效也。其凉润之性，又善滋阴养血，治血虚发热，至女子血崩赤带，其因热者用之亦效。"《纲目拾遗》讲："（小蓟）清火疏风豁痰，解一切疔疮痈肿毒。"

小蓟绿原酸和咖啡酸能收缩血管，升高血小板数目，促进血小板聚集，增高凝血酶活性，抑制纤溶，促进血液凝固而具止血作用，炒炭后止血作用增强；兴奋心脏，升高血压，对心房肌有增强收缩力和加快频率的作用，对肾上腺素受体有激动作用，降低血中胆固醇，能利胆、舒张气管、兴奋子宫、抗肿瘤、预防中毒性肝炎（王再谟等编《现代中药临床应用》）。小蓟煎剂对溶血性链球菌，肺类球菌及白喉杆菌淋均有抑制作用，乙醇浸剂对人型结核菌有抑制作用；有抗氧化作用（高学敏、钟赣生主编《中药学》）。尚能利尿（高学敏主编《中药学》）。

治各种出血症，与大蓟、侧柏叶、茜草根、山栀等同用，如十灰散（《十药神书》）。治下焦热结所致的血淋、尿血，与蒲黄、藕节、生地、滑石等同用，如小蓟饮子（《济生方》）。治热毒疮疡初起红肿，与乳香、没药同用，如神效方（《普济方》）。

用法用量：煎服10～15g，鲜品加倍，外用捣烂适量敷患处。

使用注意：血虚无瘀的出血症患者忌用，入汤剂不宜久煎。

药物对比

小蓟	止血活血	专清血分之热，兼能利尿通淋，止下焦出血较好，治血淋多用。
大蓟		既清血分之热，又善消疮痈毒，止上焦出血较好，疗痈疮多用。

临床应用

【不良反应】在用药过程中，可有身热、头昏、倦怠、呕吐、腹痛或失眠、尿频、尿多、荨麻疹等不良反应，一般在1～2周内可消失，严重者停药后即可自愈，小蓟煎剂80g/kg，给大鼠灌胃，连续2周，无明显毒性，肝肾组织检查无特殊病理变化（高学敏、钟赣生主编《中药学》）。

配伍应用

（1）治气虚崩漏。黄芪30g，山药20g，薏苡仁20g，乌梅20g，当归10g，阿胶（烊化）12g，莲房10g，棕榈炭10g，小蓟6g，荆芥炭6g，水煎服。

（2）治虚劳证兼有虚热的痰中带血。三鲜饮：鲜茅根120g（切碎），鲜藕120g（切片），鲜小蓟根60g，煮汁常常饮之。若大便溏者，茅根宜减半，再用生山药切细末两许（约30g），调入药汁中煮作茶汤服之。凡因血热妄行之症，单用鲜小蓟根数两煎服或榨取其自然，开水冲服，均有捷效（《医学衷中参西录》）。

（3）①治肝炎，肝硬化：通络软坚胶囊：小蓟、黄芪、丹参、丝瓜络、牡蛎各30g，鳖甲、当归各15g，穿山甲、柴胡各12g，地龙6g，每粒含生药0.4g5粒，1日3次口服，用4个月。②治蛋白尿：小蓟15g，藕节、木通各10g，竹叶5g，荷蒂7枚，以清水煮沸，1日1剂，1日服3次。③预防细菌性痢疾：以小蓟全草制成100mL合生药50g的汤剂，成年人每次服50mL，小儿酌减，隔日1次，共服3次（《一味中药治顽疾》）。

白茅根（茅根、白茅根、茅根）

性味归经：甘、寒。入肺、胃、膀胱经。

功效：凉血止血，清肺胃热，清热利尿。

白茅根，表面乳白色或黄白色，断面中心黄白色。其色白质轻入肺经，色黄味甘入胃经。"凡药气味有体有用，相反而实相成"，得土之味者，皆得水之气，故又能入足太阳膀胱壬水经（寒降，茎空，善走水道）。

白茅根味甘性寒，能入血分清火热而凉血止血，白茅根入胃经，胃与脾经络相连，味甘又能补脾益气血，气血充盈，气的固摄作用较健全，而血液也不会逸出脉外而致出血（五脏六腑之血，全赖脾气统摄），性寒达下，能降肺胃之气下行，气下则火降热清，甘寒多液，滋阴生津，清肺胃之热而治热蕴阴伤的咯血、吐血。常用治肺胃积热、燥邪伤津的咯血、衄血等症。

白茅根质中空通，寒降肺气，通调水道，下输膀胱而利尿（其入膀胱经），综观药性，凡能利水者，多不能滋阴，能下降者多不能上升，能清里多不能达表。本品寒降甘升，甘不腻膈，寒不伤胃，利不伤阴，降膀胱阳气下达，肾中阴气自升，内清脏腑之热，外解肌表之邪，上源清（肺为水之源），下流自洁，为利水药中的滋补剂，为治热积而有阴津不足、小便不利等症的必备药。

《本草求真》曰："茅根味甘性寒，清热泻火，消瘀利水，凡苦寒之药，未有不伤气败胃。此药味甘性纯，专理血病。凡一切吐血衄血、血瘀血淋、血崩血闭，并哕逆喘急烦渴、黄疸水肿等症，因热因火而成者，服之热除而血即理，火退而气与水即消矣。且能解酒毒，溃痈疽及疠毒诸疮。……至云能以补中益气，虽出《本经》，然亦不过因其胃热既除而中气自复，岂真补益之谓哉？"《医学衷中参西录》云："白茅根，味甘，性凉，中空有节，最善透发脏腑郁热，托痘疹之毒外出；又善利小便淋涩作痛、因热水便短小、腹胀身肿；又能入肺清热以宁嗽定喘；为其味甘，且鲜者嚼之多液，故能入胃滋阴以生津止渴，并治肺胃有热、咯血、吐血、衄血、小便下血，然必用鲜者其效方著。春前秋后剖用之味甘，至生苗盛茂时，味即不甘，用之亦，有效验，远胜干者。"《药性通考》言："茅根，用之治吐血症最神，凡心肝火旺、逼血上行则吐血，肺火盛则衄血，茅根甘和血，寒凉血，引火下降，故治之。"《本草正义》称："白茅根寒凉而味甚甘，能清血分之热而不伤于燥，又不黏腻，故凉血而不虑其积瘀，以主吐血、呕血、泄降火逆，其效甚捷，故又主胃火哕逆呕吐，肺热气逆喘满。且甘寒多脂液，虽降逆而异于苦燥，则又止温生津而清涤肺胃肠间之伏热，能疗消谷燥渴。根长数尺，一茎直达，入土甚深，故又能直趋下焦，通淋闭而治溲血、下血，并主妇人血热妄行，崩中淋带。又通利小水，池热结之水肿，导瘀热之黄疸，皆甘寒通泄之实效。"

《本草经疏》谈："（白茅根）血热则瘀，瘀则闭，闭则寒热作矣。寒凉血，甘益血，热去则血活，活则瘀消闭通，通则寒热自止也。小便不利，由于内热也，热解则便自利，淋者，血分虚热所致也，凉血益血，则淋自愈，而清肠之客热自解，津液生而渴亦止矣。肝藏血而主筋，补血凉肝，则筋坚矣。血热则崩，凉血活血，崩自愈矣，血热则妄行，溢出上窍为吐为咯，为鼻衄齿衄，凉血和血则诸症自除，益脾补中，利小便，故亦治水肿黄疸，而兼理伤寒哕逆也。"《医学衷中参西录》又讲："茅根鲜者煮稠汁饮之，则性微凉，其味甘而且淡。为其凉也，故能去实火；为其甘也，故能清虚热；为其淡也，故能利小便。又能宣通脏腑，畅达经络，兼治外感之热，而利周身之水也，然必须如此煮法，服之疗效，若久煎，其清凉之性及其宣通之力皆减，服之即无效矣，所煮之汤，历一昼夜即变绿色，若无发酵之味，仍然可用。白茅根味甘性凉，中空有节，最善透发脏腑郁热，托痘疹之毒外出，又善利小便淋涩作痛，因热小便短少，腹胀身肿，又能入肺清热以宁嗽定喘。"《本草正义》又指出："（白茅根）皆以邪热伤中，渐成虚羸而言，非治虚劳之本病也。寿颐按虚劳之病，本无寒凉主治之理，此以中州热邪言之，以其灼烁津液，即为虚劳之源，乃治之于劳热发轫之初，非治虚劳发热之后。此中分寸次序，自宜明辨，否则中气大虚，再投塞剂，未有不剿绝微阳，速其陨灭者矣，又按茅根治哕逆呕吐，专为胃火主剂。若胃气虚寒，亦作呃逆，则丁香、柿蒂之主治，证同而情异，有识之士亦万万不致误用。"

白茅根能显著缩短出血或凝血时间。其水煎剂和水浸剂有利尿作用，白茅根对肺炎碱菌、卡他球菌、流感杆菌、金黄色葡萄球菌及福氏、宋内痢疾杆菌等有抑制作用，有一定抗HBV病毒能力。其水浸液有降低血管通透性的作用（《一味中药治顽疾》）。白茅根能镇静、镇痛、增强免疫功能、降低毛细血管通透性（王再谟等编《中药学》）。白茅根甲醇提取物能抑制四氯化碳对肝的损伤，且无毒副作用（高学敏、钟赣生主编《中药学》）。

活血热妄行所致的咯血、衄血、便血及崩漏等证，与侧柏叶、小蓟、茜草、荷叶等同用，如十灰散（《叶药全书》）。活阴虚发热小便不利，积成水肿。知其阴虚作热，又兼实热，以致小便不利变成水肿，单用鲜茅根半斤煎汤两大碗，以之当茶徐徐温饮之，使药力昼夜相继，连服5日，热退便利，肿遂昼消（《医学衷中参西录》中药物，白茅根解）。

用法用量：煎服15~30g，鲜品加倍，可捣汁服，多生用，止血亦可炒炭用。

使用注意：虚寒无实热及尿多不渴者，不宜用。

药物对比

茅根	同本植物	偏于下焦，凉血、利尿较好。
茅花		偏于上焦，清血、止血较好。

茅根	清肺胃热	甘寒清热，能走血分，清血分热而凉血止血。
芦根		甘寒生津，主入气分，清气分热而生津止渴。

配伍应用

（1）治血热或肝阳上亢的鼻出血。白茅根30g，生地黄、赭石、牛膝各30g，水煎服。

（2）治血分热燥内蕴，以致风毒客于皮肤的银屑病。银屑汤（周鸣岐）白鲜皮30g，金银花40g（单煎）连翘15g，土茯苓30g，生地黄30g，白茅根50g，苦参15g，防风10g，地肤子15g，丹参15g，鸡血藤25g，当归15g，水煎煮沸后改文火，继续煎20分钟，每剂药煎服2次，方中金银花单煎，煮沸煎煮时间不超过10分钟，滤汁加入煎汤药同服之。随症加减：血热盛者，加紫草15g、薏苡仁20g；血瘀重者，加赤芍15g、红花10g、莪术10g；风盛痒甚者，加刺蒺藜30g、乌梢蛇15g、牛蒡子15g；皮损头部甚者，加全蝎10g（研末分服）（笔者按：防止全蝎的毒性作用：全蝎研末分服药量每日分两次，共应以2～3g为宜）、川芎10g、藁本10g；久病阴血亏虚、内燥甚者，加玄参20g、生首乌20g、熟地黄20g、生黄芪15g。

（3）治肝硬化代偿失调所出现的水肿膨胀、肝脾大。消症利水汤（周信有）：柴胡9g，菌陈20g，丹参20g，莪术15g，党参15g，炒白术20g，炙黄芪20g，淫羊藿20g，醋鳖甲30g，五味子15g，大腹皮20g，猪茯苓20g，泽泻10g，白茅根20g，水煎服，每日1剂，早、中、晚分3次服，若肝病虚损严重，肝功能障碍、絮浊试验、血清蛋白电泳试验异常，可将白术增至40g，另加仙茅20g、女贞子20g、鹿角胶9g（烊化）。上述（2）和（3）方主治方药均见于《首批国家级名老中医效验秘方精选》。

（4）①治血热鼻衄：白茅根汁1盒，饮之（《妇人良方》）。②治吐血不止：白茅根1握，水煎服之（《千金方》）。（①②内容均摘自《中药大辞典》。）

地 榆

性味归经：苦、酸、涩、微寒。入肝、大肠经。

功效：凉血止血，解毒敛疮。

地榆（药材）"外皮暗紫红色或棕黑色""断面粉红色或淡黄色，有排成环状的小白点"。地榆微寒禀春木之气，色紫（含青色）味酸入肝经。味涩为辛酸合成，色白味辛应走肺经，寒能下行，苦、酸、降下，善入大肠经（肺与大肠经络相连）。

地榆苦入血分，寒胜热，能清热凉血，味酸涩能收敛止血，其入大肠经，味苦入血分，能治下焦雅热所致的出血症，苦寒泻火清热而解热毒，辛行苦泄行气滞血结，苦泄寒清而疗热邪疮毒肿痛，味酸又能敛疮口不合，常用于治疗血热所致的便血、尿血、尿痛、痔血、崩漏及热症痈肿疮疡、伤火烫痛等症。

《本草述校注》曰："地榆，宿根，三月生苗，禀木之生气以升也，于七月开花结子，禀金之收气令以降也。故其用在根。其根外黑内红，合于子之紫黑色，岂非本于至阴之肾，能布地道生育之化，以为血之主者乎？"《本草求真》云："地榆苦酸微寒，性沉而涩。诸书皆言因其苦寒，则能入下焦血分除热，俾热悉从下解。又言性沉而涩，凡人症患吐衄崩中、肠风血痢等症，得此则能涩血不解。按此不无两歧。知其热不除，则血不止，其热既清，则血自安。且其性主收敛，既能清降，又能收涩，则清不虑其过泄，涩不虑其或滞，实为解热止血药也。但血热者当用，虚寒者不宜用；久病者宜用，初起者不宜用。"《本草便读》言："地榆入肝凉血，是其本功。痔痢等证虽由于大肠，然皆出于血分中之湿热。地榆能除血中之热，热除则湿自去耳。地榆非疏风药，不过血热则生风，血凉则风自息矣。至其治崩者，亦由血为热妄逼而行所致，当炙黑用之。如因脾虚肝郁，不因血热者，不可用也。"《纲目》谈："地榆除下焦热，治大小便血证。止血，取上截切片炒用，其梢则能行血，不可不知。"《本草选旨》认为地榆"以之敛血，则同归芍。以之清热，则同归、连。以之治湿，则同归、芩，以之治血中之痛，则同归、黄。以之温经而益血，则同归、姜。大抵酸敛寒收之剂，得补则守，得寒则凝，得温暖而益血归经，在善用者自得之而已"。

《本草经疏》说："妇人乳痓痛者，厥阴肝经有热，以致血分垫壅所致也，七情伤伤于滞脉，故带下也；五漏者，阳明大肠经湿热伤血病也。血热则肿而作痛、恶肉者，亦血热极则瘀，故肿而成恶肉也。伤则出血，血出必发热而作痛，金疮是也。脓血不止，皆血热所致。诸瘘恶疮，莫不由血热所生。苦寒能凉血泄热，热散则血活肿消，故并主如上诸疾也，性行而带补，味兼甘酸，故补绝伤及产后内塞也。消酒除渴、明目、止纯血痢、疳痢极效、治肠风者，皆善祛湿热之功也。沉寒入下焦，故多主下部湿热诸病。"《本草正义》讲："地榆苦寒，为凉血之专剂，妇人乳疼带下，多由于肝经郁火不疏。苦寒以清泄之，则肝气疏达，斯痛可已，而带可止。然气滞痰凝之乳痛，及气虚不摄之带下，非其治也。止痛除恶肉，皆以外疡言之，血热火盛，则痛而多恶肉，地榆清热凉血，故止疡患作痛，而能除恶肉……地榆凉血，故专主血热而治疮疡，能止汗，又苦寒之性，沉坠直降，故多主下焦血证。"《本草衍义》谓："（地榆）性沉寒入下焦，热血痢可用，言虚寒人及水泻白痢，即未可轻使。"《本草正》指出："（地榆）味苦微涩，性寒而降，即消且涩，故能止吐血、衄血、清火明目，治肠风血痢及女人崩漏下血、月经不止、带浊痔漏、产后阴气散失，亦敛盗汗、疗热痞、除恶肉、止疮毒疼痛。凡血热者当用，虚寒者不相宜也，作膏可贴金疮，捣汁可涂虎、犬、蛇、虫伤者，饮之亦可。"

地榆煎剂可明显缩短出血和凝血时间。生地榆的止血作用明显优于地榆炭，地榆制剂对烧伤、烫伤及伤口的愈合有明显作用，能降低毛细血管的通透性，减少渗出，减轻组织水肿，且药物在创面形成一层保护膜，有收敛作用，可减少皮肤擦伤，防止感染，有利于防止烧烫伤早期休克和减少死亡发生率。体外实验表明，地榆水煎剂对伤寒杆菌、脑膜炎双球菌及钩端螺旋体等均有抑制作用，尤其对痢疾杆菌后用较强（《一味中药治顽疾》）。地榆有抗氧化、抗肿瘤、抗炎消肿、增强免疫、镇吐、止泻和抗溃疡作用，可抑制紫外线B导致的大鼠皮肤光损伤，对过氧化亚硝酸所致的损伤也有保护作用（高学敏、钟赣生主编《中药学》）。地榆其所含鞣痛质被大量吸收而引起中毒性肝炎，对于大面积烧伤患者不宜使用地榆剂外涂（高学敏主编《中药学》）。

治日久不愈的泻痢、血痢，与黄连、乌梅、阿胶、木香等同用，如地榆丸（《证治准绳》）。治蛇毒，地榆根捣绞取汁饮，兼以敛疮（《补缺时后方》）。治无名肿毒、疖肿、痈肿、深部脓肿，地榆与田基黄、田七粉，与凡士林调成膏，外敷患处（广西《中草药新医疗法处方集》）。治烧烫伤，地榆根炒炭存性，磨粉，用麻油调成50%软膏，涂于创面，每日数次（《单方验方调查资料选编》）。后三方均摘自《中药大辞典》的地榆（选方）。

用法用量：煎服10～15g，或入丸散用，外用适量。解毒敛疮生用，止血炒炭用。

使用注意：虚寒作泻，气虚下陷及出血有瘀的便血、下痢、崩漏者慎用。

药物对比

白茅根	凉血止血	清利止血。上部吐血多用之。
地榆		收敛止血，下部出血多用之。

黄柏	凉血	偏于清热泻火，燥湿解毒。
地榆		善于清热凉血，消肿止痛。

临床应用

【不良反应】按寇氏法计算，小鼠腹腔注射水提剂LD50为（1.60±0.29）g/kg。地榆醇提剂LD50为（2.17±0.49）g/kg。中毒症状为活动减少、四肢无力、呼吸困难、抽搐，给药1～2天内死亡。小鼠口服地榆水，醇提取液2.5g/kg，7天内动物活动自如，无死亡（高学敏、钟赣生主编《中药学》）。

配伍应用

（1）治血灼伤的便血、尿血。生地黄30g，地榆炭15g，水煎服。

（2）治狂犬病。生地榆30g，紫竹根30g（如无可用鲜竹根代之），人参（或党参）30g，枳壳、桔梗、川芎各6g，上诸药用水3碗煎至1碗，一次温服，1日可服2剂。

（3）①崩漏：地榆30g，醋适量，以醋煎地榆，放置一夜，次晨温服之。②烧烫伤：适量地榆洗净晒干，研粗末，用乙醇（70%~75%）渗滤提取清液，煮至液面出现薄膜，冷却，均匀涂于创面，每日2~3次，不包扎，次数以创面形成干痂而不出现龟裂为度。③菌痢：用地榆、艾叶各10~30g，大黄（后下）6g，煎服，每日1剂3~7日为1个疗程（《一味中药治顽疾》）。

（4）治湿热火毒蕴结肌肤而致湿毒疡。泻心肠治湿毒疡（郭长贵）：泻心汤（大黄，黄连，黄芩）加金银花、连翘、猪苓、地肤子、白鲜皮，水煎服。外用滑石36g、甘草6g、地榆12g、黄柏12g，共研细末，香油调涂于患处，日1剂（《现代名医皮肤性病科绝技》）。

4.温血止血药

艾 叶

性味归经：辛、苦、温。入肝、脾、肾经。

功效：温经止血，散寒调经，安胎。

艾叶（药材）干燥的叶片"上面灰（黑与白合成）绿（蓝和黄合成）色""下面密生灰白色绒毛""气清香"。

《本草经读》说："凡药气温属厥阴风木"，艾叶气温，色紫（蓝中含青色）入厥阴肝经。色黄，香入脾经。"凡药气味有体有用，相反而实相成"，得土之味者，皆得水之气，故又入肾经（色黑亦入肾经）。

肝主藏血，调气机，脾主统血，司运化。艾叶性温能胜寒温经。辛入肝经补肝（肝欲散，急食辛以散之，用辛补气）益血，司疏泄，调升降。防止肝血不足、阳气升泄太过导致的出血等症。其入脾经，苦燥脾湿（脾苦湿，急食苦以燥之），芳香醒脾，温行气血而健脾，脾运健旺，则气血充盈，而气的固摄作用较强。则血液也不会逸出脉处致出血，肝脾同治，气血皆理。炒炭后味涩加强收敛止血作用，故能温经止血。辛温散寒，辛散苦池温通，行气血以通经，常用于治疗下元虚冷、冲任不固的崩漏下血，虚寒性的月经不调、经行腹痛、宫寒不孕及带下清稀等症。

《本草逢原》曰："艾性纯阳，故可以取太阳真火，可以固垂绝元阳，服之则走肝脾肾三阴，而逐一切寒湿，转肃杀之气为融和，生用为性温，炒熟则大热，用以灸火则透诸经而治百病。"《本草经疏》云："艾叶禀天地之阳气以生，故味苦微温，熟则大热，可升可降，其气芳烈，纯阳草也，故无毒。入足太阴厥阴少阴三经，烧则热气内注，通经入骨，故灸百病。性能通窍，辟恶，杀鬼精，故止鬼击吐血。"《本草正义》言："古人灸法，本无一症不可治，艾之大用，唯此最多。故《名医别录》以灸字冠主治之首，其作煎以下，则汤液之治疗也，止吐血者宜生用，取其辛开以疏经络之壅。然温升之性，必与上溢之证不合。古人有四生丸之制，以柏叶、荷叶、生地之清肃下降者为主，而反佐以艾叶之辛温，欲其同气相求，易于桴应，非艾之一味可以止上升之吐衄也……妇人下血，则中气虚寒，下焦无摄纳之权，以致血行失道，无故妄下，《金匮要略》胶艾汤温经升举，固阴和阳，是其正治，非血热妄行之下血也。"《本草便读》谈："艾叶入肝脾胃三经，芳香可以入血，辛热可以解寒，故生者能理气，解散风寒湿邪，或炒黑或揉熟能温暖下元，治妇人崩带症瘕、胎产等症，属于寒湿者皆可用之，纯阳之药，故可杀虫避恶。其灸疮痏者，借芳香辛热以宣通气血耳。艾叶入下焦血分，能温阴中之阳，逐不焦血分寒湿冲气。生温熟热，生者能散，熟者能守，亦若干姜炮姜之用。"

《本草汇言》说："艾叶暖血温经，行气开郁之药也……若入服食丸散汤饮中，温中除湿，调经脉，壮子宫，故妇人方中多用之。"《本草述钩元》讲："胎漏腹痛，元阳下陷，血乃不固，是皆因虚化寒，因寒动湿之血病，夫因虚生寒，经固曰气虚寒矣，其因寒动湿者，以阴中阳虚，气不能化，而郁为湿也，盖热之气固就燥，寒之气固就湿，水火之应如此，如是等证，苟用四物而合艾，岂中的之剂乎。……古方调经多用艾，与疗崩及妊娠下血，皆合阿胶投之，以阿胶入手太阴为气中之阴，艾叶入肝脾肾三经为血中之阳，有升有降，和合以调气血，而即以固脱也。"《本草述校注》谓："是艾虽纯阳之物，乃本于阴而毕畅其阳之气者也，……子宫固本于下元，阴中生阳，阳在阴中而畅其气，然后阴血乃生，即漏下乃固。"《本草正》称："艾叶，能通十二经，而尤为肝脾肾之药也，善于温中、逐冷、除温，行血中之气，气中之滞。凡妇人血气寒滞，最宜用之。""凡素有虚寒痼冷及妇人湿郁带漏之病，宜以艾叶和归附诸药治之"（《本草正义》）。"艾叶服之则走三阴而逐一切寒湿，转肃杀之气为融和，灸之则透诸经而治百种病邪，起沉疴认为康泰，其功亦大矣"（《本草纲目》）。

胞络系于肾，肾虚则冲任不固，胎失所系而阴道下血、腰瘆腹坠。气以载胎，血以养胎。气血虚弱，濡养不足，胎气不固则阴道少量下血，腰腹胀痛。任主胞胎，冲为血海，冲任虚损及吐衄漏崩，肝家不能收摄荣气，而诸血失道妄行，则致胎漏下血或胎动不安。艾叶入肾经，苦补肾（肾欲坚，急食苦以坚之，用苦补之），辛润肾（肾苦燥，急食辛以润之），且味辛又能补肝（肝欲散，急食辛以散之，用辛补之），肾强精充，精能生髓，髓能化血，精血充足，冲任得补。肝脏得补，司疏泄，畅气血，加强肝的藏血功能，防止血液外溢，艾叶入脾经"土得木而达""五脏六腑之血，全赖脾气统摄"，肝健能疏泄气机，以利气血之生化。艾叶苦燥湿，温助阳，芳香醒脾，脾旺能统摄血液不能外溢。气血充足，形体壮实，冲任得补，胎系安固。故能安胎。

《本草述校注》载："（艾叶）古方之疗崩漏及妊娠下血，皆合阿胶投之，以阿胶入手太阴，为气中之阴，艾叶入脾肝肾三经，为血中之阳，有升有降，合用以调气血，于调和气血之中而即有以固脱也。"《本草蒙筌》认为："（艾叶）煎服宜新鲜，气则上达；灸火宜陈久，气仍下行，揉碎入四物汤，安胎漏腹痛；捣汁捒四生饮，止吐衄唾红。艾附丸（同香附末醋糊丸）开郁结，调月经，温暖子宫，使孕早结。"《本草新编》指出："（艾叶）祛寒气而温湿痹，安疼痛而暖胎元。胎漏可止，胎动可安，月经可调，子宫可孕，目灸经穴，可愈百病。"

艾叶能缩短凝血时间，具促止血作用，水煎剂抗凝血，抑制血小板聚集，抗过敏性休克；平喘、镇咳、祛痰；兴奋子宫平滑肌；抑制心脏收缩；对中枢神经有镇静作用；增加消化液分泌，小剂量可增强食欲；保肝利胆，增强免疫功能（王再谟等编《现代中药临床应用》）。体外实验证明，艾叶油对肺炎球菌，甲、乙溶血性球菌，β-溶血性链球菌，白喉杆菌，肺炎双球菌，金黄色葡萄球菌及多种致病真菌均有不同程度的抑制作用，艾叶对鼻病毒、腺病毒、腮腺炎病毒、疱疹病毒、流感病毒等有抑制作用（《一味中药治顽疾》）。艾叶有抗炎、镇痛、抗自由基、抗肿瘤、抗疲劳、解热、降压、促进创面肉芽组织生长、子宫兴奋与收缩等作用（高学敏、钟赣生主编《中药学》）。

治下元虚冷、冲任不固的崩漏下血，与阿胶、当归、芍药等同用，如胶艾汤（《金匮要略》）。治下焦虚寒、月经不调、宫寒子孕，与香附、当归、黄芪、吴茱萸等同用，如艾附暖宫丸（《仁斋直指方》）。治妊娠胎动不安，或胆腰痛，或胎转抢心，或下血不止，艾叶与酒煎服如（《时后方》）。后二方摘自《中药大辞典》艾叶（选方）中。

用法用量：煎服3~10g，外用适量，温经止血宜炒炭用，余生用。

使用注意：阳虚血热，血燥者不宜用。

药物对比

肉桂	治寒症腹痛	温中助阳较好，但能行血动胎。
艾叶		祛寒逐湿较佳，兼能止血安胎。

临床应用

【不良反应】《纲目》指出："（艾叶）而乃妄意求嗣，服艾不辍，助以辛热，药性久偏，致使火燥，是谁之咎欤？"《本草图经》强调："近世有单服艾者，……然亦有毒，甚毒发则热气上冲，狂躁不能禁，至攻眼有疮出血者，诚不可妄服也。"（《中药大辞典》）

艾叶主要的急性毒性症状表现为怠动、恶心、抽搐、四肢麻痹、俯卧不动，艾叶不同组分对小鼠急性毒性强度为挥发油＞水提组分＞醇提组分＞全组分，但各组分毒性物质基础、体内毒性过程、毒性作用特点、毒性作用机制尚不完全明确（摘引自高学敏、钟赣生主编的《中药学》）。

配伍应用

（1）治疣。麻黄10g，杏仁10g，薏苡仁100g，艾叶15g，板蓝根15g，甘草10g，水煎服。

（2）①治痛经：炒艾叶10g，加红糖，用开水煎煮数沸后温服，又方用艾叶5g，黄酒煎服。②治血崩：艾叶18g（烧存性），小米稀汤一碗，热冲艾叶炭末，顿服。③预防流产：艾叶12g，水煎去渣，后将鸡蛋（去壳）搅匀入药，再煎数沸温服，连服数次有效。（按此3症均以偏寒性者为佳《中国偏方秘方验方汇海》。）

（3）①治功能性子宫出血、产后出血：艾叶炭50g，蒲黄、蒲公英各25g，每日1剂，煎服2次。②治寻常疣：采用鲜艾叶擦拭局部1日数次，至疣自行脱落为止（《一味中药治顽疾》）。

（4）①治寒湿搏于冲任的经寒血瘀的痛经。当归10g，川芎10g，赤芍10g，白术12g，紫石英20g，葫芦巴6g，五灵脂12g，金铃子10g，延胡索10g，制香附12g，小茴香6g，艾叶6g。经行腹痛开始每日1剂，早晚各服1次，加减：如受寒重者，加吴茱萸、桂枝之品；血瘀重者加桃仁、红花之类。②治胎位不正：党参、白术、白芍、当归，枳壳、厚朴、川芎各10g，黄芪、续断、熟地黄各15g，炙甘草、艾叶各6g，每日1剂，水煎服，3日为1个疗程（《中医祖传秘籍》）。

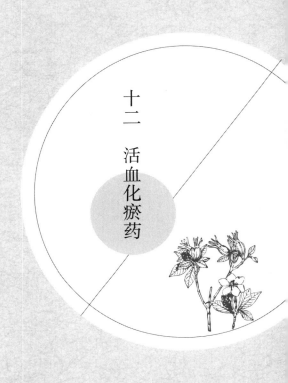

十二　活血化瘀药

1. 活血止痛药

川芎（芎䓖、抚芎）

性味归经：辛、温。入肝、胆、心包经。

功效：活血行气，祛风止痛。

川芎（药材）："表面深黄棕（红与黄合成）色""断面类黄色""有特异清香气""味苦"。高学敏、钟赣生主编《中药学》讲川芎："断面黄白色""以个大、肉多、外皮黄褐（黑与黄）而内有黄白色菊花心者为最优"。

川芎色黄属土，气香入脾经，"凡药气味有体有用，相反而实相成"，得土之味者，皆得木之气，故能入肝（乙木）、胆（甲木）经。色红味苦（微苦），入手厥阴心包经（滑寿曰：手厥阴代君火行事，以用而言，故曰手心主；以经而言，则曰心包经。一经而二名，实相火也）。

川芎春季生苗，至八、九月份采其根为药用。其禀天地木火之气化，而致肝、胆、心包经之功用。辛散气滞，苦泄血结，温行香窜通气血，辛重苦微，能活血中之气，血行风自灭，色白味辛又禀肺金之性，辛散达表祛风，苦降质重降肺胆、心包浊气下行，而大肠、肝、三焦清气自升，活血祛瘀，行气通滞，气行血活，风祛寒除，通则不痛，又为逐瘀、祛风除寒止痛的要药，活血行气，走而不守，上升、降下、外达、内透，无所不至，上行头目，中开郁结，下走血海，外彻皮毛，旁及四肢。常用治妇科中之血中气滞、血行不畅的月经不调、经闭痛经、难产、胞衣不下、各种头痛（风寒、风热、风湿、血虚、血瘀）及风湿痹痛、痈疽等症，均可配伍应用。

《本经疏证》曰："凡物之性燥而味辛，能升发阳气者，必能消耗阴气，唯芎䓖透苗出土，必至清明已后，则其不为温和未盛之气所能鼓动可知，既而取枝横埋土中，能节节作根生苗，则其盛阳之气，无壅不宣，无间不达，亦可知也。至八月每节根下皆结芎䓖，九十月采之，过其时即虚劣，则其过盛阳固，无不升发，感阴收复能退藏于密又可知。且其遇阴而藏者，即以供遇阳而发，特收采当值退藏方固之时，乃得发中有收之益。此刘潜江芎䓖能达阳于阴中，即阴能贯于阳中二语，所以不可易也。虽然人身不止血分为阴，凡物能于阴中达阳者，应不止能血分之阳，乃芎䓖只能入血分何义？盖凡脏气之本降者，不受下陷之累，唯其气本升，今不能升，斯为累耳，脏气本升者，非肝而何？肝不他藏，独藏夫血，斯与升麻等物升，脾中之气异矣，此芎䓖所以入肝脏，升血分中阳气也。"《纲目》云："时珍曰，川芎，血中气药也。肝苦急，以辛补之，故血虚者宜之，辛以散之，故气郁者宜……血痢已通而痛不止者，乃阴亏气郁，药中加芎为佐，气行血调，其病立止。"《本草要略》言："唯其血中气药，故能辛散而能引血上行也，痈疽药中多用之，以其入心而能散故耳，盖心帅气而行血，芎入心则助心，帅气而行血，气血行则心火散，邪气不留而痈肿亦散矣。东垣曰：下行血海，养新生之血者，非唯味辛性温者，必上升而散……四物汤中用之者，特取其辛温以行血之滞耳，岂真用此辛温走散之剂以养下元之血哉！"《本草从新》谈："痈从六腑，疽从五脏生，皆阴阳相滞而成，气为阳，血为阴，血行脉中，气行脉外，相并周流。寒湿搏之，则凝滞而行，迟为不及；火热搏之则，沸腾而行。速为太过，气郁邪入血，为阴滞于阳，血郁邪入气中，为阻滞于阴，致生恶毒，百病皆由此而起，芎归能和血行气而通阴阳。"《丹溪心法》称："苍术，抚芎，总解诸郁，随证加入诸药，凡郁皆在中焦，以苍术、抚芎开提其气以升之。"

《景岳全书·本草正》说："芎，归俱属血药，而芎之散动尤甚于归，故能散风寒，治头痛，破瘀蓄，通血淋，解结气，逐痹痛，排脓消肿，逐血通经……以其气升，故兼理崩漏眩运，以其甘少，故散则有余，补则不足，唯风寒之头痛，极宜用之，若三阳火壅于上而痛者，得升反甚。"《本草乘雅半偈》讲："（芎䓖）主风中头脑或脑痛或头脑俱痛者，此风气通于肝，办即春气者病在头也，力能直达肝用，从踵彻巅，正鼓而邪自罢矣。风与寒合，斯成筋痹，或挛、或缓、或急者，此属不直，直之使通也。……血闭即血痹，逐而通之。"《本草汇言》讲："（芎䓖）尝为当归所使，非第治血有功，而治气亦神验也，凡散寒湿，去风气，明目疾，解头风，除胁痛，养胎前，益产后，又症瘕结聚，血闭不行，痛痒疮疡，痈疽寒热，脚弱痿痹，肿痛却步，并能治之。味辛性阳，气善走窜，而无阴凝黏滞之态。虽入血分，又能去一切风、调一切气。凡郁病在申焦者，须用川芎开提其气以升之。气升而郁自降也。"《本草分经》载："辛温升浮，入心包、肝，为胆之引经。乃血中气药，升阳开郁，润肝燥补肝虚，上行头目下行血海，和血行气搜风，散瘀调经疗疮，治一切风木为病。"《本草崇原》道："芎䓖气味辛温，根叶皆香，生于西川，禀阳明秋金之气化，名芎䓖者，乾为天，为金；芎，芎窿也；䓖，䓖高也，皆天之象也。主治中风入脑头痛者，芎䓖禀金气而治风，性上行而治头脑也。"《本草正义》认为："芎䓖有纹如雀脑，质虽坚实，而性最疏通，味薄气雄，功用转在气分，上升头顶，旁达肌肤，一往直前，走而不守。考仲景方中用芎䓖，唯《金匮》妇人篇独多，其当归芍药散，则曰怀妊腹中疠痛；其当归散，则曰妊娠宜常服；其白术散，则曰妊娠养胎，皆不论寒热虚实，而浑浑然一方可以统治。……唯胶艾汤，温经汤二方，归芎并重，以阿胶厚腻有余，恐其迟滞，因以血中行气者，为之疏通，庶几守者走者，得互相调剂，古方之于芎䓖，其用意自可想见。"《医学衷中参西录》

指出："芎䓖，味辛，微苦，微甘，气香窜，性温，温窜相并，其为上升、下降、外达、内透无所不至，故诸家本草，多谓其能走泄真气，然无论何药，皆有益有弊，亦视用之如何耳。其特长在引人身清轻之气上至于脑，治脑为风袭头疼，脑为浮热上冲头疼，脑部充血头痛。其温散之力，又能通活气血，治周身拘挛，女子闭无子。虽系走窜之品，为其味甘且含津液，用之佐使得宜，亦能生血。"

川芎嗪抑制血管平滑肌收缩，扩张冠脉、脑、肢体及肠系膜血管，增加其血流量，改善脑缺血；改善心肌缺氧状况，降低心肌耗氧量，降低外周血管阻力、血压；降低血小板表面活性，抑制血小板聚集，预防血栓形成；川芎浸膏增加子宫收缩，大剂量则转为抑制；并抑制小肠收缩；水剂对中枢神经有镇静、镇痛作用；有抗维生素E缺乏作用；阿魏酸能调整免疫系统，可提高T淋巴细胞免疫功能；可加速局部血肿的吸收，促进骨痂形成；抗组织胺和利胆作用（王再谟等编《现代中药临床应用》）。川芎嗪可使兔实验性肾小球肾炎的每日尿蛋白下降，对减轻肾小球病变，抑制新月体形成及肾小球纤维化具有一定作用。吸入川芎嗪对胰蛋白酶气溶胶法豚鼠肺气肿有较好的防治作用，体外试验川芎对大肠、痢疾、变形、伤寒、副伤寒杆菌及铜绿假单胞菌、霍乱弧菌等有明显的抑制作用，对某些致病皮肤真菌也有抑制作用，有抗放射、抗脂质过氧化和降低补体溶血，抑制补体C36与红细胞膜结合的作用（高学敏、钟赣生主编《中药学》）。川芎水煎剂有明显而持久的降压作用（《一味中药治顽疾》）。

治风寒感冒头痛，与细辛、白芷、荆芥等同用，如川芎茶调散（《和剂局方》）。治血瘀肝经、胸胁刺痛，与生地、桃仁、赤芍等同用，如血府逐瘀汤（《医林改错》）。治风湿痹痛，与秦艽、独活、桑寄生、防风等同用，如独活寄生汤（《千金方》）。

用法用量：煎服3～10g，研末吞服，每次1～1.5g。

使用注意：阴虚火旺、多汗、月经过多及热盛无瘀的出血症者和孕妇慎用。

药物对比

升麻	升阳气	入脾胃，升清阳之气。
川芎		入肝经，升血中之阳气。

白芷	治头痛	偏治阳明经（头前额部）风寒湿邪头痛，升散力强。
川芎		偏治少阳经（头两侧部）血郁气滞头痛，活血力强。

赤芍	活血祛瘀，苦寒，泄血中瘀热。
川芎	活血祛瘀，辛温，行血中气滞。

菊花	入肝经，气分，泄热疏风。
川芎	入肝经，血分，活血祛风。

羌活	升散止痛	升散气分风寒湿邪而止痛。
川芎		活血行气祛风消肿而止痛。

临床应用

【不良反应】川芎制剂未发现明显的毒副作用，动物实验报道，用川芎浸膏连续注射妊娠大鼠和家兔，可致胎子死于子宫中，但不坠下。对小鼠肠的交感神经有麻痹作用，以抑制小肠蠕动。中毒症状主要表现为消化道症状及过敏反应，如恶心呕吐、胸闷、皮肤瘙痒及丘斑疹等。极少数妇女出现经期提前、经量增多。另有报道服用川芎1小时后，出现腹痛及尿血的异常改变。有报道高血压期并发脑梗死患者，静注川芎嗪注射液时出现过敏性休克。

川芎中毒的原因主要为用量过大或应用不当，一般情况下，川芎入煎剂比静脉注射给药相对安全，故静脉给药时宜从小剂量开始，然后递增，否则有可能出现过敏反应等不良反应，煎剂用量一般用至10g左右，单用研末吞服，不宜超过3g。

【中毒救治】可用中成药或西药对症治疗，亦可用黄芩10g、生甘草15g、绿豆30g，水煎内服（高学敏、钟赣生主编《中药学》）。

配伍应用

（1）治跌打损伤的头痛（脑震荡后遗症）。川芎、赤芍、桃仁、红花、茯苓、白芷、石菖蒲各10g，丹参、酸枣仁炒各30g，薄荷6g，水煎服。

（2）治心悸、怔忡等症（心脏瓣脉闭锁不全）。当归、芍药、川芎、茯苓、泽泻，水煎服（此方即当归芍药散去白术，用量据病情酌情）。

（3）治头痛兼治脑痛。川芎一两，沙参一两，蔓荆子二钱，细辛五分，水两碗，煎八分，加黄酒半碗调匀，早晨服之（《串雅内编》选注）。

（4）治偏头痛。川芎200g，用米酒500mL浸泡，一般浸泡时间为3个月，每日服3次，5～6日即可见效（《一味中药治顽疾》）。

（5）治慢性肾衰竭、血燥生风的皮肤干燥且瘙痒难忍等症，养血熄风止痒。当归、荆芥、生黄芪各10g，川芎、生甘草各6g，白芍20g，生地黄15g，白蒺藜、何首乌各12g，防风5g，制大黄20g，白鲜皮15g，牡丹皮、连翘各10g（聂莉芳著《慢性肾衰竭名医妙法》）。

乳 香

性味归经：辛，苦，温。入心、肝、脾经。

功效：活血行气止痛，消肿生肌。

乳香（药材）干燥胶树脂"淡黄色，常带轻微的绿（蓝和黄）色，蓝（含青）色或棕（红与黄）红色""表面有一层类白色粉尘""气微芳香烧之冒黑烟，并遗留黑色残渣"。

乳香色红味苦入心经，色黄气香入脾经。凡药气味有体有用，相反而实相成，得土之味者，皆得木之气，故又入肝经（色绿、蓝均含青色，亦入肝经）。

乳香入心（主血）、肝（藏血）、脾（统血）经，味苦泄血散瘀，味辛行气通滞，芳香温通，行气血开关窍气行血活，瘀去痛止（通则不痛），本品既入门血分，又达气分，行约上中之气，散寒化瘀止痛，内透脏血府行气血，外达肢体通经络，虽为开通之品，不耗伤气血，可用于治一切气滞血瘀的痛证（心血瘀阻的心绞痛、血滞胃痛、腹痛、痛经及跌打损伤等症）。

乳香温助阳气，入心助血行，味辛补肝（肝欲散，急食辛以散之，用辛补之），苦温入脾燥湿（脾苦湿，急食苦以燥之），益水湿的运行助气血之生化，味苦燥脾湿而祛痰（湿除即痰消），性温助阳气则化痰（病痰饮者，当以温药和之）。芳香醒脾化浊，辛香外窜达表，托毒外出，辛散苦泄，行气血消痈肿，温中焦长肌肉（脾主肌肉），为外伤科要药。常用治热毒、瘀血，痰湿所致的疮疡痈疽、疔毒、肠痈、瘰疬、痰核、肿块疼痛等症。

《本草求真》曰："乳香，血因气逆，则血凝即不通，以致心腹绞痛；毒因气滞，则血聚而不散，以致痛楚异常。乳香香窜入心，既能使血宣通而筋不伸，复能入肾补，使气与血互相通活。俾气不会血阻，血亦不被气碍，故云功能生血，究皆行气活血之品耳……是以书载乳香功能活血调气，托里护心，生肌止痛，治心腹诸痛，口噤耳聋，痈肿折伤，癫狂。"《本草述校注》云："乳香，血本于阴而化于阳，讵知此味乃为纯阳而无阴，以入人身之血分，是专行生化之机以活血，即以血分无穷之用也。此味入手少阴心，心主血脉，通行十二经，心与肾呼吸相应，能活血则血以化而生，血生化而经脉和调，即能入肾之血海，而肾气由之以生化。气盛则化精，精益则益气，此所谓治肾气益精诸证，易老所谓补肾者也。夫心属火，然生血以达气，然生气以化血。"《本草汇言》谈："乳香，活血祛风，舒筋止痛之药也。陈氏《发明》云香烈走窜，故入疡科，方用极多。又跌扑斗打折伤筋骨，又产后血气攻刺心腹疼痛，恒用此。咸取香辛走散，散血排脓，通气化滞为专功也，故痛疡可理，折伤可续，产后瘀血留滞可行，症块痞积，伏血冷瘕可去矣。"

《纲目》言："乳香香窜，能入心经，活血定痛，故为痈疽疮疡、心腹痛要药。《素问》云，诸痛痒疮皆属于心火是矣。产科诸方多用之，亦取其活血之功尔。"《本草经疏》说："（乳香）风水毒肿，邪干心脾，恶气内侵亦由二经虚而邪易犯。瘾疹痒毒，总因心脾为风湿热邪所干致之。脾主肌肉，即痛痒疮疡皆属心火，此药正入二经，辛香能散一切留结，则诸证自瘳矣。《日华子》云，煎膏止痛长肉；陈藏器云，治妇人血气，疗诸疮，令内消。则今人以治伤诸痛，及肿毒内服外敷之药，有自来矣。"《医学衷中参西录》讲："乳香：气香窜，味谈，故善透窍以理气。没药：气则淡薄，味则辛而微酸，故善化瘀以理血。其性皆微温，二药并用为宣通脏腑流通经络之要药……又善治风寒湿痹、周身麻木、四肢不遂及一切疮疡肿疼，或其疮硬不疼。外用为粉以敷疮疡，能解毒、消肿、生肌、止痛、虽为开通之品，不致耗伤气血，诚良药也。……诸凡脏腑中，有气血凝滞，二者皆能流通之。医者但知其善入经络，用以消疮疡，或外敷疮疡，而不知用之以调脏腑之气血，斯岂知乳香没药哉。"《本草逢原》谓："凡人筋不伸者，熏洗敷药，宜加乳香，其性能伸筋也。疮疽溃后勿服，脓多勿敷，胃弱勿用。"

乳香，乙酸正辛酯具有广泛的镇痛作用，抗炎防腐、升高白细胞，并加速炎症渗出物排泄、促进伤口愈合；抑制细胞和体液免疫；抑制肿瘤细胞；抗胃及十二指肠溃疡；降低肝脏胆固醇合成；终止妊娠；杀灭滴虫（王再谟等编《现代中药临床应用》）。乳香所含蒎烯有祛痰作用；乳香能明显减轻阿司匹林保泰松、利血平所致胃黏膜损伤及应激性黏膜损伤，减低幽门结扎性溃疡指数及胃液游离酸度（高学敏主编《中药学》）。也有人认为挥发油具有抗菌作用（高学敏、钟赣生主编《中药学》）。

治气血凝滞而致的心腹疼痛、风湿痛痹、跌打肿痛等症，与丹参、没药、当归同用，如活络效灵丹（《医学衷中参西录》）。治疮疡肿毒初起、红肿焮痛，与金银花、赤芍、白芷、没药等同用，如仙方活命饮（《校注妇人良方》）。治疮疡溃后脓毒将尽，与没药同用，如海浮散（《医学心悟》）。

用法用量：煎服3~10g，宜炒去油用，外用适量，生或炒用，研末外敷。

使用注意：无瘀滞、痈疽已溃及脓多、产后恶露去多腹中虚痛者及孕妇均忌用。胃弱呕吐者宜慎用。用量不宜过多。

药物对比

乳香	散瘀止痛	辛温香润，能于血中行气，舒筋活络，止痛力强，偏于调气。
没药		苦平入血，善行瘀散血，伸筋无力，泄结力大，偏于行瘀。

临床应用

【不良反应】本品对胃肠道有较强的刺激性，可引起呕吐、腹痛、腹泻、肠鸣音亢进等副作用。还可引起过敏反应，表现为胃脘不适、乏力、发热、卧寐不安，全身皮肤潮红、红疹瘙痒、烦躁不安、耳部红肿、周身肌肉抽搐等症状。

为了预防上述毒副作用的产生，临床重视使用注意事项。治疗时对比出现胃肠刺激症状者，可用阿托品、维生素B$_6$等，必要时给予10%葡萄糖加维生素B$_6$、维生素C静脉滴注。对过敏者可给予氯苯那敏、异丙嗪等抗过敏药。重症者加用氢化可的松或地塞米松静脉滴注

（高学敏、钟赣生主编《中药学》）。

配伍应用

（1）治臁疮。蓖麻仁20g，紫草20g，白芍20g，红花15g，家槐根白皮1尺，加水1000mL煎熬取汁250mL，加乳香20g，没药20g，血竭12g，黄丹130g，香油250mL，共熬膏外敷患处。临床应用时先用生姜、葱汁冲洗患处数次后，再敷此膏为佳。

（2）治血痹症（损伤后遗症、网球肘、肩凝症等）。化瘀通痹汤（娄多峰）：当归18g，丹参30g，鸡血藤21g，制乳香9g，制没药9g，香附12g，延胡索12g，透骨草30g。日1剂，水煎服。加减：偏寒者加桂枝、细辛、制川、草乌；偏热者加败酱草、牡丹皮；气虚者加黄芪；久痹骨节肿大变形者，加穿山甲、全蝎、乌梢蛇（《首批国家级名老中医效验秘方精选》）。

（3）治早中期骨折。当归12g，乳香6g，没药6g，陈皮6g，生地黄6g，川牛膝6g，甘草6g，熟地黄6g，川芎6g，全蝎5g，血竭（冲服）5g，穿山甲（炒）5g，加凉水400mL，将药心浸泡30分钟。第一次煎15分钟，取汁200mL；第二次加凉水400mL，煎汁200mL，分2次服。上肢骨折饭后服药，下肢骨折饭前服药；间隔6小时服1次。血竭用1岁半到3岁童便拌湿，汤药冲服。上肢骨折加川芎12～15g，下肢骨折加川牛膝12～15g，肋骨骨折加陈皮10～12g，疼痛肿胀加乳香、没药各10～12g（《中国家庭养生保健书库》编委会编《偏方治大病》）。

五灵脂

性味归经：苦、咸、甘，温。入肝经。

功效：活血止痛，化瘀止血。

五灵脂（药材）：①灵脂块"表面黑棕（黄与红合成）色、黄棕色或灰（黑与白合成）棕色"；②灵脂块"表面黑棕色，断面黄色、黄绿色或黑棕色"。

五灵脂色黄味甘属土，凡药气味有体有用，相反而实相成，得土之味者，皆得木之气，故能入肝经（其气甚臊恶，臊为肝气所化，同气相求，且色绿含青色亦入肝经）。

五灵脂苦咸入血分泄结软坚，活血化瘀，温能祛寒助阳行气滞，气血畅行，通则不痛，味甘柔肝缓急止痛，止痛力甚强。炒炭用又能止血（血见黑则止）。凡一切血瘀气滞作痛之症，皆可生用，若因瘀血阻、经脉不通、血液处溢的崩漏、吐血等症，月经过多，多炒炭用，又为常用之药。

《本草述钩元》曰："此禽用遗作食，出入数数，转已化导，其化导之气有阴化于阳，阳化于阴者。此风之所以能调，而血之所以能和也。风调而后气平，气平而后血和，非谓其不入血分，弟为和血之先导，非直入血分，而与疏壅决滞之血药等耳。"《本草衍义》云："（五灵脂）行经血有功，不能生血。尝有人病眼中翳，往来不定，如此乃是血所病也。盖心生血、肝藏血。肝受血则能视，目病不治血为背理。此物入肝最速。"《本草经疏》言："五灵脂，其功长于破血行血，故凡瘀血停滞作痛，产后血晕，恶血冲心，少腹儿枕痛，留血经闭，瘀血心胃间作痛，血滞经脉，气不得行攻刺疼痛等疮。在所必用，其主小儿五疳者，以其亦能消化水谷；治肠风者，取其行肠胃之瘀滞也。"《要药分剂》谈："五灵脂专于散瘀行血，大有奇效。一妇人自缢半夜，其家救之，虽苏，次日遍身青紫黑色，血已瘀结之故也，气息奄奄，不能言语，饮食不下，众医袖手，莫可如何，余用生五灵脂细酒飞净五钱，用当归、红花、香附各钱半，各以酒炒，煎汤半盏，调服灵脂末，令其仰卧，时饮以米汤一二口，半日许，大下瘀血几及一桶。然后急进调补气血药，数日而愈。"《本草便读》称："五灵脂，即寒号虫矢也，甘苦咸温，腥臭浊恶，能入肝破瘀消积，治一切疝瘕血滞诸证，然须病因于寒者为宜。翳与虫皆由风木郁滞而起。故均治之。极易败胃，虚人禁用。"《纲目》说："五灵脂，足厥阴肝经药也。气味俱厚，阴中之阴，故入血分。肝主血，诸痛皆属肝木，诸虫皆生于风，故此药能治血病，散血和血而止诸痛。治惊痫，除疟痢，消积化痰，疗疳杀虫，治血痹、血眼诸症，皆属肝经也。"

《药品化义》讲："五灵脂聚于土中，结如凝脂，受五行之灵气而成，故名之。其味苦于胆，以苦寒泻火。生用行血而不推荡，非若大黄之力迅而不守，以此通利血脉，使浊阴有归下之功。治头风噎膈、痰痛癫疾、诸毒热痛、女人经闭、小腹刺痛、产后恶露，大有神功。其色如铁，凡血遇黑则止，炒用以理诸失血症，令血自归经而不妄行，能治崩中胎漏及肠红血痢，奏绩独胜。因味苦气膻，入肝最捷。"《纲目》谓："李仲南云：五灵脂治崩中，非只治血之血之药，乃去风之剂。风，动物也，冲任经虚，被风伤袭营血，以致崩中暴下，与荆芥、防风治崩义同，方悟古人识见，深奥如此。此亦一说，但未及肝血虚滞，亦自生风之意。"《本草元命苞》载："（五灵脂）行经血最有奇效，主心腹冷气攻冲疼痛，辟瘟疫、风湿关节疼痛，破月闭、兼止血崩，治妇产血晕、昏迷不省。"《本草衍义补遗》指出："（五灵脂）凡血崩过多者，半炒半生，酒能行血止血，治血气刺痛等症。"

五灵脂：抗血小板聚焦，降低全血黏度、血浆黏度，防治血栓形成，增强免疫功能；增加冠脉血流量和心肌营养性血流量，改善微循环；降低心肌细胞耗氧量；提高耐缺氧、耐寒和耐高温能力；抗应激损伤；抗结核杆菌、多种致病性皮肤真菌和流感病毒；缓解平滑肌痉挛（王再谟等编《现代中药临床应用》）。五灵脂有抗炎、抗胃和十二指肠溃疡、清除自由基的作用。人参配伍五灵脂对急性血瘀和气虚血瘀大鼠的全血黏度、血细胞比容及红细胞电脉时间有显著改善作用（高学敏、钟赣生主编《中药学》）。五灵脂是寒号禽食松实脂果，而未消化、排出之粪亦含有多量树脂。

治气血瘀滞诸痛，与蒲黄同用，如失笑散（《和剂局方》）。治肠风下血：飞过五灵脂，炒烟尽，研末。每服一钱，煎乌梅、柏叶汤下（摘引自《中药大辞典》转载自《永类铃方》）。治瘀滞症瘕、跌仆瘀痛等症，五灵脂与苡仁、苏木、人参、乳香、没药等同用，如化症回生丹（《温病条辨》）。

用法用量：煎服3~10g，宜包煎。

使用注意：血虚无瘀者及孕妇忌用，胃虚弱者慎用。

药物对比

蒲黄	活血	行血消瘀，且能止血。
五灵脂		活血行气，又能止痛。

莪术	行气祛瘀	善于行气滞，气中之血滞者多用。
川芎		善于祛瘀血，血之中气滞者多用。

临床应用

【不良反应】采用五灵脂液按成人剂量300倍灌胃，7日内无一只动物死亡。按一定的可信数限量。……两剂量组均不影响血尿素氮，不影响大鼠生长发育，对心、肝、肾实质脏器亦无明显影响，但可降低血清谷丙转氨酶值（高学敏、钟赣生主编《中药学》）。

配伍应用

（1）治瘀血气滞的胃脘疼痛。活血理气愈胃痛汤：丹参15g，五灵脂10g，蒲黄10g，元胡2g，红花10g，川芎6g，香附20g，木香10g，党参10g，甘草6g，水煎服。反酸者加乌贼骨；呕血者加广三七、侧柏叶，水煎服，日1剂，早晚两次饭前温服。

（2）治胃痛。①桃仁、五灵脂各15g，微炒为末，面醋为丸，小豆粒大，每服20丸，开水送下，孕妇忌服。②五灵脂10g，枯矾5g，共研细末，分两次开水送服。③炙五灵脂3g（为末），牙硝1.5g，研匀，用烧酒或开水调下。上方对瘀血化痛者有良效（《中国偏方秘方验书汇海》）。

（3）治经血不止。炒五灵脂、当归，水煎服（王再谟等编《现代中药临床应用》）。

（4）治蜈蚣蛇蝎毒性虫伤。以五灵脂末涂之（摘自《中药大辞典》转引《摘元方》）。

延胡索（玄胡索、元胡索、元胡）

性味归经：辛、苦、温。入肝、脾经。

功效：活血，行气，止痛。

延胡索，个大质坚断面黄色发亮，个小质松断面灰黄色。色黄属土，能入脾经，"凡药气味有体有用，相反而实相成"。得土之味者，皆得木之气，又能入肝经（以醋炙或同醋煮味酸亦入肝经）。

延胡索味苦入血泄结。味辛入气行滞，温能祛寒通达。味辛入肝补肝（肝欲散，急食辛以散之，用辛补之），散肝郁行气血，苦温入脾缓急（脾苦湿，急食苦以燥之），助脾建泄血结。即行血中气，又通气中之血，血活气行，气血畅达，通则不痛。辛升苦降，温行血脉，可升能降，走而不守，苦燥辛润，活血行气通经，效速而不燥烈，专理一身上下诸病。常用治脘腹肋痛、血滞经闭、腹中包块、痛经、产后血瘀腹痛、疝气腹痛、跌打损伤及风寒湿痹等症。

《本草经疏》曰："延胡索禀初夏之气，而兼得乎之辛味，故味辛气温无毒……温则能和畅，和畅则气行，辛散能润而走散，走散则血活，血活气行，故能主破血及产后诸病因血所为者。妇人月经之所以不调者无他，气血不和，因而凝滞，则不能以时至而多后期之证也。腹中结块，产后血晕，暴血冲上，因损下血等证，皆须气血和而后愈，故悉主之也。"《本草乘雅半偈》云："气主嘘之，血主濡之，气之所以不嘘，即血之所不濡矣。如腹中结块，募络症瘕之为证，即血留营实之为因。如肪腹气块，盘绕疝颓之为证，即气滞卫实之为因，如崩中淋露，运衄卫暴之为证，即血菀营泣之为因。如奔豚逆厥，百体痛烦之为证，即气弛卫薄之为因。玄胡立鼓血中之气，震行气中之用，虚则补，实则平，致新推陈，推陈致新之良物也。"《本草正义》言："延胡虽为破滞行血之品，然性情尚属和缓，不甚猛烈。古人必以酒为导引助其运行。其本性不同于峻厉亦可想见。而又兼行气，不专以破瘀见长，故能治内外上下气血不宣之病，通滞散结，主一切肝胃胸腹诸痛，盖攻破通导之冲和品也。但走而不守，能治有余之实证，不能治不足之虚证。"《本草备要》谈："（延胡索）辛苦而温，入手足太阳（肺、脾）厥阳（心包、肝）经。能行血中气滞，气中血滞，通利小便，除风痹。治气凝血结，上下内外诸痛……为活血利气第一药。然辛温走而不守，独用力迅，宜兼补气血药，通经坠胎、血热气虚者禁用。""（延胡索）血中之气药，气中之用药者。此味先苦而居多，辛次之，只有苦之半，又次微甘，是从阴中致阳之用，还以达阴之化者也，能走不能守"（《本草述校注》）。

《纲目》说："玄胡索……能行血中气滞，气中血滞，故专治一身上下诸痛，用之中的，妙不可言。荆穆王妃胡氏，因食荞麦面着怒，遂病胃脘当心痛不可忍。医用吐下行气化滞诸药。皆入口即吐，不能奏功。大便三日不通。因思《雷公炮炙论》云：心痛欲死，速觅延胡。乃以玄胡索末三钱，温酒调下，即纳入，少顷大便行而痛遂止。又华老年五十余，病下痢腹痛垂死，已备棺木。予用此药三钱，米饮服之，痛即减十之五，调理而安……玄胡索能活血化气第一品药也。"《景岳全书·本草正》讲："（延胡索）善行滞气，破滞血，血中气药，故能止腹痛、通经、调脉淋沥、心气疼痛……俱宜以酒煮服，或用酒磨服亦可。然性唯破气逐血，必真有血逆气滞者方可用。若产后血虚，或经血枯少不利，气虚作痛者，皆大非所宜。"《本草汇言》谓："玄胡索，凡用之行血，酒制则行；用之止血，醋制则止；用之破血，非生用不可；用之调血，非炒用不神。"

延胡索：镇吐作用以粉剂和醋制浸膏较强；乙素有明显的镇痛、催眠与安定作用，尚有轻度中枢性镇吐及降温作用；甲素及醇提取物能扩张冠状、颈内和股动脉血管，增加其血流量，对某些心律失常有效，总碱水溶部分对室性期前收缩有效，作用与奎尼丁相似；扩张外周血管、降血压，去氢紫堇碱能保护溃疡病，减少胃液分泌、胃酸及胃蛋白酶的含量（王再谟等主编《现代中药临床应用》）。小鼠电刺激法证明，灌服延胡索粉有镇痛作用，醋制后的生物碱含量明显增加，镇痛作用也有很大增强，能抑制损伤心肌细胞的凋亡；延胡索生物碱低浓度能使兔离体小肠兴奋，高浓度则抑制；能刺激垂体促肾上腺皮质激素分泌的作用；有抗菌、抗炎、提高抗应激能力、抗肿瘤作用（高学敏、钟赣生主编《中药学》）。延胡索总碱能抗心肌缺血。延胡索乙素（四氢帕马丁）和丑素有肌肉松弛的作用（《一味中药治顽疾》）。巴马亭具有抗分枝杆菌及葡萄球菌作用。有轻度降压作用（《毒性中药的配伍与应用》）。

治妇人气滞血凝腹痛，与当归、川芎、桃仁、木香同用，如延胡索散（《妇科大全》）。治血瘀经闭、腹胀、发热，与紫菀、当归、赤芍、红花等同用，如紫菀汤（《医方集解》摘引自《王海藏方》）。

用法用量：煎服5～10g，研粉吞服，每次1～3g。

使用注意：无气血瘀滞、月经过多者及孕妇均忌用。

药物对比

莪术	行气活血	为气中之血药，先气滞而后血瘀（气病及血）宜用。
延胡索		为血中之气药，先血瘀而后气滞（血病及气）宜用。

郁金	活血止痛	偏治中、上焦。
延胡索		偏治中、下焦。

川楝子	行气止痛	偏于泻肝除湿热，利气止痛。
延胡索		偏于活血散瘀积，行气止痛。

五灵脂	活血气瘀滞	稍偏于行血祛瘀。
延胡索		略善于行气止痛。

临床应用

【中毒症状】部分患者口服较大剂量延胡索时（每次10~15g），可出现头晕、嗜睡、腹胀等症状，应用较久时偶见SGPT升高及药物热。若服用60~120g时，可出现面色苍白、四肢乏力、呼吸困难、抽搐、血压下降、心搏无力，甚则惊厥、休克、呼吸中枢抑制，潜伏期1~4小时。解救方法：①早期洗胃、导泻（适用于口服不久，静脉滴注50%葡萄糖盐水，内加维生素C 1g，每日量限制在1000mL以内）。②对症治疗，血压下降、呼吸麻痹时，洛贝林与可拉明交替注射，给氧。心功能不全时，用西地兰0.25mg，或毒毛旋化子苷K0.25mg缓慢经脉注射。忌用肾上腺素。出现惊厥，可用针刺及镇静剂，如巴比妥钠、水合氯醛、安定等（《毒性中药的配伍与应用》）。

配伍应用

（1）治痛经。丁香、肉桂、延胡索、木香各等分，上药共研末，过100目筛，和匀贮瓶备用。月经将行或疼痛发作时，用药末2g，置胶布上，外贴关元穴，痛甚则加贴双侧三阴交。隔天换药1次，每月贴6日为一疗程（《中国家庭养生保健书库》编委会编《偏方治大病》）

（2）治疗急、慢性扭挫伤。醋制元胡、广木香、郁金各等分，共研细末，温开水送服，每次15g，每日3次（《毒性中药的配伍与应用》）。

（3）瘀血停着兼肝气郁结的肋痛、胃脘疼痛。当归12g，赤芍10g，桃仁10g，红花10g，延胡索12g，白术12g，三七、茯苓、柴胡、青皮、陈皮各10g，甘草6g，水煎服。

郁 金

性味归经：辛、苦、寒。入肝、胆、心经。

功效：活血止痛，行气解郁，清心凉血，利胆退黄。

郁金（药材）①黄郁金："表面灰（黑与白合成）黄色或淡棕（红与黄合成）色，有灰白色细皱纹""微有姜香气"。②黑郁金："表面灰褐色""断痕而成灰黑色"。③白郁金："断面内心呈白色，内圈与外层有一条白色的环纹。"④绿丝郁金："形状质地同黄郁金""断面色暗淡"。

郁金色白味辛应入肺经，凡药气味有体有用，相反而实相成，得金之味者，皆得木之气，故能入肝、胆经。色红味苦入心经。

郁金味苦入血分泄结，活血祛瘀，味辛入气分，行气散滞，其入心（心主血）、肝（肝藏血）经，活血行气，血活气行，通则不痛。肝疏泄，不宜郁结，郁金辛散香窜，行气通窍，补肝（肝欲散，急食辛以散之，用辛补之）解郁（肝气郁结），其入胆经、苦寒达下，能降胆之浊气下行，肝之清气自升（辛香亦主升）。郁金又能行肝胆气机的升降、失常，血瘀痰阻的气机不畅之郁结。

邪热入心，可致血热痰浊蒙蔽心窍、神志不清、惊狂或热陷心包的神昏等症。血热淤积脏腑经络，则见吐血、衄血、尿血、妇人倒经等病发作。郁金苦寒，清心火，凉血热，逐恶血，气香窜，开心窍（气香通窍），苦燥湿，泄血结，行血而无外溢之虑，止血则无留瘀之弊，故能清心凉血而治上述之症湿热与胆汁煎熬，日久热灼津液而为结石；湿热重蒸，困遏脾胃，壅滞肝胆，胆汁不循常道，溢于肌肤面部而见身目黄染（阳黄）。郁金色黄气香入脾经，苦寒清热燥脾湿（脾主运化水湿。脾苦湿，急食苦以燥之）。辛散苦泄，香窜外达，故能清利肝胆之湿热、降下、外达而利胆退黄。常用治胸腹刺痛、胸痹心痛、经闭痛经、乳胀、热病神昏、癫痫、血热出血、湿热黄疸等症。

《本草汇言》曰："郁金，清气化痰，散瘀血之药也。其性轻扬，能散郁滞，顺逆气，上达高巅，善行下焦，为心肺肝胃气血火痰郁遏不行者最验。故治胸胃膈痛、两胁胀满、肚腹攻痛、饮食不思等症。"《本草新编》云："郁金味苦气寒，纯阴无毒。入心肺肝三经，血家要药。又能开郁通滞气，故治郁需之。然而终不可轻也。因其味寒凉，有损胃中生气，郁未必开，而胃气先弱，殊失养生之道矣。……郁金解郁，全恃补剂，无补剂则郁不能开，多补剂则郁且使闭。故郁金可暂用于补之中，而不可久用于补之内。"《本草求真》言："郁金辛苦而平……究之体轻气窜，其气先上行而微下达。凡有宿血凝积。及有恶血不堪之物，先于上处而行其气。若使其邪其气其痰其血在膈上而难消者，须审宜温宜凉，同于他味，兼为调治之……书云此药纯阴而寒者，因性主下而言也，有云是药性温而言也，因气味辛香主上而言也。"《本草经读》称："（郁金）若经水不调，因实而闭者，不妨以此决之，若因虚而闭者，是其寇仇。且病起于郁者，即《内经》。所谓二阳之病发心脾，大有深旨，若错认此药为解郁而频用之，十不救一。"《本草便读》谈："郁金辛苦而寒，善宣善达，入上焦心肺二经，功专破血行气，气行血开，则郁自解，痰自降，其所以祛心窍痰涩恶血者，皆无非辛散苦降之功。"

《本草经疏》说："郁金本入血分之气药，其治以上诸血证者，谓血之上行，皆属于内热上炎，此药能降气，气降即是火降，而其性又入血分，故能降下火气，则血不妄行。"

《本草思辨录》讲："郁金苦寒而外黄内赤，性复轻扬，故入心去恶血，解心包络之热，皆取其苦辛香燥，逐瘀行气力量，若病因虚而致者，不可用也。"《本草经读》谓："郁金，气味苦寒者，谓气寒而善降，味苦而善泄也。其云血积者，血不行则为积，积不去则为恶血，血逆于上，从口鼻而出，则为热血吐血，血走于下，从便溺而出，有痛为血淋，无痛为尿血，即金疮之瘀血不去，则血永不断，不能生肌，此物所以统主之者，以其病原皆由于积血，特取其大破恶血之功也，盖血以气为主，又标之曰下气者，以苦寒大泄其气，即所以大破其血，视他药更进一步。"《本草备要》曰："行气，解郁，泄血，破瘀，凉心血，散肝郁，治妇人经脉逆行。"

《本草纲目》载："（郁金）治血气心腹痛、产后败血冲心欲死、失心癫狂。"

"郁金性寒入肝胆经，能清利肝胆湿热，可治湿热黄疸，宜配茵陈蒿、栀子，配伍金钱草可治胆石症"（高学敏主编《中药学》）。郁金水煎剂能降低全血黏度、抑制血小板聚集、降低血浆纤维蛋白含量，能减轻高脂血症，防止主动脉、冠状动脉及分枝内膜斑块的形成；收缩胆囊，促进胆汁的分泌和排泄，减少尿内的尿胆原；保护肝细胞，促进肝细胞再生，抗脂肪沉着，抑制肝细胞纤维化并影响免疫功能，具抗炎作用，用以治疗中毒性肝炎，抗肝炎病毒；扩张肠系膜微血管和动静脉，具有镇痛作用，抑制真菌（王再谟等编《现代中药临床应用》）。郁金能抗心律失常，兴奋离体肠管，保护胃肠黏膜；对多种细菌均有抑制作用，对革兰阴性菌的抑制作用强于革兰阳性菌；对特异性免疫有明显的抑制作用；能兴奋子宫（豚鼠离体），对晚期妊娠子宫的自发性收缩有抑制作用；尚有抗肿瘤、抗艾滋病（HIV）、抗早孕、抗蛇毒、抑制血管平滑肌增生、抗氧化、抗诱变等作用（高学敏、钟赣生主编《中药学》）。

治气滞血瘀的痛症，与木香同用，如颠倒木金散（《医宗金鉴》）。治热痰蒙蔽心窍的癫狂，与白矾同用，如白金丸（《医方考》）。治热结下焦的血淋，与生地黄、蒲黄同用，如郁金散（《圣济总录》）。治胆石及黄疸，与明矾、火硝、熊胆同用，研细为丸或作散剂。每服一至三分。如《四川中药志》[摘自《中药大辞典》郁金（选方）]。

用法用量：煎服5～12g，研末服2～5g。

使用注意：阴虚火旺、血虚无瘀者及孕妇忌用。畏丁香。

药物对比

郁金	长于行血（行血之力胜于理气）。
广郁金	长于行气（理气之功胜于行血）。

柴胡	入肝经	气分，疏肝解郁，散结较好。
郁金		血分，活血行气，止痛较佳。

香附	行气	行气之中兼能理血。
郁金		破血之中兼能理气。

郁金	行气活血	性寒，行气解郁，清心凉血。偏于走上焦，治胸部疼痛、气闭，胆结石及湿热黄疸等症多用之。
姜黄		性温，破血通经，祛风寒湿，偏于走肌表，治躯壳气滞血瘀之痛及风湿痹痛，肩臂痛症多用之。

配伍应用

（1）治痰火上扰的癫狂。赭石30g，郁金15g，黄芩15g，半夏12g，皂角10g，石菖蒲10g，芒硝3g（煨为末，分2次服）。水煎服，每日1剂，早晚各1次。

（2）治情志抑郁、胸闷胁胀、下腹胀甚于痛、经色褐而量少、舌苔薄黄、脉象沉弦的月经衍期（月经后期）。逍遥散加减：柴胡6g，当归9g，白芍4g，茯苓12g，甘草6g，薄荷3g，制香附6g，郁金6g，川芎3g，延胡索6g，水煎服（钱伯煊编《女科证治》）。

（3）治急性黄疸型肝炎。消黄降酶汤（刘乃唐）：茵陈50g，大黄10～15g，栀子15g，金银花15～30g，连翘15g，郁金15～20g，柴胡20g，龙胆草20g，牛膝15～20g，甘草15g。水煎服，每日1剂，早晚分2次服。上方药量可随症加减（陈武山、张银增主编《现代名中医肝病诊治绝技》）。

2.活血调经药

丹 参

性味归经：苦、微寒。入心包、肝经。

功效：活血调经，祛瘀止痛，凉血消痈，除烦安神。

丹参（药材）"表面棕红色至砖红色"，断面"皮部色较深，呈紫（蓝和合成）黑色或砖红色，木部维管束灰黄色或黄白色""气弱，味甘微苦。以条粗、内紫黑色、有菊花状白点者为佳"。

《本草经疏》曰："微寒微温者，春之气也。"丹参微寒。禀春之气。色紫（蓝中含青色）能入肝经，色红味苦，入心经。张景岳说："《邪客篇》曰：心者，五脏六腑之大王也，诸邪之在心者，皆在心之包络。包络者，心主之脉也……其脉之出入屈折，行之疾除，皆如手少阴心之脉行也，故曰心主手厥阴心包经络之脉。"故丹参又入心包经（包络为心之外卫）。且心包络之脉"下膈，历络三焦"。丹参能入上焦心，中焦脾（色黄味甘入脾），下焦肝。心主血，脾统血，肝藏血，能行血气而入心包络（三焦经与心包络，经脉相连）。

丹参能入上述三经，苦泄血结，寒清热邪，通心窍，清肝热。微寒清热而和缓，苦泄活血则调经，若瘀血凝涩，心脉不畅致心胸刺痛，气滞日久瘀血内阻或跌扑损伤，脉络不通，可致腹痛、固定不移。丹参能活血祛瘀，血行气畅（血能载气），通则不痛，故能祛瘀止痛。通常用治血热瘀带的月经不调、产后瘀阻、恶露不尽、小腹作痛及血上脉瘀滞的胸痹心痛、脘腹疼痛、跌打损伤肢体关节或风湿痹疼痛等症。

《本草汇言》曰："丹参，善治血分，去滞生新，调经顺脉之药也。主男女吐衄，淋沥崩漏之证，或冲任不和而胎动欠安，或产后失调而血室乖戾，或瘀血壅滞而百节攻痛，或经闭不通而小腹作痛，或肝脾郁结而寒热无时，或症瘕积聚而胀闷痞塞，或疝气攻冲而止作无常，或脚膝痹痿而痛重难履，或心腹留气而肠鸣幽幽，或血脉外障而两目痛赤。故《明理论》以丹参一物，而有四物之功，妇人诸病，不论胎前产后，皆可常用。"《药品化义》云："丹参，原名赤参，色赤味苦与心相合，专入心经，益心恶热，如有邪热，则脉浊而不宁，以此清润之，使心神常清。心清则气顺，气顺则冲和，而血分皆旺也，取其微苦，故能益阴。气味轻清，故能走窍，以此通利关节，调养血脉。主治心腹邪气、寒热瘤疾、骨节肿痛……此皆血热为患，用之清养其正，而邪自祛也。"

《药性纂要》言"《妇人明理论》云：四物汤治妇人病，不问胎前产后，经水多少，皆可通用，唯一味丹参散，主治与之相同，盖丹参能祛瘀血、生新血、止崩带、调经脉……东圃曰：心生血，丹参能行血中之气，入平和调理之剂，非大攻大补之药。但云有四物之功，而不若熟地。当归之汁重味厚也。"《本草正义》道："丹参，专入血分，其功在于活血行血，内之达脏腑而化瘀滞，故积聚消而症瘕破，外之利关节而通脉络，则腰膝健而痹着行。详核古人主治，无一非宣通运行之效，而其所以能运行者，则必有温和之气，方能鼓荡之、振动之……"

《本草述钩元》谈："（丹参）此品水中有火，而水至于火以达其气化，气之所化，则血之滞者行，枯者生，故通利关脉之本也。"《本草崇原》称："丹参色赤，禀少阴君火之气，而下交于地，上下相交，则中土自合……丹参上交于下，而治心腹邪气，寒热积聚。"《本草害利》认为："（丹参）虽能补血，长于行血，设经早期，或无血经阻，及血少不能养胎，而胎不安，与产后血已畅者，皆不可犯，犯之则成崩漏之患。凡温热病，邪在气分而误用之，则反引邪入营，不可不慎。久服多眼赤，故应性热。"《重庆堂随笔》指出："丹参降而行血，血热而滞者宜之，故为调经产后要药……凡温热之邪传入营分者则用之，亦此义也。若邪在气分而误用，则反引邪入营，不可不慎。"《本草便读》载："（丹参）善疗风而散结，性平和而走血。……其所以疗风痹去结积者，亦血行风自灭，血行测积行耳。"

六腑热盛、火热久蕴或热毒血聚而致痈，"血泣则不通，不通则卫气归之，不得复反故痈肿"（《灵枢·痈疽第八十一》）。丹参苦寒，清热泻火，凉血泄结，行血祛瘀而消痈肿。丹参入肝清热除烦，可疏泄，入心凉血泄结，安神志。若肝得养则血得藏，气血畅，心得健而生血液（"火者，心之所主，化生血液以濡养周身"《血证论》），安神志〔（"心者，五脏六腑之大主也，精神之所含也"（《灵枢·邪客》）〕，故能除烦安神。常用治热毒瘀阻的疮痈肿毒及热病烦躁神昏、心烦心悸、失眠等症。

《本草求真》说："丹参，书载能入心包破瘀一语，已尽丹参功效矣。然有论其可生新安胎、调经除烦、养神定心，及一切风痹、目赤、疝痛、疮疥、肿痛等症。总皆由其瘀去，以见病无不除。"《医林纂要》讲："（丹参）苦以泻心，泻心者，泻火令之过炽也。且火盛则焦而血瘀，血不循于脉，而妄行则有痿痹，妄发则有疮疥，妄聚则有症瘕，妄下则有崩带。丹参色赤入心，故血能以苦泻心之邪火，火不妄则血有节。而阴不虚，炎威不灼。而血不瘀，经脉之行有常。而诸血之证不作，瘀血去，新血自生，足以供血之用矣。"《重庆堂随笔》谓："以心藏神而主血，心火太动则神不安。丹参清血中之火，故能安神定志，神安则心得其益矣。"《本草经解要》明示："（丹参）心与小肠为表里，小肠者心火之去路也。小肠传化失职，则心火不能下行，郁于心而烦满矣。其主之者，苦寒清泄之功也。肺属金而生气，丹参清心泻火，火不刑金，所以益气也。""丹参调经安胎，磨坚破滞，一切痈疽痂癞瘿瘤疥癣皆良，症瘕崩漏兼医《玉楸药解》。"丹参，降而行血，血热而滞者宜之，故为调经产后要药"（《重庆堂随笔》）。

丹参：水溶性酚性成分能降低血液黏度，抑制凝血，激活纤溶，促纤维蛋白溶解，抑制血小板聚集，对抗血栓形成。抑制中枢神经系统而具镇静、催眠、抗惊厥作用；保护肝脏，消退肝细胞肿胀，促进肝细胞再生，抗肝与肺纤维化；抗肿瘤，抗胃溃疡，抗炎，抗脂质过氧化，清除氧自由基；降低血糖，增强免疫，促进创伤愈合，改善肾功能；降低血压，保护脑血管（王再谟等编《现代中药临床应用》）。能扩张冠脉，增加冠脉血流量，改善心肌缺血，促进心肌缺血或损伤的恢复，缩小心肌梗死范围。能提高耐缺氧能力，对缺氧心肌有保护作用，能改善微循环，促进血液流速，抗过敏；调节血脂，抑制动脉粥样硬化斑块的形成。对金黄色葡萄球菌、多种杆菌、某些癣菌以及钩端螺旋体等有不同程度的抑制作用。有保护缺血性肾损伤的作用（《一味中药治顽疾》）。丹参酮IIA磺酸钠还有保护蛋白变性的作用。有提高红细胞膜的机械强度，从而发挥保护红细胞作用。丹参能使骨折愈合加速，能促进皮肤切口愈合，有抗雄性激素样作用，对实验性肠粘连有一定的预防作用（高学敏、钟赣生主编《中药学》）。

治妇人月经不调、或多或少、产后恶露不下，单用本品为末酒调下，如丹参散（《妇人良方》）。治气滞血瘀、胃脘疼痛，与檀香、砂仁同用，如消乳汤（《医学衷中参西录》）。治阴亏血少的心悸、虚烦失眠、梦遗健忘等症，与生地、人参、酸枣仁、远志等同用，如天王补心丹（《摄生秘剖》）。

用法用量：煎服5～15g，活血化瘀酒炙用。血虚有微热宜生用；气血虚无热象宜炒用。

使用注意：血虚无瘀者及孕妇慎用。反藜芦。

药物对比

桂枝	入心经	通心气，性温助阳。
丹参		活心血，性寒清热。

川芎	活血调经	寒滞所致的月经不调多用之。
丹参		血热所致的月经不调多用之。

瞿麦	活血	偏于破血通经，兼能利水。
丹参		偏于活血祛瘀，兼能安神。

丹皮	凉血活血	善于清热化斑，凉血力强。
丹参		能消肿除烦，活血力大。

临床应用

【不良反应】丹参煎剂给小鼠腹腔注射，48小时内，43g/kg组未见动物死亡，而64g/kg组10只中2只死亡。

【中毒机制及临床表现】丹参能抑制消化液的分泌，使用后可见口咽干燥、恶心呕吐，长期服用可发生胃痛、胃纳减退等。丹参能抑制凝血、激活纤溶抑制血小板聚集，有报道个别晚期血吸虫病肝脾大患者在服用大剂量丹参后发生不明原因的上消化道出血。丹参可引起过敏反应，口服或注射均有发生，过敏症状以全身皮肤瘙痒、皮疹、荨麻疹为多见，有的还伴见胸闷憋气、呼吸困难，甚者出现恶寒、头晕、全身酸痛不适、恶心呕吐、烦躁不安，随即面色苍白、肢冷汗出、血压下降，甚至发生昏厥等休克状态。亦有报道肌注丹参注射液可引起支气管哮喘，于用药十余分钟出现心慌、喘咳、气急、头昏、烦躁不安、不能平卧、大汗、颜面苍白、呼吸急促、双肺广泛性哮鸣音、心率增加等症状。

丹参中毒的原因主要为误用、过剂及与患者过敏体质有关。预防方法：一，妇女月经过多及有出血倾向者忌服；二，不宜与藜芦、牛奶、黄豆及西药细胞色素同用，以免降低丹参作用。亦不宜与抗癌药如博来霉素（争光霉素）同用，因可促进肿瘤转移。

【中毒救治】①西医对症治疗；②中药用生脉散（人参、麦冬、五味子）加减煎服（高学敏、钟赣生主编《中药学》）。

配伍应用

（1）治湿热蕴结血栓性脉管炎。玄参60g，丹参、益母草、黄芪、金银花各30g，当归20g，赤芍12g，黄柏、知母、桃仁、红花各10g，黄芩6g，水煎服。

（2）治慢性肾衰竭尿毒症已接受血液透析的患者。养肾汤：丹参、黄芪、益母草各30g，熟地黄、茯苓各20g，淫羊藿15g，人参、巴戟天、肉苁蓉、枸杞子、附子各10g，水煎服，每日1剂（《国家级名老中医用药特辑：肾病诊治》）（按：为了预防附子的毒性作用，本品应单独先煎1小时左右，后入其他药同煎，若有不良反应请参考附子中毒的解救方法）。

（3）治气滞血瘀的心绞痛。生蒲黄10g，五灵脂、赤芍、路路通、香附、郁金各10g，三棱、莪术、降香各8g，丹参15g，三七5g，红花5g，炙甘草20g，水煎服（邱德文等编《中国名老中医药专家学术验集》第三卷）。

（4）治疮疡破后，气血亏损不能化脓生肌。内托生肌散：生黄芪四两，甘草二两，生明乳香一两半，生明没药一两半，生白芍二两，天花粉三两，丹参一两半，上药共为细末。开水送服三钱，日三次。若将散剂变为汤剂，须先将花粉改用四两八钱，一剂分作八次煎服，较散剂生肌尤速（《医学衷中参西录》）。

（5）治皮肤痒疹或疥疮。丹参15g，苦参、蛇床子各10g，水煎服，每日2次（《一味中药治顽疾》）。

益母草（坤草、茺蔚）

性味归经：辛、苦、微寒。入心、肝、膀胱经。

功效：活血调经，利水消肿，清热解毒。

益母草（药材）"干燥全草呈黄绿（蓝和黄）色"，茎"断面中心有白色髓部"叶"上面深绿色""有的在叶腋部可见紫（蓝和红）红色皱缩小花""味甘微苦"。

益母草色红味苦入心经，色黄味甘属土，凡药气味有体有用，相反而实相成，得土之味者，皆得木之气，能入肝经（微寒春之气，色绿，紫均含青色，亦入肝经）。得土之味者，又得水之气，若寒降下，故又入膀胱壬水经。

益母草入心经，心主血，苦泄血结而活血，入肝经。肝主藏血。司疏泄，辛散肝郁气滞，苦行血结。辛散苦泄，活血调经，性寒清热凉血而止血热妄行，散中有敛，止中有行，行血而不伤新血（微甘补，脾益血）。养血（味辛补肝）而不留瘀滞，为妇科经产要药，月经不调、产后瘀痛多用。

益母草苦寒能清心与小肠热邪（心与小肠经络相连），小肠主液泌别清浊（小肠在胃之下，胃中水谷在小肠分清浊，水液由此而渗入前，糟粕由此而归于后），本品味辛白茎中空入肺经，辛宣苦降肺气下行，水湿下达膀胱而利尿（肺为水之上源）消肿，血瘀则肿，火盛毒生。本品活血清热，瘀去肿消，热退火消而毒除，且味甘亦能解毒，常用治火瘀互阻的水肿、小便不利、血热及瘀滞的血淋，或癥瘕积聚、跌打损伤、瘀血肿痛，或疮痈肿毒、皮肤瘅疹等症。

《本草正义》曰："（益母草）茎叶则扶疏旁过，走而不守，故能活血流气，通调经络。"《本经逢原》云："茺蔚入手少阴，足厥阴血分，活血行气，有补阴之功，凡胎前产后，所恃者血气也，胎前无滞，产后无虚，以其行中有补也，然所谓补者，是散其瘀而阴自受荫，非补养血气之谓。《丹方》以益母之叶阴干，拌童便，陈酒九蒸九晒，入四物汤料为丸，治产后诸证。但功专行血，故崩漏下血。若脾胃不实，大肠不固者勿用，为其性下行也。"《景岳全书·本草正》言："性滑而润，善调女人胎产诸证，故有益母之号，能去死胎、滑生胎、活血凉血行血，故能治产难胎衣不下、子死腹中及经脉不调、崩中漏下、尿血泻血瘀血等证。然唯血热血滞，及胎产艰涩者宜之，若血气素虚兼寒及滑陷不固者，皆非所宜，不得以其益母之名，谓妇人所必用也。……此外如退浮肿、下水气，及打扑瘀血、通大小便之类，皆以其能利也。若治疗肿乳痛、丹毒恶毒，则可捣汁饮之，其渣亦可敷贴。"

《辨药指南》谈："凡胎前气易滞，故恶阻而胎不安，产后血易凝，故血晕而腹痛。此味活血行郁而不推荡，使血气流通以除凝滞，大有益于阴分之功。此非濡润之物，体本枝叶，仅可通散，不可滋补，唯用之疏滞气，即所以养真气，用之行瘀血，即所以生新血耳。"

《本草求真》说："益母草，消水行血，去瘀生新，调经解毒，为胎前产后要剂。是以无胎而见血淋、血闭、血崩、带下血痛，既胎而见胎漏，临产而见产难，已产而见血晕、疔痛、乳肿等症，服此皆能去瘀生新。盖味辛则于风可散、血可活，味苦则瘀可消、结可除，加以气寒，则于热可疗，并能临症酌施，则于母自有益耳。"《本草汇言》讲："益母草，行血养血，行血而不伤新血。养血而不滞瘀血，诚为血家之圣药也……又疮肿科以之消诸毒，解疔肿痈疽，以功能行血而解毒也。眼目科以之治血贯瞳人，及头风眼痛，以功能行血而去风也……然性善行走，能行血通经，消瘀逐滞甚捷，观其治疗肿痈疽、眼目血障，则行血活血可知矣。"《本草纲目》谓："（益母草）活血、破血、调经、解毒。治胎漏难产、胎衣不下、血晕、血风、血痛、崩中漏下、尿血、泻血、疳、痢、痔疾、打扑内损瘀血、大便小便不通。""主浮肿下水，兼恶毒肿"（《本草拾遗》）。"捣茺蔚茎敷疔肿，服汁使疔肿毒内消"（《新修本草》）。

益母草能抗血小板聚集，抗血栓及抗心绞痛，抗心肌梗死；明显兴奋子宫，增加收缩频率，增大收缩幅度及增强子宫张力，抗着床，抗早孕；增加冠脉血流量，减慢心率，改善微循环；扩张外周血管，降低血压；具有利尿及改善肾功能作用；尚能抑制皮肤真菌（王再谟等编《现代中药临床应用》）。益母草碱，小剂量使兔离体肠管紧张性弛缓，振幅扩大，多量则振幅变小，而频率增加（《一味中药治顽疾》）。益母草碱麻醉猫静注后，呼吸频率及振幅均显著增加，但大剂量时呼吸由兴奋转为抑制。益母草有抗动脉粥样硬化与降血脂（血胆固醇、甘油三酯）、抗微生物作用。益母草碱对蛙神经肌肉标本呈箭毒样作用，在较高浓度时能使兔血悬液发生溶血作用（高学敏、钟赣生主编《中药学》）。

治血瘀气滞的月经不调，与当归、赤芍药、木香同用，如益母草丸（《医学入门》）。治肾炎水肿（血热血瘀所致的肾性水肿），单用本品一两，水煎服，见《福建省中草药新医疗法资料选编》）（摘自《中药大辞典》益母草【处方】中）

用法用量：煎服10～30g或熬膏，入丸散剂用，外用适量加倍煎洗或捣敷。

使用注意：虚寒无瘀、阴虚血少及产后寒滞腹痛等者忌用。

药用对比

仙鹤草	治子宫出血	没有活血作用，止血力大。
益母草		善于活血祛瘀，止血力小。

益母草	活血祛瘀	善于破中有止，血瘀热滞经闭多用，宜于胎前。
泽兰		专于活血行水，血瘀寒湿经闭多用，宜于产后。

临床应用

【不良反应】本品毒性较小，但有报道益母草能影响肾功能，造成肾组织损伤，严重者甚至可致人中毒死亡。益提取物连续灌胃大鼠15天，结果表明，益母草大剂量应用，不仅对大鼠肾脏有毒性，而且对大鼠肝脏也表现出较明显的毒性作用，且其毒性影响短期内并非完全可逆，临床应用本品要严格控制其剂量。

益母草碱对中枢神经系统有先兴奋、后麻醉作用，特别能引起呼吸中枢兴奋，本品并能作用于末梢血管平滑肌，使小动脉扩张，血压下降，动物实验显示，益母草碱对蛙神经肌肉标本呈箭毒性样作用，使肌肉不再收缩而松弛。

【中毒症状】突然全身无力，下肢不能活动，呈瘫痪状态，周身酸麻疼痛，胸闷，汗出，血压下降，呼吸微弱而不规则，但神志言语尚清，严重时可致死。

【解救方法】①早期催吐，洗胃，导泻，对症治疗，补液，维持水和电解质平衡。②用赤小豆、绿豆各30g，甘草15g，水煎服。

配伍应用

（1）治脉沉肢冷。人参15g，附子、甘草各9g，干姜6g，水煎两次，合并，早晚分服，连服3～6剂（高学敏、钟赣生主编《中药学》）。

（2）治水湿浸渍的水肿。坤草、白茅根各30g，白术、山药各15g，茯苓12g，桂枝、泽泻、桑白皮各10g，水煎服。

（3）治闭经。益母草、乌豆、红糖、老酒各1两，炖服，连服1周（《中药大辞典》）。

（4）治肾阴亏虚、水瘀互结的慢性肾衰竭较轻者。滋阴益肾汤：生地15g，山萸药10g，墨旱莲12g，牡丹皮9g，泽泻10g，茯苓12g，猪苓15g，怀牛膝12g，桑寄生15g，白茅根30g，益母草30g，黄芪30g，石苇12g，水煎服，每日1剂。若小便涩痛、灼热，腰痛，小腹胀满，加滑石15g、金钱草30g；头胀痛、面热、心烦、血压高者加钩藤、天麻、石决明，重用桑寄生20g以上；血尿顽固加阿胶、蒲黄、仙鹤草、大小蓟（《国家级名老中医用药特辑：肾病诊治》）。

（5）治疗肿至甚。益母草茎叶，捣烂敷疮上，又绞取汁五合服之，即内消（摘引自《中药大辞典》转引自《圣药方》）。

桃仁（桃核仁）

性味归经：苦，甘，平。入心、肝、大肠经。

功效：活血化瘀，润肠通便，止咳平喘。

桃仁（药林）"外表红棕（红与黄合成）包，脐点位于上部边缘上，深褐（黑与黄合成）包""脐点位于上部边缘上，深褐（黑与黄合成）""种仁乳白色"。《本草崇原》说："桃色先青后紫。"

桃仁色红，味苦入心经，"凡药气味有体有用，相反而实相成"。得火之味者，皆得金之气，苦降下行能入手阳明大肠庚金经（色白亦入肺经，肺与大肠经络相连，入肺经为子皆降味苦达下尤善大肠经，色黄味甘属土，色黄味甘属土，得土之味者，皆得木之气，故又入乙木肝经（色青，紫亦入肝经）。

桃仁苦入心经走血分泄血结，甘入肝经缓肝急（肝苦急，急食甘以缓之），助疏泄，行气血，故能活血祛瘀，其入大肠经质润多脂，又能润肠通便（味厚泄利，亦能通便）。苦降心肺气血下达，气下血行，二便自通。气香通络（其仁加水磨之有香气），味甘缓肝，性缓而纯，活血祛瘀不伤新血，苦燥质润不损阴津。治血祛瘀，味甘解毒，又可治气血凝滞、热毒内盛的肺痈、肠痈之证。凡是瘀血积滞的经闭、痛经、产后瘀痛、症瘕痞块、跌打损伤、瘀血肿痛、津枯肠燥便秘等症皆为常用良药。

《百草经百种录》曰："桃得三月春和之气以生，而花色最鲜明似血，故凡郁血结之疾，不能调和畅过者，此能入于其中即和之、散之。然其生血之功少而祛瘀之功多者何也？盖桃核本非血类，故不能有所补益。若瘀血皆已败之血，非生气不能流通。桃之生气，皆在于仁，而味苦又能开泄，故能逐旧而不伤新也。"

《本经逢原》云："桃仁，为血瘀血闭之专药，苦以泄滞血，甘以生新血。毕竟破血之功居多，观《本经》主治可知。仲景桃核承气汤、抵当汤，皆取破血之用。又治热入血室、淤积症瘕、经闭、疟母、心腹痛、大肠秘结。亦取散肝经之血结。熬香治癫疝痛痒，《千金》法也。"《本草崇原》言："（桃仁），桃色先青后紫，其味甘酸，禀木气也。其仁亦主疏肝，主治瘀血血闭，疏肝气也。症瘕邪气乃血与寒汁沫留聚于肠胃之外，凝结而为症瘕。肝气和平，则症瘕邪气自散矣。"《纲目》谈："杲曰：桃仁苦重于甘，气薄味厚，沉而降，阴中之阳，手足厥阴经血分药也。苦以泄滞血，甘以生新血，故破凝血者用之……成无己曰：肝者血之源，血聚则肝气燥。肝苦急，急食甘以缓之。桃仁之甘以缓肝散血。故张仲景抵当汤用之，以治伤寒八九日，内有蓄血、发热如狂、小腹满痛、小便自利者，又有当汗失汗、热毒深入、吐血及血结胸、烦躁谵语者，亦以此汤主之……时珍曰：桃仁行血，宜连皮尖生用；润燥活血，宜汤浸去皮尖炒黄用，或麦麸同炒或烧存性，各随本方。"

《本草思辨录》认为："桃有肤毛为肺果，仁则主攻瘀血而为肝药，兼疏肤腠之瘀。唯其为肝药，故桃核承气汤、抵当汤、抵当丸治在少腹，鳖甲煎丸治在胁下，大黄牡丹汤治在大肠，桂枝茯苓丸治在症瘕，下瘀血汤治在脐下。唯其为肺果兼疏肤腠之瘀，故大黄䗪虫丸治肌肤甲错，千金苇茎汤治胸中甲错，王海藏以桂枝红花汤加海蛤、桃仁治妇人血结胸，桃仁之用尽于是矣。""桃仁，苦以泄滞血，甘以生新血，故凝血须用，又去血中之热"（《用药心法》）。

咳嗽为肺失宣降、气逆上达、咳吐痰浊的一种病。喘病初起与肺（肺病者，喘咳逆气）、心（心痹者，脉不通，烦则心下鼓，暴上气而喘）、肝（有所坠恐，喘出于肝）有关。咳喘日久为血瘀痰湿阻络所致。桃仁苦降肺心气血下行，止逆气上犯。苦入心泄结活血通心脉，甘入肝缓急（肝苦急，急食甘以缓之）又升肝中清阳之气，上达而止坠恐，味苦燥湿健脾消痰，甘淡渗利去湿，其入肺经，降气，气行血活，调气机升降，活血祛瘀，祛痰湿，通二便，甘缓肝之急，苦降肺气逆，故能止咳平喘，治肺气上逆、肝恐苦急、心郁血阻所致的咳喘等症。肾主纳气其色黑，为果仁，能入肾经（诸子皆降，味苦达下），苦坚肾，补肾纳气止咳喘。

《药品化义》说："桃仁味苦，能泻血热，体润能润肠燥……若去皮捣烂小用，取纯白以入大肠，治血枯便闭、血燥便难，以其濡润凉血和血，有开结通滞之功。"《冯氏锦囊秘录》谓："（桃仁）但走血分即性滑润，佐以麻仁、当归以治燥结如神耳。"《本草经疏》讲："《冯氏锦囊秘录》谓，（桃仁）但古人四分而性滑润，佐以麻仁、当归以治燥结如神耳。"《本草经疏》讲："桃核仁禀地之气，兼得天五之气以生，故其味苦重甘微，气平无毒……夫血者，阴也，有形者也。周流乎一身者也，一有凝滞，则为症瘕、瘀血、血闭或妇人月水不通，或击扑伤损积血，及心下宿血坚痛，皆从足厥阴受病，以其为藏血之脏也。苦能泄滞，辛能散结，甘温通行而缓肝，故主如上等证也。心下宿血去，则气自下，咳逆自止。"《名医别录》指出："（桃仁）止咳逆上气，消心下坚，除卒暴击血，破症瘕、通脉、止痛。"

桃仁提出液能扩张脑、股动脉及耳血管，增加其血流量，降低血管阻力，改善血液和肝脏表面微循环，并促进胆分泌；甘油三油酸能抗凝血、抗血栓形成；所含脂肪油能润滑肠道，使粪便易于排出，属润滑性泻药；甲醇、丁醇提取物有较强的镇痛作用，镇痛程度与阿司匹林或吲哚美辛相似。苦杏仁苷有微弱的镇痛作用；有镇咳、平喘、抗肝纤维化的作用。水煎剂及提取物有抗炎、镇痛、抗菌、抗过敏、抑杀肿瘤细胞、促进产后子宫收缩的作用（王再谟等编《现代中药临床应用》）。

桃仁石油醚提取物能缩小（大鼠）心肌梗死面积，有通便、抗菌、驱虫、抗氧化、护肝、免疫调节、抗硅沉着病变作用（高学敏、钟赣生主编《中药学》）。

治血瘀阻滞所致的月经不调、症瘕、跌扑瘀痛，与红花、熟地黄、当归、川芎等同用，如桃红四物汤（《医宗金鉴》）。治肠燥便秘，与大黄、当归、火麻仁、羌活同用，如润肠丸（《奇效良方》）。治肺气上逆的咳嗽气喘，与杏仁同用，如双仁丸（《圣济总录》）。

治哮喘咳嗽，与杏仁、苏子等同用（《毒性中药的配伍与应用》）。

用法用量：煎服5～10g，润大便宜捣碎用，桃仁霜入汤剂宜包煎。

使用注意：血枯经闭者及孕妇忌用，血燥、津液亏虚者不宜用。便溏者慎用。本品有小毒，不可过量。

药物对比

瓜蒌仁	治便秘	治肺热烦渴的便秘。
桃仁		治血瘀郁热的便秘。

杏仁	润肠通便	偏于气滞便秘（降气），昼则便难行，脉浮者宜用。
桃仁		偏于血滞便秘（活血），夜则便难行，脉沉者宜用。

临床应用

【不良反应】桃仁毒性主要是大量的苦杏仁苷在体内分解出许多的氢氰酸（HCN），HCN是剧毒物质，对人的致死量大约为0.15g（高学敏、钟赣生主编《中药学》）。临床应用本品，但服用过量，体内氢氰酸过量则出现眩晕、头痛、呕吐、心悸、瞳孔扩大、惊厥，以致呼吸衰竭，迅速死亡。曾有1例成人吃桃仁数十粒而中毒致死的报告。

【解救方法】

（1）催吐、洗胃：服硫代硫酸钠2g，用5%硫代硫酸钠溶液洗胃，亦可每15分钟口服1匙硫酸亚铁亚液。

（2）解除氰化物：首先立即吸入亚硝酸异戊酯0.2mL，每隔2分钟吸入30秒；再用3%亚硝酸钠溶液每千克6～12mg缓慢静脉注射（成人用量为10～15mL，儿童用量为1%，10～25mL，将25%～50%硫代硫酸钠溶液50mL加入50%葡萄糖液1000mL中，静脉点滴。症状未改善者可用半量重复注射1次。

（3）对症处理：酌情静脉滴注高渗葡萄糖及大量维生素C；有抽搐者，可选用安定苯巴比妥钠、水合氯醛、氯丙嗪等；呼吸衰竭者应给予呼吸兴奋剂和吸氧；循环衰竭者给予强心剂和升压药等，对重症患者可给予细胞色素C。

（4）中草药治疗：①生萝卜或生白菜1000～1500g，捣烂取汁，加红糖或白糖适量，频饮。②甘草、大枣各120g，水煎服。③绿豆60g，水煎加砂糖内服。④桂枝、乌药、赤芍各9g，红花、生地黄各15g，朱砂1.5g（冲），水煎，早晚分服（《毒性中药的配伍与应用》）。

配伍应用

（1）治风热湿疹。荆芥、防风、蝉蜕、牡丹皮、桃仁、苦参各10g，金银花、连翘、地肤子、白鲜皮各15g，百部12g，红花6g，甘草6g，水煎服。

（2）治由于产后恶露不畅、淤积于内的下腹滞痛拒按、恶露淋沥不多、色黑有块、舌质紫、脉沉迟。芎归汤合失笑散加味：当归12g，川芎6g，生蒲黄6g，五灵脂12g，桃仁9g，延胡索9g，益母草15g，香附6g，水煎服（钱佰煊编《女科证治》）。

（3）治支气管哮喘。贴足心法：桃仁6g，杏仁6g，栀子仁10g，白胡椒3g，糯米4.5g，上药研细末，以鸡蛋调成面团状，贴双侧涌泉穴，12～24小时换药一次，连贴1～3次（《民间医师专病特治精神医奇功秘方录》）。

（4）治上气咳喘、胸膈痞满、气喘。桃仁三两去皮、尖，以水一大升，研汁，和粳米二合，煮粥服（摘引自《中药大辞典》转引自《食医心镜》）。

红花（红蓝花）

性味归经：辛，温。入心、肝经。

功效：活血通络，祛瘀止痛。

红花（药材）花"橙（红和黄合成）红色""花药黄色，联合成管""具特异香气，味微苦"。《本草图经》曰："红蓝花，即红花也""花蕊出梂上""梂中结实，白颗，叶颇似蓝"。

红花色红味苦故入心丝，色白味辛应走肺经，"凡药气味有体有用，相反而实相成"，得金之味者，皆得木之气，故能入肝经（叶蓝含青色，亦禀木之气）。《本草经解》说："（红花）入足厥阴肝经，手太阴肺经。"

红花入心肝经，心主血，肝藏血，色红入血分，辛散苦泄温通。气香通窍，为血中之气药。入心活血通络，入肝解郁补肝（肝欲散，急食辛以散之，用辛补之），行血散滞，专行血瘀，亦散气滞，血活气行，气血畅，瘀滞除而痛止，内含油质又能润燥止痛，为活血通经、润燥祛瘀的要药，走而不守，迅利四达，凡血瘀经闭、痛经、腹中包块、斑疹色暗、跌打损伤瘀血肿痛、痛肿及吐血、走黑达表而有瘀滞者，最为常用。

《本草述校注》曰："红花开于盛夏，其色正红，是皆火也。其气温，其味苦，辛甘发散为阳而归于苦，苦又火味为入心之药。"《纲目》云："血生于心包，藏于肝，属于冲任。红花汁与之同类，故能行男子血脉，通女子经水，多则行血，少则养血。"《本草经解》言："腹内恶血不尽绞痛，胎死腹中，皆血寒不行、不能养肝之故。红花辛温，活血畅肝，所以主之。"《本草汇言》谈："红花，破血行血、和血、调血之药也，主胎产百病因血为患。或血烦血晕、神昏不语；或恶露抢心、脐腹绞痛；或沥浆难生、蹂距不下；或胞衣不落、子死腹中，是皆临产诸证，非红花不能治。若产后血晕、口噤指搦；或邪入血室、谵语发狂；或血闷内胀、僵仆如死，是皆产后诸证，非红花不能定。凡如经闭不通而寒热交作，或过期腹痛而紫黑淋沥，或跌扑损伤而气血淤积，或疮疡痛痒而肿溃不安，是皆气血不和之症，非红花不能调。"《药品化义》言："红花色红类血，味辛性温，善通利经脉，为血中气药，能泻而又能补，各有妙义，若多用三四钱，则过于辛温，使血走散……若少用七八分，取其辛以疏肝气。色赤以助血海，大补血虚，此其调畅而和血也。若止用二三分，入心取其色赤以配心血，又借辛味解散心经邪火，令血调和，此其滋养而生血也；分量多寡之义，岂浅鲜哉。"

《本草备要》说："（红花）辛苦甘温，入肺经破瘀血，活血润燥，消肿止痛。治经闭便难、血运口噤、胎死腹中、痘疮血热、喉痹不通。又能入心经、生新血（须兼补益药为佐使）。"《本草便读》讲："红花，行散之品，专入心肝血分，破血活血，是其所长，至于消肿治风、理伤疗产等法，亦在人之善用耳。红花开于盛夏，其味虽有辛甘，然毕竟苦温色赤，为心之正药，少用和血，多用行血。治风者亦凡花皆散，又血行风自灭也。"《本草蒙筌》谓："多用则破血通经，酒煮方妙，炒用则入心养血，水煎却宜""喉痹噎塞不通，捣汁咽"。

红花黄色素能扩张血管，降低冠脉血流量，增加心肌营养性血流量，改善（保护）心肌缺血，防止心肌梗死；抗凝血，抗血栓形成；抑制血小板聚集，增强纤维蛋白溶解，降低全血黏度。红花油能降低血脂，可明显降低血清、胆固醇和三酰甘油。红花煎剂能兴奋子宫平滑肌，抑制盆腔黏连；保护脑组织，抗脑缺血缺氧，改善脑代谢，降低脑水肿，主要是扩张脑血管，降低血黏度，增加脑血流量；降低血压，兴奋呼吸，提高耐缺氧能力，保肝，降低谷丙转氨酶（王再谟等编《现代中药临床应用》）。红花中红黄色素分离物能对抗心律失常。红花黄色素对中枢神经系统有镇痛、镇静和抗惊厥作用，有免疫抑制作用。红花醇提物和水提物有抗炎作用，红花煎剂对肠道平滑肌有兴奋作用。红花醇提取物和水提物有抗炎作用（《一味中药治顽疾》）。

红花能阻止内皮细胞过度增生，稳定血管内膜，从而防止动脉粥样硬化。红花能抑变形链球菌的附着能力，使菌斑形成量减少，细菌总蛋白下降。本品煎剂能减小灌流豚鼠肺的流量。有收敛支气管作用。红花具有增乳及促进子鼠发育作用（高学敏、钟赣生主编《中药学》）。

治经闭腹痛及产后瘀血上逆的血晕，与荷叶、牡丹皮、当归、蒲黄同用，如红花汤（《活法机要》）。治血瘀所致的胸痹心痛，与生地黄、桃仁、赤芍、柴胡等同用，如血府逐瘀汤（《医林改错》）。

用法用量：煎服3~10g，外用适量。

使用注意：孕妇忌用。血无瘀滞、月经过多及有出血倾向者慎用。

药物对比

川	红花	辛温，祛瘀为大。活血通经，血滞经闭。痛经、瘀肿疼痛多用之。
藏		甘寒，养血力强。凉血解毒，热入营血、血热毒盛的斑疹多用之。

桃仁	活血祛瘀	热症血瘀多用（破瘀力大），治瘀血偏于局部有形或在下腹部者。
红花		心腹瘀痛多用（止痛力强），活瘀血偏于散在全身无定形者。

临床应用

【中毒反应】临床红花应用不当会有中毒反应，主要表现为腹部不适、腹痛、腹泻，甚或胃肠出血、腹部绞痛、妇女月经过多，主要与红花对肠管及子宫的兴奋有关。中毒发生时，有的可以出现神志萎靡不清、震颤，严重者可致惊厥，呼吸先兴奋后抑制，以致循环、呼吸衰竭；少数患者出现头晕、皮疹和一过性荨麻疹等反应，与红花对神经兴奋或过敏反应有关。引起红花中毒的主要原因有二：一是误用；二是用量过大。因此，临床上孕妇忌用，有溃疡病及出血性疾病者应慎用。用量（煎服）不宜大，以3～10g为宜（《高学敏主编《中药学》）。

【中毒救治】参考高学敏、钟赣生主编《中药学》中西药物对症治疗方法。

配伍应用

（1）跌打损伤（复位固定后用此方）。当归、红花、三七、麻黄血竭、煅自然铜、制马钱子（去外壳，香油炸等高理处理）、乳香、没药各15g，炮山甲10g，共为细末，制成蜜丸，每丸10g，早晚各服1丸。重者温烧酒送服，轻者温黄酒送服，出微汗。伤骨者用甜瓜子7个捣为细末，与上药同服。

（2）血栓闭塞性脉管炎。当归芍药汤：当归、赤芍、白芍各15g，川牛膝12g，红花、炮甲珠、木香各10g，丹参、鸡血藤、甘草各3g，每日1剂，水煎服（《中医祖传秘籍》）。

（3）①急性腰扭伤：红花10g，鸡蛋2枚，食用油适量，以红花拌鸡蛋加油炒熟（不加盐）食用，1日1次。②溃疡病：红花60g，大枣10枚，加水400mL，文火煮至200mL，去红花加蜂蜜60mL，1日空腹200mL（连枣吃），连服20日为1个疗程，至痊愈为止（《一味中药治顽疾》）。

牛膝（怀牛膝）

性味归经：苦、甘、酸、平。入肝、肾经。

功效：活血通经补肝肾，强筋骨，利水通淋，引火（血）下行。

牛膝（原植物）根"外皮土黄色""花被绿色，种子黄竭（黑与黄合成）色""（药材）表面土黄色或淡棕（红和黄合成）色"。高学敏、钟赣生主编《中药学》说："怀牛膝色灰（黑与白合成）黄，川牛膝色黄棕色。""川产者紫，白两种，紫者佳"（《医学衷中参西录》）。

牛膝性平，禀春木之气，色紫、绿（均合青色），味酸入肝经。色黄味甘属土，凡药气味有体有用，相反而实相成，得土之味者，皆得水之气，苦酸降下故能入肾经（色黑属水，亦入肾经）。

牛膝苦入血分泄结，气薄味厚则发泄，活血祛瘀力较强，性善下行，长于活血通经。味甘入肝缓急（肝苦急，急食甘以缓之），止筋脉拘急、痉挛（肝主筋）。味苦入肾，补肾（肾欲坚，急食苦以坚之，用苦补之）益骨（肾主骨）。体质柔软，多含黏液，能润筋脉、利关节，活血通经，补肾益肝，肝肾得补，筋骨强健。肾主二便，肝主疏泄，其补肝肾之功又能利水液的排泄，甘淡渗利，酸甘化阴，苦降活血，又能利水通淋。性平偏温能祛寒，活血行滞而祛风（血行风自灭）。苦燥痰浊则祛湿，风寒湿痹多用之。气薄味厚沉而降，色白属金，借金降下之力以降气，气下则火消。肝主藏血，肾主藏精，精能化血，牛膝根主上生，甘淡主升，能升肝肾清阳之气上行，则胆、膀胱浊阴之气自降，苦酸达下，行善下走，引火（血）下行，又为引火（血）归原的引经药。常用治妇女血瘀经闭、痛经、腹中肿块、难产胎衣不下、跌打损伤、腰膝酸疼、下肢痿软、水中淋沥、小便不利及火热上炎的吐血、衄血，阴虚火旺的牙齿肿痛、口舌生疮，气血上达、肝风内动所致的晕眩头痛等症。

《本草纲目》曰："牛膝乃足厥阴，少阴之药，所主之病，大抵得酒则能补肝肾，生用则能去恶血二者而已。其治腰膝骨痛、足痿阴消、失溺久疟、伤中少气诸病，非取其补肝肾之功软？其症瘕心腹诸痛、痈肿恶疮、金疮折伤、喉齿、淋痛、尿血、经候胎产诸病，非取其去恶血之功软？"《本草述校注》云："牛膝，其味苦，苦就下，人身半以下为地之阴，其入于至阴之肾无疑，其苦后有酸，其气反温，是又入于阴中厥阴之肝也，然种其子于春时，历夏而秋，乃开花作穗结实，故秋间收子，九月之杪采根而用，是秉乎木之气，而更宣畅于火，告成于金，以致其顺下之用，顺下者水也。观其根一直下生，长者约三五尺，不可想见哉？盖非苦无以达地，非辛无以升天，在诸药之味固然。唯，不带辛味，故直是借金之全力，以达木门人之气于水中耳，缘金水固相生者也。……人身阴气，本金火以奉木火于上，阳气本木火以达金水而下，而此味乃合于下达妙理，故非破血，乃化血，亦非就血而化，乃就血中之气而化，于下体痿痹拘挛，腰脊痛，膝痛，又如五淋尿血，茎中痛，女子月水不通，此皆其的对。"《本草新编》称："牛膝善走而不善守。产晕血虚之极也，无血以养心，所以生晕。不用归芍以补血，反用牛膝以走血，不更下之石乎？虽儿枕作痛，似乎有瘀血在腹，然而产后气血大亏，多有阴寒之变，万一不是瘀血，亦疑是儿枕之作痛，而妄用牛膝以逐瘀，去生远矣，故必手按之而痛甚者，始可少用牛膝于归芍之内，否则勿轻用耳。""血行则月水自通，血结自散"（《本草经疏》）。

《本草经疏》谈："牛膝……味厚气薄走而能补，性善下行，故入肝肾，主寒湿痿痹、四肢拘挛、腰痛不可屈伸者。肝脾肾虚，则寒湿之邪客之而成痹，及病四肢拘挛，膝痛不可屈伸。此药既禀地中阳气所生，又兼木火之化，其性走而下行，其能逐寒湿而除痹也必矣。盖补肝则筋舒，下行则理膝，行血则痛止。逐血气，犹云能通气滞血凝也。……脑为髓之海，脑不满则空而痛。腰乃肾之府，脊通髓入脑，肾虚髓少，则腰脊痛，血虚发热，则发白。虚羸劳顿则伤绝。肝藏血，肾藏精，峻补肝肾，则血足而精满，诸症自瘳矣。"《本草经百种录》说："此乃以其形而知其性也。凡物之根皆横生，而牛膝独直下，其长细而韧，酷似人筋，所以能舒筋通脉，下血降气，为诸下达药之先导也。筋属肝，肝藏血，凡能舒筋之药，俱能治血，故又为通利血脉之品。"《本经续疏》言："盖痿与痹皆筋节间病，而寒湿有已化有未化，未化则漫溪筋节为病，已化则熏灼筋节为病。《素问》论痹多病于浸淫，论痿多起于熏灼。《痹论》曰，其留连筋骨间者疼久，曰在于筋则屈不伸；《痿论》曰肝气热则胆泄口苦，筋膜干，筋膜干则筋急而挛，以是知四肢拘挛，膝痛不可屈伸，细体之原有分别，概目之则固有因同者在矣，牛膝之治此，妙在不必问其已化未化，但执定其病在筋节间痛而不可屈伸者，皆能已之。"《本草便读》曰："牛膝……性善下行。制炒则补益肝肾，生用则走去恶血，二者而已。"

《药品化义》讲："牛膝味甘能补，带涩能敛，兼苦直下，用之入肾。盖肾主闭藏，涩精敛血，引诸药下行。生用则宣，主治隆闭管涩，白浊茎痛，瘀血阻滞……取其活血下行之功也。酒制熟则补，主治四肢拘挛、腰膝腿痛、骨节流痛，疟疾燥渴，湿热痿痹，老年失溺，取其补血滋阴之功也。"《本草正义》谓："牛膝，味苦性降，清热降火以外，已无余义。古今主治，利腰膝，通经络，破瘀活血，消积导滞，清利二便，皆在此范围之内。……近又用治咽喉口舌诸疮，及胃火齿痛，皆有捷效，则皆实热壅塞，气火上炎，取其开泄宣通，导之下达耳。"《医学衷中参西录》指出："牛膝，味甘微酸，性微温，原为补益之品，而善引气血下注，是以用药欲其下行者，恒以之为引经。故善治肾虚腰疼，腿疼或膝痛不能屈伸，或腿痿不能任地，兼治女子月闭血枯，催生下胎，又善治淋疼，通利小便，此皆其力善下行之效也。然《名医别录》又谓除脑中痛，时珍又谓其治口疮齿痛者何也。盖此等证，皆因气血随火热上升所致，重用牛膝引其气血下行，并能引其浮越之火下行，是以能愈也。愚因悟得此理用以治脑充血证，伍以赭石、龙骨、牡蛎诸重坠收敛之品，莫不随手奏效，……为其性专下注，凡下焦气化不固，一切滑脱诸证皆忌之。"《王氏医存》曰："冯氏引火归原用麦冬清之，五味子敛之，牛膝引下附子摄使归命门。"

怀牛膝，镇痛，抗炎，扩张血管，降低血压，兴奋呼吸，调节胃肠运动，抗溃疡，改善肝功能，抑制乙肝病毒表面抗原和抗原的活性，抑制单纯性疱疹病毒，利胆，兴奋子宫，抗生育，凝血；降低血液黏度、血脂、血糖；有对蛋白质同化作用，增强免疫，抗衰老，有轻微利尿作用（王再谟等编《现代中药临床应用》）。牛膝醇提取物对离体蛙心、麻醉猫有一定的抑制作用，水煎液对麻醉、心肌亦有抑制作用，煎剂对小鼠离体肠管有抑制作用。醇提液对家兔离体十二指肠、空肠和回肠有兴奋作用；有抗肿瘤作用，降低血浆胆固醇以及缩短桑蚕龄期等（高学敏、钟赣生主编《中药学》）。怀牛膝苯提出物有明显的抗着床、抗早孕作用，抗生育的有效成分为脱皮甾醇（《一味中药治顽疾》）。

治血行不畅的经水不利、脐腹作痛，与当归、桂心、赤芍、桃仁、延胡索、牡丹皮、木香同用，如牛膝散（《证治准绳》）。治肝肾亏虚、腰膝冷痛、关节屈伸不利，与独活、桑寄生、干地黄、杜仲、人参等同用，如独活寄生汤（《千金方》）。治热淋之小便不利、尿道涩痛或尿血，与当归、瞿麦、通草、滑石、冬葵子同用，如牛膝汤（《千金方》）。

用法用量：煎服6～15g，生用宜活血通经，利水通淋，引火（血）下行，酒炙用宜补肝肾、强筋骨。

使用注意：孕妇及月经过多者忌用。梦遗滑精、脾虚泄泻、崩漏或气虚下陷者慎用。

药物对比

怀牛膝		补益肝肾，强壮筋骨较好。
川牛膝		活血通经，舒筋疗痹较佳。

威灵仙	通经络	善除风除湿，通络止痛。
怀牛膝		善治血通窍，舒利关节。

临床应用

【不良反应】促脱皮甾酮小鼠腹腔注射的LD50为6.4g/kg，牛膝甾酮为7.8g/kg，灌服时两者均79g/kg。上述样品煎剂按60g/（kg·d）灌胃1次。连续30天，动物（小鼠）血象、心、肝、肾功能，主要内脏及体重、活动等与正常对照组比较，均未发生异常（高学敏、钟赣生主编《中药学》）。

配伍应用

（1）治肝经郁火。经行吐衄汤：牛膝30g，当归12g，牡丹皮12g，栀子10g，水煎服。

（2）治淋症（下淋尿道疼痛难忍）。牛膝60g，乳香10g，黄酒煎服。

（3）治脾虚湿郁的急性肾小球肾炎恢复期；慢性肾小球肾炎（症见无力、倦怠、食少腹胀、便溏、下肢重着等）。加味当归芍药散（时振声）：车前子15g（包煎），茯苓15g，白术10g，泽泻5g，当归10g，川芎10g，赤芍15g，怀牛膝10g，桑寄生15g，萆薢30g，每日1剂，水煎服。气虚明显加党参15g，生黄芪15g；阴虚明显加生地黄10g，牡丹皮10g；血尿者加生侧柏叶15g、墨旱莲10g；瘀血重加丹参30g、泽兰10g；湿热重加石韦30g、白花蛇舌草30g；水肿重加生黄芪15g、防己30g；纳差腹胀者加砂仁6g，白蔻仁6g；肾气虚者加菟丝子15g，沙苑蒺藜10g（《国安级名老中医用药特辑肾病诊治》）。

（4）回乳。牛膝15g，当归尾15g，赤芍、红花、香附各10g，以水煎之，1日1剂，分2次服用（《一味中药治顽疾》）。

鸡血藤

性味归经：苦、微甘、温。入肝、肾经。

功效：行血补血，调经止痛，舒筋活络。

鸡血藤有多种：①密花豆的藤茎"表面灰（黑和白合成）、棕（红与黄合成）色，栓皮脱落处呈红褐（黑与黄合成）色"，横切面"木质部淡红色""韧皮部有树脂状分泌物，呈红褐色或黑棕色""味涩"；②白花油麻藤的藤茎"表面灰棕色，栓皮剥落处现红棕色"横切面"木质部淡红棕色，韧皮部呈赤竭色至棕黑色""味涩"；③香花岩区藤的藤茎"表面灰竭色"，横断面皮部密布红棕色胶状斑点；④"亮叶岩豆藤茎与上种相似"。尚有豆科植物常绿油麻藤的藤茎，"表面灰褐色"，横切面"韧皮部具树脂状分泌物呈棕褐色，木质部灰黄色""味涩而微甜"等。

鸡血藤色黄味甘属土，"凡药气味有体有用，相反而实相成"，得土之味者，皆得木之气，故能入肝经（味涩为辛与酸合成，味酸亦入肝经）。得土之味者，又得水之气，且又能入肾经（色黑亦入肾经）。

鸡血藤色红入血分，苦泄温通能行血，温能助阳，甘温入肝缓急（肝苦急，急食甘以缓之），止怒伤肝，肝血得补；味苦入肾补肾（肾欲坚，急食苦以坚之，用苦补之），益精血（肾主精，精能化血），"肺为肾之母，肝为肾子，故入肾者，并入肺与肝，此五行相生，子母相应之义也"（《本草备要》）。水能滋木，子能令母实，肝（主藏血）肾得补，故能生血补血，味甘又能补脾益气血。苦重于甘，行血之功强于补血之力。苦泄血结行血，温祛寒行血脉，苦而不燥，温而不烈，活血调经，性味和缓而不峻，甘温柔肝则止痛，其茎蔓生，能升能降，善达经络祛寒湿（苦能燥湿）活血行滞风自灭。肝肾得补，筋骨强健（肝主筋，肾主骨）故能舒筋活络。常用治血虚血瘀的月经不调、痛经、闭经、风寒湿痹、腰膝酸痛、筋骨麻木、血虚萎黄等症，对于气血素虚、有慢性风寒湿痹的老年妇女尤为适宜。

《饮片新参》讲："（鸡血藤）去瘀血，生新血，流利经络。"《现代实用中药》讲："（鸡血藤）为强壮之补血药，适用于贫血性之神经麻痹症，如肢体及腰膝酸痛、麻木不仁等。又用于妇人月经不调、月经闭止等，有活血镇痛之效。"《本草纲目抬遗》谓："（鸡血藤）壮筋骨，已酸痛，和酒服，……治老人气血虚弱、手足麻木瘫痪等证；男子虚损、不能生育及遗精白浊、男妇胃寒痛。妇女经水不调、赤白带下。妇女干血劳及子宫虚冷不受胎。"《顺宁府志》指出："（鸡血藤）佐以红花、当归、糯米熬膏，为血分之圣药。"

鸡血藤，抑制血小板聚集，降血脂，抗动脉粥样硬化；扩张血管，使股动脉血管流量增加、血管阻力减少，降血压，抗贫血；抗关节炎，双向调节免疫功能；增加子宫节律性收缩；抗早孕，抗癌；镇静催眠；抗放射，抑制某些致病菌（王再谟等编《现代中药临床应用》）。鸡血藤提取物的体外实验结果证明其具有抗凝和促进纤维蛋白溶解作用，能刺激小鼠骨髓细胞增殖，对各系造血细胞均有明显的刺激作用，是鸡血藤补血活血的主要物质基础（儿茶素），有抗肿瘤、抗病毒、抗氧化作用，煎剂灌胃，能促进小鼠肾脏及子宫的能量代谢及合成代谢，还能促进小鼠对水及氧化物的排泄（高学敏、钟赣生主编《中药学》）。鸡血藤有抗放射、升高血红蛋白等作用（《一味中药治顽疾》）。

治血虚的月经量少：本品与四物汤、党参、黄芪、丹参同用，如滋血汤加减（钱伯煊编《女科证治》）。治放射线引起的白血病：鸡血藤一两，长期煎服（摘引自《中药大辞典》转载自江西《中草药学》）。治坐骨神经痛：鸡血藤60g，牛膝30g，1日1剂，分2次服（《一味中药治顽疾》）。

用法用量：煎服10～30g或浸酒服，或熬膏用。

使用注意：凡血不虚而偏血瘀气滞者慎用。

药物对比

鸡血藤	活血补血	长于活血，宜水煎服。
鸡血藤胶		善于补血，宜溶化服。

临床应用

【不良反应】鸡血藤注射液给小鼠腹腔注射的LD50为101.5g/kg。犬静脉注射4.25g/kg中毒死亡。鸡血藤注射液无过敏反应，亦无溶血及局部刺激作用（高学敏、钟赣生主编《中药学》）。

配伍应用

（1）治瘀血痹症（损伤后遗症、网球肘、肩凝症等）。化瘀通痹汤（娄多峰）：当归18g，丹参30g，鸡血藤21g，制乳香9g，制没药9g，香附12g，延胡索12g，透骨草30g，日1剂，水煎服。偏寒者加桂枝、细辛、制川乌；偏热者加败酱、丹皮；气虚者加黄芪；久痹骨节肿大变形者加穿山甲、全蝎、乌梢蛇。

（2）治活再生障碍性贫血，表现为阴阳气血两虚者，也可用以治疗各种贫血症和化疗后骨髓抑制所出现的贫血、白细胞减少、血小板减少等。益气补血汤（周信有）：党参20g，黄芪20g，黄精20g，山萸肉20g，女贞子15g，淫羊藿15g，巴戟天20g，丹参15g，鸡血藤20g，龟板30g，鹿角胶（烊化）9g，大枣10枚，干地黄15g，水煎，日服3次。另外，人参研粉，每服1.5g，早晚2次吞服。

以上二方均摘引自《首批国家级名老中医效验秘方精选》。

（3）①治乳腺增生：以鸡血藤为主，辅以麦芽、山楂、通草，制成冲剂，每次1包（相当于生药30g），1日3次。②治白血病：鸡血藤50g，加水300mL，煎至100mL，内服，日1剂，半年1个疗程，1～2个疗程有效。③治坐骨神经痛：鸡血藤60g，牛膝30g，1日1剂，分2次服（《一味中药治顽疾》）。

3.活血疗伤药

土元（蟅虫、地鳖虫、土鳖虫）

性味归经：咸，寒；有小毒。入肝经。

功效：破血逐瘀，续筋接骨。

土鳖虫，色紫褐（黑与黄合成）色，色青（紫中含青）咸寒达下，能入肝经（其色黄属土，得土之味者，皆得木之气，故亦能入肝经），味咸入血分，软坚导滞，其得湿土之气以生。善攻隙穴，攻窜力强，是一味强有力的破血逐瘀药。色黑味咸入肾经，软坚活血，气腥走窜，入肺经行气导滞。肝司疏泄，主筋，肾藏精血主骨，肺朝百脉主气。本品肝、肾、肺均入，软坚导滞，破血逐瘀，调疏泄，行气血，气通血畅，通则不痛，肝肾得补，筋骨强健。性寒清热泻火，热退火息而肿痛止。常用治血瘀经闭、产后瘀阻腹痛、内伤症瘕、跌打仆折、筋骨损伤、红肿热痛等症。

《本经疏证》曰："（蟅虫）血者，灌溉百骸、周流经络者也。血若凝滞，则经络不通……咸寒能入血软坚，故主心腹血积症瘕血闭诸证。血和则营卫通畅，寒热自除，经脉调匀，月事时至，逐令妇人有子也。"《长沙药解》云："蟅虫，善化瘀血，最补损伤，《金匮要略》鳖甲煎丸用之，治病疟日久，结为症瘕；大黄蟅虫丸用之，治虚劳腹满，内有干血；下瘀血汤用之，治产后腹痛，内有瘀血；土瓜根散用之，治经水不利，少腹满痛，以其消症而破瘀也。"

《本草经疏》言："蟅虫生于夏湿土壤之中，故其味咸气寒，得幽暗之气，故其性有小毒。以刀断之，中有白汁如浆，凑接即连，复能行走，故今人以治跌扑损伤、续筋骨，有奇效。"《本草便读》谈："（蟅虫）入肝经，功专搜逐一切血积，治折伤，续筋骨，功虽同虻蛭，而性颇缓。通乳者，亦经活血之意耳。"《本草述校注》称："（蟅虫）折伤接骨又必用之者，似其性味盖以化血，俾完其流行相续之用，非一于破决。"《本草崇原》说：

"（蟅虫）《金匮要略》方中，治久病结积有大黄蟅虫丸，又治疟痞，有鳖甲煎丸，及妇人下瘀血汤方并用之。今外科，接骨科亦用之。乃攻坚破积，行血散疟之剂。"《本草求真》讲："蟅虫，古人用此治跌扑损伤，则多合自然铜、龙骨、血竭、乳香、没药、五铢钱、黄荆子、麻皮灰、狗头骨，以治下腹痛、血痛、血闭，则合桃仁、大黄，各随病症因而用之耳。"《本草纲目》谓："（蟅虫）行产后血积，折伤瘀血，重舌，木舌，小儿腹痛夜啼。""破一切血积、跌打重伤，接骨"（《本草通玄》）。

土鳖虫，含具血纤维溶酶原激活样成分，抗凝血、抗血栓形成和溶解血栓，提出物可抑制血小板聚集和黏附；调血脂，延缓动脉粥样硬化的形成，直接扩张血管，增强心脑组织的耐氧能力；保护肝损害，抑制白血病细胞（王再谟等主编《现代中药临床应用》）。能促骨折家兔血管形成，改善局部血液循环，增加成骨细胞的活性和数量及破骨细胞数量，加速钙质沉着和骨痂增长，促进骨损伤愈合。能抑制血管生成，有抗肿瘤活性、抗突变作用，抗缺血、缺氧，有镇痛、消炎作用。抑制人多囊肾病囊肿衬里上皮细胞增殖，阻滞或延缓囊肿的发生与发展（高学敏、钟赣生主编《中药学》）。

治干血成劳、腹满经闭、肌肤甲错，与虻虫、水蛭、桃仁、大黄、干地黄等同用，如大黄蟅虫丸（《金匮要略》）。治折伤、接骨，土鳖焙存性，为末，每服二、三钱［《医方摘要》，摘引自《中药大辞典》蟅虫（选方）］。

用法用量：煎服3~9g，研末服1~1.5g，醋拌研末入丸散服每次0.3g，或以酒送服，外用适量。

使用注意：孕妇忌用，无瘀者慎用。本品含砷等有害物质，火煅可使其含量减低。

药物对比

水蛭	破血逐瘀	专于破血，药性峻烈，作用持久，善于破瘀散结，虚人一般不用。
土元		行血活血，药性不峻，作用和缓，善于续筋接骨，虚人亦可应用。

临床应用

【不良反应】小鼠腹腔注射土鳖虫总生物碱水提液半数致死量（LD50）（136.45±7.98）mg/kg，动物先表现抖动，进而跳跃、震颤、竖耳，多在10~20分钟死亡。乳剂5mL灌胃7次，大鼠体重无变化，血常规、凝血三项、肝肾功能检测结果较优（高学敏、钟赣生主编《中药学》）。临床应用本品可出现过敏反应，全身起小丘疹，自觉瘙痒，停药后1~2天皮疹可消失，但再服地鳖虫制剂后，也会出现同样的皮损反应，可能是其所含的异性蛋白的刺激所引起。对消化道有一定的刺激。亦有应用本品治疗量致窦性心律减慢反应的报道。解救方法：出现过敏反应者，可用扑尔敏、维生素C对症治疗（《毒性中药的配伍与应用》）。

配伍应用

（1）治肾阴虚兼血瘀腰脊痛。熟地20g，山药20g，牡丹皮10g，炒杜仲10g，续断10g，狗脊15g，土元10g，红花5g，鸡血藤30g，生地黄30g，骨碎补10g，牛膝10g，水煎服。

（2）治脑震荡后遗症，出现头晕而痛、健忘神疲、视力减退、周身酸痛，有时食欲缺乏，易于急躁冲动，面色黧黑，舌有瘀斑，脉多沉涩或细涩等症。健脑散（朱良春）：红人参15g（参须30g可代），土元、当归、甘枸杞各12g，制马钱子、川芎各15g，地龙、制乳、没药、炙全蝎各12g，紫河车、鸡内金各24g，血竭、甘草各9g，上药晒干，共研极细末胶囊装盛亦可，每服4.5g，早晚各1次，开水送下，可连续服2～3个月。

马钱子炮制：一般先用水浸一日，刮去毛，晒干，放麻油中炸。应掌握火候，如油炸时间太短，则内心呈白色，服后易引起呕吐等中毒反应；如油炸时间过长，则闪心发黑而炭化，往往失效，所以在炮制中可取一枚切开，以黑面呈紫红色最为合度（《首批国家级名老中医效验秘方精选》）。

（3）治跌打损伤。土元、血竭各10g，共研细末，白酒送下，分6次服，1日2次。又方治损伤瘀血，土元21枚，丹皮二两，炒后同捣末，每晨温酒送服3g（《中国偏方秘方验方汇海》）。

骨碎补

性味归经：苦、温。入肝、肾经。

攻效：活血续伤，补肾强骨。

骨碎补（药材）：①槲蕨、中华槲蕨及石莲姜槲蕨，"表面淡棕（红与黄合成）色至暗棕色"，断面"呈红棕色有黄白色散在的维管束"。②崖姜"表面棕黑色或灰（黑与白合成）褐（黑与黄合成）色"，断面"呈红棕色"。③大叶骨碎补"表面棕褐色，断面红棕色，有多数黄色点状维管束"。三者均是"味微涩"（辛、酸合成）。

凡药气味有体有用，相反而实相成（《本草问答》）。骨碎补色红味苦入心经。得火之棘，皆得水之气，苦降下行入肾经（色黑亦入肾经），色黄而温属土，得土之味者，皆得木之气，故又入肝经（药用根基，根有短叶、大叶附之。又有大叶成枝，面青绿色，有黄点；背青白色，有赤紫点；色绿紫青色，味酸亦入肝经）。

骨碎补性愠祛寒助阳，行气活血入肝经，活血司疏泄（肝主藏血，主疏泄）而肝脏得健（肝欲散，急食辛以散之，用辛补之，骨碎补味辛故能补肝）。其苦入肾经，坚肾补肾（肾欲坚，急食苦以坚之，用苦补之），苦泄湿痰结行气活血，续筋伤（肝主筋），强骨健（肾主骨），活血祛瘀，益肝补肾，壮筋骨，疗折伤。因其无花无果，补攻之功力不分散，苦降下，善下行，能引浮阳之火下行归肾（味涩收敛）。常用治跌扑闪挫、骨筋损伤、肝血不足的筋膜失养、肢体麻木、屈伸不利、肾虚腰痛、久泻不止。遗精、耳鸣及肾虚阳浮约齿摇、齿痛、或治血燥风动的斑秃和白癜风等症。

《本草正义》曰："骨碎补，寄生石树之间，有根有叶，黏着不落，亦犹桑上寄生之属，性温而通，故入血和血，通调脉络。"《开宝本草》谓："气味苦沾上，主破血止血，补伤折，又入药用根，温而达下，则入肝肾。甄权谓主骨中毒气，风血疼痛，上热下冷。盖温养下元，能引升浮之热，藏于下焦窟宅，是可以治上热下冷。李濒湖谓研末同猪肾煨食，可治耳鸣及肾虚久泄、牙痛，皆是此意，非可通治胃家实火之齿痛。寿颐先业师阆仙朱先生尝用以治寒痰凝滞、牙关不利、颊车隐及阴寒痛之骨槽风重症，甚有捷效。又凡阴虚于下，而肝胆浮阳挟痰上凝之齿痛、牙槽不利、逼阳上浮之喉痛、喉癣诸证，用亦颇有效。"《本经续疏》云："唯骨碎补者，寸寸折之，寸寸皆生，处处折之，处处有汁。无借根株之系，无致血液之漏，故主破血止血，补伤折，言能不使瘀结者留滞，不使流动者妄行，而补直伤折，如未尝伤折也。所以言者，苦本坚里而内含水，自应肾之体；温本生发而能运水，自应肾之用。此后人之所以察其几微。而谓补肾以除耳鸣齿痛，皆可以是义推之矣。"

《本草述校注》称："骨碎补，由其为阴气所钟，而乃味苦气温。苦者火味，温者少火之气，故能破血，即能止血。血和而血海细蕴之余乃化为精，即入于肾之合者，能散毒而益髓，所云专理骨病者止此耳。禀于阴中之阳，为由化而得生之玄机，是正由气而化血者也。"《本草新编》言："骨者乃肾之余，接骨即补肾也，何在肾之不能益乎？虽然肾中水无形之水，肾中之火亦无形之火也。骨碎补但能补有形之齿骨，不能补无形之水火。然而，有形之齿骨乃无形之水火所生，即谓骨碎补之能益补也，又何独不可哉。"《本草求真》谈："骨碎补味苦而温，功专入肾补肾，且能入心破血，是以肾虚耳鸣、久泻，跌扑损伤骨痛、牙痛血出，无不用此调治。俾其补肾骨坚，破瘀生新。而病即除。至命其名曰骨碎补，以其骨碎能补骨故耳。虽与补骨脂相似，然总不如补骨脂专回肾通心、而无逐瘀破血之治也。"《本草乘雅半偈》说："骨碎补顿而圆，左右平均，转无峻暴之失矣。故温归于右，此生气之本也。协苦性以走骨，自内及外而皮毛。皮毛者，肺之合。自外及内而两肾，功力到时，莫不森荣，互为变化，则五脏之劳可充，五形之极可裨，毋虑气血之不流，伤折之难续，与上热下冷之藏宛形槁，不充不裨者矣。"《本草便读》讲："骨碎补，一名毛姜。入肾补虚，肾主骨，故名。其苦温之性，又能破瘀血、续绝伤。所以治风气者，亦因肾虚痹着于骨也，浸水刷头能长发。"

骨碎补水煎醇沉液有预防血清胆固醇、三酰甘油升高，并有防止主动脉粥样斑块形成的作用；骨碎补多糖和骨碎补双氢黄酮苷有降血脂和抗动脉硬化的作用，能促进骨对钙的吸收，提高血钙和血磷水平，有利于骨折的愈合，改善软骨细胞，推迟骨细胞的退行性变。骨碎补双氢黄酮苷有明显的镇静、镇痛作用（《一味中药治顽疾》）。有强心作用，能增强耐低氧能力。有抗敏作用，能抑制毛细血管渗透性增高，防止链霉素和卡拉霉素发生不良反应，有抗炎作用。能降低家兔血小板聚集（高学敏、钟赣生主编《中药学》）。

治金疮伤筋断骨、痛不可忍，与自然铜、败龟板、没药、胡桃仁等同用，如骨碎补散（《圣惠方》）。治肝肾风虚筋脉拘挛、骨节疼痛，与荆芥、牛膝、肉苁蓉、威灵仙等同用，如骨碎补丸（《和剂局方》）。

用法用量：煎服10～15g，外用适量，研末或鲜品外用，亦可浸酒擦患处。

使用注意：阴虚火旺、血虚风燥、实火牙痛等症均不宜用。

药物对比

狗脊	强筋骨	长于补肝肾，强壮腰脊。
骨碎补		善于通血脉，活血止痛。

临床应用

【不良反应】大剂量煎服（100g/d，250g/2d）可中毒。中毒表现为口干、多语、有恐惧感、心悸胸闷，继则神志恍惚、胡言乱语、时而欣快、时而悲泣等（高学敏、钟赣生主编《中药学》）。

配伍应用

（1）活血瘀经闭。当归15g，凌霄花15g，骨碎补、赤芍、红花、瞿麦各10g，土元10g，酒水煎服。

（2）治骨折。土元（酒炙）10个，蚯蚓（瓦上焙干去土）10条，自然铜（醋煅）、骨碎补、乳香各10g。共为细末，用苏木适量煎汤送下，每服10g（《中国偏方秘方验方汇海》）。

（3）治骨结核。新骨痨丸（赵永昌）：当归15g，熟地黄15g，牛膝9g，威灵仙9g，木瓜9g，杜仲9g，茯苓9g，川芎9g，乳香、没药各9g，续断12g，补骨脂15g，骨碎补15g，茜草根15g，羌活15g，黑木耳250g。上药共为细末，炼蜜为丸，丸重6g。每服1丸，日服2次，亦可煎汤，常以3日为一疗程（《首批国家级名老中医效验秘方精选》）。

4.活血消症药

莪术（蓬莪术、蓬术、蓬茂）

性味归经：辛、苦、温。入肝、脾经。

功效：行气破血，消积止痛。

蓬莪术（药材）"外皮灰（黑与白）黄色至棕（红与黄）黄色"，"破开面灰褐（黑与黄）色至黄绿（蓝与黄）色。……并有一黄白环及白色的筋脉小点，稍有香气"。

莪术色黄气香入脾经。"凡药气味有体有用，相反而实相成"，得土之味者，皆得木之气，故能入乙木肝经（色绿，蓝中含青色亦入肝经）。

莪术辛香入气分，辛散香窜，苦温入血泄结导滞，质坚实，性峻烈，故能行气破血（色红味苦入心经，心主血，色白味辛入肺经，肺主气）。莪术辛苦温香，入肝脾气分，破气中之血，故能行气破血，味辛入肝补肝（肝欲散，急食辛散之，用辛补之）司疏泄，以利中焦食物的消化吸收（土得木而达）。苦温入脾燥湿（脾苦温，急食苦以燥之），温胃阳（脾与胃经络相连，入脾亦能入胃）。虽为泄剂，亦能调肝健脾，行气开胃，调气血，消食积而止痛（通则不痛）。常用治气滞血瘀的心腹胁下胀痛、症瘕积聚、妇女经闭、跌打损伤及饮食积滞、腹满胀痛、呕吐酸水等症。

《本草述钩元》曰："（莪术）能从气入而破，先开其气，而后效其破之用……血泣于气中，则气为之不利，此味既入气药而发诸香，则能疏阳气以达于阴血，阴血达而气乃益畅。"《药品化义》云："蓬术色紫入肝，属血分，以其味辛性烈，专攻气中之血，主破积削坚。有星移电闪之能去积聚癖块，经闭血瘀，扑损疼痛，与三棱功用颇同，亦勿过服。"《汤液本草》言："莪术，色黑破气中之血，入气药发诸香，虽为泄剂，亦能益气。故孙月和治气短不能接续，所以大小七香丸，集香丸散及汤内多用此也。"《萃金裘本草述录》道："（莪术）破气中之血。血涩于气中则气不通，此味能疏阳气以达于阴血，血达而气乃畅，故前人谓之益气。"《医宗已任编·四明心法》称："广术即莪术，凡行气破血、消积散结皆用之……好古言孙尚药用治气短不能接续，此短字乃是胃中为积所壅，舒气不长，似不能接续，非中气虚短不能接续也，若不足之短而用此，宁不杀人。"《本草便读》载："（莪术）攻一切痃癖积聚、血凝气滞等证，每每与三棱并用，或谦其峻厉，当以醋炒用之。"《医学衷中参西录》谈："药物恒有独具良能，不能从气味中窥测者，如三棱、莪术性近和平，而以治女子癥血，虽坚如铁石亦能徐徐消除，而猛烈开破之品转不能建此奇功。此三棱、莪术独具良能也。""恒以真能消坚开瘀，转疑为猛烈之品而不敢轻用，几何不埋没良药哉。"

《本草经解》说："心腹痛者，非血气不能调和，即是邪客中焦所致。中恶痓忤鬼气，皆由气不调和，脏腑壅滞，阴阳乖隔，则疫疠痓忤鬼气，得以凭之。茂气香烈，能调气通窍，穿利则邪无所容而散矣。解毒之义，亦同乎是。其主霍乱冷气吐酸水，及饮食不消，皆行气之功也，故多用酒磨。"《本草逢原》讲："蓬莪术入肝破血，治妇人血气结积痛，痰癖冷气，跌扑损痛，下血及内损恶血，通肝经聚血，盖此药专破气之血也。"《本草正义》谓："莪术，此物生于根下，质极坚硬，味辛苦温，故为下气除寒。消食逐饮，破积攻坚，通瘀行血亦除癥瘕之药。"《本草经疏》指出："蓬莪茂行气破血散结，是其功能之所长，若夫妇人、小儿，气血两虚，脾胃素弱而无积滞者，用之反损人真气，使食愈不消而脾胃益弱，即有血气凝结，饮食和滞，亦当与健脾开胃、补益元气药同用，乃无损耳。"《日华子本草》强调："莪术治一切血气，开胃消食，通月经，消瘀血，止扑损痛、下血及肉损恶血等。"

莪术能改善胃电节律失常，增强胃动力顺应性，推动胃肠蠕动，护胃止血，消化性溃疡收效好。抗血小板聚集，抗凝血及调节血液流变性；改善微循环，增加股动脉血流量，改善心肌收缩力，有抗病毒、抗菌、抗肿瘤、镇痛抗炎、抗纤维组织增生、抗癫痫、抗慢性宫颈炎、抗角质形成、抗早孕等作用（高学敏、钟赣生主编《中药学》）。姜黄素能抗血栓形成，莪术醇升高白细胞，直接杀伤肿瘤细胞。抗炎，兴奋胃肠平滑肌。保肝，降低血清丙氨酸氨基转移酶。抗盆腔粘连（王再谟等编《现代中药临床应用》）。

治气血结滞、寒凝诸痛、癥瘕积聚，与三棱、香附、当归、川芎等同用，如莪术散（《寿世保元》）。治食积不化、气滞脘腹胀满，与香附、木香、三棱、槟榔等同用，如莪术丸（《准绳·幼科》）。治妇人血气痛游走及腰痛，与干漆同用，各二两。上同炒令漆焦香，取出漆不用，只用莪术，温酒调下三钱，腰痛用胡桃酒下，游走痛，冷水调下。[《普济方》，摘引自《中药大辞典》蓬莪术（选方）]。

用法用量：煎服3～15g醋制可泻肝缓急，起祛瘀止痛作用。外用适量。

使用注意：孕妇及月经过多者忌服，不宜与牙硝同用。

药物对比

香附	行气活血	通十二经，行气而活血，以行气解郁为主，力缓。
莪术		主入肝经，行气而破血，散气滞血结为主，力峻。

临床应用

【不良反应】莪术油注射液，小鼠腹腔及肌内注射LD50为819.8mg/kg，789.1mg/kg，此制剂吐温80含量甚高，对莪术油毒性有影响。临床部分患者可见头晕、恶心、面部潮红、呼吸困难、胸闷，个别有发热、发绀、心慌、乏力等或一过性谷丙转氨酶升高（高学敏、钟赣生主编《中药学》）。

配伍应用

（1）治肝气郁滞的胃脘痛及积聚等症。香附12g，党参20g，良姜、郁金、核壳、白芷、陈皮、三棱、莪术各10g，甘草6g，水煎服。痛风加木香、元胡；嗳气加沉香；便秘加大黄。

（2）治肾囊肿或多囊肾。桂枝茯苓丸加味：桂枝10g，茯苓15g，桃仁10g，牡丹皮10g，赤芍10g，红花10g，炙甘草5g，莪术12g，三棱12g，川牛膝12g，全当归12g，川芎10g，制香附12g，柴胡10g，水煎服，每日1剂。气虚，症见气短、乏力、自汗　舌淡、脉弱者加人参、黄芪、白术；阴虚证见五心烦垫、潮热、盗汗、舌红少苔、脉细数者，可加生地黄、白芍、地骨皮、麦冬、五味子（《国家级名老中医用药特辑肾病诊治》）。

（3）凉血活血、软坚化结，主治输卵阻塞性不孕症。通管汤：赤芍、川芎、三棱、莪术、制乳香、制没药、桃仁、昆布、海藻、夏枯草、炮山甲、皂角刺各9g，丹参30g，益母草、路路通各15g。每日1剂，水煎服，连服2个月为一疗程。加减：气虚者，加党参、黄芪；肝郁气滞者，加柴胡、青皮、陈皮；寒凝者，加附子、肉桂、乌药、小茴香；输卵管积水者，加猪苓、茯苓皮、泽兰、薏苡仁；有附件炎者，加败酱草、红藤、蒲公英、紫花地丁；结核性者，加百部、十大功劳叶；小腹痛重，加玄胡、生蒲黄、炒灵脂（《中医祖传秘籍》）。

三棱（京三棱、黑三棱、荆三棱）

性味归经：辛、苦、平。入肝、脾经。

功效：破血行气，消积止痛。

三棱，表面黄白色或灰黄色，断面黄白色或灰白色，色白味辛属肺金。《本草问答》说："凡药气味有体有用，反而实相成，故得金之味者，皆得木之气。"其质重苦降，性平，禀春木生发之气，故入乙木肝经。得木之味者，皆得土之气，又能入脾经（色黄亦入脾经）。三棱味苦入血，辛走气，辛散苦泄，故能破血行气。味苦燥脾湿〈脾苦湿，急食苦以燥之〉，益胃消食。气行血活，积化食消，通则不痛，故能消积止痛，常用于血瘀经闭、产后瘀滞腹痛、肝脾大、食积腹痛等症。

《本草述校注》曰："荆三棱，王好古云莪术色黑属血，能破气中之血；三棱色白，能破血中之气。气中之血，谓气所凝结之血也，固谓破气中之血，然实与诸破血之味不同，乃从气入而破血，必先有以开其气，而后效其破血之用……血中之气，谓血所壅遏之气也，固谓破气，然实与诸破气之味不同，乃从血入而破气，必先有以决其血，而后以致其破血之用。"《本草汇言》云："荆三棱，破血通经，为气中之血药也。盖血随气行，气聚而血不流，则生瘀滞之患。若老癖症瘕，积聚结块，或食积蛊疾，膨胀痞坚，肠痛肚疝，凡病胸腹肠胃之间，急疾不通，非此不治。此药苦能泄，辛能散，入血则破血，入气则破气。"《纲目》按："三棱能破气散结，故能治诸病，其功近于香附而力峻，故难久服。按戴原礼《证治要决》云："有人病症癖腹胀用三棱、莪术，以酒煨煎服之，下一黑物如鱼而愈也。"《本草便读》言："荆三棱，味苦平，用以入肝，能磨积攻坚，善破血中之气；性克削，偏于伤正，虽消症化癖，还防病里之虚。三棱肝经血分药也，专于破血，而能行血中之气，故每每与莪术相辅而行。其根形如鲫有棱，出楚荆地，故名。性苦平无毒，破血积症瘕等证，功与莪术相似，而微有区别耳。"

《本草经疏》说："三棱，从血药则治血，从气药则治气。老癖症瘕，积聚成块，未有不由血瘀、气结、食停所致，苦能泄而辛能散，甘能和而入脾，血属阴而有形，此所以能治一切凝结停滞有形之坚积也。又主产后恶血血结、通月水、堕胎、止痛利气者，亦散血行气之功也。京三棱，洁古谓其辛苦甘无毒，阴中之阳，能泻真气，真气虚者勿用。此见谛之言也。故凡用以消导，必资人参、芍药、地黄之力，而后可以无弊。观东垣五积方皆有人参，意可知矣。何者？盖积聚症瘕，必由元气不足、不能运化流行致之。欲其消也，必借脾胃气旺，能渐渐消磨开散，以收平复之功。如只一味用克削，则脾胃之气愈弱，后天之气益亏。

将见故者不去，新者复至矣，戒之哉。"《本草备要》讲："三棱，苦平，色白属金（皮黑肉白），入肺金血分，破血中之气（亦通肝经聚血），兼入脾经。散一切血瘀气结、疮硬食停、老块坚积、消肿止痛、通乳坠胎。"《本草正义》谓："三棱，亦下气行血，破积消癖猛将，故恒与蓬术并辔而行。"《医学衷中参西录》谓："三棱，气味俱淡，微有辛意，……化血之力三棱优于莪术……三棱、莪术，若治陡然腹胁疼痛，由于气血凝滞者，可但用三棱、莪术，不必以补药佐之；若血瘀积久过坚硬者，原非数剂所能愈，必以补药佐之，方能久服无解。或用黄芪六钱，三棱、莪术各三钱，或减黄芪三钱，加野台参三钱，其补破之力皆可相敌，不但气血不受伤损，瘀血之化亦较速，盖人气血壮阳旺，愈能驾驭药力以胜病也。"《本经逢原》认为："三棱，肝经气分药也，能破血中之气，散血结，通肝经积血，主寒癖结块，破产后恶血，血结腹痛。通月水，堕胎。以其力峻，故难久服。"

三棱，水提物能延长凝血酶对人纤维蛋白的凝聚时间；水煎剂能抑制血小板聚集，降低全血黏度，能抗凝血及抗血栓形成；能增加心肌耗氧量，提高心肌氧利用率，增加心肌营养性血流量，提高减压、常压缺氧耐力，保护组织缺血缺氧；加强小肠肠管收缩，紧张性升高；水煎剂能兴奋子宫，增加频率，提高张力；抑制肿瘤、升高白细胞、镇痛（王再谟等编《现代中药临床应用》）。降低红细胞比容及血沉速率；减轻肝细胞变性坏死，恢复肝细胞结构及功能；减少纤维组织增生，阻止纤维化发展，促进纤维组织降解，有保肝作用（高学敏、钟赣生主编《中药学》）。

治五积六聚、七症八瘕，与大黄、干漆、巴豆、硼砂同用，如三棱丸（《医学切问》）。治妇人室女血瘕、月经不通、脐下坚结大如杯升，久而不治，必成血蛊，与莪术、芫花、青皮、醋糊为丸，如三棱煎丸（《济生方》）。〔以上二方均摘自《中药大辞典》三棱（选方）〕。治腿疼、臂疼因气虚者，亦治腰痛，与生黄芪、野台参、当归、莪术等同用，如健运汤（《医学衷中参西录》）。治一切脏腑症瘕、积聚、气郁、脾弱、满闷、痞胀、不能饮食，与生黄芪、党参、于术、生山药、莪术等同用，如理冲汤（《医学衷中参西录》）。

用法用量：煎服3～10g，醋制后可加强祛痛止痛作用。

使用注意：体虚无瘀滞，月经过多，孕妇均忌用。

药物对比

莪术	破血行气	入气分，破气中之血，（理气力强）破气消积为良。
三棱		入血分，破血中之气，（化血力大）破血通经为优。

临床应用

【不良反应】三棱水煎剂小鼠480g/kg灌胃后活动减少，静卧不动，第二天恢复正常，未见死亡。小鼠腹腔注射LD50g为（233.9±9.9）g/kg，呼吸抑制而死亡，死之前见短暂抽搐惊跳（高学敏、钟赣生主编《中药学》）。

配伍应用

（1）治泌尿系结石。金钱芍药汤：金钱草、白芍药各30g，牛膝、车前子各15g，三棱、莪术、穿山甲、皂角刺、桃仁、青皮、核壳、甘草各10g。每日1剂，水煎分2次服，15天为一疗程，尿血者加白茅根30g、小蓟15g；脾肾气虚者加黄芪15g、党参15g（《中医祖传秘籍》）。

（2）治输卵管阻塞所致不孕症（乳胀、小腹疼痛、经前腹痛等）。灌肠方（许润三）：丹参、赤芍各30g，三棱、莪术、核壳、皂角刺、当归、透骨草各15g，乳香、没药各10g。此方每晚1剂，浓煎200mL，保留灌肠，温度以39℃左右为宜。每日1次，每灌10次，休息3～4日，经期停用（《首批国家级名老中医效验秘方精选》）。

（3）治肝脾大。三棱与郁金、鳖甲、丹参、莪术（或与莪术、青皮）可疏肝理气，消痰化瘀。（王再谟等编《现代中药临床应用》）。

水蛭（附药：虻虫）

性味归经：咸、苦、平；有小毒。入肝经。

功效：破血通经，逐瘀消症。

水蛭（药材）种类：①水蛭"呈扁长圆柱形""全体黑棕（红与黄合成）色"；②宽体金钱水蛭"呈扁平纺锤形，背部黑棕色，体两侧及腹面呈棕黄色"；③长条水蛭"呈狭长扁平形"，背腹面均呈黑棕色，体两侧及腹面呈棕黄色"。此外，四川产的一种水蛭，"全体绿（蓝和黄合成）褐（黑与黄合成）色或黑褐色"。水蛭色黄属土，凡药气味有体有用，相反而实相成，得土之味者，皆得木之气，故能入肝经（其性平，禀春木生发之气，色绿含青色亦入肝经）。水蛭咸苦入血分软坚泄结，其为蠕动噬血之物，尤善破血通经。色黑味咸能入肾经，味苦坚肾补肾（肾欲坚，急食苦以坚之用苦补之），滋养肝木（肝为肾之子，子母相生之义）。苦燥脾湿，以利中焦气血的生化，不伤正气，可使瘀血默默地消于无形，为破血通经逐瘀消症之品。适用于血滞经闭、腹中肿块、跌打损伤、瘀血作痛等症。

《纲目》云："成无己曰：咸走血，苦胜血。水蛭之咸苦，以除蓄血，乃肝经血分药，故能通肝经聚血。"《本草汇言》曰："水蛭，逐恶血、瘀血之药也。方龙潭曰：按《药性论》言，此药行蓄血、血症、积聚，善治女子月闭无子而成血瘀者，此皆血留而滞，任脉不通，月事不以时下而无子。月事不以时下，而为壅为瘀，渐成为热、为咳、为黄、为瘦、斯干血瘀病矣。……调其冲任，辟而成娠，血通而瘀去矣。故仲景方入大黄庶虫丸而治干血、骨蒸、皮肤甲错、咳嗽成瘀者；入鳖甲煎丸而治久疟疟母、寒热面黄、腹胀而似劳者；入抵当汤、丸而治伤寒小腹鞭满、小便自利、发狂而属蓄血证者。"《本草经百种录》言："凡人身瘀血，方阻尚有生气者易治，阻之久则无生气而难治。盖血既离经，与正气全不相属，投之轻药则拒而不纳，药过峻，反能伤未败之血，故治之极难。水蛭最喜食人之血，而性又迟缓善入，迟缓则生血不伤，善入则坚积易破，借其力以攻积久之滞，自有利而无害也。"《本草经疏》谈："（水蛭）咸入血走血，苦泄结，咸苦并行，故治妇人恶血、瘀血。月闭、血瘕积聚因而无子者。血蓄膀胱则水道不通，血散而膀胱得气化之职。水道，不求其利而自利矣。堕胎者，以其有毒善破血也。"《汤液本草》称："（水蛭）苦走血，咸胜血，仲景抵当汤用虻虫。水蛭，咸苦以泄蓄血，故经云有故无殒也。"《本草思辨录》说："张隐庵、张令韶云：虻虫水蛭，一飞一潜。在上之热，随经而入，飞者抵之；在下之血，为热所瘀，潜者当之。按此论水蛭虻虫精矣。而抵当汤所佐之大黄、桃仁，亦非泛而不切。盖四物皆血药，而桃为肺果，桃仁气微向表，协虻虫为走表逐瘀；大黄涤热下行，协水蛭为走里破结，而同归于抵少腹下血。"《医学衷中参西录》讲："水蛭，味咸，色黑，气腐，性平。为其味咸，故善入血分，为其原为噬血之物，故善破血，为其气腐，其气味与瘀血相感召，不与新血相感召，破瘀血而不伤新血。且其色黑下趋，又善破冲任中之瘀，盖其破瘀血者乃此物之良能，非其性之猛烈也。"《神农本草经》谓："主妇人无子，因无子者多系冲任瘀血，瘀血去自能有子也，特是，其味咸为水味，色黑为水色，气腐为水气，纯系水之精华生成，故最宜生用，甚忌火炙。凡破血之药，多伤气分，唯水蛭味咸专入血分，于气分丝毫无损。且服后腹不觉痛，并不觉开破，而瘀血默消于无形，真良药也。愚治妇人月闭症瘕之证，其脉不虚弱者，恒但用水蛭轧细，开水送服一钱，日2次。虽数年瘀血坚结，一月可以尽消。……以常理论之，凡食血之物，皆能破血。然虻虫之食血以嘴，水蛭之食血以身，其身与他物紧贴，即能吮他物之血，故其破瘀血之功独优。"《本草便读》谓："水蛭一名蚂蟥，种类甚多，以水中短小腹有血者佳。味咸苦，性寒，入肝破血行血，凡一切症瘕积聚、折伤月闭，由于血瘀者皆可用之。极易堕胎，不可轻用。""水蛭之性下趋，故治血结于上欲下达而不能者"（《本草疏证》）。

水蛭素抗凝血，抑制血小板聚集，防止血栓形成；溶解血栓，降低血液黏度，扩张心脑血管，增加其血流量，改善微循环；降血脂，消退主动脉粥样硬化斑块，促进脑血肿吸收，减轻周围脑组织炎症反应及水肿，缓解颅内压升高，改善局部血液循环；终止妊娠，对抗心率加快和心律不齐，抑制肿瘤细胞，抗肝癌生长（王再谟等主编《现代中药临床应用》）。对弥散性血管内凝有很好的治疗作用，对皮下血肿也有明显的抑制作用，能显著延长纤维蛋白的凝聚时间（高学敏主编《中药学》）。促进血栓及血肿吸收及抗生育作用，有免疫抑制作用（《毒性中药的配伍与应用》）。

治伤寒蓄血发狂，少腹满痛与虻虫、桃仁、大黄同用，如抵当汤（《伤寒论》）。治瘀积症瘕、经闭、跌损瘀滞疼痛，与桃仁、虻虫、人参、当归、苏木等同用，如化症回生丹（《温病条辨》）。

用法用量：煎服1.5~3g，研末服0.3~0.5g，入丸，散多研末用。

使用注意：孕妇，月经过多、无血瘀等症者均忌用。

药物对比

水蛭	破血逐瘀	性阴而缓，服后不即泻，药效较持久，居水而潜伏，性下趋，治血结而病在下者。
虻虫		性刚而猛，服后可即泻，药过即能止，居陆而飞走，性飞扬，治血结而病在上者。

临床应用

【不良反应】水蛭中毒症状一般表现为恶心、呕吐、子宫出血，严重时可出现胃肠道出血、剧烈腹痛、血尿、昏迷等。临床曾有一次服食水蛭200g，2小时后出现膝肘关节僵硬，继而周身青紫、僵直、不能言语，最后神志昏迷、呼吸衰竭、心跳微弱、经抢救无效而死亡的报告（《毒性中药的配伍与应用》）。蚂蟥煎剂0.5~1.0g/kg，给妊娠7~11天小鼠灌胃，胎鼠体重下降，致畸作用显著，死胎、吸收胎比例明显升高，孕鼠体重下降，有堕胎作用（高学敏、钟赣生主编《中药学》）。

【中毒解救】①内服过量可洗胃、导泻，服用活性炭末。②出现剧烈腹痛，有出血倾向者，可服用云南白药，每次1～3g，日3次，或肌肉注射、口服维生素K或安络血等。昏迷或休克要对症肌注，或输血，或口服吸氧强心剂，如毒毛旋花子苷K或西地兰。

【中草药治疗】绿豆、甘草各10g，煎汤领服（《毒性中药的配伍与应用》）。

配伍应用

（1）治卒中后遗症（偏瘫日久、气滞血滞、血阻脑络）。黄芪60g，鸡血藤30g，川芎10g，赤芍10g，白芷3g，土元10g，地龙6g，水蛭3g，石菖蒲10g，蜈蚣2g（煨干研细末分冲服），陈皮6g，茯苓10g，甘草6g，水煎服，日2次。

（2）治肝硬化腹水。水蛭二甲消症散：水蛭60g，醋山甲60g，醋鳖甲60g，土元60g，炒山药60g，炒山楂60g，炒莱菔子60g，丹参60g，枳壳60g，玄胡30g，生大黄15g，将上药共研细末，每次服6g，早晚各服1次，开水送服（民间医师专病特治精典《神医奇功秘方录》）。

（3）治前列腺肥大症。内服水蛭粉胶囊，每次1g，每日早晚各1次，20日为1个疗程。停用1周后行第二个疗程（《一味中药治顽疾》）。

穿山甲

性味归经：咸、微寒。入肝、胃经。

功效：活血消症，通经下乳，消肿排脓。

穿山甲（药材）甲片"背面青黑色""按颜色又分铁甲（黑色）和铜甲（棕色）。以半透明、不带皮肉者佳"。棕色为红与黄合成之色。

穿山甲，微寒者，春之气。色青故入肝经（醋山甲又是用醋淬沙烫至鼓起而成，酸亦入肝经）。色黑味咸属水，"凡药气味有体有用，相反而实相成"，得水之味者，皆得土之气，故又入胃经（色黄亦入胃经）。

穿山甲味咸入血分软坚泄结，活血化瘀，能穿山穴，性善走窜，气腥入肺益百脉，行气血，宣通脏腑，贯穿经络，无所不至，透达关窍，直达病所而消症。其治血走窜之性能搜风通络（血行风自灭），内达脏腑，外通经络（入肝经治妇人瘀血经闭），凡湿痹痛（风去则湿除，气血畅而痛止）、肢体拘挛或强直（肝主筋）。乳头为肝经所系，乳房为胃经所属。血乳同源，血滞而乳闭，血行则乳下，其入肝、胃经，活血行滞，走窜通窍，乳房属胃经，乳头为肝，故能下乳，为产后乳汁不下之要药。其通经下乳之功，据临床症状，适当配合补气血、通经络等药，如黄芪、当归、环留行等药效更佳。其咸寒之性，能活血行滞、清热解毒，此为善鲮鲤的鳞甲，有以皮达皮之功，能祛瘀血，托毒热外出，其行窜软坚攻瘀之力较强，主要用于痈疽已成、内已化脓而疮疡未溃、脓难排出之症。

《本草求真》言："山甲咸寒善窜，其性穴山而居，寓水而食。唯其性善窜，所以通经达络，无所不到，且能入肝与胃，而治惊啼悲伤。……外治疮疡痈肿，下乳发痘之需……总因善走之功，而为行气破血之药耳。"《本经逢原》谈："穿山甲入厥阴、阳明及阴阳二跷。通经下乳，疟疾痈肿发痘为要药，盖其穴山而居，寓水而食，出阴入阳，能窜经络达于病所。凡风湿冷痹之证，因水湿所致，浑身上下强直不能屈伸、痛不可忍者，于五积散内加穿山甲七片，全蝎炒十个，葱姜水煎热服，取汗避风甚良。"《纲目》说："（穿山甲）近世风疟、疮科、通经、下乳，用为要药。……观此二说，是山可使穿、堤使漏，其性走窜，可知矣。谚曰：穿山甲，王不留行，妇人食了乳长流。亦言其迅速也。李仲南言：其性专散，中病即止，不可过服。"《本草经疏》讲："（穿山甲）性走，能行瘀血、通经络，故又有消痈毒、排脓血、下乳、和伤、发痘等用。""痈疽已溃不宜服、痘疮元气不足不能起发者不宜服。"《本草从新》谓："善窜，专能行散，通经络，达病所。""搜风去湿，解热败毒"（《本草再新》）。

《医学衷中参西录》指出："穿山甲，味淡，性平，气腥而窜，其走窜之性无微不至，故能宣通脏腑、贯彻经络、透达关窍，凡血凝、血聚为病皆能开之。以治疗痈，放胆用之，立见功效。并能治症瘕积聚、周身麻痹、二便闭塞、心腹疼痛。若但知其长于治疮，而忘其他长，犹浅之乎视山甲也。疗痈初起未成脓者，愚恒用山甲、皂刺各四钱，花粉、知母各六钱，乳香、没药各三钱，全蜈蚣三条，服之立消。以活横痃（鱼口便毒之类）亦极效验。其已有脓而红肿者，服之红肿即消，脓亦易出。至症瘕积聚、疼痛麻痹、二便闭塞诸症，用药治不效者，皆可加山甲作向导。""（穿山甲）治疥癞痈毒、破气行血、胸膈膨胀逆气，治膀胱疝气疼痛"（《真南本草》）。

穿山甲水煎液能明显延长小鼠和大鼠的凝血时间，降低血黏度，水提醇沉剂有直接扩张血管壁、降低外周阻力、显著增加股动脉血流量的作用；水提液有抗炎作用，尚有抗心肌缺氧、升高白细胞的作用（高学敏主编《中药学》）。能抑制大肠埃希菌、肺炎克雷白菌等11个菌种。有抗肿瘤、催乳作用，能增加心排血量，降低血小板凝集，增强心肌收缩（高学敏、钟赣生主编《中药学》）。穿山甲水外用可止血（《一味中药治顽疾》）。

治血瘀、经闭腹痛，与鳖甲、赤芍、川芎、当归、大黄等同用，如穿山散（《妇科大全》）。治疮痈初起、红肿热痛，与金银花、白芷、当归、赤芍等同用，如仙方活命饮（《校注妇人良产》）。

用法用量：煎服，3～10g。研末吞服，每次1～1.5g。

使用注意：痈疽已溃者及孕妇慎用。

药物对比

穿山甲	散结通络	软坚散结力大。治乳痈。善治脓成未溃之症。
王不留行		行血通经力优。治乳痈。善治脓未成或肿痛之症。

配伍应用

（1）治气血虚弱、乳络不畅的缺乳。党参30g，当归、熟地黄、白术、麦冬各15g，通草、山药、王不留行各10g，桔梗6g，远志3g，柴胡3g，穿山甲3g（分冲）。用猪蹄1～2个熬汤，煎上述诸药，猪蹄肉同时服用。

（2）治锁口疗方。穿山甲10g，蜈蚣2条，全蝎3个，银朱3g，火硝0.9g，酒引水煎服，发汗。

（3）治缺乳症。穿山甲2g，王不留行3g，葛根3g，麻黄1g，豆腐500g，白糖100g，煎4味药共研细末，豆腐取一长方块，靠上方先切下一薄片，再在豆腐上方挖一方坑，把药放入坑内，盖上先切片的薄片，放上白糖，放锅内蒸半小时取出。将豆腐和药尽可能一次吃完，盖被稍发汗，病即愈（《中国家庭养生保健书库》编委会编《偏方治大病》）。

（4）①治胸痹：穿山甲15g，丹参、红花、姜黄各12g，降香9g，三七（冲）1.5g，1日1剂，水煎服，2周为1个疗程。②治前列腺增生症：炙穿山甲研成极细末，加蜂蜜调成丸剂（每300g药粉内加蜂蜜200g），每丸5g，含生药3g。每次1丸，1日2次口服，14日为1个疗程［4方中（1）、（2）均摘引自《一味中药治顽疾》］。

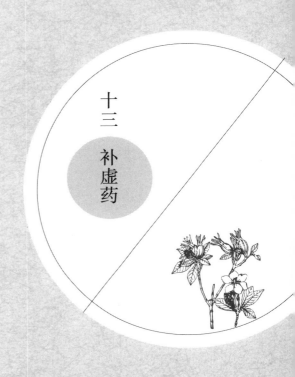

十三　补虚药

1.补气血

人 参

性味归经：甘、微苦、微温。入心、肺、脾、肾经。

功效：大补元气，补脾益肺，生津止渴，安神益智。

人参（药材）种类：

（1）园参，又名秧参。由于加工方法不同，商品园参又分多种。①红参："表面棕（红和黄合成）色"，断面"棕红色""气香"。②边条参：性状同"红参"。③糖参："表面淡黄色"，断面"黄白色""气香"。④白人参：性状同"糖参"。⑤生晒参："表面土黄色"，有黑棕色横纹及纵皱，"气香"。

其他如白干参、掐皮参、大力参，性状、色泽、气香基本相似。

（2）野山参，又名山参，"全体呈黄白色""气香浓厚"。

人参，色红、味苦、入心经。色黄、味甘、气香入脾经。"凡药气味有体有用，相反而实想成"，得火之味者，皆得金之气，能入肺经（色白亦入肺经）。得土之味者，皆得水之气，故入肾经（色黑亦入肾）。

元气，又名"原气""真气"，是人体生命活动的原动力，是先天之精所生，以肾所藏的精气为主，依赖于肾中精气所化生。藏于肾之气，是能推动五脏六腑一切组织器官气血运行和营养全身的一种动力，其发挥作用，又必须依赖后天之精气不断充养。人参性温助阳气，行气血，苦入肾，坚肾补肾（肾欲坚，急食苦以坚之，用苦补之），生于阴湿，质润泽润滋肾阴。味甘补脾（脾欲缓，急食甘以缓之，用苦写之，甘补之），益中焦气血之生化，又因人参微温禀春本升发之气而生，又入肝经，能调气机的疏泄，以利饮食的摄纳和运化（土得木而达）。其入肺经，苦降肺气下行而肺得健（肺喜降下），脾肺气足，脾升肺降，一身之气皆旺，气旺而元气足，精足则形自盛。常用治大病、久疾、大出血、元气虚脱的气短神疲、脉微欲绝等症。

　　《本草问答》曰："（人参）生于阴湿、秉水阴润泽之气也，故味甘而有汁液，发之为三穗五叶，阳数也。此苗从阴湿中发出，是由阴生阳，故于甘苦阴味之中，饶有一番生阳之气，此气可尝而得之也。人身气由肾水之中以上达于肺，生于阴而出于阳，与人参由阴生阳，同一理也。"《本草述校注》云："无阴则阳无以生，无阳则阴无以化。人参气味俱盛，气薄者，生降熟升，味薄者，生升熟降。人参阳中含阴，以交于阴中之阳，而大益真气，乃能回元气于无何有之乡。乃能补元气之真气，真气即水火同宫，阳阳合和之气也。人身之元真在肾则寒化，气藏心则热化，其气浮在肝则温化，其气升在肺则凉化，其气降，凉即微寒也，唯在脾则冲和之化，其气备。""人参甘苦温，其体重实，专补脾胃元气，因而益肺与肾，故内伤元气者宜之。"《本草经疏》道："（人参）味微寒而无毒，气味均齐，不厚不薄，升多于降，洁古谓其气味俱薄，浮而升，又曰阳中之阳也。又曰阳中微阴，盖亦指其生长真元之气而欤。神农微寒，《别录》微温，二义相蒙，世鲜解者，盖微寒者，春之寒也；微温者，亦春之温也，神农直指所禀，故曰微寒。《名医别录》兼言功用，故又曰微温。既云微矣，寒不甚寒，则近于温；温不甚温，则近于寒。故知寒温虽别，言微则一也。以言乎天，则得其生生升发之气；以言乎地，则得其清阳至和之精。状类人形，上应瑶光，故能回阳气于垂绝，却虚邪于俄欺顷，功魁群草，力等九丹矣。"《纲目》称："人参气味俱薄，气之薄者，生降熟升；味之薄者，生升熟降。如土虚火旺之病，则以生参凉薄之气，以泻火而补土，是纯用其气也。脾虚肺怯之病，则宜熟参甘温之味，以补土而生金，是纯用其味也。东垣以相火乘脾，身热而烦，气高而喘，头痛而渴，脉洪而大者，用黄柏佐人参，孙真人治夏月热伤元气，人汗大泄，欲成痿厥，用生脉散，以泄热火而救金水，君以人参之甘寒泻火而补元气，臣以麦门冬之苦甘寒，清金而滋水源，佐以五味子之酸温，生肾津而收耗气，此皆补天之真气，非补热火也。"《景岳全书·本草正》按："人参，气虚血虚俱能补，阳气虚竭者，此能回之于无何有之乡。……唯其气壮而不辛，所以能固气；唯其味甘而纯正，所以能补血。""人参得天地精英纯粹之气以生，与人之气体相似，故于人身无所不补，……人参乃升提元气之药，元气不陷，不能与精血流贯，人能提之使起"（《本草经百种录》）。

　　脾性温，喜燥恶湿。人参入脾，苦能燥湿化痰，甘能缓急补脾，气香醒脾，气香行窜，行气滞结，温助脾胃之阳，以利胃纳脾运，对饮食水谷精微的吸收，脾胃得健，肺气自旺，其入肺经，温助肺阳行气滞，苦降肺气下行，浊阳气下则疾消。脾健肺强，气运则食积化，气旺而痰水行，人参又为补脾益肺的佳品，常用治消痰、化食、止呕、止泄、止咳喘等症。

　　《药品化义》言："人参产于辽左，由地之阳在北，受地阳气，不畏冰雪。性大温，色淡黄，原名黄参，取其气香而韵，脾性最喜，脾主生金，兼能益肺。又取味甘而纯，甘则补阳，用补阳气，以固真气为温脾之圣药也。"《本经疏证》载："盖呕吐，脾胃虚弱，更触邪气也。人参色黄、气柔、味甘微苦。味甘故补益中宫，唯苦故于虚中却邪，呕必用人参以此。"《长沙药解》谈："人参气质醇厚，直走黄庭而补中气。中气健运，则升降复其原职，清浊归其本位，上下呕泄皆止，心腹之痞胀俱消。仲景理中汤、丸，用之以消痞满而止呕泄，握其中枢以运四旁也。大建中汤，方见胶饴。大半夏汤，方见半夏。黄连汤，方在黄连。诸方皆用之治痞痛呕利之证，全是建立中气，以转升降之机。"《本草便读》认为：

"人参产辽东吉林高丽等处，其草生山之北，背阳向阴，故收藏亦不喜见风日。地为阴，此物得土之旺气而生，故能大补中州元气，以真元之气，起于阴中，上及于肺。人参能从阴中补阳，使脾肺元气皆旺，则脏腑气血均受其荫庇，自然阳生阴长，为补药中纯浓之品。"《脏腑药式补正》指出："人参最富脂液，喜阴恶阳，故专补五脏之阴，不可谓其独益脾胃。且向来以为大补元气者，正以阴液旺而气自充，其味厚气薄，万不可误认为气药……人参滋阴生津，诚为大补脾胃之健将，然补五脏之阴，绝非阳分之药。"《本经逢原》有话："人参甘温，气薄味厚，阳中微阴，能补肺中元气，肺气旺，四脏之气皆旺，精自生而形自盛，肺主诸气故也……，东垣谓久病郁热在肺勿用者，乃火郁于内，宜发不宜补也；若肺虚火旺气短自汗者，必用之。"

人参入肺经，质润多液而滋阴津，甘润补脾益肺，肺气充盈，津液自生，津充液多，口渴自止。脾为气血生化之源，肺主气，脾健肺旺，气血充盈，精神可安，其入肾经，大补元气，阳中含阴，补阳益阴。肾阳为一身阳气之本，"五脏之阳气，非此不能发"，肾阴为一身阴气之源，"五脏之阴，非此不能滋"，肾主藏精，精能化血，血能载气。人参补肾益气血，能推动五脏六腑而运行营卫气血，则五脏能静而守位，六腑能动则行滞。人参微温，禀春木之气，能入肝经，肾精强，肝血足（水能滋木），不致躁动而神安，肝血足则心气自强（木能生火），而善思益智，人参先降心火下达，甘温升肾水上行，心肾相交则眠安。常用治津液亏耗、口干消渴、心神不安、失眠多梦、惊悸健忘等症。

《本草汇言》说："人参，补气生血、助精养神之药也，故真气衰弱，以此补之，如荣卫空虚，用之可治也。精神错乱，魂魄飞扬，以此多敛之；如阳之阴脱，用之可回也，惊悸症忡，健忘恍惚，以此宁之。如心志懒怯，用之可壮也。元神不足，虚羸乏力，以此培之，如中气衰陷，用之可升，有若汗下过多，津液失守，用之可以生津而止渴。"《本草乘雅半偈》讲："人参功力，安定精神魂魄意志，于仓忙纷乱之际，转危为安，……人身卫气，日行阳道而寤，夜行于五脏则寐。则凡病剧张惶不能假寐者，人参入口，便得安寝，此即入藏养阴，安精神，定魂魄之外征矣。"《本草经解》谓："（人参）肺旺则气足而神安。脾统血，人身阴气之原。味甘益脾，脾血充则阴足而精安，魂魄自定矣，气虚则易惊，血虚则易悸。……气血平和，惊悸自止。"《本草经读》强调："（人参）《本经》：其提纲云主补五脏，以五脏属阴也；精神不安、魂魄不定、惊悸不止、目不明、心智不足，皆阴虚为阳亢所扰也。今五脏得甘寒之助，则为定之、安之、止之、明之、开之、益之之效矣。"《医学衷中参西录》明示："方书谓人参，不但补气，若以补血药辅之亦善补血。愚则谓，若辅以凉润之药即能气血双补。盖平其热性不使耗阴，气盛自能生血也。至《神农本草经》谓其主补五脏，安精神、定魂魄、业惊悸、除邪气、明目、开心、益智，无非因气血充足，脏腑官骸各得其养，自有种种诸效也。"

人参具有抗休克作用：①人参注射液对失血性休克和急性中毒性休克患者比其他原因引起的休克效果更为显著。②可使心搏振幅及心率显著增加，在心功能衰竭时，强心作用更为显著。③能增强神经活动过程中的灵活性，提高脑力劳动功能，有抗疲劳、促进蛋白质、RNA、DNA的合成，促进造血系统功能，调节胆固醇代谢等作用。④人参能兴奋垂体—肾上腺皮质系统，提高应激反应能力。对高级神经活动的兴奋和抑制过程均有增强作用。⑤能增强机体免疫功能，增强性腺功能。⑥人参能增强性腺功能，有促性腺激素样作用。⑦能降低血糖。⑧有抗炎、抗过敏多种作用。其药理活动性常因机体的功能状态不同而呈双向作用（《一味中药治顽疾》）。研究表明，人参二醇组皂苷可明显降低心肌梗死率。人参对血压具有或升或降或双相调节，但以降压为主的3种调节方式。人参根皂苷对正常大鼠的学习、记忆过程有促进作用。人参总皂苷对肾脏有一定毒性，表现为血尿和尿蛋白，但这种损伤可能是可逆的，有抗衰老、抗应激、抗突变、耐缺氧、抗肿瘤、抗肝损伤、抗肾损伤、缓解重症急性胰腺炎、缓解吗啡成瘾性及抗病毒作用（高学敏、钟赣生主编《中药学》）。

治大失血或大吐泻引起的虚脱、上气喘急、冷汗淋沥、手足厥逆、脉微欲绝等症，与附子同用，如参附汤（《世医得效方》）。治脾虚有湿、体倦乏力，与白术、茯苓、甘草同用，如四君子汤（《和剂局方》）。治阴亏血少的虚烦心悸、失眠等症，与生地黄、柏子仁、远志、酸枣仁等同用，如天王补心丹（《校注妇人良方》）。

用法用量：煎服3～9g。挽救虚脱用15～30g，宜文火另煎分次服用。野山参研末吞服。每次2g，日服2次。

使用注意：肺热痰多，肝阳上亢及火郁内热的实证忌用。服人参不宜喝茶、吃萝卜、与莱菔子同用；反藜芦。"茯苓为之使，畏五灵脂、恶皂荚"（《得配本草》）。

药物对比

茯苓	安神	补养心脾，以安神志。
人参		培补元气，宁神益智。

人参	野山参	补气	补气力大而不燥烈。
	移山参		略同野山参，但性稍燥。
	园植参		性温燥，助阳气不能益阳。

临床应用

【不良反应】长期服人参或人参制剂，可出现腹泻、皮疹、失眠、神经过敏、血压升高、忧郁、性欲亢进（或性功能减退）、头痛、心悸等不良反应。出血是人参急性中毒的特征。临床还有人参蛤蚧精口服液致剥脱性皮炎、人参蜂王浆致急性肾炎血尿加重等报道（高学敏主编《中药学》）。一般天然皂苷的毒性均大，人参虽含皂苷但毒性其小，人内服3%人参酊剂100mL后，仅感到轻度不安和兴奋。曾有一例内服人参根酊剂500mL而导致死亡的报道。实验证实：将人参提取物（10% v/v）加入新生大鼠的心肌培养基，观察到大鼠的心脏出现停止跳动期，逐渐稀释浓度后，心肌逐渐恢复正常，由此表明了高浓度人参提取物对心脏的毒性作用（高学敏、钟赣生主编《中药学》）。

【救治】中药治疗：用萝卜干150g，水煎服，或大量饮蔗糖水。

配伍应用

（1）小儿脱肛方：人参3g，黄芪4.5g，麦冬4.5g，五味子2.4g，水煎服。

（2）慢性胃病。人参18g，白术60g，茯苓60g，山药180g，白芍30g，当归30g，何首乌24g，鸡内金60g，砂仁9g，肉苁蓉15g，熟大黄9g，甘草15g，共为细末，每服6g，日服2次。

（3）治肢体痿废，并治偏枯、痹木诸证。振颓丸：人参二两，于术二两炒，当归一两，马钱子一两法制，乳香一两，没药一两，全蜈蚣大者五条，不用炙。穿山甲一两、蛤粉炒，共为细过罗，炼蜜为丸，如桐子大，每服两钱，无灰温酒送下，日再服（《医学衷中参西录》）。法制：将马钱子先去净毛，水煮两三沸即捞出，用刀将外皮皆刮净，浸热汤中。旦、暮各换汤一次，浸足三昼夜取出，再用香油煎炒至纯黑色，擘开视其中心微有黄意，火候即到。将马钱子捞出，用温水洗数次，将油洗净，再用沙土，同入锅内炒之，土有油气，换土再炒，以油气尽净为度（《医学衷中参西录》）。

党参（上党人参）

性味归经：甘平。入脾、肺经。

功效：补脾益肺，养血生津。

党参（药材）①西党"表面灰（黑与白合成）黄色或浅棕（红与黄合成）黄色""断面皮部白色""木部分淡黄色"。②东党"根外皮黄色及灰黄色""断面皮部黄色，木部黄白色"。③潞党"根表面浅灰棕色"，同属植物，以党参"表面灰黄色"，断面"木部黄色""皮部浅黄色，气香"。

党参色黄味甘气香入脾经，色白甘升入肺经。味甘补脾（脾欲缓，急食甘以缓之，以苦写之，甘补之），性平偏微温、温助脾胃之阳气，甘淡渗泄为阳，能祛脾湿而助水湿的运化。脾为气血生化之源，脾健则益肺（土生金）；脾健气血生化有源；气盛自能生血（肺主气，肺健气旺），助津液的生成（津血同源），离不开脾胃的运化津液的运输和排泄，离不开脾的散精、肺气的宣发肃降等。津液是血液的重要组成部分，津血又同源于后天的水各精微。脾肺得补，五脏升降复常。津液自生。党参质润又能滋阴益津、气血足、津液生、不燥不腻，气血两虚均可应用。常用于肺气不足、气短咳嗽及血虚津伤而有脾胃虚弱等症。

《本草正义》曰："（党参）力能补脾养胃，润肺生津，健运中气，本与人参不甚相远。其尤可贵者，则健脾运而不燥，滋胃阴而不滞，润肺而不犯寒凉，养血而不偏滋腻，鼓舞清清阳，振动中气，无刚燥之弊，是禀坤土中正之气，柔顺之德，而无偏无害者。且较之者辽参力量厚重，而少偏于阴柔，高丽参之气味雄壮而微嫌于刚烈者，尤为得中和之正。宜乎五脏交受其养，而无往不宜也。"《医学衷中参西录》云："《神农本草经》谓，人参味甘，未尝言苦，适与党参之味相符，是以古之人参，即今之党参，若西洋参与高丽参，其味皆甘而兼苦，故与古方不宜也。"《本草逢原》言："产山西太行山者。各上党参，虽无甘温峻补之力，亦不似沙参之性寒专泄肺气也。"《本草便读》谈："党参出山西潞安者为上，其余所出者皆次之。甘平之性，用于培补脾肺元气颇佳。若虚盛而危急者，亦非所宜，非人参力大不能也。"《得配本草》说："上党参，得黄芪实卫，配石莲止痢疾，君当归活血，佐枣仁补心，补肺蜜拌蒸熟，补脾恐其气滞，加桑皮数分，或加二皮亦可。"《本草分经》讲："甘平，补中益气和脾胃，性味重浊，滞而不灵，止可调理常病，若遇重症断难恃以为治。种类甚多，以真潞党皮宽者为佳。"《中药材手册》谓："治虚劳内伤，肠胃中冷，滑泻久痢，气喘烦渴，发热自汗，妇女血崩，胎产诸病。"《本草从新》载："主补中益气，和脾胃，除烦渴，中气微虚，用以调补，甚为平安。"《科学的民间药草》称："补血剂，适用于慢性贫血、萎黄病、白血病、腺病、佝偻病。""能补脾肺，益气生津"（《药性集要》）。党参能增强机体免疫功能，提高机体抗应激能力；调节胃肠运动，抗溃疡，抑制胃酸分泌；降低胃蛋白酶活性，增加全血黏度；抑制血小板聚集，抗血栓形成；增进和改善学习记忆、延缓衰老，抗缺氧、辐射；升高血糖；党参皂苷还能兴奋呼吸中枢；尚能保肝（王再谟等主编《现代中药临床应用》）。对兴奋和抑制两种神经过程都有影响；能升高动物红细胞、血红蛋白，网织红细胞对动物有短暂的降压作用，但又能使晚期失血性休克家兔的血压回升（高学敏主编《中药学》）。党参提取物能提高麻醉猫心泵血量而不影响心率；增加脑及下肢血流量，并能对抗肾上腺素。另有研究显示，党参对缺血再灌注所致的心肌脂质过氧化损伤有一定的保护作用，从而改善心脏的功能。新疆党参多糖与化疗药物合用在肿瘤治疗方面有一定的药用价值（高学敏、钟赣生主编《中药学》）。

治脾胃虚弱、饮食不消或便溏及恶心呕吐、胸脘满闷等症，与白术、扁豆、薏苡仁、山药、砂仁等同明，如参苓白术散（《和剂局方》）。治胃病噎膈、胃气上逆、肠液津亏便秘，与天冬、淡肉苁蓉、生赭石、当归等同用，如参赭培气汤（《医学衷中参西录》）。

用法用量：煎服9～30g。

使用注奏：中满邪实者慎用；反藜芦，畏五灵脂。

药物对比

人参	补气	大补元气，可用于虚脱、急救。
党参		补中益气，不能用于虚脱、急救。

临床应用

【不良反应】党参水煎液给小鼠灌胃的LD50为240.3g/kg。党参的地下部分总苷给小鼠灌胃的LD50为2.7g/kg。党参注射液给小鼠腹腔注射的LD50为（79.21±3.60）g/kg，给大鼠每天每只皮下注射0.5g，连续13天，无毒性反应。兔每天每只腹腔注射1g，连续15天，各丙转氨酶含量没有变化，也无中毒症状（高学敏、钟赣生主编《中药学》）。

配伍应用

（1）治气虚阴挺下脱。党参15g，黄芪15g，白术12g，柴胡10g，升麻10g，陈皮5g，当归6g，川芎10g，五倍子10g，白矾6g，甘草3g，水煎服。

（2）治病毒性心肌炎、胸痹之气阴、两虚兼痰浊瘀滞者。症见胸闷、心悸、心烦、舌尖红、舌下瘀紫、苔黄、脉细数。清心生脉饮（陆芷青）：川黄连3g，潞党参15～30g，麦冬12～15g，丹参30g，北沙参15～30g，玄参9～12g，五味子3～5g，郁金12g，降香5～9g，瓜蒌皮9g，薤白5～9g，苦参10g，日1剂，水煎服。咽痛红加金果榄、射干、板蓝根、金银花、木蝴蝶；低热不退加白薇、地骨皮；苔黄腻去北沙参、玄参，加竹茹、陈皮；舌红绛少津加生地黄、玉竹；舌淡胖加生黄芪；脉结代加茵陈、山楂。此外还可用于冠心病阴虚挟痰瘀者（《首批国家级名老中医效验秘方精选》）。

（3）治消渴症（糖尿病），症见多食易饥、心悸消瘦、倦怠无力、口舌干燥等。台党参9g，焦白术9g，茯苓9g，麦冬9g，黄连6g，黄芩6g，知母6g，天花粉6g，大熟地黄12g，全当归9g，炙甘草6g。水煎服，两煎的药液混合，分早、午、晚3次服用，每日1剂（《首批国家级名老中医效验秘方精选》）。

黄 芪

性味归经：甘、微温。入脾、肺经。

功效：补气健脾，升阳举陷，益卫固表，利尿消肿，托毒生肌。

黄芪，其根表面灰黄色或淡棕褐色，皮部黄白色，木质部淡黄色至棕黄色，味微甘，嚼之有豆腥气。色黄味甘入脾经补中，气腥色白入肺经行气，甘温健脾暖胃益肺，脾胃为气血生化之源，肺气一身之气，脾胃健运，肺气充盛，脾清升而胃浊降，肺浊阴降则大肠清阳升，脏腑气机升降复常，自能升阳举陷（甘温主升，根主上生，故性升），其年久而不燥，为补气健脾、升阳举陷之良药。常用治气虚脾弱、清阳下陷之气短、腹坠、久泄、脱肛、子宫脱垂、胃下垂及气虚血脱的崩漏等症。

《黄帝内经》讲："人受气于谷，谷入于胃，以传与肺，五脏六腑，皆以受气。"《本草述校注》曰："黄芪之味甘，甘者中土之味也。温平，亦中土之气。根中黄外白，非由脾胃以至于肺是为物之功用乎。"《本草思辨录》云："黄芪中央黄，次层白，外皮褐，北产体虚而有孔，味甘微温，叶则状似羊齿，明系由胃达肺，何处而不中守，有外皮以格之，却不泄出，独茎直上，根长二三尺，故能由极下以至极上。"《本草正义》按："黄芪具春令升发之性，味甘气温色黄，皆得中和之正，故能补益中土，温养脾胃。凡中气不振脾土虚弱，清气下陷者最宜……但升举有余，偏于阳分，气虚阳微者，宜升宜提，而阴虚火扰者宜禁。若肝肾不足，不可误与升阳，伐其根本。凡饥饱劳役、脾阳下陷、气怯神疲者及疟久脾虚、清阳不升、寒热不止者，授以东垣之补中益气汤，无不捷效，正以黄芪为参、术之佐，而又得升、柴以升举之，则脾阳复辟而中州之大气斡旋矣。"《景岳全书·本草正》言："其所以止血崩血淋者，以气固而血自止也，故曰血脱益气。其所以除泻痢带浊者，以气固而陷自除也，故曰陷者举之。因其性味俱浮，纯于气分，故中满气滞者，当酌用之。"《医学衷中参西录》曰："黄芪能补气，兼能升气，善治胸中大气（即宗气，为肺叶、阖辟之原动力）下陷。"

黄芪色白入肺，质轻达表，甘温补脾益肺，肺主卫，司皮毛，肺气旺盛则腠理密固。补气之中有上升外达之力，功能实卫，固表止汗。"唯黄芪能补三焦实卫，为玄府御风之关键"（《名医方论》）。

《本草正义》谈："（黄芪）其皮味浓质厚，力量皆在皮中，故能直达人之肌表肌肉，固护卫阳，充实表分，所以表虚诸病，最为神剂。"《本草汇言》称："黄芪，补肺健脾，实卫敛汗，驱风运毒之药也。故阳虚之人，自汗频来，乃表虚而腠理不密也，黄芪可以实卫而敛汗；伤寒之证，行发表而邪汗不出，乃里虚而正气内乏也。"《轩岐救正论·药性微蕴》道："张元素曰：黄芪甘温纯阳，无汗则发之，有汗则止之。以上诸说，皆言芪为益卫气之药，盖正气之疏，总由于胃气元气之虚，必兼以参术而扶胃气元气以充卫气，则相须为用耳。若舍芪而用参术，独补中气犹可，是治其本也；舍参术而专用芪，径塞汗孔，不令疏泄，从理其标，谓能实卫，则不可也。丹溪谓黄芪补元气，此非补元气，乃补卫气也，为卫气升由元气耳。"《本草乘雅半偈》按："黄芪味甘气温，肉似肌腠，皮折如锦，宛若卫气之卫外而固者也，故能温分肉、充皮肤、肥腠理、司开阖。唯卫气虚弱，不能固护肌肉者宜之。""治虚劳自汗，补肺气，实皮毛，泻肺火，脉弦自汗"（《医学启源》）。黄芪甘温补脾益气，肺气旺温运阳气，宣散肃降之职复常，通调水道，下输膀胱而利尿，上生金，金生水，脾健肺旺，肾脏自强，肾阴升清，膀胱阳降，小便自利，故能利水消肿，黄芪补气升阳，体轻达表，鼓舞正气，其入肺经，肺主皮毛，甘能解毒，故能托毒，外出。味甘补脾益中焦，健脾生血，血为液所生，液即气所化，黄芪补脾温胃，助气血生化之源，气盛自能生血，脾健则肌肉生（脾主肌肉），托毒生肌，促进脓疮的早溃或愈合。常用治阳不足而阴不利的虚性皮肤水肿、痈疽肿毒，由于气血不足、久不溃脓或溃久不敛等症。

《医学衷中参西录》说："黄芪……谓主痈疽，久败疮者，以其补益之力能生肌肉，其溃脓自排出也……小便不利而肿胀者，可用之以利小便。"《本草汇言》讲："（黄芪）痈疡之证，脓血内溃，阳气虚而不愈者，黄芪可以生肌肉，又阴疮不能起发，阳气而不溃，黄芪可以托脓毒。"《本草经疏》谓："黄芪禀天之阳气，地之冲气以生，故味甘微温而无毒。气厚于味。可升可降，阳也，入手阳明太阴经，甘乃土之正味，故能解毒。阳能达表，故能运毒走表，甘能益血，脾主肌肉，故主久败疮，排脓止痛。"《药品化义》指出："（黄芪）诸毒溃后，收口生肌，及痘疮贯脓、痈疽久不愈者，从骨托毒而出，必须盐炒；痘科虚不发表，在表助气为先，又宜生用。"《本草求真》认为："黄芪，味甘性温，质轻皮黄肉白，故能入肺补气，入表实卫，为补气药之最。……熟则生血生肌，排脓内托，是盖指气足则血与肉皆生，毒化脓成，而为疮疡圣药矣。至于痘疮不起阳虚无热，书言黄芪最宜，皆是取其质轻达表，功专实卫。"《本草分经》曰："生用泻火，炙用补中，为内托疮痈要药，但滞胃尔。"

黄芪：增加血液中白红细胞总数，促进中性粒细胞及巨噬细胞的吞噬和杀菌能力，增强细胞和体液免疫功能；兴奋呼吸中枢、强心，扩张冠状、脑、肾、肠及外周血管，增加其血流量，改善微循环，增加毛细血管抵抗力，降血压；抑制血小板聚集；促进骨髓造血，促进各类血细胞生成、发育和成熟，增加肝脏的RNA、DNA和蛋白质含量；双向调节糖代谢、升高低血糖；降低高血糖；降血脂；抗缺氧；抗辐射；降低胃液和胃液分泌；保肝，防止肝糖原减少；抗炎；消除肾炎尿蛋白、利尿；延缓衰老；抗应激（王再谟等主编《现代中药临床应用》）。黄芪皂苷对心肌有正性肌力的作用，与强心苷类药物相似。对正常和受抑制的大鼠左室心功能都表现出收缩和舒张功能的增强作用，而且并不增加心肌耗氧量，不同剂量的黄芪对血压有双向调节作用，通过增加人体总蛋白和白蛋白量，降低尿蛋白，以及增加心排血量和扩张血管达到升血压或降血压作用；黄芪通过免疫调节可以减轻自发狼疮小鼠的肾脏病变。黄芪对血管平滑肌具有舒张作用；有抗菌、抗病毒、抗肿瘤作用（高学敏、钟赣生主编《中药学》）。黄芪能促进机体代谢、抗疲劳、促进血清和肝脏蛋白质的更新。黄芪在细胞培养中，可使细胞数明显增多，细胞生长旺盛，寿命延长（《一味中药治顽疾》）。

治肌肤麻木不仁，如游走痹痛、脉微而涩的血痹，与芍药、桂枝、生姜、大枣同用，如黄芪桂枝五物汤（《金匮要略》）。治脾虚中心下陷的少气懒言、内脏下垂、久泻脱肛、久痢等症，与白术、当归、升麻、炙甘草等同用，如补中益气汤（《脾胃论》）。治表虚自汗、感受风邪，与白术、防风、生姜同用，如玉屏风散（《丹溪心法》）。治风水或风湿所致的汗出恶风、肢体面目水肿、小便不利，与防己、白术、甘草、生姜、大枣同用，如防己黄芪汤（《金匮要略》）。治诸疮溃后、脓多内虚，与当归、茯苓、远志、人参等同用，如托里黄芪汤（《圣济总录》）。治疮疡溃后、气血亏损、不能化脓生肌或疮口甚小、里出溃烂甚大，与甘草、天花粉、丹参、生白芍等同用，如内托生肌散（《医学衷中参西录》）。

用法用量：煎服9～10g，补中益气宜蜜炙用。

使用注意：阴虚火旺、邪热实证、消化不良、上腹胀满及湿热气滞或阳证疮疡者均忌用。"表旺者不宜用，阴虚者宜少用，恐升气于表，而里愈虚矣"（《本草备要》）。

药物对比

人参	补气	善补五脏之气，为治里虚主药，补气兼能益阴，气虚兼阴液不足者或气虚痞满者宜用。	特点	守而不走	合用治气虚神疲，食少，自汗等身体虚弱等症。
黄芪		走肌表实腠理，为治表虚主药，补气兼能扶阳，气弱兼阳虚者或气虚下陷者宜用。		走而不守	

党参	补气	健补脾气，兼能益气、生津。
黄芪		升补脾气，兼能固表、利水。

白茅根	利尿	甘寒，偏于凉血。
黄芪		甘温，偏于益气。

双花	治疮毒	清热解毒消肿。
黄芪		补气托毒排脓。

临床应用

【不良反应】小鼠口服黄芪75g/kg和100g/kg在48小时内无不良反应，此剂量比人的口服利尿有效量0.2g/kg大数百倍。动物死前四肢匍匐、麻痹，伴呼吸困难和发绀，少数临死时四肢抽搐。有报道，口服黄芪引起皮肤过敏反应，大剂量黄芪引起剧烈腹痛。黄芪注射液穴位注射引起低毒性感染，亦有人认为肾炎蛋白质患者应慎用黄芪（高敏学、钟赣生主编《中药学》）。

配伍应用

（1）治鹤膝风。黄芪薏米汤：黄芪250g，薏苡仁120g，白术60g，茯苓60g，肉桂

10g，防风15g，陈皮6g，水煎服。上药以水十余碗，煎至2碗，分作2次服，早、晚饭前温服各1次，服后盖被出微汗（不宜过汗伤阳）。

（2）治子宫脱垂。黄芪20g，党参10g，熟地黄10g，升麻（后下）6g，炙甘草3g，水煎服。

（3）治卒中半身不遂方。黄芪30～120g，当归5g，赤芍5g，甘草5g，川芎5g，桃仁6g，红花3g，地龙6g，松节1～2个，全蝎10g，党参15g，薏苡仁21g，防风10g，桂枝3g，川木通1.5g，酒引水煎服。

（4）治慢性全身疮疡、久治难愈。黄芪60g，当归30g，金银花30g，玄参30g，甘草10g，陈皮6g，水煎服。

（5）治妇人经水行时多而且久，过期不止或不时漏下。安冲汤：白术六钱炒，生黄芪六钱，生牡蛎六钱捣细，大生地黄六钱，生杭芍三钱，海螵蛸四钱捣细，茜草三钱，川续断四钱（《医学衷中参西录》）。

山药（薯蓣）

性味归经：甘、平。入脾、肺、肾经。

功效：补脾养胃，生津益肺，补肾涩精。

山药（药材）山药表面黄白色或棕黄色，"断面白色""味甘微酸""嚼之发黏"。

山药色黄味甘入脾经。"凡药气味有体有用，相反而实相成"，得土之味者，皆得水气，又能入肾经。色白属金，甘主升，又入肺经。

山药味甘，补脾（脾欲缓，急食甘以缓之，用苦泻之，甘补之）养胃（脾与胃经络相连，表里关系，脾健而胃自强），益气血生化之源，性平偏温，能助阳气、行气血，脾胃之气健旺，则化生的津液而充盛（气能生津）。血和津液来源于水谷精气，由水谷精气所化生（津血同源），中焦健运，血盈而津液生。质润入肺润燥益气则生津。甘淡渗利，入肾除湿浊而益肾，富含浓液则滋肾阴，温补肾阳阴津生，味酸收敛能固精止带（肾主藏精，肾壮则精固，甘淡渗利，湿祛而带下自止）。山药补气养阴，补而不滞，养阴不腻，温而不燥，能利能涩，为补脾、肺、肾最和平之剂，常用治气阴亏损的虚劳、泄泻、肺虚咳嗽、肾虚遗精、带下及消渴等症。

《本草述钩元》曰："脾阴易亏，胃火易亢，唯温而兼平，则脾阴与胃阳和，合以行其化，而寒热邪气自除，中气自盛，虚羸自补矣。"《本草蒙筌》云："山药能消肿硬，因能益气补中故尔。经曰：虚之所在，邪必凑之。着而不去，其病为实，非肿硬之谓乎？故补其气，则邪滞自不容不行。丹溪云：补阳气生者，能消肿硬，正谓此也。"《本草经读》言："山药气平入肺，味甘无毒入脾，脾为中州而统血，血者阴也，中之守也；唯能益血，故主伤中；伤中愈，则肌肉丰，故补虚羸。肺主气，气虚则寒邪生；脾统血，血虚则邪热生；血气充而寒热邪气除矣，脾主四肢，脾血足则四肢健；肺主气，肺气足则气力倍也。且此物生捣，最多津液而稠黏，又能补肾而填精；精足则强阴、目明、耳聪、不饥，是脾血之旺；轻身是肺气之充，延年是夸其本补益之效也。"

《医学衷中参西录》谈："山药之性，能滋阴又能利湿，能润滑又能收涩，是以能补肺补肾兼补脾胃，且含蛋白质较多，在滋补药中诚为无上之品，特性甚和平，宜多服常服耳。""液浓益肾，能滋润血脉，固摄气化，宁嗽定喘，强志育神，……宜用生者，煮汁饮之，不可炒用，以其含蛋白质甚多，炒之则其蛋白质焦枯，服之无效。""至治泄泻，必变饮为粥者，诚以山药汁本稠黏，若更以之做粥，则稠黏之力愈增，大有留连肠胃之功也，……而山药性本收涩，故煮粥食之，其效果捷。且大便溏泻者，多因小便不利，山药能滋补肾经，使肾阴足，而小便自利，大便自无溏泻之患。"《本草崇原》说："（山药）乃补太阴脾土之药，故主治之功皆在中土。治伤中者，益中土也；补虚羸者，益肌肉也；除寒热邪气者，中土调和，肌肉充足，则寒热邪气自除矣。夫治伤中，则可以补中而益气力；补虚羸，则可以长肌肉而强阴。"《本草述校注》讲："（山药）味甘固益中土，其所取者根，根之质白，是味之归形者金，在人身肺也，且气之温而又平，是形之归气亦金也，……脾脉注入心中，而接乎手少阴经，乃肾肝亦由肺而注心中，则脾阴至肺而注乎心者，固与肾同和水火之宗气为益矣。"《药品化义》谓："山药，温补而不骤，微香而不燥，循循有调肺之功，治肺虚久嗽，何其稳当。因其味甘气香，用之助脾，治脾虚腹泻，怠惰嗜卧，四肢困倦。又取其甘则补阳，以能补中益气，温养肌肉，为肺脾二脏要药。土旺生金，金盛生水。功用相仍，故六味丸用之治肾虚腰痛、滑精梦遗、虚怯阳痿。但性较和缓，质宜倍用。"

《本经逢原》称："（山药）大补黄庭，治气不足而清虚热，故《本经》治伤中寒热邪气，补而不滞，温而不热，又能益气力、长肌肉、强阴固肾、止泄精小便频数。肺为肾之上源，源既有滋，流岂无益。《金匮》八味丸用以强阴也。"《本草求真》载："（山药）且其性涩，能治遗精不禁。味甘兼咸，又能益肾强阴，故六味地黄丸用此以佐地黄。然性虽阴而滞不甚，故能渗湿以止泄泻。"《本草便读》指出："（山药）色白，味甘性平，略带苦涩，入脾肺两经，能养胃健脾、益肺阴、固肾脱。凡脾虚泄泻、肺虚咳嗽、肾虚遗滑等证，皆可用之。不寒不燥，为补虚羸之药品。但性偏腻涩，如脾虚湿胜之人，则不可用。山药之能入肾者，因其味涩，涩可固脱、止泄泻遗滑等证，故类及于肾耳，毕竟非肾之正药也。"《本草正》认为："山药，第其气轻性缓，非堪专任，故补脾肺必主参、术，补肾水必君萸，地涩带浊须破故同研，固遗泄仗菟丝相济。"

山药：水煎剂能降低血糖；水煎醇沉液能抑制胃排空运动及肠管推进运动，增强小肠吸收功能，抑制血清淀粉酶的分泌；炮制品煎剂能拮抗肾上腺素所致的肠管紧张度降低，恢复肠管的节律性活动；抗缺氧，促进免疫功能（细胞和体液免疫）抗氧化（王再谟等主编《现代中药临床应用》）。降血脂、抗衰老、抗突变和抗肿瘤作用（高学敏、钟赣生主编《中药学》）。山药对实验大鼠脾虚模型有预防和治疗作用，对离体肠管运动有双向调节作用，有助消化作用（高学敏主编《中药学》）。山药所含营养成分和黏液质、淀粉酶有关，有滋补作用（《一味中药治顽疾》）。

治气阴两虚、元气不升的消渴病，与黄芪、知母、葛根、五味子等同用，如玉液汤（《医学衷中参西录》）。治肾气虚弱的腰膝酸软、遗尿、尿频、滑精早泄及女子带下清稀等症，与熟地、山萸肉、茯苓、制附子等同用，如肾气丸（《金匮要略》）。

用法用量：煎服15～30g，补脾止泻宜麸炒用，治肺脾肾阴虚的消渴、尿频等宜生用。

使用注意：热盛邪实、脾虚湿盛腹胀及大便干燥者慎用。

药物对比

党参	补脾益气	重在补气养血。
山药		重在补脾益阴。

黄芪	补脾益肺	补脾、肺之阳。
山药		补脾、肺之阴。

炒薏米仁	健脾止泻	偏于利湿邪以燥脾。
炒山药		偏于补脾肾而固涩。

配伍应用

（1）治湿热下注的赤白带下。山药30g，芡实30g，薏苡仁60g，黄柏10g，车前子10g，白果10g，金银花10g，陈皮10g，柴胡6g，甘草6g，水煎服。脾虚加党参15g、白术炒12g、茯苓12g。

（2）治白带兼腰腿痛，身有微热，头昏目眩。六味地黄加味方：熟地黄15g，山药15g，山萸肉15g，茯苓10g，牡丹皮10g，泽泻6g，银杏仁10g，杜仲10g，续断10g，牛膝10g，黄柏10g，大枣12枚（去核），小黑米半斤。先用小黑豆熬汤，再煎以上药品，每日服3次。

（3）治脾胃虚弱所致腹泻、便溏、食少倦怠的久泻。山药9～30g，白扁豆25g，水煎服（《中国偏方秘方验方汇海》）。

白术（野术、种术）

性味归经：甘、苦、温。入脾、胃经。

功效：健脾益气，燥湿利水，止汗，安胎。

白术（药材）干燥的根茎，"表面灰（黑与白合成）黄色至棕（红与黄合成）黄色""断面黄白色""气香"（《中药大辞典》）。

白术色黄、味甘、气香，入脾、胃经（脾与胃经络相连，入脾经亦入胃经）。

白术入脾经，脾为气血生化之源。味甘补脾（脾欲缓，急食甘以缓之，用苦泻之，甘补之）缓脾急而致充和温厚，味苦燥脾湿（脾苦湿，急食苦，以燥之），助脾对水湿的运化，温能祛寒邪，助阳行气血。脾胃得健。气血生化有源，故能健脾益气。味苦能燥脾湿除水湿（脾主运化水湿，脾健水湿自消）。《素问·经脉别论》讲："饮入于胃，游溢精气，上输于脾，脾气散精，上归于肺，通调水道，下输膀胱。"白术温胃消食，甘温升脾气，胃气自降。白术色白味辛（《药性论》曰"味甘辛"）。《医学衷中参西录》讲："味苦微甘微辛，能入肺经，苦降肺气下行，通调水道，下输膀胱而利水，本品补而不滞，利水不峻，常用治脾虚不运或停痰滞湿所致的食少、便溏、水肿、带下等症。

《本草疏证》曰："气者水谷所生，液者气所化。……如气虚而不化，补其阳而液自化。气实而不能化，必先除其所伤之邪，故抑阳则阴化，阴化则液行，液行则湿除，湿去则气已受益矣……脾主升举清阳，胃主通降浊阴，皆属土而畏湿；术之为物，开花于初夏，结实于伏时，偏于湿气弥漫之际，显其有猷有为，确可知其入脾胃能内固中气，外御湿侮矣。"《本草述校注》云"（白术）人身唯元气为根蒂，兹味于中土，能宣天气之阳，化地气之阴，阴阳合而气乃行，由真气以化谷气，即由谷气以充真气。俾中土气交，能行升降之化，为后天补接良剂，而于老人更切也。"《本草述钩元》言："不补脾气，则液不化、痰不行，不行不化，将脾胃之气愈困，而不能行气于阴阳，即经隧之道塞，而不能通营卫以归于血海，将下焦之元阴愈虚，上焦虚热更生，真阴日亏，而真阳日羸，是唯老人最甚。此际健脾行痰者，唯进白术而已。"《本草汇言》谈："白术，乃扶植脾胃、散湿除痹、消食除痞之要药也。脾虚不健，术能补之，胃虚不纳，术能助之。是故劳力内伤、四肢困倦、饮食不纳，此中气不足之证也；痼冷虚寒、泄泻下痢，滑脱不禁，此脾阳衰陷之证也；或久疟经年不愈，或久痢累月不除，此胃虚失治、脾虚下脱之证也；或痰涎呕吐、眩晕昏痫，或腹满肢肿、面色萎黄，此胃虚不运、脾虚蕴湿之证也。以上诸疾，用白术总能治之。"《本草求真》道："白术缘何专补脾气？盖以脾苦湿，急食苦以燥之；脾欲缓，急食甘以缓之，白术味苦而甘，既能燥湿实脾，复能缓脾生津。且其性最温，服则能以建食消谷，为脾脏补气第一要药也，……补脾之药不一，白术专补脾阳。生则较熟更鲜，补不滞腻。"《本草新编》称："不知白术最利腰脐。腰痛乃水湿之气浸于肾官，故用补剂，转足以助邪气之盛，不若独用白术一味无拘无束，直利腰脐之为得。夫二者之气，原通于命门，脐之气通，而腰之气亦利，腰脐之气既利，而肾中之湿气，何能久留，自然湿去而痛忽失也。"《本草通玄》载："白术味甘气温，得中官冲和之气，故补脾胃之药，更无出其右者。土旺则能健运，故不能食者，食停滞者，有痞积者，皆用之也。土旺刚能胜湿，故患痰饮者、肿满者、湿痹者，皆赖之也。土旺则清气善升，而精微上奉。浊气善降，而糟粕下输，故吐泻者不可缺也。《名医别录》以为利腰脐间血者，因脾胃统摄一身之血，而腰脐乃其分野，以借其养正之功，而瘀血不敢稽留矣。"《本草便读》按："白术之性气温而燥，能补脾而资其健运，脾健则运化有权，诸病皆愈耳。白术虽燥，中有膏汁，虽日晒即复还软，刚中有柔，故脾阴不足者亦可蜜炙用之。白术之补脾燥湿，当与陈皮、茯苓同用，否则恐有滞性，以其中含津液，是以能闭气，故又宜土炒之。"《医学衷中参西录》指出："白术，性温而燥，气不香窜，味苦微甘微辛，善健脾胃、消痰水。……与凉润药同用，又善补肺；与升散药同用，又善调肝；与镇安药同用，又善养心；与滋阴药同用，又善补肾，为后天资生之要药。故能于肺、肝、肾、心四脏皆能有所补益也。"

湿热盛，营卫虚则自汗。白术苦温燥湿行滞，湿去而热退。甘温补脾益肺，脾主营，在体合肌内；肺主卫，在体合皮毛。脾肺得健，营卫得补，肌表自固。味厚而甘，擅长于守，故能固表止汗，胎在母腹，善吸其母之气化。白求补脾胃，益气血，气以载胎，血则养胎，气血充盈，胎无下坠，不安之虑。其表面黑苦降下能入肾补肾（肾欲坚，急食苦以坚之，用苦补之），功能燥湿利水，祛水湿之入侵，最利腰脐。胞络系于肾，肾气作强冲任自固，阴道下血，腰痠坠胀自愈，又能固肾安胎。

《本草备要》谈："（白术）苦燥湿，甘补脾，温和中。在血补血，在气补气，无汗能发，有汗能止，燥温则能利小便、生津液、止泄泻，消痰水肿满、黄疸湿痹，补脾则能进饮食、祛劳倦、止肌热、化症癖。和中则能止呕吐、定痛安胎。血燥无湿者禁用。"《本草求真》说："（白术）安胎止呕，功效甚多。总因脾湿则汗不止，脾健则汗易发；凡水湿诸邪，靡不因其脾健而自除。吐泻及胎不安，亦靡不因其脾健而悉平矣。……同黄芩则能安胎……同牡蛎、石斛、麦麸则可以治脾虚盗汗。"《本草正义》讲："东垣谓白术安胎，盖谓妊娠养胎，依赖脾土，术能健脾故耳。丹溪谓白术无汗能发，有汗能止。颐按白术补中，虽以气胜，不可谓其发汗。唯苍术则辛烈开腠，能发湿家之汗耳。"《本经疏证》谓："世人动辄称白术、黄芩安胎圣药，而疏其义者，不过谓白术健脾、黄芩泄热，殊不知健脾泄热之物，岂特白术、黄芩。夫妇人之病，多半涉血，矧妊娠尤赖血气之调，方得母子均安。初妊之时，胎元未旺，吸血不多，则下焦血旺，致气反上逆，是为恶阻。恶阻则中焦之气不变赤而为水，是白术在所必需矣。血盛能致气盛，气盛能生火，黄芩泄气分之火而不伤血者也，厥后胎气日充，吸血渐多，血自盘旋而下，气亦随之盘旋于下，胎之所吸，乃血之精者，而其余与气相搏，能仍化水，阻于腰脐之间，故妊娠至五、六月时，多有子肿之证，是白术又为必需之剂，而无所事黄芩于其间，《名医别录》所谓利腰脐间血者此也。考仲景书……于妇人妊娠篇之白术散，与芍药同用，当归芍药散，当归散，与芍药、当归、芎䓖同用者，不可知其为除水气而利腰间血哉。总之，血分之源不清，则血气不能和，而附血之湿，血盛之火，皆为胎前所有之常患，在故出此不必甚为别择之常方，学者尤当会意而用之也。""安胎者，除胃中热地"（《本草通玄》）。

白术：预防胃溃疡，促进肠管运动、保肝、利胆作用；利尿；促使电解质钠的排出；升高白细胞，增强免疫功能；抗衰老、氧化、肉瘤、艾氏腹水癌，腹壁淋巴肉瘤及食管癌细胞株；降血糖，降低甘油三酯，抗凝血，扩张心血管，降血压；挥发油小量有镇静作用；水提取物对子宫平滑肌具有直接作用（王再谟等主编《现代中药临床应用》）。白术对胃肠道平滑肌具有兴奋和抑制的双向调节作用，小剂量兴奋，大剂量抑制。有抗菌、安胎作用（高学敏、钟赣生主编《中药学》）。白术有一定提升白细胞作用；煎剂对脑膜炎球病亦有抑制作用；可使体重增加，能明显促进小肠蛋白质的合成（《一味中药治顽疾》）。

治脾胃气虚的倦怠乏力、食少便溏等症，与人参、茯苓、甘草同用，如四君子汤（《和剂局方》）。治脾虚不运、水湿停蓄或停饮所致的头眩、心悸，与茯苓、桂枝、甘草同用，如苓桂术甘汤（《金匮要略》）。治脾肺气虚、卫气不固的自汗，与黄芪、防风、生姜同用，如玉屏风散（《丹溪心法》）。治气血虚弱、冲任不固的腰痠腹坠、胎动不安，与人参、当归、杜仲、熟地黄等同用，如胎元饮（《景岳全书》）。

用法用量：煎服6～12g。

使用注意：阴虚火旺、湿热下痢、胃酸缺乏的不思饮食者均不宜用。益气生血生用；健脾燥湿炒用；补脾止泻土炒用。

药物对比

山药	补脾益气	甘辛。偏于补肾益精，肾虚遗精、带下、消渴及虚劳病者多用之。
白术		微苦。偏于健脾祛湿，脾虚泄泻、水肿、痰饮及湿痹病者多用之。

苍术	健脾燥湿	性烈，散多于补，发汗除湿健脾为主。脾为湿困（脾湿实证）多用之。
白术		性缓，补多于散，止汗补脾益气为主。脾虚停湿（脾阳虚寒）多用之。

人参	补气	补脾肺益元气，补气救脱治危证。
白术		健脾胃补中气，生气益血治虚证。

麻黄	利水	宣降肺气，下达膀胱而利水。
白术		健脾燥湿，益气化湿而利水。

黄芪	固表止汗	表气不固，汗出（补气）多用。
白术		湿邪郁蒸汗出（燥湿）多用。

配伍应用

（1）治脾胃虚弱的泄泻。党参、白术、车前子各15g，补骨脂12g，茯苓12g，木香10g，白芍炒10g，升麻、防风、干姜、甘草各6g，制附子5g，水煎服。

（2）治妇人无乳方：当归、白术、麦冬各15g，白芍、熟地黄、穿山甲、王不留行各

10g，通草、柴胡、远志各3g，水煎服。

（3）治脾胃虚弱，不能运化饮食，以致生痰。生白术60g，生鸡内金60g（去净瓦石糟粕），各自用慢火焙熟（不可焙过），共为细面，炼蜜为丸梧桐子大，每月服10g，开水送下（《医学衷中参西录》）。

（4）治习惯性流产。人参（分煎）10g，白术（糯米蒸）15g，桑寄生15g，茯苓15g，菟丝子15g，续断（炒）15g，杜仲（炒）15g，阿胶（烊化）15g，艾叶3g，黄芩10g。①将白术与糯米加水蒸20分钟，去糯米晾干，加红枣10个，水煎服，每日1剂。血热加生地黄；气虚加黄芪、升麻；消化不良加砂仁。②预防流产，可于怀孕后在易流产月份前1个月开始服本方，每日1剂，连服2～3个月；亦可将本方加5倍量，枣泥为丸，每丸重9g。每日3次，每次1丸（《中国家庭养生保健书库》编委会编《偏方治大病》）。

（5）治肝硬化腹水。白术30～60g，水煎服（王再谟等主编《现代中药临床应用》）。

甘　草

性味归经：甘、平。入心、肺、脾、胃经。

功效：补脾益气，祛痰止咳，缓急止痛，清热解毒，调和诸药。

甘草外皮红棕（红与黄合成）色，断面黄白色，微具特异香气。

甘草气薄味厚，可升可降，阴中之阳。色红入心经，色白入肺经，色黄味甘入脾、胃经。脾胃强，纳运复常，气血自生。脾主运化水湿，脾虚湿滞，湿聚痰生，脾胃健运，则痰消食化。《内经》曰："肺之令人咳""五脏六腑皆令人咳，非独肺也"。昔医张介宾讲："诸咳皆聚于胃，关于肺者，以胃为五脏六腑之本，肺为皮毛之合，如上之所云，皮毛先邪气及寒饮食入胃者，皆肺胃之候也。"蜜炙甘草性润而温，既能补脾胃、益气血，又能润肺散寒，升脾降胃、肺。脾升则津液上奉则肺受益，肺、胃降下则痰消食化，故能祛痰止咳（肺主肃降，胃喜降下）。甘能缓急，气香行窜，故能缓燥急，行气血而止痛。性平偏凉，甘凉益阴，清虚热，味甘解毒（万物由土而生，复归土而化。本品味甘肉黄、气平，得土最全，百药毒遇土即化）。甘缓各类药物互相和谐而不相争，使补药不至于骤，泻药不过于速，功能可升可降，可内可外，有补有泻，解肌表，养阴血，于复方中能减低或缓解药物的偏性和毒性，调和诸药，故有"国老"之美称。常用治脾胃气虚、纳运失司的食少腹胀、饮食不化，外感内伤的痰饮咳喘，心气不足的心悸，脏燥中焦虚寒的挛急腹痛、风寒湿痹、热毒疮痛及调和诸药等症。

《本草通玄》曰："甘草，甘平之品，合土之德，故独入脾胃，盖土位居中，而能兼乎五行，是以可上可下，可内可外，有和有缓，有补有泻。……稼穑作甘，土之正味，故甘草为中官补剂。《别录》云下气除满，甄权云除腹胀满，盖脾得补，则善于健运也。若脾土太过者，误用则转加胀满，故曰脾病人毋多食甘，甘能满中，此为土实者言也。"《纲目》云："杲曰：甘草气薄味厚，可升可降，阴中阳也，阳不足者补之以甘，甘温能除大热，故生用则气平，补脾胃不足，而大泻心火；炙之则气温，补三焦元气，而散表寒，除邪热，去咽痛，缓正气，养阴血。"《本草汇言》称："甘草，和中益气、补虚解毒之药也。健脾胃，固中气之虚羸，协阴阳，和不调之营卫。治劳损内伤、脾气虚弱、元阳不足、肺气衰虚，其土温平补，效与参、芪并也。又如咽喉肿痛，佐枳实、鼠粘，可以清肺开咽、痰涎咳嗽，共苏子、二陈，可以消痰顺气。"《药品化义》按："甘草，生用凉而泻火，主散表邪，消痈肿、利咽痛，解百药毒，除胃积热，去尿管痛，此甘凉除热之方也。炙用温而补中，主脾虚滑泻、胃虚口渴、寒热咳嗽、气短困倦、劳役虚损，此甘温助脾之功也。但味厚而太甜，补药中不宜多用，恐恋膈不思食也。""胡洽治痰癖，以十枣汤加甘草、大戟，乃痰在膈上，欲令通泄以拔病根也。""温中下气，烦满短气，伤脏咳嗽……利气血，解百草毒"（《别录》）。

《本草思辨录》言："甘草中黄皮赤，确是心脾二经之药，然五脏六腑皆受气于脾，心为一身之宰，甘草味至甘，性至平，故能由心脾以及于他脏他腑，无处不到，无邪不祛。其功能全在于甘，甘能补，甘则缓。凡仲圣方补虚缓急，必用炙用，泻火则生用，虽泻亦兼有缓意。"《本经逢原》谈："（甘草）能和冲脉之逆，缓带脉之急。凡心火乘脾，腹中急痛，腹皮急缩者宜倍用之。其性能缓急而又协和诸药，故热药用之缓其热，寒药用之缓其寒，寒热相兼用之得其平。《本经》治脏腑寒热邪气，总不出调和胃气之义，仲景附子理中用甘草恐僭上也，调胃承气用甘草热速下也，皆缓之之意。"《本草新编》道："唯是甘草泻火，用之于急症者可以多用，用之于缓症者难以重加。盖缓症多是虚症，虚则胃气必弱，而甘草性过于甘，多用难以分消，未免有饱胀之虞，不若少少用之，则甘温自能退大热耳。"《本草备要》认为："（甘草）生用气平，补脾胃不足而泻心火（火急甚者，必以此缓之），炙用气温，补三焦元气而散表寒。……入峻剂则缓正气（姜、附加之，恐其僭上；硝、黄加之，恐其峻下，皆缓之意），入润剂则养阴血（炙甘草汤之类）。能协和诸药，使之不争，生肌止痛（脾主肌肉，甘能缓痛）。"

《本草易读》说："（甘草）和诸药，解百毒，养育二土，培植中州。上行宜头，下行宜梢。生用泻火热，熟用散表寒。咽喉肿痛，一切疮痛，并宜生用。"《本经疏证》讲："甘草春苗夏叶，秋花冬实，得四气之全，其色之黄，味之甘，迥出地黄之上，以是协土德，和众气能无所不到、无邪不祛，此所谓主五脏六腑寒热邪气也。土为万物母，凡物无论妍媸美恶，莫不生于土，及其败也，又莫不归于土，化为生生之气，则所谓能解百药毒，……《金匮要略》云，凡诸毒，多是假毒以损元。知时，宜煮甘草桔梗汁饮之，通治诸药毒，……凡毒药饮汁以解毒，虽云求急，不可热饮，诸毒得热更甚，宜冷饮之，既欲其缓元气之急，又欲其凉不使助毒，舍甘草其何从？""（甘草）小儿初生，拭去口中恶血，绵渍汁令咂之，能解胎毒"（《本草备要》）。

《本草分经》谓："甘草入和剂则补益脏腑气血、一切劳伤虚损，入汗剂则解肌表之寒热，人凉剂则泻内外之邪热，入峻剂则缓正气而使姜附无僭上之嫌、硝黄无峻下之患，入润剂则养阴血而生津液。能协和诸药，使不相争，资其土气而生肌，借其甘味而止痛。"《汤液本草》指出："（甘草）小柴胡有柴胡、黄芩之寒，人参、半夏之温。其中用甘草者，则有调和之意。中不满用甘为之补，中满者用甘为之泄，此升降浮沉也。""（甘草）推其缓急多能，故诸药均堪相济，且可协和群药，而各方随处咸宜"（《本草便读》）。

甘草甜素抗艾滋病，小剂量甘草甜素具肾上腺皮质激素样作用；甘草浸膏抗胃溃疡，保肝，促进胰液分泌；抑制胃酸分泌；缓解平滑肌痉挛、调节免疫，甘草酸能降胆固酶和甘油三酯，阻止大动脉及冠状动脉粥样硬化的发展，与此雄性激素合用，效果增加；香豆素衍生物能抑制血小板聚集；甘草次酸钠抗心律失常；甘草次酸、胆碱盐具柏镇咳祛痰作用；甘草酸、甘草次酸及衍生物具有抗肿瘤、抗突变作用；甘草甜素对多种药物中毒、代谢产物中毒、细菌毒素中毒、食物中毒及农药中毒都有一定解毒效果；甘草总皂苷具有抗氧化作用；甘草酸、甘草次酸具有抗利尿、抗过敏作用（王再谟等主编《现代中药临床应用》）。抗肝纤维化；有抗炎、解痉、抗癌、解毒、抗病毒、抗菌作用；有止咳平喘作用；是具有双向作用的免疫调节剂（高学敏、钟赣生主编《中药学》）。

治气虚血少的少气心悸、脉结代或虚数等，与人参、桂枝、麦冬、阿胶等同用，如炙甘草汤（《伤寒论》）。治湿痰咳嗽、痰多色白、恶心呕吐等，与半夏、白术、茯苓、生姜等同用，如二陈汤（《和剂局方》）。治脘腹挛急和四肢拘挛作痛，与芍药同用，如芍药甘草汤（《伤寒沦》）。治血虚阴寒的阴疽、贴骨疽、流注等，与鹿角胶、熟地黄、肉桂、麻黄等同用，如阳和汤（《外科全生集》）。

用法用量：煎服1.5~9g。清热解毒宜生用；补益心脾、润肺止咳宜蜜炙用。

使用注意：湿盛中满、恶心呕吐、水肿者不宜用，不宜与大戟、芫花、甘遂同用。"痢疾初作，不可用。"（《医学入门》）。

药物对比

甘草	味甘性平	善补脾益气，为调和诸药之用，多作煎剂用。
蜂蜜		偏润肺止咳，为润肠通便之用，多作丸剂用。

临床应用

【不良反应】健康人长期大量服用草次酸（GA）能引起血压增高、水钠潴留和钾离子的排出，尿内钠/钾比例稍有降低，这种作用与醛固酮相似。甘草酸类药物引起不良反应主要是对内分泌系统的影响，如水钠潴留、低钾血症、高血压、假性醛固酮增多症等，过敏反应较少，罕见的不良反应有胆汁性肝硬化、上消化道或牙龈出血、腹泻和精神症状（高学敏、钟赣生主编《中药学》）。

配伍应用

（1）治半夏中毒。甘草、白矾各等分，烧水饮之即解。

（2）治头痛方。白芷45g，川芎、甘草、制川乌、天麻各30g，共为细末，轻者多服3g，重者每服6g，食后茶叶、薄荷汤下。

（3）治低血压。甘草15g，桂枝30g，肉桂30g，上药混合，水煎当茶饮（《中国家庭养生保健书库》编委会编《偏方治大病》）。

白扁豆（扁豆）

性味归经：甘、微温。入脾、胃经。

功效：健脾化湿，和中消暑。

白扁豆（药材）表面黄白色，内有子叶2枚，黄白色，气腥香。白扁豆色黄，味甘属土，能入脾、胃经（脾与胃经络相连，入脾亦入胃）。

白扁豆入脾、胃经，味甘缓急补脾（脾欲缓，急食甘以缓之，用苦泻之，甘补之），温助阳气行气滞益胃而消食。气香化湿，甘淡渗利，脾健而湿化（脾主运化水湿）。《素问·刺志篇》讲："气虚身热，得之伤暑。"夏季感冒，多为暑热挟湿所致。白扁豆甘温补脾益气，气能推动血液。水湿津液的生成、输布和排泄，既能防御外邪之入侵，又能健脾利湿，湿去则热退（热伏于湿）。甘能除热，故能消暑。本品补脾而不滋腻，化湿而不燥烈。气味俱薄，可升可降。培中养胃，和中下气治泻止呕，除湿止带，消暑解毒（味甘解毒），调养正气而无壅滞饱闷之弊，对脾胃虚弱有湿、大病后初进补剂最为合适。常用治脾虚湿盛的食中便溏、呕吐泄泻、白带清稀量多、体倦乏力及暑湿吐泻或酒毒、河豚毒及某些药物毒性所引起的吐泻等症。

《本草纲目》曰："硬壳白扁豆，其子充实。白而微黄，其气腥香，得乎中和，脾之谷也。入太阴气分通利三焦，能化清降浊，故专治中官之病，消暑除湿而解毒也。"《本草述校注》云："白扁豆。二月下种。历春夏秋，而白露后乃更繁衍，且热秋便不宜生，是其气归于金矣。然味甘，仍即土以畅金之用者也。其气之腥香，亦土中之金也，虽然繁殖于秋半，则又含有水分……贯连三脏，故为和中下气之品也。"《药性纂要》言："凡健脾开胃之药，非香燥即辛温，独扁豆冲和而能清热健脾，与石膏相类，更多消暑之功。"《本草求真》谈："言脾喜甘，扁豆得味之甘，故能于脾而有益也。脾得香而能舒，扁豆禀气芬芳，故能于脾而克舒也。脾苦湿而喜燥，扁豆得性之温，故能入脾而克燥也，脾土既实，则水道自通，三焦不混，而太阴暑湿之邪自尔克消，安能复藏于脾而有渴泻之病乎？但多食壅滞，不可不知。"《药品化义》说："扁豆，味甘平而不甜，气清香而不窜，性温和而色微黄，与脾性最合。主治霍乱呕吐、肠鸣泄泻、炎天暑气、酒毒伤胃，为和中益气佳品。又取其色白、气味清和，独受清中之清，用清肺气，故云清以养肺，肺清则顺，下行通利大肠，能化清降浊，善疗肠红久泻、清气下陷者。此腑虚补脏之法也。"《本草分经》讲："（白扁豆）甘平中和轻清缓补，调脾和胃通利三焦，降浊升清除湿，能消脾胃之暑，专治中官之病。"《本草便读》谓："扁豆，味甘平无毒。能养胃健脾，脾胃得治，则清浊可分，吐利可愈。凡夏月新生之物，皆能解暑，故又可以解暑也。"《本草新编》认为："（白扁豆）

下气和中，除霍乱吐逆，解河豚酒毒。佐参、苓、二术，止泻实神但味轻气薄，单用无功，必须同补气之药共用为佳矣。"《本草经疏》载："弘景云，扁豆患寒热者不可食。盖指伤寒寒热，外邪方炽，不可用此补益之物耳。如脾胃虚及伤食劳倦发寒热者，不忌。"《雷公炮制药性解》指出："扁豆性味，皆与脾家相得，宜独入之，然此剂最为泥膈，唯入健脾药中，则能补脾，若单食多食，极能壅气伤脾。"

白扁豆水煎剂能抑制痢疾杆菌；其水提物有抗病毒作用；对食物中毒的呕吐、急性胃炎有解毒作用，尚有解酒毒、河豚中毒的作用；血球凝集素B可溶于水，有抗胰蛋白酶活性；血球凝集素A不溶于水，可抑制实验动物生长，甚至引起肝区域性坏死，加热可使其毒性大减（高学敏主编《中药学》）。20%扁豆冷盐浸液能增强T淋巴细胞的活性，提高细胞免疫功能。所含凝集素属毒性成分，凝集素A不溶于水，无抗胰蛋白酶活性，可抑制其生长，甚至引起肝脏的区域性坏死，加热后则毒性大大减弱。凝集素可溶于水，有抗胰蛋白酶活性作用（王再谟等主编《现代中药临床应用》）。

治脾胃气虚挟湿、食少不化、或吐或泻等症，与人参、白术、茯苓、山药等同用，如参苓白术散（《和剂局方》）。治外感于寒、内伤于湿的"阴暑"或更伤暑湿、脾胃失和之吐泻，与香薷、厚朴同用，如香薷散（《和剂局方》）。

用法用量：煎服10～15g，健脾止泻炒用。

使用注意：伤寒邪炽，肠胃有滞者不宜用。

药物对比

白术	补脾止泻	苦温燥湿，健脾而止泻。
扁豆		甘温化湿，健脾而止泻。

青蒿	解暑	芳香化浊，清解暑热。
扁豆		健中止泻，善解暑湿。

临床应用

【不良反应】扁豆中毒是因食用大量烹调不当（未熟透）的扁豆而引起中毒，扁豆含皂素和植物血凝素两种毒素，在人体组织中引起一系列消化系统和循环系统症状，扁豆中毒可导致心电图呈早期复极综合征，部分原因由迷走神经张力增高所致，另一部分可能由扁豆毒素本身对心肌电生理特性的影响所致（高学敏、钟赣生主编《中药学》）。

配伍应用

（1）治脾虚久泻。白扁豆30g，山药30g，鸡内金10g，茯苓10g，共为细末，白糖适量蒸熟食之。

（2）治脾胃虚弱所致的腹泻便溏、食少倦怠或妇人带下绵绵等症。山药9～30g，扁豆10～25g，水煎服（《中国偏方秘方验方汇海》）。

（3）治霍乱，木瓜、扁豆各31g，广陈皮9g，清水煎，分2次服，每隔5小时服1次。病重的可1次服，甚至1日2剂，其中木瓜可用至62g（《中国家庭养生保健书库》编委会编《偏方治大病》）。

（4）治赤白带下。白扁豆炒为末，用米汤饮，每服二钱［《永类铃方》，摘自《食物相生相克与科学饮膳》白扁豆的"选方配伍"］。

2.补阳药

巴戟天

性味归经：辛、甘、微温。入肾、肝经。

功效：补肾助阳，强筋骨，祛风湿。

巴戟天（药材）"表面灰（黑与白合成）黄色"，横切面"皮部呈鲜明的淡紫（蓝和红合成）色，木部黄棕色""凡药气味有体有用，相反而实相成"。巴戟天色黄味甘属土，得土之味者，皆得水之气。故能入癸水肾经（色黑亦入肾经）。色白味辛属金，得金之气者，皆得木之气，又能入乙木肝经（微温春之气，色蓝含青色，亦能入肝经）。

巴戟天味辛入肾、润肾燥，发散行气生津（肾苦燥，急食辛以润之，开腠理，致津液通气也）益肾阴。阴生阳长，甘温益阳，故能补肾助阳。味辛入肝能补肝（肝欲散，急食辛以散之，用辛补之），味甘缓肝急（肝苦急，急食甘以缓之）而止筋脉拘急、痉挛，肾主骨、肝主筋、肝肾得补，筋骨自强，味辛宣散，其行也横，故祛风解表。甘淡渗利能除湿，缓急止痛。质重下行，善入下焦，祛风除湿，补而兼散，性较和缓，为治肾虚肝弱兼风湿的腰膝疼痛的最宜之药，常用治肾阳亏虚、精血不足的阳痿不育、遗精滑泄、尿频遗尿或命火不足下元虚冷的宫冷不孕、月经不调、经寒腹痛及肝肾不足所致的筋骨痿软、步履艰难、腰膝痹痛、风湿日久痹痛等症。

《本草述钩元》曰："不但能补元阳，且补血海益精，皆有兼功焉。夫肾元中，有精化气者先天也，有气化精者后天也。肺为气主，巴戟天以由苦而辛者，达元气之用于下，肺直媾于肝，得归血海而化精，乃是从阳而生阴之剂。"《本草述校注》云："巴戟天，尝之由苦而辛，辛中亦有苦，味尽处略有甘耳。夫苦为火味，但火出于地，故命门为真火，所云非苦无以至地者也，辛为金味，其上行为天气，合于人身之肺，所云非辛无以至天也，夫辛由于苦则元气之体，苦合之辛则元气之用，况其温者又出地之始气乎。且草木至冬，莫不随令而藏。独此不凋，合而观之，是非禀阴中之真阳裕，有元气之体用者乎？盖水火合化以为气，更籍金木交媾乃得合化焉。肝原媾肺于包络以生血，血生而气矣；肺原媾肝于三焦以益气，气益而血化矣，巴戟达元气于上，即达肝之气，以化于肺；达元气于下，即达肺之气化于肝。肝为血海，通于三焦之命门，合相火而行血海之化，即肺媾于肝，而血海不补乎。"
《本草新编》称："命门火衰则脾胃虚寒，既不能大进饮食，用附子、肉桂以温命门，未免过于大热，何如用巴戟天之甘温，补其火而又不烁其水之妙耶。巴戟天温而不热，健脾开胃，既益元阳，复填阴水，真接续之利器；有近效，而有远功。夫巴戟天虽入心肾而不入脾胃，然入心则必生脾胃之气，故脾胃受其益，汤剂用之，其效易速，必开胃气，多能加餐，及至多餐，而脾乃善消。又因肾气之补，熏蒸脾胃之气也，夫巴戟天，补水火之不足，益心肾之有余，实补药之翘楚也。用之补气之中，可以健脾以开胃气，用之补血之中，可以润肺以养肾阴。古人不特用之，且重用之。"《本草正义》言："（巴戟天）温养元阳，则邪自退。起阴痿，强筋骨，益精，治小腹阴中相引痛，皆温肾胜寒之效。"《本草汇》谈："巴戟天为肾经血分之药，盖补助元阳则胃气滋长，诸虚自退。其功可居萆薢、石斛之上。但其性多热，同黄柏、知母则强阴，同苁蓉、锁阴则助阳，贵乎用之之人用热远热、用寒远寒耳。"《本草经疏》按："（巴戟天）并补五劳、益精、利男子者。五脏之劳，肾为之主，下气则火降，火降则水升，阴阳互宅，精神内守，故主肾气滋长，元阳益盛，诸虚为病者，不求其退而退矣。"

《本草乘雅半偈》说："（巴戟天）深秋结实，经冬不凋，反地之阳杀阴藏，得天之阳生阴长，可判属肝，而以载、以辛，又可判属肺矣。诚肺肝秉制为用之用药也。故主天有八风，不从乡来者之外所因，与经有五风，触五藏之内所因，或肝失用而阴痿不起，或形失生而筋骨不强，或志从阴藏而颓，或气从阳杀而损，靡不因风入中虚，戟以击之。"《本草经疏》讲："其主大风邪气，及头面游风者，风为阳邪，势多走上。经曰：邪之所凑，其气必虚。巴戟天性能补助元阳，而兼散邪，况真元得补，邪安所留？此所以愈大风邪气也。"

《本草求真》谓："巴戟天，然气味辛温，又能祛风除湿，故凡腰膝疼痛、风气脚气水肿等疮，服之更为有益。观守真地黄饮子用此以治风邪，义实基此，未可专作补阴论也。"《本草经读》认为："（巴戟天）人居大地之中，乘气以行，鼻息呼吸不能顷刻去风。风即是气，风气通于肝，和风生人，疾风杀人。其主大风者，谓其能化疾风为和风也。邪气者，五行正气不得风而失其和。木无风则无以遂其条达之情，火无风则无，以遂炎上之性，金无风则无以成其坚劲之体，水无风则潮不上，土无风则植不蕃。一得巴戟天之用，则到处皆春而邪气去矣，邪气去而五脏安，自不待言也。"《本草便读》指出："（巴戟天）专治肝肾阳虚，补而不滞，宣而不燥。凡一切风寒湿痹于下焦腰膝诸证，皆可治之。""（巴戟天）补肾壮阳，强筋骨，祛风湿。治肾虚腰脚无力、痿痹瘫痪、风湿骨痹……"（广州部队《常用中药手册》）。

巴戟天促进肾上腺皮质激素，增强下丘脑—垂体—卵巢促黄体的功能活动；降血压，升高血中白细胞数；增加甲状腺功能低下耗氧量，抑制胸腺萎缩，有雄激素样作用；抗抑郁，应激（王再谟等主编《现代中药临床应用》）。能显著增加小鼠体重，延长小鼠的游泳时间（高学敏主编《中药学》）。有提高免疫、抗疲劳、耐缺氧、延缓衰老、抗突变作用（高学敏、钟赣生主编《中药学》）。

治肾阳不足、下肢沉重、百节痠痛及妇人子宫久冷、月经不调、带下赤白，与高良姜、吴茱萸、肉桂等同用，如巴戟丸（《和剂局方》）。治肝肾俱虚、腰痛滑精，与熟地黄、白术、肉苁蓉、菟丝子等同用，如巴戟丸（《医学发明》）。治腰膝风湿痹痛属阳虚者，与萆薢、肉苁蓉、杜仲等同用，如金刚丸（《张氏医通》）。

用法用量：煎服5～15g。

使用注意：阴虚火旺、邪热所致的口舌干燥、小便不利、大便秘结者均不宜用。

药物对比

巴戟天	温肾阳	发散外寒、治外寒引起内寒的疼痛。
芦巴子		温散内寒、治外寒引起小腹冷痛者。

临床应用

【不良反应】毒性：巴戟天水煎液250g/kg灌胃给药，未见小鼠死亡，巴戟天水煎液10mL、30mL、60mL对大肠杆菌PQ37菌株的体外SOS应答系统无影响，提示无有诱变的遗传作用。巴戟天温浸剂50～80g/kg或巴戟天50%乙醇提取液60g/kg灌胃给药，引起幼年小鼠胸腺萎缩（高学敏、钟赣生主编《中药学》）。

配伍应用

（1）治肝肾亏虚、目花昏暗。巴戟天（去心）、肉苁蓉、甘菊花、枸杞子各等分，共为细末，炼蜜为丸，每丸10g，每次1丸，1日2次，饭前淡盐汤送下。

（2）治寒疝。巴戟天、芦巴子、川楝子、元胡、补骨脂各10g，制附子、广木香、肉桂、荜澄茄、大茴香各6g，水煎服。

（3）治男性不育症（精子异常，精液不液化，不射精）。益肾种子汤（于增瑞）：大熟地15g，枸杞子、覆盆子、巴戟天、山萸肉、淫羊藿、肉苁蓉、韭菜子、全当归各10g，生黄芪15g，水煎服。日1剂，30日为一疗程，待精液检查恢复正常值后改服人参鹿茸丸、五子衍宗丸巩固疗效。其精子异常属肾精亏损，加鹿角霜，重用紫河车；肾虚肝郁，加柴胡、郁金、香附、石菖蒲；阴虚湿热者，加二至丸，龙胆草、败酱草、泽泻、去紫河车、巴戟天、肉苁蓉加二至丸、知母、黄柏；若属肾亏损不射精者，上方加麻黄、蜈蚣、地龙、白芍、牛膝（《首批国家级名老中医校验秘方精选》）。

肉苁蓉（寸芸）

性味归经：甘、咸、温。《中药大辞典》讲："肉苁蓉（性味）甘酸咸温。"入肾、大肠经。

肉苁蓉（药材），表面灰（黑与白合成）棕（红与黄合成）色或黑褐色，断面棕色（甜苁蓉）或黑色（盐苁蓉）（《中药大辞典》）。

功效：补肾助阳，润肠通便。

肉苁蓉色黑味咸入肾经，色白属金，咸降下行，尤善入大肠经。

肉苁蓉入肾经。体柔多液滋肾阴，甘温益阳助命门之火，能从阴生阳（无阴则阳无以生），补肾生精。色黄味甘能入脾经，补脾（脾欲缓，急食甘以缓之，甘补之）益血。"凡药气味有体有用，相反而实相成"，得土之味者，皆得木之气。其又能入肝经（味酸亦入肝经），甘缓肝急而血得藏（肝主藏血），脾补胃强，气血生化有源，肝肾得补，血足精充而肾阳自助。其入大肠经，咸以软坚，温以行滞，多液益津，质润体滑润燥滑肠而通便（《医学入门》讲"肝与大肠相通"）。肉苁蓉既滋肾阴，又壮肾阳，温而不燥，滋而不腻，为从容和缓的滋补强壮药，常用治肾虚阳痿、遗精、遗尿、腰膝冷痛、女子不孕及老人、虚人津亏肠燥便秘等症。

《本草经疏》曰："肉苁蓉得地之阴气，天之阳气以生。故味甘酸咸、微温、无毒。入肾、入心包络命门，为滋肾补精血之要药。气本微温，相传以为热者误也，甘为土化，酸为木化成，咸为水化。甘能除热补中，酸能入肝，咸能滋肾。肾肝为阴，阳气滋长，则五脏之劳热自退，阴茎中寒热痛自愈，肾肝足，则精血日盛，精血盛则多子。"《本草述校注》云："肉苁蓉，是物产于土，而得金气乃厚，故色黄质厚，兼得柔润，所以能益精血，……希雍曰：肉苁蓉得地之阴气，天之阳气以生，故味甘酸咸，微温无毒，入心包络、命门，滋肾补精血之要药，……上有气海，肺气下降入心。是金合于火以孕水也，火因金而和于水则气化，气之化者生血，血从液化而色乃赤者，水因金而和于火则气盛，气之盛者生精，精从血化而色乃白者，火因水而从金也。……肉苁蓉则由精血之益，以归阳，从阴生阳也。"《本草新编》按："凡补肾之药，必上通于心，心得肾之精，而后无焦枯之患。苁蓉大补肾之精，即补心之气也"。《本草求真》言："肉苁蓉，诸书既言，峻补精血，又言力能兴阳助火，是明因其气温，力专滋阳，得此阳随阴附，而阳自见兴耳，唯其力能滋补。故凡症瘕积块，得此而坚即消。唯其温补而阳得助，故凡遗精茎痛，寒热时作，亦得因是而除。若谓火里至极，用此甘润之品，同于桂附，力能补阳，其先远矣，况此既言补阴，而补阴又以苁蓉为名，是明因其功力不骤，气专润燥，是亦宜于便闭，而不宜于胃虚之人也。"

　　《本草正义》谈："肉苁蓉，咸味能下降，滑能通肠，以主大便不爽，颇得捷效，且性本温润，益阴通阳，故通腑而不伤津液，尤其为独步耳。"《景岳全书·本草正》说："（肉苁蓉）以其味重而甘温，故助相火，补精兴阳；……以其性滑，故可除茎中寒热涩痛。但骤服反动大便。若虚不可攻而大便闭结不通者，洗淡，暂用三四钱，一剂即通神效。"《玉楸药解》讲："凡粪粒坚小，形如羊屎，此土湿木郁、下窍闭塞之故。谷滓在胃，不得顺下，零星传送，断落不联，历阳明大肠之燥，炼成颗粒，秘涩难通，总缘风木枯槁，疏泄不行也，一服地黄、龟胶、反益土湿，中气愈败矣。肉苁蓉滋木清风，养血润燥，善滑大肠，而下结粪，其性从容不迫，末至滋湿败脾，非诸润药可比。"《本草便读》谓："（肉苁蓉）甘咸温润色黑，专入肝肾；能益精壮阳，但无峻补之力，却有滑肠之能，故虽肝肾情不足，而脾虚便溏者，不宜服之。""白酒煮烂顿食，治老人便燥闭结"（《本草经疏》）。

　　肉苁蓉：水煎剂能增强免疫功能；水浸液、乙醇浸出液能降低血压，促进唾液分泌，抗动脉粥样硬化，延缓衰老，抑制大肠水分吸收，具通便作用（无机盐和泵水性胶质类多糖）；调整内分泌，促进核糖核酸代谢，促进生长发育；有激活肾上腺、释放皮质激素的作用，可增强下丘脑—垂体—卵巢的促黄体功能；乙醇提取物在体外温育体系中，能显著抑制大鼠脑、心、肝、肾、睾丸组织匀浆过氧脂质的生成，并呈良好的量效关系；抗突变（王再谟等编《现代中药临床应用》）。抗老年痴呆，抗心肌缺血，抗肝损伤，抗肺损伤，抗环磷酰胺诱发突变（高学敏、钟赣生主编《中药学》）。肉苁蓉水提液小鼠灌胃，能显著增加脾脏和胸腺重量，增强腹腔巨噬细胞吞噬能力。肉苁蓉对阳虚和阴虚动物的肝脾核酸含量下降和升高有调整作用，提高垂体对LRH的反应性及卵巢对LH的反应性，而不影响自然生殖周期内的内分泌平衡（高学敏主编《中药学》）。肉苁蓉对小鼠有促进唾液分泌及呼吸麻痹作用（《中药大辞典》）。

　　治肾虚精亏、肾阳不足的阳痿、尿频等症，与熟地、山药、菟丝子、五味子同用，如肉苁蓉丸（《证治准绳》）。治肾虚阳痿，与远志、蛇床子、巴戟天、杜仲等同用，如肉苁蓉丸（《圣惠方》）。治发汗利小便、伤亡津液、大便秘结，与沉香、麻子仁同用，如润肠丸（《济生方》）。

　　用法用量：煎服10～15g。

　　使用注意：实热便秘、脾虚及阴虚火旺，大便泄泻及阳易举而精不固者不宜用。

药物对比

巴戟天	补肾壮阳	兼能祛风寒湿，痹为阳虚、腰膝疼痛者多用。
肉苁蓉		兼能润肠通便，老人、虚人肠燥便秘可用。

肉苁蓉	补肾壮阳	作用一般，性温不燥，兼能润燥通便。
淫羊藿		作用较强，性燥不润，兼能祛风除湿。

临床应用

【毒性】小鼠灌服肉苁蓉总苷的最大耐受量（MTD）为20g/kg。观察14天，未见明显中毒症状，浓缩肉苁蓉酒长期服用，对大鼠生长发育、血常规和肝、肾功能无明显的毒性作用，未引起各脏器明显的病理损伤（高学敏、钟赣生主编《中药学》）。

配伍应用

（1）治肾虚阳痿。熟地30g，山药15g，山萸肉10g，茯苓10g，五味子10g，枸杞子10g，菟丝子12g，杜仲炒12g，淫羊藿15g，巴戟天10g，肉苁蓉10g，白芥子6g，甘草6g，水煎服。

（2）治老年虚症便秘。黄芪30g，金银花、肉苁蓉、白芍、麻仁、当归各20g，威灵仙15g，厚朴、酒大黄各7g。每日1剂，水煎服，酒大黄不后下，大便调顺再停药。加减：大便连日得畅者，可减免酒大黄；便燥严重者，加元明粉3~5g冲入；气虚重者，加党参20g；腹胀重者，加木香10g；腰膝酸软者，加杜仲10g，牛膝10~15g（《中医祖传秘籍》）。

（3）老年多尿症，与粳米。无精子症，肉苁蓉与枸杞子、仙茅、淫羊藿同用（王再漠等主编《现代中药临床应用》）。

（4）治慢性乙型肝炎，属肾阳不足，兼有湿热、疲乏、四肢欠温、腰酸、足跟痛、苔薄或腻，治以温润补肾为主，佐以清化湿热（王灵台）：巴戟天15g，肉苁蓉15g，枸杞子15g，党参30g，虎杖30g，青皮10g，川芎10g（按：应是水煎服）（陈武山、张银增主编《现代名中医肝病诊治绝技》）。

补骨脂（破故纸）

性味归经：苦、辛、温。入肾、脾经。

功效：补肾壮阳，固精缩尿，温脾止泻，纳气平喘。

补骨脂（药材）"表面黑棕（红与黄合成）色""剥开后有种仁1枚，具子叶2片，淡棕色至淡黄棕色，富含油脂。气微香""补骨脂色黄气香入脾经""凡药气味有体有用，相反而实想成"，得土之味者，皆得水之气，故又入肾经（色黑亦入肾经）。

补骨脂苦辛入肾经补肾（肾欲坚，急食苦以坚之，用苦补之），润燥益阴（肾苦燥，急食辛以润之，开腠理、致津液，通气也），资生肾阳（无阴则阳无以生）。性温益命门之火而壮肾阳，肾主藏精司二便。肾强气旺，藏摄有权，故能固精缩尿。其入脾经，苦燥脾湿健脾（脾苦湿，急食苦以燥之）。温助脾阳。且其补肾壮肾阳之功，又能温脾助水湿的运化，气香醒脾行气滞，性微涩能收敛，故能温脾固阳而止泻。脾为气血生化之源，肾主纳气，脾健升清，胃气自降。肾壮阳旺，摄纳有权，精血自生，升降复常，气血充足，气下归元（肾中之真阳，即人身之元气），故能纳气平喘。其辛散苦泄温通，行气血，血行风自灭，辛散香窜达表祛风治斑，外用又治白癜风、斑秃。常用于治疗肾虚阳痿、腰膝冷痛、跌打损伤、遗精尿频、脾肾阳虚的久泻久痢、五更泄泻及肾不纳气的虚寒喘咳等症。

《本草经疏》曰："补骨脂禀火土之气，而兼得乎天令之阳，故其味辛，其气大温，性则无毒、阳中微阴，降多升少，能暖水脏，阴中生阳，壮火益土之要药也。其主五劳七伤。盖缘劳伤之病，多起于脾肾两虚。以其能暖水脏，补火以生土，则肾中真阳之气，得补而上升，则能腐熟水谷，蒸糟粕而化精微，脾气散精上归于肺，以荣养乎五脏，故主五脏之劳，七情之伤所生病。风虚冷者，因阳气衰败，则风冷乘虚而客之，以致骨髓伤败，肾冷精流，肾主骨而藏精，髓乃精之本，其阳之气不固，即前证见矣，固其本而阳气生，则前证自除。男子以精为主，女子以血为本，妇人血气者，亦犹男子阳衰肾冷而为血脱之病，固乎男子之肾冷精流也。"《本草乘雅半偈》云："（补骨脂）肾独有两，左曰水，右曰命门火；水即髓之源，火即生之本。本于阴阳，其气五脏五形，皆通乎生气。失其所，则折寿而不彰，此寿命之本。固色黑从肾，宜归于左；辛温从火，又当偏向于右矣，是以两藏咸交，驱水火之精气，宰裨骨髓。髓者，骨之脂也。复从骨髓，淫气于骨，散精于肾，次第森荣，互为变化。则凡五脏化薄，致五形离决，而为劳为伤，五形化薄，致五气消亡，而为极为痹，仍可使之次第森荣，互为变化。"《本草正义》指出："（补骨脂）味辛气温而燥，肾家阳药。甄权谓治男子腰痛膝冷囊湿，逐诸冷痹顽，止小便，利腹中冷，皆胜寒温肾而言。又谓治囊湿，则肾囊之湿外溢，此物温燥，故能治之，然亦唯偏寒者宜之。……且古之所谓虚劳，固专以虚寒言也。……《大明》谓兴阳事，频湖谓治肾泄，通命门，暖丹田，其旨皆同。"

《纲目》言："肾气虚弱，则阳气衰劣，不能熏蒸脾胃。脾胃气寒，令人胸膈痞塞，不进饮食，迟于运化，或腹肿虚胀，或呕吐痰涎，或肠鸣泄泻。譬如鼎釜中之物、无火力，虽终日不熟，何能消化？《济生》二神丸，治脾胃虚寒泄泻，用破古纸补肾，肉豆蔻补脾。"《本草述校注》谈："补骨脂，此味能摄气归元，是《黄帝内经》所云'气生形，形归气'矣，又何有骨髓衰败而病于五劳七伤，如腰疼诸证之不廖耶？此味主治肾气虚冷，不可概施之肾阳虚冷，即肾气虚冷而原于肾阴不足者，亦当酌主辅以投之。"《本草便读》说："补骨脂一名破故纸。辛热入肾，助火益阳。凡命门火不足，以及五更泄泻、肾冷精流等症，皆可服之。其所以治喘者，亦唯肾脏虚寒，真气上逆之证。但辛热香燥之物，善助湿热，倘下焦有湿，阴虚有热者，均须远之。"《轩岐救正论·药性微蕴》讲："（补骨脂）亦唯禀阴藏而命火不充、下元虚冷，一切症属沉寒者宜之。若阳藏而肠胃燥热者则反为害耳。是在人之有宜，有不宜。若以为燥毒则谬论也。予每用此与参附治元气上脱。脉浮沉无力者，不拘阴阳屡验，可知其为纳气归原，温补真阳之善药也。""治虚寒喘嗽"（《医林纂要》）。

补骨脂：强心，护张冠状动脉，增加其血流量，增强心肌收缩力；补骨脂素能收缩子宫，促凝止血；扩张支气管平滑肌，具平喘作用；补骨脂粗制剂有致光敏和雌激素样作用；增强免疫功能；促进骨髓造血，升高白细胞；抗衰老，杀灭阴道滴虫，促进皮肤色素增生；降低血中淋巴细胞转化率，具细胞毒活性；抗排斥、突变、肿瘤；抑制白细胞病病细胞株；抗生育、早孕（王再谟等主编《现代中药临床应用》）。抗骨质疏松；调节肠运动；增加冠状动脉及末梢血管的流量；有杀死囊尾蚴作用；有抗菌作用；降低血清肌酐浓度，增加大鼠肝脏微粒体的蛋白含量（高学敏、钟赣生主编《中药学》）。

治肾阳虚弱、下元虚败的腰痛、沉重、阳痿，与胡桃肉、菟丝子、沉香、乳香、没药同用，如补骨脂丸［摘自《本草纲目·补骨脂（附方）》］。治脾肾阳虚的虚寒久泄或五更泄泻，与肉豆蔻、吴茱萸、五味子同用，如四神执（《内科摘要》）。治肾气虚冷、小便无度，与茴香酒同用，如破故纸丸（摘引自《中药大辞典》中《魏氏家藏方》）。治虚寒性喘咳与胡桃仁、蜂蜜等用，如治喘方（摘自高学敏主编《中药学》中"补骨脂应用"）。补骨脂治肾不纳气的虚喘不止，与人参、肉桂、沉香、蛤蚧、胡桃肉同用（王再谟等主编《现代中药临床应用》）。

用法用量：煎服5～15g。

使用注意：阴虚火旺及大便秘结者忌用。

药物对比

附子	温肾壮阳	善走，偏于温内外全身之阳。
补骨脂		善守，偏于温下焦局部之阳。

肉豆蔻	止泻	偏于助脾阳，燥湿涩肠而止泻。
补骨脂		偏于补肾阳，暖脾固阳而止泻。

临床应用

【不良反应】补骨脂生品、盐制品、酒制品、蒸制品、炒制品按5g/kg（临床剂量25倍）分别连续灌胃21天，小鼠出现肾小球的毒性较小，各炮制品对近曲小管上皮细胞毒性较小，盐制品对肾小管毒性较大。补骨脂水提液8g/kg大鼠灌胃给药12周。组织学检查可见肝细胞部分区域出现混浊肿胀、脂肪变性、肝细胞坏死，补骨脂酚0.125～1mg/kg灌胃给药28天，高剂量组动物全部死亡，小鼠肾脏出现病理损害或进行性肾脏损害，停药未见好转，其他脏器未见形态学改变，提示补骨脂酚具明显的肾毒性，补骨脂素4mg/kg给家兔灌服，显示有致光敏作用。补骨脂干粉0.175g/kg，0.35g/kg喂饲，增加正常及切除卵巢雌鼠阴道角质化（高学敏、钟赣生主编《中药学》）。

配伍应用

（1）治肾亏脱发、白发。生地黄30g，山药20g，茯苓10g，牡丹皮10g，女贞子15g，墨旱莲20g，制首乌30g，补骨脂15g，菟丝子12g，枸杞子10g，当归10g，水煎服。

（2）扭腰岔气方：广木香、补骨脂、丁香、没药、当归各3g，共为细末，烧酒冲服出汗。

（3）治虚喘。补骨脂、胡桃肉各等分，共研细末，开水冲服，每日早、晚各服15g。又治肾虚气喘，胡桃肉60g，补骨脂12g，砂仁3g，水煎服（《中国偏方秘方验方汇海》）。

核桃仁（胡桃仁、胡桃肉、核桃肉）

性味归经：甘、温。入肾、肺、大肠经。

功效：补肾润肺，纳气定喘，润肠通便。

胡桃仁（药材）"外被棕（红和黄合成）褐（黑与黄合成）色薄膜状的种皮包围，剥去种皮黄白色。""子叶富油质""种皮味涩（辛与酸合成）"。

核桃仁色黄味甘属土，"凡药气味有体有用，相反而实成"得土之味者，皆得水之气，能入肾经（色黑亦入肾经）色白味辛入肺经，核桃仁为核桃树的果子。子主下垂，故性降。肺与大肠经络相连，其下降之性又入大肠经。

核桃仁气薄味厚沉而降入肾经，富含油质益肾阴，味辛润肾燥致津液（肾苦燥，急食辛以润之，开腠理，致津液，通气也），温助肾阳行气滞，阴阳均助，故能补肾。质润性温能润肺温肺。肺主气。其入肺经，沉降之功能导肺气下行归元（肾中之真阳，即人身之元气），味涩收敛，肾主纳气，故能纳气定喘，本品入大肠经，辛润行气，温通血脉，甘则缓急，富含油质，滑利通窍，其补肾（肾主二便）益肺（肺与大肠表里关系），有助肠道的通利，故能润肠通便，常用治肾虚腰痛，肺肾虚喘、虚寒喘咳、肾虚耳鸣、遗精尿频、津亏血少的肠燥便秘及砂石淋痛等症。

《纲目》曰："胡桃仁，味甘、气热、皮涩、肉润。……但胡桃仁性热，能入肾、肺……其体非脂非肉。白膜裹之，在七节之旁，两肾之间，二系著脊，下通二肾，上通心肺，贯属于脑；为生命之原，相火之主，精气之府。人物皆有之，生人生物皆由此出，……胡桃颇类其状，而外皮水汁皆青黑，故能入北方，通命门、利三焦，益气养血，与补骨脂同为补下焦命门之药。夫命门气与肾通，藏精血而恶燥。若肾、命不燥，精气内充，则饮食自健，肌肤光泽，肠腑润而血脉通，此胡桃佐补药，有令人肥健能食、润肌、黑发、固精、治燥、调血之功也。命门既通则三焦利，故上通于肺而虚寒喘嗽者宜之，下通于肾而腰脚虚痛者宜之，内而心腹诸痛可止，外而疮肿之毒可散矣。"《本草求真》云："胡桃味气热，皮涩肉润汁黑……与补骨脂一水一火，大补下焦，有同气相生之妙。若使多食，则能动风脱人眉毛，同钱细嚼，俱即与铜俱化；与甘蔗同嚼，则蔗渣消融。盖其味甘则三焦可利，汁黑则能入肾通命，皮涩则气可敛而喘可定，肉润则肺得滋而肠可补，气热则食不敢多而有动风脱毛、火铄消融化铜之弊耳。"《本经逢原》说："胡桃属水，润燥养血，佐补骨脂有水火相生之妙。胡桃肉类三焦，而外皮水汁皆青黑，故能通命门、助相火。同补骨脂、杜仲、青盐，名青娥丸，治肾虚腰痛，以其能补肾也。同人参名应梦散，治肺寒喘嗽，以其能敛肺也。同生姜咀嚼亦治寒痰喘嗽。"《医学衷中参西录》讲："胡桃（亦名核桃）：味微甘、气香、性温。多含油质，将油榨出，须臾变黑色。为滋补肝肾、强健筋骨之要药，故善治腰疼腿疼、一切筋骨疼痛。为其能补肾，故能固齿牙、乌须发，治虚劳喘嗽、气不归元、下焦虚寒、小便频数、女子崩带诸症。其性又能消坚开瘀，治心腹疼痛、砂淋、石淋、杜塞作痛、肾败不能滤水、小便不利。或误吞铜物，多食亦能消化。又善消疮疽及皮肤疥癣头上白秃，又能治疮毒深入骨髓，软坚不能步履。"《医林纂要》谓："胡桃，昔人云，留皮则入肾命，去皮则入肺。愚按凡仁皆润而多入心，下行则入命门。肾命得补，精气坚固，则阳气自行于三焦以上达膻中，肺自得其温润而寒嗽除矣，不必以留皮去皮分上下，但连皮则能固能补，去皮则止于能行能润耳。""补肾、润命门、固精、润大肠、通热秘，止寒泻虚泻。"

胡桃仁可能影响胆固醇的体内合成及其氧化排泄，动物实验还证明胡桃仁有镇咳作用（高学敏主编《中药学》）。能促进生长；降血脂；抗脂质过氧化；减轻脂肪肝，延缓机体衰老；抗诱变；胡桃油能加快体重增长（王再谟等主编《现代中药临床应用》）。核桃仁能抑制草酰胺触发的尿路结石生长；有提高记忆、增强免疫作用（高学敏、钟赣生主编《中药学》）。

治肝肾不足，腰膝疼痛、腰间重坠，与杜仲、补骨脂同用，如青娥丸（《和剂局方》）。治肺肾亏虚的喘急胸满、不能平卧，与人参、生姜同用，如人参胡桃汤（《济生方》）。治肠燥便秘，与火麻仁、肉苁蓉、当归等同用，如大便不通方（《医方择要》）。摘引自高学敏主编《中药学》"核桃仁应用"。

用法用量：煎服10～30g，定喘止咳可连皮用，润肠通便，宜去皮使用。

使用注意：痰热喘咳、便溏及阴虚火旺的吐血等症，均不宜用。

药物对比

补骨脂	补肾阳	补肾兼能温脾止泻，固精缩尿。
核桃仁		补肾兼能益肺定喘，润肠通便。

临床应用

【不良反应】核桃提取物灌胃半数致死量（LP50）大于10g/kg。核桃提取物1g/kg，2g/kg，4g/kg灌胃给药，小鼠骨髓遭多染红细胞微核试验，小鼠睾丸染色体畸变试验、单细胞、凝胶电泳试验结果为阴性；Ames试验结果为阴性，表明无致突变性（高学敏、钟赣生主编《中药学》）。

配伍应用

（1）治肾结石。胡桃仁120g，鸡内金60g，香油60g，冰糖60g。共熬膏，频食之。

（2）治老年人咳嗽（劳嗽）。核桃膏：核桃仁120g，银杏叶120g，川贝母10g，杏仁60g，藕节30g，蜂蜜120g，冰糖120g，猪板油120g。共和一处，熬成膏，随便食之。

（3）治大便秘结。胡桃仁120g炒，黑芝麻60g炒，共捣成膏，每晨服10g。

（4）①习惯性便秘：核桃仁5枚，每晚临睡吃5枚，开水送下，通后可以每食3～5枚，连服1~2个月。②老人便秘：核桃仁9～15g，水煮服粥，亦治产妇大便燥结（《中国偏方秘方验方汇海》）。

（5）治肾虚耳鸣遗精。核桃仁3个，五味子7粒，蜂蜜适量，于睡前嚼服（《食物相生相克与科学饮膳》）。

益智仁（益智子、益智）

性味归经：辛、温。入肾、脾经。

功效：温肾助阳，固精缩尿，温脾开胃，治泻止唾。

益智仁，干燥的果实，外表红棕（红与黄合成）色至灰（黑与白合成）棕色，内种子，表面灰褐（黑与蓝合成）色至灰黄色（《中药大辞典》）。

益智仁色黄气香（《本草便读》曰"气香"，《本草述校注》讲"其气芳香"）入脾经。"凡药气味有体有用，相反而实相成"，得土之味者，诸得水之气，故能入肾经（其为子主降，质重达下，色黑属水，亦入肾经）。

益智仁入肾经，味辛润肾燥，致津液而益阴（肾苦燥，急食辛以润之，开腠理，致津液，通气也），阴生而阳长，温助肾阳又益肾阴。肾主藏精，司二便，阳生阴长，阴主收敛，故能固精缩尿。脾主运化水湿，脾虚湿盛则泄泻，唾为肾之液，涎为脾所生，肾阳虚损和脾胃冷甚则唾涎自流。益智仁温肾助阳，助命门之火以温中。其入脾胃（脾与胃经络相连），温胜寒助阳化湿，温脾开胃，气香醒脾行滞，故能治上述诸症。《素问·阴阳应象大论》讲："清气在下，则生飧泄；浊气在上，则生膜胀。"益智仁辛温能升脾之清阳上达，胃之浊阴自降。其调中枢升降之功，亦能止泄泻、敛涎唾、止气逆呕吐等症，常用治肾阳不足、膀胱虚寒、气化不能升达的遗精、遗尿、夜尿频多、妇人崩中、胎漏下血及脾胃虚寒、大便泄泻、腹痛吐泻、唾涎自流及肝肾虚寒（水能滋木）下元久冷、疝气作痛、少腹痉挛或小儿脾虚痰盛、因惊致痫等症。

《本草经疏》曰："益智仁，得火土金之气，故其味辛，其气温，其性无毒。……以其敛摄，故治遗精虚漏，及小便余沥，此皆肾气不固之证也，肾主纳气，虚则不能纳矣。"《本草经解》云："（益智仁）其主遗精、虚漏者，气温益肝，肝气固则不遗泄也。其主小便余沥者，味辛益肺。肺主气，气能收摄，膀胱禀气化而行，所以膀胱亦固也。"《本草求真》谈："益智，气味辛热，功专燥脾温胃，及敛脾肾气逆，藏纳归源，故又号为补心补命之剂。是以脾冷而见涎唾，则用此以收摄；胃虚而见不食，则用此温理；肾气不温而见小便不缩，则用此盐炒，与乌药等分为末，酒煮山药粉为丸，盐汤下，名缩泉丸以投。以温为缩，与夫心肾不足而见梦遗崩滞，则用此以为秘精固气。若因热成气虚，而见崩浊梦遗者，则非所宜。"《会约医镜》称："益智仁，其性行多于补少，须兼补用之，若独用则散气。"

《本草正义》言："杨仁斋《直指方》云：心者脾之母，进食不止于和脾，火能生土，当使心药入脾胃药中，庶几相得。故古人进食药中，多用益智，土中益火也。寿颐按：此为脾阳虚馁而不思食者立法。脾土喜暖而恶寒，喜燥而恶湿，寒温困之，则健运力乏而不思纳谷，且食亦无味，此唯温煦以助阳和而斡旋大气，则能进食。益智仁醒脾益胃，固亦与砂仁、豆蔻等一以贯之。"" 石顽谓：胃虚多唾，盖胃气虚寒而廉泉不摄，涎唾自流，此药温胃而涩，最有捷效。"《本草经疏》载："益智仁，又主五液，涎乃脾之所统，脾肾气虚，二脏失职，是肾不能纳、脾不能摄，故主气逆上浮、涎秽泛滥而上益也，敛摄脾肾之气则逆气归元，涎秽下行。"《本草述钩元》讲："（益智仁）秉真阳以摄真阴，即能留其阴之清，化其阴之浊。此就是能厘清浊，原非以收敛为功，且以阳摄阴，阴归阳和。"《本草述校注》谓："益智仁，辛以散结，温以通行。其气芳香，故入脾其禀火土与金，故燥而收敛。以其敛摄，故治遗精虚漏及小便余沥，此皆肾气不固之证……此味于开结滞之中即能敛摄脾肾之气，故著其功若此。夫气者水所生，液者气所化，血又为液所化，精复为血所化，然皆不离乎所谓阴而化于阳也。所谓君相二火主者此也，夫水火既济，类知水能制火之亢，而未究于火能摄水之滥也。水滥则土德不行矣，益智子主君相二火，却效用水……以故秉真阳之气而摄真阴，就是能分清浊，即能留其阴之清，化其阴之浊，一气自然具足……原不以收敛为功也，方书用之疗心胃并腹冷痛及寒喘者，此由阳摄阴以化，不以退阴为功也。此味所治诸证，必审其属于阳虚而不摄阴者，乃为的对。"《本草便读》认为："益智仁味苦辛，性热气香，入心脾肾，补火生土，能摄纳上下诸气、缩泉止呕。唯芳香之气，独善归脾，故能启脾胃、进饮食、开郁结、散寒邪，而阴虚有火者为不宜耳。"

《纲目》指出："时珍曰：益智大辛，行阳退阴之药也，三焦命门气弱者宜之"" 治冷气腹痛，及心气不足，梦遗、赤浊、热伤心系，吐血、血崩"。

益智仁：强心，增强左心房收缩力，对主动脉有拮抗钙活性，抑制主动脉收缩；抑制前列腺有机合成作用；具有健胃、抗利尿、减少唾液分泌的作用；改善记忆功能；升高外周血液白细胞，抗肉瘤细胞增长，提高能量代谢，改善记忆功能（王再谟等主编《现代中药临床应用》）。有抗氧化、耐缺氧、抗胃溃疡作用；提高小鼠睡眠率；升高血清高密度脂蛋白（HDL-C）（高学敏、钟赣生主编《中药学》）。

治下元虚冷、小便频数，与乌药、山药同用，如缩泉丸（《妇人良方》）。治脘腹阴盛、痞满胀痛、呕吐泄泻，与干姜、制川乌、青皮、生姜、大枣同用，如益智仁散（《和剂局方》）。

用法用量：煎服3～10g。

使用注意：燥热及阴虚火旺所致的遗精、尿频、崩漏等证均不宜用。

药物对比

补骨脂	治遗尿、泄泻。	侧重于补肾。腰膝冷痛、阳痿、遗精等症多用之。
益智仁		侧重于补脾。脾虚泄泻、冷痛、多涎等症多用之。

佩兰	治涎液增多。	脾胃湿盛症宜用。
益智仁		脾胃虚寒症适宜。

临床应用

【不良反应】毒性：小鼠口服益智仁LP50大于15g/kg。蓄积毒性试验表明：起始剂量1.5g/kg，终止剂量11.2g/kg，累加总剂量为80g/kg，蓄积系数75.2。骨髓微核试验Ames试验、精子畸变试验均未发现其有致突变作用（高学敏、钟赣生主编《中药学》）。

配伍应用

（1）治肾虚咳喘。熟地30g，山药20g，山萸肉15g，茯苓15g，牡丹皮10g，五味子10g，益智仁10g，苏子10g，紫石英10g，炙桑白皮10g，沉香（后下）6g，生姜6g，水煎服。

（2）治尿频失禁。可用山萸肉三钱，五味子二钱，益智仁二钱，一同水煎，取其汤饮服（周洪范著《中国秘方全书》）。

（3）治习惯性流产。补肾安胎汤：炙黄芪、益智仁各15g，炒杜仲、补骨脂、菟丝子各12g，续断、狗脊各20g，阿胶10g，黑艾叶9g。每日1剂，水煎服，连服7～10剂。自觉症状改善后，改为每周服药2剂，至妊娠6个月后停药（《中医祖传秘籍》）。

杜 仲

性味归经：甘、微辛、温。入肝、肾经。

功效：补肝肾，强筋骨，安胎。

杜仲（药材）"外表灰（黑与白合成）棕（红与黄合成）色，削去部分糙皮""故外表面淡棕色""内表面光滑，暗紫（蓝和红色合成）色""以皮厚而大，糙皮刮净，外面黄棕色，内面黑褐（黑与黄合成）而亮，折断时白丝多者木佳""（性味）甘、微辛、温"。

"凡药气味有体有用，相反而实相成。"杜仲色黄味甘属土，得土之味者，皆得木之气，故能入肝经（色紫含青色，主入肝经）；得土之味者，又得水之气，可入肾经（色黑亦入肾经）。

杜仲辛甘入肝经补肝（肝欲散，急食辛以散之，用辛补之）、缓肝急（肝苦急，急食甘以缓之）。味辛入肾润燥致津液（肾苦燥，急食辛以润之，开腠理，致津液，通气也）。辛润致肝肾之阴，甘温补肝肾之阳。辛散温通，行气活血，甘温补中而生气血。肝充则筋荣，肾旺则骨壮，故能补肝肾，强筋骨。胞络系于肾，气能载胎，血能养胎。肝肾得补，气血充盈，胞络得补冲任固摄，胎元自安。若炒炭用，温而不助火，苦涩之味增加，又能收敛固经止血安胎。

《本草述钩元》曰："肾苦燥，急食辛以润之，肝苦急，急食甘以缓之。杜仲辛甘俱足。正能治肝肾之所苦，而补其不足者。"《本草述校注》云："杜仲，先辛次甘，又次苦，乃甘不敌辛，而苦则微甚矣。辛始而苦终，是苦乃辛甘归宿之地。中土之甘化归于肾，而天气之辛化又因中土而归之，则所谓益元气阳致津液者，是物兼而有之，……此味取其益精气为主，而坚筋骨犹其次也，肝之化源在肾，而肾之资益在肝，此味由肾益肝，即由肝资肾，故得筋骨相着，肝之借以致其气化者此耳，非谓其更入肝也。元气即肾气，肝以肾为化源，此味补肾中元气，即是肝经气分药，即是能补风虚、润肝燥（元阳虚，是风木之真气不达，故燥急也）。阴虚则风实，阳虚则风虚。所谓肝燥者，即阳不得致于肝，而阴亦不得隧之以至肝。"《本草便读》称："杜仲即其皮也，折之有丝不断。色紫独入肝经，味辛甘而温，善祛逐下焦寒湿，邪去则肝得温养，以遂其生发之性、乙癸同源，子实则母不虚，故又能补肾也。"《本草新编》言："杜仲性燥，燥肾中之邪水，而非烁肾中之真水也，去熟地而肾中之燥不相妨，用熟地而肾中之湿亦无碍。盖杜仲自能补肾，而非借重熟地之助也。"《本草经百种录》载："杜仲，木之皮，木皮之韧且厚者此为最，故能补人之皮。又其中有丝连属不断，有筋之象焉，故又能续筋骨。因形以求理，则其效可知矣。"《本草汇言》认为："方氏《直指》云：凡下焦之虚，非杜仲不补；下焦之湿，非杜仲不利；腰膝之痛，非杜仲不除；足胫之酸，非杜仲不去，然色紫而燥，质绵而韧，气温而补，补肝益肾，诚为要剂。"《本草经疏》指出："杜仲之治月主腰脊痛，别于因风寒湿痹而为腰脊痛也……木皮之厚无过于杜仲，犹人身骨肉之厚无过于腰脊。木皮皆燥，独杜仲中含津润，犹腰脊之中实藏肾水。肾者藏精而主作强，此所以得其敦厚津润以补其中之精，并益其精中之气，而痛自可已。然敦厚津润，气象冲容，魄力和缓，何筋骨之能坚，志之能强？殊不知味之辛，即能于丛容和缓中发作强之机，而于敦厚津润中，行坚强之势。且其皮内白丝缠联，紧相牵引，随处折之，随处密布，是其能使筋骨相著，皮肉相贴，为独有之概，非他物所能希也。"

《本草求真》说："胎因气虚而血不固，用此益见血脱不止，以其气不上升，反引下降也，功与牛膝、地黄、续断相佐而成。但在杜仲补肝肾，直达下部筋骨气血，不似牛膝达下，走经络血分之中，熟地滋补肝肾，竟入筋骨精髓之内，续断调补筋骨，在于曲节气血之间为导耳。独怪今世安胎，不审气有虚实，辄以杜仲、牛膝、续断等药引血下行。在肾经虚寒者，固可用此温补以固胎元，若气陷下升，血随气脱而胎不固者，用此则气益陷不升，其血必致愈脱不已。"《本草正》讲："（杜仲）止小水梦遗，暖子宫，安胎气。"《本草备要》谓："治腰膝酸痛、阴下湿痒、小便余沥、胎漏、胎坠。"

杜仲：双向调节细胞免疫；增加巨噬细胞吞噬功能；增强垂体、肾上腺皮质功能，促进性腺发育，增强性腺功能；扩张血管、降血压、降血清胆固醇、镇静、镇痛、利尿、安胎、升高血糖；抑制子宫收缩；抗衰老、应激、肿瘤作用（王再谟等主编《现代中药临床应用》）。促进骨折愈合、抗疲劳；生杜仲、熟杜仲水煎液能升高痛阈值，其中熟杜仲强于生杜仲。杜仲水煎液灌胃给药，降低急性血瘀症模型大鼠的全血黏度、全血还原黏度、红细胞聚集指数、电泳指数。杜仲提取物水溶液灌胃给药提高小鼠血红蛋白和红细胞，增加总蛋白及白蛋白（高学敏、钟赣生主编《中药学》）。杜仲皮煎剂可显著减少小鼠活动次数，能增加荷瘤小鼠肝糖原含量，并能使血糖增高。生杜仲的降压作用较弱，炒杜仲和砂烫杜仲的作用几乎相同，其降压的绝对值相当于生杜仲的2倍（高学敏主编《中药学》）。

治肾虚腰痛或腰重脚弱、行走困难，与补骨脂、核树仁同用，如青娥丸（《和剂局方》）。治肝肾亏虚、气血不足的腰膝冷痛、屈伸不利、畏寒喜温等症，与独活、桑寄生、人参、当归、牛膝等同用，如独活寄生汤（《千金方》）。治妊娠胎动、腰痛欲坠，与续断同用，如杜仲丸（《证治准绳》）。

用法用量：煎服10～15g。

使用注意：阴盘火旺、气虚下陷者不宜用（《食物相生相克与科学饮膳》）（按："本品含杜仲胶，为易溶于乙醇，难溶于水的硬性树胶。在食用杜仲时，必须用盐水炒焦，将杜仲胶炒断。"炒用破坏其胶质，有利于有效成分煎出，炒比生用好）。

药物对比

牛膝	补肝肾	善走经络血分之中，利关节较好。
杜仲		善达筋骨气血之中，强筋骨较好。

（待续）

（续表）

狗脊	肝肾虚腰痛	腰椎正中痛，偏于寒湿、凝滞宜用。
杜仲		腰椎两旁痛，偏于肾气，虚弱宜用。

桑寄生	治腰痛	肾经血虚、风湿乘袭所致的腰痛多用。
杜仲		肾经气虚、寒湿交侵所致的腰痛多用。

临床应用

【不良反应】杜仲提取液、提取物、醇提取物给小鼠灌胃等未见不良影响。致突变毒性试验为阴性（高学敏、钟赣生主编《中药学》）。

配伍应用

（1）治腰部扭伤疼痛，先复位，再服杜仲土元散：炒杜仲10g，土元12g（去净腹内泥土），当归10g，山药10g。共为细末，分2次服，黄酒冲服发汗。

（2）治妇女更年期身痛（绝经前后身痛）。淫羊藿10～30g，生地黄、熟地黄各30～60g，金毛狗脊10～15g，炒杜仲12g，巴戟天12～15g，桑寄生12～18g，鸡血藤30g，全当归、炒白芍各10g，每日1剂，水煎服（《中医祖传秘籍》）。

（3）治习惯性流产（滑胎）。育肾健脾安胎汤（蔡小荪）：菟丝子、炒杜仲、炒续断、桑寄生、炒党参、云茯苓各12g，炒白术、大生地黄、苏梗、苎麻根各10g，每日1剂，水煎2次，分服（《首批国家级名老中医效验秘方大宝典》）。

续断（川断）

性味归经：苦、辛、微温。入肝、肾经。

功效：补益肝肾，强筋健骨，疗伤续折，止血安胎。

"续断（药材）表面灰（黑与白合成）褐（黑与黄合成）色"，断面"皮部褐色""木部淡褐色或灰绿（蓝和黄合成，蓝中含青色）""气微香"。

续断，气薄味厚沉而降，善入下焦。微温，禀春之气，色绿（含青）入肝经，色黑苦降入肾经。味辛入肝补肝（肝欲散，急食辛以散之，用辛补之），味苦入肾补肾（肾欲坚，急食苦以坚之，用苦补之）；温胜寒益肝肾之阳，肝主筋，肾主骨，肝肾补健，筋骨自强。气香醒脾益血，辛散苦泄温通，行气血，祛痰浊（苦能燥湿祛痰），通达经络，辛能益津润燥，补而能宣，行而不泄，润而不腻，气行血活，通则不痛。补肝肾，强筋骨，利关节，筋骨折伤者，故能接续。胞络系于肾，气以载胎，血以养胎，肾虚则肾气不足，而致阴道下血或腰瘘腹坠；肝虚则血亏乏，濡养不足，胎气不固而胎动不安。续断能补肝肾，益气血。气血得补，肾纳气，肝藏血之功即健，血脉通畅，冲任固摄，胎元自安，故能止血安胎，常用治肝肾阳虚的阳痿不举、遗精尿频，腰膝酸痛，寒湿痹症、跌打损伤、筋骨伤折及崩漏下血、胎动不安等症。

《本草求真》曰："续断因何以续为名，盖缘其味苦，其性温，能入肾经以补骨；又缘其味辛，能入肝经以补筋；味兼甘，又入中州以补虚。凡跌扑折伤痛肿，暨筋骨曲节血气滞之处，服此即能消散，止痛生肌。且审其味涩，故能止血治漏，并缩小便、固精、安胎。久服能气力倍增，筋断复续，故曰续断。实疏通气血筋骨第一药也。"《本草经百种录》云："此以形为治。续断有肉有筋，如人筋在肉中之象，而色带紫里，为肝肾之色，故能补续筋骨。又其性直下，故亦能降气以达下焦也。"《医学衷中参西录》称："续断亦补肾之药，而其节节断处，皆有筋骨连，大有连属维系之意。"《本草正义》道："续断通行百脉能续绝伤而调气血。……其治金疮痈疡，止痛生肌肉，及折跌、踒伤、恶血、续筋骨、主腰痛、关节缓急等症。无一非活血通络之功效。……续断蔓延甚远，味苦辛而微甘，其气温和、气味俱厚，故兼入气血能宣通百脉，通利关节。凡经络筋骨血脉诸病，无不主之，而通痹起瘘，尤有特长。"《本草新编》言："续断气温，多用则生热，热生则火炽矣。少用则温而不热，肾水仅得之而新生，阴生于阳之中也。……断者不能复续，犹死者不能重生也。欲使断者复续，必须使死者重生矣，筋骨至于断，其中之血先死矣，续断止能接筋骨之断，不能使血之生也。用之于生血，活血之中，则血之死者既庆再生，而筋骨之断者自庆再续。又何疑于单用之无功，而共用之甚效哉？"《药品化义》谈："续断，苦养血脉，辛养皮毛，善理血脉伤损，接续筋骨断折，……且苦能坚肾，辛能润肾，可疗小便频数、精滑梦遗、腰背酸疼、足膝无力，此者肾经证也。若同紫菀用之，调血润燥，治血枯便闭、大能宣通、血气而不走泄。"

《本草正》说："续断，用其苦涩。其味苦而重，故能入血分、调血脉、消肿毒、乳痈、瘰疬、痔瘘，治金损跌伤，续筋骨血脉；其味涩，故能治吐血、衄血、崩淋、胎漏、便血、尿血、调血痢、缩小便、止遗精带浊，佐之以甘，如甘草、地黄、人参、山药之类，其效尤捷。"《本草汇言》讲："续断，补续血脉之药也。大抵所断之血脉非此不续，所伤之筋骨非此不养，所滞之关节非此不利，所损之胎孕非此不安，久服常服，能益气力，有补伤生血之效，补而不滞，行而不泄，故女科、外科取用恒多也。"《本草正义》谓："（续断）其味苦而涩，能行能止，则疗崩漏、带下、血痢、淋浊，而女科之胎产经带，奇经八脉诸病，及伤科、闪跌诸证，外疡痈肿溃腐、支节酸痛、屈伸不利等病类，皆赖以成功，其效甚宏，其用颇广，加以呈功颇捷，而性又柔和，无燥烈刚暴之弊。"《药品化义》指出："（续断）以其气和味清，胎产调经，最为稳当。"续断治"妇人产前后一切病"（《日华子本草》）。

续断：有正性肌力作用，使心脏节律加快、脉搏幅度增大，有刺激呼吸的作用；能降低动脉血压和平滑肌的紧张度；抗氧化活性、抗炎、抗维生素E缺乏症；促进子宫生长发育；对疮疡有排脓、止血、镇痛、促进组织再生和骨损伤愈合的作用；抑制肺炎链球菌；杀灭阴道滴虫（王再谟等主编《现代中药临床应用》）。松弛子宫平滑肌作用，有对抗去卵巢导致的流产作用。川续断水煎液灌胃给药，可促进小鼠巨噬细胞吞噬功能，提高小鼠耐氧能力，延长小鼠负重游泳持续时间。续断70%乙醇提取物10g/kg，20g/kg灌胃给药，可增加大鼠肾上腺中维生素C的含量。有促骨折愈合作用，总体上抑制骨质吸收大于骨形成（高学敏、钟赣生主编《中药学》）。

治腰痛并脚酸腿软，与破故纸、牛膝、木瓜、杜仲等同用，如续断丸［《扶寿精方》，摘自《中药大辞典》续断（选方）］。治风寒湿痹的筋骨挛痛，与牛膝、萆薢、防风、川乌同用，如续断丸（《和剂局方》）。治滑胎，与菟丝子、桑寄生、阿胶同用，如寿胎丸（《医学衷中参西录》）。

用法用量：煎服9～15g，或入丸散用；外用适量。崩漏下血宜炒用；风湿痹痛、筋骨折伤宜酒炙同用；腰膝酸软宜盐炙用。

使用注意：无瘀阻的阴虚火旺及风湿热痹者忌用。"因气薄，而见精脱、胎动、溺血、失血等症，则又深忌，以性下流者故耳"（《本草求真》）。

药物对比

狗脊	治腰痛	偏治腰脊中央僵痛，兼能祛风湿。
续断		偏治腰膝腿足疼痛，兼能续筋骨。

杜仲	补肝肾	补力较强，肾虚腰痛、胎元不固宜用。	强筋骨	能促进筋骨离开的部分结合起来。
续断		通脉力胜，跌打损伤、风寒湿痹多用。		能促进筋骨断折的部分接续起来。

配伍应用

（1）治肾虚崩漏。补肾止崩汤：熟地黄30g，续断12g，炒杜仲12g，当归15g，白芍12g，阿胶15g（烊化），三七6g（为细末分冲服），侧柏炭30g，荆芥炭10g，艾叶炭10g，陈皮6g，炙甘草6g，水煎服。

（2）治胎位不正。党参、白术、当归、枳壳、厚朴、川芎各10g，黄芪、续断、熟地黄各15g，炙甘草、艾叶各6g。每日1剂，水煎服，3日为1个疗程（《中医祖传秘籍》）。

（3）治颈椎、胸椎、腰椎增生、上肢麻痛、脊柱活动欠利者。益肾坚骨汤（汤承祖）：黄芪30g，补骨脂15g，骨碎补12g，菟丝子12g，狗脊12g，续断12g，川芎12g，鸡血藤30g，葛根12g，水煎服，1日1剂，早、晚各服1次。加减：夹湿者加苍术12g；寒湿者加制川乌10g，川桂枝10g（《首批国家级名老中医效验秘方精选》）。

菟丝子

性味归经：辛、甘、平。入肾、肝、脾经。

功效：补益肝肾，固精缩尿，明目，止泻，安胎。

高学敏、钟赣生主编《中药学》讲：（商品规格）"分为大菟丝子和菟丝子两种。菟丝子为主流商品。大菟丝子以粒饱满，黑褐（黑与黄合成）色均匀，无杂质者为佳；菟丝子以粒饱满，质坚实；灰（黑与白合成）棕（红与黄合成）色为佳。"

菟丝子色黄味甘入脾经。"凡药气味有体有用，相反而实相成。"得土之味者，皆得水之气，又能入肾经（色黑亦入肾经）；得土之味者，又得木之气，故又入肝轻（性平、微温或微寒，禀春之气，亦入肝经）。

菟丝子为子下行，气薄味后，沉而降。味辛入肾润燥致津（肾若燥，急食辛以润之，开腠理，致津液，通气也），助阴益精生。辛甘入肝补肝（肝欲散，急食辛以散之，用辛补之）缓急（肝苦急、急食甘以缓之），利血藏，味甘入脾补脾（脾欲缓，急食甘以缓之。用甘补之）健胃，益气血生化之源。性平偏温，助阳气而行气血。甘柔润，脂多膏补肝肾之阴，辛散温通助肝肾之阳，禀气中和，既可益阴，又能补阳，温而不燥，补而不滞，为滋补肝肾的常用药物。肾主精，精生于髓，肝藏血，开窍于目，肾得补则髓充精足，肝得养而血足目明。

脾主运化水湿，"泄泻之本，无不由脾胃"。苦脾气亏虚，枢机失职，不能升清降浊，水湿不化，清阳下陷"清气在下，则性飧泄"；肾阳亏虚，命门火里，不能温煦脾胃，胃纳脾运不健则致肠鸣即泄。肝主疏泄，若阴虚火旺或肝郁气滞，木克脾胃，"阳明胃土已虚，厥阴肝木振动"，而见腹痛泄泻，菟丝子能补脾胃，助纳运，调升降（辛甘主脾升清，胃浊阴自降）。补肝肾，暖命门，调疏泄，缓肝急，故能止泻。妇人孕后，阴血聚于冲任以养胎，多致阴血偏虚；胞络系于肾，肾气不足则胎元不固，冲脉与任督二脉均起于"胞中，冲脉与胃、肝、肾关系密切，其能调节十二经血，有"十二经脉之海""血海"等称；任脉为"阴脉之海""任主胞胎"督脉为"阳脉之海"，总督诸阳，菟丝子补肾肝精自生，补脾健胃，气血化生有源，冲任得补，督脉温助冲任血足，胎元自固而胎安。常用治肾虚腰痛、阳痿遗精、尿频、失禁、白带浊下、足膝痿弱、眼目昏花、视物不明、脾虚胃弱、泄泻食少、肾虚消渴及肾肝精血不足、脾失统摄气血而致的胎元不固、冲任失调、胎动下血等症。

《本草述钩元》曰："菟丝子，其味由辛而甘，从天之阳而降，其气率归于阴，故主治肾居多，正又补肝脏风虚，与补脾气者。以归于阴则又即化阳。出地之风木，既受其益，而太阴脾气，即借此阴中阳，传化而转运也。足三阴同起于下，益肾气而并及肝脾。"《本草经疏》云："五味之中，唯辛通四气，复兼四味。经曰：肾苦燥，急食辛以润之。菟丝子之属是也，与辛香燥热之辛，迥乎不同矣，学者不以辞害义可也。为主脾肾肝所三经要药，主续绝伤，补不足，益气力，肥健者，三经俱实，则绝伤续而不足补矣。脾统血，合肌肉而主四肢，足阴明，太阴之气盛，则力长而肥健。补脾故养肌，益肝肾故强阴、坚筋骨；暖而能补肾中阳气，故主茎中寒。精自出，溺有余沥。口苦燥渴者，脾肾虚而生内热，津液因之不足也，二脏得补，则二病自愈。……凡劳伤，皆脾肾肝三脏主之，肝脾气旺，则瘀血自行也。"

《本草汇言》谈："菟丝子，补肾养肝，温脾助胃之药也，但补而不峻，温而不燥，故入肾经，虚可以补，实可以利，寒可以温，热可以凉，湿可以燥，燥可以温，……如《神农本草》称为续绝伤，益气力，明目精，皆由补肾养肝、温理脾胃之证验也。"《本草便读》称："菟丝子，其藤蔓生田野中，初如细丝遍土也，不能自起，得他草根则缠绕而生，其根渐离于地而寄空中……大抵益肝肾、助筋脉、填精髓，是其所长。以肝主筋，其藤像筋；肾藏精，其子有归束之意也，凡子皆润降，故先入肾。菟丝子能温养肾水，补肝虚。下焦得温养之力，脾亦受益耳，故为平补三阴之药。"《本经逢原》言："菟丝子去风明目，肝肾气分药也。其性辛温质黏，与杜仲之壮筋暖腰膝无异……其功专于益精髓坚筋骨，止遗泄，……去膝胫酸软，老人肝肾气虚腰痛膝冷，合补骨脂，杜仲用之，诸经膜皆属于肝也。气虚瞳子无神者，以麦门冬佐之，蜜丸服效，凡阳强不痿，大便燥结，小儿赤涩者勿用，以其性偏助阳也。"《本草新编》认为："（菟丝子）入心、肝、肾三经之药。益气强阴，补髓添精，止腰膝疼痛，安心定魂，能断梦遗，坚强筋滑，且善养目。遇心虚之人，日夜梦精频泻者，用菟丝子三两，水十碗煮汁三碗，分三服，早、午、夜各一服即止，且永不再遗，其故何也？盖梦遗之病，多起于淫邪之思想，思想未已，必致自泄其精；精泄之后，再加思想，则心火暗烁，相火乘心之虚，上夺君权，火欲动而水亦动矣，久则结成梦想而精遗。于是玉关不闭，不必梦而亦遗矣，此乃心、肝、肾三经齐病，水火两虚所致。菟丝子正补心肝肾之圣药，况又不杂别味，则力尤专，所以能直入三经以收全效也。他如夜梦不安，两目昏暗，双是乏力，皆可用至一二两。同人参、熟地黄、白术、山茱之类用之多建奇功。"

《药品化义》谈："（菟丝子）禀气中和，性味甘平。取子主于降，用之入肾，善补而不峻，益阴而固阳。凡滑精、便浊、尿血余沥、腰膝积冷，顽麻无力，皆由肾虚所致，以此补养，无不奏效。又因味甘，甘能助脾，疗脾虚久泻，饮食不化，四肢困倦，脾气渐旺，则卫气自充，肌肤得养矣。"《医学衷中参西录》说："菟丝无根，蔓延寄生草本为之不茂，善吸他物之气以化自养。胎在母中，亦因母供其养分，善吸母之气，化而生，故不下坠。且男女生育，皆赖肾脏作强。菟丝子大能补肾，肾旺自能荫胎。""或流产或不流产，不尽关于妊妇身体之强弱，实兼视所受之胎善吸其母之气化否也，由斯而论，愚于千百味药中，得一最善治流产之药，乃菟丝子是也。"

菟丝子能提高巨噬细胞吞噬功能，增强体液免疫功能；延缓衰老，类似雌激素样作用，促进造血功能；强心；降血压、胆固醇、软化血管，改善动脉硬化；缩小脾容积，抑制肠运动，兴奋子宫；保护肝损伤，延缓白内障形成；抗氧化衰老，提高精子运动能力和膜功能（王再谟等主编《现代中药临床应用》）。改善肾阳虚证；抗骨质疏松、抗心脑缺血，抑制环磷酰胺诱发小鼠骨髓细胞的微核作用，有性激素样作用（高学敏、钟赣生主编《中药学》）。明目，与菟丝子含维生素A类物质有关（《中药大辞典》）。菟丝子灌胃对大鼠半乳糖性白内障有治疗作用（《一味中药治顽疾》）。

治肾阳虚损、小便多或不禁，与鹿茸、肉苁蓉、桑螵蛸、五味子等同用，如菟丝子丸（《世医得效方》）。治肾虚遗精、白浊，与茯苓、石莲子同用，如茯苓丸（《和剂局方》）。治肝肾不足、精血虚损而且不明，与熟地黄、车前子（一方加枸杞子）同用，如驻景丸（《证治准绳》）。治脾胃虚泄，与山药、茯苓、莲子、枸杞子同用，如菟丝子丸（《沈氏尊生书》）。治肾虚胎动不安，滑胎，与续断、桑寄生、阿胶同用，如寿胎丸（《医学衷中参西录》）。

用法用量：煎服10～20g，外用适量。

使用注意：大便燥结、小便短赤、阴虚火旺、阳强不痿者不宜用。

药物对比

补骨脂	液多均浓	浓而似脂，气味辛温，偏于肾阳虚者宜用。
菟丝子		浓而似精，气味甘平，偏于肝肾阴虚者宜用。

临床应用

【不良反应】菟丝子醇提水溶液皮下注射对人鼠的LP50为2.465g/kg，30～40g/kg灌胃无中毒症状。菟丝子浸剂、酊剂给大鼠连续灌胃70天，不影响动物的生长发育，重要脏器亦无病理改变（高学敏、钟赣生主编《中药学》）。

配伍应用

（1）活肾虚胎动不安或小腹疼痛。八珍汤加减：熟地黄20g，当归10g，白术20g，党参15g，菟丝子30g，杜仲炒10g，续断10g，川芎3g，木香5g，水煎服。

（2）治肾虚精绝之不育。温肾益精汤（罗元恺）：炮天雄6～9g，熟地黄20g，菟丝子20g，怀牛膝20g，枸杞子20g，淫羊藿10g，炙甘草6g，水煎服，日1剂（《首批国家级名老中医效验秘方精选》）。

（3）治阳痿。振阳灵药酒（李保安）：淫羊藿15g，黄芪20g，枸杞子20g，蛇床子15g，阳起石15g，菟丝子15g，益智仁10g，蜈蚣10条，海狗肾1具，黄酒、白酒各500g。将药物浸入酒中泡10天即可服用，早晚各服1次，每次25g，20天为一疗程（《首批国家级名老中医效验秘方精选》）。

（4）治老年性白内障。枸杞子熟地黄汤：枸杞子、熟地黄、黄精、何首乌各15g，茯苓、菟丝子、楮实子各12g，海藻、昆布各10g。每日1剂，水煎，分2次温服（《中医祖传秘籍》）。

紫河车（胎盘、人胞、胞衣）

性味归经：甘、咸、温。入肺、肝、肾经。

功效：补肾益精，养血益气。

紫河车（药材）"紫红色或棕（黄和红合成）红色，有的为黄色""有腥气"。

"凡药气味有体有用，相反而实相成"。紫河车色黄味甘属土，得土之味者，皆得水之气，能入肾经（味咸亦入肾经）。得土之味者，又得木之气，又入肝经（色紫亦入肝经）。得木之味者，皆得金之气，故又能入肺经（气腥，金之气。且肝足厥阴之脉，其支者，复从肝别贯膈，上注肺，故能入肺经）。

《素问·阴阳应象大论篇》指出："精不足者，补之以味。"紫河车为血肉有情之品，禀受精血结孕之余液，得母之气血居多，服之能有反本还元之功。紫河车入肾经，咸走血软坚散结，润下益肾阴而通便，温助阳气补肾阳。肾中精气，概括为肾阴肾阳两个方面，是机体生命活动之本，甘入肝经，缓肝急（肝苦急，急食甘以缓之）、养肝血。肾生精，肝藏血，肝肾同源，血能化精（精能生血）。本品能补之阴阳，肝经血液，故能补肾益精。色黄味甘能入脾经补脾（脾欲缓，急食甘以缓之，甘补之），益气血生化之源，脾健肺壮，肺气自足（肺主气，土能生金），肝肾脾肺得补，故能养血益气，对凡是肾阳亏损、元气不足的阳痿遗精、腰膝酸软、头晕耳鸣、须发早白、房劳体倦、宫冷不孕、产后乳少（气血不足）、肺肾两虚、久咳虚喘及虚损劳极、气血大伤的癫痫、矢志恍惚等症，皆为常用的药物。

《本草述校注》曰："紫河车，虽禀后天之形，实得先天之气。……胞系于母脊，儿脐系于胞，脐当心肾之中，前直神阙，后直命门，儿之脐连胞也。胞息随母，而胞子系于母脊也，实为督之命门，以气食儿，是河车乃真气所结，以为化育之地，讵可以形器视乎？儿在母腹，则形充于气，儿离母腹，则气尽于形，如之颐所谓实先天之郛廓，主培后天之形脏，亦不妄也。"《本草经疏》云："人胞，乃补阴阳两虚之药，以其质亦得男女坎离之气而成。如阴阳两虚者服之，有反本还元之功，诚为要药也。然而阴虚精涸，水不制火，发为咳嗽吐血、骨蒸盗汗等症，此属阳盛阴虚，法当壮水之主，以制阳光，不宜服此并补之剂以耗将竭之阴也。胃火齿痛，法亦忌之。"《本草蒙筌》按："紫河车即胞衣也。儿孕胞内，脐系于胞，胞系于母腰，受母之荫，父精母血，相合生成，真元之气所钟也。……紫者红黑相杂色也，红属火为阳，黑属水为阴，谓其阴阳两气并具，而不杂尔。……是则河车虽成后天之形，实禀先天之气。入药拯济，诚夺化工。不唯病者可得苏生，弱妇服之亦能结孕。此又本所自出，以类相从，正如哺鸡而用卵也。"《纲目》言："震亨曰：紫河车治虚劳，当以骨蒸药佐之。气虚加补气药，血虚加补血药。以侧柏叶、乌药叶具酒洒，九蒸九曝，同之为丸，大能补益，名补肾丸。"

《本草新编》谈："人之初生，先生胞而后生人。及胞之破，先产人而后下胞，是胞乃先天之母气，亦后天之父气也。故儿虽脱离于胞，而阴阳之气未散，仍存于胞也。人得此胞而生身体，自然可得此胞而生气血也。……虽然胞成于阴阳之气，是胞即阴阳之根也。凡花之根，得土气而重生，人身何独不然？胞入于脾胃之中，自然生气勃发，况又益之以补气、补血、补精之品，则气得根而再壮，血得根而再溢，精得根而再满矣。……紫河车大温，非大热也，阴虚火动，正宜食之。盖火动由于水衰，水衰者精少也，紫河车乃生人之母，即生精之母也。精生于温，而不生寒，大寒不生精，而大温至生精也，况紫河车又生精之母气乎。其相得之宜，不啻如水银之见金。倘以大热疑之，不治阴虚火动之人则惑矣。"《本经逢原》说："紫河车用以治骨蒸羸瘦，喘嗽虚劳之疾，是补之以味也。自丹溪极言其功，而吴球创大造丸。虽也所推重，然方中生地，黄檗、天冬、麦冬、龟板一派伤胃之品，虽有人参一味反助群阴之势，服之每致伤中呕泄，无见其可。唯《永类铃子》河车丸方可用人胞一具，山药二两，人参一两，茯苓五钱，酒糊为丸。近世改用药者，隔水煮捣作丸，尤为得力，即虚人服之未尝伤犯胃气。"熊笏《中风论》讲："中风日久，则卫气必衰，欲在衰之卫气盛，必须益其肾动气，如树木培其根本，则枝叶畅茂也，然诸药总不如紫河车之妙，其性得血气之余，既非草木可比，且又不寒不热，而为卫气生发之源，为血肉之补，同气相求也。"《本草拾遗》谓："（紫河车）治血气羸瘦，妇人劳损，面干皮黑、腹内诸病渐瘦者。"

胎盘含绒毛腹促进腺激素，能促进乳腺、子宫、阴道、卵巢、睾丸的发育。尚含多种酶系统，参与甾体激素如雌激素及黄体酮的代谢，影响月经周期。胎盘球蛋白由胎儿胎盘及产后血液中提取而得，主要成分是丙种球蛋白，含有抗某些传染病的抗体，因此是一种免疫制剂；胎盘中含有多种酶系统，增强机体抵抗力，具有免疫及抗过敏作用（高学敏主编《中药学》）。能扩张支气管平滑肌，防治支气管哮喘；抗凝血、促血液和创伤愈合；兴奋子宫，升高血压，延缓衰老，抗癌，镇痛（王再谟等主编《现代中药临床应用》）。有抗缺氧、耐疲劳作用，有营养和生长因子作用（高学敏、钟赣生主编《中药学》）。紫河车能升高血浆白蛋白（张喜奎《肾脏病六经辨治》）。

治肾气不足、精血虚损、肝血不足的腰膝酸软、阳痿遗精，与人参、枸杞子、黄芪、当归等同用，如固本保元丸［《丹台玉案》，摘自陈蔚文主编《中药学》紫河车（临床应用）］。治久癫失志、气血虚弱者，紫河车洗净，煮烂食之［《刘氏经验方》，摘引自《中药大辞典》紫河车（选方）］。

用法用量：1.5～3g研末装胶囊服，或入丸、散用。

使用注意：有实邪者忌用，阴虚火旺者不宜单独应用。

药物对比

紫河车	滋补肾阳	偏益精，补血益气，止咳定喘，内服多用。
蛇床子		偏助阳，燥湿杀虫，祛风止痒，外用为主。

配伍应用

（1）治肾虚气喘。紫河车一个，熟地黄30g，山药30g，生晒参20g，茯苓15g，半夏15g，天冬15g，麦冬15g，川贝母15g，女贞子15g，龟板15g，橘红6g，共为细末，制成蜜丸，每丸10g，日2次，每次1丸。

（2）治先天禀赋不足、后天失养、体质薄弱，或诸病失治、病久失养，或因积劳内伤、形神过耗，渐至元气亏损、精血虚少、脏腑功能衰退等症。河车大补丸（清·管浚之）：紫河车500g，肉苁蓉、仙茅、熟地黄、制首乌、砂仁各120g，当归、白术、牛膝、补骨脂、黄精、菟丝子、茯苓、黄柏、骨碎补各90g，木香、丁香、枸杞子、远志（炙）、巴戟天各60g，大枣500g。紫河车用瓦焙干，研细，过筛，大枣去皮及核，焙干、研细，过筛；其余十几味药，分别加工炮制，研细为粉，过筛；将诸药混匀，每100g细药粉，加炼蜜80g，制成大蜜丸。防虫蛀，防霉烂。成人每次1丸，日3次，白开水下。儿童酌减（《管氏医家十二代秘方选集》）。

（3）治乳汁不足。紫河车一个，去膜洗净，慢火炒焦，研末，每日晚饭后服五分至一钱（摘自《食物相生相克与科学饮膳》转载《吉林中药学》）。

3.补血药

熟地黄（熟地）

性味归经：甘、微温。入肝、肾经。

功效：补血滋阴，益精填髓。

"凡药气味有体有用，相反而实相成。"熟地黄是取净干地黄，表面灰棕（黄与红合成）或灰黑色，断面紫黑或乌黑色。加黄酒、砂仁等辅料蒸晒而成。表面乌黑，质柔软油润，味甜，味甘色黄属土，得土之味者，皆得木之气，能入肝经（气微温，禀春之气，色紫能入肝经），得土之味者，又得水之气，故又入肾经（色黑入肾经）。

熟地黄气薄味厚沉而降，善入下焦。味甘缓肝急（肝苦急，急食甘以缓之），止痛益肝血（肝之藏血）。温助阳气行滞，甘温补脾（脾欲缓，急食甘以缓之，甘补之），助中焦气血生化之源。富含脂膏，质多柔润而养阴。其入肾经，质柔润，多脂膏能滋真阴，性温助肾阳通达，使补而不滞。肾经得补，精充血足（肾主精，精能化血）。血化精，精生髓。熟地黄不仅能滋阴养血，且能益精补髓，为滋阴补肝肾的要药，常用治肝血亏损的月经不调、崩漏下血、眩晕乏力、妇产诸疾或肾阴亏虚、骨蒸潮热、盗汗遗精、腰膝酸软、精亏髓少、眩晕耳鸣、须发早白、津亏消渴、肾虚喘咳及肝肾阴虚精亏的目睛涩痛等症。

《本草汇言》曰："生则入手少阴，凉血而生血，熟则入足少阴，补血而滋阴。……入少阴肾经，为阴分之药，宜熟而不宜生。是以阴虚不足、血气有亏、情欲断丧、精髓耗竭、肾水干涸，或血虚劳热，或产后血分亏损，或大病之后足膝乏力，诸证当以补血滋阴，益肾填精之剂，熟地黄足以补之。"《景岳全书·本草正》云："补血以熟地为主，而芎归但可为之佐。……而人参、熟地则气血之必禀静顺之德。此熟地之与人参，一阴一阳，相为表里，一形一气，互主生成，性味中正，无逾于此。……阴虚而神散者，非熟地之守不足以聚之；阴虚而火升者，非熟地之重不足以降之；阴虚而躁动，非熟地之静不足以镇之；阴虚而刚急，非熟地之甘不足以缓之；阴虚而水邪泛滥者，舍熟地何以自制？阴虚而真气散失者，舍熟地何以归源？阴虚而精血俱损、脂膏残薄者，舍熟地何以厚肠胃？且犹有最玄最妙者，则熟地兼散剂方能发汗，何也？以汗化于血，而无阴不作汗也。熟地兼温剂始能回阳，何也？以阳生于下，而无复不成乾也。然而阳性速，故人参少用亦可成功；阴性缓，熟地非多，难以奏效。而今人有畏其滞腻者，则崔氏何以用肾气丸治痰浮；有畏其滑泽者，则仲景何以八味丸而医肾泄？有谓阳能生阴、阴不能生阳者，则阴阳之理，原自互根，彼此相须，缺一不可，无阳则阴无以生，无阴则阳无以化。"故《黄帝内经》曰："精化为气，得非阴亦阳乎？孰谓阳之能生、而阴之不能长也。"《本草征要》按："熟者稍温，补阴补血，滋肾养肝，其功更溥。六味丸以之为首，天一所生之本也。四物汤以之为主，乙癸同源之义也。久病阴伤，新产血败，在所极需。""地黄色与质皆类血，故入人身则专于补血，血补则阴气得和，而无枯燥拘牵之疾矣"（《本草经百种录》）。"熟地黄甘而微温，味厚气薄，专补肾脏真水，兼培黄庭作土，土厚载物，诸脏皆受其荫，故又曰能补五脏之真阴"（《本草求真》）。

《药义明辨》言："凡真阴内损，渐至衰羸者，非此莫济，盖兹味禀天一之真阴，阴中原含有阳，蒸晒极熟，所以发阴中之阳令其上通天气，真阴乃得随阳以上而尽其普益之功。东垣谓熟地黄能补肾中元气，旨哉其言之也。"《本草新编》谈："生血益精，如骨中脑中之髓。真阴之气非此不生，虚火之焰，非此不降，洵夺命之神品，延令之妙味也。……肾有补而无泻，是肾必宜补矣，然而补肾之药，正苦无多，山茱萸、牛膝、杜仲、此五味之外，舍熟地又用何药哉？况山茱萸、牛膝不可为君，而杜仲又性过于温，可以补肾火之衰，而不能补肾水之泛，此熟地之必宜用也。熟地系君药，可由一两用至八两。盖补阴之药与补阳之药，用之实有不同。补阳之药，可少用以奏功，而补阴之药，必多用以取效，以阳主升而阴主降。阳升，少用阳药而气易上腾；阴降，少用阴药而味难下达。熟地至阴之药，尤与他阴药有殊，非多用之，奚以取胜。"《本经逢原》道："熟地黄假火力蒸晒，转苦为甘，为阴中之阳，故能补肾中元气，必须蒸晒多次，得太阳真火，确有坎离交济之妙用。"《本草便读》说："熟地即生地蒸晒极熟，色黑如漆，味甘如饴，寒转为温，自能独入肾家，填精补血，为培补下元之首药。如脾虚有湿者不宜用。"《本草正义》讲："熟地黄且有微温之称，乃能补益真阴，不患其凝滞难化，而质愈厚重，力愈充足，故能直达下焦、滋津液、益精血。""凡津枯血小，脱汗失精，及大脱血后，产后血虚未复等症，大剂频投，其功甚伟，然黏腻浊滞，如大虚之体服之亦碍运化，故必胃纳尚佳，形神未萎者，方能任受。"《许氏幼科七种·怡堂散记》称："地黄，纯阴之品，火与日阳也，蒸晒九次，阳之极也，从阳引阴，从阴引阳，成交泰之象。其色纯黑，其液尽透，大有阳生阴之义。"《药品化义》谓："熟地，借酒蒸熟，味苦化甘，性凉变温，专入肝脏补血。因肝苦急，用甘草缓之，兼主温胆，能益心血，更补肾水。……安五脏，和血脉，润肌肤，养心神，宁魂魄，滋补真阴，封填骨髓，为圣药也。取其气味浓厚，为浊中浊品，以补肝肾。"《医学衷中参西录》载："谓熟地黄能大补肾中元气，此亦确论。凡下焦虚损，大便滑泻，服他药不效者，单服熟地即可止泻。""（熟地黄）为滋补肾主药，治阴虚发热，阴虚不纳气作喘，劳痰咳嗽，肾虚不溉水，小便短少，积成水肿，以及各脏腑阴亏虚损者，熟地黄皆能补之。……使阴血充足人身之原阳之气，自不能上脱下陷也。"《本草分经》曰："熟地黄，甘微温，入足三阴经。滋肾补肝，封填骨髓，亦补脾阴，除痰退热止泻。"

熟地：能促进骨髓造血功能，具抗贫血作用；促血液凝固；抗血小板凝集，抑制血管内血栓形成；强心、利尿，降低肾性高血压，改善心肌供血不足，增加脑血流量；升高外周白细胞，增强免疫功能；抗氧化，延缓衰老；抗肺癌、肝癌及黑色素瘤；降低血中胆固醇及甘油三酯；降血糖；抗甲状腺功能亢进；地黄具有对抗地塞米松垂体和对肾上腺皮质系统的抑制作用，并能促进肾上腺皮质激素的合成（王再谟等主编《现代中药临床应用》）。地黄对肾脏有保护作用，并能防止肾上腺皮质萎缩；对中枢神经系统有明显的抑制作用；有改善学习记忆功能；有抗炎作用（高学敏、钟赣生主编《中药学》）。

治营血虚滞、萎黄、眩晕、唇爪无华、心悸、月经不调或经闭等症，与当归、川芎、白芍同用，如四物汤（《合剂局方》）。治肝肾阴虚、腰膝痿软、虚火上炎、头晕目眩等症，与山药、山萸肉、茯苓等同用，如六味地黄丸（《小儿药证直诀》）。治阴虚不纳气作喘逆，与山药、山萸肉、生白芍、苏子等同用，如薯蓣纳气汤（《医学衷中参西录》）。

用法用量：煎服10～30g，止血宜炒炭用。

使用注意：无肝肾阴虚、脾虚食少、腹满便溏者慎用。

药物对比

生地黄	止血	出血鲜红、有热性症状者宜用。	应用	胃气弱者服之恐妨食。
熟地黄		出血已久、身体虚弱者宜用。		痰饮多者服之恐泥膈。

元参	滋阴	偏于清利咽喉。
熟地		偏于滋补肾阴。

临床应用

【不良反应】地黄水煎剂和醇浸剂给小鼠及大鼠灌胃，未见动物死亡及不良反应。肝肾组织未见明显病变（高学敏、钟赣生主编《中药学》）。

配伍应用

（1）治肾阳虚的胎漏及胎动不安。熟地黄30g，菟丝子20g，杜仲10g，白术20g，当归15g，制附子5g，艾叶炭10g，阿胶10g（烊化分冲），砂仁10g，柴胡3g（后下），甘草6g，水煎服。

（2）治肝肾阴虚、湿热所致的小便不通。熟地黄15g，山萸肉10g，山药10g，茯苓10g，牡丹皮5g，泽泻10g，萆薢15g，牛膝15g，川贝母6g，水煎服。

（3）治五心烦热。熟地黄、玄参、山萸肉、枸杞子、山药、牛膝、远志、酸枣仁、茯神各10g，鹿角胶（烊化分冲）6g，龟胶（烊化分冲）6g，槟榔6g，藿香1.5g，水煎服。

（4）补肾调冲法治习惯性流产。党参、枸杞子各15g，熟地黄、鹿角霜、菟丝子、巴戟天各20g，续断、杜仲各10g，每日1剂，水煎服（《中医祖传秘籍》）。

白芍药（白芍、芍药）

性味归经：苦、酸、微寒。入肝、脾经。

功效：养血调经，敛阴止汗，柔肝止痛，平抑肝阳。

白芍药（药材）：表面淡红棕（红与黄合成）色或灰白色，断面灰（黑与白合成）白色或微带棕色。

白芍药，气微寒，春之气，味酸能入肝经。"凡药气味有体有用，相反而实想成"，得木之味者，皆得土之气，故能入脾经（色黄亦入脾经）。

白芍药，微寒多液（单品煮之其汁甚浓），能清热滋阴，润燥而益血。气属阳，血属阴，阳亢则阴亏虚，气盛而血燥枯。酸寒入肝经，敛肝阴之下行，阳亢自愈。清血之热邪，气随血降，清敛肝之气阴而护营血。味苦入脾经燥脾湿（脾苦湿，急食苦以燥之），以利中焦气血之生化，故能养血柔肝调经（肝主疏泄）。其色白属金，能入肺经行其职降，肺主卫气，脾主荣气，荣者，人身中疏泄之气，热盛阳亢而荣卫有，卫气收敛，与风异性，风不伤荣而伤卫，卫被风伤病却在荣。卫伤则卫的收敛作用减少，荣的疏泄作用加大。芍药能敛荣气之疏泄而止汗，又因其寒胜热，酸收敛质多液，又能清热滋阴，敛阴止汗。

肝为刚脏，主疏泄，即调畅全身气机，推动血和津液的运行。其气最易横逆。横逆伤脾则脾痛，白芍酸凉多液，能敛肝气之横逆，并益肝之阴血，敛肝气，泻肝火，润肝燥，调气活血（苦泄血结），使肝柔和而气平，脾不受侮气行血治则痛除，白芍苦酸微寒，质重多液，能下行入肾经（色黑入肾经），补肾（肾欲坚，急食苦以坚之，用苦补之）滋阴，水能涵木，酸敛肝木之横逆，故能平抑肝阳。

《本草述校注》曰："白芍味酸，本为肝剂，而于脾最切者，以脾之主在肝也，即为脾之主，则即为肺之用，子母相生，而肝又以肺为主也。但白者由肝而效肺之用，故其色白，主气主收。……其收阴气者，即所以召阳，阳归阴中而邪火自散。脾属太阴，收阴者必先至脾，故泻火先与脾也，白芍之味苦而气微寒，固属阴也。……经曰：出地者阴中之阳，秉阴中之阳以出地者，是固在木矣，故其味酸。木秉阴中之阳以首出者，先即不离土矣。故又曰气平而入脾也。脾原与肾肝同居下以奉地气，尤胃与心肺同居上以布天气者。白芍所裹正合于肾之阴，肝之阴中阳，以归于脾，而络于胃也。白芍本阴气而酸收，故收脾之阴，即收胃之阳，胃阳收而脾阴自化，其曰收胃气，亦所以安脾肺也。脾阳足而万邪息，气虚者多由于耗散其阴中之阳，腹中虚痛病本属脾，脾虚而肝乘之，白芍泻肝邪更专补中焦脾气。至于一切血症用之，以血本于真阴也。但为寒为热佐使之妙，以意消息之，则无不取效者。"《本草正义》云："芍药，白者苦而微酸，能益太阳之脾阴，而收涣散之大气。亦补益肝阴，而安靖甲乙之横逆。《本经》主邪气腹痛，寒热疝瘕，止痛益气。《别录》所谓缓中者，无一非养毓肝脾两脏之真阴，而收摄两脏之逆气，斯邪气退藏，正气神益，腹痛及心胃之痛皆除，中气和调，寒热自己，疝瘕自定，皆白芍养脾柔肝之功用也。……益阴养血，滋润肝脾，皆用白芍。……要知肝秉刚强之性，非借阴液以涵濡之，则暴戾恣睢，一发而不可制，当其冲者，实唯脾土先蒙其寒，凡心胃痛、腹满痛、胸胁刺痛、支撑胀闷，无一非刚木凌脾之病。……仲圣以芍药治腹痛，一以益脾阴而摄纳至阴耗散之气，一以养肝阴而和柔刚木桀骜之威，与行气之药，直折肝家悍气者，截然两途，此泻肝与柔肝之辨，而芍药所以能治腹痛胀满，心胃刺痛，胸胁胀痛者，其全体大用，即是此法必不可与伐肝之剂作一例观也。……凡腹痛之当芍药者，皆太阴气滞，肝络郁结不舒之病，非属于虚寒一边，而中气虚寒，则又有建中法在，非芍药一味所能治，此寇宗奭，所以有气虚寒人禁用之说也。"《本草经疏》言："白芍药，女人以血为主。脾主统血，故治一切病，胎前产后，无非血分有关，配寒能凉血补血，故胎产诸病，土实则金肃而水气自敛，故治风，除热益血，故能补劳，退热除烦，脾充后天元气，得补则旺，故益气。酸寒能泻肝，肝平则脾不为贼邪所干，脾健则母能令子实，故安脾肺。……脾虚则中满，实则满自消，治中则心下不痞，泻肝则胁下不痛。"《汤液本草》谈："《难经》云，损其肝者，缓其中，即调血也。腹中虚痛，脾经也，非芍药不能除。"《医学启汤》认为："白芍药，补中焦之药，炙甘草为辅，治腹中痛；如夏月腹痛少加黄芩，若恶寒腹痛，加肉桂一分，白芍二分，炙甘草一分半，此仲景神品药也。"《医学衷中参西录》指出："芍药，善滋阴养血，退热除烦，能收敛上焦浮越之热下行自小便泻出，为阴虚有热小便不利者之要药。为其味酸，故能入肝以生肝血；为其味苦，故能入胆而益肝汁；为其味酸而兼苦，且又性凉，又善泻肝胆之热，以除痢疾后重，疗目疾肿痛。与当归、地黄同用则生新血；与桃仁、红花同用，则消瘀血，与甘草同用则调和气血，善治腹痛。"

《药义明辨》说："白芍药味酸，气微寒，主收脾之阴气。方书云，能补血，是究其动之所及，非指其体之所存也。太凡阴能育乎阳而阳郁者，以升阳为主，此味在所忌；若阴不能育阳而阳亢者，以收阴为主，此味不可少。"《玉楸药解》讲："芍药酸寒入肝，专清风燥而敛疏泄，故善治厥阴木郁风动之病。肝胆表里同气，下清风木，上清相火，并有捷效，然能泄肝胆风火，亦伐脾胃之阳。"《本草求真》谓："血之盛者，必赖辛之为散，故川芎号为补肝之气，气之盛者，必赖酸为之收，故白芍号为敛肝之液，收肝之气，而令气不妄行也。至于书载功能益气除烦、敛汗安胎（同桂枝则敛风汗，同黄芪、人参则敛虚汗）、被痹退热、及治泻痢后重、痞胀胁痛、肺胀嗳逆、痈肿疝瘕、鼻衄目涩、溺闭，何一不由于肝气之过盛，而致阴液之不敛乎？"《本草述钩元》载："虚寒本属脾，脾虚则肝乘之，白芍泻肝邪，更专补中焦脾气，是以取效。""（白芍）补血热之虚，泻肝火之实"（《本草正》）。

白芍：对机体的细胞、体液免疫及噬细胞功能均有调节作用；对中枢神经系统具有镇静、镇痛、抗惊厥，解热降温、耐缺氧作用；能抑制胃肠和子宫平滑肌而有解痉作用；抗血小板聚集，抑制血栓形成；扩张冠状动脉和外周血管，降低血压，增强心肌营养性血流量，抗心肌缺血；对消化系统溃疡有防治作用；保护肝损害；解黄曲霉毒素；抗病毒；降低血糖；清除自由基。抗缺氧、氧化，增强学习记忆；尚有抗炎作用（王再谟等主编《现代中药临床应用》）。总苷可改善不同功能状态下的大鼠睡眠；保护肾脏；抗抑郁、抗菌等作用（高学敏、钟赣生主编《中药学》）。

治妇女冲任虚损所致的崩漏下血、月经过多或妊娠下血，腹中疼痛者，与干地黄、当归、阿胶、甘草等同用，如胶艾汤（《金匮要略》）。治大病后阴阳不相维系，阳欲上脱之喘逆或汗出，或目睛上窜，或失精，小便不禁或大便滑泻，与熟地黄、山萸肉、生山药、生龙骨等同用，如既济汤（《医学衷中参西录》）。

用法用量：煎服5～15g，大剂量15～30g。

使用注意：阳衰虚寒之胸满、中寒腹痛作泄者等均不宜用。反藜芦。

药物对比

赤芍药	肝经血分药	性偏散（泻），活血行滞，宣化疡毒宜用。
白芍药		性偏收（补），敛阴养血，滋润肝脾宜用。

元胡	止腹痛	治气血凝结的腹痛。
白芍		治血虚热结的腹痛。

枳实	苦寒	破热结，坠坚气，利气中之血，气利则满减。
白芍		破阴结，布阳气，利血中之气，血利则痛除。

熟地黄	补血	性温，补血以入肾生精为主。
白芍		性寒，补血以养肝养阴为主。

桂枝	入肝经	性温，解表和卫阳。
白芍		性寒，滋敛和营阴。

柴胡	入肝经	疏肝解郁，性主升散。
白芍		养肝敛阴，性主降逆。

黄芩	清肝胆之热	偏于燥温，兼清肠热。
白芍		偏于敛饮，善缓肠急。

配伍应用

（1）治湿热痢疾。白芍20g，当归30g，茯苓10g，莱菔子炒10g，刘寄奴10g，槟榔6g，大黄6g，甘草6g，水煎服。

（2）手足肿痛方。白芍、当归、白术、茯苓、栀子各10g，柴胡、半夏、白芥子、甘草各6g，薄荷3g，水煎服。

（3）治三叉神经痛。白芍30～60g，全蝎、穿山甲、甘草各6～10g。川芎30g，蜈蚣1～3g，桃仁9～12g，细辛3～5g。每日1剂，水煎服，10日为一疗程，疗程间隔2～3日（《中医祖传秘籍》）。

当 归

性味归经：甘、辛、温。入肝、心、脾经。

功效：补血活血，调经止痛，润肠通便。

当归（原植物）"茎直立，带紫色"。（药材）"外表灰（黑与白合成）棕（红与黄合成）色或棕褐（黑与黄合成）色""断面黄白色""气清香浓厚""味甘微苦辛"。《纲目》曰：当归"以秦归头圆，尾多色紫，气香肥润。……最胜他处"。

当归色黄味甘，气香入脾经，"凡药气味有体有用，相反而实相成"，得土之味者，皆得木之气，故能入肝经（色紫含青色亦入肝经）。脾与心经络相通（脾足太阴之脉，其支者，复从胃别上膈，注心中）。色红味苦，亦入心经。

当归入肝经，辛补肝（肝欲散，急食辛以散之，用辛补之），甘缓肝急（肝苦急，急食甘以缓之）。味甘入脾补脾（脾欲缓，急食甘以缓之，甘补之），气香醒脾，益气血生化之源，甘温入心经，甘缓发散为阳，温助心阳。心主血，脾统血，肝藏血，三脏得健，故能补血养血，辛散温通香窜又能行滞活血。气轻味重，能升能降，辛散温行，质润通利，能补能动，行则有余，守则不足，为血中之气药。气行血充则经脉调。味甘缓急，气血畅行而疼痛止。能治一切血症，妇人经带胎产较多用，为妇科良药。质润多液，辛润降下（味辛属金，肺主肃降），润肠通便（肺与大肠相表里）。常用治心肝血虚的面色不华、头昏目眩、心悸怔忡；心脾两虚的体倦乏力、健忘失眠；血虚血瘀、月经不调、闭经、痛经；妊娠、产后诸疾，如伤胎腹痛、胎动不安、难产、胞衣不下、产后恶露不下、小腹冷痛、气血双方的乳汁不下，及跌打损伤的瘀血红肿疼痛、风寒痛痹、痈疽疮疡、肠燥便秘等症。

《纲目》云："成无己曰：脉者血之府，诸血皆属于心。凡通脉者必先补心益血，故张仲景治手足厥寒，脉细欲绝者，用当归之苦温以助心血。元素曰：其用有三，一心经本药，二和血，三治诸病夜甚。凡血受病，必须用之。血壅而不流则痛，当归之甘温能和血，辛温能散内寒，苦温能助心散寒，使气血各有所归。……头能破血，身能养血，尾能行血。全用，同人参、黄芪则补气而生血；同牵牛、大黄则行气而补血。"《中草述钩元》曰："人受气于谷，谷入于胃以传于肺，……此所受气者，蒸精液而化精微，上注于肺乃化而为血者，……肺合于心而气化，为血脉之所由始。……肺合于脾而血化，为经脉之所由通。"《本经疏证》言："当归发芽于仲春，开花于仲秋，其功始于肝，终于肺。始于肝终于肺，其物应升而反降，则以体者其性，气味者其用。当归体滑润，故不能升。气厚为阳，味薄为阴中之阳，阴足以挠阳，用不能违体，故遂展转牵率，只能上至于肺，外达于皮毛矣。专入血分，则以肝藏血、脾统血、心主血，皆在所部之内，又其体滑像血之质，花嫣红像血色。故其为用，一言以蔽之曰，治阳气颓于血分尽之矣。"

《本草乘雅半偈》称："（当归）味苦气温，臭香色紫，当入心，为心之使药，心之血分气分药也，祇判入血，便失当归本来面目矣，何也？血无气，则不能营运经隧，灌溉固身，彼此依循，互为关键。经云：藏真通于心，心藏血脉之气也。如咳逆上气，此即气不于归。……当归助气之用，益血之体，能使气血邪气，各归于所当归之地。"《本草崇原》道："当归花红根黑，气味苦温，盖禀少阴水火之气。主治咳逆上气者，心肾之气上下相交，各有所归，则咳逆上气，自平矣。""治妇人漏下绝子者，助肾脏之精气，从胞中而上交于心包，则妇人下漏不无时而绝子者可治也。治诸恶疮疡者，养血解毒也；治金疮者，养血生肌也。"《本草新编》按："当归是生气生血之圣药，非但补也。血非气不生，气非血不长。当归生气而又生血者，正其气血之两生，所以生血之中而又生气，生气之中而又生血也，苟单生气，则胎产之门，何以芎、归之散，生血于气之中？苟单生血，则止血之症，何以归、芪之汤，生气于血之内？唯其生气而即生血，血得气而自旺，唯其生血而即生气，气得血而更盛也。"《本草经百种录》谈："当归辛香而润，香则走脾，润则补血，故能透入中焦荣气三分，而为补荣之圣药。""气无形时骤生，血有形难速长。凡通闭气顺气，和阴清火，降遂生津，一切滋润通和之品，皆能令阴气疏通，不使元阳致害，即所以生血也。当归辛芳温润，兼此数长，实为养血之要品，唯著其血充之效，则血之得所养，不待言而可知。"《本草便读》指出："当归性味与川芎相近，而味甘为多，不如川芎之走窜耗散。功专养血活血，能理血中之气，同补药则补，同泻药则泻。虽为血病之要药，然总属辛香走窜，阴虚者仍宜禁之，肠润者不宜用。虽能调经，妇人亦不可多服，易成淋滞等病，以其性滑耳。"《医学启源》载："血壅而不流则痛，当归辛温以散之，使气血各有所归。"

《本草便读》认为："（当归）引诸血各归其经，甘苦辛温香且润，虽理血仍能调气，心肝脾脏畅而和。能解表以温中，可养营而止痛。下行破血，尾力为强；补血守中，归身独得。调营血自然风灭。诸痹仗此以宣通，行脏腑旁及奇经，胎产须知能受益。"《本草求真》说："当归气味辛甘，既不虑其过散，复不虑其过缓，得其温中之润，阴中之阳，故能通心而血生，号为血中气药。……能使血滞能通，血虚能补，血枯能润，血乱能抚。……寒郁而见疟痢腰腹头痛者，则当归用此散寒，寒散而血则和矣，……他如疮疡痈疽而见痛苦异常，肌肉失养而见皮肤不润，养冲脉为病而见气逆虽急，带脉为病而见腹痛腰如坐水，亦何不因血虚气无所附之意，得此则排脓痛止，痛消毒去，肤泽皮润。而无枯槁不荣之患矣。……体润性滑，大肠泄泻者则忌。"《本草害利》讲："（当归）气味辛温，虽能补血活血，终是行血走血之性，故能滑肠。其气与胃气不相宜，故肠胃薄弱、泄泻溏薄，以及一切脾胃病，恶食不思食，及食不消者，并禁用。"《本草分经》谓："（当归）散内寒不足，去瘀生新，润燥滑肠。"

当归水浸液能促进血红蛋白及红细胞生成，当归多糖促进贫血患者红细胞、血红蛋白、白细胞和股骨有核细胞数的恢复；保护肝损伤，促进肝细胞再生，恢复肝功能；阿魏酸能抑制血小板聚集、抗血栓，粉剂能降血脂，防治动脉粥样硬化，抗心肌缺血、缺氧。能扩张外周血管、降血压。增强细胞和体液免疫功能。挥发油及阿魏酸能双向调节子官功能状态。松弛气管平滑肌。藁本内脂解痉、镇静、抗炎、缺氧、辐射损伤。抑制某些肿瘤株生长（王再漠等主编《现代中药临床应用》）。当归煎剂或流浸膏对离体蟾蜍心跳有抑制作用，剂量加大，可使心跳停止于舒张期。抗心律失常、抗氧化和清除自由基，对脑损伤具有细胞修复、利尿，对膀胱平滑肌有兴奋、肾脏有一定保护等作用。当归能促进神经损伤后的功能恢复（高学敏、钟赣生主编《中药学》）。

治气血两虚之症，与黄芪同用，如当归补血汤（《兰室秘藏》）。治产后恶露不行、小腹疼痛，与川芎、桃仁、炮姜等同用，如生化汤（《傅氏女科》）。治血虚肠燥便秘，与牛膝、肉苁蓉、升麻、泽泻、枳壳同用，如济川煎（《景岳全书》）。

用法用量：煎服5～15g。

使用注意：阴虚内热、湿盛中满、大便滑泻及血热妄行者均忌用。

药物对比

白芍	补血	偏于养阴，性静而主守。血虚有热者宜用。
当归		偏于温阳，性动而主行。血虚有寒者宜用。

熟地黄	补血	性静，滋阴精而养血。
当归		性动，生新血而补血。

丹参	补血活血	祛瘀之力大于补血，祛瘀补血中血分偏热者宜用。
当归		补血之力大于祛瘀，祛瘀补血中血分偏寒者宜用。

黄芪	补血	补脾肺之气，以助生血之源。
当归		补心肝之血，以益补血和营。

肉苁蓉	通便	补阳益阴，润肠通便。
当归		养血润燥，滑肠通便。

临床应用

【不良反应】复方当归注射液有引起过敏性皮疹1例报道。有报道用遵生润肠丸重用当归加小米煎服，治疗一习惯性便秘患者时发生过敏反应，表现为胸闷、憋气、呼吸困难、张口抬肩。患者既往肌注当归注射液致喘息，经脱敏治疗而喘息停止。有用黄芪、当归入煎剂致过敏反应1例报道，患者服用养心汤（内有黄芪、当归），出现全身皮疹、红斑、颜面及口唇水肿，停服中药并行抗过敏治疗后，症状缓解。贴斑试验，结果：黄芪（＋）、当归（＋），其余药物呈阴性反应（高学敏、钟赣生主编《中药学》）。

配伍应用

（1）治血虚瘙痒（多见于老年人）。当归、生地黄、阿胶（烊化分服）各15g，牡丹皮、紫草、蝉蜕、牛蒡子各10g，水煎服。

（2）治妇人无乳。补血益阴通乳窍汤：当归、白术、麦冬各15g，熟地黄、白芍、穿山甲、王不留行各10g，通草、柴胡、远志各3g，水煎服。

（3）①治痛经。小茴香四钱（炒研细），当归四钱，枳壳五钱，水煎，去渣分二次服，服时中入小茴香末二钱，每次经来前连服4剂就可以了。②治经期提前：15岁以上妇女，月经提前，行经不顺，经期腹痛或经血结块，皆可用当归二钱、白芍二钱、茯苓钱半、白术钱半、甘草七分、柴胡钱半、薄荷一钱、生姜三片、牡丹皮二钱、栀子钱半。以水二碗煎九分，服用可愈（以上均摘自周洪范著《中国秘方全书》）。

何首乌

性味归经：苦、甘、涩、微温。入肝、肾、心经。

功效：①制用：补肝肾，益精血，乌须发，强健腰膝，涩精止带。②生用：解毒，消痈，截疟，润肠通便。

《中药大辞典》讲："何首乌（药材）外表红褐（黑与黄合成）色或紫（蓝和红合成，蓝中含青）褐色，断面淡红棕（红与黄合成）色或淡黄棕色。（性味）苦、甘、涩（辛与酸合成）。"

何首乌，微温，禀春之气，色紫（含青）味酸入肝经。色黄味甘属土，"凡药气味有体有用，相反而实相成"，得土之味，皆得水之气，又入肾经（色黑亦入肾）。色红味苦，故入心经（得水之味者，皆得火之气，亦能入心经）。

何首乌制用性温，苦入肾补肾（肾欲坚，急食苦以坚之，用苦补之），益精血（肾主精，精生血）。辛甘入肝经补肝（肝欲散，急食辛以散之，用辛补之），缓急柔肝（肝苦急，急食甘以缓之），生精血（肝藏血精血同源，血可化精）。其入中焦，甘补脾，苦燥湿，温助中焦阳气，以利气血之生化（中焦受气，取汁，变化而赤，是谓血）。其入心经，甘缓发散为阳，酸敛心气之涣散，以利血生（心主血），肾主发，发为血之余；腰为肾之府，膝为筋所聚（肝主筋）。味酸收敛涩精止带。何首乌，辛散苦泄温通，补肝肾，益脾心。行气活血，温而不燥，补而不腻，性质平和，能益精血，乌须发，强腰膝，涩精止带，为调补精血的妙药。常用治精血亏虚的头晕目花。须发早白，腰膝酸软，男子遗精、滑精，妇女崩漏、带下等症。

何首乌生用气寒，能清解热毒、味甘解毒、辛散苦泄、行气血，苦能燥湿而除痰滞，治热盛痰聚、营卫不和的痈肿（营气不从，逆于肉理，乃生痈肿）。疟疾是由于疟邪侵入人体、伏于少阳、出入营卫、正邪交争所致的疾病，久疟体虚，阴虚血亏，热多寒少而病不愈。何首乌能入胆经（肝与胆经络相连，入肝亦入胆），生用辛苦发散，气寒胜热。气甚雄则制疟作，涩敛胆气之外泄，扶正治疟邪，有小毒，以毒攻毒杀疟原虫，且能滋阴补肝。

寒清热邪，主治寒热痎疟，无论疟疾是痰热交织，或是阴血亏虚，皆能治之。富含液汁，又能润肠通便，凡是湿热风毒、黄水淋沥、疥癣瘰痛、疮痈肿毒、瘰疬流注及肠燥便秘等症，又为多用之药。

《本草正义》曰："何首乌之根，入土甚深，而藤延长，极多且远，能入夜交缠，含至阴之气，有凝固能力，所以专入肝肾，补养真阴。且味固甚厚，稍兼苦涩，性则温和，皆与下焦封藏之理符合，故为填益精气，备有阴阳平秘作用。……以根深入土藤又远蔓，故能有宣通经络之故，且赤者直入血分故耳。"《本草经解》云："何首乌，肝主筋，肾主骨，藏精与髓。胆气疏利肝血润，心血充则肾精足，……苦温益心血，故能坚筋骨，益精髓。"《本经逢原》言："何首乌，厥阴少阴药也，性禀阴中之阳，……肾主闭藏，肝主疏泄，以此气温味苦涩，苦走肾，温补肝，能收敛精气，所以养血益肝，固精益肾，健筋骨，乌须发，为滋补良药。"《本草求真》称："何首乌，诸书皆言滋水补肾，黑发轻身，备极赞赏，与地黄功力相似。独冯兆张辩论甚晰，其言首乌苦涩微温，阴不甚滞，阳不甚燥，得天地中和之气。熟地首乌虽俱补阴，然熟地禀仲冬之气以生，蒸虽至黑。则专入肾而滋天一之真水矣！其兼补肝者，因滋肾而劳及也。首乌禀春气以生，而为风木之化，入通于肝，为阴中之阳药。故专入肝经以为益血祛风之用，其兼补肾者，亦因补肝而兼及也。一为峻补先天真阴之药，故其功可立救孤阳亢烈之危。一系调补后天营血之需，以为常服长养精神，却病调元之饵。先天后天之阴不同，奏功之缓急轻重亦有大异也。……补血之中，尚有化阳之力，岂若地黄功专滋水，气薄味浓，而为浊中浊者，坚强骨髓之用乎？"《本草征要》道："（何道乌）补阴而不滞不寒，强阳而不燥不热，禀中和之性，而得天地之纯净者欤。"《纲目》载："何首乌，足厥阴少阴药也。白者入气分，赤者入血分。肾主闭藏，肝主疏泄，此物气温，味苦涩，苦补肾，温补肝，涩能收敛精气，所以能养血益肝，固精益肾，健筋骨，乌髭发，为滋补良药，不寒不燥，功效地黄、天门冬诸药之上。"

《本草汇言》说："（何首乌）唯其性善收涩，其精滑者可用，痢泄者可止，久疟虚气散漫者可截，此亦莫非意拟之辞耳。倘属元阳不固而精遗，中气衰陷而泻痢，脾元困疲而疟发不已，此三证自当以甘温培养之剂治之，又不必假此苦涩腥劣，寒毒损胃之物所取效也。"《本经逢原》谈："何首乌，……不寒不燥，功在地黄、天门冬诸药之上。气血大和，则风虚斑肿、瘰疬之疾可愈。生则性兼发散，主寒热痰疟，及痈疽背疮皆用之。今人治津血枯燥及大肠风秘，用鲜者数钱煎服即通，以其滋水之性最速，不及封藏即随之下泄也，与苁蓉之润燥通大便无异，而无助火之虞。肠风脏毒，用干者为末米饮，日服二三钱有效，盖其内温肝肾，并祛少阴风热之验也。"《本草经读》讲："唯何首乌于久疟久痢多取用之。盖疟少阳之邪也，久而不愈，少阳之气惯为疟邪所侮，俯首不敢与争，任其出入往来，绝无忌惮，纵旧邪已退，而新邪复乘虚入之则为疟，纵新邪未入，而营卫不调之气，自袭于少阳之界亦为疟。首乌在妙直入少阳之经，其气甚雄，雄则足以折疟邪之势；其味甚涩，涩则足以堵疟邪之路。邪若未净者，佐似柴、芩、桔、半；邪若已净者，佐以参、术、芪、归。一二剂效矣，设初疟而即用之，则闭门逐寇，其害有不可胜言矣。久痢亦用之者，以上气欠陷，当于少阳求其生发之气也，亦以首乌之味最苦而涩，苦以坚其肾，涩以固其脱；宜温者与姜、附同用；宜凉者与芩、连同用，亦捷法也。"《本草乘雅半偈》言："唯生首乌之治疟，实有速效，治痞亦有神功。"《本草正义》谓："（何首乌）好古谓泻肝风，乃是阴不涵阳，水不养木，乃致肝木生风。此能补阴，则治风先治血，血行风自灭，亦其所宜。但此是滋补以熄风，必不可误以为泻肝。"《本草经解》认为："瘰疬少阳之郁毒，首乌入少阳，气温则通达，所以主之，痈肿及头面风疮，皆属于心火，味苦入心，气温能行，所以主之。"《重庆堂随笔》指出："何首乌，内调气血，外散疮痈，功近当归，亦是血中气药。第当归香窜，主血分风寒之病，首乌不香，主血分风热之疾为异耳。故同为妇科要药，兼治虚疟，并滑大肠，无甚滋补之力，昔人谓可代熟地，实未然也。"《玉楸药解》强调："何首乌，敛肝气之疏泄、遗精最效，舒筋脉之拘挛，偏枯最良。瘰疬痈肿皆消，崩漏淋沥俱止。""主瘰疬，消痈肿，疗头面、五痔"（《开宝本草》）。

何首乌能促进造血功能、增强免疫功能、降血脂、抗动脉粥样硬化；延缓衰老；增加脑、肝蛋白含量；保肝；减慢心率；能增加冠脉血流量、抗心肌缺血；促进肠蠕动而呈泻下作用；提高分泌系统功能（促进肾上腺皮质功能，增加肾上腺重量及血中甲状腺素含量）（王再谟等主编《现代中药临床应用》）。何首乌中的二苯乙烯苷类（STI）成分具有较强的体外抗氧化能力和清除活性氧作用；改善小鼠记忆，有明显抗疲劳作用；抗老年性痴呆；有抗肿瘤、抗诱变、抗骨质疏松，促进黑色素生成等作用（高学敏、钟赣生主编《中药学》）。

治精血亏虚、腰酸脚软、头晕眼花、须发早白等症，与当归身、枸杞子、菟丝子、牛膝等同用，如七宝美髯丹（《医方集解》引邵应节方）。治久疟之面色萎黄、体倦乏力等症，与人参、当归、陈皮、煨生姜同用，如何人饮（《景岳全书》）。

用法用量：煎服，10～30g。截疟、润肠、解毒宜用生首乌；补益精血宜用制首乌。

使用注意：脾虚有湿、大便溏泄及痰湿较重者不宜用。

药物对比

何首乌	赤：主入血分，补肝肾，益精血较好，消痈肿疮毒多用之。
	白：主入气分，补肝肾，益精血较差，治风痒面疮多用之。

熟地黄	补肝肾	味厚滋腻，偏于滋补真阴，气血虚弱，急需滋补者宜用。
何首乌		补而不腻，尚有化阳之力，心血不足，长期慢服者宜用。

怀牛膝	补精髓	偏于强筋骨，引血下行。
何首乌		偏于益精血，通便解毒。

何首乌	同本植物	根：善补血益精，通便解毒。
夜交藤		茎：治失眠多梦，周身酸痛。

临床应用

【不良反应】何首乌的毒性成分为蒽醌类，如大黄素、大黄酚、大黄素甲醚、大黄酸等。服用量过大，对胃肠产生刺激作用，出现腹泻、腹痛、肠鸣、恶心、呕吐等症，重者可出现阵发性强直性痉挛、抽搐、躁动不安，甚至发生呼吸麻痹。亚急性毒理实验表明，何首乌对大鼠、小鼠心肝肾等重要器官无明显损害。如患者体内缺乏肝脏同工酶代谢及其蛋白质分泌缺陷或缺乏时，会造成药物在体内堆积而出现药源性肝损伤。何首乌在机体代谢过程中，产生某些毒性物质，引起肝细胞脂质过氧化致肝细胞坏死。临床应用上出现肝损害不良反应较多见（如使用不当、剂量过大、配伍不当或服用时间太久）。因用量大（50～100g）、发病期短，停药可减轻症状，服何首乌可复发。何首乌还可引起过敏症状，如皮疹、瘙痒、药物热等，一般抗过敏治疗后症状消失。其他报道首乌引起的副作用还有眼部色素沉着、上消化道出血等（高学敏、钟赣生主编《中药学》）。

配伍应用

（1）治阴血不足的慢性荨麻疹、湿疹。生首乌、刺蒺藜各15g，当归、蝉蜕、茺蔚子、赤芍、威灵仙、石菖蒲各10g，甘草6g，水煎服。

（2）治白头发。首乌枸杞九味方：制首乌60g，枸杞15g，龙眼肉15g，川牛膝6g，当归5g（女性加倍），生地黄15g，五味子6g，白糖60g，好烧酒1斤。将药共为粗末，加酒、糖共入瓶内。要先以开水冲洗数次（但注意水温度过高，瓶透热宜爆炸）。每日服3次，每次30g或60g。若改制丸药，可云龙眼肉加生地15g，桑椹子120g，为蜜丸。

（3）治缺铁性贫血。全当归、制首乌、黄芪各20～30g，党参、五味子、乌梅、陈皮、茯苓、丹参各15～20g，熟地黄、枸杞子各10～15g，甘草10g。上药水煎，每日1剂，分2～3次口服，1个月为1个疗程（《中医祖传秘籍》）。

（4）治肠燥便秘。何首乌20g，火麻仁15g，黑芝麻20g，加水300mL，煎为100mL，日服1次，多数用药3～5日见效（《一味中药治顽疾》）。

（5）治虚劳、血劳。症见面色白，身倦懒言，动则气短，食少便溏，腰脊酸冷，两足痿弱，包括贫血、慢性再障、白细胞减少诸病。生血增白汤（梁贻俊）：人参10～20g，白术15g，当归10g，首乌20g，淫羊藿20g，菟丝子20g，肉桂3～6g，枸杞子20g，女贞子20g，赤芍30g。用法：人参另煎兑服，余药以水900mL浸泡，用中小火煎40分钟倒出，二煎以水700mL煎30分钟倒出，早晚空腹温服（《首批国家级名老中医效验秘方精选》）。

阿胶（驴皮胶、阿胶珠）

性味归经：甘、平。入肺、肝、肾经。

功效：补血滋阴，润燥，止血。

阿胶（药材）"表面棕（红与黄合成）黑色或乌黑色""断面棕黑色或乌黑色"。高学敏、钟赣生主编的《中药学》说："（炮制）先将蛤粉置锅内，加热至轻松时放入切好的骰形小块阿胶，炒至鼓起成球状，呈黄白色，立即取出筛去蛤粉，放凉，即阿胶珠。"

阿胶是黑驴皮经阿井之水煎熬而成的。肺主皮毛，犹人身肺之义，故入肺经（色白亦入肺经）。"凡药气味有体有用，相反而实相成"，得金之味者，皆得木之气，又能入肝经（阿井乃济水之眼，水清而重，其性下趋，《内经》以济水为天地之肝，又因其气平，微温或微寒，禀春之气，故入肝经）。色黄味甘属土，得土之味者，皆得水之气，又能入肾经（色黑亦入肾）。

阿胶乃血肉有情之品，同性相求，有良好的补血作用，阿胶甘入脾生血（脾欲缓，急食甘以缓之，甘补之）。脾健能益肺生血（中焦亦并胃中，出上焦之后，此所受气者，泌糟粕，蒸津液，化其精微，上注于肺脉，乃化而为血）。味甘入肝缓肝急，柔肝和血，以利血液的蓄藏（肝主藏血），质粘柔润能滋阴润燥，其入肾经，肾得阳滋能补水以润肝木。肝得补而血藏，脾得补则血摄，且阿胶在熬制中并加入适量炒蒲黄，炒蒲黄又为止血良药。故本品又为治阴虚血少，虚火妄动不可缺少之药，常用治心肝血虚（色红为火之色，能入心经）、面色㿠白、头晕目眩、心悸乏力、热病伤阴的五心烦热、心烦不寐、阴血亏虚，水不涵木的手足蠕动等，虚风内动，及肺阴不足的虚劳喘咳、阴虚燥渴，或阴虚血亏的咯血、吐血、尿血、便血、崩漏下血等症。

《本草择要纲目》曰："阴不足者，补之以味。阿胶以甘，以补阴血也。"《本草述校注》云："阿胶，以乌驴皮得阿井水煎而成，皮毛者，肺之合，人物一也。驴皮乌者，合北方水色，犹人身肾至肺之义。阿水清而重，其性下趋，合火化以成其顺而润下，俾得返其所始，昔哲云入手太阴足少阴，肺贯心脉而行呼吸，气者火之灵，心乃火主也，岂不属阳？第离中有坎，肾脉之直者上贯肝膈，入肺中，而其支者又从肺出络心，注胸中，是肺固贯心脉以行呼吸，而离中坎，心脉更借肺阴以下注，肺阴即肾脉之贯膈而入者，……唯是阴浴，而阳乃得化，谓阴降而阳随之以归命门，以神三焦之用者，独其阴从阳出者，而益阴即以袼阳。……肺阴下降，则主血者不病。入心生血，则火熄风平。"《本草求真》称："阿胶得阿井纯阴之济水，又得纯黑补阴之驴皮，气味俱阴，既入肝经养血，复入肾阴滋水。水补而热自制，故风自尔不生，又胶润而不燥，胶性既能润肺，复能趋下降浊使痰不至上逆耳。"《本草便读》言："阿井出山东，为济水所伏流之处，其水清而且重，无论尘滓，皆可澄下，即以少许用搅浊水，亦能立清。黑驴皮，皮可入肺，黑能入肾。血肉有情之品，使之金水相生，补养血液。肝为藏血之地，血足则肝木受荣，风邪自息，和合煎胶，为治虚劳咳嗽一切血证之要药。"《纲目》谈："时珍曰：阿胶大要只是补血与液，故能清肺益阴而治诸证……又痢疾多因伤暑伏热而成，阿胶乃大肠之要药，有热毒留滞者，则能疏导，无热毒留滞者，则能平安。"《本草述》按："（阿胶）其言化痰，即阴气润下，能逐炎之火所化者，非概治湿滞之痰也。其言治喘，即治炎上之火，属阴气不守之喘，非概治风寒之外束，湿滞之上壅者也。其言治血痢，如伤暑热痢之血，非概治湿盛化热之痢也。其言治四肢酸痛，乃血涸血污之痛，非概治外淫所伤之痛也。"《本草思辨录》载："阿胶为补血圣药，不论何经悉所任，……内补当归汤，则曰去血过多加阿胶。"

《本草经解要》说："阿胶气平，禀秋收之金气，入手太阴肺经；味甘无毒，得地中正之土味，入足太阴脾经，气味降多于升。色黑质润，阴也，心腹者，太阴经行之地也。内崩劳极者，脾血不统……味甘以统脾血，血自止也。"《本草求真》讲："阿胶，至于痔漏肠风，衄血血淋下痢，暨经枯崩带，胎动痛肿，治克有效，亦是因血枯燥，伏热而成，故能得滋而解。"《本草经疏》谓："阿胶，今世以之疗吐血、衄血、血淋、尿血、肠风下血、血痢、女子血气痛、血枯、崩中、带下、胎前产后诸疾，及虚劳咳嗽、肺痿、肺痈脓血杂出等证者，皆取其入肺、入肾、益阴滋水、补血清热之功也。"《汤液本草》认为："阿胶益肺气，肺虚极损，咳嗽唾脓血，非阿胶不补。仲景猪苓汤用阿胶，滑石以利水道。《活人书》四物汤加减例，妊娠下血者加阿胶。"《中药大辞典》载：朱震亨指出"（阿胶）久嗽久痢，虚劳失血者宜用。若邪胜初发者，用之强闭其邪而生他证"。

阿胶：能促进造血功能，加速红细胞及血红蛋白生长，升高白细胞和血小板；其治贫血优于铁剂；改善体内钙的平衡，促进钙的吸收和体内的存留，使血清钙含量增高，促进血液凝固，故有促凝止血之效；提高耐缺氧、耐寒冷、耐疲劳和抗辐射损伤；抗进行性肌营养障碍；升高血压；抗失血性休克或组胺休克的能力；提高巨噬细胞的吞噬能力；促进健康人淋巴细胞转化；改善男子不育、女子不孕，起到营养胎儿、增加智力、加速生长发育、延缓衰老的作用（王再谟等主编《现代中药临床应用》）。阿胶可促进软骨细胞、成骨细胞的增殖及合成活性，加快软骨内骨化；有促进骨愈合作用；阿胶含非必需氨基酸，故肾功能不全者慎用，不利于肌酐、尿素氮下降。阿胶能使内毒素引起的血压下降、总外阻力增加……减轻或尽快恢复、稳定。对油酸造成的肺损伤有保护作用。阿胶对血管有扩容作用及增强记忆作用（高学敏、钟赣生主编《中药学》）。

治气虚血少的虚羸少气、心动悸、脉结代，与炙甘草、人参、干地黄等同用，如炙甘草汤（《伤寒论》）。治妇人经水淋沥、胎前产后下血不止等症，与当归、干地黄、芍药等同用，如胶艾汤（《金匮要略》）。

用法用量：入汤剂宜烊化冲服，5~15g。

使用注意：脾胃虚弱、消化不良、外有表邪、内有实热及痰湿呕吐、脾虚泄泻者不宜用。

药物对比

当归	补血	既补且活，能疗痈疮并止痛。	润燥	治血虚肠燥。
阿胶		能补能止，有瘀忌用不止痛。		善润肺止咳。

熟地	滋阴补血	性温，偏于滋补肾阴，填精髓而补血，善养心血。
阿胶		性凉，偏于润肺滋阴，补血兼能止血，善养肺阴。

临床应用

【不良反应】家兔实验结果提示，阿胶含非必需氨基酸为主，故对肾功能不全者慎用，不利于肌酐、尿素氮下降（高学敏、钟赣生主编《中药学》）。

配伍应用

（1）治血小板减少症。阿胶15g，花生米外衣30g，共为细末，热开水冲服，每次6g，日3次。

（2）治妇女绝经后复来（回头产）。阿胶25g，当归25g，冬瓜仁10g，红花1g，水煎服。

（3）治原发性血小板减少性紫癜，以皮肤和黏膜出血为主症。理血养肝健脾汤（邵经明）：当归12g，白芍12g，生地黄20g，牡丹皮12g，阿胶9g，墨旱莲12g，白术12g，茯苓12g，炙甘草6g。每日1剂，水煎，分两次服（《首批国家级名老中医效验秘方精选》）。

龙眼肉（龙眼、桂圆肉、桂圆）

性味归经：甘、温。入心，脾经。

功效：补益心脾，养血安神。

龙眼肉表面黄棕（红与黄合成）色。质柔韧而微有黏性；气香（《中药大辞典》）。

龙眼肉色黄，味甘，气香入脾经。脾脉又入心脉相通（脾足太阴之脉，起于大指之端……其支者，复从胃别上膈，注心中），又色红故入心经。

龙眼肉入脾经，味甘补脾（脾欲缓，急食甘以缓之。甘补之），性温行血。气香醒脾，助气血之生化，汁赤气香入心通窍，利气血的通畅。汁润浓厚，润可滋阴，浓厚益血，温助阳气，以利心脾血生（无阳则阴无以生），心主血，脾统血，阴滋血生，大益心脾。脾主思，心主神志，若思虑过度则脾受伤而心血耗，可致健忘，怔忡、惊悸、不寐等病发作。神归于血，智生于神。脾得补，思不伤中脾气升，气血充盈记忆清；心得补，志强神壮惊悸定。质润心阴，温助心阳，心血自生，心得血补而火下降（心主降），交于肾（"凡药气味有体有用，相反而实相成"，得火之味者，皆得水之气，且肾足少阴之脉，其支者从肺出络心，注胸中。故能入肾经）水火相济，坎离自交，故神志安定。

龙眼肉滋营充液，大补阴血，性温不烈，气香行滞，无黏壅之弊。为平和的滋补剂，常用治心脾劳伤血亏的惊悸怔忡、食少体倦、失眠健忘，或脾气虚弱、统摄失权的崩漏、便血、泄泻及年老体衰，产后、大病后气血亏损的体倦乏力、少气自汗、面色姜黄等症。

《本经续疏》曰："龙眼壳色青黄，固象以木疏土。肉本洁白，转而红紫，又象金火交媾；化汁为赤，味甘且厚，恰大展力于中。五脏之邪不能干，与志之安，总赖中之宣布，则厌食为是物之功能主脑矣。……不知五谷为养，五果为助，五畜为益，五菜为充，原非治病之物，曰厌食，则明明取为食之助以奉生，非可恃以攻坚补缺者也。奈之何欲与药石并列而言哉？"《本草述校注》云："龙眼：兹味采摘于白露后星金趋水之气居多，是为血之化原强居其半矣。既是血之化原，而又甘先入脾，统血者得其益，自能由子以及母，况脾脉偕肾脉以入心，更有捷得之效乎。"《医学衷中参西录》称："龙眼肉：味甘，气香，性平，液浓而润，为心脾要药。能滋生心血（凡药之色赤液浓而甘者，皆能生血），兼保合心气（甘而且香者皆能助气），能滋补脾血（味甘归脾），兼能强健脾胃（气香能醒脾），故能治思虑过度、心脾两伤（脾主思，过思则伤脾），或心虚怔忡、寝不成寐，或脾虚泄泻，或脾虚不能统血，致二便下血。为其味甘能培补脾土，即能有益肺金（土生金），故又治肺虚劳嗽、痰中带血，食之甘香适口，以治小儿尤佳。"《药品化义》言："桂圆，大补阴血，凡上部失血之后，入归脾汤同莲肉、芡实以补脾阴，使脾旺统血归经。如神思劳倦、心经血少，以此助生地、麦冬以补养心血。又筋骨过劳、肝脏空虚，以此佐熟地、当归，滋补肝血。"《纲目》谈："食品以荔枝为贵，而资益则龙眼为良。盖荔枝性热，而龙眼性和平也。严用和《济生方》治思虑劳伤有归脾汤，取甘味归脾，能益人智之义。"《玉楸药解》道："龙眼肉，补阴生血，而不致滋湿伐阳，伤中败土，至佳之品，胜归地诸药远矣。"

《本草求真》说："龙眼气味甘温，多有似于大枣。但此甘味更重，润气尤多，于补气之中，更有补血之力。故书载能益脾长智、养心葆血，为治心脾要药，是以心思劳伤，而见健忘、怔忡、惊悸、暨肠风下血，俱可用此为治。盖血虽属心生，而亦赖脾以统，思虑而气既耗，则非甘者不能以补；思虑而神丧损者，则非润者不能治。龙眼甘润兼有，既能补脾固气，复能保血不耗，则神气自尔长养，而无惊悸健忘之病矣。至书有言久服令人轻身不老，百邪俱辟，止是神智长养之谓。……但此味甘体润，凡中满气壅，肠滑泄利，为大忌耳。"《本经逢原》讲："龙眼肉补血益肝，同枸杞熬膏专补心脾之血，……然中满家呕家勿食，为其气壅也；师尼寡妇勿用，以其能助心之火，与三焦之火相煽也。"《理虚元鉴》谓："龙眼大补习血，功并人参，然究为湿热之品，故肺有郁火，火亢而血络伤者，服之必剧。世医但知其补，而昧于清温之别，凡遇虚劳，心血衰少，夜卧不宁之类，辄投之。殊不知肺火既清之后，以此大补心脾，信有补血安神之效，若肺有郁伏之火，服之则反助其火；若正当血热上冲之时，投此甘温大补之味，则血势必涌溢加冲，不可不慎也。"《本草汇言》指出："甘温而润，恐有滞气，如胃热有痰有火者，肺受热，咳嗽有痰有血者，又非所宜。"甘甜助火，亦能作痛，若心肺火盛，中酒呕吐及气膈郁结者，皆宜忌用（《药品化义》）。

龙眼肉提取液能促进生长发育、增强体质，能明显延长小鼠常压耐缺氧存活时间，减少低温下死亡率（高学敏主编《中药学》）。抗应激，增强非特异性免疫；抗衰老；降低血脂；增加冠状动脉血流量，保护心肌；抑制人宫颈癌细胞（王再谟主编《现代中药临床应用》）。有强壮抗肿瘤作用；龙眼肉乙醇提取物可明显影响大鼠垂体——性腺轴的功能，这为临床产妇产后食用较大剂量龙眼肉时乳汁明显减少，而且子宫恢复不好、失血较多，提供了理论依据（高学敏、钟赣生主编《中药学》）。

治心脾两虚、气血不足、神疲食少、心悸失眠等症，与党参、黄芪、白术、当归、酸枣仁等同用，如归脾汤（《济生方》）。治脾虚泄泻：龙眼干14粒，生姜3片，煎汤服。治妇人产后水肿：龙眼干，生姜，大枣，煎汤服。后二方均摘引自《中药大辞典》转载《泉州本草》之方。

用法用量：煎服10～25g，大剂量30～60g。

使用注意：湿阻中焦、痰饮内停或有火者忌用。

药物对比

龙眼肉	补益心脾	偏于养心补血。治心血虚之症。
大枣		偏于补脾和胃。治脾胃虚之症。

临床应用

给小鼠灌服龙眼肉和蛤蚧提取液25mL/kg（每mL含桂圆肉1g、蛤蚧0.5g），7日内无不良反应及死亡（高学敏、钟赣生主编《中药学》）。

配伍应用

（1）治产后血虚的面色苍白、目合不紧、手足微颤、面赤脉弱等症。龙眼肉半斤，水半斤，煎汁约200mL，去渣取汁，随时饮之（瘀血上冲者禁用）。

（2）治气血虚证。①龙眼肉，剥盛竹筒或瓷碗内，每用30g，入白糖3g，素体多火者，加西洋参3g，碗口罩以丝绵一层，日日于饭锅上蒸之。凡衰羸老弱、别无痰火便滑之病者，每以开水和服1匙，大补气血，力胜黄芪，产妇临盆服之尤妙。②龙眼肉6～12g持续服用，治病后体虚及产后均有调补或脑力衰退等，有一定帮助（《中国偏方秘方验方汇海》）。

（3）心脏病患者有心悸怔忡、神志不宁、烦躁不安、无端忧虑或紧张等症状时，都可以取莲子20粒，去衣除芯，与龙眼肉10颗，桃仁30颗，酸枣仁三钱，糖水同煮，能使病症缓和（周洪范著《中国秘方全书》）。

4.补阴药

枸杞子（枸杞）

性味归经：甘、平。入肝、肾经。

功效：滋补肝肾，益精明目。

枸杞子：植物宁夏枸杞的干燥成熟果实，"表面鲜红色至暗红色"，肉质柔润，内有多数黄色种子。"味甜，嚼之唾液染成红黄色"。"夏秋二季果实呈橙（黄和红合成）红色时采收"（高学敏主编《中药学》）。

枸杞子色黄味甘属土。"凡药气味有体有用，相反而实相成"，得土之味者，皆得水之气，故能入肾经（扁平似肾脏形）。得土之味者，又得木之气（性平，微温或微寒，春之气，故亦能入肝经）。

枸杞子，性平偏微寒，质润多液能益阴，阴生则阳长，色红亦似火能温阳。"精不足者，补之以味"，味甘入肝缓急（肝苦急，急食甘以缓之）柔肝和血，其入肾经。津润多液益肾阴，性滋而补，精血自生（精能化血），以补血为主。能滋阴而益阳（无阴则阳无以化），偏重补阴为滋补肝肾的要药，肝开窍于目，黑睛是肝与筋膜的精气上注；瞳子是肾与骨髓的精气所生。目得血而能视，前贤认为"目非血不精，非水不明"。肝肾亏虚，精血不能上注于目则两目昏暗，视物模糊。枸杞子补肝肾，益精血（肾主精，肝藏血，精能生血，血可化精），精血上奉目自明。常用治肝肾不足的腰膝酸痛、阳痿遗精、须发早白及肝肾阴虚或精血不足的眼涩目昏、内外障眼、迎风流泪等症。

《本草思辨录》曰："枸杞子内外纯丹，饱含津液。子本入肾，此复以肾中水火兼具之象，味厚而甘，故能阴阳并补，气液骤增，而寒暑不畏，且肾气实则阴自强。"《景岳全书·本草正》云："枸杞，味重而纯，故能补阴，阴中有阳，故能补气。所以滋阴而不致阴衰，助阳而能使阳旺。虽谚云离家千里，勿食枸杞，不过谓其助阳耳。似亦未必然也，此物微助阳而无动性，故用之以助熟地黄最妙。其功则明耳目，添精固髓，健骨强筋，善补劳伤，尤止消渴，真阴虚而脐腹疼痛不止者，多用神效。"《本草新编》称："枸杞秉阴阳之气而生，亲于地者阴之气，亲于天者阳之气也。得阳之气者益阳，得阴之气者益阴，又何疑乎？唯是阳之中又益阴，而阴之中不益阳者，天能兼地，地不能包天，故枸杞子益阳而兼益阴。"《本草述校注》载："枸杞子，其实结于秋，谓之得金气也，却色红而润，是金中有火，金火合而血化，故红而润，此所谓阴中含阳，得金气之专，不等于草根者此耳，盖金以火为主，火以金为用也。能润心燥，是离中有坎而血生，故下归于肾，乃得坎中有离而气化，因火得金为用，故润心燥而血生，金得火为主，故归肾宅而气化，此所谓精不足者补之以味，而此味能补虚劳也。抑得金气专者，阴必合于阳，乃得元气之全，盖金中有火，便得坎中有离而元气以生，且味甘中土，与气交之化气，固自心肺归肾肝，以益阴而还其元，即并益阴中之阳矣。盖气不化则精亦不足，此红润而甘者固为味之厚，亦为气之全，味厚而益阴者有其资生，气全而化精者有其资始。……是从天气由阳以归于下之阴，即得从地气以达乎上之阳，而从阴达阳者唯肝胆为先，此先圣所谓肝开窍于目与所云命门者目也之义合矣。"《本草害利》认为："（枸杞子）虽为益阴除热之要药，若脾胃虚弱，时泄泻者勿入。须先理脾胃，俟泻之用之，须同山药、莲肉、车前、茯苓相兼，则无润肠之患。故云，脾滑者勿用。"《重庆堂随笔》指出："枸杞子《圣济》以一味治短气，余谓其专补心血，非他药所能及也。元参、甘草同用名坎离丹，可以交通心肾。"

《本草经疏》说："枸杞子，老人阴虚者十之七八，故服食家为益精明目之上品。昔人多谓其能生精益气，除阴虚内热明目者，盖热退则阴生，阴生则精血自长，肝开窍于目，黑水神光属肾，肾脏之阴气增益，则目自明矣。"《本草汇言》讲："俗云枸杞善能治目，非治目也，能壮精益神，神满精足故治目有效。又言治风，非治风也，能补血生营，血足风灭，故治风有验也，世俗但知补气必用参、芪，补血必用归、地，补阳必用桂、附，补阴必用知、柏，降火必用芩、连，散湿必用苍、朴，祛风必用羌、独、防风。殊不知枸杞子能气可充，血可补，阳可生，阴可长，火可降，风湿可去，有十全之妙用焉。"《本草通玄》谓："枸杞子，补肾益精，水旺则骨强，而消渴、目昏、腰疼膝痛无不愈矣。"《本草便读》道："枸杞子，凡子皆降，有收束下行之意，故能入肝肾，生精养血。精血充则目可明，渴可止，筋骨坚利，虚劳等证悉除矣。"《本经逢原》强调："枸杞子，质润味厚，峻补肝肾冲督之精血，精得补益，水旺骨强，而肾虚火旺，热中消渴，血虚目昏，腰膝疼痛悉愈，无寒暑之患矣。"

枸杞子对免疫有增强和调节功能，促进造血功能；可提高血睾酮水平，起强壮作用；能升高外周白细胞，单核、吞噬系统吞噬能力。降低血中胆固醇；抑制动脉粥样硬化形式；保护肝细胞再生；抗脂肪肝；保护中毒性肝炎；抑制肝癌，抗突变，抑制肿瘤；降血糖；降血压；有雌性激素样作用；耐缺氧，抗疲劳，延缓衰老（王再谟等主编《现代中药临床应用》）。枸杞子浸出液对金黄色葡萄球菌等17种细菌有较强的抑菌作用，双婴儿双歧杆菌则有明显的促进作用，能调节体液和细胞免疫功能。枸杞多糖（LBP）能够促进放疗引起的小鼠骨髓抑制小鼠的造血功能的恢复，促进骨髓细胞增殖。实验表明枸杞对大鼠视网膜锥体、杆体层、外核层和RPE有明显的保护作用（高学敏、钟赣生主编《中药学》）。枸杞子水提物有抑制心脏，兴奋肠道作用（《一味中药治顽疾》）。

治精血亏虚、腰脚软、头晕目眩、须发早白等症，与何首乌、当归身、菟丝子、补骨脂等同用，如七宝美髯丹（《医方集解》引邵应节方或《积善堂秘方》）。治肝肾阴虚、精血不足、头晕目眩、久视昏暗等症，与熟地黄、山药、山茱肉、菊花等同用，如杞菊地黄丸（《医效》）。

用法用量：煎服6～12g。

使用注意：脾虚湿滞、内有实热及肠滑者不宜用。

药物对比

地骨皮	同本植物	根皮为退骨蒸热药，善退有汗之热。
枸杞子		果实为滋补肾阴药，善益心中之液。

杜仲	补肝肾	补肝肾之阳，善强筋骨。
枸杞子		补肝肾之阴，且能补阳。

临床应用

【不良反应】甜菜碱进入体内以原形排出，大鼠静注2.4g/kg未见毒性反应；小鼠腹腔注射25g/kg，10分钟内出现全身痉挛，呼吸停止。枸杞水提取物小鼠皮下注射的LD50为8.32g/kg，而甜菜碱为18.74g/kg，说明前者毒性较后者大一倍多。曾有报道，用枸杞子引起过敏反应，应适当注意（高学敏、钟赣生主编《中药学》）。

配伍应用

（1）治肝肾亏虚、目昏暗不明。巴菊枸杞丸：巴戟肉、甘菊花、枸杞子、肉苁蓉各等分，均制（晒）干，捣为细末，蜜丸10g，日服2～3次，淡盐汤饭前送下1丸。

（2）治牛皮癣（全身或腋窝、胸部瘙痒，似薄非薄之症为好）。当归、阿胶、生地黄各15g，牡丹皮、紫草、蝉蜕、牛蒡子各10g，水煎服，日1剂。

（3）治肾虚之阳痿遗精。仙茅配枸杞子同用（《毒性中药的配伍与应用》）。

桑椹（桑椹子、乌椹）

性味归经：甘、酸、寒。入肝、肾、心经。

功效：滋阴补血，生津润燥。

桑椹（药材）：表面紫红色或紫黑色，质油润、色紫（含青色）味酸入肝经。为子主降，酸寒达下，色黑入肾经。得水之味者，皆得火之气，故能入心经（色红亦入心经）。

桑椹甘入肝经，缓肝经，柔肝和血（肝苦急，急食甘以缓之），其入肾经，寒胜热，除肾热而益肾水，味酸入心经，缓心急（心欲缓，急食酸以收之），收敛心气之耗散，计液浓厚滋阴，甘寒益阴，酸甘化阴。心生血，肝藏血，肾藏精，精能化血。桑椹三脏均补益，阴血自生，血和津液，都是液态样的物质。也都有滋润和濡养作用，"津血同源"，血充而津生。血和津液又来源于水谷精气所化生。桑椹味甘归脾，补脾益血生津；酸寒能入肝肾心经，清热凉血益津；质含多液能滋阴生津，润燥滑肠。此为平和的滋阴养血，生津润燥之药。凡是肝肾不足、阴亏血少的腰酸膝软、头晕耳鸣、目暗昏花、关节不利、须发早白，或心血不足、阴虚火旺的心悸失眠及津伤口渴、内热消渴、肠燥便秘等症皆可应用。

《本草经疏》曰："桑椹者、桑之精华所结也，其味甘，其气寒，其色初丹后紫，味厚于气，合而论之，甘寒益血而除热，其为凉血补血益阴之药无疑矣。消渴由于内热，津液不足，生津故能止渴。五脏皆属阴，益阴故利五脏。阴不足则关节之血气不通，血生津满，阴气长盛，则不饥而气血自通矣。热退阴生，则肝心无火，故魂安而神自清宁，神清则聪明内发，阴复则变白不老。甘寒除热，故解中酒毒。"《本草述钩元》云："桑椹，色乌赤固当入肾益阳……益阴气便益阴血，血为水所化，故益血还以行水，风与血同脏，故益气又即熄风。"《本草便读》说："子名桑椹子，乃桑之精华所结，味甘色赤，熟则紫黑，能入肝经血分，养血补肝，血活则风散也。"《随息居饮食谱》讲："桑椹，滋肝肾，充血液，祛风湿，健步履，息虚风，清虚火。"《滇南本草》谓："益肾脏而固精，久服黑发明目。"

桑椹有中度促进淋巴细胞转化的作用，能促进T细胞成熟，从而使衰老的T细胞功能得到恢复；对青年小鼠体液免疫功能有促进作用；对粒系粗细胞的生产有促进作用；其降低细胞膜Na^+、$-K^+$、$-ATP$酶的活性，可能是其滋阴的作用原理之一；还有防止环磷酰胺所致的白细胞减少的作用（高学敏主编《中药学》）。能促进红细胞生长；降低血脂；抗氧化、抗疲劳、抗突变、扩散、抗炎抑菌作用（高学敏、钟赣生主编《中药学》）。

治肝肾阴亏的腰膝疲软，须发早白、血虚生风、血痹、风痹、夜眠不安及老年肠枯便秘，与冰糖同用，如桑椹膏（《素问·病机气宜保命集》）。治阴疮腹痛：桑椹，绢包风干过，伏天为末，每服三钱，热酒下，取汗（《频湖集简方》）。治心：肾衰弱不眠，或习惯性便秘：鲜桑椹一至二两，水适量煎服（《闽南民间草药》）后二方均摘引自《中药大辞典》桑椹（选方）。

用法用量：煎服9～15g。

使用注意：脾虚便泄及肾虚无热者不宜用。

药物对比

熟地黄	补肝肾	甘温，滋补力强，善补精髓（培补下元）。
桑椹子		甘寒，滋补力弱，能息肝风（平肝潜阳）。

何首乌	补血益精	养血敛精，经制后补益尤胜。
桑椹子		养血祛风，酒浸服善理风热。

临床应用

【不良反应】中毒症状表现为出血性肠炎，症见腹痛、发热、呕吐、大便呈紫色酱样，伴烦躁不安、精神疲倦等，严重者可致中毒性休克，多发于小儿。

有人测定，桑椹含有胰蛋白酶抑制剂，小儿多吃饭，肠道内各种消化酶因受到抑制而活性明显降低，致使不能破坏C型产气荚膜杆菌B毒素。一旦食入污染有C型产气荚膜杆菌B毒素的食物，即可引起出血性肠炎。

【中毒救治】解救时对症处理。除了输液使用抗生素、止血药外，并要口服大剂量胰蛋白酶来解救。1次2g，1日3次（高学敏、钟赣生主编《中药学》）。

配伍应用

（1）治阴虚火旺的咯血。桑椹子30g，生地黄30g，玉竹15g，麦冬10g，当归10g，人参（另炖）12g，白术10g，白茅根10g，藕节15g，阿胶（烊化分冲）10g，橘红6g，炙甘草6g，水煎服。咯血量多加广三七；咳嗽重加百合、贝母。

（2）治月经过多、形成崩漏，腹痛有凝块，淋沥不断或经期延长，出现气血两虚症状。归经汤（刘炳凡）：党参15g，白术10g，茯苓10g，黄芪20g，当归10g，龙眼肉12g，酸枣仁10g，灵脂炭10g，蒲公英10g，荆芥炭5g，大枣5枚，炙远志3g，炙甘草5g，上方药用冷水浸泡后煎煮，文火煎煮3次，每次150mL，分3次服用（《首批国家级名老中医效验秘方精选》）。

北沙参（沙参）

性味归经：甘、微苦、微寒。入肺、胃经。

功效：养阴润肺，益胃生津。

北沙参（药材）"外表淡黄色、粗糙，具纵纹及未除尽的棕（红与黄合成）黄色栓皮，并有棕色点状的支根痕迹。断面淡黄色，木质部深褐（黑与黄合成）色。以根条细长、均匀色白，质坚实者佳"。

沙参为根，主上升，色白入肺经，色黄味甘入胃经。甘寒质润入肺，清热滋阴润肺。甘苦入脾（脾与胃经络相连，入胃即能入脾）、补脾（脾欲缓，急食甘以缓之，用苦泻之，甘补之）、燥脾湿，健脾益胃生气血，致津液（脾胃为气血，津液生化之源），苦寒泻心火（味苦火之味，外表有红色栓皮，故入心经），火不克金，肺阴得养。苦降肺气下行（肺苦气上逆，急食苦以泄之），有助于浊邪的排泄，大肠即能升清，津液上奉，肺得补润，津液自生（子能令母实），故能益胃生津，常用治肺热伤阴的干咳痰少，口干口渴，阴虚劳热，咳嗽咳血，咽干音哑，及胃阳不足，口干多饮、大便干结，舌红少津等症。

《药义明辨》曰："北沙参，味甘微苦，气微寒、清肺热、益肺气，金受火克者宜之，用者类似为肺剂，而不知其性味专于脾之气化而上达也。"《本草经百种录》云："肺主气，故肺家之药气胜者为多。但气胜之品必偏于燥，而能滋肺者，又腻滞而不清虚，唯沙参为肺家气分中理想之药。色白体轻疏通而不燥，润泽而不滞，血阻于肺者，非此不能清也。"《药性切用》说："北沙参，甘淡性凉，补虚退热，益五脏之阴，而肺虚劳热者最宜之，伤寒温疫，肺虚挟热者亦可暂用。"《友渔斋医话》讲："北沙参，肺经轻清淡补之品，予治肺虚咳嗽，每用党参、元参、北沙参或加降气消痰，各三渗饮，获效甚多。若肺中有邪，不可漫施。"《本草从新》谓："沙参，专补肺阴，清肺火，治久咳肺痿。"《本草纲目》认为："沙参甘淡而寒，其体轻虚，专补肺气，因其益脾与肾，故金受火克者宜之。"《本草汇言》引林仲先医案："治一切阴虚火炎，似虚似实，逆气不降，清气不升、为烦、为渴、为胀、为满、不食，用真北沙参五钱水煎服。"《中药志》指出："（沙参）肺阴，清肺火，治久咳肺痿。"

北沙参的乙醇提取液有降低体温和镇痛作用；北沙参多糖对免疫功能有抑制作用，可用于体内免疫功能异常亢进的疾病；北沙参水浸液在低溶度时，能加强离体蟾蜍心脏收缩，浓度增高，则出现抑制直至心室停跳（此时心房仍可跳动），但可以恢复；静脉注射北沙参可使兔的血压略升，呼吸加快（高学敏主编《中药学》）。尚能镇咳祛痰、保肝、抑制突变活性及抗肿瘤作用（高学敏、钟赣生主编《中药学》）。

治燥热伤肺阴的发热咳嗽，与麦冬、玉竹、桑叶、扁豆等同用，如沙参麦冬汤（《温病条辨》）。治热病伤津、胃阴亏虚，舌干口渴、不欲饮食，与麦冬、玉竹、生地黄、冰糖同用，如益胃汤（《温病条辨》）。

用法用量：煎服5～9g。

使用注意：肺寒、痰湿咳嗽者不宜用。反藜芦。

药物对比

北	沙参	偏于养胃（养阴力大），质坚实而瘦、富有脂液。胃虚无余热的咳嗽宜用。
南		偏于清肺（祛痰力大），质空松而肥、气味轻清。肺虚有余热的咳嗽宜用。

人参	补气	体重实，专补脾胃元气，益脾与肾。内伤元气者宜用，补五脏之阳。
沙参		体轻虚，专补肺家元气，益肺与肾。肺受热邪者宜用，补五脏之阴。

临床应用

【不良反应】有报道，北沙参接触可致过敏性皮炎（高学敏、钟赣生主编《中药学》）。

配伍应用

（1）治蜂蜇伤。鲜沙参捣烂外敷。

（2）①治胃痛、胃胀、嘈杂灼热、口干苦，舌质淡红，无苔或少苔，脉细数的肺虚肝热，其阴受伤、胃阴不足型萎缩性胃炎患者。养阴建中汤（姚奇蔚）：北沙参30g，桑寄生20g，玉竹20g，青黛10g，怀山药30g，白芍10g，石斛30g，焦山楂30g，浙贝母10g。将上药置砂锅内加冷水浸过药面，浸泡10分钟即可煎煮。煮服后改用微火再煎15分钟，凉后取药液约400mL服用。②治肝硬化腹水。症见腹鼓胀痛，时有潮热，舌质红脉弦细，证属阴虚气弱、内热水停者。五参五皮饮（魏长春）：丹参、党参、沙参、人参、玄参、牡丹皮、黄芪皮、地骨皮、茯苓皮、青皮各10g，每日1剂，水煎分服（《首批国家级名老中医效验秘方精选》）。

（3）治痰多咳嗽。北沙参30g，银耳30g，冰糖15g，炖汤吃（摘引自《食物相生相克科学饮膳》转载《药善实用药物全书》之方）。

天冬（天门冬）

性味归经：甘、苦、寒。入肺、肾、胃经。

功效：养阴润燥，清肺生津。

天门冬（药材）"表面黄白色或浅黄棕（红和黄合成）色"，断面"黄白色"。

天门冬为百合科植物天冬的块根。根主上生，性主升，色白能入肺经，色黄味甘能入胃经，"凡药气味有体有用，相反而实相成"，得土之味者，皆得水之气，故又入肾经。

天门冬味苦入肺降肺气上逆（肺苦气上逆，急食苦以泄之），通泄肺气，甘寒清肺益阴，甘苦入中焦，补脾燥湿（脾欲缓急食甘以缓之。甘补之，脾苦湿，急食苦以燥之），健胃（脾与胃经络相连，入胃亦能入脾），中焦得补，气血充盈而养肺（土能生金）。味苦入肾经补肾坚肾（胃欲坚，急食苦以坚之，用苦补之），生精血（肾主精，精能化血），益津液（肾者水脏，主津液）。汁脉多液能滋肾阴，润肺燥，益胃液，苦寒清肺热以止嗽，壮肾水而止渴，为除肺肾虚热之佳品，常用治肺肾阴虚燥热的干咳痰少、咯血、衄血、咽痛、腰膝酸痛、头晕耳鸣、骨蒸潮热、遗精盗汗、内热消渴；热伤胃津的气阴两伤、食欲缺乏、口渴干燥及阴虚火旺的口舌生疮、齿龈肿烂及肠燥便秘等症。

《本草述钩元》曰："天冬属足少阴气分药，本肾中阴气以至肺……天冬不止苦寒除热，兼以润肾益精，俾虚火不烁于阴中，而阴气能极于上际，故肺气赖以保定，所以主喘逆急促，痰嗽吐血……凡病因阴虚水涸，火起下焦，上炎于肺，而发痰喘，天冬诚为要药。"《本草述校注》云："天冬质润而味厚，已谓肾忌燥而喜润，又精不足者补之以味，是云通肾气强骨髓者此也……天冬治火盛作燥之痰，名为火痰，本于阴气之厚以化燥而痰自消。"《医学衷中参西录》载："天冬，味甘微辛，性凉，津液滑润，其色黄白，能入肺以清燥热，故善利痰宁嗽，入胃以消实热，故善生津止渴、津浓液滑、能通利二便、流通血脉、畅达经络，虽为滋阴之品，实兼补益气分。"《本草求真》称："天门冬，所云能补水者，以肺本清虚，凉则气宁而不扰，热则气行而不生，且肺为肾母，肺金失养，则肾亦燥而不宁，肾气上攻，则肺益燥而受鼯。而凡咳嗽吐衄、痰结燥渴、肺痈肺痿等症，靡不因之毕呈，得此清肃之品，以为化源之自，则肾未必即补，而补肾之基，未必不于所清而先具，是以又云补肾。"《本草正义》按："天门冬肥厚多脂。《本经》虽曰苦平，其实甚甘，气薄味厚，纯以柔润养液为功……甄权谓治肺气咳逆，喘息促急，则以肺金枯燥气促不舒而言，故宜此甘寒柔润以滋养之，则气逆可平，喘息可定，即《名医别录》保定肺气之意。张洁古示谓治血热侵肺，上气喘促，皆为虚症，一边着想，而浊痰窒塞之喘促咳逆必非其治，甄权又谓，治肺痿、生痈、吐脓、除热，则肺痿即肺热叶焦，甘寒润之宜也，而痈则痰火俱盛，咯出脓血，只可苦寒清泄，断不宜此柔润多脂之药，一虚一实，大有径庭。"《本草蒙筌》言："天门冬，虽入手太阳经，而能祛烦解渴、止咳、消痰、功用似同，实亦有偏胜也，麦门冬兼行手少阴心，每每清心降火，使肺不犯于贼邪，故止咳立效；天门冬复走足少肾屡屡滋阴助元，令肺得全母气，故消痰殊功。盖痰系津液凝成，肾司津液者也，燥盛则凝，润多则化。天门冬润剂，且复走肾经，津液纵凝，亦能化解……先哲亦曰，痰之标在脾，痰之本在肾，又曰，半夏唯治痰之标，不能治痰之本，以是观之，则天门冬唯能治痰之本，不能治痰之标，非但与麦各殊，亦与半夏异也。"

《本草述》谈："天冬冷而能补，盖苦寒入肾者多矣。唯此质润而味厚，正谓肾忌燥而喜润。又精不足者补之以味，是所云通肾气强骨髓者此也……盖肺有火者，阴肺未虚为实，肺阴不足则为虚。虚者，盖以清火主味攻之，则愈之其阴，天冬属足少阴气分药，本肾中之阴气以上至于肺，故能保定肺中阴气，而后可攻其火也。经曰：二阴至肺，是肾中阴气原至于肺也，唯肾阴虚者，则不能至于肺而肺虚。天冬不止苦寒除热，兼以润腻益精，俾虚火不烁于阴中，而阴气能极于上际，故肺所赖以保定。……至于润五脏，补五劳七伤，总不外先哲所云润营卫枯竭，与麦冬、人参、五味、枸杞逐队，的的能补虚劳。"《药品化义》说："天冬……此皆保肺气之功也，又取其味厚苦寒，俱属于阴，因肾恶燥以寒养之，肾欲坚以苦坚之，故能入肾助无精、强骨髓、生津液、止消渴、润大便、利小便，此皆滋肾之力也。"《长沙药解》讲："天冬润泽寒凉，清金化水之力十倍麦冬，土燥水枯者，甚为相宜。阳明伤寒之家，燥土贼水，肠胃焦涸，瘟疫斑疹之家，营热内郁脏腑燔蒸，凡此闭涩不开，必用承气。方其燥结未甚，以之清金泻热，滋水滑肠，本元莫损，胜服大黄。"《医学衷中参西录》谓："愚尝嚼服天门冬毫无渣滓，尽化津液，且觉兼有人参气味，盖其津浓液滑之中，原含有生生之气，其气挟其浓滑之津液以流行于周身，而痹之偏于半身者可除，周身之骨得其濡养而骨髓可健。"清代名医张锡纯《医学中参西录》中说："天冬之物原外刚内柔也，而以之作药则为柔中含刚，是以痹遇其柔中之刚，则不期开而自开，骨得其柔中之刚，不唯健骨且能健髓也。"《本草新编》指出："天门冬止可泻实火之人也，虚寒最忌，而虚热亦宜忌之。盖虚热未有不胃虚者也。胃虚而又加损胃之药，胃气有不消亡者乎？……大约天冬，凡肾水亏而肾火炎上者，可权用之以解氲，肾大寒而肾水又弱者，断不可久用之以滋阴也。"

天冬：镇咳平喘；水浸液抗衰老，增强免疫功能；煎剂抗白血病，扩张外周血管，降低压；增强心肌收缩力，减慢心率，增加尿量；升高外周白细胞，增强免疫功能；煎剂促进抗体生成，延长抗体生存时间；有非常显著的抗细胞突变作用（王再谟等主编《现代中药临床应用》）。有抗菌、抗炎、抗肿瘤、抗血栓、降低四氧嘧啶糖尿病模型动物血糖、祛痰、杀灭蚊、蝇幼种作用（高学敏、钟赣生主编《中药学》）。体外试验，天冬对急性淋巴细胞性白血病、慢性粒细胞型白血病及急性单核细胞型白血病的脱氢酶有一定抑制作用，并能抑制急性淋巴细胞病患者白细胞的呼吸。天冬以冬季采挖质量较好，本品肥厚多脂，味甚甘，气薄味厚，擅长以柔润养液（《食物相生相克与科学饮膳》）。

治肺胃炽热、咳嗽痰少，与麦门冬、白蜜同用，如二冬膏（《张氏医通》）。治老人大肠燥结不通，与麦冬、当归、麻子仁、生地黄同用（摘自《中药大辞典》转引《方氏家诊》）。

用法用量：煎服6～12g。

使用注意：脾胃虚寒泄泻、咳嗽暴起，或外感风寒致咳嗽，或肺有邪火而阴未亏者均不宜用。

药物对比

天花粉	清肺润燥	治由胃热而引起的肺热较好。
天冬		治由肾阴虚引起的肺燥较好。

百部	止咳嗽	气温而不寒，偏治虚劳咳者（寒嗽），兼能杀虫。
天冬		性寒而不热，偏治虚热咳者（热咳），兼能补肾。

半夏	治痰	治湿盛作滞之痰，以卒燥之气以散湿。
天冬		治火盛作燥之痰，以阴气之源以化燥。

配伍应用

（1）治小儿顿咳（恢复期）。天冬15g，麦冬15g，百部15g，橘红6g，水煎服。偏肺阴亏加沙参、玉竹；肺气虚加人参、五味子；湿热呕吐加半夏、竹茹；便秘加篓仁；惊厥加僵蚕。

（2）治肺结核方（进行期或吐血症）。天冬、知母、白芍、阿胶、麦冬、生地黄、西红花、桑白皮、川贝母、熟地黄、杏仁、白芷、广三七、粉甘草各3g。煎药罐要大的。先用鸡蛋3个煮熟去壳，用竹筷穿数孔，放入药内同煎。服法：先将鸡蛋吃完，后将药汁做5次分服，1日3次。

（3）治胃病噎膈或反胃饮食不下。参赭培气汤：潞党参18g，天冬12g，生赭石轧细24g，清半夏10g，淡肉苁蓉12g，知母15g，当归身10g，柿霜饼15g（服药后含化徐徐咽之）。水喂服。若服数剂无大效，当系贲门有瘀血，宜加三棱、桃仁各6g（《医学衷中参西录》）。

麦冬（麦门冬）

性味归经：甘、微苦、微寒。入肺、胃、心经。

功效：养阴生津，润肺清心。

麦门冬：表面黄白色，气微香。"四月开淡红花，如红蓼花"（《本草图经》）。

麦门冬味苦花红入心经，色白甘升入肺经（根主上生，性主升），色黄味甘入胃经。

麦门冬，汁液深厚而滋阴，甘寒清热则益津，入肺润肺止咳，入胃生津止渴，入人泻火除烦（心欲软，甘泻之），气香走窜，苦泄结滞，甘升苦降，升降濡润之中具有开通之功，清和之性，润腻之质，回阴润燥益脏腑透脉枯，亢阳得阴不僭脉通，升降复常，下逆气，升清阳，凉而能补，补而不腻，为治肺胃心经阴虚燥热的常用药，凡是燥热伤肺的干咳痰黏、肺肾阳虚的劳嗽咯血、肺胃津伤，虚火上炎的肺痿、咳唾涎沫、气逆而喘，肺痈初起气阴两虚、呕吐脓痰，肺焦叶润的音哑、咽痛，津伤胃肠的呕逆烦渴、内热消渴、肠道便秘及心火烦热失眠、惊悸健忘，白浊遗精及脉痿、阳强，小便不利的小便频数或涩痛等症。

《药品化义》曰："麦冬，色白体濡，主润肺；味甘性凉主清肺，盖肺苦气上逆，润之清之，肺气得保，若咳嗽连声，若客热虚劳，若烦渴，若肺痿，皆属肺热，无不悉愈。"《本草新编》云："泻肺中伏火，清胃中之热邪，补心气之劳伤，止血家之呕吐，益精强阴，解烦止渴，善颜色，悦肌肤。退虚热神效，解肺燥殊验，定嗽咳大有奇功。真可恃之为君，而又可借之为臣使也。但世人未知麦冬之妙，往往少用之而不能成功，为可惜也。不知麦冬必须多用，力量始大。盖火伏于肺中，烁干内液，不用麦冬之多，则火不能制矣。热炽于胃中，熬尽真阴，不用麦冬之多，则火不能息矣。……膀胱之气，必得上焦清肃之令行，而火乃下降，而水乃下通。夫上焦清肃之令，禀于肺也，肺气热，则清肃之令不行，而膀胱火闭，水亦闭矣。故欲通膀胱者，必须清肺金之气。清肺之药甚多，皆有损无益，终不若麦冬清中有补，能泻膀胱之火，而又不损膀胱之气，然少用之，亦不能成功。盖麦冬气味平寒，必多用之，而始有济也。"《本草害利》道："麦冬之功在润燥，非在滋阴，盖肺热而喜润，或曰清金保肺；肺与大肠相表里，故曰滑肠，泄泻者忌用。"《本草正义》按："（麦冬）《日华》谓主肺痿，固亦以肺火炽盛者言之也，然又继之曰吐脓，则系肺痈矣。究之肺痿、肺痈，一虚一实，虚者干痿，实者痰火。麦冬润而且腻，可以治火燥之痿，不可治痰塞之痈，且肺痈为痰浊与气火交结，咯吐臭秽，或多脓血，宜清宜降，万无投以滋腻之理。即使如法清理，火息痰清，咳吐大减，肺气已呈虚弱之象，犹必以清润为治，误与腻补，痰咳即盛，余焰复张，又临证以来之历历可据者。而肺痿为肺热叶焦之病，若但言理法，自必以补肺为先务。然气虚必咳，咳必迫火上升，而胃中水谷之液，即因而亦化为痰浊。故肺虽痿矣，亦必痰咳频仍，咯吐不已，唯所吐者，多涎沫而非秽浊之脓痰，是亦止宜清养肺气，渐理其烁金之火。使但知为虚而即与黏腻滋补，则虚者未必得其补益；而痰火即得所凭依，又致愈咳愈盛，必至碎金不鸣，而不复可救，此沙参、玉竹、麦冬、知母等味，固不独脓痰肺痈所大忌，即虚痰之肺痿，亦必有不可误与者。"

《本草经百种录》言："麦冬甘平滋润，为纯补胃阴之药。后人以为肺药者，盖土能生金，肺气全恃胃阴以生，胃气润肺，自资其益也。"《医学衷中参西录》谈："麦冬味甘性凉，气微香，津液浓厚，色兼黄白。能入胃以养胃液，开胃进食；更能入脾以助脾散精于肺，定喘宁嗽，即引肺气清肃下行，统调水道以归膀胱。其因其性凉、液浓、气香，而升降濡润之中，兼具开通之力，故有种种诸效也。用者不宜去心。"《本经疏证》说："麦门冬质柔而韧，色兼黄白，脉络贯心，恰合胃之形象。其一本间根株累累，四旁横出，自十二至十六之多，则有似夫与他脏腑脉络贯注之义。其叶隆冬愈茂，青葱润泽，鉴之有光，则其吸土中精气上滋梗叶，绝胜他物可知。且其味甘，甘中带苦，又合从胃至心之妙，是以胃得之而能输精上行，自不与他脏腑相绝；肺得之而能敷布四脏，洒陈五腑，结气自尔消熔，脉络自尔联续，饮食得为肌肤，谷神旺而气随之充也，……赖香岩叶氏起而明之曰：知饥不能食，胃阴伤也。太阴湿土，得阳始运，阳明燥土，得阴乃安，所制益胃阴方，遂与仲景甘药调之之义合……盖麦冬之功，在提曳胃家阴精，润泽心肺，以通脉道，以下逆气，以除烦热，若非上焦之证，则与之断不相宜。"《本草正义》以为："麦冬产于西北土脉深厚之地，入土深远，其味大甘，得坤土之正。而膏脂浓郁，故专补胃阴，滋津液，本是甘药，补益上品。凡胃火偏盛、阴液渐枯，及热病伤阴、病后虚羸、津液未复，或炎暑烁津、短气倦怠、秋燥逼人、肺胃液耗等证，麦冬寒润，补阴解渴，皆为必用之药，但禀西北严肃之气，偏于阴寒，则唯热积液枯者，最为恰当，而脾胃虚寒，清阳不振者，亦非阴柔之品所能助其发育生长。"

《本草乘雅半偈》讲："麦门冬，虽入五脏，以心为主，心之肾药也。其气象生成，及命名之义，能转春为夏，使肾通心，但力量不阔大，如有守有养，贞静宁谧，和润舒徐之君子也。……其根俨似脉络，故《本经》以之治心腹结气，伤中伤饱，胃络脉绝。盖心腹中央，皆心之部分，脉络亦心之所主，悉属象形对待法耳。……盖强阴益精，消谷保神，安藏美色，皆复脉通心，润经益血之力也。……如水入于经，而血乃成、不入经，以致浮肿者，潜滋之妙，赖有此耳。"《医学入门》谓："麦门冬，泻肺火，生肺金。治咳嗽烦渴、血热妄行及肺痿吐脓，安心神、清心热及心下支满。夫伏火去则金清自能生水，而阴精日长日固。心神安则血有所统，而客热自散。又脉失及痿躄必用者，心肺润而血脉自通也。大抵后人治心肺多，古人治脾胃多。""麦冬，诚保肺之津深，清心之指南也，但气寒而虚人禁用"（《本草求真》）。

家兔用麦冬煎剂肌内注射，能升高血糖，正常兔口服麦冬的水醇提取物则有降血糖作用，麦冬能增强网状内皮系统吞噬能力，升高外周白细胞，提高免疫功能，能增强垂体肾上腺素之系统作用，提高机体适应性；能显著提高实验动物耐缺氧能力，增加冠脉流量，对心肌缺血有明显的保护作用，并能抗心律失常及改善心肌收缩力；有改善左心室功能与抗休克作用；还有清心镇静和抗菌作用（高学敏主编《中药学》）。麦冬能保护血管内皮细胞；抗缺氧，抗脂质过氧化，有胃肠道推动、保护遗传物质作用；麦冬多糖具有较显著的抗被动皮肤过敏；对支气管收缩有抑制作用（高学敏、钟赣生主编《中药学》）。升高血压，缓解急性失血性休克；清除自由基及抗衰老（王再谟等主编《现代中药临床应用》）。

治胃有虚热、津液不足及气火上逆的肺痿症，与半夏、人参、甘草等同用，如麦门冬汤（《金匮要略》）。治阴血亏少的虚烦心悸、睡眠不安、精神疲倦、不耐思虑等，与生地黄、酸枣仁、当归、人参、丹参等同用，如天王补心丹（《摄生秘剖》）。治燥伤肺胃津液亏损的咽干口渴、干咳少痰等症，与沙参、天花粉、玉竹、桑叶等同用，如沙参麦冬汤（《温病条辨》）。

用法用量：煎服6～12g，或入丸、散用。

使用注意：寒咳痰饮，脾虚便溏者不宜用。"若非上焦之证，则与之断不相宜"（《本经疏证》）。

药物对比

天冬	阳中之阴	苦胜于甘而气寒，阳中之阴。	清热养阴	清热降下。
麦冬		甘平而气微寒，阳中之微阴。		润肺清热。

善滋肾阴	润燥止咳	性滋腻，长于祛痰，因肾虚引起的肺燥咳嗽较好。	应用	肾阴亏虚，潮热，遗精等症宜用。
善养胃阴		不滋腻，长于止咳，因心火引起的肺热咳嗽较好。		心胃阴亏，心悸、燥渴等症宜用。

川贝母	润肺咳嗽	偏于散肺郁而化痰，兼开心郁而清热。
麦冬		偏于滋肺阴而清热，兼养胃阴而止渴。

知母	泻肺火，滋肺阴	偏于滋补，肾阴，泻胃热。
麦冬		偏于润肺，清心，养胃阴。

临床应用

【不良反应】麦冬乙醇提取液给小鼠灌胃，剂量达每只0.45g，小鼠活动减少，半小时后恢复正常。小鼠尾静脉注射液1mL（相当于生药量2g），未发现死亡与其他不良反应（此剂量相当于成人最大用量的100倍）（高学敏、钟赣生主编《中药学》）。

配伍应用

（1）治肺燥津伤失音。麦冬、金银花、淡豆根、胖大海各10g，开水冲泡，频频饮之。

（2）治肺心肾阴伤、痰浊所致的百日咳。二冬百部止咳汤：天冬15g，麦冬15g，百部10g，清半夏10g，橘红10g，瓜蒌仁（捣）6g，竹茹6g，水400mL，煎至200mL，复渣时再加水400mL，煎至200mL，将两次煎剂合在一起，再煎至200mL。用量：1～3岁作6次服；4～6岁作4次服；7岁以上作2次服。

（3）治燥热咳嗽。麦冬30g，白茅根5g，水煎加冰糖，当茶饮（《中国偏方秘方验方汇海》）。

（4）肾虚哮喘。人参五钱，牛膝三钱，熟地黄一两，山萸肉一两，枸杞子八钱，大麦冬一两，白芥子一两，五味一两，胡桃一两，蛤蚧二对。以上十味药，混合研末，以纯蜜调制成丸，早晚空腹吞服（周洪范著《中国秘方全书》）。

石 斛

性味归经：甘、微寒。入胃、肾经。

功效：益胃生津，滋阴清热。

石斛（药材）："本品因品种及加工方法不同，通常分为金钗石斛、黄草石斛、小黄草斛、耳环石斛及鲜石斛等数种。"金钗型的鲜石斛"表面黄绿色"，黄草型的鲜石斛"外皮黑绿色"，其余石斛均"表面金黄色而微带绿色"，其中耳环石斛"表面黄绿色"，金钗石斛"断面类白色"，黄草石斛断面"中间散布有类白色小点"。

石斛色黄味甘入胃经，"凡药气味有体有用，相反而实相成"，得土之味者，皆得水之气，故又能入肾经（色黑亦入肾经）。

石斛入胃经，脾与胃经络相连，入胃亦能入脾，味甘补脾（脾欲缓，急食甘以缓之，甘补之）益胃，脾胃健运，津液自生，甘寒多液又能滋阴清热益肾阴。肾阴为一身阴气之源。"五脏之阴气非此不能滋"。性寒生津不伤于热，味甘益胃不害于燥，补中有清，凉中有补。为泄热存阴生津的常用药，最宜于虚而有热之症。凡热病后期、津液初伤、余热未清的口燥烦渴或虚热不退、胃阴不足的胃痛干呕、舌红少苔及肺肾阴亏、腰膝酸软、体倦乏力、目暗昏花等症，皆可用之。

《本草述钩元》曰："石斛，取挂屋下，频浇以水，经年不死。故知其为益阴上品，其品甘平入胃，兼以微咸合于甘中之淡，使胃阳合于肾阴而归元（胃之虚热由于肾阴不足，石斛能合脾胃之阴气至于胃，使胃阳不亢，而阳即随阴以降也）。"《本草经百种录》云："凡五味各有所属，甘味属土，然土实无味也，故《洪范》论五行之味，润下作咸，炎上作苦，曲直作酸，从革作辛，皆即其物言之。唯于土则曰稼穑作甘，不指土，而指土之所生者，可知土本无味也，无味即为淡，淡者五味之所从出，即土之正味也，故味之淡者，皆属土。石斛味甘而实淡，得土味之全，故其功专补脾胃，而又和平不偏也。"《本草乘雅半偈》按："故石斛功力，宛如胃府运化精微，散精于肾淫气于骨，散精于肝，淫气于筋膜，以及从脾淫肌肉，从心淫血脉，从肺淫皮毛，何莫非水谷之源，次第敷布于神藏，次第满溢于形藏者。设痹塞则中伤，致令胃失所司，不能下精与气，遂成神藏之虚劳，形藏之羸瘦耳。久服则量而满，故肠胃厚，满而溢，故虚劳补，羸瘦充。设非强益谷精，安能逐除痹塞，以续伤中乎。"《本草正义》称："石斛气味貌似平淡，然苟久煮，则色泽甚浓，而味且大苦，《本经》虽谓甘平，其实则为清热沉降之药，生长山石罅中无土之处，而坚韧异于常卉。石斛清热降气，专泄肺胃虚火，而味亦不薄，故为益胃强阴之品，金钗石斛能清虚热而养肺胃阴液者以此为准。"《中国药学大辞典》指出："肺胃为温邪必犯之地，热郁灼津，胃液本易被劫。况复南阴虚，温邪为多，欲清胃救津，况复南人阴虚，涵疹滋瘰，自非用石斛之甘滋轻灵不为功……然有不可徒恃石斛为治者，若温邪延久，伤及下焦，劫灼真阴，则鞠通吴氏有三甲复脉、大小定风珠等法，原为挽救真阴而设，石斛未免嫌其轻浮耳。盖真阴非气液之谓，救真阴者宜浓厚，救气液者宜清淡，苟以浓厚救气液，则转滋转燥，而固邪愈深，以清淡救真阴，则杯水车薪、势必不济。抑有不可滥用石斛者，如湿温尚未化热，每见口干欲漱、苔腻皮干、理宜辛淡之法，若误用石斛，则舌苔立转黑燥，湿遏热蒸，渐入昏谵者有之，是又可不谛审者也。"徐究仁曰：石斛功能清胃生津，胃肾虚热者最宜。按《苏沈良方》石斛夜光丸，专治目光不敛，神水散大，《张氏医通》石斛清胃汤，用治麻后热壅、呕吐不食，王孟英之挽脱汤，用石斛以救胃气垂绝之证，盖石斛专滋肺胃之气液，气液充旺，肾水自生，故以上诸证，皆主之。"

《景岳全书·本草正》言："此药有二种，力皆微薄，圆细而肉实者，味微甘而淡，其力尤薄，《本草》云圆细者为上。且谓其益精强阴，壮筋补虚，健脚膝，驱冷痹，却惊悸，定心法。但此物性味最薄，焉能滋补如此？唯是扁大而松，形如钗股者，颇有苦味，用除脾胃之火，去嘈杂善饥，及营中蕴热。其性轻清和缓，有从容分解之妙，故能退火养阴除烦，清肺下气，亦止消渴热汗。"

《本草崇原》载："石斛生于石上，得水长生，是禀水石之专精而补肾；味甘色黄，不假土力，是夺中土之气化而补脾。"《本草述校注》谈："石斛，甘淡微咸；乃兼咸而且淡，正胃肾相通之义也。……夫人身之胃气为阳，然皆本于肾之真阳以贯之，其所历之经络膜舍可据也，况《五脏法时论》言养脾宜以咸乎，石斛甘主，固土德冲和之味，而兼以咸，舍于甘中之淡气分以平就下，是胃阳合于肾阴而归元，故曰除痹下气，正所谓水土合德以立地，是即平胃气，补肾是即强阴益精，而补五脏之虚劳者也（石斛合脾肾之阴气至于胃）""脾与肾互为化源，而脾胃生化之气盛，又即为余脏之化原矣，胃肾之阴气相通以为补。"《本经续疏》说："凡水土媾乃生木，草、木类也，未有草借水石而生、不资纤土者，有之则石斛是凡水石相渍，纵千百年，水不烂石，石不耗水。唯既生斛，则若石挹水以灌斛，斛因石以引水。石属金，内应乎肺，水则就乎肾，是石斛者，引肾阴以供肺，通调下降者也。斛以月生，其时则阴姤于下而势浸长，阳拔队而浮于上。以十月实，其时则阳复于下而力颇厚，阴连引而际于天。是其功用，究竟为助肺降而泄阳使下，引肾升而交阴于天……而其归著则尽由于强阴，盖斛固得金水之专精，而茎生青、干黄、花红，原具五脏之全也。益精补内绝不足，除脚膝冷疼痹弱此其故皆在肺肾不连，平胃气长肌肉，逐皮肤邪热痹气，定志除惊，此其故皆在热气中痹。"《药品化义》讲："石斛气味轻清，合肺之性，性凉而清，得肺之宜。肺为娇脏，独此最为相配。主治肺气久虚，咳嗽不止，邪热痹子，肌表虚热。其清理之功，不特于此，盖肺出气，肾纳气，子母相生，使肺气清则真气旺，顺气下行，以生肾水，强阴益精。……且上焦之势，能令肺气委曲下行，无苦寒沉下之弊。"《本草通玄》认为："石斛，甘可悦脾，咸能益肾，故多功于水土二脏，但气性宽缓，无捷奏之功，古人以此代茶，甚清膈上。"

石斛煎剂口服能促进胃液分泌而助消化；石斛碱能镇痛、解热、升高血糖；大剂量煎剂则能降低心率，减慢呼吸，扩张血管，降低血压；增强代谢、抗衰老。水煎剂对晶状体中的异化变化有阻止及纠正作用；对半乳糖白内障有延缓和治疗作用（王再漠等主编《现代中药临床应用》）。促使肠道蠕动无进而通便；可提高小鼠互噬细胞吞噬作用，用氢化可的松抑制小鼠的免疫功能之后，石斛多糖能恢复小鼠的免疫功能（高学敏主编《中药学》）。金钗石斛不仅可以增强免疫，还能抑制过高的免疫；金钗石斛的醋酸乙酯提取物对肿瘤细胞株人体肺癌细胞、人体卵巢腺癌细胞、人体早幼粒细胞白血病具有显著的毒性作用；铁皮石斛可降低链脲佐菌性糖尿病（STZ，M）大鼠的血糖胰高血糖素水平，提高血清胰岛素水平；有抗诱变作用；金钗石斛的水蒸气、蒸馏气对大肠杆菌、枯草杆菌和金黄色葡萄球菌有抑制作用（高学敏、钟赣生主编《中药学》）。

治阴虚胃热的多食易饥、口干多饮等症，与天花粉、麦冬、玉竹、山药等同用，如祛烦养胃汤（《医醇剩义》）。治肾阴亏虚、目暗昏花、腰膝酸软，与生地黄、枸杞子、山药、人参等同用，如石斛夜光丸（《原机启微》）。

用法用量：煎服6～12g，鲜品可加倍。

使用注意：有实邪或湿温病尚未化燥伤津者不宜用。

药物对比

天花粉	生津止渴	清胃火，养胃肺阴，治气分之津伤、舌质不红之症。
石斛		滋肾阴，养肾胃阴，治营阴之津伤、舌质红绛之症。

生地黄	生津	养肾阴凉血生津，舌根干燥者宜用。
石斛		养肾阴清热生津，舌中干燥者宜用。

天冬	治肾阴	兼能清肺润燥。
石斛		兼能养胃生津。

临床应用

【不良反应】实验提示金钗石斛对大鼠进食量有一定的影响，但不影响大鼠体重增长。金钗石斛流浸膏对血压和呼吸有抑制作用，中毒剂量可引起惊厥，巴比妥类可解毒（高学敏、钟赣生主编《中药学》）

配伍应用

（1）治气阴两亏的上、中焦消渴症。人参10g，黄芪、天花粉、山药、生地黄各30g，石斛、麦冬、玉竹各12g，五味子、泽泻各10g，黄连6g，水煎服。

（2）治吐酸嘈杂胃痛症。蒲猬饮：蒲公英15g，炒刺猬皮、甘松、枳壳、石斛、胡黄连各10g，乌贼骨12g，甘草5g，每日1剂，水煎2～3次，分2次服（《中医祖传秘籍》）。

（3）治急性白血病。口康含漱液：石斛30g，生石膏30g，山豆根20g，生地黄20g，细辛6g，加水700mL，温水熬1小时，至500mL即可（吴大真主编《现代名中医白血病治疗绝技》）。

百　合

性味归经：甘、微苦、微寒。入肺、心经。

功效：养阴润肺，清心安神。

百合（药材）"表面乳白色或淡黄棕（红与黄合成）色"，瓣内有"白色维管束"，断面"黄白色似蜡样"。

百合色红味苦入心经""凡药气味有体有用，相反而实相成"，得火之味者，皆得金之气，故能入肺经（色白亦入肺经）。

百合甘缓寒清，肉厚质润，入肺清热养阴润肺，苦寒入心经清热泻火而益心肺，止咳嗽。咳嗽日久之人，肺气必虚，虚则宜敛，百合甘敛（其体内抱，性善收敛）益气（色黄味甘入中焦脾胃经，益气血生化之源）敛肺，苦泄结滞，甘缓发散，益气兼能行滞，养已更能祛邪，且能使痰涎别于津液（以其渍之则白沫自出）而治久嗽。其入心经，苦寒降下，敛心中火热，心阳之气下归于肾，水火相济，心肾相交而安神易眠，常用治劳嗽咯血、干咳久嗽及热病后期虚烦惊悸、神志恍惚、失眠多梦等症。

《长沙药解》曰："百合，味甘，微苦，微寒，入手太阴肺经凉金泻热；清肺除烦，金匮百合知母汤……然百脉之气，受之于肺。肺者，百脉之宗也，是以清肺，其在发汗之后者，津枯而金燔。百合清肺而生津，知母凉金而泻热也。滑石代赭汤……治百合病，下之后者。下败中脘之阳，土湿胃逆，肺热郁蒸，百合清肺而泻热，滑石、代赭、渗湿而降逆也，百合鸡子汤……治百合病，吐之后者，吐伤肺胃之津，金土俱燥。百合清肺热而生津，鸡子黄补脾精而润燥也……百合凉金润燥，泻热消郁，消肃气分之上品。其诸主治，收涕泪，止悲伤，开喉痹，通肺痈，清肺热，疗吐血，利小便，滑大肠，调耳聋、耳痛，理胁痛、乳痛，发背诸疮"。《本草经百种录》云："此以形为治也，百合色白则多瓣，其形似肺，始秋而花，又得金气之全者，故为清补肺金之药。"《本草从新》道："朱二允曰：久嗽之人，肺气必虚，虚则宜敛。百合之甘敛，胜于五味之酸收。"《医林纂要》称："（百合）以敛为用，内不足而虚热，虚嗽，虚肿者宜之，与姜之用正相反也。"《本草正义》指出："百合乃甘寒兼苦、滑润之药，《本经》虽曰平，然古今主治，皆以清热泄降为义，其性可知……甄权主热咳，洁古为止嗽，又必以肺热炽甚，气火灼金之证，乃为合法；而风寒外束，肺气不宣之咳，尤为禁品。古方以百合、款冬花同熬成膏，名曰百花膏，治久咳痰血之病，亦以阴虚火旺，上烁燥金，故以百合之清润降火，合之款冬花之微温开泄者，宣散气火，滋益肺虚，是为正治。而世俗或以百合通治外感之嗽者，又未免寒降遏抑，反令肺气窒塞，外邪无从宣泄矣。"

《本草求真》言："百合甘淡微寒，功有利于肺心，而能敛气养心，安神定魄。然究止属清邪除热利湿之品。因其气味稍缓，且于甘中有收，故于心肺最宜，而不致与血有碍耳，是以余热未靖、坐卧不安、咳嗽不已、涕泪不收、胸浮气胀、状有鬼神。用此治其余孽，收其残房，安养抚恤，恩威不骤，故能安享无事，岂非宁神益气之谓乎？仲景用此以治百合病症，义亦由此，但初嗽不宜遽用。"《本草乘雅半偈》谈："百合，百瓣合成也。雌雄二种，雄主藏用，雌主藏体。俱入心主包络，心主百脉故也。腹满心痛，便不利，此夏气病藏之邪，百合力能益气，以补中虚，则邪无所容，从内以出，即夏大张布于外者，亦无内顾之虞矣。"《金匮》云："百合病者，百脉一宗，悉致其病也，即假药象，以着病形乐尔，盖心主为病，则时间时甚，故无尝证可拟，象形从治法也。"

《本草述》说："《百合》李氏谓其渗利和中之美药也。如伤寒百合病，《要略》言其行走坐卧，皆不能定，如有神灵，此可想见其邪正相干，乱于胸中之故，而此味用之以为治者，其义可思也。"《本经逢原》讲："百合能补土清金、止嗽、利小便。仲景百合病，兼地黄用之，取其能消瘀血也。《本经》主邪气腹胀心痛，亦是散积蓄之邪、今世所昧也。其曰利大便者，性专降之泄耳。其曰补中益气者，邪热去而脾胃安矣。"《本草新编》谓："此物和平，有解纷之功，扶弱锄强，祛邪助正。但气味甚薄，必须重用，其功必倍，是百合可为君主，而又可为佐使者也，用之可至一二两。若止用数钱，安能定狂定痛，逐鬼消痛？倘用之安心益志，益气补中，当与参、术同施，又不必多用也。"《本草经疏》认为："百合得土金之气，而兼天之清和，故味甘平，亦应微寒无毒……主邪气腹胀。所谓邪气者，即邪热也，邪热在腹，故腹胀，清其邪热则腹胀消矣。解利心家之邪热，则心痛自廖。肾主二便，肾与大肠二经有热邪则不通利，清二经之邪热，则大小便自利。甘能补中，热清则气生，故补中益气。清热利小便，故除浮肿、胪胀。痞满寒热、通身疼痛、乳难，足阳明热也；喉痹者，手少阳三焦、手少阴心家热也；涕、泪，肺肝热也。清阳明三焦心部之热，则上来诸病自除。"《本经疏证》按："百合之根，味甘色白，是土金合德也。其叶四指、其花六出是金水相生也，花叶者，凡物发舒之气；根荄者，凡物复命之源，……小便者化于肺而出于膀胱，金水相接也。大便者化于胃而出于大肠，土金之相接也……若阴不济阳，虽化不能出，则舍百合其谁与归？……虽然大肠燥热，大便不通，则小便必利；膀胱不化，小便不利，则大便必溏。故夫大小便俱不通，既腹胀心痛者，方得土不生金，金不化水，于是而百合遂为确然不可易之物矣。"

百合：水和醇提出液能镇咳祛痰，对抗组织胺所致的过敏性哮喘；水提液具有强壮、耐缺氧、镇静、催眠、抗过敏作用，秋水仙碱具雌激素样作用，抑制痛风发作和癌细胞有丝分裂，阻止细胞增殖（王再谟等主编《现代中药临床应用》）。有降血糖、抑菌作用（百合不同溶解提取物对细菌和真菌均有一定程度的抑制效果）（高学敏、钟赣生主编《中药学》），还可防止环磷酰胺所致的白细胞减少症（高学敏主编《中药学》）。

治肺肾阴虚、虚火上炎的咳嗽气喘、咽喉燥痛、痰中带血等症，与熟地黄、生地黄、贝母、桔梗等同用，如百合固金汤（《慎斋遗书》）。治百合病，与知母同用，如百合知母汤（《金匮要略》）。

治神经衰弱、心烦失眠：百合五钱，酸枣五钱，远志三钱，水煎服（摘引自《食物相生相克与科学饮膳》转引《新疆中草药手册》之方）。

用法用量：煎服6～12g，蜜炙可增加润肺作用。

使用注意：风寒咳嗽、中寒便溏者不宜用。

药物对比

款冬花	止咳	温润不燥，下气止咳。
百合		养阴润肺、祛痰止咳。

知母	润肺清热	苦寒降火而不燥。
百合		甘寒清润而不腻。

配伍应用

（1）治妇人脏燥病。百合30g，小麦30g，甘草20g，大枣（去核）15g，炒枣仁12g，麦冬10g，水煎服。

（2）治心阴不足、虚热内扰，或气阴两虚、心神失养的神经衰弱及神经官能症。百麦安神饮（陆志正）：百合30g，淮小麦30g，莲肉15g，夜交藤15g，大枣10g，甘草6g。上药以冷水浸泡半小时，加水至500mL，煮沸20分钟，滤汁，存入暖瓶，不计次数，作饮料服用。加减：兼气郁者，加合欢花30g；兼痰浊者，加竹茹9g，生姜6g；兼湿邪阴滞者，加藿香、荷梗各10g（《首批国家级名老中医效验秘方精选》）。

（3）治咳嗽不已，或痰中有血。百花膏：款冬花、百合（焙、蒸）各等分，上为细末，炼蜜为丸，如龙眼大，每服1丸，食后临卧细嚼，姜汤咽下，噙化尤佳［《济生方》，摘自《食物相生相克与科学饮膳》中百合（选方）］。

玉竹（葳蕤、萎蕤、玉术、葳参）

性味归经：甘、微寒。入肺、胃经。

功效：养阴润燥，生津止渴。

玉竹（药材）"表面淡黄或淡黄棕（红与黄合成）色"，折断面"黄白色"。

玉竹色白属金，其为植物的根茎主上生，味甘上达，故能入肺经，色黄味甘入胃经。

玉竹质柔而润，长于养阴润燥，其入肺经，寒清热，凉降肺气下行，以利小便（肺为水之上源），热清火降，浊湿下行；大肠即能升清，津液上奉，阴津自生，甘寒入胃经清热邪而护津（甘寒益阴），胃与脾经络相连，入胃经亦能入脾经。甘补脾（脾欲缓，急食甘以缓之，甘补之）益气血生化之源而津自生（气能生津、津血同源）。《素问·经脉别论》曰："饮入于胃，游溢精气，上输于脾，脾气散精，上归于肺，通调水道，下输膀胱。水精四布，五经并行。"玉竹能补养肺胃之阴而止渴，玉竹润而不燥，补而不腻，滋阴而不恋邪，润燥则性醇和，发汗又不伤阴。常用治肺胃阴虚燥热的干咳少痰、咽干痰稠、咯血、声哑、口干舌燥，胃燥烦渴、胃痛善饥等症，对阴虚兼风温的发热咳嗽症，尤为适宜。

《本草便读》曰："玉竹其根多节多须，如璎珞下垂之状。而有威仪，故又一名葳蕤。色白微黄，味甘微苦，气平质润之品，培养脾肺之阴，是其所长，而搜风散热诸治，似非质润味甘之物可取效也。如风热风温之属虚者，亦可用之。考玉竹之性味功用，与黄精相似，自能推想。以风温风热之证最易伤阴，而养阴之药又易碍邪，唯玉竹甘平滋润，虽补而不碍邪，故古人立方有取乎此也。"《本草经疏》云："萎蕤，详味诸家所主，则知其性本淳良，气味和缓，故可长资其利，用而不穷。正如斯药之能补益五脏，滋养气血，根本既治，余疾自除。夫血为阴而主驻颜，气为阳而主轻身。阴精不足，则发虚热；肾气不固，则见骨痿及腰脚痛；虚火上炎，则头痛不安，目痛眦烂泪出；虚而热壅，则烦闷消渴；上盛下虚，则茎中寒，甚则五劳七伤，精髓日枯，而成虚损之证矣，以一药而所主多途，为效良火，非由滋益阴精，增长阳气，其能若是乎？"《本经疏证》按："凡有节有液之物皆能通，故竹沥通风火阻经，菖蒲通风痰阻窍，萎蕤则通风热阻络者也……妙在萎蕤气味甘平，节节有须，冗密滑泽，不徒使络中之液能柔热之暴，且可使肌肉间热能化液之结，肾节既通，阳施阴化，血脉肤腠自尔和，畅然其汗出。"《本草新编》言："此物性纯，补虚热，且解湿毒，凡虚人兼风湿者俱宜用之。但其功甚缓，不能救一时之急，必须多服始妙。近人用之于汤剂之中，冀目前之速效，难矣。且葳蕤补阴，必得人参补阳，乃阴阳既济之妙，所收功用实奇。故中风之症，葳蕤与人参煎服，必无痿废之忧。惊狂之病，葳蕤与人参同饮，断少死亡之病。盖人参得葳蕤益力，葳蕤得人参鼓勇也。"《纲目》谈："葳蕤，性平，味甘，柔润可食，故朱肱《南阳活人书》治风温自汗身重，语言难出，用葳蕤汤以之为君药。"《本草备要》载："葳蕤温润甘平，中和之品，若蜜制作丸，服之数斤，自有殊功……而所主者，多风温、虚劳之症，故瞿仙以之服食，南阳用治风温，《千金》《外台》亦间用之，未尝恃之重剂也。"《长沙药解》认为："葳蕤和平滋润，化气生津，解渴除烦，清金利水，益气润燥。其诸主治，止消渴，通淋涩，润皮肤，去黑䵩，疗目眦赤烂，治眼睛昏花。"

《本草正义》说："玉竹味甘多脂，柔润之品，《本草》虽不言寒，然所治皆燥热之病，是寒如何？古人以治风热，盖柔润能熄风耳。阴寒之质，非能治外来之风邪，凡热邪燔灼，火盛生风之病最宜。今唯以治肺胃燥热、津液枯涸、口渴口益干等症，而胃火炽盛、燥湿谓谷、多食易饥者，尤有捷效，《千金》及朱肱以为治风温主药，正以风温之病，内热蒸腾，由热生风，本非外感，而热势最盛，故以玉竹为之主药。"《本草述钩元》讲："（玉竹）兹味阴中达阳而阴随之以极上，所以除烦闷、止消渴、润心肺。"《滇南本草》称："葳参，入脾，补气血，补中健脾，脾经多气多血，故气血双补。脾胃为人之总统，后天根本，灌溉经络，长养百骸，脾胃盛而资以为生者是也。"《脏腑药式补正》谓："玉竹甘寒润泽，谓能滋养脾胃，正以甘能滋阴，润能养液耳。本非气药，而洁古偏列于气分队中者，则唐兰陵居士萧炳《四声本草》补中益气一言误之也。"《本草正义》指出："玉竹，不知阴柔之性，纯阴用事，已是以伐生生之机，况虚梦之病，阴阳并亏，纵使虚火鸱张，亦天寒凉直折之法，又岂有阴寒腻滞之质，而能补中益气之理？"

玉竹：煎剂扩张外周血管和冠脉；强心，升高血压；耐缺氧；降血糖、血脂，缓解动脉粥硬化斑块形成；改善心肌缺血症状，其黄酮类成分能抗氧化；延长生物寿命，促进干扰素的生成；有类似肾上皮质激素样作用；抑制结核杆菌生成；增强免疫功能，促进抗体生成，提高巨噬细胞的吞噬功能（王再谟等主编《现代中药临床应用》）。静脉注射玉竹总苷后，可剂量依赖性降低麻醉大鼠的脉收缩压和动脉舒张压；有抗肿瘤作用，能有效控制子宫内膜异位的发展（高学敏、钟赣生编《中药学》）。

治肺肾阴亏、虚火上炎的咳嗽气喘、咽喉燥痛、痰中带血等，与生地黄、熟地黄、桔梗、当归身、白芍、贝母、百合、麦冬、玄参等同用，如百合固金汤（《慎斋遗书》）。治燥伤胃阴、津液亏耗之症，与麦冬、沙参、生甘草同用，如玉竹麦冬汤（《温病条辨》）。

用法用量：煎服6～12g。

使用注意：中寒便溏、痰湿内盛及风寒咳嗽者不宜用。

药物对比

天冬	清热	力较强	养阴	偏在肺肾、养阴而较腻滞，性太寒，内伤脾阳而伤胃滞胃。
玉竹		力较弱		偏在脾胃、养阴而不腻滞，性平，滋养胃阴而不伤脾阳。

石斛	养阴	除胃中虚热而止烦渴，清补兼具。
玉竹		养肺胃之阴而除燥热，补而不腻。

（待续）

（续表）

玉竹	养阴	补而不腻，偏于益胃生津。
黄精		甘平滋腻，偏于补中益气。

配伍应用

（1）治心血不足的心悸、失眠、健忘、怔忡。熟地黄30g，何首乌30g，山药15g，当归、枸杞子、玉竹、党参、茯苓各12g，五味子、麦冬、炙甘草、生姜各10g，水煎服。若心悸者加生龙骨，远志；失眠重加炒枣仁、龙眼肉。

（2）治多饮、多尿、多食、形体消瘦、咽干舌燥、手足心热、舌质红绛、苔微黄、脉沉细的消渴病。生津止渴汤（任继学）：山药50g，生地黄50g，玉竹15g，石斛5g，沙苑蒺藜25g，知母20g，附子5g，肉桂5g，红花10g，水煎服，日服2次，早饭前、晚饭后30分钟温服，猪胰子切成小块生吞，服药期间，停服一切与本病有关的中西药物（《首批国家级名老中医效验秘方精选》）。

（3）治高血压。玉竹500g，加水1000mL，文火煎至300mL，分多次1日内服完，一般10日痊愈，无复发（《一味中药治顽疾》）。

女贞子（女贞实、女贞）

性味归经：甘、苦、凉。入肝、肾经。

功效：滋补肝肾，明目乌发。

女贞子（药材）"外皮蓝黑色"，横面破开后，仁"外面紫黑色，里面灰（黑与白合成）白色"。女贞子为子主降。其色蓝或紫，均含青色，故入肝经；色黑味苦性凉降下，故入肾经。

女贞子味甘入肝经缓急（肝苦急，急食甘以缓之），苦泄血结，血行气畅而止痛，柔肝和血。其苦入肾经，坚肾补肾（肾欲坚，急食苦以坚之，用苦补之），益精血，甘凉益肝肾之阴，清热保津。补中有清，苦泄结滞，滋而不腻，性质平和，清补良品。安五脏，养精神，宜于久服。

肾藏精，其华在发；肝藏血，开窍于目，肾气旺盛则毛发茂密，乌黑有光；肝阳得补而视物清晰，炯炯有神，本品补肝肾，益精血，阴精上奉荣于头目，故能乌须明目（目非血不精，非水不明），常用治肝肾阴虚、虚火内动、骨蒸潮热、腰膝酸痛、须发早白、目赤作痛、视物昏花等症。

《本草经疏》曰："女贞实禀天地至阴之气，故其木凌冬不雕……应是甘寒凉血益血之药，气薄味厚……入足少阴经。""经曰：精不足者补之以味，盖肾本寒，因虚则热而软。此药气味俱阴，正入肾除热补精之要品，肾得补，则五脏自安，精神自足，百疾去而身肥健矣。此药有变白明目之功，累试辄验。"《本草崇原》云："女贞禀三阴之气，岁寒操守，因以为名。味苦性寒，得少阴肾水之气也；凌冬不凋，得少阴君火之气也；作蜡坚白，得太阳肺金之气也；结实而圆，得太阴脾土之气也；四季常青，得厥阴肝木之气也。女贞属三阴而禀五脏五行之气，古主补中，安五脏也。水之精为精，火之精为神，禀少阴水火之气，故养精神。人身百病，不外五行。女贞备五脏五行之气，故除百病，久服则水火相济，五脏安和，故肥健，轻身不老。"《纲目》曰："女贞实乃上品无毒妙药，而古方罕知用者，何哉？《典术》云：女贞木乃少阴之精，故冬不落叶。观此，则其益肾之功，尤可推矣。"《本草乘雅半偈》言："不曰土贞，而曰女贞，谓主居中之藏阴故也，则凡藏室萎顿，以及精神魂魄意志离败而为百病者，靡不相宜。故久服则散精于肝，而淫气于百骸，肥健轻身不老，其外证也。"《本草新编》谈："女贞实，……近人多用之，然其力甚微，可入丸以补虚，不便入汤以滋益。与熟地、枸杞、南烛、麦冬、首乌、旱莲草、乌芝麻、山药、桑椹、茄花、杜仲、白术同用，真变白之神丹也，然变为丸验，不可责其近效也。女贞子缓则有功，而速则寡效，故用之速，实不能取胜一时，而用之缓，实能延生于永久，亦在人用之得宜耳。"

《本草述校注》说："女贞子，冲脉、任脉皆起于胞中，上循胸里，为经络之海，其浮而外者，循腹上行，会于咽喉，别缘唇口。今妇人之生，有余之气，不足于血，以其数脱血也，冲任之脉不荣口唇，故须不生焉。女贞，实因固入血海，益血而和气上荣，《典术》所谓少阴之精也，即其四时而长青，所秉固已殊矣。"《本草述》讲："女贞实，固入血海益血，而和气以上荣……由肾至肺，并以淫精于上下，不独髭须为然，即广嗣方中，多用之矣。"《本草经疏》谓："（女贞实）此药有变白明目之功，累试辄验。"《本经逢原》指出："女贞，性禀纯阳，味偏寒滑，脾胃虚人服之往往减食作泻。""女贞子，此树凌冬不凋，禀少阴之精，故能入肾益阴，水足则目明热退，如是则五脏可安，精神可养"（《本草便读》）。

女贞子可增强非特异性免疫功能，对异常的免疫功能具有双向调节作用；对化疗和放疗所致的白细胞减少有升高作用，可降低实验动物的血清胆固醇，有预防和消减动脉粥样硬化斑块和减轻斑块厚度的作用，能减少冠状动脉粥样硬化病变数并减轻其阻塞程度；能明显降低高龄鼠脑、肝中丙二醛含量，提高超氧化物歧化酶（SOD）活性，具有一定的抗衰老作用；有强心、利尿、降血糖及保肝作用；并有止咳、缓泻、抗菌、抗肿瘤作用（高学敏主编《中药学》）。女贞子有抗炎、促进造血功能、降低眼压作用（高学敏、钟赣生主编《中药学》）。抗突变、变态反应，保护染色体损伤，抗缺氧，抗宫颈癌和某些移植性肿瘤（王再谟等主编《现代中药临床应用》）。

治肝肾阴虚、头晕目眩、腰膝酸痛、吐血、须发早白，与墨旱莲同用，如二至丸（《证治准绳》）。治视神经炎：女贞子、决明子、青葙子各一两，水煎服［《浙江民间常用草药》，摘引自《中药大辞典》女贞子（外方）］。

用法用量：煎服6～12g，因主要成分齐墩果酸不易溶于水，宜丸、散用好。

使用注意：脾胃虚寒泄泻者忌用，阳虚者慎用。

药物对比

熟地黄	补阴	滋补力大（补阴力强）、补而腻滞。
女贞子		滋补力小（补阴力差）、补而不腻。

何首乌	补肝肾乌须发	性温，偏走血分。
女贞子		性凉，偏走气分。

女贞子	滋养肝肾	益阴清热明目，肝肾不足的目昏耳鸣等症宜用。
墨旱莲		益阴凉血止血，肝肾阴虚的血热失血等症宜用。

配伍应用

（1）治肾阳精亏的眩晕。熟地黄30g，生山药30g，茯苓12g，五味子10g，女贞子15g，墨旱莲20g，白芍15g，炒杜仲12g，茵陈10g，麦冬10g，牛膝15g，陈皮6g，水煎服。

（2）治白癜风。熟地黄30g，女贞子30g，墨旱莲40g，菟丝子30g，制首乌50g，补骨脂60g，蛇床子20g，雄黄20g，硫黄20g，白鲜皮100g，白附子25g，密陀僧20g。将上药研粗末，用白酒500mL、米醋250mL浸泡1个月后外擦患部，每日1～3次。

备注：本药有毒，切忌入口，擦后也要洗手，以免中毒。同时，注意皮肤的变化，发现疾病已消失，应坚持擦几天，以巩固疗效、防止复发（《中国家庭养生保健书库》编委会编《偏方治大病》）。

龟甲（龟板）

性味归经：咸、甘、微寒。入肝、肾、心经。

功效：滋阴潜阳，滋肾强骨，养血补心，固经止带。

龟板（药材）"外表面黄棕（红与黄合成）色至棕色，有时具紫棕色纹理""断面外缘为牙白色、坚实；内为乳白色或肉红色，有孔隙。气腥"。（原动物）乌龟"背面鳞甲棕褐（黑与黄合成）色"。

龟甲气微寒，春之气，色紫（含青色）能入肝经，色黑味咸入肾经。"凡药气味有体有用，相反而实相成"，得水之味者，皆得火之气，故又能入心经（色红亦入心经）。龟甲味甘入肝经缓急，柔肝和血（肝苦急，急食甘以缓之），味咸入肾经软坚绪，泻下通便，行浊邪之排泄而益肾，咸甘入心经补心泻火（心欲散，急食咸火以软之，用咸补之，甘泻之），咸能益阴补心，甘缓发散为阳泄火保阴，甘寒益阴，质重苦降补阴（为阴中至阴之物），能收浮阳下行（性偏收敛），肝肾阴补，虚阳下潜（阴升阳降），咸补心阴，心火自下（心主降下）。清虚热，息肝风而肝阻下潜。肾主骨益肾而骨强。心主血，补心而血得养。阴虚火旺，月经不调，冲任不固，赤白带下。本品能滋阴养血、凉血止血、缓肝急、止疼痛、益肾阴、软坚结、调经脉、固冲任、止崩漏、愈带下。常用治阴虚内热、盗汗遗精、骨蒸劳损、热病后期、低热不退、阴虚劳、咯血、衄血、肝肾阴血亏虚、血不归经的月经不调、筋骨痿弱、足膝痿痹、头晕目眩、视物昏花、心虚惊悸、失眠健忘及妇人阴虚血热、崩漏过多、经行腹痛、冲任不固、赤白带下等症。

《纲目》曰："龟首常藏向腹，能通任脉，故其甲以补心、补肾、补血，皆以养阴也……观龟用所主诸病，毕属阴虚血弱，自可心解矣。"《本草新编》云："龟板……色黑、味甘咸、性寒，能入肾经，其首常藏在腹，故又通任脉。能导引胎息，故灵而多寿，以龟板为柔中之刚，有解脱之义。故能破症瘕，治难产。至于崩淋痔漏等症，皆任脉为病，肾阴不足所致也，总之，壮肾水，退骨蒸，通任脉，潜虚阳，其主治不离乎此。"《本草经疏》称："龟甲通心入肾以滋阳……方书所用日败龟板者，取其长年得阴气多，有益气之功用耳。"《本草蒙筌》言："龟禀北方阴气而生，为阴中曰至阴之物，大能补阴而治阴血不足，是以下焦滋补丸药，多用为君。"《本草述校注》言："龟能闭息，其首常藏向腹，使任脉常合于督也；……其所以补阴气者，为其阴中含阳也……阴足而血气调和，则瘀血症瘕自消，不必借阳，以行阴之滞，及即阴达阳之用。"《本草经读》谈："大抵介虫属阴，皆能除热；生于水中，皆能利湿；其甲属金，皆能攻坚，此处亦无他长。《本经》云：主治漏下赤白者，以湿热为病，热胜于湿则漏下白色，龟甲专除湿热故能治之，破症瘕者，其甲属金，金能攻坚也，阂疟，老疟也，疟久不愈，湿热之邪，痼结阴分，唯龟甲能入阴分而攻之也。火结大肠，则生五痔，湿浊下注，则患阴蚀，肺合大肠，肾主阳产。龟甲性寒以除其热，气平以清其湿也……小儿囟骨不合，肾虚之病，龟甲主骨，故能合之也。"《药品化义》按："龟底甲纯阳，气味厚浊，为浊中浊品，专入肾脏。主治咽痛口燥，气喘咳嗽，或劳热骨蒸，四肢发热，产妇阴脱发躁、病系肾水虚，致相火无依，此非气柔内静者，不能息其炎上之火。又取汁润滋阴，味咸养脉，主治朝凉夜热，盗汗遗精，神疲力怯，腰痛腿酸，瘫痪拘挛，手足虚弱，久疟血枯。小儿囟颅不合，病由真脏衰，致元阴不生，非此味浊纯阴者，不能补其不足之阴。古云，寒养肾精，职此义耳。"《本草经解》载："脾主四肢，湿胜则重弱，龟甲味甘补益脾，性平去湿，湿行，四肢健也。肾主骨，小儿肾虚，则囟骨不合，其主之者，补肾阴也。"《本经逢原》说："龟禀北方之气而生，乃阴中之阴之物，专行任脉，上通心气，下通肾经，故能补阴治血治劳。大凡滋阴降火之药，多寒凉损胃，唯龟板炙灰则益大肠，止泄泻，故漏下赤白亦能疗之。"《本草经疏》认为："鳖甲走肝益肾以除热，龟甲通心入肾以滋阴，用者不可不详辨也。"

《本经续疏》讲："水族离水则僵，陵虫汲水辄毙，唯龟常湛水中生，终令居陵亦生，此所以能治水之病，亦能治火之病人，并治水火相啮而病人也……龟生理之异，在乎无间之火；而人之一身，无不以水火为枢机，诸证者，能审明水火之参差进退以人为患，则又何不知其主之病之别耶？盖气张而体不随之开者，此能助之开；气翕而体不随之阖者，此能助之阖，火无水而亡命奔迸者，得此能使水存于中而招火外归；水为火格而迟缘游溢者，得此能使火息于外而引水济。以至水停关节而火之途径难通，火燔骭而水之滋溉难及，均借此以交互鼓动之。曰龟甲善滋阴，浅视龟甲甚矣。"《本草通玄》谓："龟甲碱平，肾经药也。禀北方纯阴之气而生，大有补水，以制火之功，故能强筋骨、益心智、止咳嗽、截久疟，去瘀血、生新血。"《本草便读》曰："总之壮肾水，退骨蒸，通任脉，潜虚阳，主治不离乎此，煎胶更良。"

龟甲能改善"阴虚"证病理动物功能状态，使之恢复正常；能增强免疫功能；具有双向调节DNA合成率的效应；有抗凝血、增加冠脉流量和提高耐缺氧能力的作用，龟甲胶有一定提升白细胞数的作用（高学敏主编《中药学》）。龟甲能升高白细胞数量，提高淋巴细胞转化率，增加细胞和体液免疫功能；降低甲亢型的甲状腺功能；降低甲亢型肾上腺皮质功能；兴奋子宫，延缓细胞衰老；抗突变，耐缺氧，恢复肾功能，消除蛋白尿；抑制艾氏腹水癌和腹水型肝癌；有解热、补血、镇痛作用（王再谟等主编《现代中药临床应用》）。抗骨质疏松症（能向成骨方向分化，使体内碱性磷之酶、钙化结节、骨钙素水平提高）；有促进脊髓损伤后神经干细胞的增殖、保护神经损伤的作用，对人型结核杆菌有抑制作用（高学敏、钟赣生主编《中药学》）。

治阴虚火旺、骨蒸劳热，与熟地黄、黄柏、知母、猪脊髓同用，如大补阴丸（《丹溪心法》）。治肝肾阴、精血不足的筋骨痿弱、腰酸膝软等症，与龙骨、石菖蒲、远志同用，如孔圣枕中丹（《千金方》）。治崩中漏下、赤白不止、气虚竭：龟甲、牡蛎各三两，上二味治下筛，酒服方寸匕，日三次［《千金方》，摘引自《中药大辞典》龟板（选方）］。

用法用量：9～24g，宜捣碎先煎。滋阴潜阳宜生用；入丸散宜炙用；本品经砂炒醋淬后，更容易煎，有效成分，并除去腥气，便于制剂（高学敏主编《中药学》）。

使用注意：阴虚无热、外感邪气未解者及孕妇忌用。

药物对比

远志	补益心肾	补火以通心阳。
龟甲		补水以通心阳。

白芍	入肝经	偏于敛阴止泻。
龟甲		偏于滋阴潜阳。

龟甲	应用	通血脉，消痈，退骨蒸优，补任脉。
龟甲胶		善滋阴，养血，止血力强，治崩漏。

临床应用

【不良反应】龟甲毒性极低，LD50测不出，MTD为250g/Kg，为成人临床用量的500倍（高学敏、钟赣生主编《中药学》）。

配伍应用

（1）治胃中积热或肝火犯胃的吐血。侧柏生地龟甲汤：侧柏叶60g，生地黄30g，龟甲12g，广三七10g，阴胶12g（烊化分冲），黄芩炭10g，栀子炭10g，藕节30g，生甘草6g，水煎服。

（2）治男性不育症或因肾虚引起的头昏目眩、腰膝酸软、遗精、早泄、尿蛋白等症。补肾益血填精汤（邓光远）：熟地黄、菟丝子各15g，巴戟天、枸杞子、山萸肉、制首乌、刺蒺藜各12g，当归、白茯苓、锁阳、丹参、鹿角胶、龟板各10g，蛇床子、桃仁、小茴香各6g，水煎服。用药指征：精子数小于200万/ml，精子成活率低于30%。原方：无精或死精加冬虫夏草、炙甘草；精子不液化加知母、羚羊角；不射精加柴胡、青皮；输精管栓塞加山甲、山楂肉、路路通；阴茎发育不良加仙茅、淫羊藿、狗鞭、海马；早泄加阳起石、狗鞭、肉桂、附子（《首批国家级名老中医效验秘方精选》）。

鳖　甲

性味归经：咸、微寒。入肝、肾经。

功效：滋阴潜阳，退热除蒸，软坚散结。

鳖甲（药材）背面"灰（黑与白合成）褐（黑与黄合成）或黑绿色，并有起状的灰黄色或灰白色斑点"。

鳖甲，气微寒，禀春生发之气，色绿含青色，故入肝经，色黑味咸入肾经。

鳖甲属甲介类，故能补阴，性寒入肝经清热益阴，咸寒入肾经，软肾坚清邪热，泻血结而滋肾阴，肝肾阴足，其气上升（肝肾主升）、浮阳下潜（阴升阳降），故能滋阴潜阳。肝肾阴虚，热邪内蕴，阴津亏虚而夜热早凉，热退无汗；日久精血虚极，阳无所附则，骨蒸潮热，发热盗汗，鳖甲入肝肾清热滋阴、潜浮阳、肝肾得补、精血生。热清火息，阴增血充而热退蒸除，肝主藏血，性疏泄，肝虚日久，阴亏血少，疏泄无力气血瘀积而症瘕生。本品为甲介类属金，金主攻利，咸入血分软坚泻结，肝阴滋血流，疏泄有力，故能软坚散结。常用治肝肾阴虚、低热不退、骨蒸盗汗，气阴两虚的低热不退、五心烦热、久病伤阴的虚风内动、手足瘛疭、里有郁热、寒热如疟、久疟、腹部痞块、症瘕积聚及热毒的痈肿疮疡等症。

《纲目》时珍曰："鳖甲乃厥阴肝经血分之药。肝主血也……鳖色青入肝，故所主者，疟劳寒热，痃瘕惊痫，经水痈肿阳疮皆厥阴分之病也……介虫阴类，故并主阴经血分之病，从其类也。"《本草述校注》云："鳖甲补阴气（补阴、补气）、真阴之气有化乃有生、有生即有化。鳖之益阴者，为达其真阴之用也。"《本草便读》指出："鳖甲，色青入肝，咸寒无毒。通经络，散瘀血，为厥阴血分之药。凡水族介类之属，皆能益阴潜阳，咸寒之性则同，其所入之处又各不同耳。"

《本草经疏》言："鳖甲，《别录》疗温疟者，以疟必暑热为病，类多阴虚，水衰之人乃为疟所深中，邪伏阴分，故出于阳而热甚，并入阳则寒甚。元气虚羸，则邪陷而中焦不治，甚则结为疟母。甲有益阴除热而消散，故为治疟之要药，亦是退劳热在骨及阴虚往来寒热之上品。劳复、女劳复为必须之药；劳瘦骨蒸，非此不除；产后阴脱，资之尤急。"《本经逢原》按："鳖色青，入厥阴肝经及冲脉，为阴中之阳。……凡骨蒸劳热自汗皆用之，为其能滋肝经之火也。与龟甲同类，并主肝经血分之病，龟用腹，腹属肾，鳖用肋，肋属肝。然究竟是削肝之剂，非补肝药也。"《本草新编》指出："问，鳖甲善杀痨虫，有之乎？且此虫不生于肠胃之间，偏生于骨髓之内，不用鳖甲，安得入至阴之中，引群阴之药以滋其髓乎？倘止大补其阴，而又不用杀虫之味，则所生之髓，止足供虫之用。而杀虫之药，又多耗髓，虫死而骨髓空虚，热仍未去，热未去，而虫又生，病终无时也，鳖甲杀虫，而又补至阴之虚，所以治骨蒸之病最宜。"

《本草述》谈："鳖甲，类言其滋阴，是矣，第丹溪云补阴而更云补气，盖气有阳气阴气之殊，本于《内经》可证也。经曰，阴虚则无气，无气则死。盖唯是真阴之气，有化乃有生，有生即有化，故《本经》首云主治心腹症瘕的寒热，即《别录》暨权、《日华子本草》，无不以温症、血瘕、宿食、冷块、痃癖、冷瘕及破症结为主，至丹溪乃揭出补阴补气以为方，可谓探其要领矣……如鳖甲丸之于肝积为肥气，干漆丸及半夏散心积为伏梁，又鳖甲丸之于脾积为痞气，四方虽各有不同，然总归于入足厥阴、手少阴、足太阴之脏也。以鳖甲阴气之专，入三阴而行其职，固有得于气之相应者矣……可以推其所治之诸证，固唯是专补阴气，如所谓知其要者，一言而终也。"《本草经解》说："厥阴肝气凝聚十分亢矣。鳖甲气平入肺，肺可以制肝，味咸可以软坚，所以主之。痞者肝气滞也，咸平能制肝而软坚，故亦主之。息肉阴蚀痔恶肉一生于鼻，鼻者肺之窍也。一生于二便，二便肾之窍也，入肺而软坚，所以消一切息肉也。"《本草思辨录》讲："鳖有雌无雄，其甲四周围有肉裙，以肉裹甲，是为柔中有刚、阴中有阳，仲圣用鳖甲煎丸，所以破症瘕……鳖甲去恶肉而亦能敛溃痈者，以阴既益，而阳遂和也。"

鳖甲能促进免疫球蛋白形成，提高淋巴、母细胞转化率，延长抗体存在时间、增强免疫角功能，抑制肝脾之结缔组织增生；提高血浆蛋白水平，消散体内结块；促进造血功能，增加血红蛋白含量，具有抗贫血作用；耐缺氧，防止细胞突变，抑制肠癌；能保护肾上腺皮质功能，有一定的镇静作用（王再谟等主编《现代中药临床应用》）。鳖甲能降低实验性甲亢动物血浆AMP含量；能抑制结缔组织增生，故可消散肿块（高学敏主编《中药学》）。有强壮、抗肝纤维化作用（高学敏、钟赣生主编《中药学》）。

治温病后期、邪热深伏阴分、阴液耗伤的夜热早凉、热退无汗等症，与青蒿、生地黄、牡丹皮、知母同用，如青蒿、鳖甲汤（《温病条辨》）。治潮热骨蒸，与柴胡、知母、青蒿等同用，如鳖甲散（《沈氏尊生》）。治久疟、疟母、肝脾大、胁肋疼痛，与土元、牡丹皮、柴胡、大黄等同用，如鳖甲煎丸（《金匮要略》）。

用法用量：煎服9～24g，宜先煎，宜砂炒醋淬后，有效成分易煎出，并去其腥气。

使用注意：阴虚、胃弱呕哕、脾虚泄泻，外感未解及孕妇不宜用。

药物对比

青蒿	除热	凉血除蒸，透发肌肤间的郁热。
鳖甲		滋阴搜邪，除深伏骨间的邪热。

青皮	入肝经	偏于疏肝破气。
鳖甲		偏于软坚散结。

龟甲	滋阴除热	主入肾以滋阴，滋阴补血力优，兼能止血。肾阴不足，腰腿酸软，崩漏下血等症宜用。
鳖甲		主入肝以清热，散结消症力强，兼能通经。肝脾大，腹中结块，妇女经闭等症多用。

临床应用

【不良反应】鳖甲多糖口服100g/kg，给药后14天未见有死亡，解剖动物，肉眼未见病理变化（高学敏、钟赣生主编《中药学》）。

配伍应用

（1）治肝大。鳖甲焙黄为末，每服6g，日2次。

（2）治男女骨蒸劳瘦。鳖甲一枚，以醋炙黄，入胡黄连二钱，为末。青蒿煎汤服方寸匕（彭铭泉、彭年东主编《食物相生相克与科学饮膳》）。

（3）治肝癌。加减参赭培气汤（段风舞）：生赭石15g，太子参10g，生怀山药15g，天花粉10g，天冬10g，鳖甲15g，赤芍药10g，桃仁10g，红花10g，夏枯草15g，生黄芪30g，枸杞子30g，焦山楂10g，焦六曲30g，三七粉3g（分冲），水煎服，视病情增减日服量（《首批国家级名老中医效验秘方精选》）。

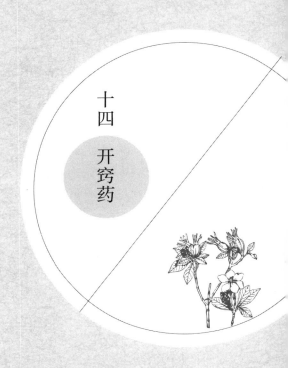

十四

开窍药

冰片（梅花冰片、梅片、龙脑香、龙脑）

性味归经：辛、苦、微寒。入心、脾、肺经。

功效：开窍醒神，清热止痛。

冰片（药材）："类白色至淡灰（黑与白合成）棕（红与黄合成）色""气清香"。

冰片：色红味苦入心经；色白味辛入肺经；色黄气香入脾经。

若温热病邪传入里，热迫阴津，内陷心包；或邪热壅满上焦，热毒逆传心包；或湿热内盛蕴结熏蒸炼液成痰。温邪、热毒、痰火蒙蔽清窍，均可致神昏、痉厥诸闭症。冰片含化，先辛后苦，口中有清凉感，可知其气先入肺，后入心脾，性寒清热。其入肺经，辛散逐湿热邪毒处透（"肺欲收""辛写之"），苦降肺气下行（肺苦气上逆，急食苦以泄之）；苦寒入心（心包）清热泄结，降气达下，火热下行。冰片气香为诸药之冠，香能辟秽，香窜通窍。其辛散苦泄，行气活血，辛升苦降，宣利通达，无所不到，清邪热，散郁火，苦寒香窜入脾经，燥脾湿（脾苦湿，急食苦以燥之），除痰秽（痰秽多事湿热所致，湿热去而痰秽消），通窍闭，醒脑神，故能治上述原因所致的神昏、痉厥诸闭症。

冰片入肺经，得金之味，皆得木之气，故又能入肝经（气微寒，春之气，亦能入肝经），味辛补肝（肝欲散，急食辛以散之，用辛补之），寒清热邪而明目（肝开窍于目），辛入气分宣散毒邪，苦入血分泄结祛瘀；苦燥痰浊香通窍，热除痰消则肿除，气行血活则痛止，常用治泻火解毒，防腐消肿，明目退翳，清热止痛的良药；外用治咽喉肿痛、口舌生疮、目赤肿痛、热毒疮疡、疮溃不敛及水火烫伤等症，亦为佳品。

《本草汇言》曰："龙脑香，开窍辟邪之药也，性善走窜，启发壅闭，开达诸窍，无往不通，然芳香之气，能辟一切邪恶，辛烈之性，能散一切风热。"《本草述校注》云："（冰片）兹物乃千年老树之精气，且禀南方火土之生化，酝酿既久逆溢而出。类中属虚，缪氏亦切戒之。不知痰涎随风上潮，非此散壅开闭之味，他药何处着手乎？（罗谦甫云：中风人初觉，不宜服脑麝，恐引风入骨髓，如油入面，不能得出，如潮痰盛，不省人事，烦热者，宜用下痰神效）散郁火。"《本草述》言："（龙脑香）既谓痰涎宜下，然亦先散而后可下，且不如从治者之易于奏效也。虽然此味概谓辛散，是矣。第非从里而达表之为散，乃无内无外，凡壅者、结者、闭者，随其所患之处而能散也。"《本草经疏》谈："龙脑香禀火金之气以生。《本经》味辛苦，气微寒，无毒。其香气为百药之冠。凡香气之甚者，其性必温热，李珣言温，元素言热是矣。气芳烈、味太辛，阳中之阳，升也散也。性善走窜开窍，无往不达。……耳聋者窍闭也，开窍则耳自聪。目赤肤翳者，火热甚也，辛温主散，能引火热之气自外而出，则目自明，赤痛肤翳自去，此从治之法也。《别录》又主妇人难产者，取其善走，开通关窍之力耳。"《是岳全书·本草正》按："（冰片）味微甘、大辛，敷用者，其凉如冰，而气雄力锐，性本非热，阳中有阴也。善散气散血，散火散滞，通窍辟恶，逐心腹邪气，疗喉痹脑痛，鼻瘜齿痛，伤寒舌出，小儿风痰，邪热急惊，痘疔黑陷。凡气壅不能开达者，咸宜佐使用之。"《医林纂要》指出："（冰片）辛香之气，固无不达，且足以感鬼神。或疑辛味补肝，则不当寒，香气属阳，亦不当寒，岂知阴阳之中，又各分阴阳，肝木亦属阴乎？凉风吹人，则烦郁顿解。木气郁热，则枝叶枯缩，凉风解郁，则枝叶舒矣。郁金亦辛而寒，梅花独作寒香，勿谓辛香逐不寒也，但寒而香者，阳中之阳耳。……冰片主散郁火，能透骨散郁火，能透骨除热，治惊痫、痰迷、喉痹舌胀、牙痛、耳聋、鼻瘜、目赤浮翳、痘毒内陷、杀虫、痔疮、催生、性走而不守，亦能生肌止痛。然散而易竭，是终归阴寒也。"

《本草便读》说："冰片……凡一切风痰、诸中风内闭等症，暂用以开闭搜邪，然辛香走窜之极，服之令人暴亡。唯外症点眼、吹喉等药用之，或借以辛散，或赖其香开耳。"《本草汇言》讲："（龙脑香）一切辛暴气闭，痰结神昏之病，非此不能治也。然非常服之药，如大人小儿风涎闭塞及暴得惊热者可用，如久病元虚成中风风痹之症，吐泄后成慢惊者不可用，眼系暴热成翳障者可用，如肝肾精血不足成昏暗者不可用；风痛在骨髓可用，在血脉肌肉者不可用。世但知其凉而通利，……动辄与麝香同为桂附之助，然人身之阳易动，阴易亏，不可不慎也。"《本草衍义》谓："龙脑，此物大通利关膈热塞，其清香为百药之先，大人、小儿风涎闭壅及暴得惊热，甚为济用。然非常之药，独行则势弱，佐使则有功。"

冰片中的主要成分龙脑、异龙脑均有耐缺氧、镇定作用；冰片经肠系膜吸收迅速，给药5分钟即可通过血脑屏障，且在脑蓄积时间长，量也相当高，此为冰片的芳香开窍作用提供了初步实验依据；冰片局部应用对感觉神经有轻微刺激，有一定的止痛及温和的防腐作用；较高浓度冰片（0.5%）对葡萄球菌、链球菌、肺炎双球菌、大肠埃希菌及部分致病性皮肤真菌等有抑制作用（《一味中药治顽疾》）。

冰片能够抑制模型动物动脉血栓形成；冰片的镇痛效应比抗炎效应更明显；抗病毒；提高其他药物的生物利用度（高学敏、钟赣生主编《中药学》）。对中、晚期妊娠小鼠有引产作用（高学敏主编《中药学》）。冰片有抗心肌缺血、促进神经胶质细胞生长作用（王再谟等主编《现代中药临床应用》）。

治邪热内陷心包、痰热壅闭心窍的高热烦躁、神昏谵语、卒中痰厥、气郁暴厥、小儿惊厥等症，与牛黄、麝香、犀角、黄连等同用，如安宫牛黄丸（《温病条辨》）。治咽喉、口唇肿毒，音哑咽痛及痰火咳嗽，与硼砂、玄明粉、朱砂同用，如冰硼散（《外科正宗》）。

用法用量：入丸散，每次0.15～0.3g，外用适量，研末或敷患处。不宜入煎剂。

使用注意：血虚阳亢的昏厥、小儿慢惊，肝肾阳虚的目疾、阴寒痛疽者及孕妇均忌用。

药物对比

冰片	开窍醒神	通诸窍，散郁火，热闭醒脑多用，适用于一切暴疾、暑热卒厥而神志昏迷的闭症。		
苏合香		豁痰湿，辟秽浊，寒痰阻窍多用，适用于一切卒中痰厥、卒然昏厥的危症。		

冰片	开窍醒神	凉开之剂，开窍力弱。	治疮疡肿毒	以清热解毒泻火止痛，善治口齿、咽喉、耳目之疾，宜外用。
苏合香		温开之品，开窍力强。		以活血散结消肿止痛，善疗疮疡、瘰疬痰核，内服外用均可。

临床应用

【不良反应】有报道，急性毒理实验小鼠半数致死量（LD50）为3.06g/kg。合成冰片直接作用于胃黏膜，可显著降低胃黏膜跨膜电位和黏膜血流，但天然冰片对胃黏膜则无显著影响。天然冰片、合成冰片、最大无毒反应剂量分别为0.68、0.75g/kg（高学敏、钟赣生主编《中药学》）。

配伍应用

（1）治烫、火伤。黑木耳（焙干）6g，冰片1g，共为细末，香油调擦患处，日3~4次。患病处最好先用米泔水冲洗后再擦。

（2）治小儿口疮。文蛤（为帘蛤科动物文蛤的贝壳）3g，朱砂0.9g，冰片1.5g，硼砂3g，枯矾1.5g，共为细末，撒患处。

（3）治风热侵袭、风火邪毒侵犯，伤及牙体或牙龈肉，气血瘀阻脉络，水肿疼痛；咽喉肿痛、口疮、痈疽或温病热毒发斑，小儿惊风、发热痉挛等症。祛风牙痛散：青黛、薄荷各20g，硼砂、冰片各10g，细辛、蟾酥各5g，以上6味药，分别研细为极细粉，过筛，混匀，分装小瓶，密封保存。内服成人每次0.5~1g，日服3次，白开水下。小儿酌减量。外用：涂擦，或水调敷（《管氏医家十二代秘方选集》·416页）。

（4）治带状疱疹：雄黄15g，黑木耳炭15g，冰片2~3g，上药研细后混匀装瓶备用。治疗时，将上药外敷患处，湿者干面敷，干者香油调敷，按疮面大小均匀外敷一薄层即可。治疗期间忌辛辣等刺激食物（《中国家庭养生保健书库》编委会编《偏方治大病》）。

（5）治烧伤烫伤及口腔炎。西瓜皮日久晒干烧灰，加冰片少许，研成粉末用香油调匀，敷于患处（《李时珍祖传宝典》）。

石菖蒲（菖蒲）

性味归经：辛、苦、温。入心、胃经。

功效：开窍宁神，化湿和中。

石菖蒲（药材）"表面灰（黑与白合成）黄色、红棕（红与黄成）色或棕色"，断面"类白色至淡棕色""气芳香"。石菖蒲色红味苦入心经，色黄气香应走脾经，脾与胃经络相连，故能入胃经。

石菖蒲温助阳气、辛开苦泄、行气活血、气香走窜、通利九窍。其入心经，苦降心气下行，而清阳上升，心血通于脑，辛温振发清阳、行气血，宣窍健脑而聪耳目（阳气出于上窍，主开发）。辛宣苦降肃降肺气下行（色白味辛入肺经），气下则痰消；其入中焦，苦燥脾湿，温助胃阳，脾胃得健，湿除痰消。石菖蒲通九窍、振清阳、祛痰湿、行气滞、逐瘀血，开窍醒神（痰蒙心神而脑昏，瘀血攻心则发狂）。

石菖蒲苦温健脾化湿（脾苦湿，急食苦以燥之）。气香化浊开郁，温助胃阳以消食，脾健胃壮，中佳温和，五脏受益（胃气强则五脏俱盛）。其入心经、开心窍、益心智、安心神、通五脏、祛痰湿、调气血又能宁神益志。常用治痰湿秽浊、蒙蔽心窍的神志不清、耳聋目昏、舌强不语、痰热癫痫，湿浊中阻的脘腹痞满、胀闷疼痛，湿气久蕴的身热吐利、胸腹痞闷、口噤下痢、舌苔黄腻或劳伤心神的健忘、失眠、耳鸣、目翳及气血瘀阻的胸痛心痛、痈疽疮疡等症。

《本草思辨录》曰："假使躯体为寒水所蒙，为痰涎所壅，则运动不周，视听不快，外之不化，由于内之不出。唯菖蒲生水石间，而辛温芳烈，有阳毕达，有阴悉布，故凡水液浑浊为神明之翳者悉主之。"《本草崇原》云："菖蒲生于水石中，气味辛温，乃禀太阳寒水之气，而上合于心肺之药也……开心孔者，太阳之气，上与心气相合而运其神机也；五脏在内，九窍在外，肝开窍于二目，心开窍于二耳，肺开窍于鼻，脾开窍于口，肾开口于前后二阴。菖蒲禀寒水之精，能宣五脏之窍，故内补五脏，外通九窍。"《纲目》道："菖蒲气温味辛，乃手少阳，足厥阴之药。心气不足者用之，虚则补其母也。肝苦急以辛补之，是矣。……其药以五德配五行，叶青、花赤、节白、心黄、根黑。能治一切诸风，手足顽痹，瘫痪不遂，五劳七伤，填血补脑，坚骨髓、长精神、润五脏、裨六腑，开胃口和血脉。"《本草述校注》称："入药者唯石菖蒲生于水石之间，略无少土，稍有泥滓，即便凋萎，且四时长青，新旧相代。即此观之，其不假土力而四序长青也，于感百阴之气者合矣，然其味辛而气温，所谓生于百草之先，阳于是昌者，不其然欤？卢复曰：万物资生于阴，必资始于阳，以阴感阳而盛，故曰昌阳，……其质成于阴凝而气禀于阳之达，则菖蒲所独也，……开心帅气圣药（质阴感乎阳）。心为火主，气固火之灵（心属离火，内阴而外阳，内者是神，外者是用）……石菖蒲补心气之虚，……唯石菖蒲不假土气，但吮水液，乃为全得生阳之气，是即感至阴而达于至阳之出机也，亦要让此种有专禀耳。此种气温而味辛，其苦甚微，辛之胜者，阳气之通也，微苦者入心，苦为火之味也。不可谓有苦而又云入肾也。"《本草正义》按："石菖蒲，芳香清冽，得天地之正，故能振动清阳而辟除四时秽浊不正之气，味辛气温，则主风寒湿邪之痹者。辛能开泄，温胜湿寒，凡停痰积饮，湿浊蒙蔽，胸膈气滞，舌苔白腻或黄厚者，非此芬芳利窍，不能疏通，非肺胃燥咳及肾虚之咳逆上气可比。且清芬之气能助人振刷精神，顾使耳目聪明，九窍通利。"《本草汇言》载："石菖蒲，利气通窍，如因痰火二邪为眚，致气不顺，窍不通者，服之宜然。""若中气不足，精神内馁，气窍无阳气为之运动而不通者，屡见用十全大补汤，奏功极多，石菖蒲不必问也。"《本草经读》言："菖蒲，其味辛合于肺金而主表，其气温合于心包络之经，通君火而主神……其性自下以行于上，与远志自上以行于下者有别。"《本草新编》指出："石菖蒲，必须石上生者良，否则无功。然止可为佐使，而不可为君药。开心窍，必须佐以人参；通气，必须君以芪术。"《本经逢原》曰："菖蒲，开心孔，通九窍，明耳目，出声音，总取辛温利窍之力。"

《本草备要》谈："（菖蒲）李士材曰：《仙经》称为水草之精英，神仙之灵药。用泔浸饭上蒸之，借谷气而臻于中和，真有殊常之效。又曰：芳香利窍，心脾良药，能佐地黄、天冬之属，资其宣导，若多用，独用，亦耗气血而为殃。"《重庆堂随笔》说："石菖蒲，舒心气，畅心神，怡心情，益心志，妙药也。清解药用之，赖以祛痰秽之浊而卫宫城，滋养药用之，借以宣心思之结而通神明。"《本草正义》谓："其止小便利一说，盖指清气下陷，收摄无权之症，辛温能升举下陷之气，或可治之，……频湖谓中恶卒死，客忤，则皆阴霾不正之气，而芳香辟浊之正治也。《大明》谓除烦热止心腹痛，霍乱转筋，皆指寒湿交互，汩没真阳者。菖蒲秉芳冽之正气，自能胜邪而行气定痛。"《仁斋直指方论》讲："下痢噤口不食，虽曰脾虚，盖亦热气闭隔心胸所致也。俗用木香则失之温，用山药则失之闭，唯真料参苓白术散加石菖蒲末，以道地粳米饮乘热调下，或用人参、茯苓、石莲子肉，入些菖蒲与之。胸次一开，自然思食。"《本草经疏》认为："菖蒲君正，禀孟夏大阳之气，而合金之味以生者。其味苦辛，其气大温，……阳气开发，芬芳轻扬，气重于味，辛散横走，故能下气开气。……气味辛温，气厚发热，故温肠胃。膀胱虚寒则小便不禁，肠胃既温，则膀胱与焉，故止小便。"《本经续疏》强调："菖蒲者，不借纤毫土气，生于水底碎石之间，隔水能通，以无窍为有窍；自天接地，以不联为联……刘潜江所谓非至阴之贞不能发至阳之光，发至阳之光乃益畅至阴之用者，信矣。……视听言动，皆灵明之用。然灵明犹灯，借膏以燃。火者气之灵，气者火之使，而气曳水以行，水由气而阻，行气即所以行水，行水即所以浚灵明，灵明畅而气条达，气条达而水流通，水流通而灵，明遂有所依。曰开心窍、补五脏、利九窍、明耳目、出音声，一而已。"

石菖蒲水煎剂、挥发油，或细辛醚、β-细辛醚均有镇定作用和抗惊厥作用。石菖蒲挥发油静脉注射有确定的平喘作用，与舒喘灵吸入后的即时疗效相似。石菖蒲高浓度浸出液对常见致病性皮肤真菌有抑制作用（《一味中药治顽疾》）。石菖蒲有镇静催眠、镇咳平喘作用。能松弛胃肠平滑肌的痉挛；增强记忆力；抑制肝癌、肉瘤生长；杀虫，抑制运动性兴奋，扩张冠状血管，抗心律失常；抑制皮肤真菌，降血脂；抗缺氧（王再谟等主编《现代中药临床应用》）。挥发油治疗量时还有减慢心律作用；煎剂可促进消化液分泌，制止胃肠的异常发酵（高学敏主编《中药学》）。

治卒中痰迷人心窍、神志昏乱，与天南星、半夏、枳实、竹茹等同用，如涤痰汤（《奇效良方》）。治湿热蕴伏的身热吐利、胸脘痞闷，与厚朴、黄连、制半夏、焦山栀等同用，如连朴饮（《霍乱论》）。治惊恐不安、失眠健忘，与远志、茯苓、茯神、龙齿、人参同用，如安神定志丸（《医学心悟》）。

用法用量：煎服3~10g，鲜品加倍。

使用注意：阴血不足及精滑多汗者不宜用。

药物对比

郁金	入心经	偏于解肝郁，清心热，凉血破瘀。
石菖蒲		善于开窍宣气，解郁、化湿、豁痰。

配伍应用

（1）治鼻渊。鹅不食草10g，白芷10g，菊花10g，黄连10g，辛夷10g，苍耳子6g，石菖蒲6g，薄荷6g，水煎服。

（2）治心肾不交。失眠汤：当归身15g，川芎6g，茯神10g，炒枣仁24g，柏子仁10g，炙远志10g，莲肉6g，淡竹叶10g，石菖蒲5g，炙甘草5g，水煎服。

（3）治胃痛。石菖蒲10g，吴茱萸6g，共为细末，加酒服，每次3g（《中国偏方秘方验方汇海》）。

（4）治小儿久咳。石菖蒲8g，加水250mL，武火煮沸，改用文火煎20分钟，取汁约100mL。第2次煎时加水200mL，取汁100mL，两次煎汁混合，分数次饮用，每日1剂。痰多清稀时加上白前5g（《老偏方》·陈惊蛰主编）。

十五

安神药

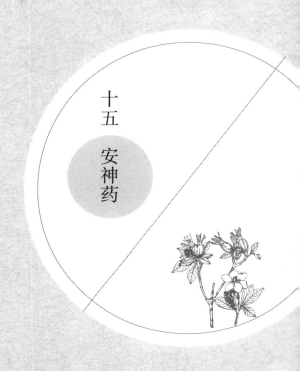

1.重镇安神药

朱砂（丹砂、辰砂）

性味归经：甘、微寒；有毒。入心经。

功效：清心镇惊，安神，解毒。

朱砂色鲜红或暗红。色红属火，甘主升达故能入心经。

朱砂入心经，寒胜热邪而清心热，质重祛怯则镇惊悸。甘缓发散为阳，生火助阳益神明；寒清热邪为阴，滋水益阴强志坚。心的阴阳得补，水火共济，则神明志强，其清热之功，热不伤液，心血不耗，而愈心虚热炽的怔忡及不眠、火不克金木则魂魄自安。质重降心火（心气主降下，气下则火降），气寒益肾水（肾为寒水之脏），火降水升（肾主升清），心肾相交，故能安神。其寒清热毒；有毒（含汞）杀虫；味甘得坤土纯正之气亦能解毒，甘又能缓急止痛。常用治心经有热、惊悸失眠、癫痫狂乱、小儿抽搐及热毒疮疡肿痛等症。

《景岳全书·本草正》曰："（朱砂）通禀五行之气，其色属火也，其液属水也，其体属土也，其气属木也，其入属金也，故能通五脏。其入心可安神而走血脉，其入肺可以降气而走皮，入脾可逐痰涎而走肌肉，入肝可行血滞而走筋膜，入肾可逐水邪走骨髓。或上或下，无处不到，故可以镇心逐痰、祛邪降火、治惊痫、杀虫毒、祛蛊毒鬼魅中恶，及疮疡疥癣之属。"《本草经疏》云："丹砂，味甘微寒而无毒，盖指生砂而言也。《药性论》云：丹砂君，清镇少阴君火之药。安定神明，则精气自固。火不妄炎，则金木得平，而魂魄自定，气力自倍，五脏皆安，则精华上发，故明目。心主血脉，心火宁谧，则阳分无热而血脉自通，烦满自止，消渴自除矣。"《本经逢原》按："丹砂体阳性阴，外显丹色，内含真汞。不热不寒，离中有坎也，不苦而甘，火中有土地也，婴儿姹女，交会于中，镇心安神是其本性，用则水飞以免镇坠，不宜见火，恐性飞腾。"《本草经解要》载："心肾者，人身之水火也，天地之用在于水火，水火安则人身天地位矣。丹砂色赤质重可以镇心火，气寒可以益肾水，水升火降，心肾相交，身体五脏之病皆愈也。心者生之本，神之居也；肾者气之源，精之处也。心肾交，则精神交相养矣。随神往来者谓之魂，并精出入者谓之魄。精神交养，则魂魄自安。"《本草述校注》认为："朱砂其外显丹色，中蕴真汞，即坎离见象，水火同宫。水之精为志，火之精为神。……心为离火，内阴而外阳；肾为坎水，内阳而外阴。内者是神是主，外者是气是用，故心以神为主，阳为用，肾以志为主，阴为用，阳生气也火也，阴则生精也，水也。夫水火之奠于上下者……以水而归火，火即应水而下藏；由火而召水，水即应火而上潜。"《本草乘雅半偈》强调："《博仪》云：人之肢体脏腑，血气营卫之，精神充御之。丹砂能养精神，则天君泰然，百体从令矣。……丹砂之力，能精神凝聚。凡从精神以致四体五脏百病者，得其因而百病良已，非百病皆可独用丹砂治也。"

《医学衷中参西录》言："朱砂，能消除毒菌，故能治暴病传染，霍乱吐泻，能入肾导引肾气上达于心，则阴阳调和，水火既济；目得水火之精气以养其瞳子，故能明目。外用之，又能外敷疮疡疥癣诸毒……中恶腹痛，阴阳不相保抱，邪得乘间以入，毒气疥瘘诸疮，阳不畜阴而反灼阴，得唯药之阳抱阴，阴含阳治之，斯阳不为阴贼，阴不为阳累，诸疟均可已矣。"《本草正》说："朱砂，杀虫毒，祛蛊毒，鬼魅中恶，及疮疡疥癣之属，但其体重性急，善走善降，变化莫测，用治有余，乃其所长。"《纲目》讲："丹砂，是以同远志、龙骨之类，则养心气；同当归、丹参之类，则养心血；同枸杞、地黄之类，则养肾；同厚朴、川椒之类则养脾；同南星、川乌之类则祛风。可以明目，可以解毒可以发汗，随佐使而见功，无往而不可。"《本草经疏》谓："朱砂，《药性论》谓其有大毒，若经伏火及一切烹炼，则毒气等砒、硇，服之必毙。"

朱砂，其药理有降低大脑中枢神经的兴奋性，有镇定、催眠、抗惊厥作用；抑制生育；并可透过脑屏障直接损害中枢神经系统；进入体内的汞，主要分布在肝、肾而引起肝肾的损害（王再谟等主编《现代中药临床应用》）。抗心律失常；抗焦虑、对脑损伤有一定的保护作用（高学敏、钟赣生主编《中药学》）。外用有抑制和杀灭细菌、寄生虫作用（高学敏主编《中药学》）。

治心火亢盛、灼阴血而致的惊悸怔忡、烦躁失眠等症，与黄连、生地黄、当归、炙甘草同用，如朱砂安神丸（《医学发明》）。治咽喉口齿肿毒、音哑咽痛，与冰片、硼砂、玄明粉同用，如冰硼散（《外科正宗》）。

用法用量：入丸散服，每次0.1~0.5g，不宜入煎剂，外用适量。

使用注意：内服不可过量和持久服用。孕妇及肝肾功能不全及小儿禁用。不宜与昆布等含碘药物同用。入药生用，忌火煅。"独用多用，令人呆闷"（《本草从新》）。"避免用铝器研磨朱砂。采用水飞炮制法减少可溶性汞和游离汞含量"（《常见中草药毒性反应与合理应用》）。

药物对比

朱砂	镇心定惊	较好，清热力小，兼能解毒防腐。
珍珠母		次之，清热力大，兼能清肝除翳。

临床应用

【中毒症状】急性中毒一般可见呕吐血性黏液、腹痛、脓血便、肌肉震颤，严重者出现尿少、尿闭、水肿。甚者导致昏迷、抽搐、血压下降，少数可出现急性肾衰竭。慢性中毒者多表现为患者口中有金属味，流涎增多，口腔黏膜充血，溃疡，牙龈肿痛，出血，恶心呕吐，腹痛腹泻，手指震颤，甚至全身肌肉震颤、肾脏损害，出现蛋白尿、血尿和管型尿。

【解救方法】

（1）急性中毒救治。①口服中毒者，立即用2%碳酸氢钠溶液洗胃（在服毒后10～15分钟内，过迟有发生胃穿孔的可能），内服或胃管注入10%药用炭混悬液或牛奶、鸡蛋清，必要时可导泻或灌肠（忌用生理盐水，因其可能增加其吸收）。②应用对抗剂。③应用解毒剂。④对症处理。⑤中草药治方：a.土茯苓、贯众、木通各9g，水煎服；b.金银花、紫草、山慈姑各30g；乳香、没药各15g，水煎，空腹服之，取汗则愈。

（2）慢性中毒救治：在应用上述疗法的同时，应注意补充维生素A、B族维生素、维生素B₂和维生素C等（《毒性中药的配伍与应用》）。服用绿豆汤，或黄连解毒汤加金银花、土茯苓等，或用五倍子粉12～15g，温开水调服（高学敏、钟赣生主编《中药学》）。

配伍应用

（1）治小儿惊风。定惊熄风丸：大黄6g，钩藤5g，全蝎5g，僵蚕5g，甘草5g，薄荷5g，龙齿6g，雷丸6g，琥珀3g，牛黄0.9g，朱砂5g（做丸衣用）。共研细末为丸，按年龄、病情酌情用量。

（2）治痰火郁结、阻蔽神窍的癫狂。赭石60g，大黄30g，郁金18g，半夏18g，朱砂1.8g（为末分冲），皂角10g，芒硝18g，甘遂（煨）6g，黄芩18g，水煎汁冲，朱砂服。

（3）治惊悸、震颤。朱砂5g（研末分冲服），熟地黄、山药、党参、龙齿各15g，天冬、麦冬、五味子各9g，车前子30g（包煎），远志6g，炒枣仁24g，肉桂3g。随证加减，日1剂，水煎服（《毒性中药的配伍与应用》）。

（4）治小儿夜啼。将朱砂研极细末，于晚上临睡前用棉签以开水浸湿，蘸药少许，涂于神阙、劳宫（双）、膻中和风池（双）等穴，无须包扎。婴儿药末浓度酌减，每晚1次（《常见中草药毒副反应与合理应用》）。

龙 骨

性味归经：甘、涩、平。入心、肝、肾经。

功效：镇惊安神，平肝潜阳，收敛固涩。

龙骨分五花龙骨和白龙骨，"但一般以五花龙骨为优"。（药材）"全体淡黄白色，夹有蓝灰（黑与白合成）色及红棕（红与黄成）色的花纹"，（性味）"甘、涩（辛、酸合成）平"。

龙骨色蓝（含青色）味酸入肝经，"凡药气味有体有用，相反而实相成"，色黄味甘属土，得土之味者，皆得水之气，故能入肾经（色黑亦入肾经），得水之味者，皆得火之气，又能入心经（色红亦入心经）。

心主血脉，主神志。"心藏脉，脉舍神""血者神气也"。《灵枢·邪客第七十一》说："心者五脏六腑之大主之，精神之所舍也。""《素问·评热病论篇》讲："邪气所凑，其气必虚。"气虚则阳虚，阳虚而阴气盛所致的心神不安、心悸怔忡。小儿为纯阳之体，阳虚为热致惊痫发作，若心气虚，则风邪乘虚伤其经，入舍于心则为风惊、其状乍惊乍喜、恍惚失常等症。龙骨能入于心经，甘缓发散为阳，助火增阳。味辛行散又能散风邪外出。色黄味甘能入中焦益气血而补心（母病及子）。龙骨质重镇惊，甘入肝经缓急（肝苦急，急食甘以缓之），柔肝调血；辛入肾经润燥致津液（肾苦燥，急食辛以润之，开腠理，致津液，通气也），酸入心经收敛心气之外散（心苦缓、急食酸以收之）。龙禀天地正阳之气而生，阳能胜阴，如丽日中天，阴霾自散，龙骨补心肝肾益精血，正气存内邪气不可犯。龙骨补心（主神）、肝（藏魂）、肾（主志）三经气血，甘缓补阳，辛散外邪，味涩能敛正气而不敛邪气，使阳气生而阴气退，精血足则五脏安（肾主藏精，精能化血。心主血，肝藏血），故能镇惊安神，常用治惊狂烦躁、心悸失眠、健忘多梦等症。龙骨味涩能补肝泻肝（肝欲散，急食辛以散，用辛补之，酸写之）。质重善降，涩敛肝之浮越正气不归气海固元气。镇制肝气之横逆而平肝（色白味辛属金，金能制木）。导气归元，固肾归阳。涩可去脱，且煅用收敛力更大。功能固精滑，敛疏泄，收疮口，止盗汗，涩肠泄，愈脱肛。常用治肝阴不足、肝阳上亢的头晕目眩、烦躁易怒（配滋阴潜阳药）、肾虚精关不固的遗精、滑精，心肾两虚的小便频数、遗尿，气虚不摄，冲任不固的崩漏、带下，表虚自汗、阴虚盗汗，大汗不止、手足厥冷、脉微欲绝之阳证（配合参附汤）及疮溃不敛、泄泻不止等症。

《本草经读》曰："龙得天地纯阳之气，凡心腹鬼疰精物，皆阴气作祟，阳能制阴也，肝属木而得东方之气，肝火乘于上则为咳逆，奔于下则为泻痢脓血、女子漏下，龙骨能敛戢肝火，故皆能治之。且其用变化莫测，虽症瘕坚结难疗，亦能穿入而攻破之。至于惊痫颠痉，皆肝气上逆。挟痰而归进入心；龙骨能敛火安神，逐痰降逆，故为惊痫颠痉之圣药。……痰，水也，随火而升。龙属阳而潜于海，能引逆上之火、泛滥之水而归其宅。若与牡蛎同用，为治痰之神品。"《本草经百种录》云："龙得天地纯阳之气以生，藏时多，见时少。其性至动而能静，故其骨最黏涩，能收敛正气。凡心气耗散，肠胃滑脱之疾，皆能已之。阳之纯者，乃天地之正气，故在人身亦但敛正气，而不敛邪气，所以仲景于伤寒之邪气未尽者亦用之。"《本草经疏》言："（龙骨）小儿心肝二脏虚则发热，热则发惊痫，惊气入腹则心腹烦满，敛摄二经之神气而平之，以清其热，则热气散而惊痫及心腹烦满皆自除也……汗者，心之液，心气不收则汗出。肝心肾三经虚则神魂不安而自惊，收敛三经之神气则神魂自安，气得归元，升降利而喘息自平，汗自止也……其主养精神，定魂魄，安五脏者乃收摄神魂，闭涩精气之极功也。""涩可去脱，故成氏云龙骨能收敛浮越之正气，固大肠而镇惊。"（《纲目》）。《医学衷中参西录》说："龙骨，味淡、微辛、性平、质最黏涩，具有翕收之力（以舌舐舌不脱，有翕收之功可知）。故能收敛正气，镇安精神，固涩滑脱，凡心中怔忡。"

多汗淋漓、吐血衄血、二便下血、遗精白浊，大便滑泻、小便不禁，女子崩带，皆能治之。其性又善利痰，治肺中痰饮咳嗽、咳逆上气，其味微辛，收敛之中仍有开通之力，故《神农本草经》谓其主泻利脓血、女子漏下，而又主症瘕坚结也。……愚于忽然中风肢体不遂之证，其脉甚弦硬者，知系肝火肝风内动，恒用龙骨同牡蛎加入所服药中以敛戢之，至脉象柔和其病自愈，……龙骨若生用之，凡心中怔忡，虚汗淋漓，经脉滑脱，神魂浮荡诸疾。皆因元阳不能固摄，重用龙骨，借其所含之元阴以翕收此欲涣之元阳，测功效立见。若煅用之，其元阴之气因煅伤损，纵其质本黏涩，煅后其黏涩增加，而其翕收动则顿失矣。《本草经解》讲："泻痢脓血清气下陷也，女子漏下肝血不藏也。龙骨味甘可以缓肝火，气温可以达肝气，甘平可以藏血也。"《本草述》谓："龙骨可以疗阴阳乖离之病，如阴之不能守其阳，或为惊悸，为狂痫，为谵妄，为自汗盗汗。如阳之不能固其阴，或为久泄，为淋，为便数，为齿衄、溺血、便血，为赤白浊，为女子崩中带下，为脱肛。或阴不为阳守，阳亦不为阴固，为多梦泄精，为中风危笃，种种所患，如斯类者，咸得借此以为关捩子，而治以应证之剂。"《本草经疏》指出："龙骨味涩主收敛，凡泻痢肠澼及女子漏下崩中、溺血等症，皆血热积滞为患。法当通利疏泄，不可使用止涩之剂，恐积滞瘀血在内反能为害也。唯久病虚脱者，不在所忌。"

龙骨水煎剂对小鼠的自主活动有明显的抑制作用，能明显增加巴比妥钠小鼠的入睡率；具有抗惊厥作用，其抗惊厥作用与铜、锰元素含量有关；所含钙离子能促进血液凝固，降低血管壁的通透性，并可减轻骨骼肌的兴奋性（高学敏主编《中药学》）。尚有免疫调节作用；有抗神经损伤作用（高学敏、钟赣生主编《中药学》）。

治心中气血虚损，兼心下停有痰饮，致惊悸不眠，与龙眼肉、炒枣仁、茯苓、清半夏等同用，如安魂汤（《医学衷中参西录》）。治阴虚阳亢、肝风内动的眩晕头痛、目胀耳鸣，或肢体不利、口眼㖞斜等症，与生赭石、怀牛膝、生龟板、玄参等同用，如镇肝熄风汤（《医学衷中参西录》）。治肾虚不固的遗精滑泄、肢软、腰痛等症，与沙苑蒺藜、芡实、莲须、莲子粉、牡蛎同用，如金锁固精丸（《医方集解》）。

用法用量：煎服15～30g，宜先煎。外用适量。镇惊安神，平肝潜阳以生用，收敛固涩宜煅用。

使用注意：气虚下陷、泻痢、崩漏，由于湿热积滞及孕妇不宜用。

药物对比

龙骨	安神镇惊	固涩下焦、涩精止带作用较大。	应用	遗泄崩中、带下等症宜用。
龙齿		安神镇惊、收摄肝气作用较大。		惊痫心悸、失眠等症宜用。

临床应用

【不良反应】据报道，在加工龙骨过程中，因接触龙骨粉过敏反应2例，表现为裸露部位发痒、出红色疹子、局部水肿等，经抗过敏治疗而愈。另有报道，服龙骨煎剂致严重心律失常1例，在所服中药复方中，加入龙骨即引起窦性心动过缓，频发期前收缩，部分呈三联律，去龙骨心律即恢复正常，反复几次，得以证实（高学敏、钟赣生主编《中药学》）。

配伍应用

（1）治小儿急惊风（惊恐痉厥）。龙骨钩藤镇惊汤：生龙骨60g，钩藤10g，远志、僵蚕、石菖蒲各6g，全蝎、薄荷、甘草各3g，水煎服。

（2）治癫痫（各种痫症）。（彭静山）心止痉除痫散：生龙骨60g，生牡蛎60g，紫石英45g，寒水石45g，白石脂45g，赤石脂45g，生石膏45g，滑石粉45g，生赭石60g，桂枝15g，降香60g，钩藤60g，干姜15g，大黄15g，甘草15g，共为极细末，成人每次服5g，一日2～3次。小儿3岁以内可服0.5～1g，5～10岁可酌加至2g。须连服1～3个月，不可间断。

（3）治妇女白带、久而不能愈，渐致虚怯。止带固本汤（彭静山）：山药15g，白芍20g，人参15g，炙黄芪20g，鹿角30g，龟板15g，龙骨30g，牡蛎30g，五倍子15g，升麻3g，每剂煎2次，早晚各服1次，凡因下元不固、白带多而日久、耗损气血、经络失调者，症见带下清冷量多，质稀薄或如锦丝状，终日淋沥不断，伴小溲清长、夜尿多、腰酸、舌淡、脉沉细者宜用本方。如月经先期者，加当归、黄芩、黄连；月经后期加香附、丹参；有瘀血者，加桃仁、红花。以上（2）（3）方均摘自《首批国家级名老中医效验秘方精选》）。

琥 珀

性味归经：甘，平。入心、肝、膀胱经。

功效：镇惊安神，活血散瘀，利尿通淋。

（基原）为古代松科植物的树脂埋藏地下经久凝结而成的碳氢化合物。"（药材）"血红色（习称"血珀"）或黄棕（红与黄合成）色。"味淡""以火燃之易熔，爆炸有声，冒白烟，微有松香气"。

"凡药气味有体有用，相反而实相成"，琥珀色黄味甘属土。得土之味者，皆得木之气，能入肝经（性平亦禀春木生发之气）。得土之味者，又得水之气，琥珀又为石样物质，质重下行又入膀胱经。得水之味者，皆得火之气，甘升色红，故入心经。

"心者，五脏六腑之大主也，精神之所舍也"（《灵枢·邪客》）。主不明则十一官危，使道闭塞而不通。心主神，主血脉。怵惕思虑，则伤神、神伤而惊恐神不安。"肝藏血，血舍魂，"肝恐哀动则伤魂，魂伤则狂忘不精，不精则不正"（《灵枢·本神》）。琥珀色红入心肝血分。"心欲软……甘写之"（《素问·脏气法时论》）。"甘缓发散为阳，助火增炎，故为泻（翟双床主编《内经选读》）。"肝，悲哀之中则狂妄不精，不精则不正"（《灵枢·本神》）。"琥珀味甘入肝缓急止痛，以柔制刚（肝苦急，急食甘以缓之）"（《素问·脏气法时论》）。琥珀并质重而镇，调心肝益脏腑而镇惊安神。

琥珀甘缓发散为阳，其嚼之易碎无沙感，有行散之功。色红入血分，故能活血通经、散瘀消症。琥珀色黄味甘，气微香，能入脾、胃经（脾与胃经络相通），以火燃之，冒白燃。色白甘升又入肺经。《素问·经脉别论》指出："饮入于胃，游溢精气，上输于脾脾气散精，上归于肺，通调水道，下输膀胱。"且其有活血通经作用，故有利尿通淋作用。

常用于治疗心神不宁、心悸失眠、惊风、癫痫、痛经、闭经、心腹刺痛、疮瘕积聚、淋证（血淋、石淋、热淋）尿频、尿痛及癃闭小便不利等症。

《雷公炮制药性解》曰："服琥珀，则神室得令，五脏安，魂魄定，邪何所附，病何自生邪？"《本草经解要》云："琥珀气平，禀天秋平之金气，入手大阴肺经；味甘无毒，得地中正之土味，入足太阴脾经。气味降多于升，阴也。色红，专入血分。五脏，藏阴者也。血有所凝，则五脏为之不安，琥珀甘平和血，故安五脏也，随神往来者谓之魂，并精出入者谓之魄，魄阴而魂阳也，琥珀气平入肺；肺主气；味甘入脾，脾统血；质坚有镇定之功，所以入肺脾而定魂魄也。魂魄定则神气内守，而精魅邪鬼不得犯之，所以云能杀鬼魅也。"《本经续疏》认为："松脂为物，遇热能流，得火能燃，唯沦入地中，日久化成，其能燃之性被水养而至难燃，能流之性被土养而难流，遂火化为色，水化为光。故其殷赤是火丽于水也，其晶莹是水凝于火也。火阻水而成淋，水违火而成瘀，不借之可消可通耶。且消瘀血，非行瘀血，通五淋非利小便。曰消则可见能化死为生，曰通则可见能使止为行。是故欲知非行瘀非利之故，则当审所谓消瘀血通五淋者，必在五脏不安、魂魄不定中施其作为，而后此义可明。魂、神之凝于气者也；魄、神之凝于精者也。五脏有所不安，精气有所不摄，则魂魄遂不定。盖魄藏于肺，肺不安则治节失职，而火阻夫水；魂藏于肝，肝不安则疏泄失宜，而水违于火。此其证必精神恍惚，梦寐纷纭，惊惕不安，语言少序，即使有瘀而不得行攻伐，有阻而不得极导泄之候，故以此呼吸嘘植其精神，胶黏其水火，而后可消可通也。若因瘀滞而成痕癖，因邪火而致淋者，原非所宜用。"《本草便读》言："琥珀，乃松脂入土年久而成。其质坚，其色赤，平和甘淡，入心肺小肠膀胱四经血分，消瘀利窍，清肺渗湿，镇心定魄，是其所长。毕竟淡渗下行之品，凡小肠膀胱血分湿热，致成淋浊癃闭等证皆可用之。"《本草经疏》称："琥珀，专入血分。心主血，肝藏血，入心入肝，故能消瘀血也。此药毕竟是消磨渗利之性，不利虚人。大都从辛温药则行血破血，从淡渗药则利窍行水，从金不镇坠药则镇心安神。"《本经逢原》说："琥珀，消磨渗利之性，非血结膀胱者不可误投。和大黄、鳖甲作散，酒下方寸匕，治妇人腹内恶血，血尽则止。血结肿胀腹大如鼓，而小便不通者，须兼沉香辈破气药用之。""古方有琥珀利小便，以燥脾土有功，脾能运化，肺气下降，故小便可通。若阴虚内热，火炎水涸，血少不利者，反致燥结之苦。其消磨渗利之性，非血结膀胱者，不可误投。"《本草述校注》讲："琥珀，松具五德，其气化为茯苓，其脂化为琥珀。树脂入地千年，化为琥珀。松脂则又树之津液精华也，在土不朽，化为药物。……入地至久，而真阳之液更能化阴以成琥珀，是阳吸阴以成与阳化阴以成者，殊不同也。故琥珀类知治营，不知其由阳能化营，化营还以达阳。……大抵琥珀所治，治阳虚而血不能化者，为中的之剂。"《本草衍义补遗》谓："琥珀生于阳而成于阴，故皆治荣而安心利水也云。""（琥珀）藏器用以止血生肌、合金疮，以其能燥湿而散血也。元素用以清利小肠，以其能散湿而利水也"（《国药诠证》）。"其味甘淡上行，能使肺气下降而通膀胱（凡渗药皆上行而后下降）"（黄兆胜主编《中药学》）。

琥珀：所含琥珀酸具有中枢抑制、镇静、抗惊厥、降体温、镇痛作用；抑制血小板聚集，改善循环阻碍血流状态；兴奋呼吸及升高血压；降血脂；抗动脉粥样硬化（王再谟等编《现代中药临床应用》）。琥珀敛疮膏对皮肤慢性溃疡模型家兔实验报告提示，琥珀敛疮膏能减轻炎性细胞浸润，促进上皮细胞增生，从而使溃疡愈合时间缩短（高学敏、钟赣生主编《中药学》）。

治心神不宁、心悸失眠等症，与石菖蒲、远志、茯神、朱砂等同用，如琥珀定志丸（《杂病源流犀烛》）。治健忘恍惚、神虚不寐，与羚羊角、人参、白茯苓、远志、甘草等同用如琥珀多寐丸（《景岳全书》）。治小儿胎惊：琥珀、防风各一钱，朱砂半钱，为末猪乳调一字入口中。治小儿胎痫：琥珀、朱砂各少许，全蝎1枚，为末，麦冬汤调一字服（上小儿病二方，均摘引自《中药大辞典》转引《仁直指方》）。治妇人月候不通，与水蛭、肉桂、桃仁、川大黄同用，如琥珀煎丸（《圣惠方》）。治心经蓄热、小便赤涩不通、淋沥作痛：琥珀为细末，每服半钱，浓煎萱草根调下，食前，如忘忧散（《杨氏家藏方》）。后二方均摘自《中药大辞典》琥珀（选方）。

用法用量：研细末冲服，或入丸散用，每次1.5～3g，外用适量，不入煎剂，忌火煅。

使用注意：阴虚内热、无血瘀阻滞等症不宜用。"火炎水涸，小便短少而不利者，勿服琥珀以强利之，利之则愈损其阴"（《本草经解》）。

药物对比

茯苓	治心悸怔忡	松根的气化为茯苓，入气分而偏补。适用于水气凌心或心失涵养之症。	利水	多用于气虚不化小便闭者。
琥珀		松液的脂化为琥珀入血分而偏泻。适用于心不镇静而躁动不安之症。		多用于膀胱湿热壅滞者。

配伍应用

（1）①治小儿惊风：琥珀0.3g，朱砂0.15g，薄荷汤调下；②治女子经期夜梦游症：与羊角、人参、白茯苓、远志、甘草同用（王再谟等编《现代中药临床应用》）。

（2）治妇人心膈迷闷、腹脏撮痛，或血瘀气阻的经闭、痛经，与当归、莪术、乌药同用，如琥珀散［摘自陈蔚文主编《中药学》琥珀（临床应用）中］。

（3）①治包络脉瘀的狂病：疑虑丛生，妄见妄闻，舌青紫或有瘀斑、瘀点、苔薄，脉细涩。定狂逐瘀汤：桃仁、红花、柴胡、赤芍药、制香附、石菖蒲、琥珀粉、大黄、炙甘草。加减：不饥不食者加白金丸；彻夜不寐者加琥珀抱龙丸（琥珀、朱砂、枳壳、茯苓、硼砂、山药、雄黄、胆南星、沉香、甘草）。②治火盛伤阴的狂病：日久、其势渐减、时作时止妄见妄语、呼之已能制，夜不安寐，面红升火，口干便难，舌尖红或无苔，脉细数。琥珀养心丸合黄连阿胶汤加减：黄连、牛黄、黄芩、生地黄、阿胶、当归身、生白芍、人参、茯神木、酸枣仁、柏子仁、远志、石菖蒲、生龙齿、琥珀粉、朱砂、炙甘草（王永贤、鲁兆麟主编《中医内科学》）。

（4）治癫痫、精神分裂症、抑郁症。镇心安神汤（张立生）：远志10g，柏子仁10g，茯苓12g，石菖蒲60g，郁金10g，钩藤12g，益智仁10g，莲子心6g，厚朴6g，枣仁10g，香附10g，朱砂3g，琥珀1.5g，每日1剂，水煎2次，早晚分服。方中朱砂、琥珀不入煎剂，另研末冲服。加减：狂躁患者，加天竺黄、胆南星或酌加川黄连；病情严重加羚羊粉；肝阳上亢烦躁不安者加生龙、牡、生石决、生玳瑁；喜悲伤欲哭加合欢花、玫瑰花、夜交藤；痫症的治疗，常加全蝎、僵蚕、天麻、钩藤（重用），并多配合羚羊角粉以镇惊定痫、化痰解痉（《首批国家级名老中医效验秘方大宝典》）。

（5）泌尿系结石属气滞血瘀之证。琥珀沉香散：琥珀、沉香各等量。为末，混匀调服，每次2g，日2次（王广尧、刘平夫、邹丽文的国家级名老中医用药特辑《肾病诊治》）。

磁石（吸铁石）

性味归经：辛、咸、微寒。入心、肝、肾经。

功效：镇惊安神，平肝潜阳，聪耳明目，纳气定喘。

磁石（药材）"表面铁黑色至棕（红与黄合成）褐（黑与黄合成）色"。（性味）"辛咸平"。《本草衍义》曰："磁石，入药须烧赤醋淬""磁石色轻紫"。

磁石色红属火，辛主升，能入心经。微寒春之气，色紫（含青色）又入肝经（醋淬，酸味能引入肝经）。质重咸寒降下，味咸色黑故入肾经。

心藏脉，脉舍神，肝藏血，血舍魂，肾藏精，精舍志。重可祛怯。磁石质重镇惊，性寒清热益阴，其入心、肝、肾经，咸补心神（心欲软，急食咸以软之，用咸补之）；辛补肝血（肝欲散，急食辛以散之，用辛补之）；辛润肾燥，致津液（肾苦燥，急食辛以润之，开腠理，致津液，通气也）。心肝肾三脏得补，阴血足，精津生，清心热能止惊，补肝血则魂安，润肾燥而志定，故能安神。磁石属金石之类，质坚硬，故平肝木。磁能吸铁，咸寒达下，能引浮阳之气火下行归肾（铁重色黑属肾类）而潜阳。肾开窍于耳，肝开窍于目，肾润肝补，二脏得健，故耳聪目明。肾主纳气、咸辛益肾阴通其气而疗虚，重坠降下引肺气（有毛之石，石中有孔似肺），下归于肾。纳气定喘。常用治肾虚肝旺、肝火上炎、扰云心神的心神不守、惊悸、失眠、癫痫；肝肾阴虚的头晕目眩、急躁易怒、耳鸣耳聋；肝肾不足的目暗不明、视物昏花，及肾气不足、浮阳上达、摄纳无权的虚喘等症。

《本草经疏》曰："（磁石）小儿惊痫，心气怯，痰热盛也，咸能润下，重可祛怯，是主之。"《本草新编》云："磁石能治喉痛者，以喉乃足少阳、少阴二经之虚火上冲也。磁石咸以入肾，其性镇坠而下吸，则火易归原矣，火归于下，而上痛自失。"《本草经百种录》言："磁石乃石中之铁精也，故与铁同气，而能相吸。铁属肾，故磁石亦补肾。肾主骨，故磁石坚筋壮骨。肾属冬令，主收藏，故磁石能收敛正气，而拒邪气。"《本经续疏》谈："磁石者以质而论，则取有毛之石，石中有孔，并重坠下降，自肺及肾也。以色而论，则取其石色黑孔中黄赤而独无毒，为有降无升，自肺及肾。"《本草从新》说："（磁石）色黑入水，能引肺金之气入肾，补肾益精，除烦祛热，治羸弱周痹、骨节酸痛、恐怯怔忡、惊痫肿核、误吞铁针、通耳明目，止金疮血。""泻心经邪热，镇心定惊，……解毒，定癫狂。"《本草经疏》讲："磁石能入肾，养肾脏。肾主骨，故能强骨。肾藏精，故能益精。肾开窍于耳，故能疗耳聋。……诸药石皆有毒，且不宜久煎，独磁石性禀中和，无猛悍之气，更有补肾益精之功，大都渍酒，优于丸、散，石性体重故尔。"《纲目》谓："磁石法水，色黑而入肾，故治肾家诸病而通耳明目。一士子频病目，渐觉昏暗生翳。时珍用东垣羌活胜风汤加减法与服，而以磁朱丸佐之，两月遂如故。盖磁石入肾，镇养真精，使肾水不外移；朱砂入心，镇养心血，使邪火不上侵，而佐以神曲，消化滞气，生熟并用，温养脾胃发生之气。……方见孙真人《千金神曲丸》……"磁石既炼末，亦非坚顽之物，唯在用者能得病情而中的尔。""纳气平喘"（《本草便读》）。

磁石：含有一定的砷（AS），能抑制中枢神经系统，镇惊，抗惊厥；促凝血，对缺铁性贫血有补血作用（王再谟等主编《现代中药临床应用》）。炮制后的磁石与异戊巴比妥钠有协同作用，故能延长其对小鼠的睡眠时间，对士的宁引起小鼠惊厥有对抗作用，使惊厥的潜伏期明显延长（高学敏主编《中药学》）。

治心肾不交的心悸失眠、耳鸣耳聋、视物模糊或小儿惊痫，与朱砂、神曲同用，如磁朱丸（《千金方》）。治肾阴虚的气喘者，与六味地黄汤配伍，如磁石六味丸（《经验方》，摘自高学敏、钟赣生主编《中药学》）。

用法用量：煎服9～30g，打碎先煎，入丸、散，每次1～3g。

使用注意：重镇伤气，不可久服、多服。本品不易消化，脾胃虚弱者慎用。

药物对比

琥珀	镇惊	兼能活血化瘀，利水通淋。
磁石		兼能滋肾潜阳，纳气定喘。

临床应用

【不良反应】本品含毒性成分砷，但含量甚微，古今未见磁石中毒的记载。据报道，本品经炮制后砷的含量明显下降，故可作为安全用药的措施（高学敏、钟赣生主编《中药学》）。

配伍应用

（1）治肾精不足的耳鸣、耳聋。补肝肾聪耳汤：熟地黄30g，山药20g，山萸肉10g，五味子10g，磁石30g，柴胡10g，石菖蒲10g，香附15g，川芎10g，水煎服，饭前服。每日1剂，早晚两次服用。

（2）治高血压、梅尼埃综合征的头昏、眼花、耳鸣。磁石20g（煅捣碎），菊花、枸杞子、干地黄各15g，水煎服（《中国偏方秘方验方汇海》）。

（3）①治阴虚阳亢的耳鸣。生地、牡蛎汤：生地黄、玄参、磁石、牡蛎各30g，每日1剂，水煎服。②治头昏头痛、目张、烦躁易怒、心悸、大便秘结、舌红、脉弦的高血压。磁石山楂汤：磁石30g，夏枯草30g，地龙10g，决明子20g，夜交藤30g，青葙子15g，牛膝20g，石决明20g，每日1剂，水煎两次，分服（《中医祖传秘籍》）。

（4）治心肾阳虚、虚阳上浮、扰乱心神，出现心悸心慌、不寐、耳鸣耳聋、眩晕、咳嗽痰血、口糜症及正虚阳浮所致的感冒。附子配磁石，二药合用，一主动主兴奋，一主静主抑制，动静相合，温阳不失升浮燥烈，镇静不失沉降郁遏，共奏温肾壮阳，镇静安神之功（《毒性中药的配伍与应用》）。

2.养心安神药

酸枣仁（酸枣实）

性味归经：甘、酸、平。入心、肝、胆经。

功效：养心益肝，宁心安神，敛汗、生津。

"酸枣仁（药材）表面赤褐（黑与黄合成）色至紫（蓝和红合成）褐色""剥去种皮，可见类白色胚乳黏附在种皮内侧""以粒大饱满、外皮紫红色，无核壳者为佳"。

酸枣仁色黄味甘，熟则气香，能入脾经。脾与心脉络相连（脾足太阴之脉，……其支者，复从胃别上膈，注心中），酸枣仁色赤红，火之色，故能入心经。色青（紫中有蓝，蓝中含青）味酸，又入肝、胆经（性平、微寒、微温、春之气、与肝、胆经络相通，同气相求亦入其经）。酸枣仁甘、酸入心经，甘缓发散为阳，助火增阳酸敛心气之耗散（心苦缓，急食酸以收之）。其酸甘入肝经，酸泻肝气之横逆，制其疏泄过盛（肝欲散，急食辛以散之，用辛补之，酸写之）；甘缓肝急，柔肝和血（肝苦急，急食甘以缓之）。肝胆至为表里，肝得补胆也受益，味甘能补脾（脾欲缓，急食甘以缓之，用苦写之，甘补之），益胃助气血生化之源。（色黄味甘入脾、胃经）。心主血，肝藏血，心肝得补，气血充盈故能养心益肝。血不养心则神不守舍，心悸怔忡，血不养肝而魂难归，虚烦不眠，卧则血归于肝，血舍魂，肝血不足，虚热不藏魂而不眠，胆虚又致触事易惊，酸枣仁甘补脾生气血，补心、肝、胆之血虚（肝、胆互为表里，补肝益胆）酸敛三经阳气之耗散，能治上述症，故能宁心安神。汗为心之液，其敛心气之耗散则止汗。富含油脂能滋液，酸甘化阴，又能生津。常用治心肝阴虚、血亏、神不守舍的心悸怔忡、虚烦不眠、触事易惊、心肾不足、阴亏血少的健忘不眠、遗精及体虚自汗、盗汗、津伤口渴、骨蒸劳热等症。

《本草述校注》曰："枣仁乃脾胆血分者，炒熟则香气入脾，而仍有酸意。盖肝胆原为脾之用，即以炒熟入脾，香醒脾困，甘生脾血，而又有酸以收其耗散之气，使血归于脾，脾之脉固注心者，此所以亦日补心耳。"《本草经疏》云："酸枣仁，实酸平，仁则兼甘。专补肝胆，亦复醒脾，则芳香，香气入脾，故能归脾。能补胆气，故可温胆。母子之气相通，故亦主虚烦，烦心不得眠。其主心腹寒热，邪结气聚，及四肢酸痛湿痹者，皆脾受虚受邪之病，脾主四肢故也。胆为诸脏之首，十二脏皆取决于胆，五脏之精气，皆禀于脾，故久服之，功能安五脏。"《本草汇言》称："酸枣仁，均补五脏，如心气不足，惊悸怔忡，神明失守，成腠理不密，自汗盗汗；肺气不足，气短神怯，干咳无痰；肝气不足，筋骨拳挛，爪甲枯折；肾气不足，遗精梦泄，小便淋沥；脾气不足，寒热结聚，肌肉羸瘦；胆气不足、惊悸恐畏、虚热不得寐等症，是皆五脏偏失之病，得酸枣仁酸甘不温，安平血气，敛而能运者也。"《药品化义》按："枣仁，仁主补，皮益心血，其气炒香，化为微温，借香以透心气，得温以助心神。凡志苦伤血，用智损神，致心虚不足、精神失守、惊悸怔忡、恍惚多忘、虚汗烦渴，所当必用。又取香温以温肝、胆，若胆虚血少，心烦不寐，用此使肝、胆血足，则五脏安和，睡卧得宁；如胆有实热，则多睡，宜生用，以平胆气。"《本草述钩元》道："卫气不得入于阴，阳气满，阳跷盛，阴气虚，故目不寐也。……枣仁入肝胆血分……炒熟以治不眠发阴中之和气，以召乎阳也。"

《本草崇原》言："枣肉味酸，肝之果也，得东方木味，能达肝气上行，食之主能醒睡。枣仁形圆色赤，禀火土之气化，火归中土，则神气内藏，食之主能寤寐。"《本草新编》谈："人不寐，乃心气不安也，酸枣仁安心，宜用之以治不寐矣。然何以炒用枣仁则补心也；夫人多寐，乃心气之大昏也。炒用，则补心气而愈昏；生用，则心清而不寐矣。夜不能寐者，乃心气不交于肾也，日不能寐者，乃肾气不交于心也。肾气不交于心，宜补其肾，心气不交于肾，以补其心。用枣仁正所以补也。补心宜炒用矣，何以又生用？不知夜之不寐，正心气之有余，清其心，则心气定，精气亦定矣，此所以必须生用。若日夜不寐，止宜用炒，而不宜生矣。"《本草分经》说："（枣仁）甘润。生用酸平，专补肝胆。炒熟酸温而香，亦能醒脾，敛汗宁心，疗胆虚不眠，肝胆有邪热者勿用。"《本草便读》谓："酸枣仁，凡仁皆可入心。酸者皆入肝，酸甘而平、润泽之品，故能入心肝，敛液固虚，但善清大肠。至于炒熟，治胆虚不眠，生用治胆热好眠之说，亦习俗相沿。究竟不眠好眠，各有成病之治，非一物枣仁可以统治也。"《本经逢原》载："酸枣仁味甘而润，熟则收敛津液。故疗胆虚不得眠，烦渴虚汗证；生则导热虚热，故疗胆热好眠，神昏倦怠之证。……归脾汤用以滋养营气，则脾热自除。单用煮粥除烦益胆气，胆气宁而魂梦安矣。"《本草图经》认为："酸枣仁，胡恰治振悸不得眠，有酸枣仁汤……深师主虚不得眠，烦不可宁，有酸枣仁汤……"二汤酸枣仁并生用，疗不得眠，岂便以煮汤为熟乎。""睡多，生使；不得睡，炒熟。"《本草切要》指出："酸枣，性虽收敛而气味平淡，当佐以他药，方见其功。如佐归、参、可以敛心；佐归、芍，可以敛肝；佐归、术可以敛脾；佐归、麦可以敛肺；佐归、柏，可以敛肾；佐归、芩可以敛肠。胃、膀胱；佐归、芪可以敛气而灌溉营卫；佐归、地，可以敛血而营养真阴。又古方治胆气不和，甚佳。如胆气空虚、心烦而不得眠，炒用可也。"

酸枣仁皂苷、黄酮苷、水及醇提取物具有镇静催眠及抗心律失常作用，并能协同巴比妥类药物的中枢抑制作用；其水煎液及醇提取液还有抗惊厥、镇痛、降体温、降压作用；此外，酸枣仁还有降血脂、抗缺氧、抗肿瘤、抑制血小板聚集、增强免疫功能及兴奋子宫作用

（高学敏主编《现代中药临床应用》）。酸枣仁，有降低心传导阻滞、强心、扩张微血管、抗心肌缺血、调理血脂蛋白、抑制动脉粥样硬化的形成和发展、保护缺血性脑损伤作用（王再谟等编《现代中药临床应用》）。抗抑郁，抗焦虑；消除自由基（高学敏、钟赣生主编《中药学》）。

治虚烦不得眠及盗汗，与知母、茯苓、甘草同用，如酸枣仁汤（《金匮要略》）。治心脏亏虚、神志不守、恐怖惊惕，与人参、乳香、辰砂、蜂蜜为丸服用，如宁志膏（《局方》）（摘自《中药大辞典》）。

用法用量：煎服9～15g，研末吞服，每次1.5～2g，炒后味香易碎，便于煎取出有效成分。胆热之不寐用生枣仁，肝（胆）虚之不寐，用炒枣仁；胃不和之不寐，用焦枣仁。

药物对比

酸枣仁	炒熟，补肝胆，使肝胆血足，睡眠自安，治胆虚不眠。
	生用，泻肝胆，使肝胆热除，魂定卧宁，治胆热好眠。

黄连	治失眠	治心火亢盛，心中烦热不得眠（泻心火以安神）。
酸枣仁		治肝胆不足，虚烦神怯不得眠（补肝胆而藏魂）。

临床应用

【不良反应】酸枣仁及其提取物口服时毒性很小，小鼠灌服煎剂50g/kg未见中毒症状。大鼠慢性毒性实验证明酸枣仁的毒性很小。煎服酸枣仁偶可发生过敏反应。刘氏报道服药两天后出现大片荨麻疹、全身皮肤瘙痒。也可能表现为恶寒发热、关节疼痛等（高学敏、钟赣生主编《中药学》）。

配伍应用

（1）治心胆气血两亏的不寐。炒枣仁30g，当归12g，人参、莲子、远志、柏子仁、茯神各10g，川芎6g，石菖蒲5g，炙甘草5g，水煎服（枣仁当归人参安寐汤）。

（2）心中气血虚损、兼心下停有痰饮，致惊悸不眠。安魂汤：龙眼肉18g，炒酸枣仁12g，生龙骨（捣末）15g，生牡蛎（捣末）15g，清半夏10g，茯苓片10g，生赭石（轧细）12g，水煎服（《医学衷中参西录》）。

（3）治郁证（胃肠神经官能症、自主神经功能紊乱，精神抑郁症久治不愈者）。安神达郁汤（姚子扬）：炒枣仁30g，合欢花15g，龙骨、牡蛎各20g，炒栀子15g，郁金12g，夏枯草10g，柴胡10g，佛手10g，炒白芍12g，川芎10g，甘草6g。水煎300mL，早晚分服，每日1剂，服药1～2剂有效时，停药2～3日，再服2剂。再停再服。不要连服，1个月为一疗程（《首批国家级名老中医效验秘方精选》）。

（4）治神经衰弱、心脾两虚、气血不足、心悸、健忘、失眠、疲乏无力等。酸枣仁煎饼：酸枣仁1.5g，人参、茯神各0.5g，糯米粉、面粉各20g。做法：①将酸枣仁、人参、茯神研磨粉末，放入木糯米粉、面粉之中；②用水调匀后，煎成饼食用（《中药材食疗全集》）。

柏子仁（柏实）

性味归经：甘、平。入心、肾、大肠经。

功效：养心安神，润肠通便。

柏子仁（药材）"新鲜品淡黄色或黄白色，久置则颜色变深而呈黄棕（红与黄合成）色""外面常包有薄膜质内种皮……并有深褐（黑与黄）色的点"，断面乳白色至黄白色"气微香"。

柏子仁，为柏科植物侧柏的种仁。物之生机在于实，实亦为仁。凡草木之仁皆能入心，其色红属火，故能入心经。色黄味甘属土，"凡药气味有体有用，相反而实相成"，得土之味者，皆得水之气，又能入肾经（色黑亦入肾经），色白属金，诸子皆降，尤善下行入大肠经。得土之味者，皆得木之气，又能入乙木肝经（性平，禀春木生发之气，亦能入肝经）。

柏子仁味甘入心经，甘缓发散为阳，助阳泻心火（"心欲软""甘写之"）。气香透心窍，走窜行气血。味甘入脾经，缓脾急，补脾虚（"脾欲缓，急性甘以缓之""甘补之"），益胃津，脾胃得见，气血自生。心血充而心得养（心主血）；其富含油质，下行入肾滋肾阴，心肾得健，神志自安（心主神明，肾主志坚）。味甘入肝缓急（肝苦急，急食甘以缓之）抑制过怒伤肝止痛，安魂，故能安神。其入大肠经，疏泄气滞食积，推动糟粕下行，质润多油能润肠通便。常用治心阴血不足的心悸怔忡、虚烦不眠、健忘、头晕，心肾不交的心悸少眠、梦遗健忘及阴虚血亏、老年、产后肠燥、阴虚盗汗、小儿夜啼惊痫、肠风下血等症。

《本草问答》曰："柏子仁、酸枣仁功虽补，而要在润心以降火。"《本草其真》云："柏子仁。香虽补脾胃。而实可以宁神而定智。甘虽是和胃而固中，而实是以益血而神守。"《本草新编》称："或疑柏子仁补心之药，何以补肾火之药仅用之耶？夫心肾相通，心虚而命门之火不能久闭，所以跃跃欲走也，用柏子仁以安心君，心君不动，而相火奉令唯谨，何敢轻泄乎？此补心之妙，胜于补肾也。"《本草备要》言："辛甘而润，其气清香，能透心肾而悦脾（昂按：凡补脾药多燥，此润药而香能舒脾，燥热中兼用最良），养心气，润肾燥，助脾滋肝，聪耳明目，益血止汗，除风湿，愈惊痫。"《本草述校注》谈："柏子仁，万物皆向阳，而柏独西指。盖得木之正气，他木不及，是以受金之正气所制……阳得化而阴自生，……海藏谓润肝，虽曰以脂润，然脂乃金气之厚，木得金气之厚而能化，气化而血乃和，总归之肝经气分药耳。"《药品化义》载："柏子仁，香气透心，体润滋血。同茯苓、枣仁、生地、麦冬，为浊中清品，主治心神虚怯、惊悸怔忡、肌肤燥痒，皆养心之动也。又取气味俱浓、浊中归肾，同熟地黄、龟板、枸杞子、牛膝，为封填骨髓，主治肾阴亏损、腰背重痛、足膝软坚、阳虚盗汗，皆滋肾燥之力也。味甘亦能缓肝，补肝胆之不足，极其稳当。但性平力缓，宜多用为妙。"《本草便读》按："柏子仁，味甘辛平，芳香而润，入心脾气分。以其入心，故能益智安神、疗惊悸、治健忘；以其入脾，故又能快膈调中、美颜色、润肌肤。盖柏禀坚贞之气，而子乃柏之精英也。"《医学衷中参西录》有话："柏子仁，味微甘微辛，气香性平，多含油质。能补助心气，治心虚惊悸怔忡；能涵濡肝木、治肝气横恣胁痛；滋润肾水，治肾亏虚热上浮。虽含油质甚多，而不湿腻，且气香味甘实能有益脾胃。《神农本草经》谓其除风湿痹，胃之气化壮旺，由中四达尔痹者自开也。其味甘而兼辛，又得秋金肃降之气，能入肺宁嗽定喘，导引肺气下行。统言之，和平纯粹之品，于五脏皆有补益，故《神农本草经》谓安五脏也。宜去净皮，炒香用之，不宜去油。"

《本草经解要》说："柏子仁味甘益脾血，血行风熄而脾健运，湿亦下逐矣。盖太阴乃湿土之经也，五脏藏阴者也。脾为阴气之原，心为生血之脏，肺为津液之腑。柏仁平甘益阴，阴足则五脏安矣。"《本草正》讲："柏子仁，气味清香，性多润滑，虽滋阴养血之佳剂。若欲培补根本，乃非精品之所长。"《本草纲目》谓："柏子仁，性平而不寒不燥，味甘而补，辛而能润，其气清香，能透心肾，益脾胃，盖上品药也，宜乎滋养之剂用之。"《景岳全书·本草正》认为："（柏子仁）能润心肺，养肝脾，滋肾燥，安神魂，益志意，故可定惊悸怔忡，益阴气，美颜色，疗虚损，溢血止汗，润大肠，利虚秘。"

柏子仁单方注射液可使猫的慢波睡眠期明显延长，并具有显著的恢复体力作用（高学敏主编《中药学》）。柏子仁具有镇静催眠、改善记忆障碍、降低心率、润肠通便的作用（王再谟等主编《现代中药临床应用》）。对鸡胚背根神经节生长具有一定的作用；其泻下作用缓和，符合临床润肠通便的功效（高学敏、钟赣生主编《中药学》）。

治心血不足、失眠、怔忡、惊悸，与麦冬、枸杞子、当归、茯神等同用，如柏子养心丸［《体仁汇编》，摘自《中学大辞典》柏子仁（选方）］。治肠燥便秘，与桃仁、杏仁、郁李仁、松子仁、陈皮同用，如五仁丸（《世医得效方》）。

用法用量：煎服3~9g，大便溏者宜用柏子仁霜代替柏子仁。

使用注意：便溏滑泄者及脾胃虚寒有痰湿者不宜用。

药物对比

酸枣仁	安神	善治肝胆虚火引起的失眠。	应用	因肝胆虚火的神烦少寐或多汗盗汗之症宜用。
柏子仁		专治心血亏损引起的失眠。		因心血虚的心悸怔忡兼大便燥结之症多用。

大黄	治便秘	宜于实结，用苦寒以泄之。
柏子仁		宜于虚结，用甘以润之。

柏子仁	治便秘	偏治血肠燥而致的便秘。
郁李仁		偏治幽门气结而致的便秘

配伍应用

（1）治恐惧伤肾的阳痿。熟地黄30g，山药20g，山萸肉12g，党参15g，当归10g，枸杞子20g，菟丝子12g，巴戟天10g，柏子仁10g，远志10g，肉桂（后下）6g，炙甘草6g，水煎服。

（2）治气阴两虚、血瘀阻脉的冠心病。全瓜蒌、丹参各30g，薤白、五味子、炒柏子仁、甘松各12g，桂枝、砂仁各9g，赤芍、川芎、太子参、麦冬各15g，三七粉（冲）3g，甘草3g，每日1剂，水煎服，一个月为一疗程，可随症加减（《中医祖传秘籍》）。

远 志

性味归经：苦、辛、温。入心、肾、肺经。

功效：安神益智，交通心肾，祛痰湿，消痈肿。

远志（药材）表面灰（黑与白合成）色，或灰黄色，"断面黄白色"。

高学敏、钟赣生主编《中药学》说："（远志）外表皮灰黄色至灰棕（红与黄合成）色""切面棕黄色。"

远志色红味苦入心经，"凡药气味有体有用，相反而实相成"，得火之味者，皆得水之气，故能入肾经（色黑亦入肾经），色白味辛入肺经。

远志入心经，辛散苦泄行气血，温助心阳。其入肾经，苦补肾（肾欲坚，急食苦以坚之，用苦补之）。味辛润肾燥，致津液（肾苦燥，急食辛以润之，开腠理，致津液，通气也）。苦入肺经，降肺气上逆而益肺气肃降之功能。心主神明，神伤则恐惧心悸；肾主志坚，志伤而喜忘前言；肺主魄，魄伤能狂，意不存人。远志能补心、肾、肺三经的阴阳气血，能行三经脉络的气滞血瘀痰聚（苦温能燥温化痰），故能安神明，益志智。苦降心火下行，辛升肾水上达，水火相交。心肾相济，故能交通心肾而治不寐。温助肾心之阳，益命门之火，助心中阳气，以蒸腾腐熟水谷消食化痰（苦温燥湿祛痰）。苦入肺经降气下行，肺气下则痰消。辛能达表散邪，气香通窍辟秽。辛散苦泄温通香窜，散气郁。泄血结，祛痰湿，除热邪（热伏于湿，湿祛则热退），驱表邪，辛散苦泄行气血，故能消痈肿。常用治心气不宁的心悸怔忡、失眠多梦、健忘，心肾不交的惊悸、失眠，痰阻心窍的癫痫惊狂，外感风寒的咳嗽痰多，气血痰湿瘀阻的胸痹痛及痈疽疮毒等症。

《本草正义》曰："远志，味苦入心，气温行血，而芳香清冽，又能通行气分。其专主心经者，心本血之总汇，辛温以通利之，宜其振作心阳，而益人智慧矣。……又所谓安魂魄、定惊悸者，亦谓补助心阳，则心气充而魂梦自宁，惊悸自定，非养液宁神以安宅者之可比。如因热生惊，及相火扰攘，而亦与以温升，其弊亦与痰热相等，又在有远志能交通心肾之说，则心阳不振，清气下陷，而引起肾阳，本是正治。"《药品化义》云："远志味辛重大雄，入心开窍，宣散之药。凡痰湿优心，壅塞心窍，致心气实热，为昏愦神呆，语言謇涩，为睡卧不宁，为恍惚惊怖，为健忘，为梦魇，为小儿客忤，暂以豁痰利窍，使心气开通，则神魂自宁也。"《本经逢原》道："远志入足少阴肾经气分，非心经药也。专于强志益精，主梦泄。盖精与志皆肾所藏，肾气充，九窍利，智慧生，耳目聪明，邪气不能为害；肾气不足则志气衰，不能上通心，故迷惑善忘；不能闭蛰封藏，故精气不固也。小便赤浊，用远志、甘草、茯神、益智为丸，枣汤服效，取其为阴火之向导也。"《要药分剂》按："（远志）其功专于强志益精，治善忘，以精与志皆肾经之所藏，肾精不足则志气衰，不能上达于心，故迷惑善忘。……然心与肾毕竟交通，离开不得，非心气足不能下交于肾，而使肾之气上通于心。故凡肾精充，肾气旺，有以上达于心者，皆心气先能充足，有以下注故也。则强志益精治善忘，虽肾之所藏，而何莫非心欤？"《本草便读》称："远志苦辛而燥，专入心肾二经，所谓远志者，以肾藏志，远志能宣泄肾邪，邪着则志不定，邪去而志自远大也。能通肾气上达于心，使肾中之水上交于离，成既济之象，故能益智疗忘。"《本草害利》认为："（远志）此无补性，虚而挟滞者，同养血补气药用，交通心肾，资其宣导，臻于太和，不可多用、独用。纯虚无滞者误服之，令人空洞悬心痛，凡心经有实火，应用黄连、生地者，禁与参、术等补阳气药同用也。""昔人治喉痹失音作痛，远志末吹之，诞出为度，取其通肾气而开窍也"（《本经逢原》）。

《医学衷中参西录》言："远志，味酸微辛，性平。其酸也能阖，其辛也能辟，故其性善理肺，能使肺叶之阖辟纯任自然，而肺中之呼吸于以调，痰涎于以化，即咳嗽于以止矣。若以甘草辅之，诚为养肺要药，至其酸敛之力入肝能敛戢肝火，入肾固涩滑脱；入胃又能助生酸汁，使人多进饮食，和平纯粹之品，夫固无所不宜也。若用水煎取浓汁，去渣重煎，令其汁浓若薄糊，以敷肿痛疮疡及乳痈甚效，……后因用此药，若未服至二钱可作呕吐，乃知其中确含有的矾味，因悟矾能利痰，其所以能利痰者，亦以其含有矾味也。矾能解毒，《本草纲目》谓其解天雄、附子、乌头毒，且并能除疮疡肿疼者，亦以其兼有矾味也。"《本草求真》谈："（远志）一切痈疽背发，从七情忧郁而得，单煎酒服，其渣外敷，投之皆愈，非苦以泄之，辛以散之意呼？小便赤浊，用远志、甘草、茯神、益智为丸，枣汤服效；非取远志归阴以为向导之药乎？但一切阴虚火旺，便浊遗精。喉痹痈肿，慎勿妄用。"《本草汇言》说："（远志）独一味酿酒，能治痈疽肿毒，年久疮痍从七情郁怒而得者，服之渐愈。"《本草正义》讲："（远志）《三因方》治一切痈疽，最合温通行血之义，而今之疡科，亦皆不知，辜负好方，大是可惜。颐恒用寒凝气滞、痰湿入络、发为痈肿等证，其效最捷。唯血热湿热之毒，亦不必一例乱投，无分彼此耳。"《本经逢原》谓："（远志）又治妇人血噤失音及一切痈疽、搐鼻脑风、杀乌、附毒。唯水亏相火旺者禁服，以其善鼓龙雷之性也。"《本草便读》曰："（远志）一切痈疽外证，若因七情内郁气血不调者，外敷内服，并皆治之。"

远志：全远志具镇静催眠、抗惊厥作用；有较强的祛痰作用；收缩子宫；溶血；抗肿瘤；抗突变；降血压；抑制充血性水肿及利尿；强体增智（王再谟等主编《现代中药临床应用》）。远志皂苷有镇咳作用；煎剂对大鼠和小鼠离体之未孕及已孕子宫均有兴奋作用；乙醇浸液在体外对革兰阳性菌及痢疾杆菌、伤寒杆菌、人型结核杆菌均有明显的抑制作用。其煎剂及水溶性提取物分别具有抗衰老作用（高学敏主编《中药学》）。抗痴呆和脑保护活性；抗抑郁；安神；远志皂苷可以减轻大鼠心肌缺血再灌注损伤。抗诱变；降血脂；抑制酒精吸收；耐缺氧、保肝利胆、镇痛、抗凝血以及戒烟等功效（高学敏、钟赣生主编《中药学》）。

治精神不安，与石菖蒲、人参、茯苓同用，如定志丸（《千金方》）。治梦寐不宁、心志恐怯、心肾不足、梦遗滑精，与茯神、龙齿、人参等同用，如远志丸（《济生方》）。治疮痈溃后、内虚脓多，与黄芪、当归、茯苓等同用，如托里黄芪汤（《圣济总录》）。

用法用量：煎服3~9g，外用适量，化痰止咳宜蜜炙用。

使用注意：凡阴虚火旺、心中实热、痰火内盛及胃溃疡或胃炎者慎用。

药物对比

酸枣仁	安神	敛肝补肝，益阴敛汗。	应用	肝胆虚弱等症。
柏子仁		养心补心，益脾润肠。		心血不足等症。
远志		强肾益心，祛痰开窍。		心肾不交等症。

茯苓	安神	偏于补心气，使心气下达于肾。
远志		偏于开心郁，使肾气上达于心。

临床应用

【不良反应】远志的LD50为14.26g/kg，在实验中发现远志灌胃后小鼠活动减弱、耸毛、食量减少、烦躁，少数出现抽搐及粪便不成形等症状，第2天症状逐渐消失。死亡小鼠大部分胃壁变薄，胃肠胀大，表明大剂量的远志醇提物对胃肠运动有抑制作用，呈现出胃肠毒性。亦有实验证明生远志灌服对小鼠的LD50为15.31g/kg，并发现生远志与甘草随着配伍比例增加，对胃肠运动的抑制作用减弱（高学敏、钟赣生主编《中药学》）。

配伍应用

（1）治疮痈、无名肿毒。远志30g，用黄酒煮烂，加鲜公英15g，共捣贴敷患处。

（2）①治神经衰弱。丹参50~90g，柏子仁25~35g，远志、五味子、百合各15~20g，生地黄20~30g。每日1剂，水煎，分2~3次口服，5剂为1个疗程。加减：若头晕者，加钩藤、天麻、珍珠母各10~15g；若心悸者，加石菖蒲、磁石各10~15g；若精神委靡不振者，加太子参、黄芪、党参各15~20g。②治卒中急症（脑出血、脑梗死、蛛网膜下腔出血、脑血栓形成）。石菖蒲、远志各6~10g，郁金、天竺黄各10~12g，制半夏、茯苓各10~20g，胆南星、泽泻各10~30g，生石决明20~30g，怀牛膝10~15g，每日1剂，水煎，分2次服，病情危重者每隔6小时服1次。加减：若脑出血严重加参三七、花蕊石、犀角（水牛角代）；抽搐者加全蝎、钩藤；血压高者加生牡蛎、夏枯草；寒痰者，加生南星、生半夏；痰热者，用胆南星、鲜竹沥；大便秘结者，加大黄、玄明粉或番泻叶（①、②均摘自《中医祖传秘籍》）。

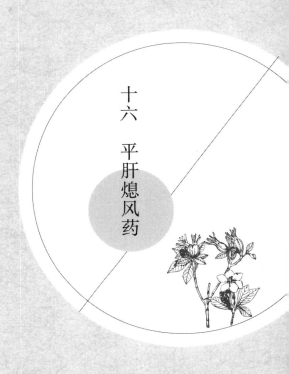

十六　平肝熄风药

1.平抑肝阳药

石决明（原动物名九孔鲍）

性味归经：咸、微寒。入肝经。

功效：平肝潜阳，清肝明目。

石决明、气微寒，春之气，色青（内面呈淡青白色），咸寒降下，故能入肝经，其外表灰（黑与白合成）棕色或灰黄色。色黑味咸，又能入肾经。

石决明质重坚硬类金石，寒胜热，能清热降火以平肝（金能制木）。咸寒入肾软坚，益肾阴，滋水涵木，养肝阴而平熄肝风。质重咸寒达下，能潜阳于肾。肝为风脏，开窍于目，若肝热生风助火，风动火盛，耗伤阴血。风为阳邪，易袭阳位，火性炎上，轻则头目眩晕，重者青盲目障。石决明能凉肝镇潜、滋水涵木、平熄肝风，故能清肝养阴益血而明目。常用治肝阳独亢、阴虚火旺的眩晕、头痛、惊抽、烦躁易怒及肝火目赤肿痛、风热翳障等症。

《雷公药性解》曰："石决明本为水族也，宜足以生木而制阳光，故独入肝家。"《本草便读》云："石决明，凡海物皆味咸性寒。此物能入肝，咸能软坚，寒能清热，又介类属皆可潜阳入肾，故能建功于肝。"《医学衷中参西录》言："石决明，味微咸，性微凉，为凉肝镇肝之要药。……为其能凉肝，兼能镇肝，故善治脑中充血作痛作眩晕，因此证多系肝气挟火挟血上冲也。是愚治脑充血证，恒重用之两许。"《要药分剂》称："石决明大补肝阴，肝经不足者，断不可少。"《本草经疏》谈："石决明，得水中之阴气为生，故其味咸，气应寒，无毒，乃足厥阴药也。足厥阴开窍于目，且得血而能视，血虚有热，则青盲赤痛，障翳生焉。咸寒入血除热，所以能主目疾也。"《本草求真》说："（石决明）入足厥阴肝经除热，为磨翳消障之品。缘热炽则风必生，风生则血被风阻而障以起。久而固结不解，非不用此咸寒软坚，逐瘀清热祛风，则热何能祛乎？故《本草》真珠丸与龙齿同用，皆取清散肝经积热也。但此须与养血药同入，方能取效。且此味咸平，入服消伐过当，不无寒中之弊耳。"《医学衷中参西录》讲："（石决明）肝开窍于目，是以其性善明目。研细水作敷药，能除目外障；作丸散内服，能消且内障（消内障丸散优于汤剂）……其性又善利小便，通五淋，盖肝之疏泄为肾行气，用决明以凉之镇之，俾肝气肝火不妄动自能下行，肾气不失疏泄之常，则小便之难者自利，五淋之涩者自通矣。……宜生研作粉用之，不宜煅用。"《本草便读》谓："石决明，肝开窍于目，皆决能明目也。"

石决明能降低中枢系统的兴奋性；具有清热、镇静、调节自主神经的作用；九孔鲍酸性提取液能抗凝血；抗氧化；扩张支气管中滑肌，煅后碳酸盐分解，产生氧化钙，有机质则破坏。在胃中能中和过多胃酸；保护肝损伤（王再谟等主编《现代中药临床应用》）。石决明对金黄色葡萄球菌、大肠杆菌、铜绿假单胞菌的抑制效力最强，抗流行性感冒病毒作用；预防和治疗白内障；降血压、中和胃酸、耐缺氧，具有免疫抑制作用（高学敏、钟赣生主编《中药学》）。

治肝阳上亢、肝风内动的眩晕、耳鸣、目花、震颤、失眠或半身不遂等症，与天麻、钩藤、杜仲等同用，如天麻钩藤饮（《杂病证治新义》）。治目生翳障，与枸杞子、木贼草、各精草、荆芥等同用，如石决明散（《证治准绳》）。

用法用量：煎服3～15g，宜打碎先煎，平肝清肝宜生用，外用点眼宜煅用。

使用注意：脾胃虚寒、食少便溏及无实热者慎用。多服、久服令人寒中。

药物对比

龙骨、牡蛎	平肝潜阳	主入肾经，性主收，偏治肾阳外越。
石决明		主入肝经，性主降，偏治肝阳上亢。

石决明	清热平肝	主入肝肾，益阴潜阳，明目退翳较好，为眼科常用药。
钩藤		主入心肝，柔肝清热，熄风止痉较好，为儿科常用药。

配伍应用

（1）治肝肾阴亏、肝阳上亢的耳聋、耳鸣、两目昏花。滋肾平肝汤：生地30g，山药20g，山萸肉12g，茯苓10g，五味子10g，磁石30g，石决明30g，石菖蒲15g，赤芍10g，香附15g，川芎10g，柴胡6g（后下），水煎服。

（2）治两目暴赤肿痛、白膜侵睛。石决双花明目汤：石决明、金银花各30g，连翘12g，栀子12g，赤芍12g，菊花10g，蝉蜕10g，薄荷6g，柴胡6g，甘草6g，水煎服。

（3）①治血管性头痛：与牛膝、蔓荆、白芷、全蝎、蜈蚣、元胡同用。②治目生白翳，与玄明粉、大黄、菊花、蝉蜕、白蒺藜同用（王再谟等主编《现代中药临床应用》）。

（4）治高血压，症见头痛、目张、烦躁易怒、心悸、便秘、舌红、脉弦。磁石山楂汤：磁石、夏枯草、鱼腥草、山楂、夜交藤各30g，石决明、决明子、牛膝各20g，地龙10g，青葙子15g。每日1剂，水煎2次，分服（《中医祖传秘籍》）。

牡蛎（蛤蜊）

性味归经：咸、涩（辛与酸合成）微寒。入肝、肾经。

功效：重镇安神，平肝潜阳，软坚散结。煅用收敛固脱。

牡蛎（药材）"外表灰（黑与白合成）棕（红与黄合成）色或灰蓝（含青）色"。

牡蛎质重咸寒达下。微寒者，春之气，色青味酸入肝经。色黑味咸入肾经。

牡蛎质重镇潜而安神，性寒清肝肾之热则益阴，色白味辛属肺金，金能制木，性主降下。其入肝经，亦入胆经（肝胆经络相连）。镇降甲木（胆）下行，乙木（肝）自升，气机升降复常则怒惊止（怒出于肝，惊出于胆）。神魂安（肝藏魂）。味涩性寒入肝补肝清热泻火益阴（肝欲散，急食辛以散，用辛补之，酸泻之），味辛入肾经润肾燥，致津液（肾苦燥，急食辛以润之，开腠理，致津液，通气也）；清热阴补，肝肾受益，精血自生（肾主精、肝藏血）而神安。色红属火咸能补心安神（心欲软，急食咸以软之，用咸补之），色白味辛属肺，肺降下质重类金石而平肝木，味涩则收敛浮越之阳下行归肾，故能平肝潜阳。凡是心神不宁、惊悸失眠、肝肾阴虚、阴虚阳亢、头目眩晕、烦躁不安，或热病日久、真阴灼伤、虚风内动、四肢抽搐等症皆用之。

牡蛎咸入血分软坚散结。咸味涌泄，消胸膈之满，泄痞积之硬。咸寒质重，能引逆上之火，泛滥之水，下归于肾。味涩主收敛，外用煅后收敛力大，故能收敛固脱。常用治痰火郁结的瘰疬、瘿瘤，气滞血瘀的症瘕积聚及正虚滑脱的自汗、盗汗、遗精、滑精、崩漏带下等症。

《医学衷中参西录》曰："牡蛎，味咸而涩，性微凉。……主惊恚怒气者，因惊则由于胆，怒则由于肝。牡蛎咸寒属水，以水滋木，则肝胆自得其养。且其性善收敛有保合之力，则肝得其助力而惊恐自除，其质类金石有镇安之力，则肝得其平而恚怒自息矣。至于筋原属肝，肝不病而筋之或拘或缓者自愈，故《神农本草经》又谓其除拘缓也。"《本草经疏》云："牡蛎味咸平，气微寒，无毒。入足少阴、厥阴、少阳经。其主伤寒寒热、温疟洒洒、惊恚怒气、留热在关节去来不定、烦满、气结心痛，心胁下痞热等证，皆肝胆二经为病，……二经邪郁不散，则心胁下痞；热邪热甚，则惊恚怒气，烦满气结心痛。此药味咸气寒，入二经而除寒热邪气，则营卫通，拘挛和，而诸证无不瘳矣。"《本草思辨录》谈："蛎有雄无雌，块垒相连如房，房内有肉，是为刚中有柔、阳中有阴，鳖介属而卵生色青，则入肝而气沉向里；蛎介属化生色白，且南生东向，得春木之气，则入肝而气浮向外。向里则下连肾，向外则上连胆。《本经》于鳖甲甲主心腹症瘕坚积，于牡蛎主惊恚怒气拘缓。仲圣用鳖甲于鳖甲煎丸，所以破症瘕；加牡蛎于小柴胡汤，所以除胁满。所谓向里连肾向外连胆者，正即此可推其软坚不能无锬钝之差，清热亦大有深浅之别也……牡蛎治惊恚而又止遗泄者，以阳既戢而阴即固也。"

《本草述校注》言："牡蛎为咸水结成，其房因潮来而开，潮不至则合，得阴凝之厚，仍随潮以为开合，则其阴附于阳阳化于阴之气机。其召阳归阴之功，即本草所谓能收能涩者也，其化阴清阳之功，即本草所谓能软坚消结除湿也。"《本草便读》称："牡蛎……咸寒入肾，能益阴潜阳，退虚热，软坚痰，煅之则燥而兼涩，又能固下焦，除湿浊，敛虚汗，具咸寒介类之功，有重镇摄下之意。"《本草备要》道："牡蛎，咸以软坚化痰，消瘰疬结核，老血瘕疝，涩以收脱，治遗精崩带，止咳敛汗，固大小肠；微寒以清热补水，治虚劳烦热，温疟赤痢，利湿止渴，为肝肾血分之药。"《本经逢原》载："（牡蛎）仲景少阳病犯本，有柴胡龙骨牡蛎汤，《金匮》百合病变渴，有栝蒌牡蛎散。用牡蛎以散内结之热，即温疟之热从内蕴，惊恚之怒气上逆，亦宜咸寒降泄为务。其拘缓鼠瘘、带下赤白，总由痰积内滞，端不出软坚散结之治耳。"《医学衷中参西录》说："牡蛎所消之瘰疬，……非因其咸能软坚也，盖牡蛎之原质，为碳酸钙化合而成，其中含有沃度（亦名海典），沃度者善消瘤赘瘰疬之药也。龙骨，牡蛎若取其收涩，可以煅用。若用以滋阴，用以敛火，或取其收敛，兼取其开通者（二者皆敛而能开），皆不可煅。若作丸散，亦可煅用，因煅之则其质稍软，与脾胃相宜也。然宜存性，不可过煅。若入汤剂仍以不煅为佳。"《本草经疏》讲："牡蛎。少阴有热，则女子为带下赤白，男子为泄精，解少阴之热，而能敛涩精气所以主之。"《汤液本草》谓："牡蛎，入足少阴，咸为软坚之剂，以柴胡引之，故能去胁下之硬；以茶引之，能消结核；以大黄引之，能除股间肿；地黄为之使，能益精收涩，止小便，本肾经之药也。"

牡蛎：能调节大脑皮层，镇静、抗惊厥、镇痛、解热；增强免疫；敛汗涩精；抗胃溃疡；抗血糖、肿瘤；所含钙盐降低血管渗透性，调节电解质平衡，抑制神经肌肉兴奋，缓解抽搐；牡蛎多糖具有降血脂；抗凝血、抗血栓作用（王再谟等主编《现代中药临床应用》）。有保肝、牡蛎水提液能延缓去卵巢大鼠脑衰老、对血管内皮细胞氧化损伤有保护作用（高学敏、钟赣生主编《中药学》）。

治心中气血虚损，兼心下停有痰饮，致惊悸不眠，与龙眼肉，酸枣仁、清半夏、茯苓、赭石同用，如安魂汤（《医学衷中参西录》）。治卒中之阴虚阳亢、头晕目眩，或肢体不利、口眼㖞斜，或颠仆、昏不知人等肝风内动症，与生赭石、生白芍、怀牛膝、生龟板等同用，如镇肝熄风汤（《医学衷中参西录》）。治气阴不足的自汗、盗汗、心悸、虚烦等症，与麻黄根、浮小麦、黄芪同用，如牡蛎散（《太平惠民和剂局方》）。治妇女血崩，与白术、生黄芪、山萸肉、海螵蛸等同用，如固冲汤（《医学衷中参西录》）。

用法用量：煎服9～30g，宜打碎先煎，外用适量，收敛固涩宜煅用。其他宜生用。

使用注意：有湿热实邪及肾虚无火精寒者不宜用。

药物对比

龙骨	止惊悸	偏于脐下动悸。	收敛固脱	长于安神镇惊，固脱收敛，敛疮止血较好。
牡蛎		偏于胸腹动悸。		长于软坚散结，滋肾敛肝，消瘰固精较好。

鳖甲	软坚散结	偏于除胁满，散疟母（胁下结块）。
牡蛎		偏于化痰结，消瘰疬。

临床应用

有报道，服用生牡蛎煎剂致吐泻1例：患者因痰核病（多发性脂肪瘤），就诊服含有生牡蛎的中药复方煎剂后约10分钟，突然剧烈吐泻，停药后或方中去牡蛎即无呕吐泄泻的现象。根据近年来国外报道，许多胃肠炎暴发疫情与生吃牡蛎等贝食品有关。也有报道2010年1～3月、英国、挪威、法国、瑞典、丹麦都发生胃肠炎疫情，因为在餐馆中吃了受诺如病毒污染的牡蛎引起（高学敏、钟赣生主编《中药学》）。

配伍应用

（1）治脾虚白带过多。炒白术30g，炙黄芪30g，山药30g，芡实30g，生牡蛎30g，炙甘草10g，香附6g，水煎服。

（2）治肺结核。牡蛎30g，夏枯草、浙贝母、玄参、白及、天冬、北沙参各15g，百部10g，甘草6g。每日1剂，水煎分2次服，40天为一疗程，并可随症加减（《中医祖传秘籍》）。

（3）治精神分裂症。丹参、三棱各25～50g，生龙骨、生牡蛎各30～40g，生大黄15～20g，枳实10～15g，生甘草8～10g。水煎服，每日1剂，分2～3次口服，20天为1个疗程。加减：失眠重者加礞石30～40g、琥珀6～10g（冲服）；头痛重者加川芎、柴胡各10～15g；若癫狂者，加郁金、石菖蒲各15～20g；若属狂症者，加知母15～20g、生石膏40～50g（《中医祖传秘籍》）。

（4）①治高血压眩晕。本品与生龙骨、白菊花、枸杞子、何首乌同用。②治胃及十二指肠溃疡。煅牡蛎、炒香附、炒五灵脂同用（王再谟等编《现代中药临床应用》）。

代赭石（赭石、代赭）

性味归经：苦、微寒。入肝、心经。

功效：平肝潜阳，重镇降逆，凉血止血。

代赭石（药材）"全体棕（红与黄合成）红色或铁青色"，（性味）"苦、甘、平"。

代赭石性微寒（性平即微寒或微温）春之气、色青能入肝经。色红味苦入心经。

赭石类金石，金能克木而平肝。其入肝经、寒清热邪，苦泄血结，能益肝阴而制肝阳。上亢的头晕目眩，气机上逆的呕吐、呃逆，色黑走肾（原矿物、结晶者呈铁黑色或钢灰色），苦寒坚肾、补肾、清热益阴（肾欲坚，急食苦以坚之，用苦补之）。水滋木，肝得阴补而阳热潜藏于肾（阴升阳降）。赭石质重镇潜，苦寒降下。既能补肝肾之阳助其升清，又能降心、胃（色黄味甘入胃经）、肺（色灰含白色，白色入肺经）等之浊阴下行，性寒凉血止血热妄行。常用治肝肾阴虚肝阳上亢的头晕目眩、肾阳不足、心火上炎的心烦不寐，肝木克土的胃气上逆所致的呕吐、呃逆、肺肾不足、气阳两虚的气逆喘息，或痰浊阻肺的咳喘及血热妄行、气机不固的吐衄、崩漏等症。

《医学衷中参西录》曰："内中风之证，忽然昏倒不省人事，《内经》所谓"'血之与气并走于上'之大厥也；亦即《史记》扁鹊传所谓'上有绝阳之络，下有破阴之纽'之尸厥也，此其风非外来，诚以肝火暴动与气血相并，上冲脑部（西人剖验此证谓脑部皆有死血，或兼积水），唯用药镇敛肝火、宁熄内风，将其土冲之气血引还，其证犹可挽回。此《金匮》风引汤所用龙骨、牡蛎也。然龙骨、牡蛎虽能敛火熄风，而其性皆涩，欠下达之力，唯佐以赭石则下达之力速，上逆之气血即可随之而下……邻村韩性媪，年六旬，于外感愈后……妄言妄见，状若疯狂，其脉两尺不见，关前摇摇无根，数至六至，此下焦虚惫，冲气不摄，挟肝胆浮热上干脑部乱其神明也。……此等证，当痰火气血上壅之时，若人参、地黄、山药诸药，似不宜用，而确审系上盛下虚，若扁鹊传所云云者，重用赭石以辅之，则其补益之力直趋下焦，而上盛下虚之危机旋转甚速，莫不随手奏效也。""痫疯之证，千古难治之证也……《内经》云"'诸风掉眩，皆属于肝'，肝经风火挟痰上冲，遂致脑气筋顿失其所司，周身抽掣，知觉全无，赭石含有铁质，既善平肝，而其降逆之力又协同黑铅、朱砂以坠痰镇惊，此其所以效也。"《纲目》云："代赭乃肝与包络二经血分药也，故所主治皆二经血分之病。昔有小儿泻后眼上，三日不乳，目黄如金，气将绝。有名医曰，此慢惊风也，宜治肝。用水飞代赭末，每服半钱，冬瓜仁煎汤调下，果愈。"《本草述校注》言："代赭石秉土中之阴气以生。……在《圣济经》曰，怯可气浮，重剂所以镇之，怯者亦惊也。肝，由阴而升阳也，升而不合于天气之阳则病风，赭石乃金气之化也，金属天气，而色化赤，则从火，是金火合德以畅卫而达营，即木之所以得媾于金而风平者，不仅仅如铁锈之以金制木也。"

《本经逢原》谈："赭石之重，以镇逆气。《本经》治贼风、赤沃漏下，取能收敛血气也。仲景治伤寒吐下后，心下痞鞭，噫气不除，旋复代赭石汤，取其降逆气，涤痰涩也。观《本经》所治，皆属实邪，即赤沃漏下，亦肝心二经淤滞之患，其治难产胞衣不下及大人小儿惊气入腹，取重以镇之也。阳虚阴萎，下部虚寒忌之，以其沉降而乏生发之功也。"《医学衷中参西录》说："赭石，色赤，性微凉，能生血兼能凉血，而其质重坠，又善镇逆气，降痰涩，止呕吐，通燥结，用之得当，能建奇效。"其原质为铁养化合而成，其结体虽坚而层层如铁锈（铁锈亦铁养化合），生研服之不伤肠胃，即服其稍粗之末亦与肠胃无损，且生服则养气纯全，大能养血，故《神农本草经》谓其治赤沃漏下。《日华诸家本草》谓其治月经不止也。若锻用之即无斯效，煅之复以醋淬之，尤非所宜。且性甚和平，虽降逆气而不伤正气，通燥结而毫无开破，原无须乎煅也。……黄坤载衍《内径》之旨，谓'血之先于便溺者，太阳之不升也；亡于吐衄者，阳明之不降也'。……阳明胃恶，以息息下行为顺，时或不降，则必壅滞转而上逆，上逆之极血即随之上升而吐衄作矣。治吐衄之证，当以降胃为主，而降胃之药，实以赭石为最效。然胃之所似不降，有因热者，宜降之以赭石，而以蒌仁、白芍、诸药佐之，其热而兼虚者，可兼估以人参；有因凉者，宜降以赭石，而开蒌仁、白芍诸药佐之；其热而兼虚者，可兼佐以人参；有因凉者，宜降以赭石而以干姜、白芍诸药佐之（因凉犹用白芍者，防干姜之热侵肝胆也，然吐衄之证，由于胃气凉而不降者甚少）；其凉而兼虚者，可兼佐以白术；有因下焦虚损，冲气不摄上冲胃气不降者，宜降以赭石而以生山药。生芡实诸药佐之；有因胃气不降，致胃中血管破裂，其证久不愈者，宜降以赭石而以龙骨。牡蛎、三七诸佐之。"《本经疏证》讲："代赭石体重质坚而色赤，确是金从火化，金从火化，非血而谁？……血者流行经络，卧则归经，于以分布五脏，洒陈六腑，而中焦金火之交媾，则为化源也。……在女子则因冲任不固，恶露绵绵，如沃泉之悬出而下漏。代赭石之质之色，正贴切其化源，而味苦气寒，能去其热，源清则流自洁，斯其所以主治软。……而其最要是除五脏血脉之热一语。是语者，实代赭石彻始彻终功能也。"《长沙药解》谓："代赭石《伤寒》旋复代赭石汤用之治伤寒汗吐下后、心下痞鞭、噫气不除去，以其降胃而下浊气也。滑石代赭汤用之治百合病下之后者，以其降肺而清郁火者也。"《本草述钩元》认为："代赭石，风脏即血脏，血不获宁谧者，多本脏风木摇之耳，此味以镇浮而平风，则血不盗溢。"

代赭石，对肠管有兴奋作用，可使肠蠕动亢进；所含铁质能促进红细胞及血红蛋白的新生；对中枢神经系统有镇静作用（高学敏主编《中药学》）。赭石不仅含有丰富的铁，还含有10种人体必需的微量元素，有调节人体内分泌平衡作用。同时，各种微量元素的协同作用，不但可以促进铁的吸收，而且可以提高铁在体内的利用率，促进消化吸收、镇吐、催眠、镇痛、止咳等（高学敏、钟赣生主编《中药学》）。

赭石中含砷盐的量约为1/10万以上，也超过了药典上的许可标准。小鼠每日服2g，到第7天时100%死亡，死前动作迟钝、肌肉无力及间发性痉挛，最后共济失调或瘫痪、呼吸缓慢而死亡。对离体蛙心，大量时抑制（《中药大辞典》）。

治阴虚阳亢，肝风内动的头晕目眩或肢体不利，或眩晕颠仆、昏不知人，与生龙骨、生牡蛎、生白芍、怀牛膝等同用，如镇肝熄风汤（《医学衷中参西录》）。治血热妄行、吐血、衄血，与白芍、竹茹、清半夏、甘草等同用，如寒降汤（《医学衷中参西录》）。

用法用量：煎服，10～30g，宜打碎先煎，如丸散每次1～3g，外用适量。

使用注意：寒证者及孕妇慎用，因含砷盐，不宜量大及久服。

药物对比

石决明	平肝潜阳	敛阴以潜阳，兼能明目。
代赭石		降逆而潜阳，兼能止血。

旋复花	止呕逆	入气分降肺胃之气而止呕逆。
代赭石		入血分降肺胃之气逆而止呕逆。

磁石	重镇降逆	镇纳少阴上浮之火，使心肾相交而安神智。
代赭石		镇纳厥阴心包之气，使气血下行而止吐衄。

临床应用

【不良反应】有病例服用含有赭石制剂，当天即出现皮肤瘙痒、红色颗粒状丘疹等过敏反应，停药第二天过敏反应逐渐好转继而消失。考虑与患者体质有关，也与赭石中所含少量有毒成分砷有关。亦需注意，赭石（特别四川省赭石）含有对人体有害的铅、砷微量元素，应防止使用不当引起对人体的危害。这也是赭石不能久服、中病即止的一大原因（高学敏、钟赣生主编《中药学》）。

配伍应用

（1）治肝火犯肺或阴虚火旺的衄血、咯血、吐血等症。生地黄、赭石、藕节各30g，当归、仙鹤草各15g，麦冬、牛膝、炒栀子、阿胶（烊化分冲）、陈皮各10g，水煎服。

（2）治胃热呕吐。党参12g，半夏10g，麦冬12g，黄连6g，竹茹10g，陈皮10g，代赭石30g，旋复花（包煎）10g，莱菔子（炒）10g，神曲（炒）15g，甘草6g，水煎服。

（3）治阴阳两虚、喘逆迫促、有将脱之势，亦治肾虚不摄、冲气上干、致胃气不降作满闷。参赭镇气汤：野台参12g，生赭石（轧细）18g，生芡实15g，生山药15g，山萸肉（去核）18g，生龙骨（捣细）18g，生牡蛎（捣细）18g，生杭芍12g，苏子（炒捣）6g，水煎服（《医学衷中参西录》）。

（4）治吐衄血。代赭石（醋煅）一两，研末，每服一钱半，开水送服。又方用代赭石、藕节各一两，仙鹤草五钱，水煎服（《中国偏方秘方验方江海》）。

（5）治呃逆。生赭石30g，沉香、法半夏各15g，上药共为细末，装瓶备用。用时取药末20g，以生姜汁调匀成膏，贴敷中脘、肚脐上，胶布固定，每时换药1次（《中国家庭养生保健书库》编委会编《偏方治大病》）。

2.熄风止痉药

白僵蚕（僵蚕、天虫）

性味归经：咸、辛、微温。入肝、肺、胃经。

功效：熄风止痉，祛风止痛，化痰散结。

白僵蚕（药材）"表面灰（黑与白合成）白色或现浅棕（红与黄合成）色，多被有白色粉霜""头部黄褐（黑与黄合成）色""僵蚕气微温，春之气，其之病风而僵，肝为风木之脏，同气相求，故能入肝经""凡药气味有体有用，相反而实木相成"，得木之味者，皆得土之气，且其色黄，又入胃经，色白味辛入肺经。

肝为风木之脏，风主动，肝主身之筋膜，诸风掉眩，皆属于肝。白僵蚕入肺经，金能克木而平肝。肝平而内风熄，肝静则筋挛止。辛散又能达表祛外风，辛温入肝补肝（肝欲散，急食辛以散之），生血行滞，血行风自灭，血充筋得养。气温性燥能祛湿化痰。湿祛热消（热伏于湿），咸降肺气下行，气下则痰除。温入胃经，健胃益脾，治脾虚久泻。辛散温通行气血，气行血活，风祛痰化而止痛。辛散温通，咸能软坚散结。常用治肝风夹痰、痰热惊痫、四肢抽搐、小儿脾虚久泻、慢惊抽搐，外风引动内风的破伤风的牙关紧闭、四肢抽搐、角弓反张，风痰中络的颜面麻痹、口眼㖞斜，及肝经风热上扰的偏正头痛、目赤肿痛、咽喉肿痛、风疮瘾疹及痰核、瘰疬等症。

《本草经疏》曰："白僵蚕，《本经》味咸，《名医别录》辛平无毒，然详其用，应是辛胜咸劣，气微温之药也。气味俱薄，浮而升，阳也，入足厥阴，手太阴，少阳经。厥阴为风木之位，主藏血，小儿惊痫夜啼，女子崩中赤白，风热乘肝脏也。产后余痛，风寒入血分也。辛能祛散风寒，温能通行血脉，故主如上诸症也。肺主皮毛，而风邪客之，则面色不光润，辛温入肺，去皮肤诸风，故能灭黑黑干及诸疮瘢痕也。男子阴疡，风湿浸淫也。辛平能散风热，兼能燥湿，是以主之。"《本草思辨录》云："白僵蚕，味辛气温而性燥，故能治湿胜之风痰，而不知燥热之风痰。小儿惊痫夜啼，是肝热生风，又为痰湿所痼而阳不得伸，是以入夜弥甚、僵蚕劫痰湿而散肝风，故主之。"《本草述校注》言："白僵蚕，蚕食桑叶，终始于金，郑康成云蚕与马同气，所谓生于火而藏于秋金也。丹溪言得火中清化之气。入药之蚕必取食桑者，因桑禀水土之精，故气味甘寒，桑得火土之气，而火中有金，正所谓燥金也，不治风而风静，是斯物乃风剂无上补品，液不化血而化痰。主浑身经络者，肝也，木以经化，则经脉之结气散，经散而经气畅，则热自清，血自化，痰自消。"《本草备要》谈："辛咸微温，僵而不腐，得清化之气，故能治风化痰，散结行经（蚕病风作僵，故因以治风，能散相火逆结之痰）。"《国药诠证》认为："（白僵蚕）《本经》主活小儿惊痫、夜啼，湿化为热则成惊，气阻则成痫，咸能制血利气，辛能散热，故用以治惊痫。血热而气阻则夜啼，故制血散热可以治夜啼。"《中药大辞典》载："张寿颐：凡小儿惊痫夜啼，多属胎火上壅郁热不通，宣降宜清，庶乎有豸。《本经》以僵蚕为是症主治，其为清肃降火之义。盖亦可想而知。《别录》以治崩中赤白，则为下焦有郁热而设，清降之意，尤其昭然若揭。"《本草求真》称："僵蚕辛咸微温。大率多属祛风散寒，燥湿化痰，温行血脉之品，故书载能入肝，兼入肺胃，以治中风失音、头风齿痛、喉痹咽肿。是皆风寒内入，结而为痰。合姜汤调下以吐，假其辛热之力，以除风痰之害耳。又云能治丹毒瘙痒，亦是风与热炽，得此辛平之味拔邪外出，则热自解。又云能治瘰疬结核痰疬，血病崩中带下，亦是风木乘肝，得此辛温之味以行血脉，则血气安和而病自瘳。又云能治小儿惊痫，肤如鳞甲，亦是胎元气血不足，得此辛咸煎汤除垢，则鳞自去。"

《本草便读》说："僵蚕，系蚕之病风者，虽死而后僵而不腐，故为治风之药。味辛咸，性温属火，故能散结气，开顽痰。以其得清化之气，可以治上焦头目风热，入肺治喉风喉痹等疾。又行肝胃两经。虽病僵之物，究属蠕动之品，凡一切乳痈痰沥证，皆可以攻托宣行。"《本草汇言》讲："白僵蚕，驱风痰、散风毒、解疮肿之药也。夏碧潭曰：僵蚕，蚕之病风者也，挺直属木，色白属金，得金木坚清之化，故善治一切风痰相火之疾。如前古之治小儿惊痫抽搐，恍惚夜啼；李氏方之治大人中风，痰闭闷绝，人事不省或喉痹肿塞，水谷不通，或头痛齿痛，腮颊硬胀，或皮肤风痒。斑沙疙瘩，或天行痘疮，起发不透，或麻疹错逆，隐约不红，或痰癖证块，寒热并作。凡诸风、痰、气、火、风毒、热毒、浊逆结滞不清之病，投之无有不应。"《要药分剂》按："僵蚕属火，兼土与金木，僵而不腐，治喉痹者，取其清化之气，故治相火散浊逆结之痰也。"《本草纲目》谓："元素曰：僵蚕性微温，味微辛，气味俱薄，轻浮而升，阳中之阳，故能去皮肤诸风如虫行。……时珍曰：僵蚕，蚕之病风者也。治风化痰，散结行经，所谓因其气相感，而意使之者也。""散风痰结核瘰、头风、风虫齿痛，皮肤风疹、丹毒作痒，痰疬症结。"《本草崇原》指出："凡色白而禀金气之品，皆不宜火炒。僵蚕具坚金之体，故能祛风解毒，若以火炒，则金体消败，何能奏功。"

僵蚕：抗惊厥、催眠、降血糖、抗凝血、降胆固醇；具有雄激素样作用，醇提取物体外可抑制人体肝癌细胞呼吸，可用于直肠瘤型息肉的治疗（王再谟等主编《现代中药临床应用》）。僵蚕提取物对大肠埃希菌具有明显的抑菌活性；僵蚕的抗炎作用于其抑菌活性有关。该菌代谢产物中具有较强的清除自由基的活性物质（高学敏、钟赣生主编《中药学》）。白缰蚕对金黄色葡萄球菌、铜绿假单胞菌有轻度的抑制作用（《一味中药治顽疾》）。

治小儿急惊风。其风猝然而得、四肢搐搦、身挺颈痉、神昏而热等症，与钩藤、羚羊角、青黛、茯神等同用，如镇风汤（《医学衷中参西录》）。治风热头痛、迎风流泪，与旋复花、木贼草、细辛、桑叶等同用，如白僵蚕散（《证治准绳》）。治小儿惊风：白僵蚕、蝎梢等分，天雄尖、附子尖共一钱，微泡过，为细末，每服一字或半钱，以生姜温水调灌之（《本草衍义》）。治瘰疬：白僵蚕，研末，水服五分匕，日三次（《千金方》）。后二方均摘引《中药大辞典》白僵蚕（选方）。

用法用量：煎服5~9g，研末吞服，每次1~1.5g，散风热宜生用。

使用注意：血虚无风热客邪者不宜用。"不治燥热之风痰"（《本草思辨录》）。

临床应用

【不良反应】发生过敏反应的病例报道，可能是由白僵蚕中的异性蛋白引起，故对虫类药物过敏者慎用。由于僵蚕有抗凝作用，能使血小板减少，故凝血机制障碍或有出血倾向者应慎用；僵蚕大剂量时易引起腹胀，可能与其解痉、缓解支气管平滑肌痉挛作用有关。僵蚕剂量不宜超过20g。由于僵蚕抗惊厥作用主要为草酸铵，其代谢产生氨，肝性脑病患者应慎用，防止加重肝性脑病。僵蚕内所含有的神经毒素主要损害锥体外系统，出现锥体外系和脑损害综合征，以头晕、头痛、乏力、口唇及四肢麻木，肌肉不规则痉挛，步态不稳等为主要症状。中毒重者发音困难、流涎、出汗、全身震颤、抽搐昏迷等。2天后发病率不足10%，主要症状为头晕、四肢无力，其中1例仅为出汗多、口水多。

【中毒救治】对症治疗、催吐、洗胃、导泻及快速输液，应用氨茶碱、维生素C、B族维生素，以及促进脑代谢的药物等；抽搐、昏迷用甘露醇，复方麝香注射液20mL静滴或吸氧。单纯抽搐用安定止痉，昏迷患者要防止呕吐物误吸，经24小时可清醒，3天好转，4~9天可痊愈出院（高学敏、钟赣生主编《中药学》）。

配伍应用

（1）治气虚血滞、脉络瘀阻的半身不遂、口眼㖞斜。黄芪60g，当归15g，赤芍12g，川芎10g，桃仁10g，红花10g，地龙10g，僵蚕10g，全蝎6g，白附子10g，制南星10g，陈皮6g，水煎服。

（2）①治风痰壅滞、口眼歪斜。白附子、僵蚕、全蝎（去毒）各等分，生用为末，每服9g，热酒调下。②治咽喉肿痛，色红紫，重点于关下痰多。僵蚕、川黄连各3g。以上二味共研成细末，吹入喉中。（①、②均摘自《中国偏方秘方验方汇海》）。

（3）治外寒内饮伴有郁热的小儿喘息性支气管炎。麻黄、桂枝、僵蚕各3g，白芍、五味子、法半夏、苏子、黄芩各4g，石膏8g，干姜、甘草各2g，细辛、全蝎各1g。以上为2岁用量。小于2岁酌减，2岁以上酌增。水煎2次，少量多次喂服，每日1剂，7日为一疗程（《中医祖传秘籍》）。

（4）治高脂血症。将白僵蚕研为极细末，每次3g，1日口服3次，2个月为1个疗程（《一味中药治顽疾》）。

5.治肺痈。芦根20g，僵蚕10g，薄荷10g，蝉蜕5g，金银花20g，甘草10g，上药煎15分钟，去渣取汁约250mL，每日1剂，分3次服。咳嗽吐汁样浓痰者，加桔梗10g、黄芩10g、冬瓜仁30g；病重者每日服2剂（《中国家庭养生保健书库》编委会编《偏方治大病》）。

全蝎（全虫、蝎子）

性味归经：辛、平；有毒。入肝经。

功效：熄风止痉，通络止痛，攻毒散结。

全蝎背色黑，腹部多黄绿色（会全虫），或背色黑，腹部青褐色（东全虫）。全虫性平（微寒或微温），禀春木生发之气，色青、绿（含青）色，属木，故入肝经。

肝主风，"风性则动""诸风掉眩，皆属于肝""诸暴强直、皆属于风"。肝气虚则郁结，肝血亏而筋挛。若外感时邪入里化热，湿热蕴久成痰，极易生风，痰阻心络，而致急惊风的高热神昏、痉挛抽搐或痰蒙清窍的癫痫神昏、四肢抽搐等症。"虫类熄风"，僵蚕属虫类药，性善走窜而搜风。味辛气腥属肺金，金能制木，而平熄肝风。辛入肝经补肝（肝欲散，急食辛以散，用辛补之）。肝旺又能健运中焦以助气血之生化（土得木而达）味辛散风祛湿，湿祛则痰消，风散而热退。肝经气血得补，风除热退痰化，故能熄风止痉而致上述诸症。性善走窜而通络、辛行气滞，气行血活，气血通畅，热退痰消，又能止痛（通则不痛）。其有毒，能以毒攻毒，辛散气滞，药用盐制服。味咸能软坚散结。常用治肝风内动、外风中络的痉挛抽搐及各种原因的惊痫抽搐，如小儿急性高热神昏，小儿脾虚慢惊的痉挛抽搐、风中经络，阻于头面的口眼㖞斜、卒中后的气虚血滞血亏不畅、经络不利、半身不遂，外受风毒引动内风的破伤风发热抽搐，牙关紧闭、角弓反张及风寒湿痹、日久关节弯形、顽固的偏正头痛、疮疡肿毒、瘰疬结核、痔疮、癌肿等症。

《中药大辞典》载：张寿颐"蝎乃毒虫，味辛，其能治风者，盖亦以善走窜之故，则风淫可怯，而湿痹可利。若内动之风，宜静不宜动，似非此大毒之虫所可妄试。然古人恒用治大人风涎、小儿惊痫者，良以内风暴动，及幼科风痫，皆挟痰浊上升，必降气开痰，始可暂平其焰。观古方多用蝎尾，盖以此虫之力，全在于尾，性情下行，且药肆中此物皆以盐渍，则盐亦润下，正与气血上菀之病情针锋相对"。《本草述校注》曰："蝎色青，而多产东方，谓非赋风木之专哉？乃其味甘辛，甘不敌辛，即气之平亦为辛也。是以风木之气顿化为由土而金之用矣。"《纲目》云："蝎，色青属木，足厥阴经药也，故治厥阴诸病。诸风掉眩搐掣、疟疾寒热、耳聋无闻，皆属厥阴风木。故东垣李杲云：凡疝气，带下，皆属于风，蝎乃治风要药，俱宜加而用之。"《得配本草》称："（全蝎）辛热有毒，入足厥阴经。一切风木致病，耳聋掉眩，痰疟惊痫，无乎不疗，且引风药达病所，以归其根。"《本草求真》按："全蝎，专入肝祛风，凡小儿胎风发搐，大人半身不遂，口眼㖞斜，语言謇涩，手足抽搐，疟疾寒热，耳聋、带下，皆因外风内客，无不用之。"大人小儿通用，治小儿惊风不可阙也。"(《本草衍义》)。

《本草汇言》说:"全蝎,攻风痰风毒之药也,陆平林曰:此物产于东方,色青尾长,乃肝木之属,为厥阴之用,故《开宝方》主小儿惊风抽搐,痰涎壅盛或牛马猪羊鸡五般痫证,或大人中风、口眼㖞斜,或头风眩痛,耳鸣耳聋,或便毒横痃,风毒痛疮,或遍身风癞,皮肤如鳞甲云斑诸证,咸以用之。"《医学衷中参西录》讲:"蝎子,色青、味咸(因皆腌以盐水故咸),性微温。盖入肝经,搜风发汗,治痉痫抽掣,中风口眼㖞斜,或周身麻痹,其性虽毒,转善解毒,消除一切疮疡,为蜈蚣之伍药,其力相得益彰也。此物所含毒水即硫酸也,其入药种种之效力亦多赖此。"《宝庆本草折衷》谓:"张松谓蝎又治筋脉挛急,偏正头风、膀胱、胁腹、心膈、肩项及妇人血刺,诸气疼痛。《易简方》言痰涎壅盛,以蝎入三生饮中同煎服。及痈疽、肉硬不破,多和药用,故知蝎非但理风,龙善疏气,豁痰、破疽也。"《本草便读》认为:"至于治疝治痔,以及女人带下阴脱等证,无不皆由于肝经风气使然,以蝎产东方,色青属木,故也。"《得配本草》曰:"(全蝎)且引风药达病所,以扫其根;入降药暖肾气,以止其痛。"

全蝎:镇痛,抗癫痫肽(AEP);持久降血压;增强心脏收缩力,减慢心率,抗心律不齐;能镇静,抗惊厥、癫痫;抑制细胞肉瘤、乳腺癌、结肠癌和肝细胞癌,收缩子宫。抗血栓形成,抑制酶活性;促进免疫和消化功能(王再谟主编《现代中药临床应用》)。蝎身及蝎尾制剂对动物躯体痛或内脏痛均有明显的镇痛作用;蝎尾镇痛作用比蝎身强5倍(高学敏主编《中药学》)。全蝎的水浸物(1:5)对奥杜盎小孢子菌有抑制作用;促纤溶作用(高学敏、钟赣生主编《中药学》)。对离体蛙心呈兴奋作用。有抗真菌作用(《毒性中药的配伍与应用》)。

治初生小儿绵风,其状逐日抽搐,绵绵不已或惊风,与乳香、没药、蜈蚣、朱砂同用,如定风丹(《医学衷中参西录》)。治卒中面瘫,口眼㖞斜,与白附子、僵蚕同用,如牵正散(《杨氏家藏方》)。治顽固性偏正头痛,与蜈蚣、僵蚕、川芎等药同用,或单用研末吞服[陈蔚文等主编《中药学》全蝎(临床应用)]。治肾脏虚、冷气攻脐腹、疼痛不可忍及两胁痛。用干蝎七钱半,焙为末,以酒及童便三升,煎如稠膏,丸梧子大,每酒下十丸[《本草纲目》蝎(附方)]。

用法用量:煎服3~6g,研末吞服,每次0.6~1g,外用适量。

使用注意:血虚生风及孕妇忌用。其有毒,不可过量或久服。

药物对比

僵蚕	熄风镇惊	药力强。偏于祛风化痰(祛痰力优),适用于轻症抽搐。
全蝎		药力薄。偏于祛风解痉(活血力佳),适用于较重症抽搐。

临床应用

【不良反应】本品中毒的症状表现,一般早期出现头昏、头痛、四肢强直性痉挛,继而血压升高,出现溶血、心悸、心慌、小便涩痛不利、烦躁不安。严重时可见全身无力、血压下降、呼吸困难、发绀、昏迷,可因呼吸麻痹而死亡。服用全蝎过敏反应者可出现全身性红色粟粒性皮疹或风团，瘙痒难忍。

【解救方法】①早期洗胃，服活性炭末，灌肠；②酌情补液，并给予维生素C；③硫酸阿托品肌肉注射，并补充钙剂；④出现过敏反应者，可酌情给予激素及抗组胺药。

【中药治疗】①金银花30g，半边莲、甘草各9g，土茯苓、绿豆各15g，水煎服；②五灵脂、生蒲黄各9g，雄黄3g，共研细末，分3次，用醋冲服，每4小时1次（《毒性中药的配伍与应用》）。

配伍应用

（1）治瘰疬（淋巴结核未溃破者）。甜梨1个（去核），全蝎1个分装梨中。海藻10g，昆布10g，同水与梨共煮，以梨熟为度，吃梨与全蝎，并服药液。日1次，每次1个梨，10天为一疗程。

（2）治小儿惊风。惊风丸：镜砂、川大黄、薄荷、全蝎、钩藤、甘草各4.5g，天虫、龙骨各6g，面米强糊为丸，如绿豆大，二、三岁者每服6粒，日1次，可间隔服用，不可久用。

（3）治寒滞血凝阻脉络的三叉神经痛。白芍30～60g，全蝎、穿山甲、甘草各6～10g，川芎30g，蜈蚣1～3g，桃仁9～12g，细辛3～5g，每日1剂，水煎服，10日为一疗程，疗程间隔2～3日（《中医祖传秘籍》）。

（4）治骨关节结核、淋巴结核。全蝎、地龙、地鳖虫各等分，研末水泛为丸，每次3g，每天3次（《常见中草药毒副反应与合理应用》）。

蜈 蚣

性味归经：辛、微温；有毒。入肝经。

功效：熄风止痉，通络止痛，攻毒散结。

蜈蚣（药材）"背部黑绿（蓝和红合成、蓝中含青）色，腹部棕（红与黄成）黄色""足黄色或红褐色""气微腥"。

蜈蚣性微温，春之气，色青，故入肝经。肝为风木之脏，主藏血，风性动，"诸风掉眩，皆属与肝"。肝风内动可致小儿惊风的痉挛抽搐，大人中风口眼㖞斜、半身不遂、风中经络的痉挛抽搐或癫痫等症。蜈蚣入肝经，味辛祛风，其为虫类，善走窜，能制蛇（行而疾者，唯风与蛇），能截风止痉。其味辛气腥属金，金能克木，又能平肝熄风。辛入肝经补肝（肝欲散，急食辛以散之，用辛补之），益血行气，温能燥湿祛痰行血，血行风自灭，血足能养筋脉而痉挛抽搐自止。温助脾土，又能疗脾虚的小儿慢惊风。蜈蚣性善走窜能通达经络，辛散温通行气血，气行血活而痛止，蜈蚣有毒，能以毒攻毒。辛能散结。其见蛇便缘上啖其脑而制蛇，能治蛇症或蛇咬中毒等症。本品辛散温行，虫类熄风，能息内外之风，止各种原因引起的痉挛抽搐。其祛风胜湿、湿除热退、温燥消痰、走窜甚速、内达脏腑、外至经络、凡气血凝聚、顽痰久留、风湿痹疼、游走不定及疮疡肿毒、疔疮瘰疬、蛇咬虫伤等症，皆能治之。

《纲目》曰："蜈蚣能制蛇，故亦能截风，盖厥阴经药也，故所主诸证，多属厥阴。"按杨士瀛《直指方》云："蜈蚣有毒，唯风气暴烈者可以当之。风气暴烈，非蜈蚣能截能擒亦不易止，但贵药病相当耳。设或过剂，以蚯蚓、桑皮解之。"《本草便读》云："蜈蚣辛温有毒，其性善走善窜，能制蛇，故入肝经，截风定惊，与夫蛇蛊伤等症，皆可炙研服之。"《医学衷中参西录》言："蜈蚣，味微辛，性微温。……其性尤善搜风，内治肝风萌动，癫痫眩晕、抽搐瘛疭、小儿惊风；外治经络中风、口眼㖞斜，手足麻木。"蜈蚣之为物，节节有脑，乃物类之至异者，是以性能入脑，善理脑髓神经，使不失其所司，而痫痉之病自愈。"《本草述校注》谈："蜈蚣能制蛇。气，阳也，血，阴也。阳壅为风，风盛而阳不化，则患于寒热，渐为积聚，阳不化即病于血，且患恶心，更为症瘕。是物火金相合以截风。则不病于风者，阳得化，而阴亦固之以化矣，故不独疗风证，而男女之积聚胀满胥治，不独治恶血症瘕。举血之得化者，如阳盛而结为痰涎，以患于痫及谵妄证，悉用之矣。"

《纲目》按："瘴疮一各蛇瘴，蛮烟瘴雨之乡，多蛇毒气，人有不服水土风气，而感触之者，数月以还，必发蛇瘴，唯赤足蜈蚣，最能伏蛇为上药，白芷次之。……然蜈蚣又治痔漏、便毒、丹毒等病，并陆羽《茶经》载《枕中方》治瘰疬一法，则蜈蚣自能除风攻毒，不独治蛇毒而已也。"《医学衷中参西录》说："蜈蚣，为其能制蛇，故又治蛇症及蛇咬中毒。外治疮甲（俗名鸡眼为末敷之以生南星末醋调，敷四周），用时宜带头足，去之则力减，且其性原无大毒，故不妨全用也。……噎膈之证，多因血瘀上脘，为有形之阻隔（西人名胃癌，谓其处凸起如山石之有岩也），蜈蚣善于开瘀，是以能愈。观于此，则治噎膈者，蜈蚣当为急需之品矣。"《本草便读》讲："（蜈蚣）至于行瘀血、散肿毒、敷治一切外证，皆取其以毒攻毒，搜风杀虫之功而已。"《玉楸药解》谓："蜈蚣，味辛，微温，入足厥阴肝经。坠胎破积，拔脓消肿。蜈蚣辛温毒悍，能化癥消积杀虫，解毒蛊，治瘰疬痔瘘，秃疮便毒，疗蛇瘕蛇咬，毒瘴蛇蛊。庸工以治惊痫抽搐，脐风口噤。"《毒性中药古今用》指出："而血虚生风者，蜈蚣单用不宜，若伍用大量养血润燥之品，用之亦可奏效。"

蜈蚣：水煎剂抗炎。镇痛、惊厥；降血压、增强心肌收缩力，对衰竭心脏的收缩力更为显著；促进免疫功能；抑制肿瘤细胞，防止过敏反应，抗衰老；其毒液能使绵羊红细胞溶血（王再谟等主编《现代中药临床应用》）。其水浸剂对结核杆菌及多种皮肤真菌有不同程度的抑制作用；蜈蚣煎剂能改善小鼠的微循环，延长凝血时间，降低血黏度（高学敏主编《中药学》）。抗动脉粥样硬化；对急性心肌缺血再灌注损伤的左心功能有明显的保护作用，且存在一定的量效关系；有增强胃肠功能作用；水提取液对小鼠具有明显的中枢抑制作用；蜈蚣还能减少中枢神经系统衰退症状，包括记忆丧失。实验证实其提取物对人和小鼠肝癌、胃癌、肾癌、结肠癌、卵巢癌、宫颈癌等细胞株的体外生长显著抑制效力（高学敏、钟赣生主编《中药学》）。

治卒中抽掣及破伤后受风抽搐者，与生黄芪、当归、羌活、独活、全蝎同用，如逐风汤（《医学衷中参西录》）。治顽痹疼麻，与白花蛇、灵仙、乳香、没药同用（王再谟等主编《现代中药临床应用》）。治蛇头疔初起、红肿发热、疼痛彻心，与全蝎、雄黄同用，如蜈蚣散（《疡科大全》）。

用法用量：煎服3~5g，研末冲服，外用适量。

使用注意：血虚痉挛、虚人口渴者及孕妇不宜用。用量不可过大或久服。

药物对比

全蝎	止痉	止搐力小，性较平和，抽搐偏于风热者较适用。
蜈蚣		止搐力大，性猛大强，抽搐偏于风寒者较适宜。

临床应用

【中毒症状】表现为恶心、呕吐、腹痛、腹泻、全身无力、不省人事、心跳及脉搏缓慢，呼吸困难或面色潮红，尿呈酱油色，体温下降，血压下降等。

【解救方法】①用2%~3%碳酸氢钠溶液洗胃，然后服用活性炭。②迅速冲服马钱子末0.5g，以对抗毒素。根据病情3小时可重复一次。③酌情补液，并给予维生素C。④据病情对症治疗。⑤中草药治方：a.茶叶适量，泡水后顿服；b.人参（另炖）、五味子、甘草各9g，附子12g，水煎2次，混匀，2次分服，每次间隔4小时，连续服2~4剂（《毒性中药的配伍与应用》）。

配伍应用

（1）治湿热损伤的附骨疽：蒲公英、蛇舌草各50g，金银花、地丁、半枝莲、白头翁、丹参各30g，制附子10g，甘草15g，乳香10g，蜈蚣（为末分冲）1条，水煎服。加减：热毒壅盛，去附子加重楼30g；脓成未溃，加穿山甲（为末冲服）6g、皂刺15g；溃后久不收，加熟地30g、鹿角胶（烊化分冲）15g、肉桂3g，水煎服，日1剂。

（2）治阴虚痰泛、阻遏宗筋所致的阳痿。金水六君煎加味（温加之）：法夏10g，陈皮15g，茯苓12g，甘草10g，贝母10g，当归15g，熟地黄15g，枳壳12g，桔梗12g，蜈蚣1条。日1剂，水煎服。忌食糖及油腻等生痰之品。舌红少苔者加龟板10g，口干喜饮者，加花粉20g；阳痿日久不举者，用浙贝母、川贝母各10g（《首批国家级名老中医效验秘方精选》）。

（3）治锁口疗方。炮山甲6g，蜈蚣2条，全蝎2个，银朱3g，火硝0.9g，久引水煎服出汗，日1剂。

（4）治面瘫。将蜈蚣2条研成末，以防风30g煎汤送服，每天晚饭后服1剂（《常见中草药毒副反应与合理应用》）。

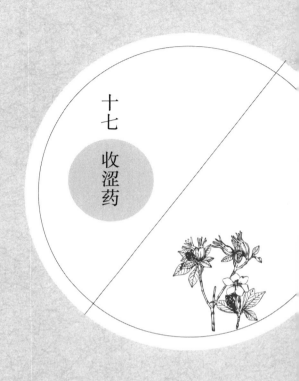

十七

收涩药

1.敛肺涩肠药

五味子

性味归经：酸、甘、温。入肺、心、肾经。

功效：收敛固涩，益气生津，补肾宁心。

五味子（药材）"外皮鲜红色，紫红色或暗红色，显油润""内含种子1～2枚，肾形，棕（红与黄合成）黄色""种仁白色""种子破碎后有香气，味辛而苦"。《唐本草》曰："五味子皮肉甘酸，核中辛苦，都有咸味。"

五味子色白味辛入肺经。色红味苦入心经。"凡药气味有体有用。相反而实想成。"得火之味者，皆得水之气，故能入肾经（味咸、肾形亦入肾经）。

五味子味酸入肺补肺（肺欲收，急食酸以收之，用酸补之）味甘补脾（色黄味甘气香入脾经）健胃（温补胃阳），益气血生化之源而益肺。酸入心经。收敛心气的外窜或火热上炎（心苦缓，急食酸以收之），其入肾经，味苦补肾（肾欲坚，急食苦以坚之，用苦补之）益精，酸又能敛其浮游之气火下行以归肾、油润、滋阴、温助阳气、燥湿化痰。肺肾得补，气得收敛能止咳平喘；甘补中焦，酸主收敛，又止脾虚泄泻。其入肾经苦补酸收能固摄阴虚火旺的梦遗泄精，肾失固摄的阳虚滑精，味甘补气，油润益阴，味酸生津，酸敛肺心之气止虚汗外出而益阴生津。苦补肾精，温助阳气。而肾得补，肾阴自升（肾主升），酸敛心火阳气下行入肾而心自宁（心主降），常用治肺虚咳嗽、肺经受寒的咳嗽不断，肺肾两虚的喘咳、气虚自汗、阴虚盗汗、肾阴虚的滑精，脾肾虚寒的久泻不止、伤津口渴、阴虚消渴、心阴血亏、心神失养或心肾不交的虚烦心悸、失眠多梦等症。

《注解伤寒论》云《内经》："肺欲收，急食酸以收之。芍药、五味子之酸，以收逆气而安肺。"《用药心法》称："（五味子）收肺气，补气不足，升也。酸以收逆气，肺寒气逆，则以此药与干姜同用治之。"《本草经读》曰："五味子气温味酸，得东方生长之气而主风。人在风中而不见风，犹鱼在水中不见水。人之鼻息出入，顷刻离风则死，可知人之所以生者，风也。风气通于肝，即人身之木气。"《本草述校注》言："五味子，上滋源，下补肾。……五味俱全，酸收独重，重为轻根，俾轻从重，故益降下之气也。……上清肺金而止嗽痰，下补肾水而坚筋骨，除热生阴，调和五脏。此其能也。五味子皮肉初酸后甘，甘少而酸多，核先辛后苦。辛少而苦多，然俱带咸味，五味俱全，大较酸为重，苦次之。然五味生苗于春，开花于春夏之交，结实于金旺之孟秋，是气告成于金也，告成于金而酸味乃胜，是肺即媾于肝也，故曰能收肺气，盖肺之喜者在酸也。然四味俱有咸，咸乃水化之肾，是则收肺气者，固收气之元而归肾矣。由益气而养阴，以为五脏之养者，有如是尔。"《本草正义》谈："五味子虽具五味，而以酸收为主，故补五脏之阴，而注重摄肾纳气。又其气温和味阴气阳，故于补阴之中，亦寓通阳之意，成无己谓：肺欲收，急食酸以收之，以酸补之，芍药、五味之酸，以收逆气而安肺。"《本草经疏》载："五味子，得地之阴而兼乎天之阳气，故《本经》味酸气温，味兼五而无毒。……主益气者，肺主诸气，酸能收，正入肺补肺，故益气也。其主咳逆上气者，气虚则上壅而不归元，酸以收之，摄气归元，则咳逆上气自除。劳伤羸瘦，补不足，强阴，益男子精，《另录》养五脏，除热，生阴中肌者，五味子专补肾、兼补五脏，肾藏精，精盛阴强，收摄则真气归元、而丹田暖，腐熟水谷，蒸化糟粕而化精微，则精自生，精生则阳长，故主如上诸疾也。"《要药分剂》指出："（五味子）东恒，丹溪皆以五味为治火热之药，独寇氏专据《本经》性温，谓治肺虚寒，不取其除热。不知其性虽温，既能收敛，且敛中又能滋润，自可除热，非性温之品，必不能除热也。"《纲目》曰："时珍曰：入补药熟用，入嗽药生用。……酸咸入肝补肾，辛苦入心而补肺，甘入中宫益脾胃。"

《医学衷中参西录》说："五味子：性温、五味俱备，酸咸居多。其酸也能敛肺。故《神农本草经》谓主咳逆上气，其咸也能滋肾，故《神农本草经》谓其强阴益男子精。其酸收之力，又能固摄下焦气化，治五更泄泻、梦遗、失精，及消渴小便频数，或饮一溲一，或饮一溲二。然其酸收之力甚大，若咳逆上气挟有外感者，须与辛散之药同用（若干姜、生姜、麻黄、细辛诸药），方能服后不至留邪。凡煎剂宜捣碎，以其仁之味辛与皮之酸味相济，自不至酸敛过甚，服之作胀满也。"《本草述校注》按："（五味子）至于生津止渴者，经日脾主为胃行其津液，固谓至阴之气所生，是收肺阳中之阴以至脾也；其止肾泄，因于能暖水脏，又且收肾阴中之阳以至脾也；敛虚汗者，收肺阳中之阴以至心也；明目者，更收肾阴中阳以至肝也。在《本经》曰气归精，精化为气。又曰：精食气，气生形。是则药物之酸，收于精气形有全功矣。五味治嗽唯久嗽及虚劳嗽用之。关于肺肾相因以为病者，用此仍无上妙谛。元气耗散之甚者，不独补益可恃，而收之之法更有捷功。"《本草正义》讲："五味子酸而性温，本是温和之温，与温燥不同。生津止渴，润肺胃而益肾阴，功用皆在阴分。""阴火上冲激肺之嗽，药虚火浮，故当黄昏阴盛之时，虚焰发动，乃始作嗽，宜以收摄肺肾为治。然唯脉虚、舌红、无痰者乃合，若舌腻有痰，亦当所顾忌。"《本草汇言》谓："五味子，敛气生津之药也。故《唐本草》主收敛肺虚久嗽耗散之气。凡气虚喘急，……或亡阴亡阳，神散脉脱，以五味子治之，咸用其酸敛生津，保固元气而无遗泄也。然在上入肺，在下入肾，入肺有生津济源之益，入肾有固精养髓之功。"《本草崇原》道：

"五味子色味咸五，乃禀五运之精，气味酸温，得东方生长之气，故主益气。肺主呼吸，发原于肾，上下相交。咳逆上气，则肺肾不交。五味子能启肾脏之水精，上交于肺，故治咳逆上气。"《医林纂要》认为："（五味子）宁神、除烦渴、止吐衄，安梦寐。"《长沙药解》强调："五味酸收涩固，善敛金气，降辛金之上冲而止咳逆，升庚金之下脱而止滑泄。一物而三备焉。金收则水藏，水藏则阳秘，阳秘，则上清而下温，精固而神宁，是亦虚劳之要药也。"《本草征要》曰："五味功能虽多，收肺保肾四字，足以尽之。"

五味子：能兴奋神经系统各级中枢，调节大脑皮层，并能降低自主活动兴奋性，镇静、催眠、抗惊厥，使趋平衡。利胆，促进肝糖原生成，并能降低血清谷丙转氨酶，保护肝脏，促进肝再生，增加冠脉血流量；抗溃疡、抗应激；兴奋呼吸、镇咳、祛痰；增强免疫功能，延缓衰老；双向调节血压、抗心肌梗死、耐缺氧、抗疲劳、利胆、抗白细胞减少；收缩子宫；改善肾功能、提高视力、提高酶活性（王再谟等主编《现代中药临床应用》）。有抗疲劳、抗癌作用，提高成骨细胞的成骨能力；乙醇津液对金黄色葡萄球菌，痢疾杆菌、霍乱弧菌、伤寒杆菌、铜绿假单胞菌对多种真菌如白念珠菌等都具有抑菌和杀菌作用；有保护神经、兴奋呼吸中枢；有加强和调节心肌细胞和心脏、肾小动脉的代谢、改善心肌营养和功能等作用。对离体回肠有抗乙酰碱、抗组胺作用；抗肾病变作用，其木质素对免疫性肾炎呈抑制作用。有促进精子发生的作用（高学敏、钟赣生主编《中药学》）。

治肺气虚弱、呛咳少痰，或喘促自汗、口干舌燥、脉虚等症，与人参、麦冬、五味子等同用，如五味子汤（《证治准绳》）。治阴亏血少的虚烦心悸、不寐、梦遗、健忘等症，与人参（去芦）、丹参、生地黄、柏子仁、酸枣仁、茯苓、远志等同用，如天王补心汤（《校注妇人良方》）。

用法用量：煎服3～6g，研末服1～3g。

使用注意：表邪未解、内有实热、咳嗽初期、麻疹初期、肝旺吐酸者均不宜用。"但能安正不能逐邪，有邪用之，须防收邪气在内"（《本草思辨录》）。

药物对比

百合	敛肺	甘敛润肺，偏治肺阴之虚燥。
五味子		味酸性收，偏治肺气之浮散。

款冬花	止喘咳	降气化痰而偏于止咳。
五味子		敛肺气归肾善止喘咳。

麦冬	止咳	滋阴生津，清心肺而止咳。
五味子		敛心肺耗，散之气而止咳。

山茱萸	收敛止汗	偏于滋养肝肾之阴，敛肝阳欲绝之汗。
五味子		偏于敛肺心耗散之气，收肾脏耗散欲绝之元阳。

临床应用

【中毒症状】毒理实验证明，五味子有一定的毒副作用，五味子脂肪油10～15g/kg灌喂小鼠，15～60分钟后出现呼吸困难、运动减少，1～2日后死亡。小鼠服用其种子挥发油0.28g/kg后，呈抑制状态、呼吸困难，1～3小时内死亡。临床上个别患者服用五味子煎剂后有舌干、异味、发热、恶心等不适感。另有报道服用五味子糖浆引起过敏反应的病例，患者出现瘙痒、皮肤潮红，面部和全身出现荨麻疹（高学敏、钟赣生主编《中药学）》。

配伍应用

（1）治小儿脱肛。黄芪6g，人参3g，麦冬6g，五味子3g，水煎服。脱肛重者加白矾3g、升麻2g。

（2）治消渴玉液汤。生山药30g，生黄芪15g，知母18g，生鸡内金（捣细）6g，葛根5g，五味子10g，天花粉10g，水煎服（《医学衷中参西录》）。

（3）治气阴虚咳嗽（外感后咳嗽、慢性咽喉炎、气管炎等）。黛麦养肺止咳汤（黎炳南）：青黛5g，海蛤粉30g，人参10g（或党参20g），五味子10g，细辛3g，炙甘草10g（小儿用量酌减）。水3碗煎取1碗，药渣重煎1次，共分2～3次服，每日1剂。加减：痰多而稀白、纳呆苔白者，加白术、陈皮、法半夏；咽红、扁桃体增大者，加射干、板蓝根、金银花；素有喘咳气逆痰多者，加麻黄、桂枝、苏子、葶苈子；若见阵发痉咳，状若百日咳者，加百部、马兜铃；时有低热者，加青蒿、鳖甲；自汗明显者，加黄芪、防风；咽痒甚者，加僵蚕、胆南星、细辛，用量酌加；血虚心悸、舌淡脉细者，酌加当归、熟地黄、丹参（《首批国家级名老中医效验秘方精选》）。

赤石脂（石脂、五石脂）

性味归经：甘、涩、（酸、辛合成）、温。入大肠、胃经。

功效：涩肠止泻，收敛止血，生肌敛疮。

赤石脂（原矿物）"白色通常染有浅红、浅褐、浅黄、浅蓝、浅绿等色"。（药材）"表面粉红色，红色至紫红色，或有红白相间的花纹，光滑如脂""易砸碎""吸水性强，用舌舔之黏舌""但由于它所含氧化铁、氧化锰的多寡，故颜色可从白、灰，以至青绿、黄、红、褐等色"。赤石脂色白味辛属金，质重达下，善走下焦，故入大肠经，色黄味甘能入胃经，易碎性燥，吸水祛湿，又能入脾经（脾与胃经络相连，脾喜燥恶湿）。

赤石脂虽分5种，其主治不甚相远，而赤白二种常用临床。《素问·生气通天论》曰："清气在下，则生飧泄。"《难经·五十七难》讲："泄凡有五，其各不同：有胃泄，有脾泄，有大肠泄，有小肠泄，有大瘕（jiǎ）泄。"赤石脂味酸主降，质重下达能降肺（色白入肺）心（色赤入心），胃经浊阴下行，而大肠、小肠、脾经清气自升，且辛甘助升，温补中焦阳气，助胃消食，性燥祛湿，健脾止泻（脾主运化水湿）。其能升清降浊，涩肠止泻。赤石脂甘温补脾（脾欲缓，急食辛以润之），温肾阳，又治下痢日久，脾肾阳虚，虚寒久痢。其温补脾胃，益气血生化之源，脾主统血，气能摄血之妄行；色皆紫（含青皮）味酸能入肝经。味辛补肝，甘缓肝急。肝得补，血自固（肝主藏血）。酸重于辛，敛大于行，质重酸降善入下焦，涩敛之功能疗崩漏下血、寒湿日久的赤白带下等症。温胜寒，温燥湿。甘补脾胃以生肌（脾主肌肉）辛散温通行气血，酸敛疮口而不留瘀（味辛达表散邪，性燥祛湿）。故能生肌、消肿（气行血活而肿消）、敛疮溃烂。常用治久泻、久痢、气陷脱肛、崩漏下血、赤白带下、便血、吐血衄血（酸敛肺、胃、肝之气下行，气下则血止）及疮疡溃烂、久不收口，或湿疹、湿疮脓水浸淫等症。

《纲目》曰："赤石脂皆手足阳明药也。……涩而重，故能收湿止血而固下；甘而温，故能益气生肌而调中，中者，肠胃肌肉，惊悸黄疸是也，下者，肠澼泄痢，崩带失精是也。五种主疗，大抵相同。故《本经》不分条目，但云各随五色补五脏。《别录》虽分五种，而性味，主治亦不甚远。五味配五色为异，亦是强分尔。赤白二种，一入气分，一入血分，故时用尚之。张仲景用桃花汤治下痢便脓血，祛赤石脂之重涩，入下焦血分而固脱。"《本经逢原》云："赤石脂功专止血固下。《本经》养心气，明目益精，是指精血脱泄之病而言。用以固敛其脱，则目明精益矣。疗腹痛肠澼等疾，以其开泄无度，日久不止，故取涩以固泄。治产难胞衣不出，乃指日久去血过多，无力进下，故以重镇之也。"《本草思辨录》

言："石脂，揭两石中而取之。邹氏云：两石必同根歧出而相并，脂者黏合而石之胶，故所治皆同本异趋而不相浃之病，得此乃汇于一处，专力以化之。……髓生于精，精生于谷，谷入气满，淖泽补益脑髓，是中土者生精化髓之源也。而石脂味甘大温，补益脾胃，质粘能和胃阴，性燥复扶脾阳。其所以上际则辛入肺为之，所以至脑则酸入肝为之。石脂确有补脑髓之理，《千金》赤石脂散，治冷饮过度，致令脾胃气弱，痰饮吐水无时，《本事方》云试之甚验，盖即邹氏所谓联合其涣散者，谓石脂为胃药非脾药可乎？夫下之精秘，则上之髓盈。石脂补髓，亦半由于秘精。秘精易而补髓难，故《本经》《别录》皆于补髓上冠以"久服"字。"《本草经百种录》称："石脂得金土杂气以成，故湿土之质，而有燥金之用。脾恶湿，燥能补之，然其质属土，不至过燥，又得秋金敛藏之性，亦治湿之圣药也。"《本草备要》谈："《经疏》云：大小肠下后虚脱，非涩剂无以固之。其他涩质轻浮，不能达下，唯赤石脂体重而涩，直入下焦阴分，故为久痢、泄癖要药。"《珍珠囊补遗》道："其用有二，固肠胃有收敛之能，下胎衣无推荡之峻。"

《本草述校注》按："赤石脂，以其甘温合而得阳之化，又酸辛合而能散能收也。"《医学衷中参西录》说："石脂原为土质，其性微温，故善养脾胃，为其具有土质，颇有粘涩之力，故又善治肠澼下脓血。又因其生于两石相关夹缝，原为山脉行气之处，其质粘涩，实兼能疏通气血之瘀滞，且服其末，又善护肠中之膜，不至为脓血凝滞所伤损也。"《本草经解》讲："（赤石脂）肝藏血，肝血不藏则崩中漏下产难胞衣不出矣。味甘酸可以藏肝血，气温可以达肝气，所以主之也。"《本草求真》谓："（赤石脂）此则甘温质重色赤，能又下焦血分固脱，及兼溃疡收口，长肉生肌也。……是以石脂之温，则能益气生肌；石脂之酸，则能止血固下，至云能明目益精，亦是精血既脱，得此固敛，始见目明而精益矣。催生下胎，亦是味兼辛温，化其恶血，恶血去则胞与胎自无阻耳。"《本草思辨录》认为："髓生于精，精生于谷，谷入气满，淖泽注入骨，骨属屈伸，泄泽补益脑髓，是中土者生精化髓之源也，而石脂味甘大温，补益脾胃，质粘能和胃阴，性燥复扶脾阳。其所以上际则辛入肺为主，所以至脑入肝为之。石脂确有补脑之理。"《日华子本草》指出："（石脂）治泄痢，血崩带下，吐血衄血，并涩精淋沥，安心镇五脏，除烦，疗惊悸，排脓，治疮疖痔瘘，养脾气，壮筋骨，补虚损。""（赤石脂）渗停水、去湿气、敛疮口"（《本草汇言》）。

赤石脂含水硅酸铝有吸附作用，能吸附消化道内有毒物质，如细菌毒素及食物异常发酵的产物。并保护消化道黏膜；对胃肠道能呈止泻、止血作用；能显著缩短家兔血浆再钙化时间。煎剂能抑制细菌、镇痛，升高血红细胞、血红蛋白；增加胸腺、脾脏重量；抗炎、抗溃疡；降低血磷促进尿磷排泄，预防磷中毒，从而降低磷烧伤的死亡率（王再谟等主编《现代中药临床应用》）。能抗血栓形成（高学敏、钟赣生主编《中药学》）。治烧烫伤，与寒水石、大黄、黄柏、冰片、香油外用（王再谟等主编《现代中药临床应用》）。

治脾胃虚弱、健运失常或命门火衰，不能温煦脾土的久泻久痢，与禹余粮同用，如赤石脂禹余粮汤（《伤寒论》）。治妇人漏下、久治不愈，与侧柏叶、海螵蛸同用，如赤石脂散（《圣惠方》）。治疮疡久溃不敛，与龙骨、乳香、没药、血竭同用，研细末掺于疮口［摘自高学敏主编《中药学》赤石脂（应用）］。

用法用量：煎服10～20g，外用适量，研细末撒患处或调敷。

使用注意：湿热积滞的泄泻、火热暴泻及孕妇忌用。

药物对比

代赭石	止血	苦寒。清热凉血、重镇降、逆止吐衄，偏于上部出血。
赤石脂		温涩。收敛止血，治血痢、崩漏带下，偏于下部出血。

干姜	止血	入气分，温中散寒止泻。
赤石脂		入血分，收敛固脱止泻。

赤石脂	收敛固下	体重而涩，直入血分，肠气不敛而下部便血者宜用。
米壳		体轻而涩，直入气分，肺气不敛而下部滑泻者宜用。

临床应用

【不良反应】用赤石脂以及赤石脂肉桂合煎液1次口服，7天内体重增长率与对照组相比无明显差异。赤石脂钼连续7天给药体重增长率与对照钼无明显毒性反应。腹腔注射或静脉给药72小时后，赤石脂和赤石脂配伍肉桂钼小白鼠无一只死亡（高学敏、钟赣生主编《中药学》）。

配伍应用

（1）治刀伤。赤石脂、煅龙骨、石决明、石膏各等分，研为细末、外用。

（2）治五更泻。纯硫黄、赤石脂各30g，共为细末，饭前早晚1次，每服1.5g，白开水送下，服后以感温暖为度，倘无上述感觉，即逐渐加大服量，如至有上述感觉即不可再加（《中国偏方秘方验方汇海》）。

（3）①治崩漏下血，赤石脂与侧柏叶、乌贼骨；②治烧烫伤，赤石脂与寒水石、大黄、冰片、香油外用（王再谟等主编《现代中药临床应用》）。

乌梅（梅实）

性味归经：酸、涩（辛、酸合成）平。入肝、脾、肺、大肠经。

功效：敛肺止咳，涩肠止泻，生津止渴，安蛔止痛。

乌梅（药材）"表面棕（红与黄合成）黑色至乌黑色"。《品汇精要》曰：梅，初春开白花，甚清馥。"五月采将熟大于杏者，以百草烟熏至黑色为乌梅，以盐淹暴干者为白梅也"。

乌梅，性平（微寒或者微温）春之气，味酸入肝经。"凡药气味有体有用，相反而实相成"，得木之味者，皆得土之气，色黄，气馥尤善入脾经，色白味辛入肺经，肺与大肠经络相连，故又入大肠经（酸降质重达下）。

乌梅味酸入肺经补肺（肺欲收，急食酸以收之，用酸补之），酸降涩敛，性平不热，能收敛肺中浮游之火下行归肾（色黑入肾）而止咳（肺喜肃降，不耐寒热）。肺气下行，浊阴自降。大肠清阳自升，酸收涩敛故能涩肠止泻。乌梅味极酸，酸属阴而益阴液，能生津止渴。蛔虫得酸则伏，本品酸制蛔，蛔虫安静，气血畅而痛止。常用治肺虚久咳、久泻久痢、虚热消渴、蛔厥腹痛等症。

《本草述校注》曰："乌梅，梅实之熟于夏者，赋木气之全。而得宜于大火之流津，故先成功于实，应夏乃热，是以梅实生津独异于他味之酸者，由其木气全而起宣泻，母盛乐趋于子也；况有大火以为子，而津溢之气更有异乎？……兹味就收而能致其行之用，就行而不离于收之体，先春独华，乃独禀寒水之精气，以先透于风木之秀质，此味具有肝之体用，而肝又为肺为主，脾为用。……收阴中之阳，则阴不受阳伤；导阳中之阴，则阳不为阴围（包围）。"《本草求真》云："乌梅酸涩而温，似有类于木瓜。但此入肺则收，入肠则涩，入筋入骨则软，入虫则伏，入于死肌恶肉恶痣则除，刺入肉中则拔。故于久泻久痢、气逆烦满、反胃骨蒸，无不因其收涩之性，而使下脱上逆皆治。"《本草经读》称："乌梅气平，禀金气而入肺，气温，禀木气而入肝；味酸无毒，得木味而入肝。味涩即酸之变味也，味胜于气，以味为主。梅得东方之味，花放于冬，成熟于夏，是禀冬令之水精，而得春生之气而上达也。"《本草思辨录》按："其气平属金，其味酸中有涩，涩为金酸之变亦属金。实熟则色黄味带甘，乌梅乃半黄时所熏，则亦入脾胃。……梅实熏黑，味酸而苦，虽是由肝而肾，然能激肝中之津以止渴，不能壮肾中之水以灭火。"《本草经疏》认为："梅得木气之全，故其味最酸，所谓曲直作酸是也。经曰热伤气，邪气客于胸中，则气上逆而烦满，心为之不安。乌梅味酸，能敛浮热，能吸气归元，故主下气，除热烦满而安心也。下痢者，大肠虚脱也；好唾口干者，虚火上炎，津液不足也；酸能敛虚火，化津液，固肠脱，所以主之也。"

《本经逢原》言："人舌下有四窍，两窍通胆液，故食则津生，类相感应也。所主之病，皆取酸收之义。……乌梅酸收益津开胃，同建茶、干姜治休息痢，能敛肺涩肠，止呕敛汗，定喘安蛔。"

《本草乘雅半偈》谈："（乌梅）经云：味过于酸，肝气已津，谭说酢梅，口中酸出，吮泄之力可征矣。是以对待水液焦涸，致热烦满闷，及上气令心不安，与偏枯不仁，致肢体痛，及死肌恶肉、青黑痣者，咸可濡之润之，借子母更相生耳。"《本草新编》载："乌梅止痢断疟，每有速功。然效速者，取快于一时，往往有变生久病而不能愈，不可不惧也。世有夏日将乌梅作汤以止渴者，腹中无暑邪者，可以敛肺而止咳；倘有暑邪未散，而结闭于肠胃之中，及至秋冬，不变为痢，必为疟矣。"《本草求真》说："乌梅。且于痛毒可敷，中风牙关紧闭可开，蛔虫上攻晕仆可治，口渴可止，宁不为酸涩收敛之一验乎？不似木瓜功专疏泄脾胃，筋骨湿热，收敛脾肺耗散之元，而于他疟则不及也。"《本草经疏》讲："（乌梅）其主肢体痛，偏枯不仁者，因湿气浸于经络，则筋脉驰纵，或疼痛不仁；肝主筋，酸入肝而养筋，肝得所养，则骨正筋柔，机关通利而前证除矣。"《纲目》谓："乌梅，白梅所主诸病，皆取其酸收之义。唯张仲景治蛔厥乌梅丸，及虫蚕方中用者，取虫得酸即止之义，稍有不同耳。"

乌梅：抑制肠管运动，减少小肠推进运动，治腹泻；促进胆汁分泌；抑制蛔虫活动。增强机体免疫功能、抗疲劳、衰老、过敏、辐射；抑制子宫颈癌及原始巨核白血病细胞、人早幼粒白血病细胞生长；促凝止血、保肝、抑制凝血、抗纤溶活性（《王再谟等主编《现代中药临床应用》）。本品水煎剂在体外对多种致病性细菌及皮肤真菌有抑制作用；对豚鼠的蛋白质过敏性休克及组织胺性休克有对抗作用，但对组胺性哮喘无对抗作用（高学敏主编《中药学》）。乌梅对豚鼠离体胆囊的作用表现为双向性反应（低浓度乌梅对胆囊肌条表现为抑制作用，当乌梅累积至一定浓度时，对胆囊肌条的张力为先降低后增高）。乌梅煎剂有明显的抗着床、抗早孕作用；有较强的杀精子作用；乌梅所含琥珀酸是重金属及巴比妥类药物中毒的解毒剂，枸木缘酸可做碱中毒的解毒剂。有镇咳作用，镇咳的有效入药部位为核壳和种仁（高学敏、钟赣生主编《中药学》）。

治肺虚久咳、少痰或干咳，与罂粟壳、杏仁、阿胶、苏叶等同用，如一服散（《世医得校方》）。治久泻不止，与肉豆蔻、诃子肉、苍术、人参等同用，如固肠丸（《证治准绳》）。治热病伤津的消渴证，与麦冬、葛根、人参、黄芪等同用，如玉泉丸（《沈氏尊生方》）。治胆管蛔虫引起的腹痛、吐蛔及久痢，与黄连、黄柏、附子、人参等同用，如乌梅丸（《伤寒论》）。

用法用量：煎服3～10g，大剂量用至30g；外用适量，宜捣细末或炒炭为末外敷。

使用注意：外有实邪、泄痢初起及一切实热积滞疮证者均忌用。"但肝喜散恶收，久服酸味亦伐生气，且于诸症初起切忌"（《本草新编》）。

药物对比

五味子	止咳、止泻	入肺、肾偏上、下焦，兼能补肾阳，止汗、固精。
乌梅		入肺、脾偏上、中焦，兼能止崩漏、杀虫、生津。

十七	味酸	酸而破结，消积散瘀。
乌梅		酸而收涩，敛肺涩肠。

配伍应用

（1）治胆管蛔虫腹痛较重。乌梅15g，槟榔10g，川椒10g，川楝子10g，广木香10g，白豆蔻6g，公丁香5g，黄连6g，吴茱萸6g，厚朴10g，茵陈10g，水煎服。

（2）①治胃肠炎：乌梅15g，黄连10g，秦皮30g，苍术10g，厚朴10g，陈皮10g，炙甘草6g，生姜10g，大枣5枚。泄泻次数多，日久不减者加罂粟壳10g，同煎，每日1剂，煎2遍和匀。3次分服。②治胆管蛔虫：乌梅10g，花椒20g，豆油150g，葱白3根，白醋50g。先将豆油烧热，放入花椒、葱白，待有香味后倒入碗内；再将乌梅水煎取液，与白醋一起倒入上述碗内饮用，一次服完（《中国家庭养生保健书库》）编委会编（《偏方治大病》）。

（3）治神经性皮炎。皮炎醋：土槿皮24g，雄黄12g，乌梅24g，米醋300mL。上药用米醋泡2周后，滤净，瓶装备用。用时以棉签蘸药液少许涂局部，每日2～3次（《中医祖传秘籍》）。

（4）治过敏试验阳性者。过敏煎（祝谌予）：乌梅、防风、银柴胡、五味子各10g，水煎，每日1剂，早晚服（《首批国家级名老中医效验秘方精选》）。

（5）治细菌性痢疾、阿米巴痢疾、寒热错杂、久痢不止等。乌梅姜茶饮：乌梅30g，生姜15g，绿茶6g。做法：①将生姜洗净、切细丝，乌梅打碎，两味入绿茶一起放入保温杯；②用沸水冲泡半小时，再加入少许红糖即成（《中药材食疗全集》）。

肉豆蔻（肉蔻）

性味归经：辛、温。入脾、胃、大肠经。

功效：涩肠止泻，温中行气。

肉豆蔻（药材）"外表灰（黑与白合成）棕（红与黄合成）色至棕色""纵切面可见表层的暗棕色的处胚乳向内伸入类白色的内胚乳""气芳香而强烈"。

肉豆蔻色黄属土，气香，故能入脾经。脾与胃经络相连，又入胃经。色白味辛属金，诸子皆降，体重达下，尤善入大肠经。

《景岳全书》说："泄泻之本，无不由于脾胃。"肉豆蔻入脾、胃经、芳香醒脾，温助胃阳，辛行气滞，温燥寒湿。脾胃得补，寒祛湿除，泄泻自止。《素问·阴阳象大论篇》曰："清气在下，则生飧泄。"肉豆蔻，为子主降，辛温能升，入脾而升，胃气自降。中气如轴，四维如轮，轴灵轮行，脾胃健运中焦枢机升降复常，脏腑各行其职，肺气降浊，大肠升清，清气达上，飧泄自止。本品温入脾胃温中以除寒并行血，辛散香窜则行气，气行血活而痛止。常用治脾胃虚寒，或升降失司的久泻、久痢、胃寒气滞的脘腹胀痛、食少、呕吐等症。

《本草疏经》曰："肉豆蔻禀火土金之气，故味辛温而无毒。……辛味能散能消，温气能和中通畅，其气芬芳，香气先入脾，脾主运化；温和而辛香，故开胃，胃喜暖故也。故为理脾开胃，消宿食，止泄泻之要药。"《药性类明》云："肉豆蔻，温中补脾，泄痢久不已则用之，故《本草》言：冷热虚泄，久则虽热者其气亦虚，非概用以温中也。"《本草汇言》称："肉豆蔻，为和平中正之品，运宿食而不伤，非若枳实，莱菔子之有损真气也；下滞气而不峻，非若香附，大腹皮之有泄真气也；止泄泻而不涩，非若诃子，罂粟壳之有兜塞掩护而内闭邪气也。"《本草述校注》按："肉豆蔻则先苦多于辣，后辣盛于苦，苦尽带微辣微凉，是始从火中之金气，终而专金中肃气，此谓入手足阳明，而切于大肠也。即其火始之，金终之，则止谓其辛温，不可谓其热也，故其治，由中土而大效其收令之用。"《本草新编》言："从前《本草》多言治血痢有功，而不言其止泻痢。夫泻不同，五更时痛泻五六次，至日间反不泻，名大瘕泻也。大瘕泻者肾泻也，肾泻是命门无火生脾土，至五更亥子之时，正肾气正令之会，肾火衰微，何能生土，所以作泻。故大瘕必须补命门之火，火旺而土自坚矣。肉豆蔻非补命门之药，然命门之火上通，心包之火不旺，而命门愈衰，故欲补命门。必须上补心包也。膻中，即心包，一物而两名之。肉豆蔻补心包火，补心包正所以补命门也。况理脾胃寒虚，原其长技，命门旺，而脾胃又去其虚寒。脾胃得肾气，自足以分清浊而去水湿，又何至五更之再泻哉。"《本草正》道："肉豆蔻，以其能固大肠，肠既固则元气不走，脾气自健，故曰理脾胃虚冷，而实非能补虚也。"《玉楸药解》谈："肉豆蔻调和脾胃，升降清浊，消纳水谷，分理便溺，至为妙品，而气香燥，善行宿滞，质性敛涩，专固大肠消食止泄，此为第一。"

《本草经解要》说："胃者阳气之原也，胃阳衰则阴邪乘之，而患中恶冷痊矣。肉蔻温胃，胃阳充则阴邪消，而中恶冷痊愈也。肝寒而阴气上升，则呕沫而冷气出矣。肉蔻温肝，肝平呕逆定也。"《本草便读》讲："（肉豆蔻）味苦辛，性温无毒，能入脾胃与肾，宣导一切寒滞。煨熟又能实大肠，止泻痢，但有火邪者禁之。至于平呕吐，降痰气，亦分所宜耳。"《本草正义》谓："肉豆蔻，盖其除寒燥湿，解结行气，专理脾胃，颇与草果相近，则辛温之功效本同。惟涩味较甚，并能固及大肠之滑脱，四神丸中有之。温脾即以温肾，是为中上二焦之药，与草果之专注中焦者微别。唯香、砂、蔻仁之类，温昫煦芳香，足以振动阳气，故醒脾助运，最有近功，则所谓消食下气，已胀泄满者，皆其助消化之功，固不可与克削破气作一例观。"《本草正》认为："（肉豆蔻）以其气香而辛，故能行滞止痛，和腹胀，治霍乱，调中下气，开胃进食，解酒毒，化痰饮，温胃逐虫，辟诸恶气，疗小儿胃寒伤乳吐泻。"《本草衍义补遗》指出："肉豆蔻，温中补脾，为丸。日华子称其下气，以其脾得补而善运化，气自下也，非若陈皮、香附之驶泄。"

肉豆蔻：所含的挥发油具芳香健胃和祛风作用，具有显著的麻醉性能；肉豆蔻酸对正常人体有致幻作用；抗细菌；挥发油中甲基异丁香酚能抑制中枢神经，镇静、催眠、煨后降低其烈性，并有涩肠止泻作用；少量内服，能增加胃液分泌，刺激胃肠蠕动，增进食欲，促进消化；挥发油还具降低血清谷丙转氨酶作用；肉豆蔻具抗炎、抗氧化作用；能抑制子宫癌及皮肤乳头状瘤（王再谟等主编《现代中药临床应用》）。肉豆蔻挥发油对大鼠心肌缺血再灌注损伤具有保护作用；其提取物，在体外对鼠性BV2小胶质细胞具有抗氧化及神经保护作用；抗肿瘤及免疫调节作用；其中，甲基丁香酚具有明显镇咳、祛痰、镇痛作用；有保肝、抗氧化清除自由基作用（高学敏、钟赣生主编《中药学》）。

治脾胃虚寒的久泻不止、气滞腹痛，与木香、大枣同用，如肉豆蔻丸（《百一选方》）。治脾肾阳虚、晨起泄泻，与吴茱萸、补骨脂、五味子同用，如四神丸（《证治准绳》）。

用法用量：煎服3～9g。入丸散每次0.5～1g。内服煨熟去油。

使用注意：湿热泻痢、胃肠出血者忌用。

药物对比

补骨脂	止泻	善温肾壮阳，肾虚寒所致的大便溏泻者宜用。
肉豆蔻		偏温脾燥湿，脾虚寒所致的肠滑便泻者宜用。

益智仁	燥湿健脾	善治脾湿多诞，兼能补肾缩小便。
肉豆蔻		善治脾寒泄泻，兼能温中行滞气。

临床应用

【不良反应】

（1）毒性。肉豆蔻生品、滑石粉煨、麦麸煨4种样品提取挥发油制成的乳剂给小鼠腹腔注射的LD50分别为0.30、0.31、0.35、0.48mL/kg。肉豆蔻粉给猫口服，可引起半昏睡状态，并于24日内死亡，肝脂肪变性。肉豆蔻酸给猫口服的致死量为0.5～1.0mL/kg，皮下注射0.12mL即可引起广泛的肝脏变性，故其为肉豆蔻的主要毒性成分。肉豆蔻的挥发油具有明显的毒性（主要表现为中枢神经系统毒性），提示肉豆蔻中主要的毒性成分可能是挥发性成分。

（2）中毒机制及症状。轻者出现幻觉，或恶心、眩晕；重者则谵语，昏迷瞳孔散大，呼吸变慢，反射消失，甚至死亡。人服7.5g肉豆蔻粉，可引起眩晕、谵妄、昏睡，大量致死。猫服1.9g/kg可引起半昏睡状态并引起死亡。

（3）中毒原因及预防。肉豆蔻未经炮制去油，或用量过大，可引起中毒。一般不用生品（高学敏、钟赣生主编《中药学》）。

配伍应用

（1）治脾胃虚弱的泄泻久痢、脱肛、食少等症。炙黄芪15g，白术20g，山药15g，党参、茯苓、补骨脂、肉豆蔻各10g，陈皮6g，柴胡6g，升麻6g，炙甘草6g，姜枣引水煎服。

（2）治脾肾虚寒、肾气不固，或脾虚，或湿热所致的久泻、带下等症。固涩丸：黄连、芡实、补骨脂各120g，煨肉蔻、白芍、益智仁、五味子、木香、甘草（炙）各90g，吴茱萸90g，枯矾30g。以上11味药，枯矾、甘草（炙）黄连三味药，分别研细、过筛。余8味药用水泡12小时，煮2次，滤液浓缩成膏状，加入枯矾等三味药粉拌匀、过筛、制水泛丸，防湿保存（《管氏医家十二代秘方选集》）。

（3）①治霍乱呕吐不止，肉豆蔻与党参、厚朴、生姜、粟米；②治婴儿腹泻。肉豆蔻与车前子、诃子、木香各等量，为末，姜汁调成糊状，敷脐部，2次愈（《现代中药临床应用》）。

2.固精缩尿药

山茱萸（山萸肉）

性味归经：酸、涩（辛、酸合成）、微温。入肝、肾经。

功效：补益肝肾，涩精缩尿，固经止血，敛汗固脱。

山茱萸肉质果皮。"新货表面为紫（蓝和红合成，蓝中含青）红色，陈久者则多为紫黑色"（《中药大辞典》）。

山茱萸，气微温，春之气。色紫味酸，能入肝经。其为落叶小乔木的果实，为子主降，味酸达下，色黑属水，故能入肾经。

山茱萸入肝经、味辛补肝（肝欲散，急食辛以散之，用辛补之）益血（肝主藏血）。酸敛肝气之耗散。其入肾经，辛润肾燥，致津液（肾苦燥，急食辛以润之，开腠理，致津液，通气也）。温助肝肾之阳气。又因"肝肾同源""精血同源"，肝补血生，血可化精益肾健（肾主藏精）；质润而滋肾阴。阴主合，阳主开，山茱萸味为阴，味厚为纯阴，气为阳，气薄为阳中之阴，酸重于辛，味重于气，合大于开，味酸涩收敛，其入肾经能涩精缩尿（肾主藏精，主水，开窍于二阴）。肝主疏泄，是调畅全身气机，推动血液和津液运行的一个重要之药。肝为女子先天，肝主藏血，与妇女的月经来潮，防止出血有重要作用。若肝血不足，则月经不调，阴虚阳亢，阳气升泄太过，可导致出血过多，山萸肉能入肝经，辛补肝益血，酸则收敛止血。能固经止血。"五脏化液心为汗""惊而夺精，汗出于心"，山茱萸色红属火能入心经，酸以收敛耗散，肝能助血以制心惊（心主生血，子病及母），涩又收敛而止汗。其补心、肝、肾之力，辛散气滞，血瘀酸敛气血下行归肾，固元气以防虚脱。本品辛能散邪，涩秘精气，敛正气不敛邪气，既能益精，又可助阳，温而不燥，补而不峻，为平补阴阳之要药。常用治腰膝酸软、头晕目眩、阳痿不举、肝肾虚损的遗精滑精、遗尿尿频、月经过多、崩漏下血及大汗不止、体虚欲脱等症。

《本草述钩元》曰："山茱萸，唯气温味酸。酸全而辛少者，乃得春温证令，而肝脏以温，肝体以全。肾阴得少阳之气以生化，而复不泄真气，此即强阴益精。暖水脏，补肾气。"《医宗必读》云："四时之令，春暖而生，秋凉而杀；万物之性，喜温而恶寒。人身之精气，亦赖温暖而后充足。况尚肝居至阴之位，非得温暖之气，孤阴无以生。山茱萸正入二经，气温而主补，味酸而主敛，故精气益而膀胱强也。"《本草述校注》称："山茱萸之用，取其实也。实结于四月而采于五月，且其色赤，是乘乎大火之气以致用也。然却气温而酸，是致乎火之用者，尚全乎肝之体也。肝木阴中之少阳，如兹味火用而肝体，是阴为阳守。阳为阴使之玄机，有寓于微物者焉。唯其气温而味酸，酸全而辛少，乃正得乎春温之令，而谓之温肝藏入，全肝体也。肾阴得少阳之气以生化，而复不泄其真气，即此阴强而精益，即此水脏暖，肾气补而阳道兴也。然所以能温肝而补肾者，皆由致乎火之用，而全乎肝之体，用不离乎体，以固蛰之阴以达必宣之阳。……为肾中之血药（体言），属肾中之气（以用为功）。"《药品化义》按："山茱萸色紫味酸，体质濡润、滋阴益血、主治目昏耳鸣、口苦舌干、面青色脱，汗出振寒，为补肝助胆良品。夫心乃肝之子，心苦散乱而喜收敛，敛则宁静，静则清和，以此收其涣散，治气虚气弱，惊悸怔忡，即虚则补母之义也。肾乃肝之母，肾喜润恶燥，可藏精气，借此酸能收脱，敛水生津，治遗精白浊，阳道不兴，小水无节，腰膝软弱，足酸痛，即子令母实之义也。"《本草新编》言："补阴之药，未有不偏胜者也。独山茱萸大补肝肾，性专而不杂，既无寒热之偏，又无阴阳之背，实为诸补阴之冠。此仲景夫子所以采入于六味丸中，以为救命之药也。"《渑水燕谈录》曰："山茱萸能补骨髓者，取其温涩能秘精气，精气不泄，乃所以补骨髓。"［摘自高学敏、钟赣生主编《中药学》山茱萸（应用）］。

《医学衷中参西录》谈："山萸肉，味酸性温，大能收敛元气，振作精神，固涩。滑脱。因得木气最厚，收敛之中兼具条畅之性，故又通利九窍，流通血脉，治肝虚自汗，肝虚胁痛腰痛，肝虚内风萌动，且敛正气而不敛邪气，与他酸敛之药不同，是以《神农本草经》谓其逐寒湿痹也。……山茱萸得木气最厚，酸收之中，大具开通之力，以木性喜条达故也。《神农本草经》谓主寒湿痹，诸家本草，各谓其能通利九窍，其性不但补肝，而兼能利通气血可知。""元气将脱，有危在顷刻之势，重用山萸肉即可随手奏效者。因人之脏腑唯肝主疏泄，人之元气将脱者，恒因肝脏疏泄太过，重用萸肉以收敛之，则其疏泄之机关可使之顿停，即元气可以不脱。"《本草新编》认为："山茱萸补肾之中水，而又有涩精之妙，精涩则气不走而水愈生，要使利者不至于全利，而泻者不至于全泻也。虽六味丸中如茯苓、泽泻，亦非利泻之药，然补中有利泻之功，未必。利泻无补益之失。得山茱萸之涩精，则所泻所利，去肾中之邪，而不损肾中之正，故能佐熟地、山药，以济其填精增髓之神功也。或又问子既阐山茱萸用于八味丸中者，非仅补水制火，实则补水以养火也。肾中之火，非水不能生，亦非水不能养。火生于水之中，则火不绝。火养于水之内，则火不飞。山茱萸补而且涩，补精则精盛而水增，涩精则精闭而水静。自然火生而无寒弱之虞，火养而无炎腾之祸，助熟地、山药而成既济之功，辅附子、肉桂而无元阳之失矣。或疑山茱萸性温，阴虚火动者不宜多服。夫阴虚火动，非山茱萸又何以益阴生水，止其龙雷之虚火哉。凡火动起于水虚，补其水则火自降，温其水则火自安。倘不用山茱萸之益精温肾，而改用黄柏、知母泻水寒肾，吾热水愈干而火愈燥，肾愈寒而火愈多，势必至下败其脾，而上绝其肺。脾肺两坏，人有生气乎？故山茱萸正治阴虚火动之神药，不可疑其性温而仅反助火也。"《本草便读》说："山茱萸，酸温无毒，入肝肾。肝主疏泄，肾主闭藏。疏泄太过，则滑脱不禁，当用酸涩之剂以收之。况遗精便滑、小便不固，以及虚汗等证属虚者哉。使元气固则精血充，是以为之补也。此物如五味之酸味太甚，于人的气血不甚相宜，虽虚脱者亦宜酌用。有邪火为患者，尤当禁之。"《本草疏证》讲："山茱萸，阳不卫外，刚小便多，汗出，唯得温和润泽之物，镇于中更以酸味招而收之，斯浮于上者回，脱于下者固。"《本草备要》谓："《圣济》云：如何涩剂以通九窍？《经疏》云：精气充则九窍通利。昂按：山茱萸通九窍。古今疑之，得《经疏》一言，而意旨豁然，始叹前人识见深远，不易测识。"《本草入门》指出："山茱萸本涩剂也，何以能通发邪？盖诸病皆系下部虚寒，用之补养肝肾，以益其源，则五脏安利，闭者通而利者止，非若他药的轻飘疏泄之谓也。""（山茱萸）酸涩微温，固精秘气，补肾温肝，强阴助阳。而通九窍兼能发汗"《本草分经》。

山萸肉：抗休克、调节免疫功能、升高白细胞、利尿；降血压，降低全血比黏度，抑制血小板聚集、抗血栓形成；抑制炎症；降血糖；杀死腹水癌细胞；抗氧化、衰老；降低肾上腺内抗坏血栓含量，所含革柔质有收敛作用（王再谟等主编《现化中药临床应用》）。山茱萸果实煎剂在体外对痢疾杆菌、金黄色葡萄球菌及菫毛癣菌，流感病毒等有不同程度的抑制作用；其注射液能强心、升压；山茱萸对非特异功能有增强节作用，抗实验性肝损害、抗氧化；有较弱的兴奋剂交感神经作用；所含鞣质有收敛作用（《一味中药治顽疾》）。抗心律失常；抗艾滋病毒、抗肿瘤、改善认智能力、对氧化应激所致神经损伤的保护。对局灶性脑缺血的治疗、给猫静滴山茱萸注射液28g/kg。结果表明，能增强心肌收缩性扩张外周血管，明显增强心脏泵血功能，使血压升高；有防治骨质疏松等作用（高学敏、钟赣生主编《中药学》）。流浸膏对麻醉犬能使血压降低，对正常家兔血糖无影响（《中药大辞典》）。

治肝肾阴虚、头目眩晕、腰膝酸软等症，与熟地黄、山药、茯苓等同用，如六味地黄丸（《小儿药证直决》）。治肾虚腰膝无力、小便多，与覆盆子、菟丝子、巴戟天等同用，如山茱萸丸（《普济方》）。

用法用量：煎服5～10g，急救固脱30～60g。

使用注意：相火亢盛，肝阳上僭、湿热内盛、小便不利者不宜用。

药物对比

熟地黄	温补肝肾	偏于滋补肝肾，益血养精。
山茱萸		偏于温补肝肾，缩尿涩精。

枸杞子	滋补肝肾	兼能益肾中之阳。
山茱萸		兼能益肝胆之火。

吴茱萸	入肝经	开厥阴肝经之气郁，温肝暖脾而下逆气，止寒呕。
山茱萸		滋厥阴肝经之阴液，温肝补肾而收虚汗，止遗精。

（待续）

（续表）

牡蛎	敛汗	偏于敛阴止汗。
山茱萸		偏于敛气止汗。

配伍应用

（1）治肾阴虚劳。熟地黄15g，山药10g，山萸肉10g，枸杞子10g，党参10g，鹿角胶6g（烊化，分冲服），龟胶6g（烊化，分冲服），牛膝10g，酸枣仁10g，茯神10g，藿香20g。水煎服，日1剂。

（2）治阳痿不举。熟地黄30g，山萸肉10g，远志6g，巴戟天10g，肉苁蓉10g，肉桂3g，人参10g，白术10g，枸杞子10g，茯神10g，杜仲10g，覆盆子10g，柏子仁10g，当归10g，甘草10g。水煎服。若效不大，加蛤蚧一对共为细末，炼蜜为丸，每丸10g，日2次。

（3）治先兆流产。熟地黄10g，山萸肉10g，阿胶9g（烊化，分冲服），桑寄生12g，杜仲12g，菟丝子15g，党参15g，苎麻根30g，每日1剂，水煎，分2次服（《中医祖传秘籍》）。

（4）治糖尿病。山萸肉与枣皮、五味子、乌梅、苍术同用（《现代中药临床应用》）。

海螵蛸（乌贼骨、乌鲗骨）

性味归经：咸、涩（含辛、酸合成）微温。入肝、肾经。

功效：收敛止血，固精上带，制酸止痛，收湿敛疮。

海螵蛸，性微温，春之气，味酸入肝经。此物其口以腹，骨藏腹中壮形体，吸波噀墨，腹含墨汁防卫用。黑为水色，味咸，故入肾经。

海螵蛸味辛入肝补肝（肝欲散，急食辛以散之，用辛补之），益藏血之源，酸敛肝气疏泄过亢，而止血液妄行。肝主藏血，冲为血海。若肝肾（肾主藏精，精能化血）损伤、下元不足、冲任空乏、血藏、蓄力弱而致妇女冲任不固，崩漏下血。温补阳气，酸敛脾血（凡药气有体有用相反而实相成，得本之味者，皆得土之气，故能入脾、胃经）。而治劳倦伤脾的冲任不固而致崩漏下血。色白味辛入肺经，味酸补肺（肺欲收，急食酸以收之，用酸补之）益大肠（肺与大肠相表里）。涩敛肺、胃、大肠之出血。味辛入肾润燥致津液，酸敛涩精止遗（肾主藏精）。性微温，质极燥，祛寒燥湿健脾，凡脾虚湿聚，带脉失约的带下白浊和湿浊下注的赤白带下皆能治之，海螵蛸补肝健中（土得木而达），助胃纳脾运，温补肾阳暖中以助脾对食物的营养吸收。肝不克土，脾胃自健，脾胃温补，饮食自消，食不积胃，泛酸自止。辛入气分行气滞，咸入血分以软坚，气行活血，通则不痛。质燥涩敛能收湿敛疮，常用治崩漏下血、肺胃出血、大便带血、外伤出血、肝肾脾虚的遗精滑泄、白带量多、赤白带下，及胃痛吐酸、疮疡不敛等症。

《本草述校注》曰："乌贼骨所主者，肝伤血闭，不足之病也。此论血病极明矣。肝肾受伤，而冲任之气不能补制其经血者，是为不足。如先哲治阴血耗散，以乌贼骨为末醋调下是也。……乌贼之咸，宜归水脏，夫肾乃水脏也。血为水所化，肝为藏入血之地。一切主治诸证，总益肾之阴气，并使肝之藏血者能司其运化出纳之职。"《本草经疏》云："乌贼骨，禀水中之阳气以生，故其味咸，气微温无毒，入足厥阴，少阴经。厥阴为藏血之脏，女人以血为主，虚则漏下赤白，或经汁血闭，寒热癥瘕；少阴为藏精之脏，主隐曲之地，虚而有湿，则阴蚀肿痛，虚而寒客之则阴中寒肿。男子肾虚，则精竭无子；女子肝伤，则血枯无孕。咸温入肝肾，通血脉而祛寒湿，则诸证除，精血足，令人有子也。"《玉楸药解》按："乌贼鱼骨善能敛新血而破瘀血。《素问》治女子血枯，先唾血，四肢清，目眩，时时前后血，以乌贼鱼骨，蔄茹（按：茜草之异名）。为末，丸以雀卵。血枯必由夫血脱，血脱之原，缘瘀滞不流，经脉莫容，乌贼骨行瘀固脱，兼擅其长，故能著奇功。其诸治效，止吐衄崩带。……敛疮燥脓，化鲠止痢，收阴囊湿痒，除小便血淋。"《本草便读》言："乌贼骨……乃乌贼鱼中之骨也。味咸性温，乃肝经血分药。虽系血药，而其质又燥，故能治女子崩带淋浊，一切下部虫疮淫沃之疾。《内经》虽云治血枯，然观其经文全旨，毕竟非肝之血枯，是肝之湿浊。"《纲目》谈："乌鰂骨，厥阴血分药也，其味咸而走血也，故血枯血瘕，经闭崩带，下痢疳利，厥阴本病也；寒热疟疾，聋、瘿、少腹痛、阴痛、厥阴经病也；目翳流泪，厥阴窍病也。厥阴属肝，肝主血，故诸血病皆治之。"《本草乘雅半偈》说："背骨奇而无枝节，名曰螵蛸，形相似耳。上表坚薄如介，里理轻脆而通，盖维持者督，阖辟者任也。其口以腹，则其息以胎矣。吸波噀墨以自卫者，此即藏精起丞，阳以阴为用，卫转营为卫耳。主女子赤白漏下经汁者，辟者阖之也。血闭阴蚀肿痛，寒热症瘕无子者，阖者辟之也。《别录》诸家，用治男子惊痫、疭疟、吐衄、热中、疮脓、痘疹。"

《本草经疏》讲："（乌鰂鱼鳍）其主惊气入腹，腹痛环脐者，盖肝属木主惊，惊入肝胆。则荣气不和，故腹痛环脐也。入肝胆，舒营气，故亦主之。温而燥湿，故又治疮多脓汁也。"《本草便读》谓："（乌贼骨）又能点目翳，燥脓疮，自可见其功用耳。"《医学衷中参西录》指出："《内经》有四乌鱼则骨——芦茹丸，治伤肝之病，时时前后血。……海螵蛸为乌贼鱼骨，其鱼常口中吐墨，故能补益肾经，而助其闭藏之用。友人孙××妻经水行时多而且久，孙××用微火，将海螵蛸煨之半黑、半黄为末，用鹿角胶化水送服，一次即愈。"

海螵蛸：中和盐酸，抑制胃酸过多。促进溃疡面炎症吸收，改变胃内容物pH值，降低胃蛋白酶活性，加速溃疡面愈合；所含胶质，有机质及黏液能使溃疡促凝止血。促进骨折愈合，抗肿瘤、抗辐射（王再谟等主编《现代中药临床应用》）。金玲等实验证实碳酸钙是中和胃酸的有效成分，但郭一峰等认为海螵蛸多糖具有提高胃酸pH的作用。有成骨作用，实验表明海螵蛸与血管形成有关，对骨折软骨形成早期具有促进骨诱导作用，并对成骨细胞的增殖及合成活性有较大影响。有抗放射、降磷作用（高学敏、钟赣生主编《中药学》）。

治妇女崩漏下血，与白术、黄芪、牡蛎、山茱肉等同用，如固冲汤（《医学衷中参西录》）。治实热所致的小便频数、痛涩、遗精、白浊、脉洪滑有力，与知母、黄柏、生龙骨、牡蛎同用，如清胃汤（《医学衷中参西录》）。治胃痛、吐酸：海螵蛸五钱，贝母、甘草各二钱，瓦楞子三钱，共为细末，每次服二钱（摘自《中药大辞典》转载《山东中草药手册》中内容）。治小儿脐疮出脓及血：海螵蛸烟脂为末，油调擦之（《圣惠方》）。

用法用量：煎服6～12g。散剂酌减，外用适量。

使用注意：阴虚多热者不宜用。"恶白敛、白及"（《本草经集注》）。

药物对比

桑螵蛸	固精止遗	甘、咸、平、偏补肾助阳作用大。
海螵蛸		咸、涩、微温、偏固涩作用较强。

配伍应用

（1）治脾肾虚弱、崩漏下血、补脾肾。益阴涩敛止崩漏汤：熟地黄30g，山药30g，白术15g，党参15g，海螵蛸30g，仙鹤草30g，地榆炭30g，墨旱莲30g，柴胡10g，陈皮6g，甘草6g，水煎服。

（2）治胃溃疡。海螵蛸15g，煅牡蛎15g，清半夏12g，广陈皮6g，川楝子10g，醋元胡10g，姜厚朴10g，云茯苓15g，砂仁壳10g，蓬莪术6g，甘草6g，水煎服（《师传：西安市中医院顾惺夫之方》）。

（3）治十二指肠溃疡。三七、乌贼骨、墨鱼、佛手、川楝子、玄胡、黄连、白及、甘草、川贝母各30g，郁金、砂仁、广木香各15g，丁香10g，生白芍50g，鸡蛋壳40g，共研末过筛，瓶装备用。每日早、中、晚各服药3g，开水冲服。15天为一疗程，一般经2～4个疗程可愈。服药期间忌饮烈酒和食用辛辣刺激物（《中国家庭养生保健书库》编委会编《偏方治大病》）。

（4）治甲状腺癌。海藻、海螺、海蛤粉、海螵蛸、昆布各适量，研末共为丸剂，常服有一定作用（《李时珍祖传宝典》）。

莲子（莲实、莲肉）

性味归经：甘、涩（酸、辛合成）、平。入脾、肾、心经。

功效：补脾止泻、止带，益肾涩精，养心安神。

莲肉（药材）"外皮红棕（红与黄合成）色或黄棕色""有的种子已除去外皮，表面呈黄白色"。莲子色黄味甘，气清香入脾经。"凡药气味有体有用，相反而实相成"，得土之味者，皆得水之气，故能入肾经。脾与心经脉相通（脾足太阴之脉。其支者复从胃别上膈，注心中），色红入心经。（得水之味者，皆得火之气，辛甘主升，亦能入心经）。

脾虚湿盛，湿困脾土，肠道功能失常则泄泻（泄泻之本，无不由于脾胃）。妇人带下多由于湿邪所致（湿性趋下，易袭阴位）。或脾肾虚弱，腰膝酸软，带脉失约而带下清稀。莲子甘入脾补脾（脾欲缓，急食甘以缓之。甘补之），益气血，助湿运。辛入肾经润肾燥，致津液（肾苦燥，急食辛以润之，开腠理，致津液，通气也）。脾健湿除则泄泻止，甘淡渗利，湿邪除而带下消，脾肾得补，带脉自固，带下自止。酸涩收敛止泻，止带。辛润肾燥而益肾，肾主精，涩主收敛能益肾固精。其入心经，酸收心气之耗散（心欲缓，急食酸以收之），酸降，为子达下，能敛心火下行归肾，辛润肾燥，滋津液，辛升肾水上滋心阴（肾主升，肾强自能升达）。心属火，主降下，水升火降，心火降下，神志安宁（心主神，肾主志）。故能养心安神。

《本草便读》曰："莲子甘涩性平，入心脾肾三经，补而兼固，故能补中止泻。安神固遗，使水火相交，中土受益。"《本草崇原》云："莲生水中，茎直色青，花红，须黄，房白，子黑，得五运相生之气化，气味甘平。主补中，得中土之精气也。养神，得水火之精气也。益气力，得金木之精气也。百疾之生，不离五运，莲禀五运之气化，故除百疾，久服且轻身延年。"《本草乘雅半偈》言："其根藕，其实莲，莲者，奇也，藕者耦也。奇耦者，即坎离之中画。莲实者即坎中之满，能填离中之虚，故称补中。中即中黄，假实中之薏，以为种子。……颐曰：莲从藕根抽茎开花，以及结实，皆自下而上。实中之薏，包缊根茎华叶，形复倒垂，自上而下，有归根潜伏之义。薏居中，为黄婆，能调伏心肾。又苦味能降，此为莲之心苗，含水之灵液，结实于炎夏，又秉火之正令。其安靖上下君相火邪，气味应尔。"《纲目》谈："莲产于淤泥而不为泥染，居于水中而不为水没。……其莲药则始而黄，黄而青，青而绿，绿而黑，中含白皮，内隐青心。……莲之味甘气温而性涩，禀清芳之气，得嫁穑之味，乃脾之果也。脾者，黄宫，所以交媾水火，会合木金者也。土为元气之母，母气既和，津液相成，神乃自生，久视耐老，此其权舆也。昔人治心肾不交，劳伤白浊，有清心莲子饮；补心肾，益精血，有瑞莲丸，皆得此理。"《玉楸药解》载："莲子甘平，甚益脾胃，而固涩之性最宜滑泄之家。遗精便溏极有良效。"

《本经逢原》按："莲子得水土之精英，补中养神，益气清心，固精止泻，除崩带赤白浊，能使心肾交而成既济之妙。"《本草备要》说："莲子，甘温而涩，脾之果也。脾者黄宫，故能交水火而媾心肾，安靖上下君，相火邪，益十二经脉血气，涩精气，厚肠胃，除寒热。治脾泄久痢，白浊梦遗，女人崩滞及诸血病。大便燥者勿服。"《王氏医案绎注》讲："莲子最补胃气而镇虚逆。若反胃由于胃虚而气冲不纳者，皆是热邪伤其胃中清和之气。故以黄连苦泄其邪，即仗莲子甘镇其胃。"《本草新编》谓："莲子、花、藕，俱能益人，而莲子之功尤胜。……不知莲子去心用之，全无功效，其妙全在于心，不特只产后消渴也。莲子之心，清心火，又清肾火。二火炎，则心肾不交；二火清，则心肾自合。去莲心，而止用莲肉，徒能养脾胃，而不益心肾矣。"《重庆堂随笔》道："莲子交心肾，不可去心，然能滞气。"《日华子本草》认为："（莲子）益气、止渴、助心、止痢。治腰痛，泄精。"《医林纂要》指出："莲子，去心连皮生嚼，最益人，能除烦、止渴、涩精、和血、止梦遗、调寒热。煮食反治脾泄，久痢，厚肠胃，而交心肾之功减矣。更去皮，则无涩味，其功止于补脾而已。"

莲子，有收敛、镇静作用，含氧化黄心树宁碱，能抑制鼻咽癌生长，有轻度滋养作用，增强免疫功能；降低血糖；抗心律失常（王再谟主编《现代中药临床应用》）。有抗病毒和抑菌作用；有双向调节胃肠功能作用；改善睡眠；改善精神体力；有促进脂肪分解及降压和抗癌作用（高学敏、钟赣生主编《中药学》）。

治脾胃气虚的胸脘痞塞、呕吐、泄泻，与人参、白术、山药、茯苓等同用，如参苓白术散（《和剂局方》）。治小便白浊、梦遗泄精，与益智仁、龙骨同用，如莲肉散（《奇效良方》）。治心悸、失眠，与酸枣仁、茯神、远志等同用（高学敏主编《中药学》）。

用法用量：煎服10～15g。

使用注意：中满痞胀及大便燥结者忌用。

药物对比

芡实	健脾固涩	偏于固肾涩精，固涩作用较好。
莲子		偏于清心健脾，益气作用较好。

配伍应用

（1）治油风（神经性脱发），亦治白发。掉头发方：首乌、莲肉、大生地黄、玄参各12g，淡豆根、桑白皮各10g，水煎服。服药20天以后，始能见效。

（2）治心肾不交的失眠。当归身15g，川芎6g，茯神10g，炒枣仁24g，柏子仁10g，炙远志10g，莲肉6g，淡竹叶10g，石菖蒲5g，炙甘草5g。水煎服。

（3）治早泄。大米500g，莲子50g，芡实50g。将大淘洗净。莲子温水泡发，去心去皮。芡实也用温水泡发。粳米、莲子、芡实同入锅内，搅匀，加适量水，如焖米饭袂熟，食时将饭搅开，常食有益（《中国家庭养生保健书库》编委会编《偏方治大病》）。

（4）治黄褐斑、脾气虚弱症，如面色萎黄、斑片对称、神疲乏力、食少纳呆、心悸失眠、大便不实等。莲子、芡实各30g，薏苡仁30g，龙眼肉8g，蜂蜜适量。先将莲子、芡实、薏苡仁、龙眼肉4味一起放入砂锅，加500mL清水，以小火炖煮1小时，再加入少许蜂蜜调味即可（《中药材食疗全集》·《中华中医营养研究院》编辑部编）。

（5）治气管扩张咯血。莲子20g，茅根、鲜藕各50g，大枣3枚（去核）水煎服，日服1剂（《中国家庭养生保健书库》编委会编《偏方治大病》）。

（6）治白带过多、体质虚弱。莲子（去心）、芡实各100g，鲜荷叶50g，糯米50g，砂糖适量，按常法共煮作粥，加砂糖调食（《李时珍祖传宝典》）。

芡实（鸡头实）

性味归经：甘、涩（酸、辛合成）、平。入脾、肾经。

功效：益肾固精，补脾止泻，除湿止带。

芡实（原植物）种子球形，黑色"（药材）种仁""端呈白色""另一端为棕（红与黄合成）红色""断面不平，色洁白"。芡实色黄味甘、气微香、入脾经。"凡药气味有体有用，相反而实相成"，得土之味者，皆得水之气，色黑，故入肾经（芡实生于水，得水之气，肾主水液，同气相求，亦入肾经）。

芡实入肾经，味辛入肾润燥，致津液而益肾，酸收涩敛则固精（肾藏精）。脾胃为气血生化之源，脾主运化水湿，主升清。《素问·阴阳应象大论》说："清气在下，则生飧泄。""湿胜则濡泄。"芡实甘入脾补脾（脾欲缓，急食甘以缓之，甘补之）。脾健水湿得以运化；甘淡渗利水湿，湿除濡泻止。中焦为气机升降之枢机康复，脾气升清，胃浊自降，酸涩收敛，故能健脾止泻。妇女带下与脾虚湿盛或冲、任、督奇经病，有因冲、任、督三脉皆起于"胞中"，其气皆通于肾。芡实能补脾祛湿，辛行气滞，祛水湿（气滞不行则化水湿）；又能润肾燥，致津液，味酸补肺（色白味辛入肺经。肺欲收，急食酸以收之，用酸补之）益肾（金能生水）。肾脏得补，奇经强健，气行血活，利水祛湿，温助阳气，收敛固涩，除湿止带。常用治肾虚遗精、白浊、小便不利、脾虚泄泻及脾肾两虚的带下清稀或配伍清热利湿之药治湿热带下黄稠等症。

《本草经百种录》曰："鸡头生于水中，而其实甘淡，得土之正味，乃脾肾之药也。脾恶湿而肾恶燥，鸡头虽生于水中，而淡渗甘香，则不伤湿。质粘味涩，而又滑泽肥润，则不伤于燥。凡脾肾之药，往往相反，而此则相成，故尤足贵也。"《本草新编》云："其功全在补肾去湿。夫补肾之药，大都润泽者居多。润泽则未免少湿矣。芡实补中去湿，性又不燥，故能去邪水而补神水，与诸补阴之药同用，尤能助之以添精，不虑多投以增湿也。……芡实不特益精，且能涩精，补肾至妙药也，子不信其功乎？夫芡实与山药并用。各为末，日日米饮调服，虽遗精至衰惫者，不旬日而精止神旺矣。……芡实无症不可大用，而尤可大用者，开胃气耳。胃气大开，何病不借之以得利。平而实奇，淡而无厌，殆芡实之谓乎。"

《本草求真》言："芡实如何补脾？以其味甘之故。唯其味甘补脾，故能利湿，而使泄泻腹痛可治；唯其味涩固肾，故能闭气，而使遗、带、小便不禁皆愈，功与山药相似，然山药之阴，本有过于芡实，而芡实之涩，更有甚于山药；且山药兼补肺阴，而芡实则止于脾肾而不及于肺。"《本草备要》谈："（芡实）甘涩、固肾益精、补脾去湿，治泄泻带浊、小便不禁、梦遗滑精、腰膝瘀痛。"《本草从新》指出："（芡实）补脾固肾，助气涩精。治梦遗滑精，解暑热酒毒，疗带浊泄泻，小便不禁。"

芡实有收敛、滋养作用。加强小肠吸收功能，提高尿糖排泄率，增加血清胡萝卜素浓度（王再谟等主编《现代中药临床应用》）。有降血糖；保护肾功能；抗氧化作用。并对卒中后遗症康复治疗中具有中药作用，尚有滋养、滋润及收敛作用（高学敏、钟赣生主编《中药学》）。

治肾虚不固的遗精、滑精，与金樱子同用，如水陆二仙丹（《和剂局方》）。治老幼脾肾虚热及久痢，与山药、茯苓、白术、莲肉、薏苡仁、白扁豆、人参炒燥为末用（《方脉正宗》，此方摘自《中药大辞典》）。治脾虚湿热带下黏稠量多、黄白相间等症，与黄柏、山药、车前子、白果同用，如易黄汤（《傅青主女科》）。

用法用量：煎服10～30g。

使用注意：大小便不利者不宜用。"得茯苓、山药、白术、枸杞子良"（《纲目》）。

药物对比

山药	固肾涩精	甘味重，补脾肾兼补肺阴，补养力较大。
芡实		涩味重，补脾肾微补肺阴，固涩力较强。

配伍应用

（1）治黄、白带（偏湿热者）。芡实30g，白果仁12g，白术15g，车前子10g，黄柏10g，薏苡仁30g，生龙骨、牡蛎各30g，金银花30g，陈皮6g，水煎服。

（2）治白带方：白术、生山药、芡实、炙黄芪各30g，龙骨12g，牡蛎15g，山萸肉12g，香附6g，炙甘草10g，水煎服。

（3）①治触之即泄、梦之则遗、舌红苔薄、脉细而数的早泄。盐知母、盐黄柏、山萸肉、牡丹皮、泽泻、天冬、金樱子、芡实米各10g，大熟地黄25g，生山药30g，云茯苓15g，人参（另煎）5g，甘草6g，每日1剂，水煎服。②治遗精。党参、黄芪各40g，金樱子、覆盆子、锁阳、莲须、芡实、白蒺藜、枸杞子各20g，煅牡蛎、煅龙骨15g，川黄柏、知母、炙甘草各10g。每日1剂，水煎服，10天为1个疗程（均摘自《中医祖传秘籍》）。

（4）治脾肾两虚、遗精、早泄、腰膝酸软，头昏目眩、耳鸣、耳聋等。芡实、核桃糊：芡实粉30g，核桃125g，红枣6颗。先将核桃打碎、红枣去核备用。芡实粉先用冷开水搅开，再放入热水搅拌，并放入碎核桃、去核红枣，煮成糊状，调味即可食用（《中华中医营养研究院》编辑部编《中药材食疗全集》）。

金樱子

性味归经：酸、涩（酸、辛合成）、平。入肾、膀胱、大肠经。

功效：固精缩尿，固崩止带，涩肠止泻。

金樱子（药材）"外皮红黄色或红棕色"，切开"内壁附有淡黄色绒毛""味甘微酸涩"。《本草正》曰："味涩、性平，生者酸涩，熟者甘涩。"

金樱子色黄味甘属土，凡药气味有体有用，相反而实相成。得土之味者，皆得水之气，能入癸水肾经。膀胱入肾经络相通（膀胱足太阴之脉。抵腰中、入循膂、络肾属膀胱）。为子主降，味酸达下，能入膀胱经。味辛属金，性善走下焦，凡子皆降，故入大肠经（庚金）。

金樱子入肾经，味辛润肾燥，致津液。肾藏精，主水液，酸涩收敛能固精缩尿，膀胱的贮尿或排尿功能，全赖于肾的气化功能，"膀胱不利为癃，不约为遗尿"。本品能健肾益膀胱之气化治肾虚气化不及，膀胱失约的遗尿。尿频。妇人崩漏带下，为冲（冲为血海），任（阴脉之海）督（阳脉之海），带（约束纵行诸脉）脉奇经之病。冲、任、督脉皆通于"胞中"，其气皆通于肾。金樱子润肾致津益阴，性平偏温温助肾阳，肾得补，五脏受益，冲任督带得健，酸涩收敛，故能固崩止带。性平偏温，补肾阳，温助胃肠以消化饮食，其入大肠经，酸涩收敛而止泻。常用治遗精、滑精、遗尿、尿频、崩漏带下、久泻久痢等症。

《本草经疏》曰："十剂云，涩可去脱。脾虚滑泄不禁，非涩剂无以制之。膀胱虚寒则小便不禁，肾与膀胱为表里，肾虚则精滑，时从小便出。此药气温，味酸涩，入三经而收敛虚脱之气，故能主诸证也。"《本草经解》云："金樱子气平益肺，肺气足以摄，则小便利自止，五脏六腑之精，皆藏于肾，所以疏泄，肝散之也，金樱子味酸敛肝，肝不疏泄，精自涩矣。"《本草新编》言："遗精梦遗之症，皆尿窍闭而精窍开。不兼用利水之药以开尿窍，而仅用涩精之味以固精门，故愈涩而愈遗也，所以用金樱子，必须兼用芡实。山药、莲子、薏仁之类，不单止遗精而精滑反涩。用涩于利之中，用补于遗之内，此用药之秘，而实知药之深也。或门金樱子乃涩精之药，先生谓涩精和精愈遗，必加利水之药同治，其论实精。但恐利多而精不能涩，意者治遗精者，多用金樱子为君，少用利药为佐使乎？曰：利水过多，亦非治遗之妙法，必须补多于涩之中。涩多于利之内，自然精足而不遗，尿窍开而精窍闭也。"《本草衍义补遗》谈："经络隧道，以通畅为和平，味者取涩性为快，遂（以金樱子）熬为煎，食之自不作靖，咎将谁执。"《本草便读》说："金樱子，酸涩性温，然须带生采之，大熟则色红味甘，全失涩味，且服之利人，故采药当及时也。凡子皆降，可入下焦。其功全在固涩，凡一切久痢遗精，大小便不固，无邪热者，皆可用之也。"《梦溪笔谈》讲："金罂子，止遗泄，取其温且涩也。世之用金罂者，待其红熟时，取汁熬膏用之，大误也。红则味甘，熬膏则全断涩味，都失本性。今当取半黄时采，干捣末用之。"《本草正》谓："（金樱子）止吐血，衄血，生津液，收虚汗，敛虚火，益精髓，壮筋骨，补五脏，养血气，平咳嗽，定喘急，疗怔忡惊悸，止脾泄血痢及小水不禁。"《纲目》曰："金樱子，无故而服之，以取快欲，则不可；若精气不固者服之，何咎之有。"

金樱子所含鞣质具有收敛、止泻作用；金樱子煎剂具有抗动脉粥样硬化作用，其煎液对金黄色葡萄球菌、大肠埃希菌、铜绿假单胞菌、破伤风杆菌、钩端螺旋体及流感病毒均有抑制作用（《一味中药治顽疾》）。抗氧化；增强小鼠非特异性免疫，体液免疫和细胞免疫，抗炎、抑脂、金樱子多糖对实验性小鼠的高胆固醇血症具有明显的预防和治疗作用；有保护糖尿病肝、肾脏作用。口服能促进胃液分泌，又可使肠黏膜分泌减少而有收敛止泻作用（高学敏、钟赣生主编《中药学》）。

治遗精、尿频、崩漏、白带量多，与芡实同用，如水陆二仙丹（《仁存堂经验方》）。治脾虚久泄、久痢，与人参、山药、芡实、茯苓等同用，如秘元煎（《会约医镜》，摘自陈蔚文主编《中药学》）。

用法用量：煎服6~12g。

使用注意：火热暴注邪实小便不利的泄泻及实火炽盛的滑精及邪热等病均不宜用。

药物对比

山茱萸	固精	兼能缩小便，收阴汗。
金樱子		兼能收肺气，敛大肠。

金樱子	味酸收敛	止滑精力大。
覆盆子		缩小便力强。

临床应用

【不良反应】通过小鼠骨髓微核试验、小鼠精子畸形试验，金樱子不能引起小鼠骨髓微核和小鼠精子畸形频率增高，对雄性小鼠生殖细胞UDS亦无诱导作用。说明金樱子对小鼠无遗传损伤作用，是一种较为安全的中草药（高学敏、钟赣生主编《中药学》）。

配伍应用

（1）治肾虚遗精、滑精。熟地黄、山药各30g，牡丹皮、女贞子、墨旱莲、金樱子、覆盆子、莲须、菟丝子、牡蛎各10g，水煎服。

（2）治血精，伴具精神委靡，气短乏力，五心烦热，口干，小便黄赤，舌质红，脉细弱数。生地黄、水牛角末、藕节、地锦草、丹参、白茅根各15g，牡丹皮9g，知母、生黄芪、党参、金樱子、地榆各12g，黄柏6g，每日1剂，水煎，早晚各服1次（《中医祖传秘籍》）。

（3）①治盗汗：金樱子、猪瘦肉炖服；②治小儿遗尿：金樱子15~30g，青皮鸭蛋1个，加250mL水煎至80mL，去药渣，喝汤吃蛋（《一味中药治顽疾》）。

十八　攻毒杀虫止痒药

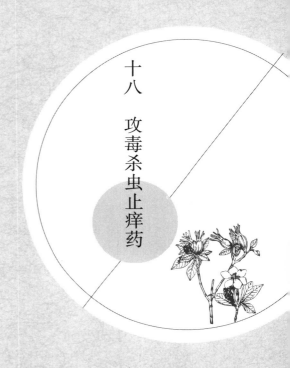

槟榔

性味归经：苦、辛、温。入胃、大肠经。

功效：杀虫消积，行气，利水，截疟。

槟榔（药材）"表面淡黄棕（红与黄合成）色或黄棕色"，纵剖面可见外缘的棕色种皮向内褶入，与乳白的胚乳交错。槟榔色白味辛属金，质重苦降，能入手阳明大肠庚金经。槟榔色黄属土。大肠经之脉在大椎穴处与胃经相通（诸阳经脉均会于大椎），故能入足阳明胃经（色黄性温亦能入胃经）。

槟榔苦温燥湿，辛散行滞，热伏于湿，湿散热消，湿热去，虫自灭（虫生于湿热）味苦又能杀虫，苦降辛润益津而泻下，有助于虫体的排出。性温入胃温中消食，苦温燥湿化痰饮（聚湿久而生痰饮），湿浊之积。辛散温通行气滞。色白味辛能入肺经（辛温主升），苦降质重能降肺气下行，止肺气上逆（肺苦气上逆，急食苦以泄之），肺主通调水道，肺气肃降，不但将吸入清气下纳入肾，而且也将体内的水液不断地向下输送，而成为尿液生成之源，经肾和膀胱的气化作用，生成尿液而排出体外。"肺为水之上源""肺主行水"，槟榔辛宣苦降，助肺气宣发肃降，气下则水行。疟疾的发生，主要感受"疟邪"（疟蚊叮吮），其诱发因素与外感风寒、暑湿、饮食劳倦有关，尤以暑湿诱发最多，槟榔辛温达表散风寒，苦温燥湿消痰除热。能祛暑湿、温助阳气、消食积、益气血，故能截疟。常用于治疗肠道寄生虫病（对绦虫病作用最大）、胃肠食积气滞、腹胀便秘、湿热积滞于大肠的痢疾泄泻、里急后重、虚实水肿、脚气肿痛及疟疾寒热久发不止（对痰湿甚，疟疾数发者多用）等症。

《本草经疏》曰："槟榔，入手、足阳明经，夫足阳明为水谷之海，手阳明为传导之官，二经相为贯输，以运精微者也。二经病则水谷不能以时消化，羁留而生痰癖，或湿热停久，则变生诸虫，此药辛能散结破滞，苦能下泄杀虫，故主如上诸证也。甄权宣利五脏六腑壅滞、破胸中气；下水肿，治心痛积聚；日华子下一切气，通关节，利九窍，健脾调中，破症结；李珣主奔豚气、五膈气、风冷气、脚气，宿食不消，皆取其辛温走散、破气坠积，能下肠胃有形之物耳。"《本草备要》云："槟榔，苦温破滞，辛温散邪，泻胸中至高之气，使之下行。性如铁石，能坠诸药于极下。攻坚去胀，消食行痰，下水除风，杀虫醒酒。"《本经逢原》言："槟榔泄胸中至高之气，使之下行；性如铁石之沉重，能坠诸药于下极。故治冲脉为病、逆气里急，及治诸气壅腹胀后重如神。胸腹虫食积滞作痛，同木香为必用之药。其功专于下气消胀、逐水除痰、杀虫治痢、攻食破积、止疟疗疝、脚气瘴疠。若气虚下陷人及膈上有稠痰结气者得之，其痞满昏塞愈甚。又凡泻后、疟后、虚痢切不可用也。"

《本草约言》道："槟榔，入胸腹破滞气而不停，入肠胃逐痰癖而直下，能调诸药下行，逐水攻脚气。治利取其坠也，非取其破气也，故兼木香用之，然后可耳。一云杀寸白虫，非杀虫也，以其性下坠，能逐虫下行也。"《本草述校注》谈："槟榔，厚禀降令，更乘乎火土之用，固宜专于气分以下行矣。槟榔木亭亭直上，旁无枝柯，此降气至极者，即经所谓上行极而下也，是唯兹物所独擅耳。"《本经续疏》载："（槟榔）是其叶间所生之果，上行极而下者，非特行于内无或留阻，即行于外纵有阻之迹，亦不碍其流转之气。……根是生发所攸系，故主升，实为退藏所归着，故主降，……况一株直上，旁无歧互，至五七大方得发叶，是其气之坌（bèn，指聚集）涌上出甚烈。但以归根复命，其升甚者降亦必甚，故其实为下行。物既沾水土，旋可上升，则降之后仍复能升，本不必以其味辛气温也。是故消谷者引谷下行，及抵土中使之消磨，还能令气上出；逐水者导水下行，俾及通调之道，还能令精微上奉。是其行中道之功，除痰癖者搜剔之疏通之，不使隐处遐僻；是其行旁侧之力，水谷通调，气机流邑，自无邪气敢干其间，生虫作祟。"《本草汇言》说："槟榔，主治诸气，祛瘴气、破滞气、开郁气、下痰气、去积气、解蛊气、消谷气、逐水气、散脚气、杀虫气、通上气、宽中气、泄下气之药也。方龙潭曰：如巅顶至高不清而为头痛寒热，下焦后重之气不利而为积痢肠澼，或胸痛引背、两胁肢满而喘逆不通，或气痞痰结、水谷不运而关格膜胀，或水壅皮肤，肢体肿胀而行动即喘；如奔豚脚气之下而上升，如五膈五噎之上而不下；或寸白虫结于肠胃之中，或疮痍癣癞流延于肌膜之处，种种病因，因于水谷不能以时消化羁留而至疾者，此药宣行通达，使气可散、血可行、食可消、痰可流、水可化、积可解矣。"《本草新编》讲："槟榔……善消瘴气，两粤人至今噬之如始。古人疑其耗损真气，劝人调胃，而戒食槟榔。此亦有见之言，然而非通论也。岭南烟瘴之地，其蛇虫毒气，借炎蒸势氛，吞吐山巅水溪，而山岚水瘴之气，合而侵入，有立时而饱闷晕眩者。非槟榔口噬，又何以迅解乎。天地之道，有一毒，必生一物以相救。槟榔感天地至正之气，即生于两粤之间，原所以救两粤之人也。况此物降而不升，虽能散气，亦不甚升，但散邪而不散正，此两粤之人所以长服而无伤。"《本草求真》谓："（槟榔）书何言其至高之气，彼独能泻，使之下行以至于极？以其味苦主降，性如铁石之重，故尔有坠下之力耳。是以无坚不破，无胀不消，无食不化，无痰不行，无水不下，无气不除，无虫不杀，无便不开。故凡里急后重，岚瘴疠疟，并水肿脚气，酒醉不醒，无不因其苦温辛涩之性，以为开泄行气破滞之地耳。"《纲目》认为："按罗大经《鹤林玉露》云，岭南人以槟榔代茶御瘴，其功有四：一曰醒能使之醉，盖食之久，则熏然颊赤，若饮酒然，苏东坡所谓红潮登颊醉槟榔也。"二曰醉能使之醒，盖酒后嚼之，则宽中下痰，余醒顿解。朱晦庵所谓"'槟榔收得为祛痰'也。三曰饥能使之饱，四曰饱能使之饥。盖空腹食之，则充然气盛如饱，饱后食之，则饮食快然易消。"《本草蒙筌》按："槟榔久服则损真气，多服则泻至高之气，较诸枳壳、青皮，此尤甚也。"《本草害利》指出："（槟榔）能坠诸气，至于下极，气虚下陷者，所当远避。如脾胃虚，虽有积滞者不宜用。下痢后重者不宜用。心腹痛无留结及非虫积者勿用。疟非山岚瘴气者不宜用。"

　　槟榔碱有麻痹猪绦虫、牛绦虫、短小绦虫作用，使虫体产生弛缓性麻痹，对猪绦虫作用更为强大，能使虫体各部瘫痪。槟榔对皮肤真菌、流感病毒、幽门螺杆菌均有抑制作用。槟椰碱为M-胆碱反应系统兴奋药，能增强胃肠蠕动而产生腹泻。另有缩瞳等拟副交感神经作用。槟榔碱有拟胆碱作用，兴奋胆碱受体，促进唾液、汗腺分泌，增加肠蠕动，减慢心率，降低血压，滴眼可使瞳孔缩小。槟榔的鞣质与所含生物碱的作用相反，对动物妊娠期子宫能引起痉挛，故对孕妇处方时应加以注意。从槟榔所得的聚酚化合物对艾氏腹水癌有显著的抑制作用，对Hela细胞有中度细胞毒作用（《一味中药治顽疾》）。槟榔碱对小鼠骨髓细胞的DNA有一定的损伤作用。具有一定的遗传毒性；槟榔碱对中枢神经有抑制作用；槟榔碱保护内皮细胞，有抗动脉粥样硬化的作用；有抗抑郁作用；对小鼠免疫功能有一定影响（高学敏、钟赣生主编《中药学》）。

治绦虫，与木香同用，如圣功散（《证治准绳》）。治下痢频数、里急后重、苔黄，与芍药、枳实、厚朴、大黄等同用，如槟芍顺气汤（《温疫论》）。治疟疾数发不止、体壮而痰湿甚者，与常山、草果、厚朴等同用，如截疟七宝散（《杨氏家藏方》）。

用法用量：煎服3~10g驱绦虫，姜片虫30~60g生用。炒用力缓；鲜者优于陈久者。

使用注意：脾虚便溏、气虚下陷、无虫积气滞、心脏疾病患者及孕妇不宜用。

药物对比

木瓜	化湿	舒筋通络，和胃化湿。
槟榔		降气行滞，利水化湿。

槟榔	杀虫	辛开苦泄，性如铁石之沉重，痰留食积、气滞、虫聚、腹胀便秘宜用。
使君子		甘缓和中，杀虫而不伤脾胃，小儿黄瘦、纳呆、体弱、虫积腹痛宜用。

临床反应

【不良反应】①急性毒性：用槟榔煎剂给小鼠灌胃的半致死量LD50为（120±24）g/kg。犬用0.44mg/kg氢溴酸槟榔碱灌胃，可引起呕吐与惊厥。②亚慢性毒性：对此毒研究发现在90天的实验期内，15g/kg剂量钼小鼠死亡率达25%。槟榔对口腔黏膜细胞、人颊部上皮细胞、免疫细胞、生殖系统、神经系统均造成损害。槟榔常见的副作用为恶心呕吐、腹痛、头昏与心慌，冷服可减少呕吐。也有报道槟榔是一种很强的致癌物质，咀嚼槟榔会导致口腔黏膜下纤维化，并随时可能转化为癌症。预防：控制槟榔用量，注意用法及禁忌证，身体虚弱时尤应慎用。

【中毒救治】内服引起不良反应者，可用高锰酸钾溶液洗胃，并注射阿托品、地塞米松以解毒；必要时对症处理（高学敏、钟赣生主编《中药学》）。

配伍应用

（1）胆管蛔虫。乌梅15g，苦楝皮12g，槟榔12g，川椒12g，使君子12g，青皮10g，陈皮10g，细辛2g，肉桂2g，熟大黄6g，黑丑12g，甘草10g，水煎服。

（2）脾气虚弱、水湿泛滥的肝硬化腹水。商陆二丑汤（董淑六）：党参15g，焦白术12g，砂仁4.5g，木香4.5g，槟榔10g，枳壳6g，陈皮5g，焦神曲12g，云茯苓15g，泽泻12g，商陆根15g，黑、白丑各4.5g，腹水草15g，日1剂，水煎服，分早晚两次服。加减：

大便通行不畅加大黄9g（后下）；腹部臌胀不减加川椒3g，甚则加舟车丸9g（分2次服）；服间呕吐，去黑、白丑加半夏9g、藿香9g；口黏纳呆去泽泻，加厚朴5g、炙鸡内金9g；小便不利去枳壳加车前子（包煎）15g；大便溏薄，日有多次，去槟榔、黑丑，加大腹皮、香谷芽各12g；下肢凹陷性水肿加陈葫芦皮10g（煎汤代水）（《首批国家级名老中医效验秘方精选》）。

3.治疟疾。常山7.5g，槟榔10g，水煎，于疟发前2小时许温服。各地用量常山6～12g，槟榔3～12g，尚有在此方基础上加味。①加红花12g，水煎服；②加知母、贝母各10g，勿煎过热服；③加丁香3g、全蝎一个，水煎服；④加枳实、陈皮各3g，水、酒各半煎服；⑤加石膏10g，水煎服；⑥加良姜12g，水煎服（《中国偏方秘方验方汇海》）。

4.治骨结核、化脓性膝关节炎。槟榔100g，烟丝100g，牡蛎（先煅末）30g，白芷50g，姜汁、面粉少许，共研和以姜汁加面粉调如糊，敷于患处，日换1次（《李时珍祖传宝典》）。

硫黄（石硫黄）

性味归经：酸、温；有毒。入肾、大肠经。

功效：外用解毒杀虫疗疮，内服补火助阳通便。

石硫黄（药材）"呈黄色，或带浅绿（蓝和黄合成）黄色"。《本草问答》曰："凡药气味有体有用，相反而实相成。"硫黄，色黄属土，得土之味者，皆得水之气，能入肾经。色青（绿中有蓝，蓝中含青色）味酸属肝木，得木之味者，皆得金之气，属矿物质重，味酸降下，故又入大肠经。

《素问·生气通天论篇》说："营气不从，逆于肉理，乃生痈肿。"硫黄偏得山石剽悍之性，质性流通，温助阳气，行气通血，通畅营气，营气通痈肿消，毒气解。本品有毒，能以毒攻毒而杀虫疗疮，常多外用治疗热毒内蕴、气血瘀滞的红肿热痛的疮痈，或阳虚寒凝不作脓的阴疮，及湿疹瘙痒等症。

硫黄性温热，为纯阳之品，内服补火助阳。其入肾经，大补命门真火而助元阳，酸敛肝气疏泄过度，降气下行归肾定喘，通利二便（肾主二便）。其为纯阳之品能入大肠经温阳开泄以通大便，暖通而不燥烈（热药皆燥，唯此不燥），疏利而无寒凉。常用治肾虚寒喘、阳痿精冷、腰膝冷痛、虚寒腹痛及虚寒久泻、虚冷便秘等症。

《本草经疏》曰："硫黄，禀火气以生。……下焦湿甚为阴蚀、疽痔、蟨疮；酸温能补命门之不足，大热能除下焦湿气，故主之，其主头秃、恶疮、疥虫者，悉取其除湿杀虫之功耳。"《本草乘雅半偈》云："石硫黄，偏得山石剽悍之性，阳燧为体，动流之用者也。气禀火温，味兼木酸，盖木从火得，风自火出故尔。合入厥阴，从乎中治，故主阴蚀疽痔，及恶血为眚，无以奉发美毛，正骨柔筋者，悉属阳凝至坚。对待治之，阳生阴长，阳杀阴藏矣。"《本经逢原》指出："（硫黄）《本经》治阴蚀疽痔乃热因热用，以散阴中蕴积之垢热，但热邪亢盛者禁用。"

《本草述校注》言："硫黄伏生于石下，阳气溶液凝结而就。是硫固为至阳之精，实乃阴中之阳。希雍曰：石硫黄秉火气以生，气味俱厚，纯阳之物也。此味主治似于寒凝而积阴者，宜用此纯阳以对偏胜之阴，使其结者化戾者和也。"《本经逢原》谈："硫黄禀纯阳之精，赋大热之性，助命门相火不足。寒郁火邪，胃脘结痛，脚冷疼弱者宜之。其性虽热，而能疏利大肠，与燥涩之性不同。但久服伤阴，大肠受伤，多致便血。……若湿热痿痹，良非所宜。人身阴常不足，阳常有余，苟非真病虚寒，胡可服此毒热类？"《本草备要》说："大热纯阳（硫黄阳精极热，与大黄极寒，并号将军），补命门真火不足。性虽热而疏利大肠，与燥湿不同（热药多秘，唯硫黄暖而能通；寒药多泄，唯黄连肥肠而止泻）。若阳气暴绝，阴毒伤寒，多患寒泻，脾胃虚寒，命欲垂尽者用，亦救危妙药也。"《本草经疏》讲："石硫黄禀火气以生。经曰：寒淫于内，治以湿热。冷癖在胁，咳逆上气，寒邪在中也，非温剂无以除之。"《汤液本草》谓："硫黄，如太白丹佐以硝石，来复丹用硝石之类；至阳佐以至阴，与仲景白通汤佐以溺、猪胆汁大意相同，所以去格拒之寒，兼有伏阳，不得不尔，如无伏阳，只是阴证，更不必以阴药佐之也。"《本草便读》认为："硫黄有二种。一种硫黄，出外番山谷间，秉阳火之气，由石液结成。凡产石硫黄之处，必有温泉作硫黄气。一种土硫黄，出广南煤矿中，以法熬炼而成；其色带青，其气带臭，碾之有声，只可作疮药火药之用。若服食之方，用以扶危济急，拯逆返元，皆以石者为止。"

　　硫与皮肤接触，产生硫化氢及五硫黄酸，从而有溶解角质、杀疥虫、细菌、真菌的作用；对动物实验性炎症有治疗作用，能使支气管慢性炎症细胞浸润减轻，并促进支气管分泌增加而祛痰；一部分硫黄在肠内形成硫化氢，刺激肠壁增加蠕动，起缓泻作用（高学敏主编《中药学》）。镇咳；增强对氯丙嗪及硫喷妥纳的中枢抑制作用（王再谟等主编《现代中药临床应用》）。升华硫对皮肤有溶解角质、软化表皮及脱毛等作用；尚有祛痰发汗之效（高学敏、钟赣生主编《中药学》）。

　　治疗疮、皮肤奇痒，用麻油摩擦、硫黄涂之（《肘后方》）。治真元虚损、上盛下虚、气逆喘促或寒疝腹痛，与附子、肉桂、黑锡、补骨脂等同用，如黑锡丹（《和剂局方》）。治虚寒便秘，与半夏、姜汁同用，如半硫丸（《和剂局方》）。

　　用法用量：外用适量，研末敷患处。内服1.5～3g，炮制后入丸、散服。

　　使用注意：阴虚火旺者及孕妇忌用。畏朴硝。

药物对比

干姜	性热祛寒	重祛上焦之寒，上焦有浮热者忌用。
硫黄		重祛下焦之寒，上焦有浮热者不忌用。

临床应用

【中毒症状】硫黄用量过大（内服中毒量为10～20g），可出现中毒症状，一般表现为全身乏力、头痛、头晕、耳鸣、心悸、气短、恶心、呕吐、腹痛、腹胀、泄泻，甚则便血。中毒症状严重者可出现体温升高、意识模糊、脉搏细弱、瞳孔缩小、对光反应迟钝、血压下降；继则出现昏迷，甚至休克而死亡。

【解救方法】

（1）用温开水反复洗胃；继用硫酸镁导泻。

（2）1%亚甲蓝溶液10mL加入25%葡萄糖溶液20～40mL中，静脉注射；或用20%硫代硫酸钠溶液40mL缓慢静脉注射。用于血红蛋白的复原。

（3）酌情补液，并给予大量的B族维生素以及维生素C、K和应用抗生素。

（4）口服铁剂，以提高血的氧化能力。

（5）中草药治疗：①黄芩、连翘各9g，扁豆15g，金银花21g，甘草12g。水煎服。②甘草15g，黑豆30g，水煎服（《毒性中药的配伍与应用》）。

配伍应用

（1）治无名肿毒（敷药）。凡一切无名肿毒、诸风流注，阴阳并治，而功专阴证：硫黄、雄黄、大黄、白及、白蔹、白芥子、芸苔子、川椒、草乌、官桂各6g。共为细末，醋调敷。一法醋引水煎三滚后用白面一匙、醋一匙搅匀敷患处。

（2）治疥疮。硫黄花椒汤：硫黄90g，花椒50g，雄黄、白鲜皮、黄柏、蛇床子各30g，苦参40g，青黛、明矾各20g。上药用水2000mL，放大砂锅内，用文火煎30分钟，浓缩为1000mL。每剂连煎4次，每日外洗1次（《中医祖传秘籍》）。

（3）治斑秃：硫黄、雄黄、凤凰衣各15g，穿山甲（制）9g，滑石粉、猪板油各30g，猪胆1个。上药共为细末，用猪油和猪胆调和药末如泥，用纱布包搽患处，每日2~3次，连服1~2周（《中国家庭养生保健书库》编委会编《偏方治大病》）。

附录一 食物相克——不宜同食
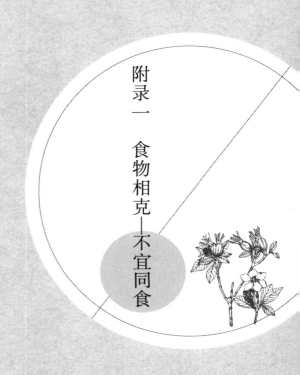

菠菜≠豆腐　菠菜与豆腐同食不但钙得不到吸收，还会破坏身体内部的钙质，从而导致患上颈椎、腰椎病、结石病。

胡萝卜≠白萝卜　胡萝卜与白萝卜如长期同食，易导致免疫力低下，易得败血病。

红薯≠鸡蛋　红薯与鸡蛋同食易引发肠梗阻及腹胀。

牛奶≠鸡蛋　豆浆、牛奶与鸡蛋同食易产生便秘干结，导致心脑血管疾病。

山楂≠海鲜　山楂与海鲜同食易导致腹痛便秘。

白萝卜≠水果　白萝卜与水果同食易诱发甲状腺肿大（脖子粗肿）。

啤酒≠烧烤　啤酒与烧烤同食将不同程度致癌（潜伏期10～20年）。

啤酒≠汽水　有人把汽水或碳酸饮品倒在啤酒中混合饮用，这是不科学的，因为汽水、碳酸饮品和啤酒中都含有一定量的二氧化碳，过量的二氧化碳会促进肠胃黏膜对酒精的吸收。

蜂蜜≠大葱　蜂蜜与大葱同时食用易引起中毒、眼睛不适，严重者会导致失明。

白酒≠牛肉　同食容易上火，因为牛肉属于甘温、补气助火的食物，而白酒则属于大温之品，与牛肉相配则如火上浇油，容易引起牙龈发炎、口角起泡。

羊肉≠南瓜　二者同食易导致胸膜炎、肺气肿。

香蕉≠哈密瓜　香蕉与哈密瓜、西瓜、香瓜同食易引发肾亏，导致糖尿病。

生花生≠黄瓜　二者同食易导致腹泻、结肠炎。

西红柿≠河虾　虾肉内含五价砷，它本无毒，但与含维生素C高的蔬菜混合食用还原成的三价砷（俗称砒霜）有剧毒。

橘子≠柠檬　二者同食易导致胃溃疡和肠、胃穿孔。

白萝卜≠黑木耳　二者同食易发生复杂的生物化学反应，导致皮炎与皮癣、老年斑。

汽水≠进餐　因为汽水或碳酸饮品中含有大量的二氧化碳，二氧化碳会减少胃酸分泌，影响胃蛋白酶的形成和产生，从而使消化功能大大减退。

驴肉≠菌类　二者同食易引发心脑血管病，重者死亡。

白酒≠啤酒　二者同饮，刺激心脏、肝、肾、肠，甚至造成脑血管破裂。

狗肉≠鱼　二者同食易诱发心脑血管病。

牛奶≠米汤　二者合服将对维生素A造成破坏，长斯服用会损坏视力，导致青光眼、白内障。

鹅肉≠梨　鹅肉、鸭肉与梨同食易伤脾，导致肾炎。

羊肉≠西瓜　二者同食会大伤元气，使人免疫力低下，导致多种病症。

葱≠豆腐　葱内含有大量的草酸，豆腐中的钙与葱中的草酸结合形成白色沉淀——草酸钙，这样就造成了对钙的吸收困难，从而导致人体内部钙质的缺乏。

狗肉≠大葱 二者同食易刺激胃黏膜，导致食物中毒。

竹笋≠羊肉 二者同食易引起中毒。

白酒≠胡萝卜 胡萝卜含萝卜素，与酒精一起进入人体，就会在肝脏中产生毒素，从而损害肝功能。

丝瓜≠白萝卜 二者同食易伤元气，从而导致阳痿、早泄、糖尿病。

鱼≠咸菜 二者同食易导致癌症。咸菜在腌制过程中含有亚硝酸盐，和鱼肉蛋白中的胺混合就转变成致癌物亚硝胺。

牛奶≠菠菜 同食易引起痢疾。

西红柿≠地瓜 同食会得结石病、呕吐、腹痛、腹泻。

酸牛奶≠香蕉 同食会产生致癌物。

鸡肉≠芹菜 同食易伤元气，导致免疫力低下，会引起各种疾病。

牛奶≠药物 牛奶中含有铁、钙，而铁、钙与某些药物生成稳定的铬合物或难溶性的盐类，使药物难以被胃肠吸收，这样就降低了药物在血液中的浓度，影响疗效，两者之间须分开两小时以后食用为佳。

鸡肉≠菊花 二者同食易中毒，重者死亡。

羊肉≠醋 同食易引发心脏病。

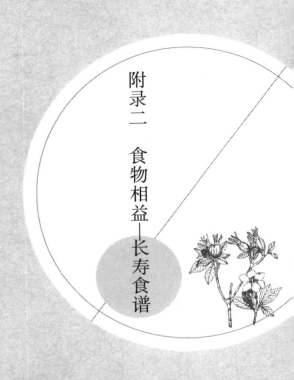

附录二 食物相益—长寿食谱

酸菜 + 猪肉 猪肉营养丰富，含蛋白质、脂肪、碳水化合物、钙、磷、铁、B族维生素等，有滋阴养胃、清肺补血、利尿、消肿等作用。酸菜含维生素A、维生素B、维生素C和维生素D，具有开胃、利嗝、杀菌、治寒腹痛的疗效。

空心菜 + 尖椒 含维生素和矿物质，可降血压、止头痛、解毒消肿、防治糖尿病。

猪腰 + 木耳 猪腰有补肾利尿作用，木耳益气润肺，养血美容，对久病体弱、肾虚腰背痛有很好的辅助治疗作用。

花菜 + 鸡肉 花菜含维生素矿物质，益气、壮骨、抗衰老，起增强肝脏解毒作用，有提高免疫力、防感冒和败血病的功效。

猪肉 + 白萝卜 健脾润肤、健胃、化痰、顺气、利尿、解酒、抗癌、消食，使头发有光泽，是胃满肚胀、食积、便秘的好疗法。

大蒜 + 生菜 杀菌消炎，降血压、血脂、血糖，补脑、防止牙龈出血，常吃有清理内热等功效。

油菜 + 虾仁 油菜含维生素C、钙、铁，有消肿散血、清热解毒之功效。虾仁含钙多，油菜供维生素，可提高钙质，起补肾壮阳、腰腿疼痛等功效。

莴笋 + 木耳 增强食欲、刺激消化，对高血压、高血脂、糖尿病、心脑血管病有防治作用。

花菜 + 西红柿 增强抗毒能力，预防疾病，治疗胃肠溃疡便秘、皮肤化脓、牙周炎，高血压、高血脂人群适宜。

鸡蛋 + 苦瓜 有益于骨骼、牙齿及血管的健康，对胃气痛、腿痛、感冒、伤寒、小儿腹泻、呕吐等病症有疗效。

银耳 + 木耳 补肾、润肺生津、提神，对慢性支气管炎、肺心病久病体弱、肾虚腰背痛都有辅助治疗作用。

虾仁 + 韭花 富含矿物质及维生素，可治夜盲症、干眼病，能杀菌驱虫，对便秘有很好的疗效。

韭菜 + 绿豆芽 温阳解毒、下气散血，具有解除人体内热毒和补虚作用，有利于减肥之功效。

豆腐 + 生菜 高蛋白、低脂肪、低胆固醇，有滋阴补肾、增白皮肤、减肥健美的作用。

芹菜 + 西红柿 有明显的降压作用，健胃消食，对高血压、高血脂人群适宜。

木耳 + 海带 治疗甲状腺病症、降血压，能软化血管、通便解毒，对有害物质有很好的排除作用，有减肥补中生津作用。

香菇 + 豆腐 清热解毒，补气生津，化痰理气，是抗癌、降血脂和血压的良好菜肴。

真蒜苗＋豆腐干　益气利脾胃、杀菌消炎，有生发和抑制癌细胞扩散的功效。

莴笋＋青蒜苗　顺气通经脉、结齿明目、清热解毒，具有降血压作用。

菠菜＋胡萝卜　可防止胆固醇在血管壁上沉积，是防止卒中的最佳菜肴。

鸡蛋＋韭菜　对补肾、行气止痛、阳痿尿频、肾虚、痔疮及胃痛有一定的疗效。

金针菇＋豆腐　对癌细胞有明显的抑制作用，是高血压、高血脂、心脑血管硬化、糖尿病、肥胖症患者的佳肴。

苦瓜＋猪肝　猪肝性温味苦，能补肝养血，每百克含维生素A2.6mg，维生素A能阻止癌细胞的增长，并能将已经向癌细胞分化的细胞恢复为正常。苦瓜也有防癌作用，荤素配伍适当，经常食用有防癌之功效。

猪肚＋豆芽　猪肚有补虚健脾胃的功效，豆芽具有清热明目、补气养血的作用，有防止心脑血管硬化及降低胆固醇等功效，常吃可洁白皮肤，增强免疫功能，还可以抗癌。

花生＋葡萄酒　红葡萄酒中含有维生素C及多种B族维生素等有益成分，前者属于抗氧化剂，后者有防止血栓形成的作用，两者结合可保心脏血管畅通无阻，再吃花生米可以大大降低心脏病的发病率。

青椒＋鳝鱼　黄鳝鱼，含蛋白质、磷、铁等成分，2型糖尿病患者每天吃60～90g鳝鱼肉，3～4周可使血糖下降，尿糖亦可减少。

豆角＋土豆　豆角的营养成分能使人头脑宁静，调理消化系统，消除胸膈胀满，可防治急性肠胃炎、呕吐腹泻。

榨菜＋黄豆芽　榨菜可帮助消化，增进食欲。黄豆芽具有清热明目、补气养血、防止血管硬化、降低胆固醇等功效，常吃可洁白皮肤、增强免疫功能，还可以抗癌。

鸡蛋＋菠菜　含有丰富的优质蛋白质、矿物质、维生素等多种营养素，孕妇常吃可预防贫血。

茄子＋苦瓜　苦瓜有解除疲劳、清心明目、益气壮阳、延缓衰老等作用。茄子具有去痛活血、清热消肿、解痛利尿、防止血管破裂、平血压和止咯血等功效，是心脑血管患者的理想蔬菜。

花生＋芹菜　芹菜具有清热、平肝、明目和降血压的作用。花生具有止血、润肺和胃、降低血压和降低胆固醇等作用，常吃花生可改善脑血管循环、延缓衰老。适合高血压、高血脂、血管硬化等人群食用。

猪肉＋芋头　芋头含有丰富的营养成分，具有生津健胃、止泻等功效。猪肉有丰富的营养价值和滋补作用，对保健和预防糖尿病有较好的作用。

莲子＋地瓜　地瓜和莲子做成粥，适宜于大便干燥、习惯性便秘、慢性肝病和癌症等患者食用。此粥还具有美容功效。

白菜＋虾仁　虾仁含高蛋白、低脂肪，钙、磷含量高。白菜具有较高的营养价值，常吃白菜可预防便秘、痔疮及结肠癌等。白菜含有丰富的维生素C，可有效地防治牙龈出血及坏血症，有解热除燥的功效。

羊肉＋香菜　羊肉含有蛋白质、脂肪、碳水化合物等多种营养物质，具有益气血、固肾壮阳和开胃健脾等功效。香菜具有消食下气、壮阳等功效。适宜于身体虚弱、阳气不足、性冷淡、阳痿等病症患者。

菠菜＋猪肝　猪肝富含叶酸、B族维生素以及铁等造血原料，菠菜也含有较多的叶酸和铁，这两种食物同食，是防治老年贫血的食疗良方。

白菜＋鱼　营养丰富，含有丰富的蛋白质及碳水化合物、维生素C等多种营养素，是妊娠水肿的辅助治疗食物。

羊肉＋枸杞　适用于肾精衰败、腰脊疼痛、性功能减退等人群。

苦瓜　能增进食欲，具有明目清凉、解毒、利尿、促进糖分分解、降血糖、降血压和改善脂肪平衡的作用，是糖尿病、癌症患者的最佳食物之一。性凉，脾胃虚寒者慎用。

韭菜　其含挥发性精油及硫化合物，能促进食欲，对降低血脂、降低血压、冠心病有一定疗效，且能温补肝肾，有温中行气散血解毒及保暖健胃的功效。其中韭菜最佳。炒熟隔夜不宜食用，否则易造成亚硝胺沉积，易引发癌症。韭菜还具有壮阳作用，称之为"壮阳草"。

南瓜　有润肺益气、化痰排脓、驱虫解毒、止喘利尿等功效，有治疗前列腺疾病的作用，还可以美容。

附录一、二摘自《中老年自诊自疗秘籍：奇验方大全》，范蒙蒙编著。

附载：李玉林治疗糖尿病及其合并症，运用中药的治疗经验：现代药理实验证实，具有降糖作用的中药有人参、麦冬、知母、苍术、白术、黄精、生地黄、熟地黄、人参、天花粉、玉竹、枸杞子、何首乌、五味子、淫羊藿、葛根、泽泻、山栀、五倍子、桑白皮、桑枝、山萸肉、当归、白僵蚕、茯苓、山药、玉米须、地骨皮、虎杖、仙鹤草、南五加皮、苍耳子、地枫、茜草、菊花、三七、猪苓、石膏、马齿苋、鸡内金、绞股蓝、昆布、蛤蚧、扁豆、乌梅、枣仁、炒杜仲、桔梗、川芎、赤芍、苡仁、大黄、川连、黄芩、黄柏。

合并冠心病，选用能够改善冠状动脉供血和减少心肌耗氧的药物：三七、红花、毛冬青、川芎等；合并脑血栓：葛根、银杏叶、羌活；高血脂：决明子、大黄、泽泻、制何首乌、枸杞子、昆布、郁金、杜仲、桑寄生等（《中医杂志》1996年11期651页）。

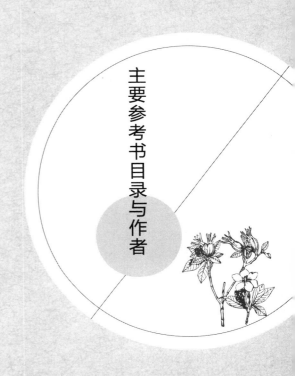

主要参考书目录与作者

《本草草纲》明·李时珍

《景岳全书》明·张介宾

《长沙药解》清·黄元御 撰，秦悦整理

《玉楸药解》清·黄元御 撰，秦悦整理

《本草述校注》清·郑怀林 等

《本草述钩元》清·杨时泰

《本草正义》民国·张山雷

《医学衷中参西录》民国·张锡纯著，河北新医大学《医学衷中参西录》修订小组修订

《中药大辞典》近代·江苏新医学院《中药大辞典》编写组

《中座历代药论选》近代·吴昌国 编著

《中药学》（高等教材）高学敏 主编

《中药学》（高级丛书）高学敏、钟赣生 主编

《现代中药临床证用》王再谟 等编

《一味中药治顽疾》田燕 主编

《中药药理与应用》王浴生 编

《中药药理学》沈映君 编

《中药学》陈蔚文 主编

《食物相生相克与科学饮膳》澎铭泉 主编

《药症忌宜》周德生、陈新宇 主编

《重审十八反》王廷章 主编

《黄帝内经素问校释》上、下册　山东中医学院、河北医学院 校释

《黄帝内经》河北医学院 校释

《黄帝内经灵枢》注评 中医研究院研究生班 编著

《伤寒论选读》湖北中医学院 主编

《内经选读》翟双庆 主编

《圆运动古中医学》鼓子益 著，李可 主校

《圆运动的古中医学》刘力红等 主编

《圆运动的伤寒论》罄修 编著

《圆运动在中医临床应用》张涵 著

《金匮要略》成都中医学院 主编

《李可老中医急危重症疑难病经验专辑》李可 著

《钱伯煊妇科医案》中国中医研究院西苑医院 编

《首批国家级名老中医效验秘方大宝典》张丰强、郑英 主编

《现代名中医肝病诊治绝技》陈武山、张银增 主编

《中国偏方秘方验方汇海》胡国臣 主编

《国家级名老中医用药特辑肾病诊治》王广尧、刘平夫、邹丽文 主编

《神医奇功秘方录民间医师专病特治精典》中国中医药学会民间医药专业委员会 编印

《管氏医家十二代秘方选集》云南中医学院 管鹏声 编

《现代中医白血病治疗学》黄世林、张素芬、王晓波 主编

《现代名中医白血病治疗绝技》吴大真 等主编

《中医祖传秘籍》裴宏彬 主编

《偏方治大病》《中国家庭养生保健书库》编委会 编

《中国秘方全书》周洪范 著

《中国血液病秘方全书》徐三文、陈前进、胡红云 主编

《名中医特需门诊疑难杂症》周育平 主编

(《串雅内编》选注)长春中医学院《串雅内编》选注编写组 编写

《女科证治》钱伯煊 编

《景岳全书》明·张景岳,李玉清 主校

《临证指南医案》清·叶天士 著,宋白扬校注

《中国名老中医药专家学术经验集》邱德文等 主蝙

《现代名中医药皮肤病科绝技》林俊华、汤建桥 主编

《常见中草药毒副反应与合理应用》赖祥林、赖昌生 主编

《民间医师专病特治精典神医奇功秘方录》中国中医药学会民间医药专业委员会 编印

《中药材食疗全集》《中华中医营养研究院》编辑部 编

《中老年自诊自疗秘籍:奇验方大全》范蒙蒙 编著

《老人偏方》(修订版·由262人口述推荐的家传秘方)陈惊蛰 主编

《中药材食疗全集》《中华中医营养研究院》编辑部 编

《李时珍祖传宝典》张湖德 主编